KB077221

최첨단 현대의학이 감히 넘볼 수 없는 품격

# 황제내경 소문(黃帝內經 素問) (하)

## (자연의학·자연치유·에너지의학 교과서)

양자역학 시대의 완벽한 의학

D, J, O. 東洋醫哲學硏究所

## 목차(하권)

## 목차(상권)

## 목차(중권)

# 제67편. 오운행대론(五運行大論)

## 제1장

黃帝坐明堂, 始正天綱, 臨觀八極, 考建五常, 請天師而問之曰. 論言, 天地之動靜, 神明爲之紀, 陰陽之升降, 寒暑彰其兆, 余聞五運之數於夫子, 夫子之所言, 正五氣之各主歲爾, 首甲定運, 余因論之. 鬼臾區曰, 土主甲己, 金主乙庚, 水主丙辛, 木主丁壬, 火主戊癸, 子午之上, 少陰主之, 丑未之上, 太陰主之, 寅申之上, 少陽主之, 卯酉之上, 陽明主之, 辰戌之上, 太陽主之, 巳亥之上, 厥陰主之. 不合陰陽, 其故何也.

황제가 명당에 앉아서(黃帝坐明堂), 천강을 바로 잡고(始正天綱), 팔극을 돌보면서(臨觀八極), 오상을 바로 세우고(考建五常), 천사를 청해서(請天師而問之曰), 논언에 관해서 물어보았다(論言). 내가 선생님께 오운의 법칙에 대해서 들은 바는 천지의 동정(天地之動靜)이 신명의 주기를 만들고(神明爲之紀), 양이 승강하여(陰陽之升降), 한서가 그 징조를 드러낸다(寒暑彰其兆). 제가 선생님께 듣기로는 오운에는 법칙이 있고(余聞五運之數於夫子), 선생님 말씀에(夫子之所言), 정오기 각각은 해를 주도할 뿐만 아니라(正五氣之各主歲爾), 수갑 정운도 주관한다고 했습니다(首甲定運). 근거를 논의했습니다(余因論之). 귀유구는 다음과 같이 말한다(鬼臾區曰). 토가 갑기를 주관하고(土主甲己), 금이 을경을 주관하고(金主乙庚), 수가 병신을 주관하고(水主丙辛), 목이 정임을 주관하고(木主丁壬), 화가 무계를 주관한다(火主戊癸). 자오가 위에 있을 때는(子午之上), 소음이 주관하고(少陰主之), 축미가 위에 있을 때는(丑未之上), 태음이 주관하고(太陰主之), 인신이 위에 있을 때는(寅申之上), 소양이 주관하고(少陽主之), 묘유가 위에 있을 때는(卯酉之上), 양명이 주관하고(陽明主之), 진술이 위에 있을 때는(辰戌之上), 태양이 주관하고(太陽主之), 사해가 위에 있을 때는(巳亥之上), 궐음이 주관한다(厥陰主之). 음양이 불합하는데(不合陰陽), 이유는 뭔가요(其故何也)?

하늘(天)에서 사계절을 주관하는 오성들의 기운은 태양을 따라서 움직(動)이나, 땅(地)에 있는 기운들은 땅 안에서만 정지(靜)되어있는 듯이 흐른다(天地之動靜). 하늘에서 기의 움직임과 땅에서 기의 움직임을 비교해서 말하고 있다. 하늘에서 전자(神)가 만들어내는 에너지인 빛(神明)은 순환 주기(紀)를 만들어 낸다(神明爲之紀). 하늘에 퍼져있는 에너지인 전자가 태양계 행성들의 공전 주기를 만든다는 사실을 말하고 있다. 즉, 사계절을 만들어내는 오성이 빛을 내면서 태양을 공전하는 현상을 말하고 있다. 음양의 에너지는 위아래로 순환(升降)을 지속한다(陰陽之升降). 대기가 더워지면 습기가 증발하고, 다시, 이 습기는 비가 되어서 내리면서 대기가 순환하는 것을 말하고 있다. 습기는 에너지인 자유전자를 용매화 전자 형태로 보유하고 있다는 사실을 상기해보자. 그래서 습기의 순환은 에너지의 순환을 말한다. 그리고 습기라는 물은 절대로 스스로는 움직일 수가 없다는 사실도 상기해보자. 결국에 습기는 에너지 때문에 순환된다. 열(暑)이 에너지를 제공해서 대기를 팽창(彰)시키면, 차가움(寒)은 전자의 활동을 막아서 그것(其)을 수축(兆)시킨다(寒暑彰其兆). 정기(正氣)와 오기(五氣)는 각각 세년(歲)을 주관할 뿐이며(正五氣之各主歲爾), 10천간에서 맨 처음(首)에 있는 갑(甲)이 오성의 위치인 오운(運)을 정한다(正五氣之各主歲爾, 首甲定運). 여기서 세(歲)라는 단어의 의미를 모르면, 해석이 어렵게 된다. 세(歲)는 목성을 말하는데, 황제내경이 저작될 당시에는 세성기년법(歲星紀年法)을 사용했다. 그래서 하늘에 있는 정기(正氣)와 오성이 만들어내는 오기(五氣)가 세성기년법(歲星紀年法)을 주도하게 된다(正五氣之各主歲爾). 이 세성기년법은 10천간과 12지지를 기반으로 하고 있다. 또, 10천간은 오성의 음양 관계를 표시한 것이기 때문에, 당연히 10천간(首甲)으로 오성의 운행(運)을 표시(定)하게 된다(首甲定運). 그래서 10천간에 오성을 다음과 같이 배정한다. 10천간은 갑(甲)·을(乙)·병(丙)·정(丁)·무(戊)·기(己)·경(庚)·신(辛)·임(壬)·계(癸)인데, 갑은 양이고, 을은 음이고, 병은 양이고, 이렇게 교대식으로 10천간에 음양을 배정한다. 그런데 오행을 배정할 때는 양은 양끼리 묶고 음은 음끼리 묶는다. 그래서 나온 것이 이것이다. 즉, 토성이 갑사를 맡고(土主甲己), 금성이 을경을 맡고(金主乙庚), 수성이 병신을 맡고(水主丙辛), 목성이 정임을 맡고(木主丁壬), 화성이 무계를 맡는다(火主戊癸). 즉, 오성은 오행을 만들어내기 때문에, 10천간에 오행을 배정한 것이다. 10천간 뿐만 아니라, 12지지에서도 똑같은 방식이 쓰인다. 자축인묘진사오미신유술해(子丑寅卯辰巳午未申酉戌亥)가 12지지인데, 여기서도 자는 양이고 축은 음이고, 인은 양이고, 이런 식으로 교대로 음양이 배정되는데, 세성기년법에서는 양양, 음음의 짝을 만들어 쓴다. 이것을 삼양삼음에 배정할 때도 그대로 쓴다. 전편에서 나왔던 것을 반복하고 있다. 그래서 사천지기(上)가 자오(子午)인 해에서는 당연히 소음이 주관하고(子午之上, 少陰主之), 축미(丑未)인 해에서는 당연히 태음이 주관하고(丑未之上, 太陰主之), 인신(寅申)인 해에서는 당연히 소양이 주관하고(寅申之上, 少陽主之), 묘유(卯酉)인 해에서는 당연히 양명이 주관하고(卯酉之上, 陽明主之), 진술(辰戌)인 해에서는 당연히 태양이 주관하고(辰戌之上, 太陽主之), 사해(巳亥)인 해에서는 당연히 궐음이 주관한다(巳亥之上, 厥陰主之). 이것은 12지지를 육기(六氣)에 배정한 것이다. 종합해 보면, 10천간은 오성의 음양을 표시한 것이기 때문에, 10천간에는 오성이 만들어 내는 오행을 배정하고, 12지지는 삼양삼음의 음양을 표시한 것이기 때문에, 12지지에는 육기를 배정한다. 음과 양이 조합되지 않는 경우가 있는데(不合陰陽), 왜냐고 황제가 묻고 있다(其故何也). 이는 다음 문장에서 기백이 설명한다.

岐伯曰, 是明道也, 此天地之陰陽也. 夫數之可數者, 人中之陰陽也. 然所合, 數之可得者也. 夫陰陽者, 數之可十, 推之可百, 數之可千, 推之可萬. 天地陰陽者, 不以數推, 以象之謂也.

기백이 말한다(岐伯曰). 이것이 명도이다(是明道也). 이것이 천지의 음양이다(此天地之陰陽也). 무릇 헤아릴 수 있는 갯수는(夫數之可數者), 인체의 가운데에 있는 음양이다(人中之陰陽也). 그래서 배합하는 이유를 가지고(然所合), 헤아리면 그것을 얻을 수 있다(數之可得者也). 무릇 음양이라는 것은(夫陰陽者), 헤아려서 10을 얻을 수 있다면(數之可十), 미루어 추정해서 백을 얻을 수가 있고(推之可百), 헤아려서 천을 얻을 수 있다면(數之可千), 미루어 추정해서 만을 얻을 수 있다(推之可萬). 천지 음양이라는 것은(天地陰陽者), 헤아리고 추정해서 얻을 수는 없고(不以數推), 관찰해서 얻을 수밖에 없는데 이것을 상이라고 한다(以象之謂也).

황제가 '음과 양이 조합되지 않는 경우가 있는데(不合陰陽), 왜냐고 묻자, 기백이 이것은 명도이기 때문이라고 말하고 있다(是明道也). 명(明)은 빛(明)으로써 에너지를 말한다. 도(道)는 원리이다. 즉, 이것이 하늘과 땅에서 순환하는 에너지(明)의 원리(道)라는 것이다(是明道也). 그리고 이것이 천지음양이라는 것이다(此天地之陰陽也). 음(陰)은 당장 내놓을 수 있는 에너지인 전자가 없는 경우이고, 양(陽)은 있는 경우이기 때문에, 결국에 음양도 에너지 문제로 귀결되고, 결국에 음양도 명도가 된다는 것이다. 이렇게 에너지의 흐름인 음양을 측정할 때, 인체는 한정된 공간을 보유하고 있으므로, 인체에서는 음양의 명확한 갯수(數)의 측정이 가능하다는 것이다(夫數之可數者, 人中之陰陽也. 然所合, 數之可得者也). 그리고 음양이라는 것은 상대적인 것을 의미하기 때문에, 음양을 여러 방면에서 추정하다 보면, 한도 끝도 없이 나온다는 것이다(夫陰陽者, 數之可十, 推之可百, 數之可千, 推之可萬). 그리고 천지는 워낙 넓으므로, 천지에서 음양을 정확히 파악하기란 불가능하고(天地陰陽者, 不以數推), 결국에 오직 관찰(象)로만 음양의 파악이 가능하다. 이렇게 파악된 음양의 현상을 상(象)이라고 말한다(以象之謂也).

제2장

帝曰, 願聞其所始也. 岐伯曰, 昭乎哉問也. 臣覽太始天元冊文, 丹天之氣, 經于牛女戊分, 黅天之氣, 經于心尾己分, 蒼天之氣, 經于危室柳鬼, 素天之氣, 經于亢氐昴畢, 玄天之氣, 經于張翼婁胃. 所謂戊己分者. 奎璧角軫, 則天地之門戶也. 夫候之所始, 道之所生, 不可不通也.

황제가 말한다(帝曰). 그것이 시작하는 장소를 듣고 싶습니다(願聞其所始也). 기백이 말한다(岐伯曰). 아주 밝은 질문이시네요(昭乎哉問也)! 신이 태시천원책의 글을 보니 다음과 같았습니다(臣覽太始天元冊文). 단천지기(丹天之氣)는 북방 7사 중에 견우와 직녀성과 서북방 무분의 사이에 걸쳐있고(經于牛女戊分), 황천지기(黅天之氣)는 동방 7사 중에 심미성의 동남방 기분의 사이에 걸쳐있고(經于心尾己分), 창천지기(蒼天之氣)는 북방 7사인 위실과 남방 7사인 류귀 사이에 걸쳐있고(經于危室

柳鬼), 소천지기(素天之氣)는 동방 7사인 항저와 서방 7사인 묘필 사이에 걸쳐있고 (經于亢氐昴畢), 현천지기(玄天之氣)는 남방 7사인 장익과 서방 7사인 루위 사이에 걸쳐있다(經于張翼婁胃). 소위 무분과 기분은(所謂戊己分者), 규벽과 각진이 있는 곳 으로(奎壁角軫), 천지의 문호이다(則天地之門戶也). 무릇 후가 시작되는 곳이며(夫候 之所始), 도가 생기는 곳이다(道之所生). 통할 수밖에 없다(不可不通也).

명도(明道)가 어떻게 시작되는지를 묻고 있다. 이 명도를 해설한 책이 태시천원 책(太始天元冊)이다. 여기에서 보면, 다섯 가지 색이 등장한다. 즉, 적황청백흑(丹黅 蒼素玄)이다. 이는 다름이 아니라 오성의 색깔을 말하고 있다. 그래서 일정 시점에 서 오성이 위치하는 자리를 28수를 가지고 지정해주고 있다. 단천지기(丹天之氣)란 화성의 기운을 말하며, 그 위치는 28수 중에서 우와 녀의 자리 사이에 있다는 것 이다(經于牛女戊分). 황천지기(黅天之氣)는 토성의 기운을 말하며, 그 위치는 28수 중에서 심미기 사이를 경과한다는 것이다(經于心尾己分). 창천지기(蒼天之氣)는 목성 의 기운을 말하며, 그 위치는 28수 중에서 위실류귀를 경과한다는 것이다(經于危室 柳鬼). 소천지기(素天之氣)는 금성의 기운을 말하며, 그 위치는 28수 중에서 항저묘 필을 경과한다는 것이다(經于亢氐昴畢). 현천지기(玄天之氣)는 수성의 기운을 말하 며, 그 위치는 28수 중에서 장익루위를 경과한다는 것이다(經于張翼婁胃). 여기서 무기에서 갈라진 곳이 있는데(所謂戊己分者), 이곳은 28수 중에서 규벽각진(奎壁角 軫)인데, 규벽(奎壁)은 태양이 위치하는 곳이고(天門), 각진(角軫)은 지구의 집(地戶) 이라는 것이다(奎壁角軫, 則天地之門戶也). 이 28수 이 지점들에서 기후도 시작이 되고(夫候之所始), 에너지의 원리인 명도도 시작된다는 것이다(道之所生). 즉, 태양 계를 움직이는 에너지가 생기는 곳이고, 지구가 받는 에너지의 문이다. 그래서 이 들은 서로 통할 수밖에 없다는 것이다(不可不通也). 이들은 서로 에너지로 연결되기 때문에, 모두 통할 수밖에 없다. 태양계에서 태양과 행성들의 위치를 28수를 이용 해서, 그 위치를 설명해 주고 있다. 물론 지금 위치의 기준은 태양과 지구이다.

제3장

帝曰, 善. 論言, 天地者萬物之上下, 左右者陰陽之道路, 未知其所謂也. 岐伯曰, 所謂上下者, 歲上下見陰陽之所在也. 左右者, 諸上見厥陰. 左少陰, 右太陽, 見少陰, 左太陰, 右厥陰, 見太陰, 左少陽, 右少陰, 見少陽, 左陽明, 右太陰, 見陽明, 左太陽, 右少陽, 見太陽, 左厥陰, 右陽明. 所謂面北而命其位, 言其見也.

황제가 말한다(帝曰). 좋습니다(善). 논언에서 말한다(論言). 천지는 만물의 상하이다(天地者萬物之上下). 좌우는 음양의 도로이다(左右者陰陽之道路). 그렇게 부르는 이유를 모르겠습니다(未知其所謂也). 기백이 말한다(岐伯曰). 상하라고 부르는 이유는(所謂上下者), 세 상하가 음양의 소재를 본다(歲上下見陰陽之所在也). 좌우란(左右者) 모든 상이 궐음을 본다면(諸上見厥陰), 좌 소음(左少陰), 우 태양(右太陽), 견 소음(見少陰), 좌 태음(左太陰), 우 궐음(右厥陰), 견 태음(見太陰), 좌 소양(左少陽), 우 소음(右少陰), 견 소양(見少陽), 좌 양명(左陽明), 우 태음(右太陰), 견 양명(見陽明), 좌 태양(左太陽), 우 소양(右少陽), 견 태양(見太陽), 좌 궐음(左厥陰), 우 양명(右陽明). 그렇게 말하는 이유는 북면해서 위치를 정하고(所謂面北而命其位), 그 견을 말한 것이다(言其見也).

황제가 상하의 개념과 좌우의 개념을 묻고 있다. 상하좌우의 개념은 앞에서 이미 설명했다. 여기서는 하늘에서 일어나는 에너지의 좌표인 60갑자를 논하고 있으므로, 의미가 다르다. 어느 한 해(歲)의 상하(上下)는 에너지와 관계하고 있는 음(陰)과 양(陽)이 어디에 있는지(所在)를 나타내는(見) 의미를 보유하고 있다(歲上下見陰陽之所在也). 즉, 음(陰)과 양(陽)의 에너지가 위(上)에 있느냐 아래(下)에 있느냐를 말하는 것이 상하(上下)라는 것이다. 좌우는 음양의 도로라고 했다(左右者陰陽之道路). 즉, 음과 양의 기가 흘러 다니는 곳이 좌우(左右)라는 것이다. 그런데 지금 논하고 있는 문제는 하늘에서 일어나는 에너지의 흐름이기 때문에, 이것은 결국에 육기(六氣)로 귀결되고, 당연히 삼양삼음으로 연결된다. 즉, 하늘에서 기가 흐르는 도로는 육기를 구성하고 있는 태양과 오성이라는 것이다. 즉, 태양과 오성이

기가 흐르는 도로이다. 그래서 이제 육기인 삼양삼음을 가지고 이 좌우를 정의하는데(左右者), 모든(諸) 사천지기(上)는 궐음(厥陰)에서 나타나기(見) 시작한다(諸上見厥陰). 이제 이 내용을 이용해서 구체적으로 살펴보자.

여기에 나오는 삼양삼음을 배치해 보면, 궐음(厥陰)에서 표시를 시작(標)해서 순서대로 소음(少陰), 태음(太陰), 소양(少陽), 양명(陽明) 그리고 마지막(終)으로 태양(太陽)이 되는데, 각각의 삼양삼음을 사천지기(上)에서 보면(見), 좌와 우로 나머지 삼양삼음이 배치가 된다. 즉, 이 설명은 삼양삼음의 순서를 정하기 위한 것이다. 예를 들면, 양명을 기준으로 보면(見陽明), 좌측에 태양이 있고(左太陽), 우측에 소양이 있게 된다(右少陽). 그런데 바로 앞 문장 순서에서 양명(陽明)을 기준으로 좌우를 구별하면, 좌측에 소양이 위치하고, 우측에 태양이 위치한다. 이렇게 좌우가 바뀐 이유는 우리가 지금 바라보는 위치가 남면(南面)이기 때문인데, 바라보는 위치를 북면(北面)으로 바꾸면 정반대가 되고, 지금 말한 위치대로 돌아간다. 즉, 위 문장 순서를 거꾸로 보라는 뜻이다. 이 문장(所謂面北而命其位, 言其見也)이 그것을 설명하고 있다. 이것을 고려해서, 이 문장들을 풀어보면 된다. 그래서 사천지기(上)에서 궐음(厥陰)이 보이게(見) 되면(諸上見厥陰), 당연히 좌 소음(左少陰), 우 태양(右太陽)이 배치된다. 삼음삼양의 순서를 거꾸로 보는 것을 잊지 말자. 사천지기(上)에서 소음(少陰)이 나타나게(見) 되면(見少陰), 당연히 좌 태음(左太陰), 우 궐음(右厥陰)이 배치되고, 태음(太陰)이 보이게(見) 되면(見太陰), 좌 소양(左少陽), 우 소음(右少陰)이 배치되고, 소양(少陽)이 보이게(見) 되면(見少陽), 좌 양명(左陽明), 우 태음(右太陰)이 배치되고, 양명(陽明)이 나타나게(見) 되면(見陽明), 좌 태양(左太陽), 우 소양(右少陽)이 배치되고, 태양(太陽)이 나타나게(見) 되면(見太陽), 좌 궐음(左厥陰), 우 양명(右陽明)이 배치된다. 순서를 거꾸로 보는 것을 잊지 말자(所謂面北而命其位, 言其見也). 이것은 궐음(厥陰), 소음(少陰), 태음(太陰), 소양(少陽), 양명(陽明), 태양(太陽)의 순서를 말하기 위함이다. 그리고 이 순서대로 하늘의 에너지가 흘러간다는 것이다. 즉, 이것이 하늘에서 나타나는 음양의 도로이다. 즉, 이것이 하늘에서 태양과 오성이 에너지를 주고 받는 순서이다.

帝曰, 何謂下. 岐伯曰, 厥陰在上, 則少陽在下, 左陽明, 右太陰. 少陰在上, 則陽明在下, 左太陽, 右少陽. 太陰在上, 則太陽在下, 左厥陰, 右陽明, 少陽在上, 則厥陰在下, 左少陰, 右太陽. 陽明在上, 則少陰在下, 左太陰, 右厥陰. 太陽在上, 則太陰在下, 左少陽, 右少陰. 所謂面南而命其位, 言其見也. 上下相遘, 寒暑相臨, 氣相得則和, 不相得則病.

황제가 말한다(帝曰). 아래는 어떻게 이르나요(何謂下)? 기백이 말한다(岐伯曰). 궐음이 위에 존재하면(厥陰在上), 소양은 아래 존재하고(則少陽在下), 좌 양명 우 태음이 배치된다(左陽明, 右太陰). 소음이 위에 존재하면(少陰在上), 양명은 아래 존재하고(則陽明在下), 좌 태양 우 소양이 배치된다(左太陽, 右少陽). 태음이 위에 존재하면(太陰在上), 태양은 아래 존재하고(則太陽在下), 좌 궐음 우 양명이 배치된다(左厥陰, 右陽明). 소양이 위에 존재하면(少陽在上), 궐음은 아래 존재하고(則厥陰在下), 좌 소음 우 태양이 배치된다(左少陰, 右太陽.). 양명이 위에 존재하면(陽明在上), 소음은 아래 존재하고(則少陰在下), 좌 태음 우 궐음이 배치된다(左太陰, 右厥陰). 태양이 위에 존재하면(太陽在上), 태음은 아래 존재하고(則太陰在下), 좌 소양 우 소음이 배치된다(左少陽, 右少陰). 이렇게 이르는 이유는 남면해서 그 위치를 정하고(所謂面南而命其位), 그 견을 말하기 때문이다(言其見也). 상하가 서로 만나면(上下相遘), 한서가 서로 만나게 되는데(寒暑相臨), 기가 상득하면 화가 오고(氣相得則和), 기가 상실하면 병이 온다(不相得則病).

여기서는 삼양삼음이 두 개가 필요하다. 이유는 상견(上見)과 하견(下見) 때문이다. 궐음(厥陰)에서 표시를 시작(標)해서 순서대로 소음(少陰), 태음(太陰), 소양(少陽), 양명(陽明) 그리고 마지막(終)으로 태양(太陽)이 되는데, 핵심은 상견(上見)과 하견(下見)이 음(陰)과 양(陽)으로 반드시 짝을 이룬다는 것이다. 상하(上下)는 음양(陰陽)의 소재를 말하기 때문이다(歲上下見陰陽之所在也). 그래서 위가 양이면, 아래는 반드시 음이고, 위가 음이면, 아래는 반드시 양이 된다. 상견(上見)은 사천지기(司天之氣)를 말하고, 하견(下見)은 재천지기(在泉之氣)를 말한다. 그래서 사천이 삼음이면, 재천은 삼양이 되고, 사천이 삼양이면, 재천은 자동으로 삼음이 된다. 이 기운의 소재를 하늘과 땅으로 대비하면, 사천은 하늘의 기운이 되고, 재천은 땅의 기운이 된다. 즉, 하늘은 양이고, 땅은 음이기 때문이다. 이제 사천지기의 삼양삼음과 재천지기의 삼양삼음의 짝을 맞춰보자. 아래에서 앞줄은 사천지기(司天之氣)의 삼양삼음이고, 다음 줄은 재천지기(在泉之氣)의 삼양삼음이다. 결국에 이 문장은 재천지기(在泉之氣)의 삼양삼음의 순서를 나타내기 위함이다. 둘의 짝을 정리해 보면, 아래와 같다. 더 자세한 내용은 제71편 육원정기대론(六元正紀大論) 제1장 제2절 〈사천과 재천의 객기에 따른 육지기의 표시〉를 참고하면 된다.

사천지기(司天之氣) : 궐음(厥陰), 소음(少陰), 태음(太陰), 소양(少陽), 양명(陽明), 태양(太陽)
재천지기(在泉之氣) : 소양(少陽), 양명(陽明), 태양(太陽), 궐음(厥陰), 소음(少陰), 태음(太陰)

그래서 하나만 풀어보면, 궐음이 사천지기(上)가 되면(厥陰在上), 소양은 재천지기(下)가 되고(則少陽在下), 재천지기(下)인 소양에서 좌우를 보면 좌 양명 우 태음이 배치된다(左陽明, 右太陰). 거꾸로 읽어야 한다는 사실을 상기해보자. 하나만 더 보면, 양명이 사천지기(上)가 되면(陽明在上), 소음은 재천지기(下)가 되고(則少陰在下), 재천지기(下)인 소음에서 좌우를 보면 좌 태음 우 궐음이 배치된다(左太陰, 右厥陰). 이렇게 사천지기(上)와 재천지기(下)가 삼양삼음으로서 서로(相) 만나게(遘) 되면(上下相遘), 음(陰)에서는 한(寒)을 만들어내고, 양(陽)에서는 서(暑)를 만들어내서, 한(寒)과 서(暑)가 서로(相) 땅을 다스리게(臨) 되는데(寒暑相臨), 이 한기(氣)와 열기(氣)가 계절에 따라서, 땅에 서로(相) 이익(得)을 주면, 땅에 사는 만물은 건강(和)하게 되고(氣相得則和), 이 두 기운이 계절에 따라서, 땅에 서로(相) 이익(得)을 못(不) 주면, 땅에 사는 만물은 병(病)이 들게 된다(不相得則病). 참고로 사천(司天)과 재천(在泉)의 글자를 보자. 지금 우리는 에너지를 논의하고 있다. 그리고 이 에너지는 무조건 기(氣)로서 자유전자인 신(神)이다. 그래서 사천(司天)과 재천(在泉)를 다시 써보면, 기사천(氣司天)과 기재천(氣在泉) 또는, 신사천(神司天)과 신재천(神在泉)이 된다. 즉, 사천(司天)은 기(氣)인 에너지가 하늘(天)을 다스리(司)는 때를 말하고, 재천(在泉)은 기(氣)인 에너지가 물(泉)이 있는 땅에 존재(在)함을 말한다. 이것을 좀 더 풀어서 보면, 사천(司天)과 재천(在泉)은 아주 과학적인 의미를 함축하고 있다. 그리고 사천은 상반년을 대표하고 재천은 하반년을 대표한다고 한다. 그리고 사천과 재천은 주기와 객기의 개념과 같이 활동하게 된다. 이 개념들의 설명은 본 연구소가 발행한 상한잡병론에서 그대로 가져와 보자.

　이 부분은 오운육기(五運六氣)를 논하는 곳으로서 상당히 어려운 부분이다. 지금까지는 이 부분을 물질이 아닌 어떤 관념적으로만 존재하는 것처럼, 관념적으로만 기술하는 바람에, 오운육기는 거의 미신 취급을 받아왔다. 그러나 태양계 아래에서 물질이 아닌 것은 절대로 없다. 즉, 태양계 아래에서 실체가 없는 것은 절대로 없다는 뜻이다. 이 부분은 본 연구소가 발행한 황제내경 소문을 참고하면 된다. 몇 가지만 간단히 알아보자. 오운육기(五運六氣)에서 오운(五運)은 지구의 사계절을 책임지는 목화토금수(木火土金水)라는 5개(五)의 별의 운행(運) 질서를 말한다. 그래서 이를 오운(五運)이라고 말하고, 여기서 나온 말이 오행(五行)이다. 즉, 오행도 지구의 사계절을 책임지는 목화토금수(木火土金水)라는 5개의 별의 운행(行) 질서를 말한다. 그리고 오운육기(五運六氣)에서 육기(六氣)는 5개의 별에 태양을 추가해서 이들 6개(六) 별의 기운(氣)을 말한다. 즉, 이 6개(六)의 천체가 내뿜는 에너지(氣)를 육기(六氣)라고 말한다. 이때 6개의 천체가 내뿜은 에너지는 각각 천체의 에너지 특성에 따라서 6가지로 나오는데, 목성은 풍(風), 수성은 한(寒), 태양은 서(暑), 토성은 습(濕), 금성은 조(燥), 화성은 화(火)로 표시한다. 이에 관한 더 자세한 내용은 본 연구소가 발행한 황제내경 소문을 참고하면 된다. 그래서 육기(六氣)는 관념적 실체가 아니라 실제로 존재하는 에너지로서 물질적 실체이다. 이 부분을 정확히 이해하려면, 천문학을 따로 공부해야 한다. 이번에는 주기(主氣)와 객기(客氣)를 알아보자. 먼저, 이들을 한의학 대사전에서는 어떻게 기술하고 있는지 살펴보자.

주기[ 主氣 ]

운기 술어(運氣術語). 사철 24절기에 풍(風) · 열[熱 · 서(暑)] · 습(濕) · 화(火) · 조(燥) · 한(寒)의 육기(六氣)가 땅 위에서 기후의 주요 표현으로 나타나는 것을 이르는 말. 초지기(初之氣) · 이지기(二之氣) · 삼지기(三之氣) · 사지기(四之氣) · 오지기(五之氣) · 육지기[六之氣 · 종지기(終之氣)]로 나눈다. 매기는 60일 87.5각이므로 육기는 1년이 되는데 이는 일반 역서에서처럼 1월부터 12월까지를 말하는 것이 아니라 전해 대한(大寒) 날부터 다음 해 대한 날까지를 말한다. 하루 밤낮을 100각으로 한다.  [네이버 지식백과] 주기 [主氣] (한의학대사전, 2001. 6. 15., 한의학대사전 편찬위원회)


객기[ 客氣 ]

달리 객운(客運)이라고도 일컬음. ① 천기(天氣). 하늘에서의 삼음삼양(三陰三陽)의 기를 말한다. 옛 의학서에는 사천지기(司天之氣), 재천지기(在泉之氣)와 좌우 사간기(四間氣)로 각기 나누어서 객기 육보(六步) 운동의 방식을 만들었고 매 보(步)는 각 60일 87.5각에 해당하며 기후에 영향을 주는 것은 사천(司天), 재천(在泉)의 이보(二步)가 위주인데 사천은 상반년(上半年)을 주관하고 재천은 하반년(下半年)을 주관한다고 하였다.  [네이버 지식백과] 객기 [客氣] (한의학대사전, 2001. 6. 15., 한의학대사전 편찬위원회)


이 두 가지 설명을 가지고는 도대체 무슨 말을 하는지를 모르게 된다. 주기(主氣)라는 개념은 지구의 계절이라는 에너지를 주체적(主)으로 변화시키는 기운(氣)이라는 뜻이다. 즉, 주기(主氣)는 지구의 계절이라는 기운(氣)을 주도(主)한다는 뜻이다. 그리고 지구의 기온인 에너지(氣)를 조절하는 천체는 태양을 포함해서 목화토금수라는 5개의 별을 합친 천체들이다. 즉, 이 6개의 천체가 지구의 계절 에너지를 조절한다. 그리고 동양에서는 이들의 에너지를 분별하기 위해서 24절기(節氣)를 만들어 놓았다. 즉, 24절기(節氣)는 1년의 에너지(氣)를 24개로 끊어서(節) 구분한 것이다. 그리고, 이 절기는 6개의 천체가 만들어내므로, 다시 24절기를 6개의 천체 에너지로 구분해서, 4개의 절기를 하나의 천체에 배정한다. 즉, 1년 12개월을 6개의 천체로 나누어서 각각 2개월씩 배정한 것이다. 이것을 다른 말로 육지기(六

之氣)라고 말한다. 즉, 2개월이 하나의 지기(之氣)가 된다. 이것이 주기의 큰 틀이다. 그리고 인간과 동물도 에너지로 작동하고, 식물도 에너지로 작동하므로, 이렇게 하늘에 있는 전체가 주는 에너지를 자세히 구분한 것이다. 이는 완벽한 과학이다. 물론 모르면 곧바로 미신이 된다. 그래야 자기의 무지함을 숨길 수 있으니까!

이번에는 더욱더 헷갈리게 하는 객기(客氣)를 보자. 이 부분은 필자도 많이 헷갈리는 때가 많다. 그래서 가끔 오류를 범하기도 한다. 이에 관한 자세한 내용도 본 연구소가 발행한 황제내경 소문을 참고하면 된다. 이 부분을 이해하기가 어려운 이유는 신(神) 때문이다. 이 신(神)이라는 개념을 모르게 되면, 이 객기의 개념을 모를 뿐만이 아니라, 객기를 건강에 이용할 수도 없게 된다. 여기서 신(神)은 참 재미있는 존재이면서 거의 만능인 존재이다. 잘 알다시피 신(神)은 에너지(氣)인 자유전자(Free Electron)이다. 이 자유전자는 태양계 아래에서 일어나는 모든 일을 간섭하는 존재이다. 즉, 태양계 아래 존재하는 모든 물질은 절대로 예외 없이 신(神)의 놀이터가 된다. 다시 말하면, 우리가 구별할 수 있는 원자 중에서 제일 작은 원자가 수소인데, 이 수소도 전자가 없다면, 수소로서 존재할 수가 없게 된다. 그래서 태양계 아래 존재하는 모든 물질은 전자가 없다면 즉, 신이 없다면, 존재할 수가 없게 된다. 이는 양자역학의 개념이 된다. 물론 입자 이론이 있지만, 이도 결국에는 전자의 활동 결과로 나온 것에 불과하다. 이만큼 태양계 아래에서는 신(神)이 엄청나게 중요한 존재이다. 그래서 인간도 만물의 영장이라고 떠들고 있지만, 실제로는 신의 장난감에 불과하다. 만일에 신이 시키는 대로 하지 않으면, 병이 들게 해서 인간을 괴롭히거나, 아니면 무자비하게 죽여버린다. 그래서 인간은 건강을 알기 위해서 필히 신의 존재를 알고, 신을 다루는 방법을 알아야 하는데, 지금까지 필자가 접한 의료 문헌 중에서는 오직 황제내경만 이 신(神)을 정확히 말하고 있다. 즉, 황제내경은 대단한 책이지만, 다르게 해석하면 풀어내기가 만만한 책이 아니라는 뜻이다. 그런데 이 신(神)은 우주를 자기 마음대로 헤집고 다닌다. 그리고 이 신은 열에너지가 주어지면, 습기를 타고 공중으로 날아가 버린다. 우리는 이것을 보고, 전자(神)가 산화되었다고 말한다. 그리고는 하늘에 가서는 수분에 붙잡혀서 존재하게 된다. 그리고 비가 내리면, 이 비를 타고 땅으로 내려와서는 샘물(泉)에 존재하게 된다. 즉, 물에 묻어있다는 뜻이다. 이때 전자를 용매화 전자라고 표현한다. 그러면 여기서 사천(司天)과 재천(在泉)의 개념이 나온다. 즉, 태양계 아래에서 모든 에너지의 근원인 전자(神)가 하늘(天)에 있느냐 땅(泉)에 있느냐를 따지는 것이 사천(司天)이고 재천(在泉)이다. 이는 사계절의 에너지 활동과 직결된다. 우리가 살고 있는 동양에는 사계절이 구분된다. 그리고 상반년은 열기가 공급되고, 하반년은 한기가 공급된다. 그리고 이 사이에 장하라는 장마철인 우기가 있다. 이 우기가 에너지 순환에서 보면, 엄청나게 중요하다. 상반년의 봄에서부터 여름까지는 열기가 공급되면서, 땅에 있던 에너지인 자유전자는 수증기를 안고서 하늘로 날아가 버린다. 즉, 수증기를 전자가 안고 올라가는 것이다. 그래서 수증기는 자유전자가 없다면, 절대로 생기지 않는다는 뜻이다. 이것이 봄에 보이는 아지랑이이다. 즉, 봄에 부는 따뜻한 봄바람(風)이 땅에 열기를 제공하면, 이때 땅(泉)에 있던 자유전자는 열에너지를 만나서 활성화되고, 이어서 수분을 안고 하늘로 날아가서, 하늘(天)의 에너지를 다스리게(司) 된다. 이것이 사천(司天)의 개념이다. 그래서 사천은 반드시 상반년(上半年)에 있어야 한다. 즉, 사천은 상반년(上半年)을 다스린다는 뜻이다. 이렇게 상반년에 수분을 안고 하늘로 올라간 자유전자는 수증기와 합쳐져서 하늘에 존재하게 된다. 그러면, 여름이 지나고 여름의 끝자락인 장하라는 우기가 되면, 이때 목화토금수라는 오성(五星) 중에서 토성이 힘을 발휘하기 시작한다. 토성은 원래 차가운 별이다. 그래서 하늘에서 자유전자를 품고 있는 수증기에, 이 토성이 차가운 에너지를 공급하게 되면, 이 수증기는 응고되어서 비가 되고 이들은 땅으로 내린다. 즉, 하반년(下半年)의 첫 자락에서 자유전자라는 에너지는 하늘에서 땅으로 내려온다. 그리고 겨울이 되면, 눈이 내리게 되는데, 이 눈도 실제로는 차가운 수성이 주는 에너지 때문에 하늘의 수증기가 얼어서 내린 것이다. 그래서 이때도 자유전자는 물에 안겨서 지구로 내려오게 된다. 그러나 하반년은 열기가 너무 적어서 땅으로 내려온 자유전자는 하늘로 올라갈 수가 없게 되고, 이때 자유전자는 당연히 땅에 묶여있게 된다. 그리고 이때 자유전자는 당연히 물에 잡혀있게 된다. 아니 자유전자는 삼투압 기질이므로 물을 붙잡고 있게 된다. 즉, 하반 년(下半年)에 자유전자는 땅에 있는 샘물(泉)에 존재(在)하게 된다. 이것이 재천(在泉)의 개념이다. 그래서 재천(在泉)은 당연히 그리고 절대적으로 하반 년(下半年)에 속하게 된다. 그러면 왜 이들을 객기(客氣)라고 부를까? 이는 중의적인 개념이다. 지구의 에너지를 간섭하는 사계절이라는 주기(主氣)는 지구 에너지 조절의 주체(主)가 된다. 그러나 모든 에너지의 근원인 자유전자는 육기를 만들어내는 근원은 되지만, 직접 주도해서 지구의 에너지를 바꾸지는 않는다. 즉, 이때 자유전자는 지구의 에너지 간섭에서 주인(主)이 아니라 손님(客)이 되는 것이다. 그래서 이들을 객기(客氣)라고 부른다. 또, 자유전자는 정상의 양으로 존재하면, 인체에서 에너지가 되지만, 과하게 되거나 부족하게 되면, 병인이 되어서 객기(客氣)가 된다. 병의 원인을 객기라고 부른다는 뜻이다. 또, 주기 외에 다른 기운을 객기라고도 부른다. 그래서 객기라는 의미는 쉬운 개념이 아니다. 그러면, 이 객기를 왜 삼음삼양(三陰三陽)이라고 부를까? 이는 인체의 기능에서 따왔다. 삼음(三陰)은 간, 비장, 신장으로서 자유전자를 산소를 통해서 중화해서 열을 만들어내는 기관들이다. 신장은 부신이 열을 만든다는 사실을 상기해보자. 그러면 열기가 있는 상반년은 자동으로 삼음(三陰)이 된다. 그리고 삼양(三陽)은 삼음의 음양 관계로 엮이는 담, 위장, 방광이 된다. 이 셋의 특징은 열을 만드는 자유전자를 염으로 만들어서 체외로 배출하므로서, 인체에 한기를 공급하게 된다. 그래서 한기가 있는 하반년은 자동으로 삼양(三陽)이 된다. 이것이 객기(客氣)의 실체이다. 물론 주기와 객기를 정확히 논의하기 위해서는 엄청난 시간과 지면을 요구한다. 그러나 큰 틀은 이것이다. 마무튼, 이렇게 주기와 객기 그리고 오운육기를 풀어내게 되면, 이들은 완벽한 과학으로 변신하게 된다. 즉, 미신(迷信)이 미신(美神)으로 바뀌게 된다. 그리고 여기 중심에는 에너지(神)가 떡하니 버티고 서있다. 여기서 알 수 있는 함축적인 의미는 황제내경을 기반으로 하고 있는 동양의학이나 한의학은 에너지 의학이라는 사실이다. 이제 이를 기반으로 본문을 다시 보자.

본문에서 말하는 주기와 객기는 순서를 말한다. 즉, 목성(厥陰), 태양(少陰), 화성(少陽), 토성(太陰), 금성(陽明), 수성(太陽)인데, 이 6개의 천체가 이 순서대로 지구의 에너지를 간섭한다는 뜻이다. 그리고 이들의 순서대로 도는 순환은 한 바퀴를 돌면 다시 시작한다(周而復始). 즉, 이들은 육기로서 24절기를 만들므로, 1년이 지나면 계속해서 반복된다는 뜻이다. 즉, 태양계가 망하지 않는 한 영원히 변하지 않고(久久不變), 매년 반복된다는 뜻이다(年復一年). 즉, 지구의 사계절이 매년 반복된다는 뜻이다. 그리고 이들의 기운이 지구의 에너지를 조절하므로, 이를 주기라고 부른다(此名主氣). 그리고 객기의 구성도 이와 비슷하다. 즉, 목성(厥陰), 태양(少陰), 토성(太陰), 화성(少陽), 금성(陽明), 수성(太陽)인데, 여기서 육기와 다른 점은 토성과 화성의 위치 바꿈이다. 이도 역시 이들의 순서대로 순환은 한 바퀴를 돌면 다시 시작한다(周而復始). 그리고 이들도 지구의 에너지를 간섭하기는 하는데, 주도적이지는 못하므로, 객기라고 부른다(此名客氣).

그리고 여기에서 또, 알아야 할 핵심은 육기가 주도하는 주기(主氣)는 지구의 에너지를 조절한다는 점이고, 자유전자가 주도하는 객기(客氣)는 지구의 에너지 순환을 조절한다는 점이다. 그리고 대기(大氣)라는 에너지를 가진 지구에 하늘에 있는 6개의 천체가 육기(六氣)라는 에너지를 가지고 지구의 대기 에너지를 간섭하면, 이때 지구에서는 사계절이 만들어진다는 사실을 아는 것도 중요하다. 그리고, 이 과정에서 지구 대기의 에너지는 자동으로 하늘과 땅을 오가면서 순환한다는 사실을 아는 것도 굉장히 중요한 개념이다. 그래서 오운육기는 지구 에너지의 순환과 이 순환을 만들어내는 하늘과의 에너지 관계를 말하고 있다. 그리고 인체는 에너지로 살아가는 존재이므로, 인체 안에서 에너지 순환은 굉장히 중요한 인자인데, 이 인체의 에너지 순환을 주기와 객기가 간섭하게 된다. 여기에서 오운육기의 의학이 탄생하게 된다. 즉, 오운육기 의학은 완벽한 에너지 의학 개념이다. 그리고 이 에너지를 신(神)이라고 부른다. 그래서 신(神)의 개념을 모르면, 오운육기 의학은 수박 겉핥기식이 되고 만다. 그런데, 현실에서 보면, 오운육기를 말하면서 신(神)을 아는 사람은 단 한 명도 없다. 아직도 쉽게 이해가 가지는 않을 것이다. 원래는 여기에 60갑자를 적용해야 한다. 60갑자는 에너지 일람표이기 때문이다. 60갑자도 2가지가 있어서 많이 헷갈리게 한다. 아무튼, 이 제3편 육기주객(第三篇 六氣主

客) 부분은 대부분의 주석가들이 거의 손을 대지 못하는 곳이다. 물론 자기 이론이 맞다고 떠들고는 있지만, 어디까지나 자기 혼자만 알 수 있는 암호문과 같은 관념적 해설이 주를 이룬다. 당연히 독자들은 혼란에 빠지고 만다. 그러나 천문학과 자유전자라는 에너지를 도입하면, 관념적인 실체가 물질적인 실체로 변해서 나오게 된다. 이것이 오운육기의 큰 틀이다. 이 부분은 강의를 통해서 설명할 수밖에 없는 곳이다. 글로 모두 표현하기에는 분량이 너무나 많아진다. (여기까지가, 이해를 돕기 위해서, 상한잡병론에서 인용한 부분이다)

帝曰, 氣相得而病者, 何也. 岐伯曰, 以下臨上, 不當位也. 帝曰, 動靜何如. 岐伯曰, 上者右行, 下者左行. 左右周天, 餘而復會也.

황제가 말한다(帝曰). 기 상득해도 병이 든다고 하는데(氣相得而病者) 왜죠(何也)? 기백이 말한다(岐伯曰). 하로써 위를 임하면(以下臨上), 위치가 맞지 않는다(不當位也). 황제가 말한다(帝曰). 동정은 어떠한가요(動靜何如)? 기백이 말한다(岐伯曰). 위는 우행이다(上者右行). 아래는 좌행이다(下者左行). 좌우가 하늘을 주행하다(左右周天), 남으면 다시 만난다(餘而復會也).

하로써 위를 임한다(以下臨上)는 말은 재천지기(下)가 사천지기(上)를 다스리는(臨) 것을 뜻한다. 즉, 음과 양의 위치가 바뀌어서 부당(不當)하게 자리(位)를 차지하고 있는 것이다(不當位也). 다시 말하면, 이 상태는 에너지의 흐름에 혼란이 온 상태를 말한다. 그러면 이때 인체는 당연히 병에 걸린다. 앞에서 사천지기의 삼양삼음의 순서를 보면, 우측으로 에너지가 흘러간다(上者右行). 재천지기는 삼양삼음의 순서가 반대이기 때문에, 당연히 좌측으로 에너지가 흘러간다(下者左行). 그래서 이 둘은 삼음삼양의 순서가 정반대로 된다. 즉, 두 기운이 정반대이기 때문에, 에너지 흐름도 당연히 정반대가 될 수밖에 없다. 이렇게 음과 양을 이루는, 이 두 기운이 좌우로 하늘(天)을 주행(周)하면서, 하늘의 에너지를 다스리게 된다(左右周天). 이렇게 서로 다른(餘) 방향을 가지고 움직이는, 이 두 기운은 하늘에서 에너지 흐름 때문에, 이런 식으로 반복적(復)으로 만나게(會) 된다(餘而復會也).


帝曰, 余聞鬼臾區曰, 應地者靜, 今夫子乃言, 下者左行, 不知其所謂也. 願聞何以生之乎. 岐伯曰, 天地動靜, 五行遷復, 雖鬼臾區, 其上候而已, 猶不能徧明. 夫變化之用, 天垂象, 地成形. 七曜緯虛, 五行麗地. 地者所以載生成之形類也. 虛者所以列應天之精氣也. 形精之動, 猶根本之與枝葉也. 仰觀其象, 雖遠可知也.


　황제가 말한다(帝曰). 귀유구가 말한 것을 내가 들었다(余聞鬼臾區曰). 응지는 정하다(應地者靜). 지금 선생님께서 언급하시기를(今夫子乃言), 아래는 좌행이라고 하셨는데(下者左行), 왜 그렇게 말하는지 모르겠습니다(不知其所謂也). 그렇게 되는 이유를 듣고 싶습니다(願聞何以生之乎). 기백이 대답한다(岐伯曰). 천지동정 오행천부에서(天地動靜, 五行遷復), 비록 귀유구라 하더라도(雖鬼臾區), 그 위의 후는 알지라도(其上候而已), 모든 명까지 알기는 불가능하다(猶不能徧明). 무릇 변화의 쓰임은(夫變化之用), 하늘은 상을 드리우고(天垂象), 땅은 형을 만든다(地成形). 7요가 허로 그물을 치고(七曜緯虛), 오행이 땅을 화려하게 한다(五行麗地). 땅은 그렇게 해서 형체가 있는 종류의 것을 생성시키는 중재를 한다(地者所以載生成之形類也). 허는 그렇게 해서 응천의 정기를 나열한다(虛者所以列應天之精氣也). 형정의 움직임은(形精之動), 오로지 지엽과 더불어 근본이 된다(猶根本之與枝葉也). 그 상을 잘 살피면(仰觀其象), 먼 것까지도 알게 된다(雖遠可知也).


　하늘은 움직이고(天動) 땅은 고요(地靜)하게 되는(天地動靜) 개념은 앞에서 이미 설명했다. 오성이 만들어내는 에너지의 운행인 오행(五行)이 반복적(復)으로 변하는(遷) 것은(五行遷復), 당연한 일이다. 그래서 귀유구도 하늘(上)에서 사계절을 주도하는 오성의 에너지 변화(候) 정도는 쉽게 알 수 있었을 것이다(其上候而已). 왜냐하면, 땅에서 일어나는 사계절의 변화를 보면, 하늘에서 운행되는 오성의 변화를 추측할 수가 있기 때문이다. 그러나 오성의 에너지 변화를 완전(徧)하게 그리고 명확히(明) 알기는 불가능했을 것이다(猶不能徧明). 무릇 변화의 쓰임새에 따라서(夫

變化之用), 하늘은 어떤 현상(象)을 만들어내서 드리우게(垂) 되고(天垂象), 땅은 만물을 만들어낸다(地成形). 여기서 변화의 쓰임새(夫變化之用)는 신(神)인 전자(電子)의 쓰임새를 말한다. 그래서 에너지의 원천인 전자가 변하면, 당연히 하늘에서는 어떤 현상이든지 일어나게 되고(天垂象), 땅에서 전자는 성장 인자로써 작용하므로, 당연히 만물을 만들어내게 된다(地成形). 칠요(七曜)인 오성과 태양과 달은 눈에 보이지 않는 에너지인 허(虛)로 태양계 우주 전체를 그물망(緯)처럼 엮는다(七曜緯虛). 이 부분은 참으로 대단하다. 어떻게 우주 공간이 에너지로 가득하다는 사실을 알았을까? 이 부분은 우주 공간은 휘어져 있다는 아인슈타인의 상대성 이론을 말하고 있다. 아인슈타인이 이 이론을 처음 말했을 때 아무도 믿지 않았다. 그러다가 실험에서 이 사실이 증명되자 서구 언론은 대서특필했다. 즉, 우주 공간은 에너지로 가득하다는 사실이 증명된 것이다. 그러나 이 사실을 황제내경 저자들은 이미 2,000년 전에 알고 있었다. 이것이 황제내경의 품격이다. 다시 본문을 보자. 오성이 만들어내는 오행은 땅에 에너지를 공급해서 땅에서 만물을 화려하게 꽃피운다(五行麗地). 이때 땅(地)은 오행을 중재(載)해서 형체(形)가 있는 종류(類)의 것들을 생성(生成)한다(地者所以載生成之形類也). 또, 에너지 그물망(緯)인 허(虛)는 하늘의 정기에 응해서 땅에 에너지를 펼쳐(列)준다(虛者所以列應天之精氣也). 이 시기에 만들어진 형체(形)와 하늘이 준 정기(精)의 움직임이(形精之動), 만물의 줄기와 잎을 만들어내는 근본이 된다(猶根本之與枝葉也). 결국에 성장 인자인 에너지가 만물의 근본이 된다는 뜻이다. 그래서 에너지(其)가 만들어내는 현상(象)을 잘 관찰(觀)해서 의지(仰)하게 되면(仰觀其象), 우리의 일상과 멀리(遠) 떨어져 있는 것까지도(雖) 알 수가 있게 된다(雖遠可知也). 즉, 태양계 우주 아래 존재하는 모든 존재물은 전자의 놀이터이기 때문에, 이 전자가 세상의 이치를 만들어내게 된다는 뜻이다. 즉, 전자를 알면, 세상의 이치를 알 수 있게 된다. 이 부분도 전자생리학을 모르면, 해석이 산으로 가버린다. 아무튼, 이 부분은 양자역학의 정수를 보여주는 부분이다. 그리고 황제내경의 깊이는 참으로 대단하다. 이래서 황제내경을 제대로 풀 수가 없었다. 그래서 결국에 황제내경은 미신으로 치부되었다. 즉, 황제내경의 미신 치부는 인간의 무지를 극단적으로 나타내는 지표이다.

제4장

帝曰, 地之爲下, 否乎. 岐伯曰, 地爲人之下. 太虛之中者也. 帝曰, 馮乎. 岐伯曰, 大氣擧之也. 燥以乾之, 暑以蒸之, 風以動之, 濕以潤之, 寒以堅之, 火以溫之. 故, 風寒在下, 燥熱在上, 濕氣在中, 火遊行其間. 寒暑六入. 故令虛而生化也. 故, 燥勝則地乾, 暑勝則地熱, 風勝則地動, 濕勝則地泥, 寒勝則地裂, 火勝則地固矣.

　황제가 말한다(帝曰). 땅이 아래를 만들지 않나요(地之爲下, 否乎)? 기백이 말한다(岐伯曰). 땅은 사람의 아래를 만든다(地爲人之下). 태허의 가운데 장소이다(太虛之中者也). 황제가 말한다(帝曰). 일어나는 것이 있나요(馮乎)? 기백이 말한다(岐伯曰). 대기가 일어납니다(大氣擧之也). 조해서 건하고(燥以乾之), 서해서 증하고(暑以蒸之), 풍해서 동하고(風以動之), 습해서 윤하고(濕以潤之), 한해서 견하고(寒以堅之), 화해서 온한다(火以溫之). 그래서(故), 풍한은 아래 존재하고(風寒在下), 조열은 위에 존재하고(燥熱在上), 습기가 가운데 존재하고(濕氣在中), 그 가운데를 화가 유행한다(火遊行其間). 한서가 육입한다(寒暑六入). 그래서 허하게 만들면 화를 만든다(故令虛而生化也). 그래서(故), 조승하면 지건한다(燥勝則地乾). 서승하면 지열한다(暑勝則地熱). 풍승하면 지동한다(風勝則地動). 습승하면 지니한다(濕勝則地泥). 한승하면 지열한다(寒勝則地裂). 화승하면 지고한다(火勝則地固矣).

　황제가 땅이 아래를 만드느냐고 묻자(地之爲下), 기백이 땅은 사람의 아래를 만든다(地爲人之下)고 한다. 또, 땅은 우주 공간(太虛) 가운데에 있는 곳(太虛之中者也)이라고 말한다. 땅인 지구는 우주 공간에 떠있는 하나의 별이다. 또, 땅에서는 어떤 일이 일어나느냐고 묻는다(馮乎). 그러자 기백이 대기(大氣) 현상이 일어난다(大氣擧之也)고 말한다. 뒤 문장들은 이것들을 하나씩 나열하고 있다. 건조하면 당연히 마른다(燥以乾之). 더우면 수분이 증발한다(暑以蒸之). 바람이 불면 요동이 일어난다(風以動之). 습기는 땅에 물기를 공급한다(濕以潤之). 추우면 얼어서 단단해진다(寒以堅之). 열은 따뜻하게 만든다(火以溫之). 이게 모두 대기 현상들인데, 이는 하늘의 육기(六氣)에 의한 땅의 육기(六氣) 반응 현상들을 말하고 있다. 이런 대기 현상 중에서 풍한은 아래에 존재한다(風寒在下). 즉, 과학의 원리에서 바람과 한기는 입자가 압축되어 있으므로 밑으로 가라앉는다. 조열은 위에 존재한다(燥熱在上). 즉, 건조함과 열기는 입자의 크기를 키워서 위로 증발하게 한다. 습기는 가운데 존재한다(濕氣在中). 즉, 습기는 대기인 공기 중에 존재한다. 열은 이 사이를 유행한다(火遊行其間). 즉, 열은 대기 사이에 있는 습기 안에 얹혀서 다닌다. 다시 말하면 습기는 열기를 달고 다니는 존재이다. 습기인 땀이 인체의 열기를 가지고 증발하는 것과 같은 원리이다. 한서는 육입한다(寒暑六入). 즉, 추위와 더위는 사람의 감각(六入)을 자극한다. 지금까지 나열된, 이 모든 것들은 에너지의 작용들이다. 이렇게 대기(大氣)에 존재하는 에너지 망(網)인 허(虛)를 작동(令)시키면, 여러 가지 화합물(化)들이 만들어 진다(故令虛而生化也). 그래서 대기의 건조함이 기승(氣勝)을 부리면, 땅이 마르고(故 燥勝則地乾), 무더위가 기승을 부리면, 땅에서 열이 만들어지고(暑勝則地熱), 바람이 기승을 부리면, 땅에 있는 것들이 요동을 치고(風勝則地動), 습기가 기승을 부리면, 땅의 흙은 진흙탕으로 변하고(濕勝則地泥), 한기가 기승을 부리면, 땅은 얼어서 쩍쩍 갈라지고(寒勝則地裂), 열이 기승을 부리면, 땅은 말라서 굳어진다(火勝則地固矣). 이들 모두는 태양 활동으로 인해서 공급된 전자(神)들이 하늘의 오행인 오운을 통해서 땅에 영향력을 행사한 결과물들이다. 즉, 이 부분은 전자(神)들의 활동 결과를 말하고 있다. 계속해서 양자역학을 기반으로 한 전자생리학의 원리를 말하고 있다. 이 부분도 고전물리학이 기반인 단백질 생리학으로 풀면, 절대로 안 풀린다. 즉, 이 부분을 고전물리학의 개념으로 바라보면, 당연히 조롱거리가 되고 만다.

제5장

제1절

帝曰, 天地之氣, 何以候之. 岐伯曰, 天地之氣, 勝復之作, 不形於診也. 脈法曰, 天地之變, 無以脈診. 此之謂也. 帝曰, 間氣何如. 岐伯曰, 隨氣所在, 期於左右.

황제가 말한다(帝曰). 천지의 기는(天地之氣), 어떻게 맥으로 측정하나요(何以候之)? 기백이 말한다(岐伯曰). 천지의 기는(天地之氣), 승복을 만들어내고(勝復之作), 진맥해보면 형태가 없다(不形於診也). 맥진법에서 말한다(脈法曰). 천지의 변화는(天地之變), 맥으로 진단이 어렵다고 하는데(無以脈診), 이를 두고 하는 말이다(此之謂也). 황제가 말한다(帝曰). 간기는 어떻나요(間氣何如)? 기의 소재를 따라가다 보면(隨氣所在), 좌우에 시기가 있다(期於左右).

천지의 기(天地之氣)는 사계절을 만들어내게 되는데, 이들 기운은 반드시 승기(勝)가 일어나면, 이어서 복기(復)가 만들어진다(勝復之作). 그런데 이 승기(勝)와 복기(復)는 진맥으로 형태를 구분하기가 어렵다(不形於診也). 당연하다. 이들은 미묘한 차이로 인체에 영향을 주기 때문이다. 그래서 맥법에서도(脈法曰), 이런 천지의 변화(天地之變)인 에너지의 변화는 맥진으로는 알기가 어렵다(無以脈診)고 말하는 것이다(此之謂也). 간기(間氣)는 우간기(右間氣)와 좌간기(左間氣)가 있는데, 앞에서 보았던, 상견(上見)과 하견(下見)에서 삼양삼음을 하나씩 선택하고 나면, 좌우로 배치되는 삼양삼음 중에서 하나를 우간기(右間氣)와 좌간기(左間氣)라고 한다. 그러면 우간기(右間氣)와 좌간기(左間氣)는 좌우 2개씩이 된다. 그래서 삼음삼양의 육기를 사천과 재천 그리고 좌간기, 우간기가 채우게 된다. 그래서 간기는 사천(司天)이나 재천(在泉)이라는 기(氣)의 소재(所在)를 따라가다(隨) 보면(隨氣所在), 좌우에 있는 시기(期)가 된다(期於左右). 더 자세한 내용은 제71편 육원정기대론(六元正紀大論) 제1장 제2절 〈사천과 재천의 객기에 따른 육지기의 표시〉를 참고하면 된다.

帝曰, 期之奈何. 岐伯曰, 從其氣則和, 違其氣則病, 不當其位者病. 迭移其位者病. 失守其位者危. 尺寸反者死, 陰陽交者死. 先立其年, 以知其氣, 左右應見, 然後乃可以言死生之逆順.

황제가 말한다(帝曰). 시기는 무엇이나요(期之奈何)? 기백이 말한다(岐伯曰). 그 기를 따르면 화하고(從其氣則和), 그 기에 역행하면 병이 되는데(違其氣則病), 그 위치가 부당하므로 병이 된다(不當其位者病). 그 자리를 침범해서 이동하면 병이 된다(迭移其位者病). 그 자리를 지키는 것을 잃어버리면 위태로워지고(失守其位者危), 척촌이 반대면 죽는다(尺寸反者死). 음양이 서로 만나면 죽는다(陰陽交者死). 먼저 한 해가 시작될 때(先立其年), 그런 기 상태를 알면(以知其氣), 좌우의 응함을 알 수가 있고(左右應見), 그 후에 사생의 순역을 말할 수 있기에 이른다(然後乃可以言死生之逆順).

좌우에 있는 시기(期)는 계절이다. 그리고 맥은 계절에 따라서 해당 맥이 따로 있다. 예를 들면, 봄맥은 간맥이 된다. 그래서 맥이 그(其) 계절의 기운(氣)에 따라서(從) 형성되면, 당연히 인체는 병이 없이 건강(和)하게 되고(從其氣則和), 맥이 그(其) 계절의 기운(氣)에 위반(違)해서 형성되면, 당연히 병이 생긴다(違其氣則病). 또, 맥이 해당(其) 계절의 맥이 아닌 다른 계절의 맥으로 위치(位)를 부당(不當)하게 바꾸면, 이것도 당연히 병이 된다(不當其位者病). 또, 맥이 해당(其) 계절의 맥이 아닌 다른 계절의 맥으로 위치(位)를 이전(移)해서, 다른 계절의 맥이 번갈아서(迭) 나타나도, 당연히 병이 된다(迭移其位者病). 그래서 맥이 해당 계절의 위치를 지키지 못하고 잃어버리면 위험해진다(失守其位者危). 즉, 봄철에 여름맥이 나타나든지 하면 위험해진다는 뜻이다. 척맥과 촌맥이 상반되게 나타나도 죽는다(尺寸反者死). 척맥은 겨울을 대표하는 느리고 침체한 신장맥을 의미하고, 촌맥은 여름을 대표하는 빠르고 활발한 심장맥을 의미한다. 그래서 이 두 맥이 상반된다면 즉, 여름에 심장맥이 느리면서 침체해 있다면, 무더운 열기가 간질에 몽땅 만들어 낸 산성 체액은 그대로 정체되면서, 체액 순환은 곧바로 막히고 바로 죽게 될 것이다. 반대의 경우도 마찬가지이다. 즉, 해당 계절하고 정반대로 맥이 뛰는 것이다. 당연히 죽는다. 이 부분은 다르게 해석할 수도 있다. 척촌(尺寸)이 세상 원리 또는 원칙이라는 뜻이 있다. 그러면 해석이 달라진다. 즉, 맥이 계절의 원칙(尺寸)에 위반(反)되면 죽는다(尺寸反者死)로 해석이 되는 것이다. 일리가 있는 말이다. 즉, 삼양삼음의 맥에서 1년 중에서 상반기를 대표하는 삼양맥(陽)과 하반기를 대표하는 삼음맥(陰)이 서로 교체(交)되어서 나타나면 죽는다(陰陽交者死). 그래서 먼저 연초(立)에 (先立其年), 그해의 사천(司天)과 재천(在泉)의 기운이 어떤 것인지를 알고(以知其氣), 그 기운이 영향을 미치는 해당 장기가 어떤 장기인지를 알고, 사천(司天)과 재천(在泉)에 따라 대응(應)되어서 좌우(左右)에 간기(間氣)로써 나타나(見)는 장기가 어떤 장기인지를 알면(左右應見), 장기들 간에 에너지의 흐름을 알 수가 있게 되고, 그런 연후(然後)에는 생사의 역순을 말할 수 있는 수준까지 이를 수가 있게 된다(然後乃可以言死生之逆順). 즉, 의사가 환자의 상태를 파악할 수 있는 능력이 있고, 게다가 환자의 병세에 영향을 미칠 수 있는 해당년(年)의 천지(天氣) 기운을 파악할 수 있으면, 환자의 생사의 여부를 말할 수 있다는 뜻이다. 환자의 병도 에너지 문제이고, 천기도 에너지 문제이기 때문에, 의사가 에너지의 흐름을 파악할 수 있는 능력이 있으면, 당연히 환자의 생사의 여부를 말할 수 있게 될 것이다. 여기서 좌우(左右) 간기(間氣)의 개념은 인체 안에서 에너지가 어떻게 흐르는지를 알려주기 때문에 아주 중요한 개념이다.

제2절

帝曰, 寒暑燥濕風火, 在人合之奈何. 其於萬物, 何以生化. 岐伯曰, 東方生風, 風生木, 木生酸, 酸生肝, 肝生筋, 筋生心, 其在天爲玄, 在人爲道, 在地爲化, 化生五味, 道生智, 玄生神, 化生氣. 神, 在天爲風, 在地爲木, 在體爲筋, 在氣爲柔, 在藏爲肝. 其性爲暄, 其德爲和, 其用爲動, 其色爲蒼, 其化爲榮, 其蟲毛, 其政爲散, 其令宣發, 其變摧拉, 其眚爲隕, 其味爲酸, 其志爲怒. 怒傷肝, 悲勝怒, 風傷肝, 燥勝風, 酸傷筋, 辛勝酸.

  황제가 말한다(帝曰). 한서조습풍화가(寒暑燥濕風火), 인체에서 어떻게 배합이 이루어지나요(在人合之奈何)? 그것이 만물에서 어떻게 화생을 만드나요(其於萬物, 何

以生化)? 기백이 말한다(岐伯曰). 동방에서 바람이 불면(東方生風), 풍은 목을 생하고(東方生風), 목은 산을 생하고(木生酸), 산은 간을 생하고(酸生肝), 간은 근을 생하고(肝生筋), 근은 심을 생하고(肝生筋), 그것이 하늘에 존재하면 현을 만들고(其在天爲玄), 사람에게 존재하면 도를 만들고(在人爲道), 땅에 존재하면 화를 만든다(在地爲化). 화는 오미를 만들고(化生五味), 도는 지를 만들고(道生智), 현은 신을 만들고(玄生神), 화는 기를 만든다(化生氣). 신이 하늘에 존재하면 풍을 만들고(神, 在天爲風), 땅에 존재하면 목을 만들고(在地爲木), 몸에 존재하면 근을 만들고(在體爲筋), 기에 존재하면 유연함을 만들고(在氣爲柔), 장에 존재하면 간을 만들고(在藏爲肝), 그 성질은 온난하고(其性爲暄), 그 덕은 조화롭고(其德爲和), 그 쓰임새는 운동이며(其用爲動), 그 색은 청색이고(其色爲蒼), 그 화는 영이고(其化爲榮), 그 충은 모이고(其蟲毛), 그 정은 산이고(其政爲散), 그 령은 선발이고(其令宣發), 그 변은 끊어지고(其變摧拉), 그의 과오는 죽이는 것이고(其眚爲隕), 그 맛은 시고(其眚爲隕), 그 감정은 노함이고(其志爲怒), 분노는 간을 상하게 하고(怒傷肝), 비가 노를 이기면(悲勝怒), 풍은 간을 상하고(風傷肝), 조가 풍을 이기면(燥勝風), 산은 근을 상하게 하고(酸傷筋), 신은 산을 이긴다(辛勝酸).

이 구문들과 다음에 나오는 구문들은 동양의학의 핵심이자 기초를 묻고 있다. 이 구문들을 정확히 풀 수 있다면, 동양의학에 상당한 조예가 있는 사람일 것이다. 알면 아주 쉬운 문장들이나, 모르면 도대체 무슨 말을 하고 있는지 답답하게 느껴질 것이다. 전편에서 오성과 기후 관계는 설명했다. 먼저 봄이 되면, 10천간과 12지지의 반응에 변화가 일어난다. 그 이유는 하늘에서 햇빛과 별들 특히 태양계 별들의 중력과 태양 활동의 변화에 따라서 우주 대기가 요동치게 된다. 이때 이 대기의 요동에 따라서 봄바람이 불어온다. 이 봄바람은 봄에 동쪽에 높이 떠서 빛나는 목성이 주는 에너지가 만들어 낸 결과물이다(東方生風). 바람이란 대기에 있는 습기의 이동인데, 이 습기는 반드시 전자(酸:氣:energy:風)를 보유하고 있다. 그래서 풍(風)이다. 즉, 풍(風)이란 에너지(氣:電子:酸)의 이동인 것이다. 이 세상의 모든 것은 에너지가 없으면, 꼼짝도 안 한다. 바람은 에너지일 수밖에 없는 것이다. 풍은 나무를 생한다고 했다(風生木). 여기서 나무(木)는 살아있는 만물을 상징한다. 식물은 알칼리를 통해서 전자(氣:電子:酸:energy)를 모으고, 이어서 축합을 통해서 성장한다. 축합(condensation:縮合)이란 Ester로써 사물이 연결되어지는 과정이다. 즉, 성장이란 사물을 축합으로 연결해서 쌓아 올리는 과정에 불과하다. 그래서 동식물에서 성장이란 '무조건' 전자를 요구한다. 즉, 성장을 위해서는 전자인 에너지가 필수적으로 요구된다. 식물은 이 에너지를 봄바람과 일조량 덕분에 확보하는 것이다. 즉, 봄바람과 일조량이라는 에너지가 식물의 곳곳에 염으로 저장되어있던 성장 인자인 자유전자를 간질로 끌어내서, 이들이 성장 인자로서 작용하도록 만들어준다. 이렇게 자라난 식물은 산을 만든다(木生酸). 산(酸)은 전자를 머금은 상태의 물질 분자를 말한다. 식물은 전자를 흡수해서 성장하므로, 당연히 전자가 붙은 산(酸)을 만들어낸다. 그런데, 봄은 아직도 쌀쌀한 기운이 있어서, 식물체 안에서 이 산은 모두 성장으로 이용되지 못한다. 그러면, 간질로 나온 산은 자동으로 쌓이게 되고, 이때 식물은 전자가 붙은 신맛의 물질을 만들게 된다. 봄에 열매가 맺는 신맛이 강한 매실을 생각해보면, 쉽게 이해가 갈 것이다. 그리고 이 신맛은 에너지의 근원인 전자를 머금고 있으므로, 당연히 에너지원이 된다. 그리고 간은 우리 인체에서 해독 작용을 수행하면서 에너지를 제일 많이 쓴다. 그래서 신맛의 산(酸)은 간을 살린다(酸生肝). 다르게 설명을 하면, 여기서 말하는 산은 아세트산(Acetic acid)과 같은 물질을 말하는데, 간은 과잉 산을 중화시키면서, 이를 지방으로 많이 중화시키는데, 이 지방의 재료가 바로 아세트산과 같은 물질이다. 그래서 산이 간을 살린다(酸生肝)고 하는 것이다. 물론 과하면, 간은 거꾸로 죽는다. 또 다른 측면에서 보면, 최첨단 생리학을 볼 수가 있다. 아세트산은 분명히 전자라는 에너지를 보유하고 있다. 그런데 간은 담즙이 싣고 온 단백질을 분해해서 해독한다. 이 현상을 나타내는 지표가 AST, ALT, GGT 등등의 간 수치이다. 그리고 태양계 아래 존재하는 모든 물체는 공유결합을 통해서 조립되어있으므로, 인체에서 무엇을 분해하려면, 반드시 자유전자로 이들 공유결합을 환원시켜줘야 이들 공유결합이 풀어지면서 물질은 분해된다. 그러면, 간은 자동으로 자유전자를 보유한 에너지 물질을 이용하게 된다. 즉, 간은 이런 종류의 물질에서 자유전자를 받아서 이를 이용해서 단백질과 같은 물질을 환원해서 분해하게 된다. 그래서 간은 자동으로 단백질 대사 때문에 암모니아(Ammonia) 대사를 하게 된다. 즉, 단백질의 아민기에서 질소가 자유전자의 도움으로 풀려난 것이다. 즉, 이때 자유전자라는 에너지가 필요한 것이다. 그리고 이 자유전자를 아세트산과 같은 신맛이 공급해준다. 그리고, 아세트산은 자유전자를 공급해주고 남은 나머지 부분은 간이 지방을 만들 때 재료가 되어준다. 그래서 신맛은 간이 참으로 고마운 존재이다. 그러나 과하면, 신맛에 붙은 자유전자의 과잉이 만들어지고, 그러면 과잉 자유전자는 MMP를 불러서 거꾸로 간 자체를 분해해버린다. 그래서 간에 공급되는 신맛은 간이 단백질을 분해할 정도만 되어야 한다. 이 원리는 간의 생리와도 관계가 있다. 즉, 위산을 환원한 유미즙의 일부는 자유전자를 공급할 수 있는 알콜기를 달고 간문맥으로 진입하는데, 이때, 이 유미즙이 간에 자유전자를 공급하게 된다. 그러면, 간은 이를 이용해서 단백질과 같은 산성 쓰레기를 분해해서 중화하게 된다. 그래서 사람이 굶게 되면, 문제가 발생한다. 즉, 사람이 너무나 많이 굶어도 간이 해독을 제대로 할 수 없다는 뜻이다. 그래서 기아 상태가 되면, 지방간이 생기게 되는데, 이는 간이 에너지가 부족해서 산성 독성 물질을 분해해서 배출하지 못하면서, 이를 대신에 중성 지방으로 만들었기 때문이다. 그래서 굶는 다이어트는 자동으로 몸을 망치게 된다. 이때는 물론 간도 더불어 망가지게 된다. 그래서 옛날에 사과 과수원을 한 집안은 병이 없다고 했다. 그 이유는 이들 집안의 사람들은 못난이 사과를 식초로 만들어서 상식했기 때문이다. 다시 본문을 보자. 이렇게 살아난 간은 단백질이라는 물질의 대사를 통해서 단백질 덩어리인 근육을 만들어 낸다(肝生筋). 이를 다르게 해석할 수도 있다. 간은 담즙을 통해서 신경을 통제하고, 이어서 근육을 통제한다. 그래서 간이 문제가 되면, 신경이 문제가 되고, 이어서 근육이 문제가 된다. 그래서 간이 건강하게 되면, 자동으로 근육도 건강하게 된다. 즉, 건강한 간은 근육을 살려내는 것이다(肝生筋). 이렇게 건강하게 된 근육은 심장근을 지배해서 심장의 활동을 돕는다(筋生心). 여기서 핵심은 전자(energy)이다. 이 전자가 태양에서 반응하면, 태양흑점(玄)을 만들어 내고(其在天爲玄), 인체에서 반응하면, 신경이라는 전자 통로인 길(道)을 만들어 내고(在人爲道), 땅에서 반응하면 각종 화합물(化)을 만들어낸다(在地爲化). 즉, 전자는 성장 인자이기 때문에, 땅에서 각종 만물을 만들어내는 것이다. 태양계 우주 공간에 존재하는 모든 물체는 전자의 놀이터라는 사실을 상기해보자. 당연히 이 화합물들은 여러 가지 맛(五味)을 만들어 낸다(化生五味). 맛을 결정하는 인자도 결국에 전자로써 신경 작용을 통해서 맛을 만들어낸다. 그리고 인체에서 신경이 만들어 낸 도(道)는 신경 반응을 통해서 인간의 지혜(智)도 만들어내게 된다(道生智). 그리고 태양 폭발로 만들어진 태양흑점(玄)은 태양계 우주 공간에 전자(神)를 공급(生)하게 된다(玄生神). 이는 다르게 해석할 수도 있다. 즉, 태양 폭발로 만들어진 태양흑점(玄)은 전자(神)라는 에너지를 만들어(生)내게 된다(玄生神). 그리고 화합물(化)들은 에너지의 원천인 전자를 보유하고 있으므로, 당연히 에너지를 가진 기(氣)를 만들어 낸다(化生氣). 이다음 문장들은 앞 문장들의 반복에 불과하다. 전자(神)가 핵심인 에너지(神:電子:風:酸:energy)를 다르게 표현하고 있을 따름이다. 전자(神)가 태양이 있는 하늘(天)에서 반응하면, 자기 폭풍(風)을 만들어낸다(神, 在天爲風). 물론, 이때는 자기 폭풍 말고도 실제의 바람도 만들어낸다. 바람은 에너지의 변화에 불과하기 때문이다. 앞에서 말한 것처럼, 이 전자(神)가 땅에서는 식물(木)을 성장시키고 만들어낸다(在地爲木). 이 전자(神)가 인체에 존재하면, 간을 통해서 단백질 대사에 관여하고, 결국에 단백질 덩어리인 근육을 만들어 낸다(在體爲筋). 에너지인 기(氣)에 전자(神)는 언제나 붙어있다. 그래서 전자가 기(氣)에 존재하면, 이 기(氣)는 성장 인자가 되어서 유연(柔)한 어린 생명을 만들어 낸다(在氣爲柔). 전자가 장(藏)에 존재하는 경우는 주로 간에 존재한다(在藏爲肝). 그 이유는 우리가 식사로 섭취하는 영양소는 위산으로 환원되면서, 전자를 포함하고 있는데, 이 전자를 주로 간에서 처리하기 때문이다. 전자는 움직이면서 열을 만들기 때문에, 전자의 성질은 따뜻하다(其性爲暄). 전자의 덕은 축합 반응을 통해서 물질을 합쳐지게(和) 한다(其德爲和). 즉, 전자는 성장 인자가 되는 것이다. 전자는 에너지이기 때문에 전자가 사용(用)되면 동력(動)을 제공한다(其用爲動). 전자가 담즙에 환원되면, 전자는 담즙 색깔을 파랗게(蒼) 변하게 만든다(其色爲蒼). 전자가 화합물을 만들어내면, 만물이 번성(榮)한다(其化爲榮). 전자는 산성 환경을 만들어서 곰팡이(毛)를 만들어 낸다(其蟲

毛). 즉, 습기가 있는 곳에는 반드시 용매화 전자가 있으므로, 이 에너지로 인해서 곰팡이(毛)가 피게 된다. 전자가 만물을 다스리면(政), 만물을 환원시켜서 나누어 (散) 버린다(其政爲散). 즉, 전자가 만물을 분해하는 것이다. 이는 위산인 산성 물질을 통해서 음식물이 분해되는 것을 말하고 있다. 성상 인사인 선사가 사물을 작동(令)시켜서 베풀(宣)면, 생명체는 만발(發)한다(其令宣發). 전자가 잘못 변동하면, 에너지의 흐름에 변화가 생기면서, 바람이 일어나고 만물을 뿌리까지 흔들어서 부러뜨려 버린다(其變摧拉). 전자가 재앙(眚)을 부리면, 만물을 죽인다(其眚爲隕). 즉, 전자를 보유한 산의 과잉 문제를 말하고 있다. 그리고 산 과잉은 인간만 죽이는 게 아니라 만물을 다 죽인다. 전자가 오미를 만들면서 바로 내줄 수 있는 전자를 가지고 있으면, 신맛이 난다. 즉, 이 전자가 신맛(酸)의 원인이다. 그래서 전자가 만든 맛은 신맛이라(其味爲酸)고 한 것이다. 전자가 신경을 통해서 마음(志)을 자극하면, 분노(怒)를 자아낸다(其志爲怒). 즉, 전자는 산(酸)의 재료이기 때문에, 과잉산이 축적되면, 신경을 자극해서 분노를 유발한다. 이 분노는 산성인 호르몬을 과잉 분비시키고, 이는 담즙을 과잉으로 만들어내고, 이어서 이 산성 담즙을 중화시키는 간은 죽어 난다(怒傷肝). 폐기 적혈구를 담즙을 통해서 버리는 폐(悲)가 과부하(勝)에 걸리면, 이 담즙을 처리해야 하는 간(怒)은 부담을 안게 되고 즉, 폐가 간을 이기면(悲勝怒), 간은 이 과잉 산(風) 때문에, 상하게 된다(風傷肝). 폐(燥)가 간(風)을 이긴다(燥勝風)는 말은 슬픔(肺)이 분노(肝)를 이긴다(悲勝怒)는 말과 같다. 이 문장들은 지금 언어의 유희를 즐기고 있다. 이렇게 폐(燥)가 간(風)을 이기면(燥勝風), 간은 과부하에 걸리게 되고, 그러면 당연히 간이 신경을 통해서 통제하는 근육은 손상된다. 즉, 근육이 간이 통제하는 산성 담즙이라는 과잉 산(酸)에 의해서 상(傷)하게 된다(酸傷筋). 또, 앞 문장의 반복이다. 즉, 폐(辛)가 간(酸)을 이긴 (勝) 것이다(辛勝酸). 여기서는 맛(五味)과 감정(五感)과 오기(五氣)를 가지고 자유자재로 언어유희(言語遊戱)를 즐기면서 잘도 놀고 있다. 이 부분은 이렇게 양자역학으로 풀면, 완벽한 과학이 된다. 즉, 이 부분은 최첨단 현대과학으로 검증해봐도 최첨단 현대과학이 뒤쳐지는 수준을 말해주고 있다. 이것이 황제내경의 품격이다. 그리고 이곳은 양자물리학의 정수를 볼 수 있는 부분이다. 그리고 태양계 우주에 존재하는 모든 존재는 전자의 놀이터에 불과하므로, 전자(電子)인 신(神)이 할 수 없는 일은 없다. 지금까지 열거한 내용들이 이 부분을 말해주고 있다. 그래서 이 문장들은 양자역학을 기반으로 한 전자생리학을 모르면, 접근이 불가하다. 그래서 지금까지 황제내경이라는 종합 과학 서적이 화석으로 남아 있었고, 남아 있을 수밖에 없었다. 다음에 나오는 문장들도 똑같은 논리가 적용된다. 이 부분의 기전들도 자세히 설명하려면, 엄청난 분량이 요구된다.

제3절

南方生熱, 熱生火, 火生苦, 苦生心, 心生血, 血生脾. 其在天爲熱, 在地爲火, 在體爲脈, 在氣爲息, 在藏爲心, 其性爲暑, 其德爲顯, 其用爲躁, 其色爲赤, 其化爲茂, 其蟲羽, 其政爲明, 其令鬱蒸, 其變炎爍, 其眚燔焫, 其味爲苦, 其志爲喜. 喜傷心, 恐勝喜, 熱傷氣, 寒勝熱, 苦傷氣, 鹹勝苦.

남방에서 열을 만들면(南方生熱), 열은 화를 만들고(熱生火), 화는 고를 만들며(火生苦), 고는 심을 만들고(苦生心), 심은 혈을 만들고(心生血), 혈은 비를 만든다(血生脾). 열이 하늘에 존재하면 열을 만들고(其在天爲熱), 땅에 존재하면 화를 만들고(在地爲火), 몸에 존재하면 맥을 만들고(在體爲脈), 기에 존재하면 식을 만들고(在氣爲息), 장에 존재하면 심을 만들고(在藏爲心), 그 성질은 서하고(其性爲暑), 그 덕은 현하고(其德爲顯), 그 쓰임은 조하며(其用爲躁), 그 색은 적이고(其色爲赤), 그 화는 무이고(其化爲茂), 그 충은 익이고(其蟲羽), 그 정은 명이고(其政爲明), 그 령은 울증이고(其令鬱蒸), 그 변은 염삭이고(其變炎爍), 그 재앙은 번설이고(其眚燔焫), 그 맛은 고이고(其味爲苦), 그 감정은 희이다(其志爲喜). 희는 심을 상하게 하고(喜傷心), 공이 희를 이기면(恐勝喜), 열이 기를 상하게 하고(熱傷氣), 한이 열을 이기면(寒勝熱), 고는 기를 상하게 하고(苦傷氣), 함은 고를 이긴다(鹹勝苦).

여름에는 남쪽에서 화성이 높이 떠서 열기를 만들고, 이 열기를 땅으로 보내준다. 그래서 남방은 열을 만든다(南方生熱)고 한다. 이 열은 당연히 뜨거움을 만들어 낸다(熱生火). 이 무더운 열기는 생체의 호르몬 분비를 과잉 자극해서 전자인 산(酸)을 과잉 공급하면서 산성(酸)인 알콜기를 과잉으로 만들어내는데, 이 과잉 알콜기(Alchohol Group)를 보유한 물질이 쓴맛(苦)의 대명사인 사포닌(saponin)이다. 사포닌을 보면, 엄청나게 많은 산을 수거한 수많은 알콜기가 붙어있는 것을 볼 수 있다. 이 수많은 알콜기는 여름의 무서운 열기가 생체를 자극해서 산성인 호르몬의 분비를 과잉 자극한 결과물이다. 그래서 화가 고를 만들어낸다(火生苦)고 한 것이다. 이 쓴맛의 사포닌은 소화관에서 삼투압 작용을 일으켜서 과잉 산을 체외로 배출시키고, 이어서 인체에서 과잉 산을 최고로 많이 중화시키는 심장을 도와주게 된다(苦生心). 물론 다른 기전도 있다. 이 경우는 쓴맛을 내는 강심제인 심장 스테로이드(Cardiac steroid, Cardiac Glycoside)에 해당한다. 이렇게 도움을 받은 심장은 산성 체액이 머무는 간질로 혈액의 공급을 잘 해주게 된다(心生血). 그러면 엄청난 알칼리 동맥 혈액을 요구하는 혈관 덩어리인 비장은 혈액을 충분히 공급받게 되고, 이 풍부한 혈액이 비장을 도와주게 된다(血生脾). 비장에는 간 다음으로 많은 혈액이 체류하고 있다는 사실을 상기해보자. 특히 말의 경우는 비장에 자기 유통 혈액의 33%를 저장한다고 알려져 있다. 그리고 열이 하늘에 존재하면, 당연히 하늘에서 더위(熱)를 만들어내고(其在天爲熱), 땅에 존재하면, 땅에서 뜨거움을 만들어내고(在地爲火), 인체에 존재하면, 산성인 호르몬 분비를 자극하고, 이 호르몬이 맥에 에너지를 공급해서 맥을 빨리 뛰게 하고(在體爲脈), 공기(空氣)에 존재하면, 습기의 정체를 유도해서 숨 쉬는 데 어려움을 겪게 만들고(在氣爲息), 장에 존재할 때는 심장에 존재한다. 즉, 심장은 과잉 산 중화의 중심(心)으로서 많은 열을 만들어내기 때문에, 오장에서는 심장에 많은 열이 존재하게 된다는 뜻이다(在藏爲心). 열의 성질은 당연히 덥고(其性爲暑), 열의 덕은 빛을 만들어내면서 밝게 하는 것이고(其德爲顯), 열의 쓰임새는 건조시키는 것이다(其用爲躁). 열은 대개 전자가 산화되면서 나오는 불에서 나오기 때문에, 색깔이 적색이다(其色爲赤). 열은 열에너지를 제공해서 산성인 호르몬의 분비를 자극하고 이어서 산에 붙은 성장 인자인 전자를 공급하고, 이어서 동식물을 무성(茂)하게 만들고(其化爲茂), 열이 환경을 따뜻하게 만들어주면, 열을 좋아하는 날개(羽)가 달린 벌레들이 번성하고 (其蟲羽), 불이 만들어내는 열이 다스리면(政) 빛을 내서 밝게 해주고(其政爲明), 이 열이 습기를 작동(令)시키면, 수분을 응집(鬱)시켜서 증발(蒸)시킨다(其令鬱蒸). 열이 변덕을 부리면, 염삭 즉, 모든 것을 태워버린다(其變炎爍). 열이 가져오는 재앙은 번설 즉, 큰불을 만든다(其眚燔炳). 여름에 열기 때문에, 만들어진 사포닌의 맛은 쓰다(其味爲苦). 열은 심장에서 일어나는데, 심장은 감정(志) 중에서 기쁨을 담당한다(其志爲喜). 즉, 기분이 좋으면, 뇌에서 엔돌핀이 분비되고, 이 엔돌핀이 지방을 분해해서 자유 지방산을 만들어내고, 이어서 이 자유 지방산은 과잉 산을 수거해서 심장에서 중화해줌으로써 기분을 좋게 하는 것이다. 그러나 이것이(喜) 과하면, 심장은 과부하에 걸리고, 이어서 심장을 상하게 만든다(喜傷心). 공포(腎)가 기쁨(心)을 이기면 즉, 신장(恐)이 심장(喜)에 과부하(勝)를 일으키면(恐勝喜), 다시 말해서, 신장이 염으로 과잉 전자를 수거해서, 이 염을 체외로 배출시키지 못하면, 이 과잉 전자는 심장이 중화시켜야 하므로, 심장(熱)은 많은 알칼리(氣)를 소모(傷)하게 된다(熱傷氣). 즉, 심장(熱)은 신장이 보내준 과잉 산을 중화하면서, 음기(氣)인 알칼리를 소모(傷)한다. 신장(寒)이 심장(熱)에 과부하(勝)를 일으킨다(寒勝熱)는 말은 신장(恐)이 심장(喜)에 과부하(勝)를 일으킨다(恐勝喜)는 말과 같은 뜻이다. 그러면 당연히 심장(苦)은 많은 알칼리(氣)를 소모(傷)하게 된다(苦傷氣). 의미가 똑같은 앞 문장을 이용해서 언어의 유희를 즐기고 있다. 즉, '恐勝喜, 熱傷氣, 寒勝熱, 苦傷氣' 이 네 문장은 쌍둥이이다. 이것은 신장(鹹)이 심장(苦)에 과부하(勝)를 일으킨 것이다(鹹勝苦). 계속해서 언어의 유희를 즐기고 있다.

제4절

中央生濕, 濕生土, 土生甘, 甘生脾, 脾生肉, 肉生肺. 其在天爲濕, 在地爲土, 在體爲肉, 在氣爲充, 在藏爲脾. 其性靜兼, 其德爲濡, 其用爲化, 其色爲黃, 其化爲盈, 其蟲倮, 其政爲謐, 其令雲雨, 其變動注, 其眚淫潰, 其味爲甘, 其志爲思. 思傷脾, 怒勝思, 濕傷肉, 風勝濕, 甘傷脾, 酸勝甘.

중앙은 습을 만든다(中央生濕). 습은 토를 만들고(濕生土), 토는 감을 만들고(土生甘), 감은 비를 만들고(甘生脾), 비는 육을 만들고(脾生肉), 육은 폐를 만든다(肉生肺). 습이 하늘에 존재하면 수분을 만들고(其在天爲濕), 땅에 존재하면 흙을 만들고(在地爲土), 몸에 존재하면 육을 만들고(在體爲肉), 기에 존재하면 번거롭게 하고(在氣爲充), 장에 존재할 때는 비장에 존재한다(在藏爲脾). 습의 성질은 안정되게 모아주고(其性靜兼), 덕은 촉촉하게 해주고(其德爲濡), 쓰임새는 화합물을 만들어 주고(其用爲化), 색은 황색이고(其色爲黃), 화합물은 채워주고(其化爲盈), 곤충에게는 탈피를 시켜주고(其蟲倮), 다스리면 편안하게 해주고(其政爲謐), 운우를 만들고(其令雲雨), 변동하면 동주하며(其變動注), 재앙은 음궤하며(其眚淫潰), 맛은 달고(其味爲甘), 뜻은 사이며(其志爲思), 사는 비를 상하게 하고(思傷脾), 노가 사를 이기면(怒勝思), 습은 육을 상하게 하고(濕傷肉), 풍이 습을 이기면(風勝濕), 감은 비를 상하게 하며(甘傷脾), 산이 감을 이긴다(酸勝甘).

장하(長夏) 때 하늘의 가운데(中央)에서 빛나는 토성은 차가움을 제공해서 여름에 하늘로 올라온 수증기를 응집시켜서 장마를 만들어내고, 당연히 대기 중에 습기를 만든다. 그래서 가운데가 습을 만든다(中央生濕)고 한 것이다. 이 습기는 성장 인자인 전자(酸)를 함유하고 있으므로, 땅을 기름지게 만든다(濕生土). 성장 인자인 산(酸)을 머금은 토양은 산의 축적 결과물인 단맛을 만든다(土生甘). 그리고, 여름의 끝자락인 장하는 무더위 가운데에서 차가움을 제공해서 성장을 멈추게 하고, 이어서 성장 인자인 전자를 축적하게 만드는데, 그 결과물이 바로 당이다. 당은 알콜기를 5개나 보유하고 있어서 엄청나게 많은 자유전자를 보유하고 있다는 사실을 상기해보자. 이 현상을 제일 잘 볼 수 있는 식물이 바로 벼이다. 즉, 장하 때부터 벼는 서서히 익어갈 준비를 한다. 그래서 장하 때는 당을 만들기 시작한다 (土生甘). 그리고 단맛은 비장에서 산을 지방으로 만들고 중화시켜서 비장의 산 중화를 도운다(甘生脾). 즉, 당은 비장이 과잉 산을 중성 지방으로 만들 때 필요한 3 탄당을 제공한다. 그리고 비장은 폐기 적혈구를 자유전자로 환원해서 분해하게 되는데, 이때 필요한 환원용 자유전자를 당을 통해서 얻게 된다. 당은 알콜기를 5개나 보유하고 있어서 엄청나게 많은 자유전자를 보유하고 있다는 사실을 상기해보자. 이런 비장은 림프액(肉)을 조절한다(脾生肉). 이 림프액은 최종적으로 폐로 들어간다(肉生肺). 습이 하늘에 존재하면 구름인 습기를 만들고(其在天爲濕), 땅에 존재하면, 습은 성장 인자인 자유전자를 보유하고 있으므로, 토양을 기름지게 하고 (在地爲土), 인체에 존재할 때는 림프를 만든다. 인체에서 습을 만드는 것은 주로 콜라겐이다. 이 콜라겐은 삼투압 기질이기 때문에, 수분을 모아서 인체 안에서 습 (濕)을 만들고, 이 습은 림프로 들어간다. 즉, 인체 안에서 습은 림프를 만드는 재료이다(在體爲肉). 습이 공기(氣) 중에 존재하면 피부에 습기를 가득 채우면서(充) 불쾌지수를 만들어 내고, 이어서 인체를 번거롭게(充) 한다(在氣爲充). 이 습은 림프로 흘러들기 때문에, 습이 오장에 존재할 때는 당연히 림프를 받는 비장에 존재한다(在藏爲脾). 습의 성질은 물질들을 연결해서 안정되고 모이게 하는 것이고(其性靜兼), 덕은 적당하면 촉촉하게 해주면서 윤택하게 해주고(其德爲濡), 쓰임새(用)는 식물에 수분을 공급해서 화합물(化)을 만들게 해주고(其用爲化), 습기를 머금은 당 (甘)의 색은 노란색이다(其色爲黃). 다르게 설명하면, 습을 만들어내는 별인 토성 (土星)은 색깔이 황색이다(其色爲黃). 습이 변화(化)해서 장하를 만들게 되면, 연못을 물로 채워준다(其化爲盈). 습이 벌레에 미치는 영향은 허물(倮)을 벗게 해준다 (其蟲倮). 곤충 등이 허물을 벗을 때는 생체 안에 있는 공기의 압력이나 수분의 압력을 이용하기 때문이다. 습의 다스림은 촉촉하게 해서 편안하게 해주는 것이다(其政爲謐). 습기가 발동(令)하면, 당연히 구름을 만들고, 이어서 비를 내리게 한다(其令雲雨). 습이 변덕을 부리면 폭우(動注)를 만들고(其變動注), 그 재앙(眚)은 무너져

내리게(淫潰) '하는 것이다(其眚淫潰). 습기는 땅에 전자를 공급해서 식물로 하여금 단맛을 만들어내게 하며(其味爲甘), 비장의 감정(志)은 스트레스(思)를 대표한다(其志爲思). 그 이유는 스트레스를 받으면, 산성인 호르몬의 분비가 간질액을 산성으로 만들고, 이 산성 간질액을 받는 오장은 비장이기 때문이다. 결국에 스트레스(思)를 많이 받으면, 비장이 상한다(思傷脾). 간이 과부하에 걸려서 너무나 많은 림프액을 만들어내면, 비장은 이 과잉 림프액을 처리하면서 곧바로 과부하에 시달린다. 즉, 간(怒)이 비장(思)을 과부하(勝)로 만들면(怒勝思), 비장은 산성 간질액을 보낼 곳이 없어지므로, 비장은 습기를 머금은 담(痰)을 처리하지 못하게 되고, 이어서 림프(肉)는 과부하에 시달리게 되고, 결국에 상(傷)하게 된다(濕傷肉). 동의어 반복을 다시 하고 있다. 간(風)이 비장(濕)을 과부하(勝)로 만들면(怒勝思), 비장은 당(甘)이 산을 중화하면서 만들어 준 지방을 림프에서 공급받아서 처리하지 못하게 되고, 이어서 상하게 된다(甘傷脾). 즉, 간(酸)이 비장(甘)을 과부하(勝)로 만들었기 때문이다(酸勝甘). 같은 말을 이용해서 언어의 유희를 즐기고 있다.

제5절

西方生燥, 燥生金, 金生辛, 辛生肺, 肺生皮毛, 皮毛生腎. 其在天爲燥, 在地爲金, 在體爲皮毛, 在氣爲成, 在藏爲肺. 其性爲涼, 其德爲清, 其用爲固, 其色爲白, 其化爲斂, 其蟲介, 其政爲勁, 其令霧露, 其變肅殺, 其眚蒼落, 其味爲辛, 其志爲憂. 憂傷肺, 喜勝憂, 熱傷皮毛, 寒勝熱, 辛傷皮毛, 苦勝辛.

서쪽은 건조함을 만들고(西方生燥), 건조함은 금을 만들고(燥生金), 금은 매운맛이고(金生辛), 매운맛은 폐를 만든다(辛生肺). 폐는 피모를 만들고(肺生皮毛), 피모는 신장을 만든다(皮毛生腎). 건조함이 하늘에 존재하면 마르게 하고(其在天爲燥), 땅에 존재하면 금을 만들고(在地爲金), 인체에 존재하면 피모를 만들고(在體爲皮毛), 공기 중에 존재하면 성을 만들고(在氣爲成), 오장에 존재할 때는 폐에 존재한다(在藏爲肺). 건조함의 성질은 량이며(其性爲涼), 덕은 청이며(其德爲清), 쓰임새는 고이며(其用爲固), 색은 백색이다(其色爲白). 건조함의 변화는 수렴이며(其化爲斂), 벌레는 개이며(其蟲介), 다스림은 경이며(其政爲勁), 령은 무로이며(其令霧露), 변은 숙살이며(其變肅殺), 재앙은 창락이며(其眚蒼落), 맛은 신맛이며(其味爲辛), 감정은 우이며(其志爲憂), 우는 폐를 상하게 하고(憂傷肺), 희가 우를 이기면(喜勝憂), 열이 피모를 상하게 하며(熱傷皮毛), 한이 열을 이기면(寒勝熱), 신이 피모를 상하게 한다(辛傷皮毛). 고가 신을 이겼다(苦勝辛).

가을에 금성은 서쪽 하늘 높이 떠서 쌀쌀함과 건조함을 제공한다. 그러면 가을은 당연히 쌀쌀하고 건조함에 시달린다. 당연히 서쪽은 건조함을 만들어낸다(西方生燥). 가을의 건조함과 줄어든 일조량은 저장하거나 염(鹽)을 만들어내는 계절이다. 즉, 가을의 건조함은 염(鹽)인 금(金)을 만들어낸다(燥生金). 여기서 철(鐵)인 금(金)의 의미는 깊다. 가을은 건조한데, 그 이유는 수분을 모으는 자유전자가 부족하기 때문이다. 그런데, 이 자유전자를 철인 금이 흡수해서 수거해버린다. 그러면, 자동으로 수분을 모을 수가 없게 되고, 이어서 건조해진다. 그래서 건조함의 원인이 철인 금이 된다(燥生金). 그리고 철(鐵)인 금(金)은 자체가 매운맛(辛)을 낸다(金生辛). 캡사이신(Capsaicin)으로 대표되는 매운맛은 단쇄지방산으로써 산성인 환원철($Fe^{2+}$)과 반응해서, 폐에서 산성인 환원철을 제거해줘서 폐를 도와준다(辛生肺). 즉, 폐를 도와주는 단쇄지방산은 휘발성(volatile:揮發性)이다. 그래서 이들은 환원철에서 자유전자를 흡수해서 체외로 날아가 버린다. 물론 이 과정이 일어나는 곳은 폐와 피부가 된다. 즉, 휘발성인 단쇄지방산은 산을 조절해주는 조절인자이다. 그리고 산성 간질액을 통제하는 폐가 기능이 저하되면, 산성 간질액과 접한 피모는 콜라겐으로 산을 중화하면서 피해를 본다. 그래서 폐가 피모를 돌본다(肺生皮毛). 다른 기전으로 보면, 폐는 이산화탄소를 통해서 피부 호흡을 통제하고, 이어서 피모를 돌본다. 그리고 신장은 수분 대사를 통해서 산성 간질액을 사구체에서 여과해서 중화시키는데, 피모는 땀구멍이나 지질 배출구를 통해서 많은 양의 수분 대사를 통해서 산을 외부로 버린다. 그래서 피부가 건강하면, 수분 대사를 통해서 수분 대사를 책임지고 있는 신장에 도움을 많이 줄 수밖에 없다. 그래서 피모가 신장을 도와준다(皮毛生腎)는 것이다. 여기서 핵심은 수분 대사이다. 건조함이 하늘에 존재하면, 당연히 만물을 마르게 하고(其在天爲燥), 땅에 존재하면, 염(金)을 만들어내고(在地爲金), 인체에 존재하면, 특히 피부에 존재하면, 피모에 영향을 미친다. 즉, 피부가 건조하면, 외부에 존재하는 산소의 공격으로 인해서. 피부의 콜라겐이 녹게 되고, 이이시 피부가 거칠어진다(在體爲皮毛). 그리고 건조함이 공기 중에 존재하면, 식물은 수분 부족으로 더는 성장을 하지 못하고 성숙(成)하게 되고(在氣爲成), 오장에 존재할 때는 폐에 존재한다(在藏爲肺). 폐는 많은 양의 수분을 호흡을 통해서 인체 밖으로 버린다. 그리고 폐의 핵심인 폐포는 수분이 부족하면, 기능을 제대로 하지 못한다. 그래서 건조함이 문제가 되면, 폐는 곧바로 피해를 보게 된다. 그래서 폐가 수분을 외부로 배출하는 이유도 폐포가 보유한 수분 때문이다. 그리고 이때 외부로 증발된 수분은 자동으로 자유전자를 보유하고 증발한다. 수분은 혼자서는 절대로 움직일 수가 없다는 사실을 상기해보자. 그래서 폐에서 일어나는 불감증설(不感蒸泄:insensible perspiration)이라는 수분 대사는 반드시 폐의 산도 조절에도 참여하게 되면서, 이 기능은 폐에서 아주 중요한 기능이 된다. 그래서 건조할 때는 폐가 힘들어진다. 건조함의 성질은 수분을 없애버리므로, 식물이 자라지 못해서 대지를 황량((荒涼)하게 만들며(其性爲涼), 대신 장점은 습기가 없어서 대기가 깨끗하고(淸) 맑아진다(其德爲淸). 더러움은 반드시 수분이 있어야만 한다는 사실을 상기해보자. 건조함의 쓰임새는 수분을 흡수해서 굳게 만드는 것이다(其用爲固). 서쪽에서 건조한 바람이 불어오는 가을은 폐가 과부하에 걸리는 시기인데, 이때 하늘에서 제일 반짝이는 별이 금성(金星)이다. 그리고 이 색깔이 백색이다(其色爲白). 건조함은 화합물 즉, 곡식들을 추수(斂)하게 만든다(其化爲斂). 건조함은 껍질을 가진 벌레들에게 껍질(介)을 딱딱하게 만들어준다(其蟲介). 그리고 이 벌레들은 딱딱한 껍질(介)을 보유하고 있어야만 겨울을 날 수가 있게 된다. 건조함의 다스림은 수분을 증발시켜 건조함으로서 사물을 굳어서(勁) 딱딱하게 만들어준다(其政爲勁). 가을이란 계절의 건조함은 토양에 있는 수분을 증발시켜서 안개와 이슬을 만들어 낸다(其令霧露). 건조함이 부리는 변덕은 수분을 증발시켜서 수분이 있어야 살 수 있는 만물을 죽인다(其變肅殺). 이렇게 건조함의 변덕이 부리는 재앙은 한창 자라고 있는 푸른 잎조차 떨어지게 만든다(其眚蒼落). 건조함은 폐를 대표하며 폐에 배정된 맛은 매운 맛이다(其味爲辛). 다르게 설명을 하면, 가을의 건조함은 습기를 빼앗아서 휘발성 지방산인 단쇄지방산을 만들어낸다. 그래서 건조함이 만들어내는 맛은 단쇄지방산인 매운맛이 된다(其味爲辛). 건조함은 폐에 문제를 일으키고, 폐에 문제가 생기면 환원철의 제거가 지연되면서, 산화철이 있어야만 만들어지는 행복 호르몬인 도파민의 생합성에 지장을 주게 되고, 이어서 우울감에 빠진다(其志爲憂). 결국에 우울함은 폐를 망치게 한다(憂傷肺). 우심장(喜)이 과잉 산을 처리하지 못하고 폐에 떠넘겨서 폐(憂)에 과부하(勝)를 일으키면(喜勝憂), 심장(熱)이 간질액을 통제하는 폐를 상하게 해서 피모를 상하게 한다(熱傷皮毛). 산성 정맥혈이라는 산성 '간질' 체액을 직접 우 심장으로 보내는 신장(寒)이 우 심장(熱)에 과부하(勝)를 일으키게 되면(寒勝熱), 폐(辛)가 피모를 상하게 만든다(辛傷皮毛). 즉, 심장(苦)이 폐(辛)를 과부하(勝)로 이끈 것이다(苦勝辛). 여기서 논란이 되는 부분이 있는데, '熱傷皮毛, 寒勝熱' 이 부분이다. 이 부분을 '燥傷皮毛, 熱勝燥' 이렇게 고쳐서 해석하기도 한다. 언뜻 보기에는 안 맞을지 몰라도 맞는 문장이다. 폐가 통제하는 체액은 간질액이다. 그런데 간질액을 통제하는 또 다른 기관이 신장이다. 그래서 폐(辛:燥) 대신에 신장(寒)을 써도 무방하다. 즉, 폐에서 문제가 발생하면, 곧바로 신장 문제가 일어난다는 뜻이다. 여기에는 폐가 통제하는 피모의 수분 대사가 핵심으로 자리하고 있다. 이 신장은 또 우 심장에 과부하를 일으키고, 우 심장은 폐에 과부하를 일으킨다. 그리고 피모가 영향을 받게 되는 것이다. 결국에 원래 문장이 맞는 문장이다. 체액의 흐름도를 제대로 읽으면, 간단히 풀리는 문제이다. 특히, 수분 대사가 핵심으로 자리하고 있는 이 문장(肺生皮毛, 皮毛生腎)을 보면 쉽게 이해가 갈 것이다. 그래서 폐와 신장은 수분 대사를 통해서 떼려야 뗄 수 없는 관계를 맺는다. 그리고 이 관계는 폐의 이산화탄소 대사에서 만들어지는 중조염을 통해서도 설명할 수 있다. 이 기전은 앞에서 이미 많이 설명했다.

제6절

北方生寒, 寒生水, 水生鹹, 鹹生腎, 腎生骨髓, 髓生肝, 其在天爲寒, 在地爲水, 在體爲骨, 在氣爲堅, 在藏爲腎. 其性爲凛, 其德爲寒, 其用爲, 其色爲黑, 其化爲肅, 其蟲鱗, 其政爲靜, 其令(霰雪추가), 其變凝洌, 其眚冰雹, 其味爲鹹, 其志爲恐, 恐傷腎, 思勝恐, 寒傷血, 燥勝寒, 鹹傷血, 甘勝鹹. 正(五로 대체)氣更立, 各有所先, 非其位則邪, 當其位則正.

　북쪽은 한을 만든다(北方生寒). 한은 수를 만든다(寒生水). 수는 함을 만든다(水生鹹). 함을 신을 만든다(鹹生腎). 신은 골수를 만든다(腎生骨髓). 골수는 간을 만든다(髓生肝). 한이 하늘에 존재하면 한을 만들고(其在天爲寒), 땅에 존재하면 수를 만들고(在地爲水), 인체에 존재하면 골을 만들고(在體爲骨), 공기 중에 존재하면 견을 만들고(在氣爲堅), 오장에 존재할 때는 신에 있다(在藏爲腎). 한의 성질은 차갑고(其性爲凛), 덕은 한을 만들고(其德爲寒), 쓰임새도 그것이고(其用爲), 색은 흑색이고(其色爲黑), 화는 숙이며(其化爲肅), 생물은 린이며(其蟲鱗), 다스림은 정이고(其政爲靜), 그 령과(其令), 변은 응렬이고(其變凝洌), 재앙은 빙박이고(其眚冰雹), 맛은 함이며(其味爲鹹), 감정은 공이고(其志爲恐), 공은 신을 망치고(恐傷腎), 사가 공을 이기면(思勝恐), 한은 혈을 망치고(寒傷血), 조가 한을 이기면(燥勝寒), 함이 혈을 상하고(鹹傷血), 감이 함을 이긴다(甘勝鹹). 정기가 갱립되고(正氣更立), 각각은 먼저인 이유를 갖게 되고(各有所先), 자기 위치가 아니면 사기가 되고(非其位則邪), 자기 위치에 맞으면 정기가 된다(當其位則正).

　겨울에 북쪽 하늘 높이에서 수성이 빛나면서 땅에 한기를 보내준다. 그래서 북쪽은 한을 만든다(北方生寒)고 한다. 한기는 전자를 삼투압 기질인 염(鹽)으로 만들어서 수분을 끌어모은다(寒生水). 수분이 증발하면서 소금을 만들어 낸다(水生鹹). 소금인 NaCl은 알칼리인 $Na^+$와 산성인 $Cl^-$로 분해되고, 산성인 $Cl^-$은 산성인 암모니아($NH_4$)와 반응해서 염화암모늄($NH_4Cl$)이 되고, 신장에서 배출됨으로써 산을 배출시키는 신장을 도와준다(鹹生腎). 신장은 산성 뇌척수액을 중화시켜주므로, 뼈와 골수를 과잉 산으로부터 보호해준다(腎生骨髓). 간은 재생이 잘 되는 기관이다. 그런데 간이 재생을 하려면, 골수가 줄기세포를 제공해야 한다. 그래서 골수와 간은 필연적으로 연결된다. 즉, 골수가 건강해야만 간도 건강하게 유지된다. 그래서 골수가 간을 생성시킨다(髓生肝)고 한다(67-1, 67-2). 또, 골수 단핵구가 간의 쿠퍼 세포로 변한다(67-3, 67-4). 이 부분은 참 대단한 부분이다. 한이 하늘에 존재하면 당연히 한기를 만들어내고(其在天爲寒), 땅에 존재하면 삼투압 기질인 염을 만들어서 수분을 모으고(在地爲水), 인체에 존재하면 인체의 과잉 전자를 염(鹽)으로 만들어서 처리한다. 그래서 인체에 한이 과다하면, 뼈에서 염 재료인 알칼리를 빼온다. 그래서 당연히 한이 인체에 존재하면, 뼈에 영향을 미친다(在體爲骨). 한이 공기 중에 존재하면, 공기 중에 수분을 결정으로 만들어서 굳어지게 한다. 즉, 이때는 눈을 만드는 것이다(在氣爲堅). 한(寒)이란 열의 원천이 전자를 염으로 격리시킨 것이다. 그래서 한은 염을 전문적으로 다루는 신장에 존재한다(在藏爲腎)고 하는 것이다. 한의 성질은 당연히 차갑고(其性爲凜), 덕은 열을 내려주는 것이고(其德爲寒), 쓰임새도 마찬가지로 열을 내려주는 것이다(其用爲). 한은 신장을 상징하고 신장은 유로빌린(urobilin) 때문에 검은색으로 표현된다(其色爲黑). 다르게 해석할 수도 있다. 신장에서 배출되는 염소(Cl⁻)는 산화되면, 색이 검은색이 된다. 그래서 신장을 대표하는 한(寒)은 색을 검게 만든다(其色爲黑)고 하는 것이다. 한이 만들어내는 화합물(化)인 염은 열의 원천인 전자를 격리해서 차가움(肅)을 만들어낸다(其化爲肅). 날씨가 추워져서 기온이 떨어지면, 비늘(鱗)이 있는 물고기들은 겨울잠을 잔다(其蟲鱗). 한이 다스리면 성장 인자인 전자를 염으로 만들어 버리기 때문에, 대지를 조용하게 만든다(其政爲靜). 한이 작동(令)해도 마찬가지이다(其令). 즉, 조용(靜)하게 만들어 버린다. 한이 변덕을 부리면 모든 것을 응결시킬 만큼 몹시 춥게 만든다(其變凝冽). 한의 재앙은 농산물이 익어갈 때 내리는 얼음 우박이다(其眚冰雹). 이때 농산물은 모두 죽어버린다. 한은 신장을 대표하고 신장에 배정된 맛은 짠맛이다(其味爲鹹). 여기서 짠맛은 실제로는 미네랄 종류이다. 이를 짠맛으로 표현했을 뿐이다. 한을 대표하는 신장은 부신에서 공포 호르몬인 아드레날린(Adrenaline)을 분비한다. 그래서 한이 신장을 자극하면, 공포가 만들어진다(其志爲恐). 다르게 해석을 하면, 한이 심해서 염이 과하게 만들어지면, 신장은 이 염을 배출시키기 위해서 부신을 통해서 아드레날린을 분비시키고, 이 아드레날린은 알도스테론(Aldosterone)으로 변해서 신장 사구체를 통해서 염(鹽)을 배출시킨다. 그래서 한이 신장을 자극하면 공포가 만들어진다(其志爲恐)고 하는 것이다. 그리고 여기서 지(志)는 뇌 신경을 뜻하므로, 뇌척수액을 통제해서 뇌 신경을 통제하는 신장을 의미하게 된다. 그래서 과도한 공포는 부신을 혹사시키고, 이어서 신장을 상하게 한다(恐傷腎). 비장(思)과 신장(恐)은 모두 산성 림프액을 중화시키는 책임을 지고 있다. 그래서 산성 림프액을 처리하는 비장이 과부하에 걸리면, 신장은 자동으로 과부하에 걸린다. 즉, 비장(思)이 신장(恐)을 과부하(勝)로 몰게 되면(思勝恐), 신장(寒)은 중화시키지 못한 산성 정맥혈을 우 심장으로 그대로 보내버림으로써, 심장의 혈액을 상하게 한다(寒傷血). 즉, 이때 혈전을 만들어낸다. 동의어 반복이 나온다. 피모를 통제해서 수분 대사를 통제하는 폐(燥)가 기능이 떨어져서 피모의 수분 대사에 장애가 일어나면, 수분 대사를 총괄하는 신장(寒)도 과부하(勝)에 시달리게 되고(燥勝寒), 신장(鹹)은 자기가 중화시키지 못한 산성 체액을 우 심장으로 보내서 혈전을 만들고, 이어서 혈액을 망친다(鹹傷血). 결과적으로 비장(甘)이 신장(鹹)을 과부하(勝)로 몰아넣은 것이다(甘勝鹹). 동의어 반복 때문에 조금은 헷갈린다.

이제 앞의 5가지 방향과 오장의 정기에 대해서 종합적인 결론을 내린다. 오장의 체액은 서로 밀고 밀리면서, 오장을 과부하로 만들기도 하고, 과부하를 없애주기도 한다. 이 과정에서 오장의 정기(正氣)는 조정(更立)된다(正氣更立). 오장의 정기가 조정된다는 말은 오장 각각에서 과잉 산을 중화시키면서 오장의 정기가 소모된다는 뜻이다. 이때 각각 오장은 자기가 우선으로 처리하는 물질이 따로 있다. 이에 대한 설명은 23편 선명오기편(宣明五氣篇)에서 5가지 맥상을 참고하면 된다. 그래서 오장 각각은 어떤 물질을 자기가 우선(先)으로 처리해야 하는 이유(所)를 가지게 되는데(各有所先), 만일에 어떤 오장이 과부하에 걸려서 자기가 처리해야 할 해당 물질을 처리하지 못하게 되면, 그 물질은 위치가 안 맞는(非) 엉뚱한 오장으로 흘러 들어가게 되고, 이어서 사기가 되면서 병을 일으킨다(非其位則邪). 해당 물질이 그 위치가 맞아서(當) 제자리에서 처리되면, 오장의 건강은 정상으로 유지된다(當其位則正). 즉, 산성 체액은 오장에서 중화가 되는데, 해당 오장에서 산성 체액을 중화시키지 못하면, 체액 흐름도에서 다른 장기로 산성 체액을 보내게 되고, 그 결과로 산성 체액이 사기로 변해서 병으로 이어진다는 것이다. 반대로 해당 오장이 산성 체액을 제대로 중화시켜버리면, 체액 흐름도에 있는 다른 장기는 정기를 받게 되고, 건강은 유지된다는 것이다.

제7절

帝曰, 病之生, 變何如. 岐伯曰, 氣相得則微, 不相得則甚. 帝曰, 主歲何如. 岐伯曰, 氣有餘, 則制已所勝, 而侮所不勝. 其不及, 則已所不勝, 侮而乘之. 已所勝, 輕而侮之, 侮反受邪, 侮而受邪, 寡於畏也. 帝曰, 善.

황제가 말한다(帝曰). 병이 생기고 변하는 것은 왜죠(病之生, 變何如)? 기백이 말한다(岐伯曰). 기가 서로 상득하면 병이 나도 경미하지만(氣相得則微), 기가 서로 상득하지 못하고 상실하면 병은 심해진다(不相得則甚). 황제가 말한다(帝曰). 주세는 어떻게 되나요(主歲何如)? 기백이 말한다(岐伯曰). 기가 유여했을 때(氣有餘), 통제하지 못하면 과부하를 일으키고(則制已所勝), 통제되면 과부하가 일어나지 않는다(而侮所不勝). 기가 불급할 때(其不及), 통제가 안 되면 과부하를 일으키지 않고(則已所不勝), 통제되면 편승한다(侮而乘之). 통제가 안 되어서 과부하가 일어나나(已所勝), 경미하면 통제가 된다(輕而侮之). 통제가 안 되면 사기를 받는다(侮反受邪). 통제되었으나 사기를 받으면(侮而受邪), 그냥 조금 놀랄 뿐이다(寡於畏也). 황제가 말한다(帝曰). 좋습니다(善).

여기서 상득(相得)과 상실(相失) 개념이 나온다. 상득은 산과 알칼리의 균형이 잡혀있는 것을 말하고, 상실은 산-알칼리 균형이 깨진 경우이다. 그래서 상득이면 병이 없고, 상실이면 병이 생긴다. 그래서 음기인 알칼리와 양기인 산이 서로 균형이 맞춰진 상태(相得)에서는 병이 날지라도 병세는 당연히 경미(微)하게 된다(氣

相得則微). 그러나 산-알칼리 균형이 깨진 상태(不相得:相失)에서는 병이 나게 되면 심(甚)하게 난다(不相得則甚). 병의 근원이 체액이라는 동양의학의 입장으로 보면, 너무나 당연한 이야기이다. 주세(主歲)는 기세(紀歲)이다. 여기서 기(紀)는 기간을 말한다. 즉, 어떤 해(歲)에서 사천지기나 재천지기의 기운이 주도하는 기간을 말한다. 황제가 이것과 상득(相得)과 상실(相失)을 묶어서 물어보고 있다. 즉, 상득(相得)이나 상실(相失)이 있을 때, 그해의 기운과 어떻게 반응하냐고 묻고 있다. 상득(相得)이나 상실(相失)은 모두 산과 알칼리 문제이기 때문에, 당연히 산 과잉인 유여 문제가 나오고, 알칼리 부족인 불급 문제가 나온다. 또, 유여와 불급을 하늘의 기운 문제로 해석해줘도 결론은 같이 나온다. 이때도 어차피 인체에서 나타나는 결과는 산과 알칼리의 반응으로 나타나기 때문이다. 산이 과잉일 때(氣有餘), 통제(制)가 안 되면(已), 체액의 흐름도에 있는 다음 장기가 과부하(勝)에 시달리며(則制已所勝), 사기를 무시(侮)할 정도로 통제(侮)가 되면, 체액의 흐름도에 있는 다음 장기가 과부하(勝)에 시달리지 않는다(而侮所不勝). 여기서 모(侮)는 '업신여기다'라는 뜻보다는 '무시하다'로 해석하면 된다. 즉, '무시할 정도가 되다'로 해석하면 된다. 다시 말해서, 모(侮)는 통제가 되어서 '사기를 무시할 정도가 되었다'는 뜻이다. 알칼리가 부족한 상황(其不及) 즉, 산은 과하지 않고 정상인데, 알칼리가 부족한 상황인 것이다. 이때는 산이 통제가 안 되어도(已), 알칼리 부족의 문제이기 때문에, 체액 흐름도에서 당연히 다음 장기에서 과잉 산으로 인한 과부하(勝)를 일으키지는 않는다(則已所不勝). 통제된다면, 당연히 기(氣)의 흐름은 원활(乘)해진다(侮而乘之). 즉, 산으로 인한 사기는 무시(侮)할 정도가 되고, 기(氣)의 흐름은 원활(乘)해진다(侮而乘之). 설사 통제가 안 되어서 다음 장기에서 과부하가 일어난다고 할지라도(已所勝), 알칼리 부족의 문제이기 때문에, 과잉 산으로 인한 문제는 경미해서 무시할 정도가 된다(輕而侮之). 그러나 무시(侮)할 정도가 되지 않으면(反), 산은 사기가 되어서 다음 장기를 괴롭힌다(侮反受邪). 무시(侮)할 정도로 산이 경미하면, 사기가 되어서 다음 장기로 흘러가더라도(侮而受邪), 단지(寡), 조금 놀라는 정도가 될 뿐이다(寡於畏也). 병의 근원은 대부분 과잉 산인데, 지금 상황은 산은 정상이고 알칼리가 부족한 상황이기 때문이다. 체액에서 산을 만들어 내는 요인은 호르몬들이다. 산이 정상이라는 말은 호르몬 활동이 정상이라는 뜻이다. 알칼리가 부족하다는 말은 혈액 순환 특히, 동맥혈의 공급이 적다는 뜻이다. 산 과잉(氣有餘)과 알칼리 부족(氣不及)은 엄연히 다른 말이다.

# 제68편. 육미지대론(六微旨大論)

제1장

제1절

黃帝問曰, 嗚呼遠哉, 天之道也, 如迎浮雲, 若視深淵, 視深淵, 尚可測, 迎浮雲, 莫知其極. 夫子數言謹奉天道, 余聞而藏之, 心私異之, 不知其所謂也. 願夫子溢志, 盡言其事, 令終不滅, 久而不絶, 天之道, 可得聞乎. 岐伯稽首再拜, 對曰, 明乎哉問, 天之道也. 此因天之序, 盛衰之時也.

황제가 묻는다(黃帝問曰). 천지의 도는 너무 심원하구나(嗚呼遠哉)! 천지의 도는(天之道也), 뜬구름을 잡는 듯하고(如迎浮雲), 깊은 연못을 보는 것 같고(若視深淵), 깊은 연못은 오히려 측량이 가능한 데(視深淵, 尚可測), 뜬구름을 잡으려니(迎浮雲), 그 끝을 모르겠다(莫知其極). 선생님이 천도를 잘 배우라고 해서(夫子數言謹奉天道), 나는 그것을 듣고 나서 잘 저장했는데(余聞而藏之), 마음속으로는 이해하지 못하겠으니(心私異之), 그렇게 말하는 이유를 모르겠습니다(不知其所謂也). 선생님께서 정성을 담아(願夫子溢志), 이 일에 대해서 모든 것을 말씀해주시길 바랍니다(盡言其事). 그래서 영원히 없어지지 않고(令終不滅), 오래도록 끊어지지 않게(久而不絶), 천지의 도에 대해서 알 수 있도록 해주십시오(天之道, 可得聞乎). 기백이 머리 숙여 재배하고(岐伯稽首再拜), 대답한다(對曰). 질문이 명확하시네요(明乎哉問). 하늘의 도란(天之道也), 이것으로 인한 하늘의 질서(此因天之序), 혹은 시간의 성쇠를 말한다(盛衰之時也). 사실 오운육기를 이해하기란 상당히 어렵다. 이 개념은 양자역을 알아야 하기 때문이다. 즉, 태양계 아래 모든 공간이나 물체는 예외 없이 에너지로 가득하기 때문이다. 그리고 이 에너지가 태양계 아래 모든 것을 다스리기 때문이다. 이 개념은 정확히 아인슈타인이 말한 개념이다. 즉, 우주 공간은 에너지 때문에 휘어져 있고, 질량은 에너지($E=mc^2$)라는 개념이다. 이 개념은 지금도 어려운 개념이다.

제2절

帝曰, 願聞天道六六之節, 盛衰何也. 岐伯曰, 上下有位, 左右有紀. 故少陽之右, 陽明治之, 陽明之右, 太陽治之, 太陽之右, 厥陰治之, 厥陰之右, 少陰治之. 少陰之右, 太陰治之, 太陰之右, 少陽治之. 此所謂氣之標, 蓋南面而待也. 故曰, 因天之序, 盛衰之時, 移光定位, 正立而待之, 此之謂也. 少陽之上, 火氣治之, 中見厥陰, 陽明之上, 燥氣治之, 中見太陰, 太陽之上, 寒氣治之, 中見少陰, 厥陰之上, 風氣治之, 中見少陽, 少陰之上, 熱氣治之, 中見太陽, 太陰之上, 濕氣治之, 中見陽明. 所謂本也, 本之下, 中之見也. 見之下, 氣之標也. 本標不同, 氣應異象.

황제가 말한다(帝曰). 천도의 육육지절(願聞天道六六之節)이 어떻게 성쇠하는지(盛衰何也), 듣고 싶습니다. 기백이 말한다(岐伯曰). 상하는 위치가 있고(上下有位), 좌우는 기가 있다(左右有紀). 그래서 소양의 우측은(故少陽之右), 양명이 다스리고(陽明治之), 양명의 우측은(陽明之右), 태양이 다스리고(太陽治之), 태양의 우측은(太陽之右), 궐음이 다스리고(厥陰治之), 궐음의 우측은(厥陰之右), 소음이 다스리고(少陰治之), 소음의 우측은(少陰之右), 태음이 다스리고(太陰治之), 태음의 우측은(太陰之右), 소양이 다스린다(少陽治之). 이것을 이르러 기의 표라고 한다(此所謂氣之標). 이것들은 모두 남면하고 말한 것이다(蓋南面而待也). 그래서 옛말이 있다(故曰). 하늘의 질서나(因天之序), 시간의 성쇠를(盛衰之時), 알려고 빛이 이동함에 따라서 위치를 정할 경우는(移光定位), 똑바로 서서 기다려야 한다(正立而待之). 이들 두고 하는 말이다(此之謂也). 소양이 위에 있으면(少陽之上), 화기가 다스린다(火氣治之). 가운데서 궐음을 본다(中見厥陰). 양명이 위에 있으면(陽明之上), 조기가 다스린다(燥氣治之). 가운데서 태음을 본다(中見太陰). 태양이 위에 있으면(太陽之上), 한기가 다스린다(寒氣治之). 중간에서 소음을 본다(中見少陰). 궐음이 위에 있으면(厥陰之上), 풍기가 다스린다(風氣治之). 가운데서 소양을 본다(中見少陽). 소음이 위에 있으면(少陰之上), 열기가 다스린다(熱氣治之). 중간에서 태양을 본다(中見太陽). 태음이 위에 있으면(太陰之上), 습기가 다스린다(濕氣治之). 중간에서 양명을 본다(中見陽明). 소위 본이다(所謂本也). 본의 아래에(本之下), 중간이 보인다(中之見也). 보는 것이 아래이면(見之下), 기가 표가 된다(氣之標也). 본과 표가 같지 않으면(本標不同), 기에 대한 반응은 다른 상으로 나타난다(氣應異象).

　　천도의 육육지절(天道六六之節)이란 삼양삼음 6개의 표시(標)와 삼양삼음 6개에 따른 실제적인 기운인 풍(風), 한(寒), 서(暑), 습(濕), 조(燥), 화(火) 등 육기(六氣)의 본(本)을 말한다. 즉, 삼양삼음은 표시(標)하는 도구에 불과하고, 실제적인 근본(本)은 육기(六氣)라는 뜻이다. 이 6개의 기운은 당연히 계절이 지나면서, 성쇠(盛衰)를 거듭하면서 순환한다. 이 육기는 사천(上)과 재천(下)에서 자기가 맡는 자리가 정해져 있다. 그래서 상하는 자리를 보유하고 있다(上下有位)고 한 것이다. 즉, 사천(上)과 재천(下)은 육기의 자리를 보유하고 있다는 뜻이다. 삼양삼음에서 사천(上)과 재천(下)을 정하고 나면, 이에 따라서 당연히 좌우가 결정된다. 이 문제는 바로 앞 편인 67편 오운행대론편(五運行大論篇) 3장을 참고하면, 쉽게 이해가 가는 부분이다. 그리고 이 좌우에 배치된 삼양삼음은 기간(紀)이 정해진 계절로 바꿀 수가 있다. 그래서 좌우는 기간(紀)을 가진다(左右有紀)고 한 것이다. 그러면 자연스럽게 표(標)는 사천지기(司天之氣)에서 삼양삼음의 순서를 거꾸로 보면 된다. 즉, '궐음(厥陰), 소음(少陰), 태음(太陰), 소양(少陽), 양명(陽明), 태양(太陽)' 이것이 사천지기의 순서인데, 이것을 거꾸로 읽어나가면 된다. 그러면 '故少陽之右' 이 문장부터 순서대로 '少陽治之'까지 해석이 잘 된다. 물론 거꾸로 읽는 것을 명심해야 한다(蓋南面而待也). 이것이 육기(氣)를 나타내는 표시(標)이다(此所謂氣之標). 즉, 삼양삼음은 육기를 나타내기 위한 표시(標) 도구라는 뜻이다. 이제 하늘(天)에서 육기가 순서(序)대로 변동(因)이 일어나면서(因天之序), 계절(時)의 성쇠가 시작된다(盛衰之時). 그러면 육기(光)가 이동(移)하면서 위치(位)가 정(定)해지게 되는데(移光定位), 각각의 육기(光)는 정상적인 위치인 정위(正立)가 있게 되고, 계절이 오면 정위(正立)에서 육기는 기다리고(待) 있다(正立而待之). 즉, 계절이 변하면, 계절에 따른 육기가 기다리고 있다는 뜻이다.

   사천지기(上)의 순서가 '소양(少陽), 양명(陽明), 태양(太陽), 궐음(厥陰), 소음(少陰), 태음(太陰)' 이렇게 될 때, 중기(中)의 위치는 순서대로 궐음(厥陰), 태음(太陰), 소음(少陰), 소양(少陽), 태양(太陽), 양명(陽明)이 된다. 이것을 다시 한번 정리를 해보자. 맨 앞줄이 사천(上)이고, 그 아래 줄이 중기(中)이다. 셋째 줄은 표(標)에 따르는 본(本)인 육원(六元)이다.

   사천 : 소양(少陽), 양명(陽明), 태양(太陽), 궐음(厥陰), 소음(少陰), 태음(太陰).
   중기 : 궐음(厥陰), 태음(太陰), 소음(少陰), 소양(少陽), 태양(太陽), 양명(陽明).
   육원 : 풍기(風氣), 습기(濕氣), 열기(熱氣), 상화(相火), 한기(寒氣), 조기(燥氣).

   그래서 표시된 삼양삼음은 육기의 표시(標)에 불과하고, 실제 삼음삼양(三陰三陽)의 근본(本)인 육기(六氣)는 표시(標)가 궐음(厥陰)일 때는 풍기(風氣)가 근본(本)이 되고, 표시(標)가 소음(少陰)일 때는 열기(熱氣)가 근본(本)이 되고, 표시(標)가 태음(太陰)일 때는 습기(濕氣)가 근본(本)이 되고, 표시(標)가 소양(少陽)일 때는 상화(相火)가 근본(本)이 되고, 표시(標)가 양명(陽明)일 때는 조기(燥氣)가 근본(本)이 되고, 표시(標)가 태양(太陽) 때에는 한기(寒氣)가 근본(本)이 되며, 이 관계를 육원(六元)이라 한다. 앞에 기술한 사천, 중기, 육원이라는 세 줄을 이용해서, 이들 문장(少陽之上, 火氣治之, 中見厥陰)에서부터, 이들 문장(太陰之上, 濕氣治之, 中見陽明)까지 해석하면 된다. 어려운 내용이 아니므로, 자세한 해설은 필요한 독자에게 맡긴다. 그래서 이것을 표시하는데, 먼저 근본(本)을 표시하고, 이 근본 밑에(本之下), 중기를 표시하면 된다(中之見也). 이 중기 아래에(見之下), 기의 표를 표시한다(氣之標也). 여기서 표시와 근본이 서로 같지 않으면(本標不同) 즉, 표시가 나타내는 계절과 근본이 나타내는 육기가 서로 같지 않으면(不同), 이것은 계절의 기운인 육기에 태과와 불급이 있다는 암시이기 때문에, 당연히 육기에 대한 계절의 반응은 다른 상으로 나타나게 된다(氣應異象). 그리고 참고로, 중기(中氣)는 중화(中和)하는 기운(氣)의 개념이다. 쉽게 말하면, 상극의 개념에 가깝다. 예를 들면 이 문장(少陽之上, 火氣治之, 中見厥陰)을 보자. 소양(少陽)이 하늘(上)을 다스린다는 말은(少陽之上), 소양은 육기에서 화(火)의 표시

(標)이기 때문에, 화기(火氣)가 하늘을 다스리는 뜻이다(火氣治之). 그리고 이 화기(火氣)를 중화(中和)시키는 기운은 쌀쌀한 궐음(厥陰)의 기운이 된다(中見厥陰). 즉, 소양(少陽)의 뜨거운 화기(火氣)를 궐음(厥陰)의 쌀쌀한 기운(風氣)으로 중화(中和)하는 것이다. 아니면 궐음의 쌀쌀한 기운(風氣)을 소양(少陽)의 뜨거운 화기(火氣)로 중화(中和)하는 것이다. 그리고 본과 중기와 표의 표시 방법은 아래와 같다.

본(本) : 풍기(風氣), 습기(濕氣), 열기(熱氣), 상화(相火), 한기(寒氣), 조기(燥氣).
중기(中氣) : 소양(少陽), 양명(陽明), 태양(太陽), 궐음(厥陰), 소음(少陰), 태음(太陰).
표(標) : 궐음(厥陰), 태음(太陰), 소음(少陰), 소양(少陽), 태양(太陽), 양명(陽明).

제3절

帝曰, 其有至而至, 有至而不至, 有至而太過, 何也. 岐伯曰, 至而至者和, 至而不至, 來氣不及也. 未至而至, 來氣有餘也. 帝曰, 至而不至, 未至而至, 如何. 岐伯曰, 應則順, 否則逆, 逆則變生, 變則病. 帝曰, 善. 請言其應, 岐伯曰, 物, 生其應也. 氣, 脈其應也.

황제가 말한다(帝曰). 그것이 와서 온 것이 있고(其有至而至), 왔으나 오지 않는 것이 있고(有至而不至), 왔으나 태과한 것이 있는데(有至而太過), 왜죠(何也)? 기백이 말한다(岐伯曰). 왔는데 왔다는 것은 화이고(至而至者和), 왔는데 오지 않았다는 말은(至而不至), 온 기가 불급한 것이다(來氣不及也). 못 미치게 와서 온 것은(未至而至), 온 기가 유여한 것이다(來氣有餘也). 황제가 말한다(帝曰). 왔으나 오지 않는 것(至而不至), 못 미치게 왔으나 온 것은(未至而至) 뭐죠(如何)? 기백이 말한다(岐伯曰). 대응이 순리에 따른 것이고(應則順), 순리에 못 따라서 역행한 것이고(否則逆), 역행하면 변화가 발생하고(逆則變生), 변화는 병으로 이어진다(變則病). 황제가 말한다(帝曰). 좋습니다(善). 그 대응을 듣고 싶습니다(請言其應). 기백이 말한다(岐伯曰). 그것에 대응해서 만물이 만들어지고(物, 生其應也), 그것에 대응해서 맥에 기가 나타난다(氣, 脈其應也).

때에 따라서 사계절이 순환하는데, 올 때가 되어서 정상적인 계절이 오면(至而至), 이때는 계절과 기가 서로 조화를 이루는 경우이다(至而至者和). 이때는 대응되는 기가 순리에 따라서 온 것이다(應則順). 계절이 올 때가 되어서 왔는데, 해당 계절 기운이 예전과 같지 않은 경우도 있다(有至而不至). 예를 들면, 여름이 왔는데 아직도 봄날 같은 경우인데, 불급이라고 한다(有至而不至). 즉, 계절의 기가 아직 여름에 미치지 못하고, 봄에 걸쳐있어서 여름의 기가 아직 모자라는(不及) 경우이다(來氣不及也). 이번에는 거꾸로, 태과(太過)는 기가 너무 과한 경우이다. 예를 들면, 가을이 왔는데 빨리 왔을 뿐만 아니라 가을 날씨가 강한 경우이다(有至而太過). 이때는 해당 계절의 기가 남아서 넘쳐 흐르고 있는 경우이다(來氣有餘也). 거꾸로 말하면, 아직도 가을이 오면 안 되는데 가을이 온 것이다. 즉, 미리(未) 가을이 온(至) 것이다(未至而至). 태과나 불급은 대응하는 기가 순리에 역행한 경우이다(否則逆). 이렇게 되면 사계절에 변화가 일어나고(逆則變生), 그 변화는 사계절에 따라서 생명을 유지하는 만물을 병들게 한다(變則病). 이렇게 만물은 사계절의 기에 대응해서 물체를 만들고(物, 生其應也), 인간에게서는 그 기가 맥에 반영된다(氣, 脈其應也). 즉, 맥을 작동시키는 것은 에너지이기 때문에, 사계절의 에너지 변화는 자동으로 맥의 작동에 영향을 미칠 수밖에 없다.

제2장

제1절

帝曰, 善. 願聞地理之應, 六節, 氣位, 何如. 岐伯曰, 顯明之右, 君火之位也. 君火之右, 退行一步, 相火治之, 復行一步, 土氣治之, 復行一步, 金氣治之, 復行一步, 水氣治之, 復行一步, 木氣治之. 復行一步, 君火治之. 相火之下, 水氣承之, 水位之下, 土氣承之, 土位之下, 風氣承之, 風位之下, 金氣承之, 金位之下, 火氣承之, 君火之下, 陰精承之.

황제가 말한다(帝曰). 좋습니다(善). 지리의 대응을 듣고 싶은데(願聞地理之應), 육절(六節)과 기위(氣位)는 어떤지요(六節, 氣位, 何如)? 기백이 말한다(岐伯曰). 현명은 우측이고(顯明之右), 군화의 위치이다(君火之位也). 군화가 우측일 때(君火之右), 퇴행 일보하면(退行一步), 상화가 다스리고(相火治之), 다시 일보하면(復行一步), 토기가 다스리고(土氣治之), 다시 일보하면(復行一步), 금기가 다스리고(金氣治之), 다시 일보하면(復行一步), 수기가 다스리고(水氣治之), 다시 일보하면(復行一步), 목기가 다스리고(木氣治之), 다시 일보하면(復行一步), 군화가 다스린다(君火治之). 상화의 아래는(相火之下), 수기가 이어받고(水氣承之), 수기의 아래는(水位之下), 토기가 이어받고(土氣承之), 토기의 아래는(土位之下), 풍기가 이어받고(風氣承之), 풍기의 아래는(風位之下), 금기가 이어받고(金氣承之), 금기의 아래는(金位之下), 화기가 이어받고(火氣承之), 군화의 아래는(君火之下), 음정이 이어 받는다(陰精承之).

위 내용을 정리해 보면, 다음과 같다. 육기가 만들어내는 육지기(六節)와 삼양삼음에서 천체의 위치(氣位)를 말하고 있다. 현명지우(顯明之右)는 궐음(厥陰)이다. 다음 페이지 정리의 아래 첫째 줄에서 소음(少陰)인 군화(君火)의 우측은 바로 궐음(厥陰)이다. 현명(顯明)에서 현(顯)은 간을 대표하는 현(絃)과 같은 뜻이고, 명(明)은 별(星)이라는 뜻이다. 거꾸로 읽는다는 사실을 상기해보자. 군화(君火)는 당연히 소음(少陰)이고, 상화(相火)는 당연히 소양(少陽)이다. 여기서는 삼양삼음을 이용해서 짝을 맞추기 때문에, 음정(陰精)은 당연히 상화(相火)가 된다. 여기서 상화(相火)는 화성(火星)을 말하는데, 그러면 왜 화성(火星)이 음정(陰精)일까? 여기서 음정(陰精)이란 양정(陽精)과 대비되는 말이다. 즉, 태양(太陽)인 군화(君火)는 양정(陽精)으로써 섭씨 6,000도를 유지하고 있고, 화성(火星)인 상화(相火)는 섭씨 (마이너스) -80도를 유지하고 있다. 이런 화성(火星)이 태양에서 열기를 받아서(承) 더워지면서, 지구에 이 열기를 보내주면, 지구는 여름이 된다. 그래서 화성(火星)이 음정(陰精)이 된다. 그러면, 위 문장에서 승(承)이라는 단어를 쓴 이유가, 이 내용과 연결된다는 사실을 자연스럽게 알 수가 있다. 즉, 승(承)은 에너지를 이어(承)받는다는 뜻이다. 그래서 아래 두 줄은 서로 에너지가 이어(承)진다는 결론에 도달한다. 즉, 이 둘은 위아래로 서로 상극(克) 관계가 된다. 자연스럽게 태양(太陽)인 군화(君火)와 화성

(火星)인 상화(相火)도 상극(克) 관계가 형성된다. 상극(克) 관계는 에너지의 교환 관계라는 사실을 상기해보자. 그래서 이 문장이 전체적으로 말하려고 하는 의도는 육기를 구성하고 있는 오성과 태양이 자기들끼리 서로 상극(克) 관계를 맺고 있다는 사실을 알려주려는 것이다. 아래 정리에서 네 줄 아래 두 줄은 이 내용을 정리한 것이다. 놀라운 것은 이 논리가 인체에서도 그대로 적용이 된다는 것이다. 그 도구는 체액이다. 즉, 체액이 산(酸)이라는 에너지를 순환시키는 것이다. 아래에서 둘째 줄은 육지기(六之氣)를 나타내고, 그 아래 줄은 육지기의 상극 관계를 나타낸다. 오성의 상극 관계 원리는 4편 금궤진언론편(金櫃眞言論篇) 제1장을 참고하면 된다. 이 상극 관계가 중요한 것은 이 관계에 의지해서 태과와 불급이 일어나기 때문이다. 에너지를 너무 많이 받으면 태과가 되고, 에너지를 너무 많이 뺏겨버리면 불급 관계가 일어난다. 그래서 승복(勝復)이 일어난다. 승(勝)도 태과의 개념이고, 복(復)도 태과의 개념이다. 그래서 승복(勝復)은 언제나 서로 붙어서 다닌다.


천체(天體) : 태양(君火), 화성(相火), 토성(土氣), 금성(金氣), 수성(水氣), 목성(木氣).

육지기(六之氣) : 소음(少陰), 소양(少陽), 태음(太陰), 양명(陽明), 태양(太陽), 궐음(厥陰).

에너지교환(承) : 소양(少陽), 태양(太陽), 궐음(厥陰), 소음(少陰), 태음(太陰), 양명(陽明).

천체(天體) : 화성(相火), 수성(水氣), 목성(木氣), 태양(君火), 토성(土氣), 금성(金氣).


상극 관계 천체(天體)

불급(不及) : 태양(君火), 화성(相火), 토성(土氣), 금성(金氣), 수성(水氣), 목성(木氣).

태과(太過) : 화성(相火), 수성(水氣), 목성(木氣), 태양(君火), 토성(土氣), 금성(金氣).


여기 정리에서 보면, 에너지교환의 짝을 알 수가 있다. 즉, 태양(君火)과 화성(相火), 화성(相火)과 수성(水氣), 토성(土氣)과 목성(木氣), 금성(金氣)과 태양(君火), 수성(水氣)과 토성(土氣), 목성(木氣)과 금성(金氣)이다. 이들 짝은 정확히 에너지 상극(克) 관계를 나타내고 있다. 이 순서에서 뒤에 있는 천체(天體)가 상극하는 천체(天體)이고, 앞에 있는 천체(天體)가 상극당하는 천체(天體)이다. 상극을 당하는 천체는 에너지를 건네주기(承) 때문에 당연히 순서상 앞에 있다. 그리고 상극을 하는 천체는 에너지를 건네받기(承) 때문에 당연히 순서가 뒤에 있게 된다. 여기서 태양(君火)과 화성(相火)의 상극 관계를 제외하고, 나머지 오성의 상극 원리는 4편 금궤진언론편(金櫃眞言論篇) 제1장을 참고하면 이해가 된다. 이 오성의 상극(克) 관계는 천문학적인 입장으로 보면 완벽한 과학이 된다. 대신 상극(克)이라는 개념이 에너지교환이라는 사실을 알아야 한다. 인체에서 상극(克) 관계도 산(酸)이라는 에너지 교환이라는 사실을 알면, 생리학적으로 완벽한 과학이 된다. 대신에 인체에서는 체액이라는 도구를 사용하고 있고, 천체는 대기(大氣)라는 도구를 사용하고 있다.

帝曰, 何也. 岐伯曰, 亢則害, 承廼制, 制則生化, 外列盛衰. 害則敗亂, 生化大病.

황제가 말한다(帝曰). 왜 그런가요(何也)? 기백이 말한다(岐伯曰). 항이면 해가 되고(亢則害), 승에 이르면 통제가 된다(承廼制). 통제되면 생화한다(制則生化). 외열 성쇠하고(外列盛衰), 해가 되면 패란이 일어나고(害則敗亂), 큰 병을 만든다(生化大病).

에너지가 흘러 다니는 상극 관계에서 에너지 전달이 과(亢)하면, 태과가 일어나면서 문제(害)를 일으킨다(亢則害). 그러나 육기 상호 간에 에너지의 전달이 정상적으로 이어지면(承), 태과나 불급이 없이 에너지의 흐름이 통제(制)되기에 이른다(承廼制). 이렇게 에너지의 흐름이 정상적으로 통제(制)되면, 만물은 정상적인 변화(變化)를 만들어 내게 되고(制則生化), 외부(外)적으로 성장하면서 성쇠가 나타나게(列) 된다(外列盛衰). 즉, 에너지라는 기후가 정상적이면, 산천초목은 정상적으로 싹을 틔워서 정상적으로 성장하고, 이어서 정상적으로 생을 마감한다는 것이다. 그러나 에너지 전달이 과(亢)해서 문제(害)가 되면, 이 과잉 에너지는 과잉 산으로서 작용하면서. 생체를 분해해서 썩게(敗) 만들고, 이어서 생체 대사에 혼란(亂)을 일으킨다(害則敗亂). 과잉 산은 인체나 식물체나 모두에서 MMP를 작동시켜서 생체 분해 작용을 유발한다. 그래서 에너지는 많아도 문제, 적어도 문제가 된다. 그러면 생체의 변화(變化)는 큰(大) 병(病)으로 이어진다(生化大病).

제2절

帝曰, 盛衰何如. 岐伯曰, 非其位則邪, 當其位則正, 邪則變甚, 正則微. 帝曰, 何謂當位. 岐伯曰, 木運臨卯, 火運臨午, 土運臨四季, 金運臨酉, 水運臨子. 所謂歲會氣之平也. 帝曰, 非位何如. 岐伯曰, 歲不與會也.

　황제가 말한다(帝曰). 성쇠는 어떠한가요(盛衰何如)? 기백이 말한다(岐伯曰). 그 위치가 아니면 사가 된다(非其位則邪). 그 위치가 정당하면 정이 된다(當其位則正). 사하면 변심하고(邪則變甚), 정하면 미하다(正則微). 황제가 말한다(帝曰). 무엇을 당위라고 하나요(何謂當位)? 기백이 말한다(岐伯曰). 목운이 묘에 임하고(木運臨卯), 화운이 오에 임하고(火運臨午), 토운이 사계에 임하고(土運臨四季), 금운이 유에 임하고(金運臨酉), 수운이 자에 임한다(水運臨子). 소위 세가 기의 평을 만난다(所謂歲會氣之平也). 황제가 말한다(帝曰). 그 위치가 왜 안 맞나요(非位何如)? 기백이 말한다(岐伯曰). 세가 더불어 만나지 않기 때문이다(歲不與會也).

　황제가 기가 생체의 성쇠(盛衰)에 어떤 영향을 미치는지를 묻고 있다. 기백이 대답하기를 기가 자기 자리를 못 지키면, 사기가 되고(非其位則邪), 그러면 생체에 심한 이상 변동을 일으키며(邪則變甚), 기가 자기 자리를 잘 지키면, 생체 운행은 정상이 되며(當其位則正), 이 상태에서는 문제가 있어도 미미하다고(正則微), 말하고 있다. 즉, 천체에서 에너지의 상극 관계가 일어나서 태과와 불급이 일어나는 경우에, 이에 반응하는 인체가 문제가 된다는 사실을 말하고 있다. 이것은 사계절을 주도하는 오성이 자기 자리를 지키는 것과 관계가 있다. 그러자 황제가 다시 묻는다. 오성이 지키는 정상적인 자리가 뭐냐고(何謂當位). 여기서 기백이 설명하는데, 세지(歲支)인 12지지(12地支)를 인용하고 있다. 12지지는 태양의 에너지 공급과 연관이 있으므로, 오성의 에너지도 12지지에 의존해서 설명하면 된다. 그런데, 12지지를 이용해서 오성의 위치를 말해주려면, 12지지를 오행으로 변형시켜줘야 한다. 그러려면, 먼저 12지지를 4계절로 나눈다. 그러면 12지지는 사계절에 따라서 해자축(亥

子丑), 인묘진(寅卯辰), 사오미(巳午未), 신유술(申酉戌)이 되어서 나온다. 그리고 여기서 맨 뒤에 있는 12지지를 떼어낸다. 그러면 축진미술(丑辰未戌)이 나온다. 그러면, 앞의 4개는 해자(亥子), 인묘(寅卯), 사오(巳午), 신유(申酉)로 변하게 되고, 축진미술(丑辰未戌)을 합치면, 드디어 12지지에서 4계절과 장하에 맞는 구성이 완료된다. 이것을 오행에 따라서 정리해 보면, 해자(亥子)는 수(水), 인묘(寅卯)는 목(木), 사오(巳午)는 화(火), 신유(申酉)는 금(金), 축진미술(丑辰未戌)은 토(土)가 된다. 여기서 토(土)를 사계절에서 하나씩 떼어오는 이유는, 원래 12지지에서 토성은 자기가 맡은 계절이 없고, 각 계절에 빌붙어서 면역을 조절해주는 역할을 하기 때문이다. 즉, 토성은 비를 만들어내는 천체이다. 그리고 비는 사계절 내내 내리게 된다. 그리고 이 비는 사계절 내내 땅을 돌보게 된다. 이 개념을 인체에 적용하면, 이 개념은 사계절 내내 인체를 면역으로 돌보는 면역의 역할이 된다. 지금까지 설명한 이 내용을 이용해서 12지지에서 오성이 있어야 할 정상적인 위치(當位)를 살펴보면 된다. 여기서 토기(土氣)는 한 달에 6일씩 담당해서 1년에 72일을 담당한다는 의미이다. 즉, 토기(土氣)인 비장이 환절기의 면역을 담당한다는 의미이다. 그래서 목성은 12지지에서 묘에 위치하면 정상적인 위치(當位)이고(木運臨卯), 화성은 12지지에서 오에 위치하면 정상적인 위치(當位)이고(火運臨午), 토성은 12지지에서 사계절(四)의 끝(季)에 붙은 축진미술(丑辰未戌) 중에 하나에 위치하면 정상적인 위치(當位)이고(土運臨四季), 금성은 12지지에서 유에 위치하면 정상적인 위치(當位)이고(金運臨酉), 수성은 12지지에서 자에 위치하면 정상적인 위치(當位)이다(水運臨子). 이것은 해당하는 해(歲)에 오성이 정상적인 기운(會)을 만난 것을 말하고 있다(所謂歲會氣之平也). 즉, 해(歲)가 정상적인 기운(會)을 만난 것이다. 즉, 이때는 계절에서 태과나 불급이 없는 정상적인 에너지 흐름이 유지되는 것이다. 여기서 위치는 60갑자에서 해당 12지지의 위치를 말하고 있다. 황제가 비정상적인 자리가 뭐냐고 묻고 있다(非位何如). 기백이 대답해준다. 해당하는 해(歲)에 오성이 정상적인 기운(會)을 만나지 못한(不與) 것이다(歲不與會也). 이것들은 오성(五星)이 만들어내는 오운(五運)으로써 중운(中運)의 60갑자를 기술한 것이다. 12지지를 다른 말로 세지(歲支)라고 한다. 그래서 세지(歲支)의 오행(五行)과 실제 오성이 만들어내는 오행(五行)이 서로 같은 오행으로 만나는 것을 세회(歲會)라고 한다. 참고로 천부(天符)는 사천(司天)의 오행과 오성이 만들어내는 오행이 서로 같은 오행으로 만나는 현상을 말한다. 모두 사계절을 만들어내는 중운을 기준으로, 사천(司天)과 세지(歲支)가 같은 오행으로 만나는 것이다. 이것들이 주는 암시는 60갑자 년에서 사계절이 지구에 공급하는 에너지가 태과와 불급이 거의 일상이라는 사실이다. 그래서 에너지 대사가 전부인 건강을 지키기 위해서는 60갑자의 의미를 알아야 한다는 것이다. 하나가 더 있다. 태을천부(太乙天符)인데, 이것은 사천지기(司天之氣), 중운지기(中運之氣), 세지지기(歲支之氣) 등 3가지 기를 구성하고 있는 오행이 같은 오행으로 만나는 것을 말한다. 60갑자 년에서 무오(戊午), 을유(乙酉), 기축(己丑), 기미년(己未年)이 태을천부 년에 속하는데, 이때는 에너지 흐름이 완벽하게 정상을 이루는 해이다.

帝曰, 土運之歲, 上見太陰, 火運之歲, 上見少陽少陰, 金運之歲, 上見陽明, 木運之歲, 上見厥陰, 水運之歲, 上見太陽, 奈何. 岐伯曰, 天之與會也. 故天元冊曰天符. 天符歲會何如. 岐伯曰, 太一天符之會也. 帝曰, 其貴賤何如. 岐伯曰, 天符爲執法, 歲位爲行令, 太一天符爲貴人.

황제가 말한다(帝曰). 토운의 해에(土運之歲), 상견이 태음이고(上見太陰), 화운의 해에(火運之歲), 상견이 소양소음이고(上見少陽少陰), 금운의 해에(金運之歲), 상견이 양명이고(上見陽明), 목운의 해에(木運之歲), 상견이 궐음이고(上見厥陰), 수운의 해에(水運之歲), 상견이 태양이면(上見太陽), 무엇이나요(奈何)? 기백이 말한다(岐伯曰). 하늘이 더불어 만난 것이다(天之與會也). 그래서 천원책은 천부라고 불렀다(故天元冊曰天符). 천부세회가 뭔가요(天符歲會何如)? 기백이 말한다(岐伯曰). 태일과 천부가 만난 것이다(太一天符之會也). 황제가 말한다(帝曰). 그 귀천은 무엇인가요(其貴賤何如)? 기백이 말한다(岐伯曰). 천부는 집법을 하고(天符爲執法), 세위는 행령을 한다(歲位爲行令). 태일 천부가 귀인을 만든다(太一天符爲貴人).

필자가 앞에서 설명한 내용을 황제가 구체적으로 묻고 있다. 이 문장(土運之歲)에서, 이 문장(上見太陽)까지가 천부(天符)를 설명한 것이다(天之與會也). 이 내용이

천원책에 천부라고 나와 있다(故天元册曰天符)는 것이다. 천부와 세회가 만나는 것
(天符歲會)이 태일천부(太一天符)이다. 즉, 사천지기(司天之氣), 중운지기(中運之氣),
세지지기(歲支之氣)를 구성하고 있는 오행이 서로 같은 오행으로 만나는 것이다.
이 3가지를 가지고 귀천을 따져본다(其貴賤何如). 천부는 법(法)을 집행(執)하는 어
사대부(執法)이고(天符爲執法), 세회(歲會)인 세위(歲位)는 어사대부(執法)의 부하인
관리(行令)이고(歲位爲行令)이고, 태일천부(太一天符)는 최고의 귀인(貴人)과 같은 존
재이다(太一天符爲貴人). 이들 세 가지의 중요성 정도를 말하고 있다. 이들 세 가지
는 에너지 균형의 정도를 말하기 때문에, 이렇게 말하고 있다. 즉, 태일천부는 태
양계 우주를 다스리는 천체의 에너지가 최고의 균형 상태인 것이다.


帝曰, 邪之中也奈何. 岐伯曰, 中執法者, 其病速而危. 中行令者, 其病徐而持. 中貴人者,
其病暴而死. 帝曰, 位之易也何如. 岐伯曰, 君位臣則順, 臣位君則逆. 逆則其病近, 其害
速. 順則其病遠, 其害微. 所謂二火也.


 황제가 말한다(帝曰). 사기가 인체 안에 있으면 어떤가요(邪之中也奈何)? 기백이 말한다
(岐伯曰). 법을 집행 중이라는 말은(中執法者), 그 병이 빨리 오고 위급하다는 뜻이고(其病速
而危), 영을 행하는 중이라는 말은(中行令者), 그 병이 서서히 오고 지속된다는 뜻이다(其病
徐而持). 사람을 위중하게 만들었다는 말은(中貴人者), 그 병이 갑자기 일어나서 사람이
죽었다는 뜻이다(其病暴而死). 황제가 말한다(帝曰). 위치가 바뀌면 어떻게 되나요(位之易
也何如)? 기백이 말한다(岐伯曰). 군이 먼저 위치하고, 다음에 신이 위치하면, 순하는
것이고(君位臣則順), 신이 먼저 있고, 군이 다음에 있으면, 역한 것인데(臣位君則逆),
역하면, 병이 그 근처에 왔다는 것이고(逆則其病近), 그 폐해가 빠르다(其害速). 순하면,
그 병은 멀리에 있고(順則其病遠), 그 해는 미미하다(其害微). 소위 이화이다(所謂二火也).


 사기(邪)가 인체 안(中)에 있을 때(邪之中也), 사기가 인체 안(中)에서 자기의 법
(法)을 집행(執)하면(中執法者), 병은 빠른 속도로 진행되고, 이어서 생명은 위급해
지고(其病速而危), 자기의 시행령(令)을 실행하면(中行令者), 병은 서서히 오면서 계

속되고(其病徐而持), 사람을 긴급(貴)하게 하면(中貴人者), 갑자기 큰 병이 나서 죽게 된다(其病暴而死). 인간을 귀(貴)하게 만드는 태일천부 때는(太一天符爲貴人), 천체의 에너지 균형이 완벽하게 잡혀있는 상태이기 때문에, 이때 병을 얻는다는 말은 병자가 이미 중병을 가지고 있음을 암시한다. 그래서 이때 병을 얻는 환자는 갑자기 죽을 수밖에 없게 된다. 여기서 법(法)과 시행령(令)과 긴급(貴) 명령을 사기(邪)의 강도(强度) 순서대로 비유하고 있다. 또, 이것은 천부(天符)와 세회(歲會)와 태일천부(太一天符)의 중요성 정도를 순서대로 비유하고 있기도 하다. 이 세 가지는 오행이 서로 만나기 때문에, 기의 균형을 의미하는데, 뒤 문장에서는 이 균형이 깨지면서 문제가 되는 것을 비유해서 기술하고 있다. 여기서 임금인 군(君)은 에너지를 주는 태양을 말하고, 신하인 신(臣)은 태양에서 에너지를 받는 오성을 의미한다. 그래서 에너지 흐름이 정상적으로 태양에서 오성으로 흐르면, 이것은 조정에서 임금이 먼저 자리를 잡고 앉으면, 그다음에 신하가 자리를 잡고 앉는 것처럼, 순리에 따르는 것과 같은 것으로서(君位臣則順), 에너지의 흐름이 정상적인 순리를 따르므로, 당연히 병은 멀리 있게 되고(順則其病遠), 이때 설사 폐해가 있다 하더라도 아주 미미하게 된다(其害微). 그러나, 에너지 흐름이 비정상적으로 오성에서 태양으로 흐르면, 이것은 조정에서 신하가 먼저 자리를 잡고 앉으면, 그다음에 임금이 자리를 잡고 앉는 것처럼, 순리에 어긋나는 것과 같은 것으로서(臣位君則逆), 에너지의 흐름이 비정상적인 역리를 따르므로, 당연히 병은 가까이 있게 되고(逆則其病近), 그 폐해도 빠르게 나타나게 된다(其害速). 이 내용을 하늘을 다스리면서 지구에 영향을 주는 객기(客氣)와 땅을 직접 다스리는 주기(主氣)로 설명해도 된다. 그러면 객기는 임금이 되고, 주기는 신하가 된다. 땅은 언제나 하늘에서 에너지를 받는 입장이기 때문이다. 또, 여기서 천부와 세회를 보면, 12지지를 기반으로 하는 사천과 재천에서 대부분 상화나 군화가 존재한다. 그래서 지금 말하고 있는 천부(天符)와 세회(歲會) 문제는, 이화(二火)인 군화(君火)와 상화(相火)의 문제라고 말한다(所謂二火也). 아니면 다르게 해석할 수도 있다. 즉, 군화(君火)와 상화(相火)라는 이 둘을 신하와 군주 관계로 보는 것이다. 모두 의미 전달은 같다. 결국에 이 모든 내용은 에너지의 비정상적인 흐름을 말하고 싶은 것이다. 아주 복잡하게 말하고 있는 것처럼 보이지만, 실제 핵심은 사계절 에너지 흐름의 이상 유무이기 때문에, 천체의 에너지 흐름에 초점을 맞추면 된다.

제3장

제1절

帝曰, 善. 願聞其步何如. 岐伯曰, 所謂步者, 六十度而有奇. 故二十四步, 積盈, 百刻, 而成日也.

황제가 말한다(帝曰). 좋습니다(善). 보가 무엇인지 알고 싶습니다(願聞其步何如). 기백이 말한다(岐伯曰). 소위 보라는 것은(所謂步者), 60도가 되면, 나머지가 나오게 된다(六十度而有奇). 그래서 24보가 되면(故二十四步), 나머지가 쌓이게 되고(積盈), 백각이 되면(百刻), 하루를 만든다(而成日也).

지금 태양력 즉, 황도를 말하고 있다. 이때는 목성(歲)을 중심으로 한 세성기년법을 쓰고 있었다. 추가로 태양력에 대해서 말하고 있다. 여기서 일성(成日)은 태양력에서 하루를 말하고 있다. 60도(六十度)는 황도에서 60일이 된다. 그래서 일세(一歲)을 두 달 거리로 측정하면, 나머지가 나온다. 이 나머지가 4년(二十四步:일세는 6보이다. 즉, 일세를 6氣로 나누는 것이다)이 되면, 태양력의 하루(成日)가 된다. 이것을 태양력으로 설명하자면, 태양력의 일년(一年)은 정확히 365.25일이다. 그런데 실제 달력으로 계산은 365일밖에 못 해준다. 그래서 하루의 25%인 0.25일이 남는다. 이것이 4년(二十四步)이 되면 태양력으로 하루(成日)가 되는 것이다. 이 하루를 세력(歲曆)으로 계산하면, 100각(百刻)이 된다. 즉, 일 년에 25각(25刻)씩 남는 것이다. 이 25각이 1년을 60일(六十度) 기준으로 계산해서 남은 나머지(奇)이다(六十度而有奇). 이때 1년은 60일씩 6보(6步)가 된다. 그래서 4년 즉, 24보(二十四步)가 되면, 100각(百刻)이 채워지고(積盈), 이를 태양력으로 따지면 1일(成日)이 만들어진다(而成日也). 이 구문은 뒤에 나오는 구문 해석의 기초가 된다. 이 구문을 정확히 모르면, 뒤에서 해석이 막힌다. 현재 우리가 쓰고 있는 달력이라고 하는 태양력은 1년에 0.25일씩 남기 때문에, 4년마다 한 번씩 2월 달을 28일에서 하루를 보탠 29일로 만들어줘서, 태양 궤도와 달력의 괴리를 채워준다. 그런데 왜 태양은 분명히 황도라는 360도를 도는데, 날짜는 365.25일이 나올까? 그 이유는 태양이 황도를 도는데, 중력으로 인해서 빨리 도는 구간이 있고, 늦게 도는 구간이 있기 때문이다. 즉, 시간이 지체되는 것이다. 이 지체된 시간이 5.25일이 된다. 그래서 황도는 분명 360도인데, 시간은 365.25일이 된다.

帝曰, 六氣應五行之變何如. 岐伯曰, 位有終始, 氣有初中. 上下不同, 求之亦異也. 帝曰, 求之奈何. 岐伯曰, 天氣始於甲, 地氣始於子. 子甲相合, 命曰歲立, 謹候其時, 氣可與期.

황제가 말한다(帝曰). 육기가 오행의 변화에 어떻게 반응하나요(六氣應五行之變何如)? 기백이 말한다(岐伯曰). 위치는 시종이 있다(位有終始). 기는 초중이 있다(氣有初中). 상하가 같지 않으면(上下不同), 구하지만 역시 다르다(求之亦異也). 황제가 묻는다(帝曰). 구한다는 것은 무엇인가요(求之奈何)? 기백이 말한다(岐伯曰). 천기가 갑에서 시작하고(天氣始於甲), 지기는 자에서 시작한다(地氣始於子). 갑자가 서로 합해지는데(子甲相合), 이것을 세립이라고 한다(命曰歲立). 이때 기후를 잘 관찰하면(謹候其時), 기가 그 기간과 더불어 있는지, 계산이 가능하다(氣可與期).

육기가 오행의 변화에 응하는 것(六氣應五行之變)을 묻고 있다. 오행(五行)이나 육기(六氣)는 당연히 그 위치(位)가 계절에 따라서 시작(始)과 끝(終)이 정해져 있다(位有終始). 여기서 24절기가 나온다. 그런데 이 절기들을 만드는데, 이 절기(氣)들이 매월 초순(初)에 들어있는 절기가 있고, 매월 중순(中)에 들어있는 절기가 있다(氣有初中). 그런데 책력이 태양의 궤도를 정확히 표시하지 못하기 때문에, 매달마다 나머지가 생기게 되고, 이것들을 모아서 윤달을 만든다. 그래서 윤달이 생기면, 매달마다 초순과 중순에 표시되던 절기가 갑자기 하순으로 가기도 한다. 즉, 24절기의 표시에 혼란이 온다. 그 이유는 실제 하늘의 기운과 책력에 표시된 기운을 조정해야만 하기 때문이다. 즉, 하늘(上)의 실제 기운과 땅(下)의 기운을 표시하는 책력의 기운 표시가 서로 달라졌기 때문이다(上下不同). 그러면 24절기를 계산(求)해서 책력에 표시하는 것도 역시(亦) 달라(異)져야만 한다(求之亦異也). 즉, 매월 초순과 중순에 나타나는 24절기의 표시도 역시 달라져야 하므로, 절기가 하순에 표시될 수도 있다는 것이다. 이제 황제가 계산을 어떻게 하냐(求之奈何)고 묻는다. 하늘을 지탱하는 기운인 오성의 천기(天氣)는 10천간을 기준으로 하므로, 갑에서 시작하고(天氣始於甲), 땅을 지탱하는 기운은 12지지이므로 자에서 시작한다(地氣始於子). 이렇게 10천간과 12지지가 서로 조합이 되는 것을 보고(子甲相合), 세립이라고 한다(命曰歲立). 즉, 이렇게 조합해서 60갑자 년 각각의 해(歲)의 기운을 정립(立)하는 것이다. 그래서 해당(其) 계절(時)에서 기후(候)를 잘 관찰해 보면(謹候其時), 60갑자 년에 나타나는 기운(氣)과 해당 계절(期)의 기운이 더불어(與) 일치하는지 알 수가 있다(氣可與期). 즉, 봄이 봄 같은지, 여름이 여름 같은지를 알 수가 있다는 뜻이다.

제2절

帝曰, 願聞其歲, 六氣, 始終, 早晏, 何如. 岐伯曰, 明乎哉問也.

황제가 묻는다(帝曰). 세와 육기와 시종과 조안은 뭔가요(願聞其歲, 六氣, 始終, 早晏, 何如)? 기백이 대답한다(岐伯曰). 질문이 명확하십니다(明乎哉問也). 즉, 한 해에(其歲), 육기(六氣)를 표시하는 육지기는 시작과 끝이 있게 되는데(始終), 이것이 늦게 오기도 하고, 빨리 오기도 한다(早晏). 그 이유는 정확한 태양력은 365.25일인데, 0.25일을 책력에 표시할 수가 없게 되고, 결국에 이를 교정할 수가 없어서 그대로 놔둠으로써 0.25일만큼 빼먹고 책력에 날짜를 표시할 수밖에 없게 된다. 그러면, 책력은 자동으로 0.25일만큼 빨라(早)지게 된다. 그러면, 육지기의 표시도 자동으로 빨라지게 된다. 그래서 이 현상을 교정하기 위해서 4년마다 1일씩을 추가해서 교정해준다. 즉, 한 해에 남은 0.25일을 4년을 기다렸다가 하루가 되면, 이때 책력에 하루를 추가해서 하늘의 기운과 책력의 표시를 정상으로 만들어주는 것이다. 그래서 4년 동안은 실제 육기의 기운과 책력에 표시된 육기의 기운이 다르게 된다. 이 설명을 아래 4개의 문장을 통해서 하게 된다.

甲子之歲. 初之氣, 天數始於水下一刻, 終於八十七刻半, 二之氣, 始於八十七刻六分, 終於七十五刻, 三之氣, 始於七十六刻, 終於六十二刻半, 四之氣, 始於六十二刻六分, 終於五十刻. 五之氣, 始於五十一刻, 終於三十七刻半, 六之氣, 始於三十七刻六分, 終於二十五刻, 所謂初六, 天之數也.

태양력으로 계산한 갑자년에(甲子之歲), 일 년을 육지기로 나눠서 계산할 때, 초지기에(初之氣), 물시계로 따지자면, 하늘(天)의 에너지 법칙(數)의 시작은 당연히 1각이고(天數始於水下一刻), 초지기의 끝은 87.5각이 된다(終於八十七刻半). 이지기에는(二之氣), 87.6각에서 시작하고(始於八十七刻六分), 75각으로 끝나고(終於七十五刻), 삼지기에는(三之氣), 76각에서 시작하고(始於七十六刻), 62.5각으로 끝나고(終於六十二刻半), 사지기에는(四之氣), 62.6각에서 시작하고(始於六十二刻六分), 50각으로 끝나고(終於五十刻). 오지기에는(五之氣), 51각에서 시작하고(始於五十一刻), 37.5각으로 끝나고(終於三十七刻半), 육지기에는(六之氣), 37.6각에서 시작하고(始於三十七刻六分), 25각으로 끝난다(終於二十五刻). 이것이 소위 첫(初) 육지기이다(所謂初六). 즉, 이 부분이 4년마다 순환하는 육지기의 첫 번째이다. 이것이 인간이 기록하는 하늘의 에너지 법칙이다(天之數也). 결국에 여기서 0.25일이 남게 된다. 즉, 날짜로 따지자면, 이 날이 365일이 된다. 즉, 여기서 남은 0.25일은 물시계나 책력으로는 표시가 불가하다는 뜻이다. 즉, 하루의 25%가 책력에서 증발한 것이다. 그래서 다음 해의 책력은 하늘의 실제 기운보다 0.25일 빠르게 표시된다. 즉, 날짜가 0.25일만큼 당겨지는 것이다.

乙丑歲. 初之氣, 天數始於二十六刻, 終於一十二刻半, 二之氣, 始於一十二刻六分, 終於水下百刻, 三之氣, 始於一刻, 終於八十七刻半, 四之氣, 始於八十七刻六分, 終於七十五刻. 五之氣, 始於七十六刻, 終於六十二刻半, 六之氣, 始於六十二刻六分, 終於五十刻, 所謂六二, 天之數也.

이제 갑자년에(甲子之歲)의 바로 뒤를 잇는 을축년에(乙丑歲), 초지기는(初之氣), 갑자년의 계산을 이어받아서, 당연히 26각에서 시작하고(天數始於二十六刻), 12.5각으로 끝나고(終於一十二刻半), 이지기는(二之氣), 12.6각에서 시작하고(始於一十二刻六分), 100으로 끝나고(終於水下百刻), 삼지기는(三之氣), 1각에서 시작하고(始於一刻), 87.5각으로 끝나고(終於八十七刻半), 사지기는(四之氣), 87.6각에서 시작하고(始於八十七刻六分), 75각으로 끝나고(終於七十五刻), 오지기는(五之氣), 76각에서 시작하고(始於七十六刻), 62.5각으로 끝나고(終於六十二刻半), 육지기는(六之氣), 62.6각에서 시작하고(始於六十二刻六分), 50각으로 끝난다(終於五十刻). 이것이 소위 4년마다 순환하는 두 번째 육지기이다(所謂六二). 이것이 인간이 기록하는 하늘의 에너지 법칙이다(天之數也). 이때 다음 해의 책력은 당연히 0.50일이 당겨진다.

丙寅歲. 初之氣, 天數始於五十一刻, 終於三十七刻半, 二之氣, 始於三十七刻六分, 終於二十五刻, 三之氣, 始於二十六刻, 終於一十二刻半, 四之氣, 始於一十二刻六分, 終於水下百刻. 五之氣, 始於一刻, 終於八十七刻半, 六之氣, 始於八十七刻六分, 終於七十五刻, 所謂六三 . 天之數也.

을축년(乙丑歲)을 바로 잇는 병인년에(丙寅歲), 초지기는(初之氣), 51각에서 시작하고(天數始於五十一刻), 37.5각으로 끝나고(終於三十七刻半), 이지기는(二之氣), 37.6각에서 시작하고(始於三十七刻六分), 25각으로 끝나고(終於二十五刻), 삼지기는(三之氣), 26각에서 시작해서(始於二十六刻), 12.5각으로 끝나고(終於一十二刻半), 사지기는(四之氣), 12.6각에서 시작하고(始於一十二刻六分), 100각으로 끝나고(終於水下百刻), 오지기는(五之氣), 1각에서 시작하고(始於一刻), 87.5각으로 끝나고(終於八

十七刻牛), 육지기는(六之氣), 87.6각에서 시작하고(始於八十七刻六分), 75각으로 끝난다(終於七十五刻). 이것이 소위 4년마다 순환하는 세 번째 육지기이다(所謂六三). 이것이 인간이 기록하는 하늘의 에너지 법칙이다(天之數也). 이때 다음 해의 책력은 당연히 0.75일이 당겨진다.

丁卯歲. 初之氣, 天數始於七十六刻, 終於六十二刻牛, 二之氣, 始於六十二刻六分, 終於五十刻, 三之氣, 始於五十一刻, 終於三十七刻牛, 四之氣, 始於三十七刻六分, 終於二十五刻. 五之氣, 始於二十六刻, 終於一十二刻牛, 六之氣, 始於一十二刻六分, 終於水下百刻, 所謂六四, 天之數也, 次戊辰歲, 初之氣, 復始於一刻, 常如是無已, 周而復始.

병인년(丙寅歲)을 바로 이어받는 정묘년에(丁卯歲), 초지기는(初之氣), 76각에서 시작해서(天數始於七十六刻), 62.5각으로 끝나고(終於六十二刻牛), 이지기는(二之氣), 62.6각에서 시작해서(始於六十二刻六分), 50각으로 끝나고(終於五十刻), 삼지기는(三之氣), 51각으로 시작해서(始於五十一刻), 37.5각으로 끝나고(終於三十七刻牛), 사지기는(四之氣), 37.6각에서 시작해서(始於三十七刻六分), 25각으로 끝나고(終於二十五刻), 오지기는(五之氣), 26각에서 시작해서(始於二十六刻), 12.5각으로 끝나고(終於一十二刻牛), 육지기는(六之氣), 12.6각에서 시작해서(始於一十二刻六分), 100각으로 끝난다(終於水下百刻). 이것이 소위 4년마다 순환하는 네 번째 육지기이다(所謂六四). 이것이 인간이 기록하는 하늘의 에너지 법칙이다((天之數也). 이 해가 되면, 드디어 1일이 남게 되고, 책력에 1을 추가해주게 된다. 그리고 다음에 오는 바로 뒤의 해는 다시 1각에서 시작된다. 즉, 새로 시작하는 해는 하늘의 에너지 운행과 인간이 책력으로 표시하는 에너지 표시가 같게 된다.

次戊辰歲, 初之氣, 復始於一刻, 常如是無已, 周而復始.

 이 부분의 해설은 원래 길게 할 필요가 없어서 생략하고 개요만 설명했던 곳이다. 여기서 해를 갑자년(甲子之歲), 을축년(乙丑歲), 병인년(丙寅歲), 정묘년(丁卯歲) 등 4개만 선택했다. 그리고 1년을 60일씩 나누는 육지기를 사용했다. 답은 바로 앞 1절에 있다. 결론은 태양력을 계산하다 보면, 한 해에 0.25일인 25각씩 남는데, 이것들이 4년 동안 밀리고 밀려서 4년이 되면. 1일이 된다는 내용이다. 그래서 그다음 해부터 똑같이 4년마다 반복된다는 것이다. 즉, 정묘년에서 4년이 끝나고 다음 4년이 시작되는 무진년이 되면(次戊辰歲), 무진년의 초지기인 1월 1일에 (初之氣), 다시 4년을 시작하는데, 지금까지 0.25일씩 밀려왔던 25각이 4년이 되면서, 1일로 채워지게 되고, 드디어 새로 1각에서 시작할 수 있는 것이다(復始於一刻). 그래서 4년이 되면, 항상(常) 이처럼(如是) 나머지가 없이(無) 완료(已)되는 것이다(常如是無已). 당연히 1각에서 다시 시작할 수가 있게 된다. 이렇게 4년 주기가 끝나면, 주기는 반복적으로 다시 시작된다(周而復始). 이 문장들의 핵심은 1년에 0.25일인 25각이 남는 현상을 설명하고 있다는 사실을 아는 것이다.

帝曰, 願聞其歲候何如. 岐伯曰, 悉乎哉問也. 日行一周, 天氣始於一刻, 日行再周, 天氣始於二十六刻, 日行三周, 天氣始於五十一刻, 日行四周, 天氣始於七十六刻, 日行五周, 天氣復始於一刻, 所謂一紀也. 是故寅午戌歲氣會同, 卯未亥歲氣會同, 辰申子歲氣會同, 巳酉丑歲氣會同, 終而復始.

 황제가 말한다(帝曰). 세후는 뭔가요(願聞其歲候何如)? 기백이 말한다(岐伯曰). 대단하게 세세한 질문입니다(悉乎哉問也). 일행 일주하는데(日行一周), 천기는 일각에서 시작한다(天氣始於一刻). 일행이 다시 일주하는데(日行再周), 천기는 26각에서 시작을 합니다(天氣始於二十六刻). 일행이 세 번째 주행하는데(日行三周), 천기는 51각에서 시작한다(天氣始於五十一刻). 일행이 네 번째 주행하는데(日行四周), 천기는 76각에서 시작한다(天氣始於七十六刻). 일행이 다섯 번째 주행하는데(日行五周),

천기는 일각에서 다시 시작한다(天氣復始於一刻). 이것을 일기라고 한다(所謂一紀也). 그래서 인오술세의 기는 만난다(是故寅午戌歲氣會同). 묘미해세의 기가 만난다(卯未亥歲氣會同). 진신자세의 기는 만난다(辰申子歲氣會同). 사유축세의 기는 만난다(巳酉丑歲氣會同). 이렇게 끝나면 다시 시작된다(終而復始).

   여기서 일행(日行)이 나오는데, 일(日)은 태양을 말하고, 행(行)은 주기적인 활동인 주행(周行)을 말하는데 즉, 일 년을 말하고 있다. 지구가 태양을 1년 주기로 도는데, 이것을 달력으로 표시하면 365.25일이 된다는 것을 설명하고 있다. 즉, 달력에서 0.25일 즉, 25각이 남는다는 사실을 설명하고 있다. 그래서 4세(4歲)가 되면, 1일(一日)이 만들어지고, 이 1일은 달력에서 하루를 추가함으로써 소멸시키고, 다시 4년이 지나면, 또 하루를 추가해서 소멸시키는 것이다. 즉, 하늘에서 실제로 운행되는 에너지와 책력에 표시되는 하늘 에너지의 오차를 조정해 주는 것이다. 그런데 지금 쓰고 있는 달력이 세력(歲曆)이기 때문에, 12지지를 이용해서 설명하고 있다. 12년(歲)인 12지지를 인묘진사오미신유술해자축(寅卯辰巳午未申酉戌亥子丑)로 나열하고, 4년이면 오차가 조정되기 때문에, 4년씩 끊으면, 인묘진사. 오미신유, 술해자축이 된다. 그러면 인오술의 해(歲)는 4년마다 자동으로 만나고(是故寅午戌歲氣會同), 묘미해의 해는 4년마다 자동으로 만나고(卯未亥歲氣會同), 진신자의 해는 4년마다 자동으로 만나고(辰申子歲氣會同), 사유축의 해는 4년마다 자동으로 만난다(巳酉丑歲氣會同). 이렇게 끝이 나면, 다시 또 12지지에서 주기가 반복적으로 시작된다(終而復始)는 것이다. 이렇게 4년 주기를 일기(一紀)라고 한다(所謂一紀也). 그래서 4년 주기(紀)가 시작되는 첫해는(日行一周), 태양력인 천기(天氣)가 나머지가 없는 1각에서 새로 시작을 하고(天氣始於一刻), 2년째가 되면(日行再周), 앞 전해에서 0.25일인 25각을 물려받았기 때문에, 자동으로 26각에서 시작하게 되고(天氣始於二十六刻), 3년째가 되면(日行三周), 25각을 2번 물려받았기 때문에, 51각에서 시작하고(天氣始於五十一刻), 4년째가 되면(日行四周), 25각씩 3번을 물려받았기 때문에, 76각에서 시작하고(天氣始於七十六刻), 4년을 완료하고 나면, 드디어 100각이 되면서 하루가 생겨난다. 태양력으로 말하면, 이 하루를 2월달에 추가해서 29일로 만들어주고 소멸시켜버린다. 그래서 4년 주기(紀)가 시작되는 5년째가 되면(日行五周), 1각에서 다시 시작하는 것이다(天氣復始於一刻). 이 부분은 앞 전의 긴 문장을 요약해서 설명을 해주고 있다.

제3절

帝曰, 願聞其用也. 岐伯曰, 言天者求之本, 言地者求之位, 言人者求之氣交. 帝曰, 何謂 氣交. 岐伯曰, 上下之位, 氣交之中, 人之居也. 故曰, 天樞之上, 天氣主之, 天樞之下, 地氣主之, 氣交之分, 人氣從之, 萬物由之, 此之謂也.

황제가 말한다(帝曰). 그 쓰임은 뭔가요(願聞其用也)? 기백이 말한다(岐伯曰). 천을 말하는 것은 근본을 구하는 것이고(言天者求之本), 땅을 말하는 것은 위치를 구하는 것이고(言地者求之位), 사람을 말하는 것은 기교을 구하는 것이다(言人者求之氣交). 황제가 말한다(帝曰). 기교는 뭔가요(何謂氣交)? 기백이 말한다(岐伯曰). 상하의 위치이고(上下之位), 기교는 가운데이고(氣交之中), 인은 거주이다(人之居也). 그래서 옛말이 있다(故曰). 천추의 위는(天樞之上), 천기가 주관하고(天氣主之), 천추의 아래는(天樞之下), 지기가 주관하고(地氣主之), 기교는 분리되고(氣交之分), 인간의 기가 좇는다(人氣從之). 만물의 유지란(萬物由之), 이를 두고 하는 말이다(此之謂也).

하늘을 말하는 것은 인간에게 4계절을 만들어주는 근본(本)이 무엇인가를 찾는 것(求)이며(言天者求之本), 땅을 언급하는 이유는 사계절에 따라서 땅은 황도 위에서 어떤 위치(位)에 있는가를 찾는 것(求)이며(言地者求之位), 사람을 언급하는 것은 하늘의 기와 땅의 기 사이에서 이들 기(氣)와 인간이 어떻게 교감(交感)하는지를 찾는 것(求)이다(言人者求之氣交). 여기서 기교(氣交)란 하늘과 땅이 상하로 자리하고 있는(上下之位), 가운데(中)인 공기 중에서 하늘의 기와 땅의 기가 서로 만나는 것인데(氣交之中), 인간이 기가 교류되는 그 가운데 거주하고 있다(人之居也). 그래서(故曰), 하늘과 땅이 구분되는 지점(天樞)에서 위쪽(上)은 하늘의 기가 다스리고(天樞之

上, 天氣主之), 아래쪽(下)은 땅의 기가 다스리고(天樞之下, 地氣主之), 하늘과 땅의 기가 서로 교감하는 분리된 공간인 공기 중에서는 인간의 기(人氣)가 그것을 따른다(人氣從之). 즉, 인간은 이 기를 가지고, 이 기와 교감하면서 살아가는 것이다. 세상 만물(萬物)은 이렇게 각자의 이유(由)를 가지고 행동한다(萬物由之, 此之謂也).

제4장

제1절

帝曰, 何謂初中. 岐伯曰, 初凡三十度而有奇, 中氣同法. 帝曰, 初中何也. 岐伯曰, 所以分天地也. 帝曰, 願卒聞之. 岐伯曰, 初者地氣也, 中者天氣也. 帝曰, 其升降何如. 岐伯曰, 氣之升降, 天地之更用也. 帝曰, 願聞其用何如. 岐伯曰, 升已而降, 降者謂天, 降已而升, 升者謂地, 天氣下降, 氣流于地, 地氣上升, 氣騰于天. 故高下相召, 升降相因, 而變作矣.

황제가 말한다(帝曰). 초중은 무엇을 말하는 것인가요(何謂初中)? 기백이 말한다(岐伯曰). 무릇 초는 30도에서 나머지이다(初凡三十度而有奇). 중기 동법이다(中氣同法). 황제가 말한다(帝曰). 초중은 어떤가요(初中何也)? 기백이 말한다(岐伯曰). 천지를 나누는 이유이다(所以分天地也). 황제가 말한다(帝曰). 빨리 듣고 싶습니다(願卒聞之). 기백이 말한다(岐伯曰). 초는 지기이다(初者地氣也). 중은 천기이다(中者天氣也). 황제가 말한다(帝曰). 그 승강은 어떤가요(其升降何如)? 기백이 말한다(岐伯曰). 기의 승강이다(氣之升降). 천지의 경용이다(天地之更用也). 황제가 말한다(帝曰). 그 용도는 뭔가 듣고 싶네요(願聞其用何如)? 기백이 말한다(岐伯曰). 승이 완료되면 내려간다(升已而降). 강은 하늘을 이르는 것이다(降者謂天). 강이 완료되면 올라간다(降已而升). 승은 땅을 이르는 것이다(升者謂地). 천기가 하강하면(天氣下降), 기가 땅에 흐르고(氣流于地), 땅의 기는 상승하고(地氣上升), 기는 하늘로 올라간다(氣騰于天). 그래서 고하가 서로 만나면(故高下相召), 서로 승간의 원인이 되고(升降相因), 변화가 일어난다(而變作矣).

초(初)는 땅의 기운이고(初者地氣也), 중(中)은 하늘의 기운이다(中者天氣也). 땅의 기운(初)을 기준으로 하는 세력(歲曆)은 한 달이 30도이니까 날짜로 계산하면 30일이 되고, 일 년은 12달이 되고, 당연히 황도 전체를 모두 반영하지 못하기 때문에, 나머지(奇)가 생겨나게 되고(初凡三十度而有奇), 나중에 윤달로 채워진다. 그런데, 하늘의 기운(中氣)을 표시한 태양력(太陽曆)도 역시 365일밖에는 표시가 안된다(中氣同法). 즉, 실제 1년은 365.25일이기 때문에, 태양력에서도 0.25일의 나머지(奇)가 생겨난다. 그래서 4년마다 하루씩을 추가시켜서 조정하는 것이다. 그래서 초중(初中)이라는 단어를 쓰는 이유는, 지기와 천기를 구분(分)하기 위함이다(所以分天地也). 기운(氣)이라는 것은 땅에서 하늘로 올라가기도(升) 하고, 하늘에서 땅으로 내려오기도(降) 하는데(氣之升降), 이것은 기운을 하늘과 땅이 교대(更)로 이용(用)하는 것이다(天地之更用也). 일단 기운이라는 것은 일조량에 의해서 하늘로 올라가는(升) 것이 끝나면(已) 다시 내려올(降) 수밖에 없는데(升已而降), 내려오는(降) 것은 하늘에서 하는 일이다(降者謂天). 반대로 내려옴이 완료되면, 이제는 하늘로 올라갈 일밖에 없게 되고, 이것은 땅에서 하는 일이다(升者謂地). 하늘의 기운이 땅으로 하강하면(天氣下降), 이 기운은 땅에서 흘러 다니게 되고(氣流于地), 땅은 이 기운을 하늘로 상승시키고(地氣上升), 이 기운은 하늘로 올라갈 수밖에 없게 된다(氣騰于天). 이렇게(故) 하늘(高)과 땅(下)은 서로(相) 반응(召)하게 되면서(故高下相召), 기운의 승강 원인(因)을 제공하게 되고(升降相因), 하늘과 땅에서 변화가 일어난다(而變作矣). 대기권에서 기의 순환을 말하고 있다. 땅에서 수증기로 증발시켜서 기를 하늘로 상승시켜주면, 하늘은 증발한 기인 수증기를 비로 만들어서 땅으로 하강시켜준다. 이 말을 길게 설명하고 있다.

제2절

帝曰, 善. 寒濕相遘, 燥熱相臨, 風火相值. 其有聞乎. 岐伯曰, 氣有勝復, 勝復之作, 有德有化, 有用有變, 變則邪氣居之.

　황제가 말한다(帝曰). 좋습니다(善). 한습이 서로 만나고(寒濕相遘), 조열이 서로 만나고(燥熱相臨), 풍화가 서로 만난다(風火相值)고 들었습니다(其有聞乎). 기백이 말한다(岐伯曰). 기는 승복이 있고(氣有勝復), 승복이 만들어지면(勝復之作), 이것이 덕이 되면, 화가 되고(有德有化), 쓰임새를 가지면, 변을 가지고(有用有變), 변하면, 사기가 거주한다(變則邪氣居之).

　황제가 물어본, 이 구문(寒濕相遘, 燥熱相臨, 風火相值)은 육기(六氣)의 상극 관계를 말하고 있다. 그래서 이런 상극 관계가 왜 발생하게 되느냐(其有聞乎)고 묻는다. 이런 상극 관계가 생기는 이유는, 이미 앞에서 설명했지만, 결국은 태양계에서 일어나는 에너지의 흐름 때문이다. 이 에너지의 흐름이 적고 많음에 따라서 태과와 불급이 나타나는데, 이것이 바로 승복이라는 것이다. 즉, 태과인 승기가 먼저 일어나면, 반드시 뒤에 불급이 따르고, 이어서 복기인 승기가 다시 따라오는 것이다. 그래서 기백이 기는 승복을 가진다(氣有勝復)고 말한 것이다. 이렇게 에너지의 승복이 일어나면(勝復之作), 이에 따라서 결과가 나타나게 되는데, 이 승복이 덕(德)이 되어서 좋게 작용하면, 만물을 화생(化)시키지만(有德有化), 나쁘게 작용(用)하면, 만물을 변하게 만들고(有用有變), 그러면 승복으로 나타난 기운은 생명체 안에서 사기로써 자리(居)를 잡게 된다(變則邪氣居之). 즉, 태과와 불급으로 인해서, 생명체 안에 에너지가 넘쳐나도 문제(邪氣)가 되고, 불급이 되어서 생명체 안에 에너지가 모자라도 문제(邪氣)가 된다는 뜻이다.

帝曰, 何謂邪乎. 岐伯曰, 夫物之生, 從於化, 物之極, 由乎變, 變化之相薄, 成敗之所由也. 故氣有往復, 用有遲速. 四者之有, 而化而變, 風之來也.

황제가 말한다(帝曰). 어떻게 사기라고 부르나요(何謂邪乎)? 기백이 말한다(岐伯曰). 무릇 화를 따라서 물건이 생기고(夫物之生, 從於化), 물건이 극에 달할 이유가 있으면 변하고(物之極, 由乎變), 변과 화의 상박은 성과 패가 되는 이유이다(變化之相薄, 成敗之所由也). 그래서 기는 왕복하며(氣有往復), 용은 지속이 있고(用有遲速), 사는 가지는 것이고(四者之有), 그러면 화가 되어서 변이 되고(四者之有), 풍이 온다(風之來也).

황제가 왜 이것을 사기라고 부르는지를 묻는다. 기백은 이렇게 대답한다. 화합 작용에 따라서(從於化), 물건이 만들어지고(夫物之生), 그 물건이 변화(極)할 이유(由)가 있으면, 변화를 부르게 된다(物之極, 由乎變). 이렇게 변화가 일어나서 변화(變)와 생화(化)가 서로(相) 싸우게(薄) 되면(變化之相薄), 이는 반드시 성장(成)과 죽음(敗)이 생기는 이유가 된다(成敗之所由也). 이렇게 생명체 안에서는 기의 왕복이 있고(故氣有往復), 기의 작용에는 늦고 빠름이 있다(用有遲速). 에너지인 기(氣)의 왕복과 지속이라는 이 네(四) 가지가 있게 되면(四者之有), 생화(化)가 일어날 수도 있고(而化) 변화(變)가 일어날 수도 있는데(而變), 이 에너지인 기(氣)는 바람(風)의 형태로 온다(風之來也). 바람은 기류(氣流)로써 말 그대로 에너지(氣)의 흐름(流)이다. 바람은 습기의 이동이고, 습기는 반드시 삼투압 기질인 전자를 보유하게 된다. 그래서 바람은 에너지가 된다.

帝曰, 遲速往復, 風所由生, 而化而變. 故因盛衰之變耳, 成敗倚伏, 遊乎中, 何也. 岐伯曰, 成敗倚伏, 生乎動, 動而不已, 則變作矣.

황제가 말한다(帝曰). 지속왕래하고(遲速往復), 풍이 생기는 이유가 되면(風所由生), 화하고 그러면 변한다(而化而變). 그래서 성쇠의 변화 요인이 될 뿐이다(故因盛衰之變耳). 성패 의복이(成敗倚伏), 유하면 중인데(遊乎中), 왜죠(何也)? 기백이 말한다(岐伯曰). 성패 의복은(成敗倚伏), 생화면 동한다(生乎動). 동하면 불이하고(動而不已), 그러면 변화가 일어난다(則變作矣).

황제가 확인을 해주고 동시에 묻는다. 에너지의 이동 문제인 지속과 왕래가 풍이 만들어지는 이유가 되고(遲速往復, 風所由生), 이것들이 작용하여 생화(化)와 변화(變)가 일어나면(而化而變), 이 요인들(因)은 성쇠의 변화만을 만들 뿐(耳)인데(故因盛衰之變耳), 왜 성패와 기복이 생체 안(中)에서 주유(遊)하냐고 묻는다(成敗倚伏, 遊乎中). 기백이 이렇게 대답한다. 에너지 이동이 만들어 낸 성패와 의복이 인체 안에서 일어나면(生), 생체에 변동(動)을 부르게 되고(成敗倚伏, 生乎動), 이 변동이 끝나지 않으면(動而不已), 에너지는 변화 요인으로 작용해서(則變作矣), 생체 안(中)을 주유(遊)하게 된다(遊乎中). 간단히 말해서, 생체 안에 과잉 에너지가 제거되지 않으면, 이 과잉 에너지는 인체 여기저기를 돌아다니면서 문제를 일으킨다는 뜻이다. 이 과잉 에너지는 생명체 안에 있는 과잉 산(酸)을 말한다. 이 부분의 해석은 생체 안을 대기 중으로 바꿔서 해석해도 결과는 똑같이 나온다. 여기서는 생체로 해석했다.

帝曰, 有期乎. 岐伯曰, 不生不化, 靜之期也.

황제가 말한다(帝曰). 기간이 있나요(有期乎)? 기백이 말한다(岐伯曰). 불생불화하고(不生不化), 정의 기간이 된다(靜之期也).

황제가 그것들이 활동하는 기간(期)이 있냐고 묻는다(帝曰, 有期乎). 기백은 이렇게 대답한다. 과잉 에너지가 생체 안에서 문제를 발생시키지도 않고(不生), 이어서 부작용도 발생하지 않게(不化) 되면(不生不化), 그때가 이 과잉 에너지가 해소되어 활동이 끝난(靜) 시기(期)이다(靜之期也).

帝曰, 不生化乎. 岐伯曰, 出入廢, 則神機化滅. 升降息, 則氣立孤危. 故非出入, 則無以生長壯老已. 非升降, 則無以生長化收藏. 是以升降出入, 無器不有. 故器者生化之宇. 器

散則分之生化息矣. 故無不出入, 無不升降. 化有小大, 期有近遠. 四者之有, 而貴常守,
反常則災害至矣. 故曰, 無形無患, 此之謂也.

황제가 말한다(帝曰). 불생화하나요(不生化乎)? 기백이 말한다(岐伯曰). 출입이 폐하
면(出入廢), 신기는 화멸하고(則神機化滅), 승강은 쉬고(升降息), 그러면 기는 홀로 서
서 위태롭다(則氣立孤危). 그래서 출입하지 못하면(故非出入), 생장장노이가 없다(則
無以生長壯老已). 승강이 없으면(非升降), 생장화수장이 없다(則無以生長化收藏). 그런
이유로 승강출입은(是以升降出入), 그릇이 없으면, 가진 것도 없다(無器不有). 그래서
기라는 것은 생화의 집이요(故器者生化之宇), 그릇이 흩어지면, 생화식이 분리된다(器
散則分之生化息矣). 그래서 출입이 없으면(故無不出入), 승강도 없다(無不升降). 화가
대소가 있고(化有小大), 기가 근원이 있다(期有近遠). 사는 가지게 된다(四者之有). 그
러면 귀함이 항상 지킨다(而貴常守). 상식에 반하면, 재해가 온다(反常則災害至矣). 그
래서 무형 무환이라고 했는데(故曰, 無形無患), 이를 두고 하는 말이다(此之謂也).

황제가 과잉 에너지가 안에서 문제를 일으키지도 않았는데, 부작용이 발생하는
경우가 있냐고 묻는다. 다음 문장들은 황제내경의 정수를 볼 수 있는 부분이며,
전자생리학을 모르면, 해석할 수 없는 문장들이다. 그리고 이들 문장은 인간이 눈
으로 볼 수 있는 이 세상 모든 것들은 전자(神:電子)의 놀이터라는 사실을 이해하
지 못하면, 의미가 없는 문장들이다. 어떻게 몇천 년 전에 이 사실을 알았을까 하
는 의문이 든다. 한마디로 찬탄을 자아내게 한다. 기(氣)가 뭔지부터 정확히 알아
야 한다. 일단 기(氣)는 에너지(energy)이다. 이 세상의 모든 에너지의 근본은 신
(神)인 전자(電子)이다. 즉, 전자가 없는 에너지는 없다(No elctron, No energy)
는 사실이다. 그래서 기(氣)는 전자를 보유한 물체의 최소 단위이다. 이것을 현대
과학을 빌려서 표현하면, 자유전자를 보유한 산(酸)이다. 에너지인 자유전자를 보
유한 산은 생체의 에너지 근원이다. 그러나 산(酸)인 에너지가 과하면, 인체는 죽
는다. 물론 에너지인 산(酸)이 모자라도 죽는다. 여기서 신기(神機)라는 말이 나오
는데, 신(神)은 전자(電子)이고, 기(機)는 기계이다. 기계(機)는 무엇을 옮기고 전달

해주는 기계를 말한다. 결국에 신기(神機)는 신(神)을 전달해주고 옮기는 기계이다. 그러면 신(神)은 전자(電子)이니까, 신기(神機)는 전자를 옮기고 배달해주는 기계이다. 또, 전자는 산(酸)이니까 신기는 산을 옮기고 전달해주는 기계이다. 그러면, 생체에서 산(energy:酸)을 전달해주고 옮기는 기계는 뭘까? 이때 대표적인 것이 바로 호르몬(hormone)과 효소(enzyme:酵素)이다. 호르몬과 효소가 신기(神機)인 것이다. 그래서 모든 분비된 호르몬과 효소는 무조건 산성이다. 그런데 이 문장에서는 생체의 에너지 문제가 아닌 대기 중에 에너지 문제를 다루고 있다. 그래서 대기에서 신기(神機)는 에너지를 몰고 다니는 습기와 바람이 된다. 실제는 바람은 습기의 이동 현상이기 때문에, 습기와 바람이라는 이 둘은 같은 말이다. 즉, 신기(神機)의 핵심은 습기이다. 그래서 대기 중에서 기(氣)인 전자(電子)가 과잉되어서 출입이 막히면(出入廢) 즉, 대기에서 에너지의 순환이 막히면, 신기(神機)인 습기가 전달한 산(酸)은 대기 중에 존재하는 생체를 파멸(滅)로 이끈다(則神機化滅). 이렇게 하늘과 땅이 서로 에너지를 교환하는 승강(升降)이 멈춰(息)버리면(升降息), 대기 중에 있는 에너지인 기(氣)는 순환하지 못하고 대기 중에 홀(獨)로 남아서(立), 이 대기 중에 있는 생체를 위태(危)롭게 만들어버린다(則氣立孤危). 그래서 대기 중에서 에너지의 순환이 막히게(非) 되면(故非出入), 생체 전체의 모든 작용(生長壯老)은 모두 정지(無)되고, 생체는 끝나게(已) 된다(則無以生長壯老已). 그래서 대기에서 에너지의 순환이 막히면(非升降), 생물의 모든 기능(生長化收藏)은 정지(無)하고(則無以生長化收藏), 결국에 생명체는 모두 죽는다. 그런데, 이 기의 승강 순환은 저절로 되는 것이 아니라, 생명체라는 그릇에 담겨서 순환하는 것이다. 그래서 에너지인 기(氣)가 승강 출입해서 순환할 때는(是以升降出入), 생명체라는 그릇이 필요하므로, 생명체라는 그릇(器)이 없으면(無), 에너지인 기(氣)의 승강 출입도 없는 것이다(無器不有). 독자 여러분은 지금 양자역학의 정수를 보고 있다. 그래서 생명체라는 이 그릇(器)은 에너지가 만들어내는 생화(化) 작용의 집(宇)이다(故器者生化之宇). 그래서 이 집(器)이 부서지면(散), 에너지의 생화 작용도 끝나고, 이어서 에너지의 대기 순환도 끝난다(器散則分之生化息矣). 지구의 허파라고 하는 아마존 우림의 파괴를 황제내경은 이미 몇천 년 전에 경고하고 있었다. 그래서 생명체에서 에너지의 출입이 끊이지 않는 한(故無不出入), 대기 중에 에너지의 승강도 끊이지 않게 된다(無不升降). 이 에너지의 작용이 생명체에 따라서 크고 작은 것이 있을 수도 있고(化有小大), 이 에너지의 순환 기간(期)이 길고 짧을 수도 있다(期有近遠). 크고 작고 길고 짧은 이 네 가지를 가지게 되면(四者之有) 즉, 생명체가 숨을 쉬고 있으면, 항상(常) 이 귀중(貴)한 에너지를 잘 보존(守)할 수 있지만(而貴常守), 항상(常) 그렇지 않으면(反), 재앙(災害)이 닥칠(至) 수밖에 없다(反常則災害至矣). 그래서 옛말에 에너지를 순환시키는 살아있는 형체(形)가 없으면, 에너지 문제인 병(患)도 없다고 했는데(無形無患) 이를 두고 하는 말이다(此之謂也). 병이란 살아있는 형체(形) 속에서 일어나는 것이다. 그래서 살아있는 형체가 없다면, 당연히 병도 없는 것이다. 이 부분은 양자역학의 정수를 볼 수 있는 부분인데, 아쉬운 사실은 이 부분을 자세히 설명하기 위해서는 엄청난 지면이 요구된다는 것이다. 이런 부분은 별수 없이 기회가 되면, 강의로 채울 수밖에 없다. 그리고 이 부분을 자세히 알게 되면, 세상 만물이 어떻게 바뀌고 변하고 태어나고 죽게 되는지도 자동으로 알게 되면서, 세상을 볼 수 있는 혜안이 생기게 된다. 이것이 황제내경의 품격이다.

帝曰, 善. 有不生不化乎. 岐伯曰, 悉乎哉問也. 與道合同, 惟眞人也. 帝曰, 善.

황제가 말한다(帝曰). 좋습니다(善). 불생불화가 있나요(有不生不化乎)? 기백이 말한다(岐伯曰). 질문이 아주 상세하시네요(悉乎哉問也). 도와 더불어 하나가 되는 것은(與道合同), 오로지 진인만이 가능하다(惟眞人也). 황제가 말한다(帝曰). 좋습니다(善).

인체 에너지의 흐름을 태양계 에너지의 흐름과 잘 조화(同)시킬 수 있는 사람이(與道合同), 진인(眞人)이다(惟眞人也). 즉, 하늘의 원리(道)와 같이(合同)하는 사람이 진인(眞人)이다. 이 편(篇)의 해석도 만만치가 않다. 아무튼, 이 편은 양자역학의 진수를 볼 수 있는 부분이다. 황제내경의 품격은 참으로 대단하다. 결국에 황제내경은 동양철학의 근본이 될 수밖에 없다.

# 제69편. 기교변대론(氣交變大論)

## 제1장

黃帝問曰, 五運更治, 上應天期, 陰陽往復, 寒暑迎隨, 眞邪相薄, 內外分離, 六經波蕩, 五氣傾移, 太過不及, 專勝兼幷, 願言其始而有常名, 可得聞乎. 岐伯稽首再拜, 對曰, 昭乎哉問也. 是明道也. 此上帝所貴. 先師傳之, 臣雖不敏, 往聞其旨.

황제가 묻는다(黃帝問曰). 오운경치하면(五運更治), 상응천기하며(上應天期), 음양이 왕복하며(陰陽往復), 한서가 따르고(寒暑迎隨), 진사가 상박하며(眞邪相薄), 내외가 분리되고(內外分離), 육경이 파탕하고(六經波蕩), 오기가 치우쳐서 이전되고(五氣傾移), 태과 불급이 오며(太過不及), 전승 겸병하는데(專勝兼幷), 그것의 시작과 상명이 있는지 듣고 싶습니다(願言其始而有常名). 들을 수 있겠습니까(可得聞乎)? 기백이 머리 숙여 재배하고(岐伯稽首再拜), 대답한다(對曰). 밝으신 질문이시네요(昭乎哉問也). 이것은 명도입니다(是明道也). 이것은 상제가 귀하게 여기던 것인데(此上帝所貴) 선사께서 전해주신 것이며(先師傳之), 신이 우매하지만(臣雖不敏), 그 요지를 들은 바 있습니다(往聞其旨).

인간은 사계절에 매여서 살 수밖에 없다. 그런데, 이 사계절은 하늘에 있는 태양을 중심으로 움직이는 오성들의 운행(五運)에 달려 있다. 이 오성의 운행인 오운(五運)은 사계절을 번갈아(更) 가면서 지배(治)한다(五運更治). 물론 여기에는 하늘(上)이 반응하는 기간(期)이 정해져 있고(上應天期), 에너지인 음양이 왕복하며(陰陽往復), 한서와 같은 날씨의 변화가 오고 간다(寒暑迎隨). 이런 가운데 인체 안에서는 진기와 사기가 서로 싸우기도 하고(眞邪相薄), 인체 안팎의 기가 소통이 안 될 때도 있고(內外分離), 6개의 경맥이 요동을 칠 때도 있다(六經波蕩). 하늘의 오성이 만든 오기가 치우쳐서 공급되면서(五氣傾移), 태과나 불급이 나타나고(太過不及), 이때 한 가지 기운이 압도(專勝) 하기도 하고, 여러 기운이 병합(兼幷)되어서 나타나기도 한다(專勝兼幷). 이것이 하늘과 땅에서 순환하는 에너지(明)의 원리(道)인 명도(明道)이다(是明道也).

帝曰, 余聞得其人不教, 是謂失道, 傳非其人, 慢泄天寶, 余誠菲德, 未足以受至道, 然而
衆子哀其不終. 願夫子保於無窮, 流於無極. 余司其事, 則而行之. 奈何. 岐伯曰, 請逐言
之也, 上經曰, 夫道者, 上知天文, 下知地理, 中知人事. 可以長久, 此之謂也.

　황제가 말한다(帝曰). 도를 통달한 사람이 가르쳐서 전승시키지 않으면(余聞得其人不
教), 이는 그 도를 잃는 것이며(是謂失道), 전승할 능력이 없는 사람에게 전승을 시키면
(傳非其人), 이것은 하늘이 준 보물을 함부로 누설하는 것이 된다(慢泄天寶). 내가 비록
부족해서(余誠菲德), 그 도를 받을 능력이 모자라지만(未足以受至道), 대중들이 끊임없
이 힘들어하는 모습을 보고(然而衆子哀其不終), 선생님의 무궁한 능력을 보존시켜서(願
夫子保於無窮), 오래도록 유지되도록(流於無極), 제가 그 일을 맡아서 해보고 싶습니다
(則而行之). 어떨까요(奈何)? 기백이 대답한다(岐伯曰). 말씀을 따르겠습니다(請逐言之
也). 상경에서 말했다(上經曰). 무릇 도란(夫道者), 위로는 천문을 알고(上知天文), 아래로
는 지리를 알며(下知地理), 하늘과 땅 가운데에서는 인간사를 아는 것이다(中知人事).
이 모든 것을 알면, 장구가 가능하다(可以長久). 이를 이른 것이다(此之謂也).

　도(道)의 정의를 말하고 있다(夫道者). 땅의 이치를 알고(下知地理), 하늘의 이치
를 알고(上知天文), 사람의 이치를 아는 것(中知人事)이다. 사람이 이런 지혜를 보
유하고 있으면, 그 사람은 당연히 오래오래 살 수가 있다(可以長久).

帝曰, 何謂也. 岐伯曰, 本氣位也. 位天者天文也. 位地者地理也. 通於人, 氣之變化者人
事也. 故太過者先天. 不及者後天. 所謂治化而人應之也.

　황제가 말한다(帝曰). 왜 그렇게 말하는지요(何謂也)? 기백이 말한다(岐伯曰). 본기는
위치이다(本氣位也). 하늘의 본기 위치는 천문이고(位天者天文也), 땅의 본기의 위치는
지리이다(位地者地理也). 인간에 능통해서(通於人), 인간에게 나타나는 기의 변화를 알아
내는 것이 인사이다(氣之變化者人事也), 그래서 태과는 선천이고(故太過者先天), 불급은
후천이다(不及者後天). 소위 화를 다스리면 인간은 응한다(所謂治化而人應之也).

　앞에서 말하고 있듯이, 도(道)는 천문(天文), 지리(地理), 인사(人事)를 아는 것이다. 이 천문, 지리, 인사에서 인간이 알려는 본질(本)은 뭘까? 바로 인간에게 이 세 가지가 미치는 영향을 알기 위함이다. 이 세 가지를 모르면, 아프거나 죽는 괴로움을 당하게 되기 때문이다. 그러면, 이 세 가지를 관통하고 있는 요인은 뭘까? 바로 오성의 운행인 오운(五運)과 태양과 오성이 만들어내는 육기(六氣)이다. 즉, 인간에게 핵심은 육기이다. 이 육기가 우리가 알려고 하는 본질적인(本) 기(氣) 즉, 본기(本氣)이다. 그래서 천문(天文), 지리(地理), 인사(人事)를 알려면, 당연히 육기(本氣)를 알아야 한다. 즉, 육기(本氣)가 어느 위치(位)에 있는지를 알아야 한다(本氣位也). 즉, 육기(本氣)가 하늘에 있는 것을 알려면, 하늘의 현상을 연구하는 천문을 알아야 하고(位天者天文也), 땅에서는 어떤 작용을 하는지 알려면, 땅의 상태를 알아야 하고(位地者地理也), 사람에게는 어떻게 작용하는지를 알려면, 사람에 대해서 알아야 한다(中知人事). 사람은 육기(本氣)가 교류되는 하늘과 땅의 사이에 존재하기 때문에, 육기(本氣)의 변화가(氣之變化) 사람에게 어떻게 작용하는지(通於人) 알아야 한다(通於人, 氣之變化者人事也). 그리고 태과란 선천이다(故太過者先天). 태과란 본기(六氣)가 과하게 공급된 것이다. 그래서 태과가 일어나면, 계절이 책력보다 먼저(先 ) 온다. 즉, 하늘(天)의 기운이 책력의 기운 표시보다 앞서서(先 ) 온다(故太過者先天). 반대로 불급은 하늘(天)의 기운이 모자라기 때문에, 책력의 기운 표시보다 늦게(後) 온다(不及者後天). 인간(人)이란 하늘이 조화(化)를 부려서 땅을 다스리면(治), 그냥 이에 적응(應)만 할 수 있을 뿐이다(所謂治化而人應之也).

제2장

帝曰, 五運之化, 太過何如. 岐伯曰. 歲木太過, 風氣流行, 脾土受邪, 民病飧泄食減, 體重煩寃, 腸鳴腹支滿. 上應歲星. 甚則忽忽善怒, 眩冒巓疾. 化氣不政, 生氣獨治, 雲物飛動, 草木不寧, 甚而搖落, 反脇痛而吐甚. 衝陽絶者, 死不治, 上應太白星.

황제가 말한다(帝曰). 오운의 작용으로 나타나는(五運之化), 태과는 어떤가요(太過何如)? 기백이 말한다(岐伯曰). 세에서 목태과는(歲木太過), 풍기가 유행하고(風氣流行), 비토가 사기를 받으며(脾土受邪), 대중 병은 손설과 식감, 체중, 번원, 양명, 복지만이다(民病飧泄食減, 體重煩寃, 腸鳴腹支滿). 위에서는 세성이 응한다(上應歲星). 심하면 갑자기 자주 화를 내고(甚則忽忽善怒), 현모하고 전질에 걸린다(眩冒巓疾). 화기가 부정하고(化氣不政), 생기가 독치하고(生氣獨治), 운물이 비동하고(雲物飛動), 초목이 불녕하고(草木不寧), 심하면 요락하고(甚而搖落), 반협통이 있고, 구토가 심하며(反脇痛而吐甚), 충양절이면(衝陽絶者), 치료가 불가하고 죽는다(死不治). 하늘에서는 태백성이 반응한다(上應太白星).

황제가 오운이 일으키는 변화와 태과를 묻고 있다. 오운은 오성의 운행이기 때문에, 오운이 일으키는 변화란 오성이 일으키는 변화를 말하는 것으로서, 사계절의 변화를 말한다. 이때 오운의 변화가 강하게 오는 것이 태과이다. 즉, 이때는 사계절의 변화가 요동치는 것이다. 여기서 세(歲)는 세성기년법(歲星紀年法)을 말한다. 목(木)은 목성이 만들어내는 오행으로써 간(肝)과 봄(春)을 맡는다. 그래서 목의 태과(太過)를 해석하려면, 간과 봄에 초점을 맞추면 된다. 그래서 목이 태과했다는 말은(歲木太過), 간과 봄이 과부하에 걸렸다는 사실을 의미한다. 그러면, 당연히 봄기운을 상징하는 풍기(風氣)가 힘을 강하게 발휘할 것이다(風氣流行). 이로 인해서, 간이 과부하에 걸리면, 비장은 직격탄을 맞는다. 간은 림프액을 처리하는 배수구가 3개나 있다. 그만큼 간은 간이 정상인 평소에도 엄청난 양의 림프액을 만들어낸다. 그런데 지금은 간이 아예 과부하에 걸려버렸다. 그러면, 간이 만들어내는 림프액은

아예 홍수를 이룰 것이다. 이 폭포수처럼 쏟아지는 산성 림프액을 처리해야만 하는
비장(脾)은 당연히 죽어난다. 즉, 간과 상극 관계에 있는 비장이 사기를 받은 것이
다(脾土受邪). 그리고 하늘에서는 목성과 상극 관계에 있는 토성(土)이 에너지를 뺏
겨버린다(脾土受邪). 그래서 비(脾)와 토(土)가 사기(邪)를 받는다(脾土受邪)고 한 것
이다. 이제 비장에서 문제가 생기니, 당연히 비장이 통제하는 소화관은 문제를 일
으킨다. 이때는 당연히 밥맛이 떨어지고(食減), 소화가 안 되니까 당연히 밥만 먹으
면 설사로 이어지고(飧泄), 반복해서 구토하게 되고(吐甚), 이어서 소화관에서 꼬르
륵꼬르륵 소리가 나며(腸鳴), 비장이 문제가 되면서, 간질 체액이 정체되고, 당연히
몸은 무거워지고(體重), 간이 문제가 되면, 간은 비대해지고 이어서 횡격막을 압박
하면서 가슴을 답답하게 만들고(煩冤:번원), 횡격막의 압박 때문에 갈비뼈가 당기면
서 반복해서 통증이 오고(反脇痛), 복부가 그득해지는 느낌을 받는다(腹支滿). 이 현
상은 모두 하늘에서 목성(歲星)이 태과로 반응했기 때문에 나타난 결과이다(上應歲
星). 이 상태가 심해지면, 간은 더 큰 과부하에 시달리게 되고, 이어서 담즙을 제대
로 처리하지 못하면서, 이제 후유증은 신경으로 향하게 된다. 즉, 신경 간질에 과
잉 산이 축적되면서 신경에서 과부하가 일어나고, 이어서 신경은 날카로워진다. 이
결과로 조금만 자극을 받아도 갑자기 성질을 버럭버럭 낸다(甚則忽忽善怒). 그리고
산성 담즙의 정체 때문에, 뇌 신경의 간질액인 뇌척수액도 산성으로 변하면서, 뇌
척수액을 받아서 중이(中耳)의 간질액을 유지하는 귀는 산성 뇌척수액 때문에 어지
러움을 유발하고(眩冒), 당연히 뇌 신경도 문제를 만들어내면서 전질에 시달린다(巓
疾). 이것은 하늘에서 세성(歲星:木星)의 운행에서 태과(太過)가 나타났기 때문이다
(上應歲星). 목화토금수 오성(五星)은 각각 장하를 포함해서 사계절을 담당한다. 봄
을 책임지는 목성은 목성의 특징 때문에 봄만 되면 지구에 따뜻한 바람을 보내준
다. 그런데 목성이 상극 관계로 인해서 에너지를 과하게 받으면, 지구에 따뜻한 바
람을 과하게 보내준다. 이것이 목태과(歲木太過)의 진실이다. 봄은 겨울에 쌓아 놓
은 과잉 산을, 이 따뜻한 일조량을 통해서 간질로 끌어내서 중화시키고, 식물에서
는 겨울에 쌓아 놓은 산을 간질로 끌어내서 성장에 이용한다. 문제는 태과가 오면,
간질로 너무나 많은 산이 쏟아지면서. 사람이나 식물이나, 이를 제대로 감당하지

못하는 것이다. 그러면, 중화되지 않은 과잉 산은 인간에게서는 간질에 과잉 산을 체류시키면서 병을 일으키고, 식물에서는 간질에 쌓인 과잉 산이 식물체를 분해하게 만들어서 식물을 고사시킨다. 당연히 초목은 안녕하지 못하게 되고(草木不寧), 심할 경우 잎이 떨어지고 고사 된다(甚而搖落). 즉, 사일런트 스프링(silent spring)이 되는 것이다. 다시 말해서, 새싹이 보이지 않는 봄이 된다. 이것들 모두가 목성이 과하게 보낸 준 일조량 덕분에 일어난 현상들이다(上應歲星). 이렇게 되면, 비장의 기운인 화기(化氣)는 조절(政)이 안 되고(化氣不政) 즉, 비장의 기운은 조절이 안 되고, 목성이 만들어 준 기운 때문에, 간 기운(生氣)만이 독주하게 된다(生氣獨治). 여기서 생기(生氣)는 봄기운을 말하기도 한다. 즉, 봄기운이 너무 세다는 것이다(生氣獨治). 그러면, 당연히 이 영향으로 인해서 간 기운도 세진다. 그럼 목태과(歲木太過)의 진실은 뭘까? 바로 운물(雲物)이다. 운물이란 태양의 폭발 활동 결과물을 말한다. 이것을 태양 주위에 구름 덩어리(雲物)로 표현한 것이다. 태양 폭발은 태양계 우주에 전자를 공급하는 원천이다. 그래서 이 구름(雲物)이 하늘을 누비게 된다(雲物飛動)는 말은 태양의 활동이 활발하다는 것을 의미하며, 이는 태양계 우주에 전자를 많이 공급했다는 의미이다. 그 결과로 이상 기후가 만들어지는 것이다. 이것이 목태과(歲木太過)의 진실이다. 태양계 우주에 존재하는 모든 물체는 전자의 놀이터라는 사실을 고려해 보면, 인간과 인간의 먹거리인 식물도 전자의 놀이터에 불과하다. 그래서 고대에는 이 구름(雲物)을 보고 길흉을 점쳤다. 그 이유는 이때 기근이 닥칠 것이 뻔하기 때문이다. 봄에 싹을 못 틔우니 당연히 기근이 올 것이다. 이런 상황에서 충양(衝陽)이 끊어(絶)지게 되면(衝陽絶者), 치료는 불가능하고 죽는다(死不治). 충양은 위(胃)의 원혈(原穴)인데, 이것이 끊어졌다는 말은 간 때문에 비장이 영향을 받으면서 이어서 비장과 음양 관계를 이루고 있는 위의 기능이 멈췄다는 의미이다. 즉, 밥을 전혀 먹을 수가 없다는 말이다. 다시 말하면, 비장과 간 기능이 완전히 망가졌다는 것을 암시한다. 죽는 것은 이미 따 놓은 당상이다. 그래서 충양이 끊어지면 치료는 불가능하고 죽는다(衝陽絶者, 死不治)고 한 것이다. 이는 다른 의미도 보유하고 있다. 원혈(原穴)은 스테로이드를 소통시키는 곳이다. 그리고 스테로이드를 총지휘하는 장기는 부신이다. 그래서 원혈이 끊어졌다는 말은 부신의 기능이 멈췄다는 의미를 내포하고 있다. 부신은 생명(命)의 문(門)인 명문(命門)이다. 그래서 오장의 맥상이 모두 정상이더라도, 부신인 명문의 맥상이 끊기면, 인체는 자동으로 생을 마감한다. 지금이 이 상황을 말하고 있다. 그리고 스테로이드는 만병통치약이다. 이런 스테로이드가 끊기면, 생체는 자동으로 끝을 말할 것이다. 다시 본문을 보자. 위에서는 태백성이 반응한다(上應太白星). 이 말은 목성과 상극 관계에 있는 금성이 영향을 받는다는 뜻이다. 이것을 인체에 적용해도 맞다. 태백성(太白星)은 금성(金星)을 말한다. 금성은 폐(肺)를 말한다. 간은 폐가 보낸 폐기 적혈구를 받아서 처리하는데, 간이 문제가 되면, 폐가 쓰레기를 버릴 장소가 없어지면서, 폐는 폐기 적혈구라는 쓰레기에 파묻혀서 죽고 만다. 즉, 간이 과부하에 걸리면, 폐가 죽어난다는 것이다(上應太白星). 즉, 이 둘은 서로 인체에서 상극 관계이다. 인체가 소우주임을 보여주는 내용이다.


歲火太過, 炎暑流行, 金肺受邪. 民病瘧, 少氣欬喘, 血溢血泄注下, 嗌燥耳聾, 中熱肩背熱. 上應熒惑星, 甚則胸中痛, 脇支滿脇痛, 膺背肩胛間痛, 兩臂內痛, 身熱骨痛, 而爲浸淫. 收氣不行, 長氣獨明, 雨水霜寒. 上應辰星, 上臨少陰少陽, 火燔焫, 冰泉涸, 物焦槁, 病反譫妄狂越, 欬喘息鳴, 下甚血溢泄不已. 太淵絶者, 死不治, 上應熒惑星.


세화가 태과하면(歲火太過), 염서가 유행하고(炎暑流行), 금폐가 사기를 받고(金肺受邪), 대중의 병은 학, 소기, 해천, 혈일, 혈설, 주하, 익건, 이롱, 중열, 견배열이다(民病瘧, 少氣欬喘, 血溢血泄注下, 嗌燥耳聾, 中熱肩背熱). 위에서는 형혹성이 반응한다(上應熒惑星). 심하면 흉중통, 협지만, 협통, 응배와 견갑 사이에 통증이 있고, 양쪽 팔뚝 사이가 아프고, 신열과 골통이 있고, 침음을 만들어낸다(甚則胸中痛, 脇支滿脇痛, 膺背肩胛間痛, 兩臂內痛, 身熱骨痛, 而爲浸淫). 수기가 불행하고(收氣不行), 화기가 독주한다(長氣獨明). 풍우와 설한이 있고(雨水霜寒), 위에서는 진성이 반응한다(上應辰星). 위에서는 소음소양이 임하고(上臨少陰少陽), 화가 번설을 만들고(火燔焫), 냉은 천학을 만들고(冰泉涸), 만물은 말라 죽고(物焦槁), 병은 섬망이 생기고, 광기가 일어 담을 넘고(病反譫妄狂越), 해천이 있어서 숨을 쉴 때 소리를 내고(欬喘

息鳴), 아래로는 혈일과 혈설이 멈추지 않는다(下甚血溢泄不已). 태연이 끊기면(太淵絶者), 치료는 불가능하고 죽는다(死不治). 위에서는 형혹성이 반응한다(上應熒惑星).

화(火)는 화성이 만들어내는 오행에서 심장과 여름을 담당한다. 즉, 여름은 조그만 화성이 태양의 뜨거운 빛을 제대로 흡수하지 못해서, 지구가 화성을 통해서 뜨거운 태양 빛을 그대로 전달받는 것이다. 여름은 무더위를 통해서 인체를 자극하고, 이어서 간질로 산성인 호르몬을 마구 쏟아지게 만들고, 그러면 간질액은 정체하고, 그러면 간질로 혈액을 밀어내는 심장은 무리가 갈 수밖에 없다. 그래서 화가 태과했다는 말(歲火太過)은 더위가 특히 기승을 부린다는 뜻이다. 즉, 유난히 무더운 폭염이 나타난다는 것이다(炎暑流行). 이렇게 심장이 과부하에 걸리면, 우 심장에서 산성 정맥혈을 받는 폐는 죽어난다(金肺受邪). 즉, 심장이 상극 관계에 있는 폐에 사기를 보내면서, 폐가 이 사기를 받은 것이다(金肺受邪). 그리고 하늘에서 화성과 상극 관계에 있는 금성(金)은 에너지를 뺏겨버린다(金肺受邪). 그래서 폐(肺)와 금(金)이 사기를 받는다(金肺受邪)고 한 것이다. 그러면 폐는 과잉 산을 중화시키면서 알칼리가 부족하게 되고(少氣), 폐의 과잉 산은 폐포의 알칼리 콜라겐을 녹이면서 자동으로 천식이 오고(欬喘), 이어서 숨쉬기가 곤란해지고, 녹은 콜라겐 때문에 숨을 쉴 때 소리가 난다(息鳴). 폐는 산성 체액을 최종적으로 중화해서 알칼리 동맥혈로 바꾼 다음에, 이를 좌 심장에 공급한다. 그래서 폐가 과부하에 걸리면, 산성 체액이 정체되면서 자동으로 폐성고혈압(肺性高血壓)에 걸린다. 이제 폐에서 중화되지 못한 과잉 산은 학질(瘧)을 일으키고, 고혈압 때문에 실핏줄이 곳곳에서 터지면서, 귀, 눈, 코, 입 같은 실핏줄을 많이 보유한 곳에서는 출혈이 생기고(血溢), 귀까지 문제를 일으킨다(耳聾). 실핏줄을 많이 보유한 점막에서도 실핏줄이 터지면서 이질이 생기고(血泄), 이것은 점막의 흡수 능력을 망치게 되고, 이어서 설사로 이어지고(注下), 심하면 대변에 혈액이 묻어서 나온다(血溢). 그리고 아래에서 혈일이 심해서 설사가 나면, 쉽게 낫지 않는다(下甚血溢泄不已). 문제는 여기서 끝나지 않고 막힌 체액 순환은 기존의 상처를 덧나게 하는 침음(浸淫)을 만들어낸다(而爲浸淫). 폐성고혈압은 뇌 신경에도 문제를 일으키면서, 뇌 신경에 산이 과잉 공급되면서 반복해서 섬망(譫妄)과 담을 넘어 다니는 광기를 일으킨다(狂越). 그리고 폐가 중화시키지 못한 과잉 산은 온몸에서 중화되면서, 온몸에서 열을 만들어 내고(身熱), 특히 심장과 폐가 위치한 가슴 부위에 열이 심하게 나게 되고(中熱), 이 열은 종격(縱隔)을 중심으로 연결된 등과 어깨까지 퍼져나간다(肩背熱). 이런 열 때문에 입안은 바싹바싹 마른다(嗌燥). 이 상태가 심해지면, 심장과 폐가 횡격막을 건드리게 되고, 그러면 흉중에 통증이 오고(甚則胸中痛), 갈비뼈 쪽 복부가 그득해지고(脇支滿), 갈비뼈에 통증이 오고(脇痛), 이 통증은 종격을 통해서 팔과 등 그리고 견갑골 사이에서 통증을 유발하고(膺背肩胛間痛), 이 통증은 견갑골을 통해서 양쪽 팔까지 퍼지게 되고(兩臂內痛), 뼈까지 통증을 유발한다(骨痛). 이 모든 것들은 형혹성인 화성(火星)이 만들어 낸 지독하게 더운 여름 때문이다(上應熒惑星). 이때 화성은 상극 관계에 있는 금성을 억누르면서, 가을 기운인 수기(收氣)가 제대로 발휘되지 못하게 만들고(收氣不行), 폭염과 강한 일조량을 동반한 여름 기운(長氣)만이 독주하는 상태가 되어버린다(長氣獨明). 이렇게 여름에 승기(勝)가 일어나면, 화성과 상극 관계에 있는 수성이 복기(復)하면서, 겨울에 비가 내리고, 이어서 눈 대신에 차가운 서리가 내린다(雨水霜寒). 서리는 낮의 열기가 물방울을 만들어내면, 이것이 밤의 차가움에 언 것이다. 즉, 승복(勝復)이 일어난 것이다. 승복은 한 계절을 건너뛰어서 또다시 태과가 일어난 현상을 말한다. 이 현상은 하늘에서 화성과 상극 관계를 맺고 있는 수성(辰星)이 문제를 일으킨 결과이다(上應辰星). 즉, 수성은 화성을 상극할 수 있으므로, 수성은 에너지를 몽땅 보유해서 에너지가 넘쳐나는 화성에서 에너지를 빼앗아 올 수가 있게 되면서, 승복(勝復)이 일어난 것이다. 즉, 승복은 상극 관계에 있는 천체가 에너지를 과잉 보유해서 태과하지 않으면, 절대로 일어나지 않지만, 태과해서 에너지를 과잉 보유하게 되면, 승복은 반드시 일어날 수밖에 없다. 그 이유는 하늘에서도 천체끼리 에너지의 이동이 있기 때문이다. 다시 본문을 보자. 이렇게 하늘에서 군화(少陰)인 태양과 상화(少陽)인 화성이 하늘(上)을 다스리게(臨) 되면(上臨少陰少陽), 여름에는 화성이 땅에 지독한 무더위(燔炳)를 공급하고(火燔炳), 빙하(冰泉)도 녹여서 고갈(涸)시키며(冰泉涸), 만물(物)을 말라 죽게 만든다(物焦槁). 만일에 이때 인체에서 태연이 끊기면 치료는 불가능하고 죽는다(太淵絶者, 死不治). 태연(太淵)은 폐경(肺經)의 원혈(原穴)이고 수혈(兪穴)이며 토(土)에 속한다. 즉, 폐의 기능이 거의 멈춘 상태이다. 이 둘은 서로 상극 관계를 이룬다. 즉, 우 심장이 산성 체액을 폐로 과하게 보낸 결과이다. 폐는 산성 정맥혈과 산성 림프액을 최종적으로 받아서 알칼리로 만들어서 좌 심장에 알칼리 동맥혈을 공급한다. 이런 폐가 기능이 멈추면, 인간은 당연히 죽는다(太淵絶者, 死不治). 이 모든 것들은 하늘에서 형혹성(熒惑星)인 화성(火星)의 기운이 과해서 나타난 것이다(上應熒惑星). 여기서도 마찬가지로 원혈(原穴)이 등장한다. 이는 인체에서 스테로이드 호르몬의 기능이 얼마나 중요한지를 말하고 있다. 인체에서 스테로이드 기능은 아무리 강조해도 지나치지 않다.

歲土太過, 雨濕流行, 腎水受邪. 民病腹痛淸厥, 意不樂, 體重煩冤. 上應鎭星. 甚則肌肉萎, 足痿不收, 行善瘈, 脚下痛, 飮發中滿, 食減. 四支不擧. 變生得位, 藏氣伏, 化氣獨治之. 泉涌河衍, 涸澤生魚, 風雨大至, 土崩潰, 鱗見于陸. 病腹滿溏泄, 腸鳴反下甚. 而太谿絶者, 死不治. 上應歲星.

토가 태과하면(歲土太過), 우습이 유행한다(雨濕流行). 신수가 사기를 받는다(腎水受邪). 대중적인 병은 복통, 청궐, 즐겁지 않고, 몸이 무겁고, 번원하다(民病腹痛淸厥, 意不樂, 體重煩冤). 위에는 진성이 응한다(上應鎭星). 심하면 기육이 병들고(甚則肌肉萎), 족위가 걸려서 수축이 안 되고(足痿不收), 움직일 때 계증에 잘 걸리고(行善瘈), 다리 아래에 통증이 있고(脚下痛), 물을 마시면 중초가 그득하고(飮發中滿), 밥 먹는 양이 줄고(食減), 사지를 움직일 수 없다(四支不擧). 변생이 자리를 차지하고(變生得位), 장기는 자취를 감추고(藏氣伏), 화기가 독주하는 상태가 된다(化氣獨治之). 샘이 용솟음치고 물이 넘실대며(泉涌河衍), 마른 연못에 고기가 살고(涸澤生魚), 풍우가 크게 닥치고(風雨大至), 땅이 붕궤(崩潰)되고(土崩潰), 육지에 물고기들이 보인다(鱗見于陸). 복만이 일어나고 당설이 있고(病腹滿溏泄), 복명이 있고, 반하가 심하다(腸鳴反下甚). 태계가 끊어지면(而太谿絶者), 치료는 불가하고 죽는다(死不治). 위에서 세성이 반응한다(上應歲星).

토(土)가 태과(太過)한다(歲土太過)는 말은 오성 중에서 토성(土星)의 기운이 무척 세다는 뜻이다. 토성은 아주 차가운 에너지를 우주로 내보낸다. 그래서 토성은 지구에 찬 기운을 공급한다. 그리고 여름의 무더위에 증발한 수증기는 토성이 공급한 찬 기운을 만나면, 비가 되어서 땅으로 내린다. 즉, 토성이 태과하면, 비가 굉장히 많이 내린다. 당연히 습기도 많아진다(雨濕流行). 이렇게 습기가 많아지면, 피부에 습기가 머물게 된다. 이때부터 문제가 발생한다. 인체는 산(酸)을 묶어서 수분을 배출하는데, 신장이 하루에 1,000㎖의 수분을 체외로 배출시킨다. 이는 그만큼 산을 체외로 배출했다는 뜻이다. 그런데 피부가 하루에 체외로 배출시키는 수분의 양이 800㎖이다. 그런데 피부에 습기가 자리하고 있으면, 모공과 땀구멍이 막힌 피부는 습기를 체외로 배출시키지 못한다. 그러면, 피부로 배출되는 수분이 자리하고 있는 간질은 산성 간질액을 배출시키지 못하게 된다. 이어서 산성 간질액을 받아서 처리하는 비장은 당연히 과부하에 걸린다. 그래서 장하인 장마철에 비장이 과부하에 걸리는 이유이다. 아주 과학적인 원리 중에서 하나이다. 오행과 오장과 오색과 사계절은 이렇게 엮이게 된다. 이렇게 간질을 처리하는 비장이 과부하에 걸리면, 비장과 함께 림프액을 처리하는 신장은 자동으로 과부하에 걸리고 만다(腎水受邪). 즉, 비장이 신장을 상극한 것이다. 이 현상은 하늘에서도 그대로 일어난다. 수성(水)이 토성에 에너지를 뺏겨버린 것이다. 그래서 신(腎)과 수(水)가 사기를 받는다(腎水受邪)고 한 것이다. 즉, 신장의 기운인 장기(藏氣)가 항복(伏)한 것이다(藏氣伏). 이렇게 비장의 기운인 화기(化氣)가 독주하는 상태가 되면(化氣獨治之), 간질에 산성 체액이 정체되고, 이어서 부종이 따라오면서 간질에서 각종 응집물(變生)들이 생겨난다. 즉, 어혈이나 혈전 등등 응집물(變生)들이 생겨나는 것이다. 그러면 이들이 득세(得位)하는 세상이 되고 만다(變生得位). 그러면 산성 체액으로 인해서 부종이 생기고, 혈액 순환이 막힌 상태에서 인체는 어떻게 반응할까? 복수가 차면서 복통(腹痛)이 오고, 혈액 순환이 막히면서 청궐(淸厥:淸:차갑다)이 오고, 몸이 여기저기 아프면서 세상 사는 낙(樂)이 없어진다(意不樂). 체액의 정체로 몸은 천근만근(體重)이고, 과잉 산이 횡격막을 수축시키면서 가슴이 답답하고(煩寃), 심하면, 정체된 산성 간질액을 품고 있는 간질(肌)과 산성 간질액을 받는 림프(肉)는 위축(痿)되어서 병에 걸리고(甚則肌肉痿), 산성 체액이 관절활액에 정체되면서 관절을 구부릴 때마다 통증이 심해서 발을 마음대로 구부릴 수도 없고(足痿不收), 당연히 활동도 어렵고(行善瘈), 팔다리에는 통증이 오고(脚下痛), 사지를 움직일 수가 없게 된다(四支不擧). 그리고 비장은 소화관을 통제하기 때문에, 소화관에서도 문제가 생기면서 밥맛이 떨어지고, 이어서 점차 밥 먹는 양이 줄고(食減), 뭔가를 먹으면 소화관 연동 운동이 안 되기 때문에, 내려가지를 않고 배가 더부룩해지고(飮發中滿), 배에서는 자꾸 꼬르륵꼬르륵 소리가 나고(腸鳴), 소화가 안 되기 때문에 설사하고(溏泄), 복수로 인해서 배가 차오르고(腹滿), 즉, 속이 심하게 뒤집히는(反下) 것이다. 이 정도가 되면, 몸 전체 체액 순환이 막힌 것이다. 이때 믿는 구석은 하나이다. 바로 신장이다. 신장까지 기능이 멈추면, 이제 죽는 일밖에 없게 된다. 그래서 신장의 원혈(原穴)인 태계(太谿)를 살펴봐서, 이 혈자리가 제대로 기능하지 못하는 것이 확인되면, 목숨을 포기해야 한다(而太谿絶者, 死不治). 즉, 마지막 희망이 사라진 것이다. 여기서 신장이 등장하는 이유는 비장과 신장은 상극 관계이기 때문이다. 여기서도 원혈(原穴)이 등장한다는 사실에 주목해보자. 즉, 스테로이드는 생명 유지의 마지막 보루인 것이다. 즉, 인체가 만들어내는 스테로이드는 엄청나게 중요한 호르몬이다. 다시 본문을 보자. 이 모든 것의 원인 제공자는 바로 토성(鎭星)이다(上應鎭星). 이는 토성이 하늘에서 반응한 결과이다. 하늘에서는 토성과 목성은 서로 상극 관계이기 때문에, 목성(歲星)이 반응한다(上應歲星). 이제 땅으로 가보자. 비가 원 없이 왔으니(風雨大至), 이제 땅은 수해(水害)로 인해서 엉망진창이 될 것은 뻔하다. 샘물은 용솟음치면서 뿜어져 나오고(泉涌), 하천에는 물이 가득 차서 넘실대고(河衍), 바싹 말라 있던 못에 물이 차면서 물고기가 돌아오고(涸澤生魚), 땅은 여기저기가 무너져 있고(土崩潰), 빗물을 따라서 올라온 비늘 달린 물고기들이 육지에서 흔하게 보인다(鱗見于陸). 우리가 사는 지금은 배수 시설이 잘되어있다. 그래도 장마가 지면 난리가 나는데, 황제내경이 저작될 당시에는 아마도 장마로 인해서 엄청나게 힘든 세월을 보냈을 것이다. 그리고 그때는 의료 시설과 영양도 제대로 못 챙긴 시절이기 때문에, 건강도 엉망진창이 되었을 것이다. 이 문장은 그 상황을 잘 묘사하고 있는 것 같다.

歲金太過, 燥氣流行, 肝木受邪. 民病兩脇下少腹痛, 目赤痛眥瘍, 耳無所聞, 肅殺而甚, 則體重煩寃, 胸痛引背, 兩脇滿且痛, 引少腹. 上應太白星. 甚則喘欬逆氣, 肩背痛, 尻陰股膝髀腨胻足皆病. 上應熒惑星. 收氣峻, 生氣下, 草木斂, 蒼乾凋隕, 病反暴痛胠脇, 不可反側, 欬逆甚而血溢. 太衝絶者, 死不治. 上應太白星.

금이 태과하면(歲金太過), 조기가 유행한다(燥氣流行). 간목이 사기를 받는다(肝木受邪). 대중 질환은 양쪽 갈비뼈 아래와 소복에 통증이 있고(民病兩脇下少腹痛), 목적통이 있고 자양이 있고(目赤痛眥瘍), 귀가 안 들리고(耳無所聞), 숙살이 심하고(肅殺而甚), 체중이 있고 번원이 있고(則體重煩寃), 흉통이 있고 등이 당기고(胸痛引背), 양쪽 갈비뼈 아래가 그득하고 또 통증도 있고(兩脇滿且痛), 소복이 당기고(引少腹), 태백성이 상응한다(上應太白星). 심하면 천해가 있고 역기하며(甚則喘欬逆氣), 어깨와 등에 통증이 있다(肩背痛). 고음고슬비천행족에 모두 병이 난다(尻陰股膝髀腨胻足皆病). 형혹성이 상응한다(上應熒惑星). 수기가 엄하고(收氣峻), 생기는 힘이 없고(生氣下), 초목이 성장을 멈추고(草木斂), 푸른 잎이 말라서 시들고 떨어진다(蒼乾凋隕). 거협 통증이 서서히 오고(病反暴痛胠脇), 옆으로 돌아 눕지를 못하고(不可反側), 해역이 심하면 혈일이 있다(欬逆甚而血溢). 태충맥이 끊기면(太衝絶者), 치료가 불가하고 죽는다(死不治). 위에서 태백성이 응한다(上應太白星).

금(金)이 태과(太過)한다(歲金太過)는 말은 오성중에서 금성(金星)의 기운이 유난히 세다는 것을 뜻한다. 금성은 건조하고 뜨겁다. 그래서 금성이 태과하면 땅에서는 건조함이 판을 친다(燥氣流行). 그러면 가을을 담당하는 폐는 당연히 과부하에 걸린다. 그러면 폐에서 만들어지는 폐기 적혈구 수는 많아지고, 이것은 결국에 담즙으로 변해서 간으로 가서 처리된다. 이때 간은 죽어난다. 즉, 간은 폐와 상극 관계 때문에 사기를 받은 것이다(肝木受邪). 하늘에서도 똑같은 현상이 일어난다. 즉, 금성이 목성의 기운을 뺏어버린 것이다(肝木受邪). 이제 간과 폐에 문제가 걸렸다. 그러면 간이 자리하고 있는 옆구리 아래에서 장간막을 자극하면서 장간막을 수축시키고, 결국에 소복통을 일으킨다(民病兩脇下少腹痛). 간은 산성 담즙을 통해서 뇌척수액의 산성도에 관여한다. 그래서 간이 문제가 되면, 뇌척수액이 산성으로 기울면서 당연하게 눈에서는 목적통(目赤痛)이 생기고, 귀는 잘 안 들린다(耳無所聞). 특히, 눈 주위로 머리에서 나온 상당히 큰 정맥혈관이 지나가는데, 이곳에 정맥혈이 정체되면, 이 부분에서 문제(眥瘍;자양)가 발생한다. 금성의 태과 때문에, 가을의 건조하고 쌀쌀한 기운이 사물을 말려서 죽이는 숙살 기운이 심해지면(肅殺而甚), 간질은 더욱더 수축하면서 간질액의 흐름이 막혀버린다. 그 결과로 간질 체액이 정체되면서 몸이 무거워지고(體重), 그러면 산성 간질액을 최종 중화 처리하는 폐가 과부하에 걸리게 되고, 이어서 가슴이 답답해지는 번원(煩寃)이 찾아온다(則體重煩寃). 그러면 당연히 흉통이 뒤따르고, 이어서 횡격막을 자극하면서 횡격막과 힘줄로 연결된 등도 당연히 당기게 된다(胸痛引背). 그러면 횡격막과 연결된 옆구리도 당기면서 그득해지고, 또한, 통증도 뒤따른다(兩脇滿且痛). 이 횡격막은 하복부 장간막과 연결되어 있으므로, 이때는 당연히 하복부까지 땅긴다(引少腹). 지금까지 본 이것들은, 결국에 금성(太白星)이 하늘에서 태과에 걸렸기 때문에 일어난 것이다(上應太白星). 이때 태과한 금성을 화성이 상극해버리면, 이제 심장에서까지 문제가 불거진다. 즉, 인체에서는 우 심장이 산성 정맥혈을 폐로 보내면서 심장이 폐를 상극해버리는 것이다. 그러면 병증 상태가 심해지면서, 당연히 기침이 심해지고, 이어서 폐가 책임지고 있는 산성 간질액이 중화되지 않으면서 역기가 일어나며(甚則喘欬逆氣), 그러면, 이제 종격이 문제를 일으키면서 종격과 힘줄로 연결된 어깨와 등에 통증이 생긴다(肩背痛). 이를 종합해 보면 폐, 간, 심장이 모조리 문제에 걸려있다. 특히 간은 산성 담즙을 통해서 뇌척수액에 관여하게 된다. 또, 심장이 문제가 되면서 혈액 순환에 문제가 되면서 혈액 순환에 아주 취약한 하체에 문제가 생긴다. 결과는 뻔하다. 꼬리뼈에서 발까지 하체 모두에 문제가 발생하는 것이다(尻陰股膝髀腨胻足皆病). 이 현상들은 화성(熒惑星)이 금성을 상극하면서 생긴 것들이다(上應熒惑星). 이렇게 금성이 태과하면, 가을의 쌀쌀하고 건조한 기운(收氣)은 더욱더 강(峻)해지게 되고(收氣峻), 그러면 자동으로 생명체를 키우고 길러내는 생기(生氣)는 사라진다(生氣下). 당연한 결과로 초목은 성장을 멈추고(草木斂), 푸르디푸른 잎은 시들고 말라서 땅에 떨어져 나뒹군다(蒼乾凋隕). 그러면 인체에서

도 문제가 발생한다. 폐는 횡격막과 운명을 같이하므로 폐가 문제를 만들면, 횡격
막과 연결된 갈비뼈 부근에 갑자기 반복적으로 통증이 온다(病反暴痛胠脇). 이때
누워서 옆으로 돌리려고 하면, 횡격막 통증 때문에 마음대로 반측할 수가 없게 된
다(不可反側). 이제 폐 문제가 심각해져서 기침과 기역이 심해지면, 산성 간질액의
중화 처리가 지체되고, 이어서 산성 간질액은 간질에 정체된다. 그러면 이 산성
간질액의 정체가 모세혈관이 많은 점막에서 일어나면, 모세혈관이 터지면서 출혈
이 생기는 혈일(血溢)이 발생한다(欬逆甚而血溢). 이제 증세가 몹시 심해져서 폐가
간을 아주 심하게 상극해버리면, 간이 문제가 된다. 그래서 간경(肝經)의 원혈(原
穴)인 태충(太衝)을 검사해서 막혀있는 것이 확인되면, 죽을 날을 기다릴 수밖에
달리 도리가 없게 된다(太衝絶者, 死不治). 간과 폐는 상극 관계로 연결되기 때문
에, 이런 현상이 빚어진 것이다. 이 모든 문제는 금성(太白星)이 하늘에서 태과했
기 때문에 일어난 현상이다(上應太白星). 여기서도 원혈(原穴)을 언급하고 있다는
사실에 주목하자. 원혈이 조절하는 스테로이드는 인체의 마지막 보루이다.


歲水太過, 寒氣流行, 邪害心火, 民病身熱, 煩心躁悸, 陰厥, 上下中寒, 譫妄心痛, 寒氣
早至. 上應辰星. 甚則腹大脛腫, 喘欬寢汗出, 憎風, 大雨至, 埃霧朦鬱. 上應鎮星. 上臨
太陽, 雨冰雪霜不時降, 濕氣變物, 病反腹滿腸鳴, 溏泄食不化, 渴而妄冒. 神門絶者, 死
不治. 上應熒惑辰星.


수(水)가 태과(太過)하면(歲水太過), 한기가 유행하고(寒氣流行), 사기가 심화를 해
친다(邪害心火). 대중적인 질환은 신열(民病身熱), 번심, 조계(煩心躁悸), 음궐(陰厥),
상하에 중한(上下中寒), 섬망, 심통(譫妄心痛), 한기가 빨리 온다(寒氣早至). 위에서
는 진성이 반응한다(上應辰星). 심하면 복부가 커지고 정강이가 붓는다(甚則腹大脛
腫). 천해가 있고 땀을 많이 흘리고(喘欬寢汗出), 증풍이 오고(憎風), 대우가 온다
(大雨至). 애무가 일어나 흐리고 맺힌다(埃霧朦鬱). 위에서는 진성이 반응한다(上應
鎮星). 위에서는 태양이 임한다(上臨太陽). 우빙과 설상이 시도 때도 없이 내리고
(雨冰雪霜不時降), 습기가 물건을 변하게 만들고(濕氣變物), 복부가 그득하며 소화관

에서 소리가 나고(病反腹滿腸鳴), 당설하고 음식이 소화되지 않는다(溏泄食不化). 갈증이 있고 망모한다(渴而妄冒). 신문이 끊기면(神門絶者), 치료는 불가능하고 죽는다(死不治). 위에서는 형혹성이 반응한다(上應熒惑辰星).

　수(水)가 태과(太過)한다(歲水太過)는 말은 오성 중에서 수성(水星)의 기운이 유달리 세다는 것을 뜻한다. 수성은 원래 크기가 태양계에서 가장 작고 차가우며, 대기가 아주 희박하고, 태양에 가장 가까이 자리하고 있다. 그래서 수성은 태양의 복사열을 그대로 흡수해버린다. 그 결과로 지구에 차가운 겨울을 만들어준다. 이런 수성의 기운이 과하게 되면, 그해 겨울 한기는 예년보다 빨리 오며(寒氣早至), 당연히 한기가 휩쓸게 된다(寒氣流行). 이렇게 추운 날씨가 되면, 일조량이 줄면서 인체에서는 과잉 산을 중화하지 못하고, 이어서 염(鹽)으로 저장하게 되고, 그러면 염을 전문적으로 처리하는 신장은 과부하를 일으킨다. 그래서 수성과 신장이 짝이 된다. 이렇게 신장이 과부하에 걸리면, 신장에서 산성 정맥혈을 받는 우 심장은 곧바로 날벼락을 맞는다(邪害心火). 이제 신장과 심장이 동시에 과부하에 걸린 것이다. 하늘에서도 똑같은 현상이 일어난다. 즉, 뜨거운 화성이 차가운 수성에게 에너지를 뺏겨버리는 것이다(邪害心火). 그래서 심장(心)과 화성(火)이 사기로 인해서 해를 입는다(邪害心火)고 한 것이다. 일조량이 부족한 겨울에 신장에 문제가 있어서 신장이 염으로 과잉 산을 중화하지 못하면, 온몸이 이 과잉 산을 중화하면서 신열(身熱)을 만들고, 그러면 과잉 산을 인체에서 제일 많이 중화하는 심장은 당연히 불편해지고(煩心), 당연히 심박수도 증가하며(躁悸), 심장에 통증도 수반된다(心痛). 즉, 신장이 심장을 상극한 것이다. 이렇게 신장과 심장이 동시에 문제가 되면, 신장이 취급하는 염(鹽)이 정체되면서 음궐(陰厥)이 생긴다. 이 음궐은 인체에서 열의 원천인 전자를 염으로 처리해서 생긴 것이기 때문에, 당연히 온몸(上下)에서 중한(中寒)이 생긴다(上下中寒). 신장은 또 뇌척수액을 책임지고 있으므로, 신장이 문제가 되면 섬망(譫妄)도 온다. 이것들은 수성(辰星)이 하늘에서 태과하면서 생긴 문제들이다(上應辰星). 그러면 당연히 그해 겨울 한기는 예년보다 빨리 온다(寒氣早至). 이렇게 수성이 날뛰면, 옆에서 조용히 지켜보고 있던 토성이 수성을 상극해버린다. 그러면 산성 림프액을 책임지는 두 기관이 모두 문제가 걸리면서, 간질액은 산성으로 기울고 정체되면서 병증은 더욱더 심해져서, 복수가 차고 체액 순환의 취약 지점인 종아리까지 부종이 생긴다(甚則腹大脛腫). 그러면 산성 림프액을 포함해서 산성 간질액을 최종 처리하는 폐도 곧바로 과부하에 걸리고 만다. 그 결과로 기침(喘欬)하게 된다. 그리고 신장의 문제로 인해서 인체 안에 쌓인 염(鹽)은 땀(汗)의 재료가 되는 전자를 격리한 상태이기 때문에, 겨울에 따뜻한 이불 속으로 들어가서 잠을 자는 시간이 되면, 이때 열이 제공되면서 염에서 전자가 나오고 이어서 침한(寢汗)을 만들어낸다(喘欬寢汗出). 그러면 당연히 염을 만들어내게 하는 차가운 바람을 싫어하게 된다(憎風). 그런데 이때 갑자기 큰비가 내리거나(大雨至), 안개가 끼면서 시야를 흐리게 하면(埃霧朦鬱), 이것은 하늘에서 토성(鎭星)이 수성을 상극했기 때문에 일어난 현상들이다(上應鎭星). 즉, 토성이 갑자기 겨울을 장하의 날씨로 바꿔버린 것이다. 이때 동시에 하늘(上)에서 수성(太陽)이 태과해서 다스리게(臨) 되면(上臨太陽), 이제 날씨는 엉망진창이 되면서, 시도 때도 없이 눈과 비가 섞여서 내리게 된다(雨冰雪霜不時降). 이때 토성으로 인해서 나타난 습기는 겨울의 기운에 얼면서 만물을 상하게(變) 만든다(濕氣變物). 이제 수성과 토성이 합창하면서, 비장과 신장도 합창해서 병을 만들어낸다. 그러면 체액 순환의 핵심인 림프액을 책임지는 이 두 기관이 막히면서 간질 체액이 정체되고, 결국에 복부가 반복적으로 그득해져 오고, 비장이 통제하는 소화관의 간질액도 정체되고 이어서 소화가 안 되면서 장에서 꼬르륵꼬르륵 소리가 나고(病反腹滿腸鳴), 심한 설사인 당설이 오고, 먹는 것이 아래로 내려가지 않으며(溏泄食不化), 설사 때문에 수분을 잃게 되고, 당연히 갈증이 오고, 뇌척수액을 통제하는 신장 문제 때문에 헛소리하는 망모(妄冒)까지 온다(渴而妄冒). 태과한 수성의 영향으로 과부하가 걸린 신장은 심장을 상극하면서 심장으로 전자를 떠넘겨버린다. 그래서 심장의 원혈인 신문(神門)을 살펴봐서 맥이 끊겼다면, 죽는 날을 받아 논 것이다(神門絶者, 死不治). 즉, 심장과 신장은 상극 관계로 연결되기 때문에, 신장을 도와주는 심장의 기능이 끊기면, 신장은 기댈 곳이 없게 되고, 이어서 신장의 기능은 정지되고, 이어서 생명은 끝나는 것이다. 이 상태는 하늘에서 수성(辰星)이 화성(熒惑)을 상극하면서 일어난 현상 때문이다(上應熒惑辰星). 여기서도 원혈(原穴)을 언급하고 있다는 사실에 주목하자. 원혈이 조절하는 스테로이드는 인체의 마지막 보루이다.

제3장

帝曰, 善. 其不及何如. 岐伯曰, 悉乎哉問也. 歲木不及, 燥廼大行, 生氣失應, 草木晚榮, 肅殺而甚, 則剛木辟著, 柔萎蒼乾. 上應太白星. 民病中清, 胠脇痛, 少腹痛, 腸鳴溏泄, 涼雨時至. 上應太白星. 其穀蒼. 上臨陽明, 生氣失政, 草木再榮, 化氣廼急, 上應太白鎭星. 其主蒼早, 復則炎暑流火, 濕性燥, 柔脆草木焦槁, 下體再生, 華實齊化, 病寒熱瘡瘍, 疿胗癰痤. 上應熒惑太白. 其穀白堅. 白露早降, 收殺氣行, 寒雨害物, 蟲食甘黃, 脾土受邪, 赤氣後化, 心氣晚治, 上勝肺金, 白氣廼屈, 其穀不成, 欬而鼽, 上應熒惑太白星.

황제가 말한다(帝曰). 좋습니다(善). 불급은 무엇인가요(其不及何如)? 기백이 말한다(岐伯曰). 자세히도 물어보시네요(悉乎哉問也)! 목(木)이 불급(不及)하면(歲木不及), 조가 대행에 이르고(燥廼大行), 생기가 실응하고(生氣失應), 초목이 만영하고(草木晚榮), 숙살이 심하면(肅殺而甚), 강목은 벽착하고(則剛木辟著), 유목은 시들고 창목은 말라버린다(柔萎蒼乾). 위에서는 태백성이 응한다(上應太白星). 대중적인 질환은 중청(民病中清), 거협통(胠脇痛), 소복통(少腹痛), 장명, 당설이다(涼雨時至). 량우가 가끔 내린다(涼雨時至). 위에서는 태백성이 응한다(上應太白星). 그 곡식은 창이다(其穀蒼). 위에서는 양명이 다스린다(上臨陽明). 생기는 실정하고(生氣失政), 초목은 재영하고(草木再榮), 화기가 급에 이르고(化氣廼急), 위에서는 태백성과 진성이 응한다(上應太白鎭星). 그것은 창조를 주관한다(其主蒼早). 거듭되면, 염서, 유화하고(復則炎暑流火), 습성이 조하고(濕性燥), 유연한 초목은 말라서 비틀어지고(柔脆草木焦槁), 하체에서 재생한다(下體再生). 대중병은 한열, 창양(病寒熱瘡瘍), 비진, 옹좌이다(疿胗癰痤). 위에서는 형혹성과 태백성이 반응한다(上應熒惑太白). 그 곡식은 백견이다(其穀白堅). 백로가 일찍 내리고(白露早降), 수쇄의 기운이 이행하고(收殺氣行), 한우가 만물을 망치고(寒雨害物), 충이 감황을 먹는다(蟲食甘黃). 비토가 사기를 받는다(脾土受邪). 적기가 후에 만들어지고(赤氣後化), 심기는 늦게 치료되며(心氣晚治), 위에서는 폐금을 이긴다(上勝肺金). 백기가 굴복하기에 이른다(白氣迺屈). 그 곡식은 불성한다(其穀不成). 기침이 있고 코가 막힌다(欬而鼽). 위에서는 태백성과 형혹성이 반응한다(上應熒惑太白星).

목(木)이 불급(不及)한다(歲木不及)는 말은 오성 중에서 목성(木星)이 기운을 금성(燥)에게 빼앗겼다는 의미이다. 이 둘은 상극 관계를 유지하기 때문이다. 그래서 당연하게 목성(木)이 금성(燥)에게 에너지를 빼앗겨서 불급(不及)이 되면, 금성이 판치는 세상이 되고, 금성의 기운인 건조한 기운이 대유행하기에 이른다(燥迺大行). 그러면 당연히 목성이 주는 봄기운(生氣)은 온데간데없이 사라지고 만다(生氣失應). 그러면 봄에 트는 싹은 늦게서야(晚) 피어난다(草木晚榮). 거꾸로 금성이 주는 가을의 기운인 숙살(肅殺) 기운이 닥쳐오는데, 이 건조하고 쌀쌀한 숙살 기운이 심하게 되면(肅殺而甚), 단단한 초목은 껍질이 말라가고(則剛木辟著), 유연한 초목은 시들고(柔萎), 푸른 잎을 가진 초목은 잎이 말라 떨어진다(蒼乾). 이것은 금성(太白星)이 하늘에서 반응해서 숙살 기운을 공급했기 때문이다(上應太白星). 이때 기후 문제를 보면, 봄은 더운 날씨가 아니므로 수증기의 증발이 적어서 비가 잘 오지 않는다. 그런데 이상 기후가 있을 때는 수분 증발이 많으므로, 비가 때때로 온다. 그런데 아직은 봄이기 때문에 춥다. 그래서 이상 기후가 발생할 경우에는 봄에 차가운 비(涼雨)가 때때로(時) 내린다(涼雨時至). 이것은 금성(太白星)이 하늘에서 반응해서 건조하고 쌀쌀한 기운을 공급했기 때문이다(上應太白星). 봄은 원래 목성이 주는 에너지 때문에 봄에 나는 식물들의 새싹으로 인해서 봄의 곡식들은 색이 파랗다(其穀蒼). 그런데 하늘(上)에서 금성(陽明)이 다스(臨)리면서(上臨陽明) 문제를 일으킨 것이다. 이렇게 봄기운(生氣)이 제자리를 찾지 못하고 있을 때(生氣失政), 초목이 다시(再) 싹을 틔우려면(草木再榮), 건조함을 없애줄 장하의 기운(化氣)인 습기가 빨리(急) 와야 한다(化氣迺急). 그러려면 금성(太白星)과 토성(鎭星)이 하늘(上)에서 반응(應)해야 한다(上應太白鎭星). 이렇게 두 오성이 반응해주면, 장하(其)는 푸르름(蒼)이 조기(早)에 올 수 있도록 주도(主)를 해준다(其主蒼早). 즉, 금성이 주는 건조함을 토성이 날려버리고, 토성은 식물이 충분히 클 수 있도록 습기를 공급해준다. 그래서 다시(復) 식물들이 생기를 찾으려면, 여름의 더위(炎暑)와 장하(流火)가 습기를 공급하고(復則炎暑流火), 그 습기가 건조함에 대해서 효력(性)을 발휘해주면(濕性燥), 건조함 때문에 말라비틀어졌던 초목들은(柔脆草木焦槁), 밑동(下體)에서 다시(再) 싹을 틔우기 시작한다(下體再生). 이렇게 되면, 꽃(華)은 다시 피고 열매(實)는 다시 열리게 된다(華實齊化). 그리고 봄에 시작된 이 문제는 결국에 여름(熒惑星), 장하(鎭星), 가을(太白星)까지 줄줄이 엮이게 된다. 이때 하늘에서 금성(太白)과 상극 관계를 맺고 있는 화성(熒惑)이 힘을 발휘해 주면(上應熒惑太白), 원래 가을 곡식의 상징은 굳어서(堅) 하얗게(白) 보이는 녹말(starch:綠末)인데(其穀白堅), 금성의 건조하고 쌀쌀한 기운이 없어지면서, 이 녹말이 만들어지는 것이다. 즉, 이때는 계절이 정상으로 돌아간다. 그런데 금성이 목성을 상극해서 에너지를 빼앗아 버리면, 봄에 이상 기후가 생기면서 가을에 내리는 백로(白露)를 더 일찍 내리게 한다(白露早降). 백로란 뭘까? 하얀 이슬이다. 그러나 이것은 단순한 의미 이상을 뜻한다. 이슬은 수분의 응집이다. 수분이 응집되려면, 반드시 삼투압 기질이 있어야 한다. 그리고 삼투압 기질은 전자가 있어야만 한다. 즉, 수분이 응집된 이슬은 산성(酸性) 물질이라는 뜻이다. 이 산성 물질인 백로는 식물의 조직을 훼손시킨다. 그래서 농사를 짓는 농민은 벼 이삭이 백로 이후에 패면, 그 해는 흉년이 든다고 말한다. 즉, 이때는 벼가 여물지를 못하고 죽어버리는 것이다. 그러면, 이 백로가 만들어지려면, 공기 중에 산성 물질이 많이 있어야 가능하다는 사실을 암시한다. 그리고 봄에 지구상에 과잉으로 공급된 전자(酸)가 가을 백로의 원천이 된다. 그래서 봄에 이상 기후가 발생하면, 가을에 백로가 일찍 형성되면서 흉년이 든다. 즉, 백로가 일찍 내린다(白露早降)는 말은 가을의 기운인 수기(收氣)와 살기(殺氣)가 횡행한다(收殺氣行)는 뜻과 같다. 다시 말해서, 이해는 흉년이 든다는 것이다. 가을은 원래 약간 쌀쌀해서 비가 잘 안 온다. 그런데 봄에 과잉 공급된 전자로 인해서 비가 내린다. 이때 내린 비는 당연히 찬 기운을 보유한 비이다. 이때 곡식들은 량우(涼雨)와 백로(白露)로 인해서 당연히 냉해(冷害)를 입는다(寒雨害物). 참고로 곡식과 백로는 서로 악순환의 고리이다. 곡식이 자라려면 백로를 만들어내는 전자인 산을 성장 인자로 이용한다. 전자를 품은 산(酸)은 성장 인자이기 때문이다. 그래서 곡식이 잘 자라면, 백로(白露)의 재료로써 전자인 산을 모조리 수거해버린다. 그러면 백로는 생기지 않는다. 그런데 지금은 이상 기후가 와서 봄에 곡식이 자라지 못하면서, 대기 중에 전자인 산이 넘쳐나고, 이어서 백로(白露)가 만들어지고, 결국에 그나마 조금 자라던 곡식들조차 냉해를 입은 것이다. 그래서 이 둘은 악순환의 고리와 선순환의 고리를 동시에 보유한다. 이것이 에너지의 법칙이다. 그런데 대기 중에 전자가 과잉되면, 이 과잉 전자는 병충을 증식시키는 증식 인자로서 작용한다. 전자는 식물에게도 성장 인자이지만, 인간이나 병충에도 성장 인자이기 때문이다. 우리 몸의 체액이 산성으로 기울면, 바이러스에 쉽게 감염되는 원리와 똑같다. 그러면, 이 벌레들은 황금들녘의 곡식들(甘黃)을 모조리 먹어 치워버린다(蟲食甘黃). 즉, 설상가상이 된 것이다. 즉, 우주의 에너지 불균형은 이렇게 무섭게 작동하는 것이다. 결국에 우주의 에너지 문제는 생체 건강뿐만 아니라 식량 문제로까지 이어진다. 그런데, 목성(木)이 이렇게 문제가 되면, 목성이 상극하는 토성(土)이 문제를 일으킨다. 즉, 토성이 목성에게 에너지를 뺏겨버리는 것이다. 그러면 인체에서는 당연히 비장이 문제를 일으킨다. 그래서 목성이 문제가 되면, 비장(脾)과 토성(土)이 사기를 받는다(脾土受邪)고 하는 것이다. 이렇게 되면, 여름의 기운인 적기(赤氣)가 토성이 다스리는 장하에까지 영향을 미치게 된다(赤氣後化). 그리고 인체에서는 비장의 문제로 인해서 간질액에서 문제가 발생하고, 이어서 간질로 혈액을 뿜어내는 심장이 문제가 된다. 그래서, 이때 심장에 문제가 있으면, 심장을 치료해도 치료가 늦어지게 된다(心氣晚治). 그러면 이제 또 부작용이 생긴다. 우 심장이 문제가 되면, 우 심장에서 산성 체액을 공급받는 폐는 당연히 문제가 생긴다. 이 둘은 상극 관계이기 때문이다. 이 현상은 하늘에서도 그대로 일어난다. 그래서 화성이 금성을 억눌러 버리는 것이다. 그래서 위로는 폐금을 승한다(上勝肺金)고 한 것이다. 그러면 가을의 기운을 제공하는 금성의 기운인 백기는 굴복하기에 이르고 만다(白氣廼屈). 그러면 당연한 결과로, 금성이 통제하는 가을의 곡식들은 제대로 익지(成)도 못하고 만다(其穀不成). 이것이 하늘에서 화성(熒惑)과 금성(太白)이 반응한 결과이다(上應熒惑太白星). 한마디로 오성 하나가 에너지를 뺏겨서 불급이 되면, 오성 전체가 개입되고, 이어서 에너지의 흐름에 대혼란이 오면서, 이 때는 인체뿐만 아니라 삼라만상 전체가 영향을 받게 된다.

　이제 질환들을 보자. 봄의 이상 기후 때문에, 간이 과부하에 걸리고, 이어서 체액 순환이 막히고, 이어서 산성 간질액이 정체되면서 산소는 산성 간질에서 모두 소모되어버리고, 체온을 만드는 근육의 미토콘드리아는 산소 부족으로 인해서 작동하지 못하게 되고, 이어서 한(寒)이 찾아오고, 산성 간질액에 접하고 있는 갈색 지방의 미토콘드리아는 과잉 산을 중화하면서 열(熱)을 만들어내고, 이때 땀이 나면서 땀띠나 부스럼 같은 비진(痱胗)이 발생한다. 그리고 산성 간질액은 피부와 접하고 있으므로, 이 과잉 산이 피부 콜라겐을 녹이면서 피부 질환(瘡瘍:창양:癰痤: 옹좌)들이 너무나 많이 생긴다(病寒熱瘡瘍:痱胗癰痤). 그러면, 상극 관계로 통하는 폐도 영향을 받는다. 이때 제일 많이 과부하에 시달리는 장기는 당연히 간이다. 그리고 간은 중초(中)에서 열을 제일 많이 생산하는 기관이다. 그런데 간이 과부하에 시달리게 되면, 간은 제대로 기능하지 못하고, 더불어 열도 생산하지 못한다. 당연한 결과로 중초(中)가 냉(淸)한 중청(中淸)에 걸린다. 그러면, 간이 자리하고 있는 부근에서 문제가 생기는 것은 당연하다. 그래서 갈비뼈 부근(胠脇痛)과 하복부 부분에 통증(少腹痛)이 생긴다. 간은 또한 소화관의 간질을 정맥혈을 통해서 받기 때문에, 간에서 문제가 생기면, 곧바로 소화관에서 문제가 발생한다. 이어서 소화가 잘 안 되면서 장에서 꼬르륵꼬르륵 소리가 나고(腸鳴), 설사(溏泄)까지 하게 된다. 그리고 봄의 이상 기후 때문에 간이 과부하에 걸리면, 간으로 산성 정맥혈을 보내는 비장에서도 당장 문제가 유발된다(脾土受邪). 즉, 간과 비장은 상극 관계로 연결된다. 또, 과부하에 걸린 간에서 중화되지 못한 산성 정맥혈은 우 심장을 거쳐서 폐로 보내진다. 이제 폐와 심장이 문제에 봉착한다. 그러면 우 심장(心氣)이 제대로 제대로 기능하지 못하면서(心氣晚治), 우 심장 다음(上)에 있는 폐(肺金)는 자동으로 과부하(勝)에 걸리고 만다(上勝肺金). 이로 인해서 폐(白氣)가 문제(屈)가 생기면(白氣廼屈), 기침(欬)하면서 콧물(衄:구)을 흘린다(欬而衄). 이 현상들은 봄부터 시작된 이상 기후에 대한 심장과 폐의 반응들이다.

歲火不及, 寒廼大行, 長政不用, 物榮而下, 凝慘而甚, 則陽氣不化, 廼折榮美. 上應辰星. 民病
胸中痛, 脇支滿, 兩脇痛, 膺背肩胛間及兩臂內痛, 鬱冒矇昧, 心痛暴瘖, 胸腹大, 脇下與腰背相
引而痛. 甚則屈不能伸, 髖髀如別. 上應熒惑辰星. 其穀丹, 復則埃鬱, 大雨且至. 黑氣廼辱.
病鶩溏腹滿, 食飮不下, 寒中, 腸鳴, 泄注, 腹痛, 暴攣痿痺, 足不任身. 上應鎭星辰星, 玄穀不成.

화(火)가 불급(不及)하면(歲火不及), 한이 대유행한다(歲火不及). 성장 작용이 쓸모
가 없어진다(長政不用). 만물이 크지를 못한다(物榮而下). 얼어서 참혹하게 변하고
심하면(凝慘而甚), 양기가 불화하고(則陽氣不化), 성장이 꺾인다(廼折榮美). 위에서는
진성이 반응한다(上應辰星). 대중적인 질환들은 흉중에 통증(民病胸中痛), 협지만(脇
支滿), 양쪽에 협통(兩脇痛), 가슴-등-견갑 사이에서 양쪽 팔 안쪽까지 통증이 있고
(膺背肩胛間及兩臂內痛), 울모, 몽매(鬱冒矇昧), 심통, 폭음(心痛暴瘖), 흉복이 커지고
(胸腹大), 허리와 더불어 갈비뼈 아래가 통증이 있으면서 당긴다(脇下與腰背相引而
痛). 심하면 굴은 가능하나 신이 어렵다(甚則屈不能伸). 관비가 떨어져 나갈 것 같
다(髖髀如別). 위에서는 형혹성과 진성이 반응한다(上應熒惑辰星). 그 곡식은 붉다
(其穀丹). 반복되면 후덥지근해진다(復則埃鬱). 큰비가 또 온다(大雨且至). 흑기가 이
렇게 만들었다(黑氣廼辱). 대중적인 병은 목당, 복만(病鶩溏腹滿), 먹은 것이 내려
가지 않고(食飮不下), 한중(寒中), 장명(腸鳴), 설주(泄注), 복통(腹痛), 폭연, 위비(暴
攣痿痺), 발걸음을 뗄 수가 없다(足不任身). 위에서는 진성과 진성이 반응한다(上應
鎭星辰星). 현곡이 만들어지지 않는다(玄穀不成).

화(火)는 화성(火星)을 말한다. 화성은 원래 대기가 희박해서 태양의 복사열을 그
대로 반사해서 지구로 보내버린다. 이때 지구는 당연히 여름을 맞이한다. 그래서
화(火)인 화성(火星)이 불급한다(歲火不及)는 말은 상극 관계를 맺고 있는 수성(水)
이 화성의 에너지를 빼앗아 버렸다는 뜻이다. 그러면 수성의 기운인 한기가 판을
치는 것은 당연해진다(寒廼大行). 그러면 화성이 주도하는 여름의 기운인 장기(長
氣)는 당연히 힘을 쓰지 못하게 되고 쓸모(用)가 없어지기에 이른다(長政不用). 결
국에 여름에 무성(榮)하게 자라야 할 만물(物)은 성장이 저하(下)되고 만다(物榮而

下). 이런 추위(凝慘)가 와서 심해지면(凝慘而甚), 여름에 내뿜어야 할 열기인 양기 (陽氣)는 힘을 못 쓰고 만다(則陽氣不化). 그러면 만물의 성장세(榮美)는 꺾이고(折) 만다(迺折榮美). 이 현상은 하늘(上)에서 수성(辰星)이 화성을 상극(應)했기 때문에 일어난 것이다(上應辰星). 이때 인체도 당연히 병이 든다.

이제 심장은 이상 기온 때문에 문제에 봉착한다. 겨울에 쌓아둔 과잉 산을 여름 의 풍부한 일조량과 열을 이용해서 중화해야 하는데, 이상 기온 때문에 과잉 전자 중화를 심장이 다 떠안아야 할 지경에 온 것이다. 이제 심장과 심장이 자리하고 있 는 주위는 난리가 난다. 과잉 산이 심장에 들이닥치니 심근은 강하게 수축할 것이 고, 그러면 심장에 통증(心痛)이 찾아오고, 이어서 가슴에 통증(胸中痛)이 오는 것은 당연하고, 그러면 알칼리 동맥혈 공급이 제대로 안 되면서, 뇌 신경에서 문제가 발 생하고, 이어서 울모(鬱冒)와 몽매(矇昧)가 찾아온다. 또, 심장은 횡격막과 연계되어 있으므로, 횡격막과 연결된 부분들에서 문제가 발생한다. 그래서 갈비뼈 부근이 그 득해지고(脇支滿), 당연히 양쪽 갈비뼈에 통증이 오고(兩脇痛), 흉강과 복강이 불러 온다(胸腹大). 또한, 심장에서 일어나는 심근(myocardium:心筋)의 문제는, 또한, 종격(mediastinum:縱隔)의 문제로 발전한다. 종격은 힘줄로 구성되어 있는데, 이 힘줄은 식도에서 척수까지 연결되어 있다. 그래서 종격을 건드리면 상체 부분 전체 가 모두 반응한다. 그 결과 목소리가 제대로 안 나오는 폭음(暴瘖)이 오고, 가슴, 등, 어깨, 팔까지 아픈 증세가 온다(膺背肩胛間及兩臂內痛). 또, 심장이 문제가 되 면, 우 심장으로 산성 정맥혈을 보내는 신장이 과부하에 시달리게 된다. 즉, 신장 과 심장의 상극 관계 때문에 문제가 생긴 것이다. 그러면, 신장은 척추를 통제하는 뇌척수액을 담당하고 있으므로, 허리에 직격탄을 날린다. 그러면 허리가 아프고 척 추끼리 서로 당기면서 통증을 유발한다(脇下與腰背相引而痛). 이때 증세가 심해지 면, 허리를 구부릴 수는 있으나 펴지를 못하는 상태가 되고(甚則屈不能伸), 이 충격 으로 관비(髖髀)에 하중이 실리면서, 이 부분이 떨어져 나갈 듯이 아프다(髖髀如 別). 또, 관절 뇌척수액인 활액이 산성으로 변하면서, 발로 체중을 지탱하지 못하게 된다(足不任身). 즉, 이때는 걸을 수가 없게 된다. 이런 병이 찾아온 것은 하늘에서 에너지를 조절하는 화성(熒惑)과 수성(辰星)의 상극 관계 때문이다(上應熒惑辰星).

　이렇게 되면, 곡식은 말라비틀어지면서 붉게(丹) 변해서 죽는다(其穀丹). 이런 상태가 반복(復)되면, 화성의 열기와 수성의 찬 기운이 서로 섞이면서, 습기와 열기가 뭉치게 되고, 날씨는 후텁지근해진다(復則埃鬱). 이때 열기가 올려보낸 수증기를 한기가 응집시키면서 또한, 큰 비(大雨)가 내리게 된다(大雨且至). 이것은 수성의 기운인 흑기(黑氣)가 차가운 기운을 공급해서 만들어 낸 것이다(黑氣迺辱). 이렇게 수성이 문제를 일으키면, 인체에서 수성과 연결된 신장이 문제를 일으킨다. 그리면 신장과 상극 관계에 있는 비장도 문제가 된다. 즉, 신장이 처리해야만 하는 림프액을 비장에 떠넘긴 것이다. 그 결과로 간질액을 처리하는 비장이 과부하에 걸리고, 이어서 간질액은 자동으로 정체되고, 이어서 비장이 통제하는 소화관 때문에 소화가 안 되면서 소화가 안 된 내용물들이 대변으로 오리 똥처럼 나오는 목당(鶩溏 )에 걸리고, 당연히 수사(水瀉)라고도 불리는 설주(泄注)에 시달린다. 또, 소화관의 연동 운동이 막히면서, 음식물이 아래로 내려가지 않게 되고(食飮不下), 그 결과로 배가 더부룩(腹滿)해지고, 소화관에서 꼬르륵꼬르륵 소리(腸鳴)가 나고 당연히 복통(腹痛)도 뒤따른다. 그러면, 이제 소화관의 산성 정맥혈을 통제하는 간문맥이 여기에 엮이게 된다. 그러면 간은 담즙을 통해서 신경을 지배하기 때문에, 간에 문제가 생기면, 신경에 문제가 생기고, 이어서 근육에 문제가 생기면서 갑자기 경련(暴攣)이 오기도 한다. 또, 궐증을 유발해서 손발이 저리는 증상인 위비(痿痺)도 만들어낸다. 그리고 간은 중초에서 열을 제일 많이 생산하는 기관이다. 그래서 간이 문제가 되면, 중초에서 차가운 한중(寒中)이 발생한다. 이 증상들은 결국에 수성(辰星)과 토성(鎭星)이 반응하면서 만들어낸 결과물들이다(上應鎭星辰星). 즉, 신장과 비장이 상극 관계를 이용해서 산성 체액을 서로 떠넘기면서 일어난 병증들이다. 그러면 인간뿐만 아니라 곡식도 해를 입는다. 즉, 여름에 열기가 있어야만 연꽃이 제대로 피어서 열매를 맺고, 이어서 연 열매인 현곡(玄穀)이 만들어지는데, 수성이 상극하면서 결국에 연의 열매인 현곡이 여물지(成) 못하고 만다(玄穀不成).

歲土不及, 風迺大行, 化氣不令, 草木茂榮, 飄揚而甚, 秀而不實. 上應歲星. 民病飧泄霍亂, 體重腹痛, 筋骨繇復, 肌肉瞤酸, 善怒. 藏氣擧事, 蟄蟲早附, 咸病寒中. 上應歲星鎭星. 其穀齡. 復則收政嚴峻, 名木蒼凋, 胸脇暴痛, 下引少腹, 善大息. 蟲食甘黃. 氣客於脾. 齡穀迺減. 民食少失味, 蒼穀迺損. 上應太白歲星. 上臨厥陰, 流水不冰, 蟄蟲來見, 藏氣不用, 白迺不復. 上應歲星, 民迺康.

토(土)가 불급하면(歲土不及), 풍이 대행한다(風迺大行). 화기가 작동하지 않는다(化氣不令). 초목이 무성하게 자라기만 한다(草木茂榮). 바람이 부는 것이 심해지면(飄揚而甚), 잘 자라기는 하나 열매가 없다(秀而不實). 위에서는 세성이 반응한다(上應歲星). 대중적인 질환은 손설, 곽란(民病飧泄霍亂), 체중, 복통(體重腹痛), 근골요복(筋骨繇復), 기육윤산(肌肉瞤酸), 화를 잘 내고(善怒), 장기가 문제를 일으킨다(藏氣擧事). 칩충이 조기에 겨울잠을 자고(蟄蟲早附), 모든 병은 한중이다(咸病寒中). 위에서 세성과 진성이 응한다(上應歲星鎭星). 그 곡식은 황이다(其穀齡). 반복되면 수정이 엄준해지고(復則收政嚴峻), 이름하여 목창이 조한다(名木蒼凋). 흉협에 갑자기 통증이 오고(胸脇暴痛), 소복이 아래로 당기고(下引少腹), 한숨을 잘 쉰다(善大息). 병충이 감황을 먹어치우고(蟲食甘黃), 비장이 사기를 받고(氣客於脾), 황곡의 수확량이 줄고(齡穀迺減), 식량이 적어지고, 맛도 떨어진다(民食少失味). 창곡이 손실에 이른다(蒼穀迺損). 위에서는 태백성이 반응한다(上應太白歲星). 위에서는 궐음이 임한다(上臨厥陰). 유수가 얼지 않고(流水不冰), 칩충이 다시 보이고(蟄蟲來見), 장기가 기능을 잃고(藏氣不用), 백이 불복하기에 이른다(白迺不復). 세성이 응한다(上應歲星). 백성은 건강이 이른다(民迺康).

토성(土星)은 원래 표면 온도가 약 -176°C로 아주 낮으며, 태양으로부터 받는 에너지의 양보다 더 많은 양의 에너지를 발산하며, 토성의 영어 이름인 새턴(Saturn)은 로마 신화의 농경의 신 사투르누스(Saturnus)에서 유래한 것이고, 약한 자기장을 지니고 있으므로, 태양풍이 강할 때는 토성의 반지름은 약 20배까지 줄어들었다가 태양풍이 약해지면 30배 이상까지 늘어난다고 한다. 이런 토성은 장하에 찬 기운을 지구에 공급해서 장마를 만들게 된다. 이런 토성이 불급한다(歲土不及)는 말은 토성이 자기가 가진 에너지를 목성에 뺏기는 것을 뜻한다. 즉, 목성이 토성을 상극한 것이다. 그러면 목성이 주도하는 따뜻하고 차가운 봄바람이 땅을 휩쓸고 다니게 된다(風迺大行). 즉, 토성이 주도하는 장하의 기운인 화기(化氣)가 제대로 작동(令)하지 못하는 것이다(化氣不令). 원래 장하는 수확을 시작하게 하는 토성의 차가운 기운이 주도하기 때문에, 식물은 서서히 겨울을 준비하면서 성장을 멈추는 시기이다. 그런데 토성을 상극한 목성이 주는 따뜻한 기운이 식물을 더 자라게 한다(草木茂榮). 이때는 봄처럼 따뜻한 바람이 불게 되는데, 이 현상이 심해지면(飄揚而甚), 따뜻한 봄바람이 주는 에너지로 인해서 잎은 무성(秀)하게 자라지만, 곡식을 여물게 하는 장하의 기운이 없으므로, 곡식은 결실(實)을 맺지 못하고 만다(秀而不實). 이 현상은 토성을 상극한 목성(歲星)이 하늘에서 반응했기 때문이다(上應歲星).

이제 인체에 미치는 영향을 보자. 비장이 문제가 되면서 간질액이 정체되고, 이어서 몸이 무거워지고(體重), 간질(肌)에서도 산성(酸) 간질액 때문에 문제가 생기고, 림프(肉)도 산성(酸) 간질액 때문에 문제가 생기고, 또한, 소화관이 문제가 되면서, 그 결과로 손설(飧泄)이 발생하고, 곽란(霍亂)이 일어나며, 이어서 복통(腹痛)이 따른다. 그러면 소화관의 산성 정맥혈을 받는 간문맥에서도 문제가 뒤따른다. 그러면, 간이 문제가 되면서 담즙 처리가 지연되고, 이어서 신경이 날카로워지면서 성질을 잘 내며(善怒), 신경의 과흥분으로 인해서 근육에 경련이 일고(瞤酸), 신경이 근육을 수축시키면서 근골의 수축에 문제를 일으키고(筋骨繇復), 소복 즉, 골반 부분을 아래로 당기게 만든다(下引少腹). 그리고 중초에서 열을 생산하는 간이 문제가 되면서, 사람들 모두(咸)에게 열 생산이 문제가 되고, 결국에 한중(寒中)을 만들어 낸다(咸, 病寒中). 이렇게 목성과 토성이 싸우고 있으면, 수성을 상극하는 토성의 힘이 약화되면서, 이제는 거꾸로 수성이 힘을 발휘하면서 수성의 기운인 장기(藏氣)가 힘을 쓰게 되고(藏氣擧事), 그러면 겨울잠을 자야 하는 칩충들은 조기에 잠자리에 들게 된다(蟄蟲早附). 이 현상들은 모두 목성과 토성이 하늘에서 상극관계로 반응했기 때문이다(上應歲星鎭星). 원래 토성이 지배하는 장하의 곡식은 황곡(穀黅)이다(其穀黅). 즉, 곡식이 익기 시작해서 황금빛 들녘(穀黅)을 상상하게 하는 것이 장하이다. 그런데 강한 목성이 토성을 상극하는 현상이 반복(復)되다 보면, 결국에 목성의 기운도 상극당해서 금성에 에너지를 넘겨주게 된다. 그러면 또 다른 불행이 찾아온다. 이제 태과한 금성 때문에 건조하고 쌀쌀한 가을의 기운인 수기(收氣)는 아주 강해지게(嚴峻) 되고(復則收政嚴峻), 나무(木)와 초목(蒼)이라고 이름(名) 붙은 것들은 건조함과 쌀쌀함 때문에 시들고(凋) 만다(名木蒼凋). 이런 기후의 에너지 상태가 되면, 인체도 이에 반응한다. 이때는 당연히 폐에 문제가 생긴다. 그러면 폐가 횡격막을 건드리면서, 결국에 심장과 폐에서까지 문제가 발생하고, 이어서 가슴에 갑자기 통증이 오고(胸脇暴痛), 횡격막과 장간막으로 연결된 소복도 당기게 된다(下引少腹). 이에 따라서 횡격막이 문제가 심각해지면서, 자주 한숨(大息)을 쉬게 만든다(善大息). 그러면 금성이 과하게 주는 에너지 때문에 해충이 급증하면서, 인간의 식량(甘黃)을 모조리 먹어치워 버린다(蟲食甘黃). 즉, 에너지 흐름의 혼란 때문에 재앙이 닥친 것이다. 이때 장하를 담당하는 비장에 사기가 병인으로 들어오는 것은 당연하다(氣客於脾). 이들 해충 때문에 결국에 귀중한 누런 가을 곡식은 적어지게(減) 된다(黅穀廼減). 또, 이런 에너지의 혼란 때문에 사람들이 먹을 식량도 줄어들고, 곡식도 잘 여물지 않아서 맛도 없어진다(民食少失味). 즉, 아직 덜 여물어 색이 파란 곡식(蒼穀)이 더위로 문제가 발생해서 손상(損)을 입었고, 게다가 해충의 영향도 있었기 때문이다(蒼穀廼損). 이 결과들은 금성(太白)과 목성(歲星)이 하늘에서 반응했기 때문에 나타난 것이다(上應太白歲星). 이렇게 목성(厥陰)이 하늘을 다스리게(臨) 되면(上臨厥陰), 겨울이 되어도 따뜻한 봄날이 되면서 흐르는 물은 얼지 않고(流水不冰), 겨울잠을 자야 할 칩충들은 슬슬 기어 나오게 된다(蟄蟲來見). 즉, 겨울의 기운인 장기(藏氣)가 쓸모가 없게 되어버린 것이다(藏氣不用). 게다가, 가을(白) 기운도 이미 회복할 수 없는 상태가 되어버렸다(白廼不復). 이 결과들은 결국에 목성(歲星)이 하늘에서 토성을 상극하면서 반응했기 때문이다(上應歲星). 이때쯤 되면, 인간의 건강도 문제가 된다. 결국에 사람들(民)의 건강도 공허(康)하기에 이른다(民廼康). 여기서 강(康)은 건강하다는 뜻이 아니라 '비다, 공허(空虛)하다'라는 뜻이다. 이 글자는 한마디로 반전이 나타나는 글자이다.

歲金不及, 炎火廼行, 生氣廼用, 長氣專勝, 庶物以茂, 燥爍以行. 上應熒惑星. 民病肩背瞀
重, 鼽嚔, 血便注下. 收氣廼後. 上應太白星. 其穀堅芒. 復則寒雨暴至, 廼零冰雹, 霜雪殺物.
陰厥且格, 陽反上行, 頭腦戶痛, 延及囟頂發熱. 上應辰星, 丹穀不成, 民病口瘡, 甚則心痛.

금(金)이 불급하면(歲金不及), 염화가 내행하고(炎火廼行), 생기가 내용하고(生氣
廼用), 장기가 전승하며(長氣專勝), 서물이 무성하며(庶物以茂), 조삭이 행하고(燥爍
以行), 위에서 형혹성이 상응한다(上應熒惑星). 대중의 병은 견배 무중(民病肩背瞀
重), 구체(鼽嚔), 혈변, 주하이다(血便注下). 수기가 후에 이르고(收氣廼後), 위에서
는 태백성이 반응한다(上應太白星). 그 곡식은 견망이다(其穀堅芒). 반복되면 한우가
갑자기 내린다(復則寒雨暴至). 우박이 떨어지기에 이른다(廼零冰雹). 상설이 물건을
망친다(霜雪殺物). 음궐이 또 가로 막는다(陰厥且格). 양이 반복해서 상행하면서(陽
反上行), 머리의 뇌호 통증이(頭腦戶痛), 신정까지 연장되어서 발열한다(延及囟頂發
熱). 위에서 진성이 반응한다(上應辰星). 단곡이 불성한다(丹穀不成). 대중 질환은
구창이 있고(民病口瘡), 심하면 심통이 있다(甚則心痛).

금성(金星)이 불급(不及)한다(歲金不及)는 말은 금성을 상극하는 화성이 금성의
에너지를 빼앗아갔다는 뜻이다. 당연히 화성의 기운인 염화가 땅을 휩쓸 것이다(炎
火廼行). 그러면 에너지가 넘쳐흐르면서, 생물을 키우는 생기(生氣)가 모두 이용
(用)되기에 이르고(生氣廼用), 그러면, 이제 식물을 성장시키는 여름의 기운인 장기
(長氣)가 땅을 완전히(專) 장악(勝)하게 된다(長氣專勝). 그러면 당연한 결과로 온갖
초목들이 번성하기에 이른다(庶物以茂). 이때는 당연히 뜨거운 기운이 유행한다(燥
爍以行). 이렇게 된 원인은 하늘에서 금성을 화성(熒惑星)이 상극했기 때문이다(上
應熒惑星). 이때 인체에서도 반응이 일어난다.

지금 상태는 심장과 폐가 문제가 되고 있다. 그러면 심장과 폐를 연결하고 있는
종격(mediastinum:縱隔)이 문제가 된다. 그리고 종격이라는 아주 중요한 칸막이
는 힘줄로 구성되어 있는데, 식도, 어깨, 척추까지 연결되어 있다. 그래서 종격으

로 인해서 어깨와 등 척추가 당기면서 무거운 추를 달아 놓은 것처럼 당기(民病肩背瞀重)는 병증에 시달리는 것이다. 그리고 폐(金) 문제는 당연히 코 문제로 발전하고, 결국에 구체(鼽嚔)에 걸린다. 또, 폐는 산성 간질액을 최종 중화 처리하기 때문에, 폐가 문제가 되면, 당연히 비장이 문제가 되면서, 비장이 통제하는 소화관에 산성 체액이 정체되고 결국에 소화관의 점막이 녹아서 나타나는 혈변(血便)이나 소화관의 점막이 문제가 되어서 흡수하지 못해서 나타나는 설사인 주하(注下)가 나타난다. 이때 가을의 기운(收氣)은 아주 뒤늦게 도달한다(收氣廼後). 이 결과들은 하늘에서 금성(太白星)이 불급해서 일어난 현상들이다(上應太白星). 원래 금성이 통제하는 가을의 곡식은 이삭(堅芒)이 있는 곡식들이다(其穀堅芒). 그러나 금성과 화성이 싸우는 형국이 반복(復)되면, 갑자기 차가운 비가 내리기도 하고(復則寒雨暴至), 우박(冰雹:빅박)이 떨어지기도 하면서(廼零冰雹), 이들이 서리나 눈처럼 작물을 상하게 한다(霜雪殺物). 이때 사람들의 건강에도 이상이 오기 시작한다. 즉, 빙박을 만들어내는 이 기운들은 간질액에 대혼란을 가져올 것은 뻔하다. 그러면 당연히 체액 순환이 막히면서 음궐(陰厥)이 찾아오고, 이 음궐은 체액 순환을 다시(且) 막아(格)버리게 되고(陰厥且格), 그러면 산성 간질액 처리는 지연되고, 결국에 산성 간질액(陽)은 간질에 뿌리를 둔 구심 신경에 의해서 반복적(反)으로 뇌 신경으로(上行) 올라간다(陽反上行). 그러면 뇌 신경으로 올라간 과잉 산은 머리(頭)의 뇌호(腦戶)에서 부터 신정(囟頂)까지 통증을 유발하고, 동시에 통증은 과잉 산을 중화시키면서 열을 발생시키다(頭腦戶痛, 延及囟頂發熱). 이 날씨 현상과 건강 문제는 모두 하늘에서 에너지를 조절하고 있는 수성(辰星)이 하늘에서 반응하면서 생긴 현상들이다(上應辰星). 즉, 이것은 화성이 금성을 상극하면서 에너지 과잉이 되고, 이어서 화성과 상극 관계에 있는 수성이 반응한 결과물들이다. 이렇게 수성이 반응하게 되면, 여름에 성장해야 할 곡식들(丹穀)은 성장(成)하지 못하고 만다(丹穀不成). 이때 인체에도 병이 찾아온다. 겨울은 신장이 담당하는데, 이 상태에서는 신장이 문제가 되면서, 그 영향은 곧바로 비장으로 가고 만다. 결국에 비장이 통제하는 간질액이 정체되고, 이어서 림프가 정체되고, 그러면 간질액의 문제로 발생하는 구창(口瘡)이 나타난다(民病口瘡). 만일에 신장의 상태가 심각해지면 함께 전자 자체를 중화시키는 심장에 직격탄을 날린다. 즉, 신장과 심장은 상극 관계 때문에, 이런 현상이 일어난다. 그 결과로 심통이 일어난다(甚則心痛).

歲水不及, 濕廼大行, 長氣反用. 其化廼速, 暑雨數至. 上應鎭星. 民病腹滿身重, 濡泄, 寒瘍流水, 腰股痛發, 膕腨股膝不便, 煩寃, 足痿淸厥, 脚下痛, 甚則跗腫. 藏氣不政, 腎氣不衡. 上應辰星. 其穀秬. 上臨太陰, 則大寒數擧, 蟄蟲早藏, 地積堅冰, 陽光不治. 民病寒疾於下, 甚則腹滿浮腫. 上應鎭星. 其主秬穀. 復則大風暴發, 草偃木零, 生長不鮮. 面色時變, 筋骨倂辟, 肉瞤瘛, 目視𥉕𥉕, 物疏璺, 肌肉胗發, 氣幷鬲中, 痛於心腹. 黃氣廼損, 其穀不登, 上應歲星.

수(水)가 불급하면(歲水不及), 습이 대행하기에 이른다(濕廼大行). 장기가 반대로 사용된다(長氣反用). 그 화는 빠르게 이른다(其化廼速). 서우가 자주 내린다(暑雨數至). 위에서는 진성이 상응한다(上應鎭星). 대중 질환은 복만, 신중(民病腹滿身重), 유설(濡泄), 한양유수(寒瘍流水), 요고에서 통증(腰股痛發), 괵천고슬의 불편(膕腨股膝不便), 번원(煩寃), 족위, 청궐(足痿淸厥), 각하통(脚下痛), 심하면 부종이 된다(甚則跗腫). 장기가 부정하고(藏氣不政), 신기가 불형한다(腎氣不衡). 위에서 진성이 반응한다(上應辰星). 그 곡식은 검은 기장이다(其穀秬). 위에서는 태음이 임한다(上臨太陰). 그러면 대한이 자주 일어난다(則大寒數擧). 집충이 조기에 장한다(蟄蟲早藏). 땅은 견빙으로 쌓인다(地積堅冰). 양광이 불치한다(陽光不治). 대중 질환은 아래에 한질이 생기고(民病寒疾於下), 심하면 복만과 부종이 생긴다(甚則腹滿浮腫). 위에서는 진성이 반응한다(上應鎭星). 그것은 황곡을 주도한다(其主秬穀). 반복되면, 갑자기 대풍이 일어난다(復則大風暴發). 초목이 떨어진다(草偃木零). 생장이 불선한다(生長不鮮). 면색이 때때로 바뀐다(面色時變). 근골이 서로 떨어진다(筋骨倂辟). 육윤계에 걸리고(肉瞤瘛), 눈이 잘 안 보이고(目視𥉕𥉕), 물건에 금이 가고(物疏璺), 기육이 헌다(肌肉胗發). 기가 격중에서 뭉친다(氣幷鬲中). 심복에 통증이 있다(痛於心腹). 황기가 손실에 이른다(黃氣廼損). 그 곡식은 부등한다(其穀不登). 위에서는 세성이 대응한다(上應歲星).

　수(水)가 불급(不及)한다(歲水不及)는 말은 수성(水星)을 상극하는 토성에 에너지를 뺏겼다는 뜻이다. 그러면 당연히 토성의 기운인 습기가 땅에서 대유행하게 된다(濕廼大行). 이 장하의 기운을 따라서 겨울에 반대로(反) 성장의 기운(長氣)이 이용된다(長氣反用). 이 성장의 기운은 식물들을 빠르게 성장시킨다(其化廼速). 그리고 토성의 영향으로 인해서 더운 비가 자주 내린다(暑雨數至). 이 현상들은 모두 하늘에서 토성이 수성을 상극했기 때문에 일어난 것들이다(上應鎭星). 이때는 인체도 당연히 병이 난다. 즉, 토성이 힘을 발휘하면서 비장이 문제를 일으킨다. 그러면 비장이 통제하는 간질이 막히면서 체액이 정체되고, 이어서 복만이 오고 이로 인해서 몸이 무거워진다(民病腹滿身重). 비장은 소화관을 통제하기 때문에, 비장 문제로 인해서 설사가 나고(濡泄), 림프액을 통제하는 신장과 비장이 동시에 문제를 일으키면서, 림프 문제로 인한 한양(寒瘍)이 심해지고, 이어서 짓무르면서 진물이 흐른다(寒瘍流水). 신장이 문제가 되면서 뇌척수액이 문제가 되고, 그러면 당연히 허리가 아파 오고, 하중이 제일 많이 실리는 넓적다리에서도 문제가 생긴다(腰股痛發). 이로 인해서 넓적다리 밑으로 자리하고 있는 하체 전체에서 문제가 발생하면서 불편해진다(膕膕股膝不便). 그러면 하퇴에 통증이 유발된다(脚下痛). 이것이 심해지면 발등에까지 부종이 생긴다(甚則跗腫). 그러면 당연히 족위가 일어나고 청궐이 생긴다(足痿清厥). 그러면, 체액 순환이 막히면서 간질액이 막히게 되고, 이어서 간질로 혈액을 뿜어내는 심장은 힘들어지고, 동시에 산성 간질액을 최종 중화 처리하는 폐도 힘들어진다. 그 결과로 자동으로 가슴이 답답한 번원(煩冤)이 따르게 된다. 이제 겨울의 기운인 장기(藏氣)는 힘을 쓰지 못하게 되고(藏氣不政), 신장에서는 자동으로 문제가 발생한다(腎氣不衡). 이것들은 하늘에서 수성(辰星)이 토성의 상극에 대응하면서 일어난 일들이다(上應辰星). 이때 필요한 곡식은 검은 기장이다(其穀秬). 그 이유는 검은 기장에는 비타민인 나이아신(niacin)이 많아서 비타민이 부족한 겨울철에 아주 좋은 음식이기 때문이다. 이렇게 하늘에서 토성(太陰)이 다스리면서(上臨太陰), 수성을 상극해버리고, 이어서 수성의 에너지를 빼앗아 버리면, 이때 몹시 추운 대한이 자주 일어나고(則大寒數擧), 이 추위 때문에 겨울잠을 자야 하는 칩충들은 조기에 잠을 자러 간다(蟄蟲早藏). 땅은 꽁꽁 얼어서 단단한 얼음만이 쌓이고(地積堅冰), 일조량(陽光)은 하등의 기능도 못한다(陽光不治). 이에 따라서 인체에서도 병이 난다. 당연히 체액 순환이 약한 하체(下)에 냉병(寒疾)이 들고(民病寒疾於下), 이것이 심해지면, 체액 순환은 더욱더 막히게 되고 복부는 정체된 체액으로 인해서 그득해지고 부종이 뒤따른다(甚則腹滿浮腫). 이것들은 하늘에서 토성이 수성을 상극했기 때문에 일어난 일들이다(上應鎭星). 토성은 원래 장하의 황금빛 곡식(黅穀)을 길러낸다(其主黅穀). 이런 이상 기후가 반복(復)되면 장하의 영향으로 인해서 갑자기 큰바람이 불고(復則大風暴發), 이 바람 때문에 초목이 모두 넘어지거나 떨어지고(草偃木零), 생장하던 식물들은 상하게 된다(生長不鮮). 즉, 이상 기후로 인해서 겨울철에 자라던 초목들이 큰바람 때문에 쓰러지고 죽는 것이다. 그러면 인체에서도 문제가 생긴다. 수성이 보내주는 겨울의 기운과 토성이 보내주는 장하의 기운이 뒤섞이면서, 체액 순환이 자주 변하고 안색은 수시로 변하게 된다(面色時變). 이제 신장이 문제가 되면서 산성 뇌척수액의 중화가 늦어지게 되고, 이 과잉 산은 뼈의 막을 이루는 콜라겐 근육을 녹이면서 뼈와 근육을 서로 분리해 버린다(筋骨併辟). 이때쯤 되면, 혈액 순환이 막혀서 눈은 어두워지면서 잘 안 보이고(目視䀮䀮), 과도한 습기로 인해서 손발은 쩍쩍 갈라져서 거칠어지고 튼다(物疏璺). 과도한 습기로 인해서 비장이 과부하에 걸리고, 이어서 림프가 과부하에 걸리고, 또한, 신장이 처리하는 뇌척수액이라는 림프도 과부하에 걸리면서 림프액을 최종적으로 처리하는 흉관과 흉선도 같이 과부하에 시달린다. 또, 삼초에 자리한 장간막과 횡격막도 과잉 산으로 인해서 수축한다. 그러면, 흉관(胸管:thoracic duct)은 횡격막의 구멍을 통해서 흉선(thymus:胸腺)에 도달하는데, 횡격막이 수축하면, 흉관에 있는 림프액은 흐름이 막히고 서로 엉키고 만다(氣幷鬲中). 이 여파로 심장과 복부에서 나오는 림프의 흐름은 막히고, 이어서 심장과 복부에 통증을 유발하고(痛於心腹), 당연한 결과로 가슴이 답답해져 온다(煩冤). 그리고 간질(肌)에 정체된 산성 림프액(肉)은 피부 쪽에 접한 콜라겐을 녹여서 부스럼(胗)을 만들어 내고(肌肉胗發), 간질에 정체된 산성 림프액(肉)은 신경을 자극해서 경련을 만들어 낸다(肉瞤瘈). 이때 토성의 기운이 손상을 당하게 되고, 이어서 장하의 기운(黃氣)도 손상을 당하게 되는 경우가 생기는데(黃氣迺損), 그러면 장하

때 여물어야 하는 곡식들은 제대로 여물지를 못한다(其穀不登). 그 이유는 수성에서 에너지를 뺏어서 태과했던 토성을 목성이 상극해서 토성에서 에너지를 뺏었기 때문이다(上應歲星). 해석이 만만치가 않은 곳이다.

제4장

帝曰, 善. 願聞其時也. 岐伯曰, 悉哉問也. 木不及, 春有鳴條律暢之化, 則秋有霧露淸涼之政. 春有慘凄殘賊之勝, 則夏有炎暑燔爍之復. 其眚東, 其藏肝. 其病內舍胠脇. 外在關節.

황제가 말한다(帝曰). 좋습니다(善). 그 시기를 듣고 싶습니다(願聞其時也). 기백이 말한다(岐伯曰). 모두 다 아시면서 물으시네요(悉哉問也)! 목 불급 때(木不及), 봄은 명조 율신을 만드는 계절인데(春有鳴條律暢之化), 가을에 통하는 무로 청량이 지배하는 것이다(則秋有霧露淸涼之政). 봄은 아주 춥고 남은 추위가 기승을 부리는 계절인데(春有慘凄殘賊之勝), 여름에나 있는 염서나 번삭이 복귀한다(則夏有炎暑燔爍之復). 그것은 동쪽에 재앙을 주며(其眚東), 그 기운은 간에 저장된다(其藏肝). 그로 인한 병은 안쪽에서는 거협에 있고(其病內舍胠脇), 밖으로는 관절에 나타난다(外在關節).

목성이 에너지를 뺏긴 목불급(木不及)이란 다음과 같은 것이다. 원래 봄은 날씨가 따뜻해지면서 새들은 둥지에서 나와서 지저귀고(鳴條), 사람들은 따뜻한 봄날에 맞춰서 머리를 빗는(律暢) 계절이다(春有鳴條律暢之化). 이렇게 봄이 정상이면, 봄과 상극 관계에 있는 가을도 정상적으로 되면서, 가을에 안개(霧)가 끼고 이슬이 내리고(露), 맑고(淸), 서늘함(涼)이 가을을 지배한다(秋有霧露淸涼之政). 그러나 봄이 상극을 당해서 불급이 되면, 봄은 사용할 에너지가 적어지게 되면서, 몹시 춥게(慘凄) 되고, 겨울이 남긴 한기(殘賊)가 기승(勝)을 부리게 된다(春有慘凄殘賊之勝). 그러면 목성을 상극한 금성을 다시 화성이 상극하면서 여름은 염서(炎暑)와 번삭(燔爍)이라는 찜통더위를 경험하게 해준다(則夏有炎暑燔爍之復). 즉, 승복(勝復)인 승기(勝氣)와 복기(復氣)가 일어난 것이다. 이때 제일 많은 재앙(眚)을 당하는 쪽은 동

쪽(東)에 있는 목성이다(其眚東). 이 재앙의 기운은 봄을 담당하는 간에 저장된다
(其藏肝). 그러면 간에서 문제가 생기면서, 인체 안쪽에서는 간이 자리하고 있는
갈비뼈(肤脇) 부분에서 병이 생기고(其病內舍肤脇), 간은 담즙을 통해서 뇌척수액의
산성도에 간섭하므로, 간이 문제가 되면, 뇌척수액의 일부인 관절활액이 산성으로
변하면서, 밖으로는 관절에서 병이 생긴다(外在關節).

火不及, 夏有炳明光顯之化, 則冬有嚴肅霜寒之政. 夏有慘淒凝冽之勝, 則不時有埃昏大雨
之復. 其眚南, 其藏心. 其病內舍膺脇, 外在經絡.

화불급하면(火不及), 여름은 병명 광현하고(夏有炳明光顯之化), 화하면, 겨울은 엄
숙 상한하여 다스려진다(則冬有嚴肅霜寒之政). 여름에 참처하고 응렬함이 기승을 부
리면(夏有慘淒凝冽之勝), 시도 때도 없이 날씨가 흐리고 큰비가 기승을 부린다(則不
時有埃昏大雨之復). 그 재앙은 남쪽에 있다(其眚南). 그것은 심장에 저장한다(其藏
心). 그 병은 응협에 있다(其病內舍膺脇). 외부에서는 경락에 있다(外在經絡).

화성이 에너지를 뺏긴 화불급(火不及)이란 다음과 같은 것이다. 원래 여름은 일조
량이 많고 더운 계절이다(夏有炳明光顯之化). 이렇게 여름이 정상이면, 여름과 상극
관계에 있는 겨울도 정상이 되면서 엄숙하고 추운 기운이 다스린다(則冬有嚴肅霜寒
之政). 그러나 화성이 수성에 상극당해서 여름에 몹시 추운 기운(慘淒凝冽)이 기승
(勝)을 부리면(夏有慘淒凝冽之勝), 여름이 하늘로 올려보낸 수증기와 수성이 주는 차
가운 기운이 하늘에서 만나면서, 시도 때도 없이, 겨울에나 지는 황혼이 지고, 큰
비(大雨)가 반복(復)해서 내리게 된다(則不時有埃昏大雨之復). 즉, 화성을 상극한 수
성을 다시 토성이 상극해서 생긴 결과이다. 즉, 승복(勝復)인 승기(勝氣)와 복기(復
氣)가 일어난 것이다. 이때 제일 많은 재앙(眚)을 당하는 쪽은 남쪽(南)에 있는 화성
이다(其眚南). 이 재앙의 기운은 여름을 담당하는 심장에 저장된다(其藏心). 그러면
심장에 문제가 생기면서, 인체 안쪽에서는 심장이 자리하고 있는 가슴(膺脇) 부분에
서 병이 생기고(其病內舍膺脇), 심장은 혈액 순환을 통해서 경락의 흐름을 조절하기

때문에 심장이 문제가 되면, 밖으로는 경락에 병이 존재하게 된다(外在經絡).

土不及, 四維有埃雲潤澤之化, 則春有鳴條鼓拆之政. 四維發振拉飄騰之變, 則秋有肅殺霖霪之復. 其眚四維, 其藏脾. 其病內舍心腹, 外在肌肉四支.

토불급이면(土不及), 사유가 애운 윤택하여 화하면(四維有埃雲潤澤之化), 봄은 명조고탁으로 다스려지고(則春有鳴條鼓拆之政), 사유가 진랍 표등해서 변하면(四維發振拉飄騰之變), 가을은 숙살 림음이 반복된다(則秋有肅殺霖霪之復). 그 재앙은 사유에 있다(其眚四維). 그 기운의 저장은 비에 한다(其藏脾). 그 병은 심복에 있다(其病內舍心腹). 외부에서 보이는 병은 기육 사지에 있다(外在肌肉四支).

토성이 에너지를 뺏긴 토불급(土不及)이란 다음과 같은 것이다. 사유(四維)란 사계절(四)에 연결(維)되어서 한 달에 6일씩 1년에 72일을 지배하는 토성과 비장을 말한다. 토성이 지배하는 장하는 원래 장마를 주도하기 때문에, 습기와 구름이 많은 시기이다(四維有埃雲潤澤之化). 이렇게 장하가 정상이면, 장하와 상극 관계에 있는 봄도 새가 지저귀고, 북이 창고에서 꺼내지는 정상적인 기운이 지배(政)한다(則春有鳴條鼓拆之政). 그러나 토성(四維)이 목성에 상극당하면, 장하에 장마가 지는 것이 아니라 봄처럼 강한 바람이 불고 지적을 뒤흔드는 변덕(變)을 부린다(四維發振拉飄騰之變). 그러면 토성을 상극한 목성을 다시 금성이 상극하면서, 가을은 숙살 기운과 장마(霖霪)가 반복된다(則秋有肅殺霖霪之復). 즉, 승복(勝復)인 승기(勝氣)와 복기(復氣)가 일어난 것이다. 이때 제일 많은 재앙(眚)을 당하는 쪽은 중앙(四維)에 있는 토성이다(其眚四維). 이 재앙의 기운은 장하를 담당하는 비장에 저장된다(其藏脾). 그러면 비장에 문제가 생기면서, 인체 안쪽에서는 비장이 자리하고 있는 심복(心腹) 부분에서 병이 생기고(其病內舍心腹), 비장은 간질(肌)과 림프(肉)를 통제하기 때문에, 병은 간질과 림프에 생기고, 그러면 간질이 막히면서 부종이 오고, 이어서 사지(四支)를 쓸 수가 없게 된다(外在肌肉四支).

金不及, 夏有光顯鬱蒸之令, 則冬有嚴凝整肅之應. 夏有炎爍燔燎之變, 則秋有冰雹霜雪之復. 其眚西, 其藏肺, 其病內舍膺脇肩背, 外在皮毛.

금불급일 때(金不及), 여름에 광현 울증이 령하면(夏有光顯鬱蒸之令), 겨울은 엄응 정숙으로 대응하며(則冬有嚴凝整肅之應), 여름이 염삭 번료로 변하면(夏有炎爍燔燎之變), 가을은 빙박 상설로 복한다(則秋有冰雹霜雪之復). 그 재앙은 서쪽에 있고(其眚西), 그 기운은 폐에 저장하며(其藏肺), 그 병은 안쪽에서는 응협 견배에 있고(其病內舍膺脇肩背), 외부 병증은 피모에 있다(外在皮毛).

금성이 불급(金不及)을 당하려면, 화성이 금성을 상극해서 금성에서 에너지를 뺏어야 한다. 그런데 금성이 정상이어서 정상적인 가을 날씨를 보이면, 금성을 상극하는 화성도 당연히 정상적인 활동을 하면서, 당연히 일조량(光顯)을 통해서 정상적으로 더운(鬱蒸) 여름을 만든다(夏有光顯鬱蒸之令). 그러면 화성을 상극하는 수성도 정상적인 겨울을 만들어낸다(則冬有嚴凝整肅之應). 그러나 화성이 금성을 상극해서 여름 날씨를 지독하게 더운 찜통더위로 만들면(夏有炎爍燔燎之變), 불급을 당한 금성은 에너지가 적어지면서 가을에 빙박(冰雹)이 내리고, 상설(霜雪)이 있는 추운 가을로 변한다(則秋有冰雹霜雪之復). 즉, 승복(勝復)인 승기(勝氣)와 복기(復氣)가 일어난 것이다. 이때 제일 많은 재앙(眚)을 당하는 쪽은 서쪽(西)에 있는 금성이다(其眚西). 이 재앙의 기운은 가을을 담당하는 폐에 저장된다(其藏肺). 그러면 병은 안쪽으로는 폐가 위치한 응협(膺脇) 부분과 폐가 횡격막을 자극하면서 횡격막과 힘줄로 연결된 등과 어깨까지 퍼지게 된다(其病內舍膺脇肩背). 밖으로 나타나는 병은 폐가 통제하는 피모에 존재하게 된다(外在皮毛).

水不及, 四維有涊潤埃雲之化, 則不時有和風生發之應. 四維發埃昏驟注之變, 則不時有飄蕩振拉之復. 其眚北, 其藏腎, 其病內舍腰脊骨髓, 外在谿谷踹膝.

수불급일 때(水不及), 사유가 단윤 애운으로 화하면(四維有涊潤埃雲之化), 시도 때도 없이 화풍이 불고 생발한다(則不時有和風生發之應). 사유가 애혼 취주하는 변덕이 있으면(四維發埃昏驟注之變), 시도 때도 없이 표탕 진랍이 복한다(則不時有飄蕩振拉之復). 재앙은 북쪽에 있다(其眚北). 그 기운을 저장하는 곳은 신장이다(其藏腎). 그 병은 요추 골수이다(其病內舍腰脊骨髓). 외부에 질환은 계곡 천슬이다(外在谿谷踹膝).

수성이 불급(水不及)을 당하려면, 토성이 수성을 상극해서 수성에서 에너지를 뺏어야 한다. 그런데 토성이 정상이어서 정상적인 장하의 날씨를 보이면(四維有涊潤埃雲之化), 토성을 상극하는 목성도 정상으로 운행되면서, 봄 날씨는 때와 상관없이 정상적으로 운행되고, 봄의 식물들을 싹 틔우는 화풍(和風)을 일으킨다(則不時有和風生發之應). 그러나 토성이 수성을 상극해서 에너지가 과해지는 태과가 되면, 장하는 자기 힘을 맘껏 발휘하면서 땅에다 아예 물을 퍼붓는다(四維發埃昏驟注之變). 그러면 태과한 토성을 목성이 상극하면서 봄은 때와 상관없이 봄의 식물들을 싹 틔우는 화풍(和風) 대신에 지척을 흔드는 강한 바람을 일으킨다(則不時有飄蕩振拉之復). 즉, 승복(勝復)인 승기(勝氣)와 복기(復氣)가 일어난 것이다. 이때 제일 많은 재앙(眚)을 당하는 쪽은 북쪽(北)에 있는 수성이다(其眚北). 이 재앙의 기운은 겨울을 담당하는 신장에 저장된다(其藏腎). 그러면 병은 안쪽으로는 신장과 신경으로 연결된 허리 척수(腰脊) 부분과 신장이 통제하는 골수(骨髓) 부분에서 일어나고(其病內舍腰脊骨髓), 밖으로 나타나는 병은 신장이 통제하는 뇌척수액의 일부인 관절활액이 문제가 되면서, 팔 관절(踹)과 무릎 관절(膝)에 존재하며, 신장이 통제하는 뇌척수액의 통로인 계곡(谿谷)에도 존재하게 된다(外在谿谷踹膝).

여기서 언급된 5가지 불급은 앞에서 언급된 불급과는 던져주는 의미가 다르다. 같은 불급을 묘사하고 있지만, 이번에는 승기(勝氣)와 복기(復氣)를 의미하는 승복(勝復)을 묘사하려는 목적이다. 이 5개 불급 문장에서, 이 의미를 파악하지 못하면 해석을 제대로 하지 못한 것이다.

夫五運之政, 猶權衡也. 高者抑之, 下者擧之. 化者應之, 變者復之. 此生長化成收藏之理, 氣之常也. 失常則天地四塞矣. 故曰, 天地之動靜, 神明爲之紀, 陰陽之往復, 寒暑彰其兆. 此之謂也.

무릇 오운의 다스림이란(夫五運之政), 오로지 권형이다(猶權衡也). 높으면 억제하고(高者抑之), 낮으면 부양시킨다(下者擧之). 화하면 응하고(化者應之), 변하면 반복된다(變者復之). 이 생장화수장의 이치는(此生長化成收藏之理), 기의 항상성이다(氣之常也). 항상성을 잃으면, 천지사방이 막힌다(失常則天地四塞矣). 그래서 옛말이 있다(故曰). 하늘이 움직이고 땅은 고요하며(天地之動靜), 신명은 주기를 만들고(神明爲之紀), 음양이 왕복하며(陰陽之往復), 한서가 창하면, 그것을 조한다(寒暑彰其兆). 이것을 이르는 말이다(此之謂也).

하늘에서 오성(五星)이 운행되면서 만들어내는 오운(五運)이 다스리(政)는 것은(夫五運之政), 오로지 에너지의 균형이다(猶權衡也). 즉, 승복(勝復)을 통해서 오성의 에너지 균형을 잡아주는 것이다. 에너지가 너무 많아서(高) 태과하면, 상극해서 태과한 과잉 에너지를 억제(抑)시켜주고(高者抑之), 거꾸로 에너지가 너무 적어서(下) 불급하면, 승복(勝復)을 통해서 에너지를 고양(擧)시켜준다(下者擧之). 그래서 어느 오성의 에너지가 조화(化)를 이루면, 다른 오성도 이에 조화로 응답(應)한다(化者應之). 그러나, 어느 오성이 에너지의 변덕(變)을 부리면, 다른 오성도 다시(復) 변덕으로 응답한다(變者復之). 그래서 이(此) 육기(生長化成收藏)의 원리(理)는(此生長化成收藏之理), 에너지인 기(氣)의 항상성(常)에 있다(氣之常也). 그래서 이 항상성을 잃어버리면, 육기가 영향을 미치는 하늘과 땅에서 에너지의 정상적인 흐름은 막히고 만다(失常則天地四塞矣). 그래서 옛말에 이렇게 말하고 있다(故曰, 此之謂也). 하늘에 있는 오성은 계속해서 움직이고(動), 땅의 기운은 지구 안에서 조용히(靜) 자리하고 있다(天地之動靜). 전자(神)를 공급하는 태양과 이 전자를 받아서 빛(明)을 내는 오성은 주기(紀)를 만들어내면서 운행(運)한다(神明爲之紀). 지구와 우주 안에서는 자유전자(神)를 보유한 양(陽)과 자유전자를 보유하지 않은 음(陰)이 서로 자유전자를 교환하면서 왕복(往復) 운행한다(陰陽之往復). 무더위(暑)가 성장 인자인 전자를 자극해서 만물을 번창(彰)시키면, 추위(寒)는 그것은 수축(兆)시켜서 균형을 잡아준다(寒暑彰其兆). 이렇게 세상은 균형 속에서 존재하는 것이다.

## 第5장

帝曰, 夫子之言五氣之變, 四時之應, 可謂悉矣. 夫氣之動亂, 觸遇而作, 發無常會, 卒然災合, 何以期之. 岐伯曰, 夫氣之動變, 固不常在, 而德化政令災變, 不同其候也.

황제가 말한다(帝曰). 선생님의 말씀 중에 오기의 변화와(夫子之言五氣之變), 사계절의 대응이 있었는데(四時之應), 자세히 들을 수 있을까요(可謂悉矣)? 무릇 기가 동란이 일면(夫氣之動亂), 충돌이 빚어지고(觸遇而作), 상회가 나타나지 않고(發無常會), 갑자기 재앙이 만들어진다(卒然災合). 그렇게 되는 것이 어떻게 가능하나요(何以期之)?. 기백이 말한다(岐伯曰). 무릇 기의 변동은(夫氣之動變), 기가 고정되어 있지 않기 때문이다(固不常在). 그래서 덕화정이 재앙으로 변하게 한다(而德化政令災變). 그래서 기후가 같지 않다(不同其候也).

하늘에서 태양을 중심으로 운행하는 오성(五星)이 만들어내는 오기(五氣)는 지구의 사계절을 조절한다. 그래서 오기가 변하면(五氣之變), 지구의 사계절도 이에 응해서 변한다(四時之應). 만약에, 이런 오기의 변화가 심해지면(夫氣之動亂), 이에 대응하는 지구에 큰 변동이 일어나면서(觸遇而作), 사계절에 일어나는 정상적인 변화(常會)들이 일어나지 않게 되고(發無常會), 당연한(然) 결과로 갑자기(卒) 재앙이 찾아온다(卒然災合). 그것이 가능하며, 실제로 일어나고 있다(何以期之). 이렇게 되는 데는 이유가 있다. 에너지인 기(氣)라는 것은 흐름의 문제이기 때문에, 항상 고정되어서 어떤 한 곳에 머물러 있지(在) 않고(固不常在), 항상 변동성(動變)이 있기 때문이다(夫氣之動變). 그래서 에너지인 기(氣)를 조절하는 덕화정(德化政)이 재변(災變)을 만들어 낼 수도 있고(而德化政令災變), 이에 따라서 에너지가 만들어내는 기후(候)도 항상 같지 않게 된다(不同其候也). 근본적으로 에너지인 전자(神) 자체가 변동성이 아주 심하다.

帝曰, 何謂也. 岐伯曰, 東方生風 風生木. 其德敷和, 其化生榮, 其政舒啓, 其令風, 其變振發, 其災散落.

　황제가 말한다(帝曰). 무슨 말씀인가요(何謂也)? 기백이 말한다(岐伯曰). 동쪽은 풍을 만들어 내고(東方生風), 풍은 나무를 생하게 하고(風生木), 그 덕은 화를 넉넉하게 하며(其德敷和), 그 화는 생영이며(其化生榮), 그 정은 펼쳐지게 하는 것이며(其政舒啓), 그 령은 풍이다(其令風). 그 변화는 진발이며(其變振發), 그 재앙은 산락이다(其災散落).

　목성(木星)은 자기가 태양에서 받은 에너지(神:風)보다 더 많은 에너지(神:風)를 우주에 방출한다. 지구는 이 에너지를 받아서 목성이 위치한 동쪽에서 부는 따뜻한 봄바람을 만들어낸다. 바람(風)은 에너지(神:風)의 이동이다. 그래서 봄에 동쪽에서 부는 따뜻한 바람은 상당한 에너지를 보유하고 있는데, 그 근원은 목성이다. 이 목성이 동쪽에서 따뜻한 바람을 만들어낸다(東方生風). 이 따뜻한 바람(風)은 따뜻한 봄기운을 만들어내고, 이 따뜻한 에너지는 식물들의 호르몬 분비를 자극하고, 이어서 식물(木)이 자라는(生) 원천이 된다. 그래서 바람이 나무를 자라게 한다(風生木)고 한 것이다. 이 따뜻한 바람의 덕(德)은 세상 만물에 조화(和)를 만들어 주고(其德敷和), 이때 만들어지는 화합물(化)은 세상 만물을 풍성하게 하며(其化生榮), 이 봄바람의 다스림(政)은 만물이 만발하게 해주며(其政舒啓), 봄기운이 작동(令)하면, 따뜻한 봄바람을 만들어 낸다(其令風). 이 바람이 변덕(變)을 부리면, 강풍이 되어서 세상을 뒤흔들며(其變振發), 그 재앙(災)은 모든 것을 흩어지게 하고 떨어지게 하는 것이다(其災散落).

南方生熱, 熱生火, 其德彰顯, 其化蕃茂, 其政明曜, 其令熱, 其變銷爍, 其災燔焫.

　남쪽은 열을 만들어 내고(南方生熱), 열은 화를 만들어 내고(熱生火), 그 덕은 창현이며(其德彰顯), 그 화는 번무이며(其化蕃茂), 그 정은 명요이고(其政明曜), 그 령은 열이고(其令熱), 그 변은 소삭이고(其變銷爍), 그 재앙은 번설이다(其災燔焫).

　화성(火星)은 대기가 희박하므로, 열을 유지할 수가 없고, 그래서 태양의 복사열을 그대로 지구로 반사시켜 버린다. 이 덕분에 지구는 더워진다. 즉, 화성은 남쪽에서 열을 반사시켜서 지구로 보낸다. 그래서 남방이 열을 만든다(南方生熱)고 한 것이다. 하늘에서 만들어진, 이 열(熱)은 땅에서 화기(火氣)를 만들어내고(熱生火), 그 덕(德)은 만물을 번창(彰)시키고 빛을 제공해서 세상을 밝게(顯) 하는 것이다(其德彰顯). 열은 에너지이기 때문에 호르몬을 자극해서 화합물(化)을 만들게 하고, 초목을 무성하게 하는 것이며(其化蕃茂), 그의 다스림(政)은 화(火)를 만들어서 밝게 하는 것(明曜)이다(其政明曜). 열이 작동하면 뜨겁게(熱) 만들며(其令熱), 이 열이 변덕을 부리면, 사물을 완전히 태워서 재로 만들어 버리며(其變銷爍), 열의 재앙은 모든 것을 태워서 없애버리는 것이다(其災燔焫).

中央生濕, 濕生土. 其德溽蒸. 其化豊備, 其政安靜, 其令濕, 其變驟注, 其災霖潰.

　중앙은 습을 만들고(中央生濕), 습은 토를 만들고(濕生土), 그 덕은 욕증이며(其德溽蒸.), 그 화는 풍비이며(其化豊備), 그 다스림은 안정이며 (其政安靜), 그는 습하게 하며(其令濕), 그 변덕은 취주이며(其變驟注), 그 재앙은 림궤이다(其災霖潰).

　토성(土星)은 원래 차갑다. 그래서 토성은 여름에 증발시킨 수증기를 응결시켜서 비로 만들고, 이어서 장마를 만들어내게 된다(中央生濕). 습기는 반드시 성장 인자인 전자(酸)를 보유하고 있으므로 땅을 기름지게 한다(濕生土). 습기의 덕은 열을 물에 실어서 증발시키고, 이어서 열을 중화하는 기능이며(其德溽蒸), 습기는 성장 인자인 전자를 보유하고 있으므로, 만물을 성장시켜서 풍족하게 만들어 준다(其化豐備). 열은 만물을 자극해서 흥분하게 만드는데, 습기가 이 열을 진정시켜서 흥분을 가라앉히고 안정을 만든다(其政安靜). 습기가 작동하면, 수분을 보충하게 해준다(其令濕). 토성이 변덕을 부려서 급변하면, 아예 땅에 물을 퍼붓는다(其變驟注). 이것의 재앙은 홍수(霖)를 지게 해서, 모든 것을 궤멸(潰)시키는 것이다(其災霖潰).

西方生燥, 燥生金. 其德淸潔, 其化緊斂, 其政勁切, 其令燥, 其變肅殺, 其災蒼隕.

서쪽은 건조함을 만들고(西方生燥), 건조함은 금을 만들고(燥生金), 그 덕은 청결이고(其德淸潔), 그 화는 긴렴이며(其化緊斂), 그 정은 경절이고(其政勁切), 그것은 마르게 하고(其令燥), 그것의 변덕은 숙살이며(其變肅殺), 그 재앙은 창손이다(其災蒼隕).

금성(金星)은 상당히 건조하고 더운 행성이다. 이 기운이 그대로 지구에 전해진다. 즉, 가을에 서쪽에서 금성이 지구를 건조하게 만드는 것이다(西方生燥). 이 건조함은 습기를 모두 증발시켜버리고, 염(金:鹽)만 남게 만든다(燥生金). 이것의 덕은 습기를 증발시켜서 먼지나 이물질이 엉키지 못하게 하고 청결(淸潔)함을 만들어낸다(其德淸潔). 이것은 성장 인자인 전자를 함유한 습기를 모두 증발시켜서 성장을 엄격하게 저지시킨다(其化緊斂). 이것은 습기를 모두 증발시켜서 사물을 마르게 하고 쉽게 부러지게 만든다(其政勁切). 이것은 모든 것을 건조하게 만든다(其令燥). 이것은 생명체에서 수분을 빼앗아서 생명을 죽인다(其變肅殺). 이것의 재앙은 푸른 생명에게서 물을 빼앗아 말라 죽게 하는 것이다(其災蒼隕).

北方生寒, 寒生水. 其德淒滄, 其化淸謐, 其政凝肅, 其令寒, 其變溧洌, 其災冰雪霜雹. 是以察其動也. 有德有化, 有政有令, 有變有災, 而物由之, 而人應之也.

북쪽은 한을 만들어낸다(北方生寒). 한은 수를 만든다(寒生水). 그 덕은 처창이고(其德淒滄), 그 화는 청밀이고(其化淸謐), 그 다스림은 응숙이고(其政凝肅), 그는 차갑게 만들며(其令寒), 그 변덕은 율렬이고(其變凓冽), 그 재앙은 빙설 상박이다(其災 冰雪霜雹). 그래서 그 동향을 잘 살펴야 한다(是以察其動也). 덕이 있고 화가 있고 (有德有化), 정이 있고 령이 있고(有政有令), 변이 있고 재앙이 있으므로(有變有災), 사물이 존재하는 이유가 되고(而物由之), 사람들은 이에 응한다(而人應之也).

수성(水星)은 원래 아주 차가운 별이다. 그래서 태양의 복사열을 그대로 흡수해 버린다. 그 결과 지구는 북쪽에서 빛나는 수성 덕분에 겨울을 맞이한다. 즉, 북쪽 에서 수성이 한기를 만들어낸다(北方生寒). 한기(寒)는 열의 원천인 전자를 염(水: 鹽)으로 만든다(寒生水). 그 덕(德)은 열(熱)을 내리는 처창(淒滄)이고, 그것은 모든 것을 자극하는 열을 제거해서 조용함(清謐:청밀)을 만들어낸다(其化清謐). 그것은 얼려서 다스린다(其政凝肅). 그것은 춥게 만든다(其令寒). 그것의 변덕은 몹시 춥게 만드는 것이다(其變凓冽). 그것의 재앙은 빙설과 상박이다(其災冰雪霜雹). 즉, 서리 나 우박 같은 재앙은 농작물을 모두 망쳐버린다. 그래서 우리는 오운(五運)의 변동 을 잘 살필 수밖에 없다(是以察其動也). 즉, 오운이 덕을 베풀면, 화합물이 만들어 지고(有德有化), 오운의 다스림이 있으면, 실행되는 것이 있으며(有政有令), 오운이 변덕을 부리면, 재앙이 온다(有變有災). 그래서 오성이 만들어내는 오운은 모든 만 물(物)이 변하게 되는 연유(由)를 제공한다(而物由之). 인간도 이들 만물 중에서 하 나이므로 이에 적응해야 한다(而人應之也).

제6장

帝曰, 夫子之言歲候不及其太過, 而上應五星, 今夫德化政令, 災眚變易, 非常而有也. 卒然
而動. 其亦爲之變乎. 岐伯曰, 承天而行之. 故無妄動, 無不應也. 卒然而動者, 氣之交變也.
其不應焉. 故曰, 應常不應卒. 此之謂也. 帝曰, 其應奈何. 岐伯曰, 各從其氣化也.

  황제가 말한다(帝曰). 선생님의 말씀 중에 세후가 불급하면서 그것이 태과하면(夫子之
言歲候不及其太過), 위에서 오성이 응하며(而上應五星), 덕화정령이 재생변역하게 만들
고(今夫德化政令, 災眚變易), 비상이면 유한다고 했습니다(非常而有也). 갑자기 그렇게
되면 변동이 생기고(卒然而動), 그것도 역시 변화를 만들어 내나요(其亦爲之變乎)? 기백
이 말한다(岐伯曰). 승천이면 행한다(承天而行之). 그래서 망동도 없고(故無妄動), 불응도
없다(無不應也). 갑자기 그렇게 되어서 변동이 있다는 것은(卒然而動者), 기의 교변이다
(氣之交變也). 그것이 불응했다(其不應焉). 그래서 옛말에(故曰), 응상 불응 졸이라고 말
했다(應常不應卒). 이를 이르는 말이다(此之謂也). 황제가 말한다(帝曰). 어떻게 응하나요
(其應奈何)? 기백이 말한다(岐伯曰). 각각이 그 기의 화를 따른다(各從其氣化也).

  황제가 앞에서 설명한 오운에 대해서 정리해주고 있다. 그러면서 어떤 원인에
의해서 갑자기 변화가 일어나면(卒然而動), 그것도 역시 변화를 만드느냐(其亦爲之
變乎)고 묻고 있다. 앞에서도 설명했지만, 기(氣)라는 에너지는 음과 양이 서로 교
류하면서 끊임없이 순환한다. 그래서 변동(動)은 곧 변화(變)이다.

  하늘(天)에서 운행되는 오성은 서로 정상적인 에너지를 이어(承)받으면, 정상적인
운행(行)을 한다(承天而行之). 그러면, 오성은 규칙에서 벗어난 망령된 운행도 없게
된다(故無妄動). 그러면 변화에 비정상적으로 반응하는 불응도 없게 된다(無不應也).
즉, 태양계라는 시스템 안에서 에너지의 흐름이 정상적으로 흘러가는 것이다. 그런
데 어느 날 갑자기(卒) 어떤 이유로 인해서(然) 태양계 안에서 에너지인 기(氣)의 변
동(動)이 일어난다면(卒然而動者), 당연히 오성 간에 에너지인 기(氣)의 교류(交)에도

변동(變)이 일어난다(氣之交變也). 그러면 이때는 오성 간에 정상적인 에너지 반응이 일어나지 않게 된다(其不應焉). 그래서 옛말이 있다(故曰, 此之謂也). 오성이 정상적(常)으로 일어나는 에너지의 변화에는 정상적으로 반응(應)하지만(應常), 갑자기(卒) 비정상적으로 일어나는 에너지의 변화에는 정상적으로 반응하지 않게(不應) 된다(應常不應卒). 그러나 기의 교류에서 변화는 언제나 일어난다. 그래서 이때 오성 각각은 에너지의 변화를 따르면서(從), 어떤 현상들을 만들어내는(化) 것이다(各從其氣化也).

帝曰, 其行之徐疾逆順何如. 岐伯曰, 以道留久, 逆守而小. 是謂省下, 以道而去, 去而速來, 曲而過之. 是謂省遺過也. 久留而環, 或離或附. 是謂議災與其德也. 應近則小, 應遠則大. 芒而大. 倍常之一. 其化甚, 大常之二, 其眚即也. 小常之一, 其化減, 小常之二. 是謂臨視. 省下之過與其德也. 德者福之, 過者伐之. 是以象之見也. 高而遠則小, 下而近則大. 故大則喜怒邇, 小則禍福遠. 歲運太過, 則運星北越. 運氣相得, 則各行以道. 故歲運太過, 畏星失色而兼其母. 不及, 則色兼其所不勝. 肖者瞿瞿, 莫知其妙, 閔閔之當. 孰者爲良, 妄行無徵, 示畏侯王.

황제가 말한다(帝曰). 그 운행의 서질역순은 어떻나요(其行之徐疾逆順何如)? 기백이 말한다(岐伯曰). 도를 사용하면 오래도록 머물며(以道留久), 역이 지키면 작아지고(逆守而小), 이를 이르러 성하라고 한다(是謂省下). 도를 사용하면 제거되고(以道而去), 그러면 빨리 오고(去而速來), 곡하면 과가 된다(曲而過之). 이를 이르러 성유과라 한다(是謂省遺過也). 오래 머무르면 순환하고(久留而環), 혹은 멀어지기도 하고 혹은 가까워지기도 한다(或離或附). 이를 이르러 그 덕과 더불어 재앙을 말한 것이라고 한다(是謂議災與其德也). 가까이에서 응대하면 작고(應近則小), 멀리서 응대하면 크다(應遠則大). 망하면 커서 항상 배가되어 하나가 된다(芒而大, 倍常之一). 그것이 심하면 항상 커져서 둘이 된다(其化甚, 大常之二). 그 재앙은 즉각 나타난다(其眚即也). 항상 작으면 일이고(小常之一), 그것의 화는 감한다(其化減). 항상 작으면 이이다(小常之二). 이를 이르러 임시라고 한다(是謂臨視). 성하는 그 덕과 더불어 과한 것이다(省下之過與其德也). 덕이란 복이다(德者福之). 과는 벌이다(過者伐之). 그래서 상을 보는 것이다(是以象之見也). 높으면 멀어서 작아지고(高而遠則小), 낮으면 가까워서 커진다

(下而近則大). 그래서 크면 희노가 가깝고(故大則喜怒邇), 작으면 과복이 멀다(小則禍福遠). 세운이 태과하면(歲運太過), 운성은 북을 넘고(則運星北越), 운기가 상득하면(運氣相得), 각각은 길을 따라서 운행한다(則各行以道). 그래서 세운이 태과하면(故歲運太過), 의성이 색을 잃고 그 모성은 겸한다(畏星失色而兼其母). 세운이 불급하면(不及), 색이 겸해지고 불승하는 이유가 된다(則色兼其所不勝). 소하면 허둥대고(肖者瞿瞿), 막하면 그 묘를 알고(莫知其妙), 당연히 근심한다(閔閔之當). 숙하면 량을 만들고(孰者爲良), 망행은 조금도 없고(妄行無徵), 의를 보고 후는 왕이다(示畏侯王).

황제가 혜성(畏星:彗星:comet)의 행태에 관해서 묻는다(其行之徐疾逆順何如). 이 혜성은 자기 독자적인 궤도를 가지고 있으며, 그 궤도를 따라서 도는데(行), 주기가 아주 짧아서 빨리(疾) 사라지는 것도 있고, 중간 것도 있고, 아주 긴 것도 있어서 서서히(徐) 사라지는 것도 있다. 또, 황도(黃道)의 방향과 역(逆)인 것도 있고, 순(順)인 것도 있다. 그래서 혜성은 자기 궤도(道)를 이용(以)해서 오래도록 운동하면서 우주에 머무른다(以道留久). 그런데 태양 궤도와 반대(逆)로 도는 혜성들은 우주에 머무는 시간이 짧다(逆守而小). 태양에 흡수되거나 다른 행성에 흡수되어버리기 때문이다. 이런 혜성들은 대개 우리의 관찰(省) 대상에서 제외(下) 된다(是謂省下). 이 혜성들은 태양계의 중력 때문에, 가끔은 자기 궤도에서 잠시 잠깐은 이탈(去)하기도 하지만(以道而去). 곧바로(速) 되돌아온다(去而速來). 이 궤도는 대개 타원이나 쌍곡선(曲)을 만들면서 운행된다. 이때 궤도가 큰 타원이나 쌍곡선(曲)을 만들면, 궤도의 길이는 아주 커진다(曲而過之). 이런 혜성은 관찰(省)할 때 아주 오랜 시간(過)이 걸린다(是謂省遺過也). 즉, 주기가 아주 길기 때문이다. 실제로 몇백 년이 걸리는 혜성 주기도 있다. 혜성의 궤도가 아주 커서 우주에 오래(久) 머물면서(留) 순환(環)하게 되면(久留而環), 이를 지구에서 관찰할 때, 이들은 지구에서 멀어지기도(或離) 하고, 가까워지기도(或附) 한다(或離或附). 이때 이들이 지구에 가까워지면, 지구의 자기장을 간섭하기 때문에, 지구에 재해(災)를 만들어주고, 지구에서 멀어지면, 지구 자기장을 간섭하지 않기 때문에, 지구에 이익(德)을 준다(是謂議災與其德也). 지구 근거리(近)에서 반응(應)하는 혜성은 궤도가 작고(應近則小), 원거리

(遠)에서 반응(應)하는 혜성은 궤도가 크고(應遠則大), 궤도가 커서 희미하게(芒) 보이는 혜성도 궤도가 크다(芒而大). 그런데 혜성의 궤도가 작으면서 황도와 역행하는 혜성은 원래는 관심의 대상이 아니었다(是謂省下). 그런데, 이들은 흡수되는 과정에서 깨지면서 유성우(meteoric shower:流星雨:畏星雨)를 만들어낸다. 이때 모두 불타지 않고 지구로 떨어진 것이 운석(Meteorite:隕石)이다. 이 유성우의 크기가 크면, 지구에 영향을 미치게 된다. 옛날 중국에서 8척(尺)을 심(尋)이라 했고, 2심(尋)을 상(常)이라고 했다. 그래서 1상(常)은 약 5미터 정도가 되고, 배상(倍常)은 10미터 정도가 된다. 이 유성우의 크기가 10미터 정도가 된 것이(倍常之一), 큰 것으로 쪼개져서(其化甚), 큰 유성우 2개가 되면(大常之二), 지구에 즉각적으로 재해를 일으킨다(其眚即也). 작은 유성우 한 개가(小常之一) 쪼개져서(其化減) 작은 유성우 두 개가 되면(小常之二), 이것은 현장에 가서 보면서(視) 재미있게 즐길(臨) 수 있는 정도이다(是謂臨視). 유성우는 별똥별이라고 해서 가끔 하늘에서 불꽃 쇼를 펼치면서 장관을 연출하기도 하기 때문이다. 그러나 지구에서 보았을 때, 크기가 10미터 정도가 되면, 실제로는 아주 큰 유성우로써 지구의 자기장을 간섭하기에 충분한 크기이기 때문에, 지구에 즉각적인 해를 입힌다(其眚即也). 이렇듯 관심 밖의 혜성(省下)일지라도, 때에 따라서는 지구에 과(過)와 덕(德)을 줄 수도 있다(省下之過與其德也). 이때는 당연히 덕을 주면, 복이 되는 것이고(德者福之), 과를 주면, 벌이 되는 것이다(過者伐之). 이것이 상현(象見) 즉, 천체가 일으키는 여러 현상이다(是以象之見也). 혜성이 궤도를 돌면서 높이 떠서 멀리까지 가는 궤도를 보유하고 있으면, 지구에 미치는 영향이 적고(高而遠則小), 그러면 지구에 주는 화복(禍福)도 멀리(遠) 있게 되며(小則禍福遠), 반대로 낮게(下) 떠서 지구 가까이(近)에 있는 궤도를 보유하는 혜성은 지구에 미치는 영향도 크고(下而近則大), 그러면, 지구에 주는 희노(喜怒)도 가까이(邇)에 있게 된다(故大則喜怒邇).

목성의 운행이 태과하면 즉, 목성의 자기장 기운이 강하면(歲運太過), 혜성(運星)이 목성의 강한 자기장의 구역인 북쪽(北)을 지나갈(越) 때(則運星北越), 두 운행의 기운은 서로를 간섭하지 않고(運氣相得), 각자(各) 자기 궤도를 돈다(則各行以道).

그러나 혜성 끝에 달린 유성(畏星)은 태과한 목성이 흡수해버린다. 그래서 목성(歲運)이 태과하면(故歲運太過), 외성(畏星)은 빛을 잃고, 그 모성(其母)인 혜성만 밝게 (兼) 빛나게 된다(畏星失色而兼其母). 약간의 추가 설명이 필요하다. 우리가 주로 관찰하는 대개의 혜성은 단주기 혜성(shortperiod comet:短週期彗星)이다. 그런데 이 단주기 혜성은 주로 목성(歲星:木星) 부근에서 많이 활동한다. 그런데 이 혜성의 자기장 세기도 만만치가 않다. 또, 혜성은 빛을 발하는 꼬리를 달고 있는데, 이 꼬리들은 대개 먼지나 얼음이나 입자들인데, 태양풍에 밀려서 꼬리를 만든다. 그런데, 목성이 태과해서 목성의 표면 자기장이 강하게 되면, 혜성의 꼬리에 붙은 빛을 내는 입자 부분들(畏星)을 목성이 흡수해버린다. 그리고 혜성의 빛나는 부분들을 유성(流星)이라고 하는데, 이것을 동양에서는 외성(畏星)이라고 부른다. 즉, 목성의 강한 자기장 부분이 빛을 내는 외성(畏星:流星)을 흡수해버린다. 그러면, 모성(母星)인 혜성(彗星)은 명확(兼)하게 보인다(畏星失色而兼其母). 그러나 평소에는 혜성의 본체는 유성의 빛 때문에 잘 안 보인다. 이번에는 거꾸로 목성이 불급(不及)하면 즉, 목성의 자기장이 평소보다 약하면, 혜성의 꼬리인 유성(畏星)이 거꾸로 목성의 자기장 일부를 흡수해서 유성은 평소보다 더 빛이 난다. 즉, 외성이 자기의 입자들을 뺏기지 않고(不勝) 받았기 때문에(其所), 빛(色)이 더 밝아진(兼) 것이다(則色兼其所不勝). 이런 현상을 정확히 이해하지 못하는 비전문가(肖)들은 놀라서 어쩔 줄 모르고 허둥(瞿瞿)대기 일쑤이다(肖者瞿瞿). 이 묘한 현상을 모르면(莫知其妙), 당연히(當) 근심(閔閔)할 수밖에 없다(閔閔之當). 그러나 잘 아는 전문가(孰)들은, 이 현상을 잘 이용하고(孰者爲良), 망령된 행동을 조금(徵)도 하지 않으며(妄行無徵), 외성(畏)이 나타나면(示), 왕(王)을 더 아름답게(侯) 만들아 준다(示畏侯王). 추가 설명이 더 필요하다. 옛날에는 혜성이 나타나면 불길한 징조로 여겨서 사람들은 두려움(畏)에 떨었다. 그리고 당시에 인간들은 혜성의 끝에 붙은 외성만 볼 수 있었기 때문에, 외성과 모성이라는 말이 나온다. 그리고 최첨단이라고 으스대는 현대과학은 이 두려움을 미신이라고 단정한다. 그러나 정확히 틀렸다. 이는 최첨단 현대과학이 기반으로 삼고 있는 고전물리학의 개념이 아니라 최첨단 현대과학보다 몇십 배는 더 발전한 양자역학의 개념이기 때문이다. 그리고 이 혜성은 태양계 행성의 표면 중력인 자기장을 간섭한다. 만약에 지구에 이런 일이 일어나면, 지구의 에너지가 태과하든지 불급하든지 한다. 이것은 곧바로 날씨에 영향을 미치고, 이어서 인간의 건강과 농사에 동시에 영향을 미친다. 즉, 혜성의 에너지가 지구에 존재하는 모든 생명체의 에너지 흐름을 간섭하게 된다. 즉, 이때는 지구에 기근과 질병이 오는 것이다. 지금처럼 응급의학이 잘 발달해있고 농업 기술이 잘 발달한 상태에서는 미신이라고 치부할만한 것이다. 그러나 지금도 에너지가 일으키는 천재지변을 최첨단이라고 자부하는 현대과학으로 어떻게 할 수가 없어서 당하고만 있다. 그래서 이 현상을 잘 아는 사람들은 사람들을 안심시키고(爲良), 이어서 왕도 안심시켜서, 왕이 나라를 잘 통치하도록(候) 해준다(示畏侯王). 이 부분의 해석은 엄청난 지식을 요구한다. 그리고 황제내경이 이 부분을 게재한 이유는 오성과 태양 외에 혜성도 지구의 에너지를 간섭하기 때문이다. 사실, 이 부분은 현대 천문학과 비교해도 손색이 없다. 이것이 황제내경의 품격이다.

帝曰, 其災應何如. 岐伯曰, 亦各從其化也. 故時至有盛衰, 凌犯有逆順, 留守有多少, 形見有善惡, 宿屬有勝負, 徵應有吉凶矣.

황제가 말한다(帝曰). 재응은 어떤가요(其災應何如)? 기백이 말한다(岐伯曰). 역시 각각은 그가 만든 화합물을 따른다(亦各從其化也). 그래서 시간이 되면, 성쇠가 있고(故時至有盛衰), 능범은 역순이 있고(凌犯有逆順), 유보는 다소가 있고(留守有多少), 형현은 선악이 있고(形見有善惡), 숙속은 승부가 있고(宿屬有勝負), 징응은 길흉이 있다(徵應有吉凶矣).

황제가 그러면 그(其) 재앙은 어떻게 일어나냐고 묻고 있다(其災應何如). 각각의 경우에 재앙이 일어난다는 것은 기의 교류에서 변화이기 때문에, 기가 만들어내는 것에서 변화가 일어난다(亦各從其化也). 그래서 오성과 혜성의 기의 교류 변화에 따라서, 사계절이 태과(盛)할 수도 있고, 불급(衰)할 수도 있으며(故時至有盛衰), 혜성이 궤도를 침범(凌犯)했을 때, 황도나 지구의 궤도를 역행(逆)하는 궤도를 가질 수도 있고, 순행(順)하는 궤도를 가질 수도 있으며(凌犯有逆順), 혜성이 자기들 궤도에서 머물면서(留) 궤도를 지킬(守) 때, 그 궤도가 크면 오래(多) 머물고, 그 궤도가 작으면 짧게(少) 머문다(留守有多少). 외성이 흡수되면서 인간(形)에게 영향을 미치는데(見), 그것이 좋을(善) 때도 있고, 나쁠(惡) 때도 있다(形見有善惡). 그리고 유성이 만들어지는 지점을 복사점(radiation spot:輻射點)이라고 하는데, 이 복사점은 하나의 유성군(流星群)에 속하는 유성이 천구상의 한 점에서 방사상(放射狀)으로 튀어나오는 것처럼 보이는 지점이기 때문에, 방사점(放射點)이라고도 한다. 이 지점이 28수(28宿)에 속해 있기도(屬) 하고, 있지 않기도 한다(宿屬有勝負). 그리고 이 지점이 28수에 속해 있으면, 그 별의 이름을 따서 유성우에 이름을 붙여준다. 현대 천문학을 빌려서 보면, 이 복사점이 위치한 별자리에 따라 사자자리 유성우, 오리온자리 유성우, 물병자리-에타 유성우, 쌍둥이자리 유성우 등등으로 유성우의 이름을 붙이게 된다. 유성우가 아주 크거나(大常) 작음(小常)에 따라서 인간들에게 길흉(吉凶)을 만들어 준다(徵應有吉凶矣).

帝曰, 其善惡何謂也. 岐伯曰, 有喜有怒, 有憂有喪, 有澤有燥. 此象之常也, 必謹察之.

황제가 말한다(帝曰). 그 선악은 어떠한가요(其善惡何謂也)? 기백이 말한다(岐伯曰). 희가 있고 노가 있고(有喜有怒), 우가 있고 상이 있고(有憂有喪), 택이 있고 조가 있고(有澤有燥), 이것이 상의 상이다(此象之常也). 반드시 잘 살펴서 관찰해야 한다(必謹察之).

오성이 만들어내는 오운은 오행과 육기를 통해서 지구의 사계절에 영향을 미치고, 이것은 인체 건강과 직결된다. 이 문장은 인간을 기준으로 보았을 때, 오운 육기의 선악(善惡)을 말하고 있다. 그런데 지금의 오운 육기의 선악은 정상적인 선악이 아니라, 혜성의 변화를 고려한 선악이다. 즉, 혜성의 지구 자기장에 대한 간섭이다. 당연히 기의 교류에 영향을 미치고, 결국에 인간에게 선악을 선물한다. 예를 들면, 가을이 너무 문제를 일으키면 폐에 문제를 일으키고, 이어서 근심(憂)을 만들어내고(有憂), 여름이 제대로 기능하고 정상적인 여름이 된다면, 심장(喜)은 과부하에 시달리지 않을 것이고 이어서 기분이 좋을(喜) 것이고(有喜), 봄이 추운 날씨로, 아니면 몹시 더운 날씨로, 문제를 일으키면 간이 문제가 될 것이고, 이어서 담즙 처리가 문제로 등장하면서 화(怒)를 잘 낼 것이고(有怒), 정상적인 겨울이 된다면, 겨울을 맡고 있는 신장의 기능이 제대로 작동하면서, 삼투압 조절이 잘 되고 이어서 인체의 체액 조절이 잘 될 것이고(有澤), 장하에 문제가 되면서 스트레스를 담당하는 비장이 영향을 받으면, 이어서 스트레스(燥)가 쌓일 것이고(有燥), 우주에 전자를 공급하는 태양이나 혜성이 문제가 되면, 지구에서는 대혼란이 일어나고, 이어서 인간에게 상해(喪)를 입힌다(有喪). 이것이(此) 천상(天象) 즉, 천체 변화의 법칙(常)이다(此象之常也). 인간은 이 변화에서 빠져날 수가 없으므로, 잘 살필 수밖에 없다. 즉, 천상(天象)의 문제는 인간들의 생사 문제에 직결되는 문제이다. 두 말이 필요 없이, 천체 현상(天象)을 반드시 잘 살펴야 한다(必謹察之).

帝曰, 六者高下異乎. 岐伯曰, 象見高下. 其應一也. 故人亦應之.

황제가 말한다(帝曰). 육은 고하가 다릅니까(六者高下異乎)? 기백이 말한다(岐伯曰). 상현은 고하가 있고(象見高下), 그 반응은 하나다(其應一也). 그래서 인간도 역시 똑같이 반응한다(故人亦應之).

황제가 육기(六)의 작용이 하늘(高)과 땅(下)에서 다르냐고 묻고 있다. 육기의 현상(象)은 하늘(高)과 땅(下)이라는 다른 공간에서 일어나지만(象見高下), 육기가 만들어내는 반응은 하늘(高)과 땅(下)에서 하나로 나타나게 된다(其應一也). 즉, 육기에 대한 반응은 하늘(高)에서나 땅(下)에서나 똑같이 풍서습조한화(風暑濕燥寒火)로 나타난다. 사람도 역시 태양계 우주의 에너지 속에서 살고 있으므로, 이 에너지에 반응할 수밖에 없다(故人亦應之).

제7장

帝曰, 善. 其德化政令之動靜損益, 皆何如. 岐伯曰, 夫德化政令災變, 不能相加也. 勝復 盛衰, 不能相多也. 往來小大, 不能相過也. 用之升降, 不能相無也. 各從其動而復之耳.

황제가 말한다(帝曰). 좋습니다(善). 덕화정령의 동정손익은 모두 어떤가요(其德 化政令之動靜損益, 皆何如)? 기백이 말한다(岐伯曰). 무릇 덕화정령재변은(夫德化政 令災變), 서로 합쳐지기가 불가능하다(不能相加也). 승복성쇠는(勝復盛衰), 서로 많기 가 불가능하다(不能相多也). 왕래 소대는(往來小大), 서로 과하기가 불가능하다(不能 相過也). 승강의 이용은(用之升降), 서로 없기가 불가능하다(不能相無也). 각각은 그 의 변동과 거듭을 따를 뿐이다(各從其動而復之耳).

육기를 다스리는 도구(德化政令)의 활동 여부(動靜)에 따라서 어떤 손익(損益)이 만들어지냐고 묻고 있다(其德化政令之動靜損益). 육기를 다스리는 도구인 덕화정령 재변(夫德化政令災變)은 서로 따로따로 떨어져서 작용하므로, 당연히 서로 합쳐(加) 지기가 불가능하다(不能相加也). 또, 이들이 만들어내는 승복(勝復)이란 태과(勝)와 불급(衰)이 만들어내는 현상이기 때문에(勝復盛衰), 당연히 승기(勝氣)와 복기(復氣) 가 서로 강하게(多) 나타날 수는 없다(不能相多也). 이들의 작용에 의지해서 에너지 가 오고 가는 데는 불급(小)과 태과(大)가 있으므로(往來小大), 당연히 서로 태과 (過)가 되기는 불가능하다(不能相過也). 에너지의 승강(升降)은 서로의 반응을 이용 (用)하기 때문에(用之升降), 서로의 반응이 없기는(無) 불가능하다(不能相無也). 이렇 게 이들 각각은 기(其:氣)의 변동(動)에 따르면서(從) 반복(復)되고 있을 뿐(耳)이다 (各從其動而復之耳).

帝曰, 其病生何如. 岐伯曰, 德化者氣之祥. 政令者氣之章, 變易者復之紀, 災眚者傷之始, 氣相勝者和. 不相勝者病, 重感於邪則甚也.

황제가 말한다(帝曰). 그 병이 생기는 것은 어떤가요(其病生何如)? 기백이 말한다(岐伯曰). 덕과 화는 상서로운 기운이고(德化者氣之祥), 정과 령은 왕성한 기운이며(政令者氣之章), 변하고 바뀌는 것은 기가 반복되며(變易者復之紀), 재앙이 발생하면 상처의 시작이고(災眚者傷之始), 기가 서로 승하면 조화롭고(氣相勝者和), 기가 서로 승하지 못하면 병이 온다(不相勝者病). 사기에 이중으로 당하면 심해진다(重感於邪則甚也).

앞에서 나왔던 내용들을 정리해주고 있다. 이 기운 중에 이로움을 주는 덕(德)과 만물을 화생(化)시키는 능력은 당연히 상서로운(祥) 기운이 될 것이고(德化者氣之祥), 다스림과 시키는 기운은 당연히 사물을 왕성(章)하게 만들 것이다(政令者氣之章). 변덕(變)과 뒤집어져서 역행(易)하는 기운은 기승을 부리는 기간의 반복이다(變易者復之紀) 즉, 승복(勝復)을 말하고 있다. 재앙은 상처의 시작이다(災眚者傷之始). 너무나 당연한 이야기이다. 이렇듯 앞의 4가지(德化政令) 기운(氣)은 기(氣)가 서로 왕성(勝)한 경우로써(相勝), 지극히 정상적인 계절의 특징이기 때문에, 인간에게 건강(和)을 가져다주고(氣相勝者和), 거꾸로 뒤의 4가지(變易災眚) 기운(氣)은 기(氣)가 서로 문제를 일으키는 경우로서(不相勝), 이상 기온의 계절을 만들어서 인간에게 병(病)을 가져다준다(不相勝者病). 만일에 이때 인체에 사기가 침입하면, 사기에 이중으로 감응하면서, 병은 심해진다(重感於邪則甚也). 즉, 하늘이 준 사기와 인체가 만든 사기라는, 두(重) 사기가 동시에 몸을 공격하기 때문에, 이때는 당연히 병은 심해진다.

帝曰, 善. 所謂精光之論, 大聖之業, 宣明大道, 通於無窮, 究於無極也, 余聞之. 善言天者, 必應於人. 善言古者, 必驗於今. 善言氣者, 必彰於物. 善言應者, 同天地之化. 善言化言變者, 通神明之理. 非夫子, 孰能言至道歟, 迺擇良兆, 而藏之靈室, 每旦讀之, 命曰氣交變, 非齋戒不敢發, 愼傳也.


황제가 말한다(帝曰). 좋습니다(善). 소위 정광의 이론에 따르면(所謂精光之論), 대성의 업이란(大聖之業), 대도를 선명하게 밝혀서(宣明大道), 영원히 통하게 하며(通於無窮), 끝까지 연구하게 하는 것이다고(究於無極也), 나는 들었습니다(余聞之). 하늘의 원리에 대해서 말을 잘하는 것은(善言天者), 반드시 사람에 대응되어야 하고(必應於人), 옛말에 대해서 말을 잘하는 것은(善言古者), 반드시 시행했을 때 효과가 있어야 하고(必驗於今), 기에 대해서 말을 잘하는 것은(善言氣者), 반드시 사물이 성장할 수 있게 하는 것이며(必彰於物), 대응에 대해서 말은 잘하는 것은(善言應者), 반드시 천지의 화생과 같아야 한다(同天地之化). 화와 변에 대해서 말을 잘한다는 것은(善言化言變者), 신명의 이치에 통하는 것이어야 된다(通神明之理). 선생님이 아니고서야(非夫子), 누가 능히 지도를 말할 수 있겠습니까(孰能言至道歟)! 길일을 택해서(迺擇良兆), 영실에 보관하고(而藏之靈室), 매일 아침마다 읽을 것이며(每旦讀之), 기교변이라고 이름 짓겠습니다(命曰氣交變). 목욕재계하지 않고서는 감히 열어보지 않을 것이며(非齋戒不敢發), 후세에게 신중하게 전달하겠습니다(愼傳也).


이 편(篇)을 정확히 모르게 되면, 오운육기에 대해서도 모르게 된다.

# 제70편. 오상정대론(五常政大論)

제1장

제1절

黃帝問曰, 太虛寥廓, 五運廻薄, 衰盛不同, 損益相從, 願聞平氣, 何如而名, 何如而紀也. 岐伯對曰, 昭乎哉問也. 木曰敷和, 火曰升明, 土曰備化, 金曰審平, 水曰靜順.

황제가 묻는다(黃帝問曰). 우주는 넓고 고요한데(太虛寥廓), 오운은 정확히 돌고 (五運廻薄), 성쇠는 같지 않고(衰盛不同), 손익은 서로 좇는다(損益相從). 평기는 어떻게(願聞平氣), 그런 이름을 얻었으며(何如而名), 어떻게 그런 기를 가지는지(何如而紀也), 듣고 싶습니다. 기백이 대답한다(岐伯對曰). 명확한 질문이십니다(昭乎哉問也). 목은 화를 펼치고(木曰敷和), 화는 명을 올리고(火曰升明), 토는 비화하고(土曰備化), 금은 심평하고(金曰審平), 수는 정순한다(水曰靜順).

평기(平氣)란 일상적인 기후이다. 그래서 봄은 만물이 싹 트도록(敷) 온화(和)한 봄바람을 공급해주고(木曰敷和), 여름은 만물이 성장(升)하도록 빛(明)과 열을 공급해주고(火曰升明), 장하는 땅에 습기를 공급해서 만물이 화합물(化)을 만들 수 있도록 대비(備)해주고(土曰備化), 가을은 잘 익은 과실들을 추수할 수 있도록 가지런히(審) 정리(平)해준다(金曰審平), 겨울은 모든 것이 휴식(靜)을 가지도록 정리(順)해준다(水曰靜順).

帝曰, 其不及奈何. 岐伯曰, 木曰委和, 火曰伏明, 土曰卑監, 金曰從革, 水曰涸流.

황제가 말한다(帝曰). 그 불급은 뭔가요(其不及奈何)? 기백이 말한다(岐伯曰). 목은 위화이며(木曰委和), 화는 복명이며(火曰伏明), 토는 비감이며(土曰卑監), 금은 종혁이며(金曰從革), 수는 학류이다(水曰涸流).

불급(不及)은 자기 기능을 발휘하지 못하는 것이다. 봄이 자기 기능을 발휘하지 못하면, 만물을 싹 틔우게 하는 온화(和)한 봄바람의 공급을 포기(委)하는 것이며 (木曰委和) 즉, 봄이 따뜻한 봄바람을 제공하지 못하는 것이다. 여름이 자기 기능을 발휘하지 못하면, 일조량을 통한 빛(明)과 열을 제대로 공급하지 못하는(伏) 것이며(火曰伏明), 장하가 자기 기능을 발휘하지 못하면, 습기를 사계절에 공급하지 못해서 사물을 돌보는(監) 기능을 포기(卑)하는 것이며(土曰卑監), 가을이 자기 기능을 발휘하지 못하면, 건조함을 공급하지 못해서 사물이 말라서 강(剛)하기보다는 눅눅해져서 연(革:軟)하게 만들며(金曰從革) 즉, 건조함이 없이 습기가 있는 것이다. 겨울이 자기 기능을 발휘하지 못하면, 원래 겨울에는 물을 얼려서 마르게(涸) 하나, 날씨가 덜 추워서 물이 흐르게(流) 한다(水曰涸流). 겨울에 마르게 한다는 말은 냉풍건조법(cold air drying:冷風乾燥法)에서 그 예를 볼 수 있다. 여기서 공통점은 결국에 불급이 대표하는 에너지 부족이라는 사실이다.

帝曰, 太過何謂. 岐伯曰, 木曰發生, 火曰赫曦, 土曰敦阜, 金曰堅成, 水曰流衍.

황제가 말한다(帝曰). 태과는 무엇을 말하는 건가요(太過何謂)? 기백이 말한다(岐伯曰). 목은 발생하고(木曰發生), 화는 혁희하고(火曰赫曦), 토는 도부하고(土曰敦阜), 금은 견성하고(金曰堅成), 수는 유연한다(水曰流衍).

태과(太過)는 자기의 기운이 너무 과함을 의미한다. 봄은 원래 따뜻한 봄바람이라는 에너지를 공급해서 싹을 틔우게 하는 계절인데, 봄기운이 과하면 너무 더워서 사물이 무성하게 자란다(木曰發生). 여름은 아무리 더워도 아침부터 찜통더위를 공급하지는 않는데, 여름 기운이 너무 과하면, 아침부터 찜통더위를 만들어 낸다(火曰赫曦). 여기서 희(曦)는 희(爔)와 같은 말로써, 주로 아침 햇살을 가리킨다. 장하는 원래 장마가 지는데, 장하의 기운이 너무 과하면, 폭우가 내려서 산과 땅(阜)을 물로 덮어(敦:도) 버린다(土曰敦阜). 가을은 원래 건조해서 사물을 건조시키나, 가을의 기운이 과하면, 아예 단단하게 굳게(堅) 만들어(成) 버린다(金曰堅成). 겨울은 원래 얼음이 얼어서 물이 흐르지 않으나, 겨울의 기운이 과하면, 물이 넘실대게 만든다(水曰流衍). 여기서 공통점은 열기(熱氣)인 에너지의 과잉 공급이다.

帝曰, 三氣之紀, 願聞其候. 岐伯曰, 悉乎哉問也. 敷和之紀, 木德周行, 陽舒陰布, 五化宣平. 其氣端, 其性隨, 其用曲直, 其化生榮, 其類草木, 其政發散, 其候溫和, 其令風, 其藏肝. 肝其畏淸. 其主目, 其穀麻, 其果李, 其實核, 其應春, 其蟲毛, 其畜犬, 其色蒼, 其養筋, 其病裏急支滿, 其味酸, 其音角, 其物中堅, 其數八.

황제가 말한다(帝曰). 삼기의 다스림과(三氣之紀), 그 후를 듣고 싶습니다(願聞其候). 기백이 말한다(岐伯曰). 자세히도 물어보시네요(悉乎哉問也)! 부화의 기는(敷和之紀), 목덕의 주행이다(木德周行). 양서 음포하며(陽舒陰布), 오화가 선평하며(五化宣平), 그 기는 단이며(其氣端), 그 성질은 수이고(其性隨), 그 용도는 곡직이며(其用曲直), 그 화는 생영이고(其化生榮), 그 종류는 초목이며(其類草木), 그 정은 발산이며(其政發散), 그 기후는 온화이고(其候溫和), 그 령은 풍이고(其令風), 그 장은 간이다(其藏肝). 간은 청을 싫어하고(肝其畏淸), 그는 눈을 주도하고(其主目), 그 곡식은 마이고(其穀麻), 그 과실은 이이고(其果李), 그 실은 핵이고(其實核), 그 응은 봄이고(其應春), 그 충은 모이고(其蟲毛), 그 축은 견이고(其畜犬), 그 색은 창이고(其色蒼), 그 양은 근이고(其養筋), 그 병은 이급지만이고(其病裏急支滿), 그 맛은 산이고(其味酸), 그 음은 각이고(其音角), 그 물은 중견이고(其物中堅), 그 수는 8이다(其數八).

여기 평기(平氣)에 나오는 내용들은 앞에서 많이 논의했던 것들을 다시 논의하고 있는 부분들이 대부분이다. 봄의 평기(平氣)인 부화지기(敷和之紀)는 다음과 같이 작용한다. 꽃이 피게(敷) 하고, 잎이 피게(敷) 하는 목성(木星)이 만들어주는 봄은 따뜻한(和) 기운을 두루두루 베풀어(周) 덕(德)을 행(行)한다(木德周行). 따뜻한 봄바람(陽)은 식물이 꽃 피게 하고(舒), 싹도 트게(舒) 해서 식물(陰)이 자라게(布)한다(陽舒陰布). 다르게 해석할 수도 있다. 봄은 따뜻한 양기(陽)가 서서히 퍼지기(舒) 시작하고 차가운 음기(陰)는 서서히 사라지기(布) 시작한다. 오운(五運) 중에서 목운(木運)의 조화(化)는 베풀어서(宣) 다스리(平)는 것이다(五化宣平). 목운의 기운은 사계절을 시작(端)하게 하고(其氣端), 목운의 성질은 봄기운에 따라서(隨) 새싹이 트게 하고(其性隨), 목운의 용도는 떡잎(曲)이 나고 줄기(直)가 생기게 하는 곡직이고(其用曲直), 목운의 조화(造化)는 생물이 자라나서(生) 번창(榮)하게 하는 것이고(其化生榮), 목운에 따라서 번창하는 종류(類)는 초목(草木)이고(其類草木), 목운이 다스리(政)는 것은 성장 인자인 양기(陽)를 발산(發散)시키는 것이며(其政發散), 목운이 주는 기후(候)는 온화하며(其候溫和), 목운이 주는 따뜻함은 기류(氣流)의 변화를 일으켜서 바람(風)을 일으키며(其令風), 목운은 봄을 만들어내고, 이어서 간에 영향을 미치고, 그 기운을 간에 저장한다(其藏肝). 간은 폐(淸)와 상극 관계를 맺기 때문에 폐를 무서워하며(畏) 즉, 간은 폐가 만들어주는 산성 담즙 처리에 부담을 느끼며(肝其畏淸), 간은 정맥혈을 통제해서 정맥 모세혈관이 많은 눈을 주관한다(其主目). 다르게 해석할 수도 있다. 간은 담즙을 통해서 뇌 신경을 통제하기 때문에 신경을 통해서 눈을 통제할 수도 있다. 그리고 간에 좋은 곡식은 모든 풍기(風氣:肝)를 제거해주는 화마인(火麻仁)이며(其穀麻), 간에 좋은 과실은 해독 작용이 있어서 숙취를 없애주는 자두(李)이며(其果李), 간에 약이 되는 과실은 알칼리인 아미그달린(amygdalin)이 많은 씨(核)이며(其實核), 간에 부담(應)을 주는 계절은 봄이다(其應春). 물론 이를 다르게 해석할 수도 있다. 즉, 간은 봄기운에 대응한다. 그리고 간에 좋은 것은 털(毛)이다(其蟲毛). 동물의 털은 비타민D가 많다. 그래서 시중에서 파는 비타민D를 양모(羊毛)에서 추출한다. 물론 식물에서도 추출한다. 이 비타민D는 간에 아주 좋다. 간에 좋은 육 고기는 개고기이다(其畜犬), 이 기전은 앞에서 이미 설명했다. 여기서 핵심은 철(Fe)이다. 간에 해당하는 색은 푸른색(蒼)이며 즉, 간은 푸른 담즙을 만들어내기 때문에 간에 푸른색을 배정하고, 간은 담즙을 통제하고 이어서 신경을 통제해서 근육을 보양(養)한다(其養筋). 다르게 해석할 수도 있다. 간은 단백질 대사를 하므로, 단백질 대사를 통해서 단백질 덩어리인 근육을 보양할 수가 있다. 간에 병이 생기면, 간이 비대해지면서 장간막을 건드리게 되고, 이어서 뱃속(裏)이 당기고(急) 갈비뼈 부근이 그득(支滿)해지고(其病裏急支滿), 간을 도와주는 맛(味)은 식초(酸)로 대표되는 에너지원인 산(酸:風)이다(其味酸).

다르게 해석할 수도 있다. 간은 단백질 대사를 통해서 지방을 만들어서 과잉 산을 중화한다. 이때 바로 지방 재료로 쓸 수 있는 것이 아세트산과 같은 식초(酸) 성분이다. 이 기전에 이미 전에 설명했다. 간에 해당하는 소리(音)는 목성(木星)의 소리로 추정되는 각(角)이며, 간이 만들어 내는 물질은 담즙(中堅)이다(其物中堅). 담즙은 인체 안(中)에서 만들어지는 염(堅:鹽)의 일종이다. 간에 해당하는 숫자(數)는 목성이 지구에 미치는 자기장 중력의 세기 순서인 8이다(其數八). 여기서 황제가 말한, 삼기지기(三氣之紀)는 평기(平氣), 불급(不及)의 기(氣), 태과(太過)의 기(氣)라는 3가지 기운의 법칙(紀)을 말한다.

升明之紀, 正陽而治, 德施周普, 五化均衡. 其氣高, 其性速, 其用燔灼, 其化蕃茂, 其類火, 其政明曜, 其候炎暑, 其令熱, 其藏心. 心其畏寒, 其主舌, 其穀麥, 其果杏, 其實絡, 其應夏, 其蟲羽, 其畜馬, 其色赤, 其養血, 其病瞤瘈, 其味苦, 其音徵, 其物脈, 其數七.

승명지기는(升明之紀), 정양해서 다스리고(正陽而治), 아주 넓게 덕을 베풀고(德施周普), 오화는 균형이며(五化均衡), 그 기는 고이고(其氣高), 그 성은 속이고(其性速), 그 용은 번작이고(其用燔灼), 그 화는 번무이고(其化蕃茂), 그 종류는 화이고(其類火), 그 정은 명요이며(其政明曜), 그 후는 염서이고(其候炎暑), 그 령은 열이고(其令熱), 그 장은 심장이다(其藏心). 심장은 한을 무서워하고(心其畏寒), 그는 설을 주관하고(其主舌), 그 곡식은 맥이며(其穀麥), 그 과일은 행이며(其果杏), 그 실은 락이며(其實絡), 그 대응은 여름이며(其應夏), 그 충은 익이며(其蟲羽), 그 축은 말이며(其畜馬), 그 색은 적이며(其色赤), 그 양은 혈이며(其養血), 그 병은 윤계이며(其病瞤瘈), 그 맛은 고이며(其味苦), 그 음은 치이며(其音徵), 그 물은 맥이며(其物脈), 그 수는 7이다(其數七).

여름은 풍부한 일조량(明)을 공급해서 만물이 자라게(升) 하는 기간(紀)이며(升明之紀), 정양(음력 4月:正陽)에서 시작해서 만물을 다스리며(正陽而治), 아니면 봄의 미약한 양기와는 다르게 정상(正)적인 양기(陽)를 풍부하게 공급해서 만물을 다스리며, 풍부한 일조량을 공급해서 널리(普) 두루두루(周) 덕을 베푼다(德施周普). 오운

(五運) 중에서 화운(火運)이 하는 조화(化)는 일조량을 치우침이 없이(均衡), 모든 만물에 균형(均衡) 있게 공급하는 것이다(五化均衡). 여름 화운의 기운은 아주 세며(其氣高), 화운의 성질은 식물을 빨리(速) 자라게 하며(其性速), 화운의 용도는 태우는 (燔灼:번작) 것이며(其用燔灼), 화운의 조화(造化)는 만물을 무성하게 자라게(蕃茂:번무) 하는 것이며(其化蕃茂), 화운의 종류는 뜨거움(火)이며(其類火), 화운이 다스리는 것은 일조량(明曜)이며(其政明曜), 화운이 만들어내는 기후(候)는 무더운(炎暑) 여름이며(其候炎暑), 화운이 작동시키는 것은 열(熱)이며(其令熱), 화운에 대응하는 장기는 심장이다(其藏心). 즉, 심장이 여름을 담당한다. 심장은 한(寒)을 무서워한다(心其畏寒). 즉, 심장은 신장과 함께 자유전자 자체를 중화하는데, 신장이 염으로 자유전자를 체외로 배출해주지 않으면, 이 자유전자는 고스란히 심장으로 향한다. 결국에 심장은 이로 인해서 과부하에 시달리게 된다. 그래서 심장은 한(寒)을 대표하는 신장을 무서워(畏)한다. 즉, 신장이 심장을 상극하는 것이다. 다른 해석도 가능하다. 심장은 인체에서 열을 제일 많이 생산한다. 그런데 만일에 심장에 한(寒)이 있다면, 심장은 기능이 정지되었을 것이다. 그래서 심장은 한(寒)을 무서워한다. 그리고, 심장은 혀(舌)를 주관(主)한다(其主舌). 즉, 혀의 세포는 심장의 특수 세포와 같아서, 심장이 문제가 되는 조건이 되면, 혀도 똑같이 반응한다. 그래서 심장은 혀를 주관할 수밖에 없다. 심장에 좋은 곡식은 보리이며(其穀麥) 즉, 보리는 심장에 아주 좋은데, 파키스탄에서는 옛날부터 보리가 심장 보호제로서 오랫동안 사용되어왔다. 이는 보리에 들어있는 쓴맛의 사포닌 때문이다. 그리고 이 사포닌에는 심장이 이용하는 심장 스테로이드 구조를 보유하고 있기도 하다. 쓴맛은 심장에 좋다는 사실을 상기해보자. 심장에 좋은 과실은 살구이다(其果杏). 살구는 혈액 순환을 막는 담(痰)을 없애주는 진해·거담 효능이 있기 때문이다. 심장에 약으로 쓰는 과일은 과육(絡)을 쓴다(其實絡). 락(絡)은 과육의 섬유질을 말한다. 살구가 대표적이다. 이 섬유질은 쓴맛의 대명사인 사포닌과 기능이 같다. 또한, 사포닌을 많이 먹으면, 사포닌의 삼투압 작용 때문에, 설사한다. 이 설사는 과잉 자유전자를 체외로 배출시켜서 심장을 돕는다. 그래서 이때도 쓴맛이 심장을 돕는 것이다. 그리고, 섬유질은 소화가 안 되기 때문에, 대장에서 대장균총의 먹이가 되면서, 과잉 자유

전자를 체외로 배출시키는 효과도 만들어낸다. 심장은 무더운 여름에 대응한다(其應夏). 심장에 관련된 충은 깃털이 있는 것이다(其蟲羽). 이게 무슨 말일까? 한참 겨울에 비싼 오리털(羽) 파카가 유행한 적이 있다. 이는 겨울을 아주 따뜻하게 해주기 때문이다. 겨울이 되면, 차가운 날씨 때문에 피부와 간질이 수축하면서 체액 순환이 막히고, 결국에 겨울은 간질로 혈액을 뿜어내야만 하는 심장을 괴롭힌다. 이때 따뜻한 오리털(羽)로 된 점퍼를 입으면, 보온이 되면서 혈액 순환을 돕게 되고, 결국에 심장을 도와준다. 그래서 깃(羽)이 있는 동물(蟲)이 심장을 도와주게 된다(其蟲羽). 말고기는 맛이 쓰다. 그래서 말고기가 심장에 좋고(其畜馬), 심장의 색깔은 혈색소를 상징하는 적색이며(其色赤), 심장은 동맥 혈액을 돌보며(其養血), 심장에 병이 들면 알칼리 동맥혈을 간질에 공급하지 못하게 되고, 이어서 간질액은 산성으로 기울게 되고, 이어서 간질에 뿌리를 둔 신경을 자극해서 근육에 경련을 일으키는 윤계(瞤瘛)를 일으키고(其病瞤瘛), 심장을 도와주는 맛은 쓴맛이며 즉, 맛이 쓴 장쇄 지방산이 심장의 에너지원으로 쓰여서 심장을 도와주며(其味苦), 아니면 사포닌 같은 쓴맛이 과잉 산의 체외 배출을 도와서 심장을 도와주며, 오음 중에서 치(徵)는 화성(火星)의 소리로 추정되며, 그래서 심장에 해당하는 소리는 치이며(其音徵), 심장이 만들어내는 것(物)은 맥박(脈)이며(其物脈), 심장에 해당하는 숫자(數)는 화성이 지구에 미치는 자기장 중력의 세기 순서인 7이다(其數七).

備化之紀, 氣協天休, 德流四政, 五化齊脩. 其氣平, 其性順, 其用高下, 其化豐滿, 其類土, 其政安靜, 其候溽蒸, 其令濕, 其藏脾. 脾其畏風. 其主口, 其穀稷, 其果棗, 其實肉, 其應長夏, 其蟲倮, 其畜牛, 其色黃, 其養肉, 其病否, 其味甘, 其音宮, 其物膚, 其數五.

비화의 기는(備化之紀), 기협 천휴이며(氣協天休), 덕이 사정을 흐르게 한다(德流四政). 오화는 시든 것을 살리고(五化齊脩), 그 기는 평하고(其氣平), 그 성은 순하고(其性順), 그 용도는 고하이며(其用高下), 그 화는 풍만이고(其化豐滿), 그 류는 토이고(其類土), 그 정은 안정이며(其政安靜), 그 기후는 욕증이며(其候溽蒸), 그 령은 습이며(其令濕), 그 장은 비장이고(其藏脾), 비장은 풍을 무서워하며(脾其畏風), 그것은 입을 주관하며(其主口), 그 곡은 직이며(其穀稷), 그 과는 조이며(其果棗), 그 실은 육이고(其實肉), 그 응은 장하이며(其應長夏), 그 충은 라이며(其蟲倮), 그 축은 우이고(其畜牛), 그 색은 황이고(其色黃), 그 양은 육이고(其養肉), 그 병은 부이고(其病否), 그 맛은 감이며(其味甘), 그 음은 궁이고(其音宮), 그 물은 부이며(其物膚), 그 수는 5이다(其數五).

　수분을 공급해서 다가오는 조화(造化)를 준비(備)시키는 기간(紀)인 장하(長夏)는 (備化之紀), 토성이 공급한 찬 기운인 음기(氣)와 화성이 준 양기(氣)가 만들어 낸 수증기가 서로 협동해서(協) 만들어 낸 하늘이 준 경사(天休)이다(氣協天休). 다르게 설명할 수도 있다. 이 세상의 모든 생물은 물(濕)이 없이는 살 수가 없다. 물은 $H_2O$로써 "$(2H^+) + (2e^-) + O = H_2O$"이 말해주듯이, 음기(氣)와 양기(氣)가 서로 협력해서(氣協) 만들어지는데, 하늘이 주는 보물(天休)이다. 이렇게 만들어진 물은 땅에서 흘러서(流) 사계절(四) 모두가 다스려지도록(政) 덕을 베푼다(德流四政). 오운(五運) 중에서 토운(土運)의 조화(化)는 수분을 공급해서 시들었던(脩) 것을 다시 살려(齊)낸다(五化齊脩). 토운의 기운은 수분을 공급해서 사계절 모두를 다스린다(其氣平). 즉, 토운은 한 달에 6일씩 일 년에 총 72일을 다스린다. 토운의 성질은 수분을 공급해서 생명이 이어지게(順) 한(其性順). 토운의 용도는 높은(高) 하늘에서 아래로(下) 비를 내리게 하는 것이다(其用高下). 토운은 세상에 수분을 공급해서 사물들이 자라게(化) 하여 풍족함(豐)으로 가득 차게(滿) 한다(其化豐滿). 토운이 만들어내는 종류는 모두 땅과 연관된다(其類土). 토운은 무더운 여름에 수분을 공급해서 무더위를 식혀서 편안(安靜)하게 만든다(其政安靜). 토운이 만들어내는 장하의 기후는 습열(濕熱)의 훈증(熏蒸)이다(其候溽蒸). 토운은 습도(濕)를 조절한다(其令濕). 토운이 다스리는 습기는 간질액에 영향을 주고, 이어서 비장에 부담을 주므로, 토운에 해당하는 장기는 비장이다. 그래서 그 기운을 비장에 저장한다(其藏脾). 비장은 간(風)과 상극 관계를 맺기 때문에 간을 무서워한다. 비장은 지용성 성분인 림프액을 처리하는 기관이다. 그런데 간(風)은 림프를 처리하는 배수구가 3개나 된다. 즉, 간은 산성 림프액을 엄청나게 많이 생산해서 비장에 부담을 주게 된다. 그래서 간이 과부하에 걸리면, 림프를 통제하는 비장은 갑자기 날벼락을 맞는다. 그래서 비장은 풍

(風)을 무서워한다(脾其畏風). 비장은 간질액을 통제하므로 인해서, 간질액을 분비하는 구강을 통제한다(其主口). 다른 기전으로 말하면, 입안에는 림프계가 아주 잘 발달해 있다. 그래서 림프를 통제하는 비장이 문제가 되면, 그 상태를 제일 잘 파악할 수 있는 곳이 구강이 된다. 그래서 비장이 입을 주관한다(其主口)고 한다. 직(稷)은 콜레스테롤 등등 지방 성분의 제거에 효과가 높아서 지용성 물질을 다루는 림프를 도와주고, 이어서 비장을 도와주므로, 비장에 좋은 곡식이다(其穀稷). 이의 또 다른 기전은 상편에서 이미 설명했다. 대추는 목밀(木蜜)이라는 이름이 말해주듯이 단맛을 내기 때문에, 당 성분이 과잉 산을 중화시키는 역할을 통해서 비장을 도와주는 과일이다(其果棗). 비장에 좋은 과일의 부분은 당 성분이 든 과육(果肉)이다(其實肉). 대표적인 것이 바로 대추의 당 성분이다. 비장은 간질액을 통제하므로, 간질액과 관련이 있는 장하에 대응한다(其應長夏). 그리고 장하의 계절에는 벌레들이 허물(倮: 脫皮)을 벗는다. 그리고 이 허물의 성분은 글루코사민(glucosamine)인데, 천연 아미노당(糖)의 하나로써 당이 필요한 비장에 좋은 약재이다. 그래서 벌레의 허물은 비장에 좋다(其蟲倮). 소고기는 비위를 보하고 토하거나 설사하는 것을 멎게 하며 소갈과 수종(水腫)에도 좋으므로, 비장에 좋은 육 고기이다(其畜牛). 이의 다른 기전도 상편에서 이미 설명했다. 여기서 핵심은 성장 호르몬이다. 비장에 해당하는 색은 당(糖)을 상징하는 노란색이다(其色黃). 아니면, 비장이 처리하는 노란 색소를 보유한 빌리루빈의 색이다. 그리고 비장을 토성에 연결시키면, 토성의 색깔이 노란색이다. 그래서 비장의 노란색은 여러 가지 방법으로 설명이 가능하다. 비장은 림프액(肉)을 받아서 처리하므로 림프를 보양해준다(其養肉). 비장은 간질액의 대형 분자를 처리하므로, 비장이 과부하에 걸려서 대형 분자 처리가 지연되면, 간질이 막히면서 체액 순환이 막혀(否) 버린다(其病否). 단맛으로 대표되는 당(糖)은 비장이 지방을 만들어서 과잉 산을 처리할 때 지방의 재료가 되어서 비장을 도와주는 성분이다. 그래서 비장에 좋은 맛이 단맛이 된다(其味甘). 오음 중에서 궁(宮)은 토성(土星)의 소리로 추정되며, 그래서 비장에 배정되며(其音宮), 비장이 만들어내는 물질(物)은 지용성 물질(膚:肉)로써 주로 지방이며(其物膚), 비장에 해당하는 숫자(數)는 토성이 지구에 미치는 자기장 중력 세기의 순서인 5이다(其數五).

審平之紀, 收而不爭, 殺而無犯, 五化宣明, 其氣潔, 其性剛, 其用散落, 其化堅斂, 其類金, 其政勁肅, 其候清切, 其令燥, 其藏肺. 肺其畏熱, 其主鼻, 其穀稻, 其果桃, 其實殼, 其應秋, 其蟲介, 其畜雞, 其色白, 其養皮毛, 其病欬, 其味辛, 其音商, 其物外堅, 其數九.

심평의 기간은(審平之紀), 거두어들이되, 싸우지 않으며(收而不爭), 살하되 범하지 아니한다(殺而無犯). 오화는 선명이며(五化宣明), 그 기는 결이고(其氣潔), 그 성은 강이며(其性剛), 그 용은 산락이고(其用散落), 그 화는 견검이며(其化堅斂), 그 류는 금이고(其類金), 그 정은 경숙이고(其政勁肅), 그 후는 청절이고(其候清切), 그 령은 조이고(其令燥), 그 장은 폐이다(其藏肺). 폐는 열을 무서워한다(肺其畏熱). 그는 비를 주도한다(其主鼻). 그 곡은 도이고(其穀稻), 그 과는 도이고(其果桃), 그 실은 각이고(其實殼), 그 응은 가을이고(其應秋), 그 충은 개이고(其蟲介), 그 축은 계이고(其畜雞), 그 색은 백이고(其色白), 그 양은 피모이고(其養皮毛), 그 병은 해이고(其病欬), 그 맛은 신이고(其味辛), 그 음은 상이고(其音商), 그 물은 외견이고(其物外堅), 그 수는 9이다(其數九).

가을을 다르게 해석하면, 가을은 심사(審)하고 평가(平)하는 시기 즉, 결실(審平) 맺는 시기(紀)인 가을은(審平之紀), 거두어들이되(收) 서로 갖겠다고 싸우지 않으며(不爭) 즉, 거두어(收)들이기는 하나, 이는 수탈하기 위한 것이 아니라, 다음 세대를 만들어주는 씨앗을 만들어주기 위한 것이기 때문에, 다툼이 일어나지 않는다(收而不爭). 숙살(殺)시키나 범죄(犯)를 저지르지는 않는다(殺而無犯), 즉, 가을은 성장인자인 전자(電子)를 염(鹽)으로 처리해서 전자를 숙살(殺)시키지만, 뺏기 위한 숙살이 아니라, 다음에 필요할 때 내주기 위한 보관이므로, 범죄는 아니다(殺而無犯). 오운(五運) 중에서 금운(金運)은 청명한 가을날(宣明)을 만들고(五化宣明), 금운의 기운은 건조함을 제공해서 습기를 없애버리고, 먼지 등 이물질이 붙는 것을 방지해서 청결함(潔)을 제공하며(其氣潔), 금운의 성질은 사물을 건조해서 단단하고 딱딱하게(剛) 만들며(其性剛), 금운의 용도는 건조하고 쌀쌀한 날씨를 제공해서 낙엽이 지고(落) 흩날리게(散) 해서 다음 결실을 위해서 쉬게 해주며(其用散落), 금운의 기운은 가을에 곡식을 건조시켜서 단단하게(堅) 만들고 추수(斂)하게 만든다(其化堅

斂). 금운의 가을이 만들어 낸 종류(類)의 것들은 전자(電子)가 저장된 염(金) 종류들이다(其類金). 금운의 가을은 건조함을 제공해서 사물을 건조시켜서 굳게(勁) 만들고 습기를 제거해서 성장을 멈추게(肅) 한다(其政勁肅). 금운의 가을은 쌀쌀하고 건조한 탓에 애처롭고 쓸쓸한(淸切) 기후(候)를 만들어낸다(其候淸切). 금운의 가을은 만물을 건조시킨다(其令燥). 금운의 건조한 가을은 수분(濕)이 필요한 폐포에 영향을 주어서 폐에 부담을 주는 계절이다. 즉, 가을의 기운은 폐에 저장된다(其藏肺). 폐는 열(熱)을 무서워한다(肺其畏熱). 즉, 우 심장(熱)은 폐를 상극한다. 이는 여러 가지 해석이 가능한데, 심장이 만들어 낸 열(熱)은 에너지를 제공해서 적혈구의 헴(Heme)에 붙은 산소를 떼어내므로, 산소를 통해서 산성 정맥혈을 최종 중화 처리하는 폐는 당연히 열(熱)을 싫어한다(肺其畏熱). 그리고 폐는 기도를 통제해서 코를 주관한다(其主鼻). 그리고 폐에 좋은 곡식은 쌀을 만드는 벼(稻)이다(其穀稻). 그리고 쌀을 만드는 벼(稻)에는 6개의 인산기를 보유한 피트산(phytic acid) 축합물(condensation:縮合物)이 들어있는데, 이 피트산 인산기는 폐에서 처리하는 산성인 환원철과 반응을 아주 잘하므로, 폐를 도와준다(其穀稻). 이의 다른 기전도 상편에서 논의했다. 이때는 식이섬유가 핵심이다. 폐는 휘발성 물질을 다루는 인체 기관이다. 그런데 복숭아 특유의 휘발성 향기 성분에는 알칼리인 에스터·알코올류·알데하이드가 많이 들어있다. 그래서 산성 체액을 최종 처리하며 휘발성 물질을 취급하는 폐에 복숭아가 아주 좋다(其果桃). 특히 과실 중에서 껍질(殼)에는 폐에 좋은 휘발성 향기 성분인 SCFA가 아주 많다(其實殼). 건조한 금운의 가을은 폐에 부담을 준다(其應秋). 가을은 건조함을 제공해서 장하에 허물을 벗은 벌레들의 갑(甲)이 딱딱하게(介) 되도록 도와준다. 그런데 이 갑(甲)에는 폐에 좋은 휘발성 향기 성분인 SCFA가 아주 많다(其蟲介). 즉, 벌레들의 갑(甲)은 과실 껍질(殼)인 갑(甲)과 같은 약성을 보유하고 있다. 감기에 좋은 닭은 당연히 폐에 좋다(其畜雞). 이의 다른 기전도 상편에서 설명했다. 이때 핵심은 도파민이다. 폐포가 산을 중화하면서 만들어내는 하얀 콜라겐의 색을 상징하는 백색이 폐를 대표한다(其色白). 우리는 이것을 가래(痰)라고 말한다. 이의 다른 기전도 이미 설명했다. 폐는 간질액을 통제해서 간질액과 접하고 있는 피모(皮毛)를 보양한다(其養皮毛). 폐에 병이 생기면, 폐포가 막히면서 기침한다(其病欬). 휘발성 물질(Gas)을 다루는 폐는 캡사이신으로 대표되는 휘발성 물질인 매운맛(辛)의 도움으로 산성인 환원철을 처리한다(其味辛). 오음 중에서 상(商)은 금성(金星)의 소리로 추정되며, 그래서 상이 폐에 배정되며(其音宮), 폐가 만들어내는 물질은 적혈구를 통해서 인체 외부(外)인 폐포 부분에서 만들어내는 단단한(堅) 금속염(鹽)인 철염(鐵鹽:Fe$^{2+}$)이다(其物外堅). 이 외견(外堅) 단단한 담즙염으로 해석해도 된다. 폐는 산성 담즙을 만들어서 간으로 보낸다는 사실을 상기해보자. 폐에 해당하는 숫자(數)는 금성이 지구에 미치는 자기장 중력 세기의 순서인 9이다(其數九).

靜順之紀, 藏而勿害, 治而善下, 五化咸整. 其氣明, 其性下, 其用沃衍, 其化凝堅, 其類水, 其政流演, 其候凝肅, 其令寒, 其藏腎. 腎其畏濕. 其主二陰, 其穀豆, 其果栗, 其實濡, 其應冬, 其蟲鱗, 其畜彘, 其色黑, 其養骨髓, 其病厥, 其味鹹, 其音羽, 其物濡, 其數六.

정순의 시기는(靜順之紀), 장하되 해치지 않으며(藏而勿害), 다스리되 선하하며(治而善下), 오화는 함정이고(五化咸整), 그 기는 명이며(其氣明), 그 성은 하이고(其性下), 그 용은 옥연이고(其用沃衍), 그 화는 응견이고(其化凝堅), 그 류는 수이고(其類水), 그 정은 유연이고(其政流演), 그 후는 응숙이고(其候凝肅), 그 령은 한이고(其令寒), 그 장은 신장이고(其藏腎), 신장은 습을 무서워한다(腎其畏濕). 그는 이음을 주도하고(其主二陰), 그 곡은 두이고(其穀豆), 그 과는 율이고(其果栗), 그 실은 유이고(其實濡), 그 응은 겨울이고(其應冬), 그 충은 인이고(其蟲鱗), 그 축은 체이고(其畜彘), 그 색은 흑이고(其色黑), 그 양은 골수이고(其養骨髓), 그 병은 궐이고(其病厥), 그 맛은 함이고(其味鹹), 그 음은 우이고(其音羽), 그 물은 유이고(其物濡), 그 수는 6이다(其數六).

만물이 성장을 멈추면서 조용한(靜) 상태를 만들어내고, 다음 계절을 기다리는(順) 시기(紀)인 겨울은(靜順之紀), 성장 인자인 전자(電子)를 염(鹽)으로 격리해서 감추(藏)지만, 성장을 훼방(害)하는 것이 아니라(勿), 다음 계절을 위한 준비이며(藏而勿害), 성장 인자인 전자를 염으로 격리해서 다스리지만(治), 다스리는 자리에 있으면서도 자기를 조용하게 잘 낮추는(下) 겸손함이 있다(治而善下). 오운(五運) 중에서 수운(水運)은 전자를 모두(咸) 염(鹽)으로 만들어서 정리(整)하고(五化咸整), 수운의 기운은 한(寒)을 제공하고 얼음을 만들어서 하얗게(明) 빛나게 한다(其氣明). 수운의 성질은 찬 기운을 공급해서 눈이 내리게(下) 한다(其性下). 수운의 용도는 땅을 산성화시키는 전자(電子)인 산성 인자들을 수거하고 이어서 미네랄 염(鹽)으로 만들어서 땅을 비옥(沃衍)하게 만든다(其用沃衍). 수운은 차가움을 제공해서 수분을 응고시키고 단단한 얼음으로 만든다(其化凝堅). 수운이 만들어내는 종류의 것들은 모두 염(水:鹽)이다(其類水). 물(水)은 전자를 두 개 격리한 염(鹽)의 일종이다. 수운은 흐르는(流) 물을 얼음으로 만들어서 부피를 늘려(演) 놓는다(其政流演). 수운이 만든 기후는 물을 응고(凝)시켜서 얼음으로 만들고 성장 인자인 전자를 염으로 격리해서 성장을 정지(肅)시킨다(其候凝肅). 수운은 찬 기운(寒)을 만들어내게 한다(其令寒). 수운이 제공하는 겨울은 전자를 염으로 만들어서 처리하기 때문에, 염 처리를 전문적으로 하는 신장이 겨울에 부하를 받는다. 즉, 수운의 기운은 신장에 저장된다(其藏腎). 습(濕)이 모이려면, 염(鹽)과 같은 삼투압 기질이 있어야만 한다. 그래서 습이 많다는 말은 염이 많다는 뜻이 된다. 그래서 염을 전문적으로 처리하는 신장은 습(濕)이 많으면, 과부하에 시달리게 되고, 당연히 습(濕)을 무서워 한다(腎其畏濕). 다르게 해석할 수도 있다. 비장(濕)은 신장을 상극한다. 즉, 비장은 과부하에 걸리면, 신장으로 산성 림프액을 보내버린다. 그러면 위장에서 위산으로 처리되어야 할 염(鹽)은 신장에서 다른 염(鹽)으로 처리된다. 당연히 신장은 과부하에 걸린다. 결국에 두 해석 모두 같은 의미이기는 하다. 그 가운데에는 염(鹽)이 자리하고 있다. 그래서 신장은 당연히 습(濕)을 무서워한다(腎其畏濕). 신장은 이음(二陰)을 주도한다(其主二陰). 이건 무슨 말일까? 신장의 생리를 보면 알 수 있다. 신장은 염(鹽)을 처리하는 기관이다. 그런데 신장이 처리하는 염은 오장 중에서 두 군데가 또 처리한다. 하나는 비장이 위장을 통해서 처리하는 위산염이며, 하나는 간이 처리하는 암모니아염이다. 신장은 평소에 이 두 가지 염을 많이 처리해준다. 그래서 신장은 간(陰)과 비장(陰)이라는 이음(二陰)을 주도한다(其主二陰)고 한 것이다. 소갈(消渴)에 좋은 검정콩은 당연히 신장 건강에 좋다(其穀豆). 다른 해석도 가능하다. 대두(豆)는 인산기(Phosphate Group)를 6개나 보유하고 있다. 그리고 이 인산기는 신장에서 염(鹽)의 재료가 되고, 인산칼슘염(鹽)을 만들어서 과잉 전자를 체외로 배출시키면서 신장을 도와준다. 겨울에 전통적으로 발효시킨 된장이 몸에 좋은 이유이다. 밤(栗)은 신기(腎氣)를 도와주는 대표적인 과일이다(其果栗). 이의 신장에 좋은 과일인 밤에서 약이 되는 부분은 수용성 성분(濡)에 있다(其實濡). 밤(栗)에는 비타민 B1이라는 수용성 영양 성분(濡)이 특히 많은데, 비타민 B1과 비타민 B1 대사물은 주로 소변을 통해 빠르게 배설되는데, 이 배설 과정은 염(鹽)으로 된 산(酸)을 배설하는 과정이므로 신장에 아주 많은 도움이 된다(其實濡). 이의 다른 기전도 상편에서 설명했다. 이때 핵심은 탄닌(Tannin) 성분이다. 겨울은 성장 인자인 전자를 염으로 처리하는 계절이므로, 염을 처리하는 신장이 겨울에 과부하에 잘 걸린다(其應冬). 수운이 제공하는 한(寒)은 물을 차갑게 해서 비늘(鱗:린)이 달린 물고기들이 겨울잠을 자게 만든다. 이들 중에 비늘이 달린 잉어나 붕어는 특히 염의 재료를 많이 보유하고 있다. 그래서 비늘 달린 물고기는 신장에 도움이 된다(其蟲鱗). 돼지고기(彘:체)는 맛이 좋으며, 찬(寒) 성질을 보유하고 있으므로 즉, 전자를 염으로 격리해서 체외로 배출시키므로, 신장에 좋다(其畜彘). 이때 찬 성질의 핵심은 스테로이드이다. 스테로이드는 금속염과 반응을 아주 잘한다. 신장에 대한 스테로이드 기전은 이미 상편에서 설명했다. 그리고 신장은 검은색의 유로빌린(urobilin)을 처리하기 때문에, 검은색을 배정받는다(其色黑). 신장은 뇌척수액을 담당하기 때문에, 뇌척수액에 잠긴 골수를 보양해준다(其養骨髓). 신장은 산성 뇌척수액을 중화시키므로, 신장이 문제가 되면, 뇌척수액이 산성으로 변하고, 이어서 뇌 신경이 과부하에 걸리면서 졸도나 실신하는 궐(厥)에 걸린다(其病厥). 다르게 해석도 가능하다. 신장은 삼투압 기질인 염을 처리하기 때문에, 신장이 문제가 되면, 염이 정체되면서 수분을 잔뜩 끌어안기 때문에 간질액의 정체가 심해지면서 체액 순환을 막아버리고, 결국에 궐증에 걸린다. 신장은 염을 배출하는 기관이므로 염의 재료인 함(鹹:함)은 신장에 도움을 주는 맛이다(其味鹹). 여기서 짠맛(鹹)은 실제로는 미네랄 종류들을 말한다. 오음 중에서 우(羽)는 수성(水星)의 소리로 추정되며, 그래서 이는 신장에 배정되며(其音宮), 신장이 만들어내는 물질은 소변(濡)이다(其物濡). 신장에 해당하는 숫자(數)는 수성이 지구에 미치는 자기장 중력 세기의 순서인 6이다(其數六).

故生而勿殺, 長而勿罰, 化而勿制, 收而勿害, 藏而勿抑. 是謂平氣.

그래서 생하되 살하지 않고(故生而勿殺), 장하되 벌하지 않고(長而勿罰), 화하되 억제하지 않고(化而勿制), 수하되 해를 끼치지 않고(收而勿害), 장하되 억누르지 않는다(藏而勿抑). 이것을 평기라고 한다(是謂平氣).

평기(平氣)란 정상적인(平) 오운(五運)이 만들어내는 오기(五氣)이다. 즉, 정상적인 오성(五星)의 기운이다. 그래서 봄이 되면, 성장 인자인 전자를 빼내서 만물을 소생시키기 때문에, 자연적으로 성장 인자인 전자를 염으로 격리(殺)하지 않게(物) 된다(生而勿殺). 여름이 되면, 여름은 만물을 적극적으로 키우기(長) 때문에, 만물이 무성하게 되는 것을 막지(罰) 않는다(長而勿罰). 장하가 되면, 열매가 서서히 성장을 종료할 기회를 주면서도 통제하지는 않는다(化而勿制). 가을이 되면, 일조량을 줄여서 수확하면서도 만물을 해치지 않는다(收而勿害). 겨울이 되면, 성장 인자인 전자를 염으로 격리해서 감추면서도(藏) 일부러 성장을 억누르지(抑)는 않고, 다음 계절을 조용히 기다린다(藏而勿抑). 이것이 평기(平氣)이다(是謂平氣). 즉, 지금까지 기술한 내용이 평기라는 뜻이다.

제2절

委和之紀, 是謂勝生. 生氣不政, 化氣廼揚, 長氣自平, 收令廼早, 涼雨時降, 風雲並興, 草木晩榮, 蒼乾凋落, 物秀而實, 膚肉内充. 其氣斂, 其用聚, 其動緛戾拘緩, 其發驚駭, 其藏肝, 其果棗李, 其實核殼, 其穀稷稻, 其味酸辛, 其色白蒼, 其畜犬雞, 其蟲毛介, 其主霧露淒滄, 其聲角商. 其病搖動注恐, 從金化也. 少角與判商同, 上角與正角同, 上商與正商同, 其病支廢癰腫瘡瘍. 其甘蟲, 邪傷肝也. 上宮與正宮同, 蕭飋肅殺, 則炎赫沸騰, 眚於三, 所謂復也. 其主飛蠹蛆雉, 廼爲雷霆.

위화지기의 기간에는(委和之紀), 이를 이르러 승생이라고 한다(是謂勝生). 생기가 다스려지지 않고(生氣不政), 화기가 고양되고(化氣廼揚), 장기가 자평하고(長氣自平), 수가 빠르게 오게 하고(收令廼早), 량우가 때때로 내리고(涼雨時降), 풍운이 같이 오고(風雲並興), 초목이 만영하고(草木晩榮), 창건 조락하고(蒼乾凋落), 식물이 잘 자라나 열매가 없고(物秀而實), 부육이 안에서 차고(膚肉内充), 그 기는 렴하고(其氣斂), 그 용은 취하고(其用聚), 그 동은 연태 구완하고(其動緛戾拘緩), 그 발은 경해이고(其發驚駭), 그 장은 간이고(其藏肝), 그 과는 조이이고(其果棗李), 그 실은 해각이고(其實核殼), 그 곡은 직도이고(其穀稷稻), 그 맛은 산신이며(其味酸辛), 그 색은 백창이고(其色白蒼), 그 축은 견계이고(其畜犬雞), 그 충은 모개이고(其蟲毛介), 그것은 무로 처창을 주관하고(其主霧露淒滄), 그 성은 각상이고(其聲角商), 그 병은 요동 주공이고(其病搖動注恐), 금화를 따른다(從金化也). 판상과 더불어 소각이 같고(少角與判商同), 상각이 정각과 더불어 같고(上角與正角同), 상상이 정상과 더불어 같고(上商與正商同), 그 병은 지폐 옹종 창양이며(其病支廢癰腫瘡瘍), 그 감은 충하고(其甘蟲), 사기는 간을 망친다(邪傷肝也). 상궁이 정궁과 더불어 같고(上宮與正宮同), 소슬 숙살하고(蕭飋肅殺), 그러면 염혁 비등하고(則炎赫沸騰), 재해는 3에 있고(眚於三), 이를 복이라고 한다(所謂復也). 그것은 비좀과 저치를 주도하고(其主飛蠹蛆雉), 뇌정에 이르게 만든다(廼爲雷霆).

꽃이 피고(敷) 잎이 피게(敷) 하던 정상적인 봄기운은(敷和之紀), 목성이 금성에 상극당하면 위축(委)되고 만다(委和之紀). 즉, 이때는 만물을 소생(生)시키는 봄기운은 사라져버리게 된다. 즉, 금성이 목성의 생기(生)를 상극(勝)한 것이다(是謂勝生). 이렇게 목성의 기운이 약해져서 봄기운(生氣)이 더는 봄을 다스릴(政) 수가 없게 되면(生氣不政), 목성이 상극하는 토성의 기운인 화기(化氣)가 고양(揚)되기에 이른다(化氣廼揚). 즉, 토성을 억누르던 목성의 힘이 약해져서, 목성이 더는 토성을 통제하지 못하게 된 것이다. 이제 여름이 오지만, 화성을 상극할 요인은 없다. 그래서 여름의 기운인 장기(長氣)는 스스로(自) 다스려지게(平) 된다(長氣自平). 그 대신에 토성의 기운이 고양되어 있으므로, 추수를 빨리하게 만들고, 또한, 가을의 기운을 만들어내는 금성이 목성을 상극했기 때문에, 결국에 추수(收)하는 가을이 빨리 오게(令) 만든다(收令廼早). 그러면 목성을 상극한 쌀쌀하고 건조한 기운을 공급하는 금성의 영향으로 인해서, 이상 기후가 생기고, 이어서 차가운 비가 때때로 내리고(涼雨時降), 기후가 급변하면서 바람과 구름이 같이 많이 생겨난다(風雲並興). 건조한 금성의 기운 때문에 초목은 늦게(晚)까지 자라고(草木晚榮), 한편으로는 쌀쌀한 기운 때문에, 푸른 잎은 낙엽이 되어서 우수수 떨어지나(蒼乾凋落), 결국에 식물은 잘 자라서(秀) 결실 맺는다(物秀而實).

이 기운은 인간에게 있어서도 병을 만들어낸다. 태과한 금성이 만들어 낸 건조하고 쌀쌀한 이 이상 기온은 피부를 건조하게 만들고, 간질을 수축시켜서 체액 순환을 막으면서 간질액을 산성으로 변하게 만들고, 또한, 피부(膚) 간질액을 정체시키고, 이어서 림프(肉)를 가득 채워서(充) 막아버린다(膚肉內充). 이 기운은 간질액을 정체(斂)시키고(其氣斂), 산성 간질액을 축적(聚)하는 도구로 이용(用) 된다(其用聚). 결국에 산성 간질액은 간질에 뿌리를 둔 구심 신경을 자극해서 근육을 수축시키면서 경련을 만들어내고 연태(繹戾)와 구완(拘緩)을 유발(動)한다(其動繹戾拘緩). 더불어, 이 구심 신경은 뇌 신경을 자극해서 깜짝깜짝 놀라게 하는 경해(驚駭)를 유발시킨다(其發驚駭). 이때 문제가 되는 장기는 간(肝)이다(其藏肝). 쌀쌀한 금성의 기운은 간질을 수축시키고, 이어서 체액 순환을 막으면서 뇌 신경으로 과잉 산을 올려보내게 되고, 이어서 담즙을 많이 생산하게 만든다. 그러면 산성 담즙을 처리하는 간은 과부하에 걸린다. 폐는 간을 상극한다는 사실을 상기해보자. 그래서 금성의 기운은 간에 저장된다(其藏肝)고 한 것이다. 이제 정리를 해보면, 간은 목성이 불급하면서 문제가 되었고, 폐는 금성이 태과하면서 문제가 되었다. 즉, 과부하에 걸린 폐가 간을 상극해버린 것이다. 이제 간까지 과부하에 시달리게 되고 치료 처방을 내릴 때는 폐와 간을 동시에 고려해야 한다. 그래서 치료를 위해서는 평기(平氣)에서 정의한 약성을 이용해야 한다. 그래서 과일은 대추와 자두를 선택하고(其果棗李), 약성이 강한 부분은 씨와 껍질이 되고(其實核殼), 곡식은 피와 벼가 되고(其穀稷稻), 맛은 신맛과 매운맛이 되고(其味酸辛), 색은 백색과 청색이 되고(其色白蒼), 가축 육 고기는 개와 닭이 되고(其畜犬雞), 털과 허물이 된다(其蟲毛介). 태과한 금성이 주는 쌀쌀함 때문에 무로(霧露)가 생기게 하고, 불급한 목성이 주는 기운 때문에 처창(淒滄)이 생기게 한다(其主霧露淒滄). 오음에 해당하는 소리는 간과 폐에 해당하는 각(角)과 상(商)이 된다(其聲角商). 이때 간이 만든 신경의 과부하로 인해서 인체 근육은 요동(搖動)치고, 폐와 간의 과부하로 인해서 신장은 폐에서 철염(鐵鹽)을 받고, 간에서는 암모니아염(鹽)을 받으면서, 부신의 과부하가 일어나고, 이어서 아드레날린이 과잉으로 분비되면서 잘 놀래고 공포를 경험하는 주공(注恐)이 따라온다(其病搖動注恐). 이것들은 모두 금성(金)이 태과하면서 만들어낸(化) 결과들에 따라서(從) 만들어진 현상들이다(從金化也).

중운(中運)에서 목성(角)이 불급(少)하고 동시에(與) 금성(商)이 태과(判)하면서 서로 만났(同)지만(少角與判商同), 사천(上)에서 목성(角)이 더불어(與) 주재해주면, 중운에서 불급(少)한 목성(角)은 사천(司天)하고 있는 목성(角)의 도움을 받아서 평기(正)와 같아지게(同) 되고(上角與正角同), 사천(上)에서 금성(商)이 더불어(與) 주재하고 있으면, 태과(判)한 금성(商)은 사천(上)하고 있는 금성(商)의 힘에 억눌려 평기(正)와 같아지게(同) 된다(上商與正商同). 여기서 나온 공통점은 사천(司天)이 중운(中運)을 억누를 수 있다는 사실이다. 왜 그럴까? 중운은 오행을 기반으로 구성되는 오성의 문제로 한정된다. 그래서 태과(太過)와 불급(不及)도 오성끼리 에너지의 전달 문제로 귀결된다. 그런데, 오성은 에너지를 육기에서 받는다. 그래서 육기는 에너지의 원천인 태양(君火)을 품고 있으므로, 사천(司天)을 주재하면서 당연히 오운을 억누를 수가 있게 된다. 지금, 그 말을 하고 있는 것이다. 그러나 지금 당장의 상황은 목성은 불급해 있고, 금성은 태과하고 있으므로, 인체에서 생기는 질병은 간과 폐 문제로 귀결한다. 즉, 지금 상황은 어떻게 되었든지 간에 목성의 에너지와 금성의 에너지가 혼란을 겪고 있으므로, 당연히 병은 폐와 간에서 일어난다.

간은 정맥혈을 주관하고, 폐는 간질액의 조절을 통해서 피모를 주재한다. 결국에 이 둘은 간질의 소통을 주재하고 있다. 즉, 이 둘이 문제가 되고 있으므로, 피부와 접한 간질에 산성 간질액이 정체되고 있다. 그러면 산성 간질액과 접하고 있는 피부 콜라겐은 산성 간질액에 의해서 녹으면서 각종 피부 질환(癰腫瘡瘍:옹종창양)을 유발한다. 그리고 산성 간질액의 정체로 인해서 관절활액도 산성으로 기울면서 당연히 관절을 쓸 수가 없게 되고, 이어서 사지를 못 쓰는 지폐(支廢)에 걸린다(其病支廢癰腫瘡瘍). 문제는 여기에서 끝나지 않는다. 이때는 산성 간질액을 받아서 처리하는 비장도 문제가 되는 것이다. 이것을 비장(甘)이 좀(蟲) 먹는다(其甘蟲)고 표현했다. 즉, 좀(蟲)이 나무를 망치듯이 과잉 산이 비장을 망치는 것이다. 그러면, 이때 비장에서 산성 정맥혈을 받는 간도 당연히 산성 간질액으로 인해서 피해를 본다(邪傷肝也). 지금 상태는 중운(中運)에서 토성을 상극하는 목성이 불급하고 있으므로, 어부지리로 토성의 힘이 고양(揚)된 상태이다(化氣迺揚). 그런데, 이때 사천(上)에서 토성(宮)이 더불어(與) 주재하고 있게 되면, 중운(中運)에서 토성의 기운은 억제되고, 평기(正)와 같아지게(同) 된다(上宮與正宮同). 지금 상태를 정리해 보면, 목성은 불급이고, 금성은 태과해서 승(勝)한 상태이다. 그런데 오성은 서로 에너지를 교환하기 때문에, 다른 오성이 승(勝)한 금성을 그대로 놔두지를 않는다. 즉, 태과한 금성을 화성이 다시(復) 상극해버린다. 바로, 이 기운이 복기(復氣)이다. 즉, 거듭(復)해서 승(勝) 즉, 상극한 것이다. 처음에 금성이 목성을 상극해서 목성의 에너지를 빼앗았고, 거듭(復)해서 화성이 금성을 상극해서 금성의 에너지를 빼앗았다. 이게 승복(勝復)이다. 그래서 목성이 불급하면서 간이 사기를 받고(邪傷肝也),

이어서 토성이 활개를 치고(上宮與正宮同), 금성이 목성을 상극해서 태과한 상태이
다. 그러나 금성의 태과 기운은 화성에 뺏기고 가을은 정상적인 소슬(蕭颷)과 숙살
(肅殺) 기운이 지배하고(蕭颷肅殺), 여름은 화성이 금성을 상극하면서 에너지를 추
가로 얻어서 지독한 찜통더위인 염혁(炎赫)과 비등(沸騰)이 나타난다(則炎赫沸騰).
이것을 계절의 차례대로 나열하면, 봄이 불급하면 여름은 복기(復氣)가 나타나서
더욱더 무덥게 되고, 가을은 원래는 태과해야 하나 여름에 에너지를 뺏겼기 때문
에, 그냥 정상으로 지나간다. 이 모든 재앙(眚)은 동쪽(三) 하늘에 높이 떠 있는 목
성(木星)의 불급 문제에서 비롯되었다(眚於三). 삼(三)은 9개 방위에서 동쪽을 말한
다. 참고로 동쪽은 3, 서쪽은 7, 남쪽은 9, 북쪽은 1, 중앙은 5이다. 봄에 이상 기
후가 기승(勝)을 부리더니 장하와 여름은 또 다른 이상 기후가 다시(復) 기승(勝)을
부리기를 반복하고 있다. 이것을 복기(復氣)라고 한다(所謂復也). 즉, 거듭(復)해서
이상 기후가 기승(勝)을 부린 것이다. 이런 이상 기후는 짐승이나 벌레들이 제철이
아닌 때 활동하게 만들고(其主飛蠹蛆雉), 날씨도 제철을 가리지 않고 변덕(雷霆)을
부린다(廼爲雷霆). 여기서 중요한 것은 복기(復氣) 개념을 아는 것이다. 그리고 복
기(復氣)는 불급한 계절의 바로 다음 계절에 나타난다는 사실이다. 이는 상극 원리
때문에 일어나게 된다. 오행의 상극은 하나씩 건너뛴다는 사실을 상기해보자.


伏明之紀, 是謂勝長. 長氣不宣, 藏氣反布, 收氣自政, 化令廼衡, 寒清數擧, 暑令廼薄,
承化物生, 生而不長, 成實而稚, 遇化已老, 陽氣屈伏, 蟄蟲早藏, 其氣鬱, 其用暴, 其動
彰伏變易. 其發痛, 其藏心, 其果栗桃, 其實絡濡, 其穀豆稻, 其味苦鹹, 其色玄丹, 其畜
馬彘, 其蟲羽鱗, 其主冰雪霜寒, 其聲徵羽. 其病昏惑悲忘, 從水化也. 少徵與少羽同, 上
商與正商同, 邪傷心也. 凝慘凓冽, 則暴雨霖霆, 眚於九. 其主驟注雷霆震驚, 沈黔淫雨.


복명지기(伏明之紀), 이를 승장이라고 한다(是謂勝長). 장기가 불선하며(是謂勝長),
장기가 반포하며(藏氣反布), 수기가 자정하고(收氣自政), 화가 내형시키면(化令廼衡),
한청이 자주 일고(寒清數擧), 서가 내박시키면(暑令廼薄), 승화 생물하나(承化物生),
생하나 자라지 못하고(生而不長), 열매가 여나 어리고(成實而稚), 화를 만나면 이미

늙는다(遇化已老). 양기가 굴복하고(陽氣屈伏), 칩충이 조기에 잠을 잔다(蟄蟲早藏). 그 기운은 울하고(其氣鬱), 그 용은 폭하며(其用暴), 그 동은 창복 변역한다(其動彰伏變易). 그것은 통증을 유발시키고(其發痛), 그 장은 심장이고(其藏心), 그 과일은 율도이고(其果栗桃), 그 실은 락유이고(其實絡濡), 그 곡은 두도이고(其穀豆稻), 그 맛은 고함이고(其味苦鹹), 그 색은 현단이고(其色玄丹), 그 축은 마체이고(其畜馬彘), 그 충은 우린이고(其蟲羽鱗), 그것은 빙설 상한을 주도하고(其主冰雪霜寒), 그 성은 치우이고(其聲徵羽), 그 병은 혼혹 비망이고(其病昏惑悲忘), 수화를 좇는다(從水化也). 소치와 더불어 소우가 같고(少徵與少羽同), 상상과 더불어 정상이 같으면(上商與正商同), 사기는 심장에 상처를 준다(邪傷心也). 응참 율렬하면(凝慘凓冽), 폭우 림음이 있다(則暴雨霖霪). 재앙은 9에 있다(眚於九). 이 기운은 취주 뇌정 진경(其主驟注雷霆震驚), 침음 음우를 주도한다(沈黔淫雨).

풍부한 일조량(明)을 통해서 만물이 풍성하게 자라는(升) 시기인 여름에(升明之紀), 화성(火星)을 수성이 상극하면서 일조량(明)이 턱없이 부족(伏)해진 여름이 되었다(伏明之紀). 즉, 여름의 기운인 장기(長)를 수성이 상극(勝)해버린 것이다(是謂勝長). 그래서 여름의 성장 기운(長氣)이 펼쳐지지 못하고(長氣不宣), 반대(反)로 수성이 태과하면서 겨울 기운인 장기(藏氣)가 퍼지고(布) 있는 것이다(藏氣反布). 수성이 화성을 상극해주었기 때문에, 화성이 상극하는 금성은 지장을 받지 않게 되면서, 가을의 기운(收氣)은 스스로(自) 다스려지게(政) 된다(收氣自政). 이때 만약에 장하에 토성이 태과한 수성을 상극해서 화기(化)가 에너지의 균형(衡)을 맞춰주면(化令迺衡), 장하의 승기(勝氣)에 따른 가을의 복기(復氣)가 나타나면서, 가을은 에너지 부족으로 인해서 춥고(寒) 쌀쌀한(清) 날씨가 자주(數) 나타난다(寒清數舉). 그러면 여름에 불급해서 더위(暑)가 약하게(薄) 올지라도(暑令迺薄), 태과한 장하의 기운인 화기(化)가 이것을 이어(承)받으면, 장하의 화기로 인해서 식물(物)은 생기(生)를 되찾게 되나(承化物生), 아무리 장하의 기운이 세다고 해도 여름만큼은 아니므로, 식물이 성장(生)하기는 하나 크게 성장(長)하지를 못하게(不) 된다(生而不長). 즉, 원래 식물은 여름에 자라고 장하에 여무는데, 여름에 일조량이 약해서 잘 자라지 못하면, 장하라는 시기에 자란다고 하지만, 잘 자라지는 못한다는 뜻이다. 당연한 결과로 결실(實)이 있더라도(成) 작고(稚) 형편이 없다(成實而稚). 식물이 장하의 기운인 화기(化)를 만나서(遇) 자란다 해도 당연히 조기에 노화(老)되고 만다(遇化已老). 즉, 장하는 곡식이 여무는 시기이지, 자라는 시기가 아니기 때문이다. 즉, 장하는 원래가 식물을 노화시키는 시기이다. 여름에 수성이 화성을 상극해서 이렇게 일조량(陽氣)이 형편이 없게(屈伏) 되면(陽氣屈伏), 날씨는 추워지고 당연히 겨울에 잠을 자는 칩충(蟄蟲)들이 일찌감치(早) 겨울잠(藏)에 빠진다(蟄蟲早藏).

이 기운은 원래는 여름에 많은 에너지를 소비해야 하는데, 화성이 불급해서 여름에 에너지를 소비하지 못한 탓에 기(氣)의 울체(鬱)가 일어나게 만든다(其氣鬱). 또, 이 기운은 울체된 기운이 쓰임새(用)가 잘못(暴)되게 만든다(其用暴). 그래서 이 기운은 성장(彰)의 동력(動)을 약화(伏)시키고, 사물들에게 쉽게(易) 변고(變)를 안겨준다(其動彰伏變易). 날씨가 이런 상태가 되면, 인체에서는 간질액의 흐름에 혼란이 오면서, 간질에 과잉 산이 축적되고, 이어서 자연스럽게 통증을 유발시킨다(其發痛). 그러면 여름을 담당하는 심장에 문제가 생기면서, 이 기운은 심장에 저장된다(其藏心). 지금 상황은 수성이 화성을 상극해서 문제를 만들었기 때문에, 신장과 심장에 대한 처방을 동시에 내려야 한다. 즉, 치료할 때 신장과 심장을 동시에 고려해야 한다는 뜻이다. 그래서 과일은 밤과 복숭아를 선택하고(其果栗桃), 효능이 있는 부위는 섬유질과 수용성 성분이 되고(其實絡濡), 곡식은 콩과 벼가 되고(其穀豆稻), 맛은 쓴맛과 짠맛이 되고(其味苦鹹), 색은 검은색과 빨간색이 되고(其色玄丹), 가축 육고기는 말과 돼지가 된다(其畜馬彘). 해당하는 야생 동물은 깃털을 보유한 새 종류와 겨울잠을 자는 비늘 달린 물고기이다(其蟲羽鱗). 이 기운은 상극을 반복하면서 수성의 영향으로 빙설(冰雪)이 나타나고 금성의 영향으로 상한(霜寒)이 나타나게 된다. 즉, 이 기운이 빙설과 상한을 주관한 것이다(其主冰雪霜寒). 오음 중에서 해당하는 음은 심장에 해당하는 치(徵)와 신장에 해당하는 우(羽)이다(其聲徵羽). 심장이 문제가 되면서 알칼리 혈액의 공급이 막히고, 신장이 문제가 되면서 뇌척수액이 산성으로 기울고, 이 결과로 뇌 신경에서 문제가 일어나고, 이어서 치매에 가까운 현상(昏

惑悲忘)들이 일어난다(其病昏惑悲忘). 이것들은 모두 수성(水)이 태과하면서 만들어
낸(化) 결과들에 따라서(從) 만들어진 현상들이다(從水化也). 화성이 수성에 상극당
해서 화성(徵)이 불급(少)한 상태에서 더불어(與) 토성이 수성을 상극해서 수성(羽)
이 불급(少)한 상태가 되어서 서로 만나게(同) 되었고(少徵與少羽同), 이어서 복기(復
氣)가 일어나면서, 금성이 힘이 약해지고, 이어서 가을이 춥고(寒) 쌀쌀한(淸) 날씨
가 자주(數) 나타났지만(寒淸數擧), 사천(上)에서 금성(商)이 더불어(與) 주재한다면,
금성은 사천을 주재하는 금성의 도움을 받게 되고, 이어서 금성(商)은 평기(定)로 되
돌아오게 된다(上商與正商同). 물론 이때 사기를 받는 장기는 불급한 여름을 담당하
고 있는 심장이다(邪傷心也). 그래서 이때 수성이 화성을 상극해서 추위가 기승(勝)
을 부리게 만들면(凝慘慄洌), 이어서 복기(復)가 일어나게 되고, 토성이 수성을 상극
하면서 장하의 기운이 태과하게 되고, 땅은 폭우로 인해서 험악한 장마를 겪게 된
다(則暴雨霖霪). 이 모든 재앙(眚)은 남쪽(九) 하늘에 높이 떠 있는 화성(火星)의 불
급 문제에서 비롯되었다(眚於三). 이 기운들이 합쳐지면서, 여름, 장하, 가을에 걸쳐
서 이상 기온의 난동이 일어난 것이다(其主驟注雷霆震驚, 沈黔淫雨).


卑監之紀, 是謂減化. 化氣不令, 生政獨彰, 長氣整, 雨廼愆, 收氣平, 風寒並興, 草木榮美,
秀而不實, 成而粃也. 其氣散, 其用靜定, 其動瘍涌, 分潰癰腫. 其發濡滯, 其藏脾, 其果李栗,
其實濡核, 其穀豆麻, 其味酸甘, 其色蒼黃, 其畜牛犬, 其蟲倮毛, 其主飄怒振發, 其聲宮角,
其病留滿否塞, 從木化也. 少宮與少角同, 上宮與正宮同, 上角與正角同. 其病飧泄, 邪傷脾
也. 振拉飄揚, 則蒼乾散落. 其眚四維, 其主敗折虎狼, 淸氣廼用, 生政廼辱.


비감지기는(卑監之紀), 감화라고 한다(是謂減化). 화기가 불령하고(化氣不令), 생정
이 홀로 펼쳐지니(生政獨彰), 장기는 정리되고(長氣整), 비는 문제를 일으키고(雨廼
愆), 수기는 평하며(收氣平), 풍한이 같이 일어나고(風寒並興), 초목이 영미하고(草木
榮美), 수하나 부실하고(秀而不實), 성하나 쭉정이만 남는다(成而粃也). 이 기운은
산하고(其氣散), 그 용도는 정정이고(其用靜定), 그 동은 양용(其動瘍涌), 분궤 옹종
이며(分潰癰腫), 그것은 유체를 발생시키고(其發濡滯), 그 장기는 비장이고(其藏脾),

그 과일은 이율이고(其果李栗), 그 실은 유핵이고(其實濡核), 그 곡은 두마이고(其穀豆麻), 그 맛은 산감이고(其味酸甘), 그 색은 창황이고(其色蒼黃), 그 축은 우견이고(其畜牛犬), 그 충은 라모이고(其蟲倮毛), 그것은 표노 진발을 주도하고(其主飄怒振發), 그 성은 궁각이고(其聲宮角), 그 병은 유만 불색이고(其病留滿否塞), 목화를 따른다(從木化也). 소궁이면서 소각이고(少宮與少角同), 상궁이면서 정궁이고(上宮與正宮同), 상각이면서 정각이면(上角與正角同), 그 병은 손설이며(其病飧泄), 사기는 비장을 상하게 한다(邪傷脾也). 진랍 표양하면(振拉飄揚), 창건 산락하고(則蒼乾散落), 그 재앙은 사유에 있다(其眚四維). 그것은 패절과 호랑을 주도하며(其主敗折虎狼), 청기가 사용되며(清氣廼用), 생정이 욕을 당한다(生政廼辱).

사계절 모두에게 습기를 공급해서 각 계절의 기운을 돌봐주는 장하에(備化之紀), 토성(土星)이 목성에 상극당해서 불급이 되고, 그러면 토성은 땅을 돌봐주는(監) 기능을 내팽개쳐(卑) 버린다(卑監之紀). 즉, 장하의 화기(化氣)를 목성이 상극해서 장하의 기운을 감소(減)시킨 것이다(是謂減化). 그러면, 곡식을 노화시켜서 여물게 하는 장하의 화기(化氣)가 제대로 작동하지 못하게 되고(化氣不令), 그러면 식물은 여물지를 못하고, 여름의 자라나게(生) 하는 기능만 홀로(獨) 독주(彰)하게 된다(生政獨彰). 그러나 화성은 상극의 요인이 없으므로, 여름의 기운인 장기(長氣)는 아무 이상이 없게 된다(長氣整). 그러나 장하가 주도하는 비는 내리지 않고 있으므로, 식물에 나쁜(愆) 영향을 미치게 된다(雨廼愆). 즉, 비는 장하에 내려서 곡식을 여물게 한다는 뜻이다. 그러면, 가을을 다스리는 금성은 이 상황에서 상극할 요인이 없으므로, 가을의 기운인 수기(收氣)는 스스로(自) 다스려(平)지게 된다(收氣平). 그러면, 이때 목성(風)과 수성(寒)만 더불어(並) 흥하게(興) 된다(風寒並興). 현재 식물을 무성(榮美)하게 키우는 여름은 문제가 없으므로, 초목은 아주 잘 자라게 된다(草木榮美). 그러나 장하가 불급당해서 문제가 되고 있으므로, 곡식은 잘(秀) 자라기는 하지만, 여물지를 못하면서 결실을 보지 못하고 만다(秀而不實). 기껏 여물었다(成) 해도 쭉정이(秕)만 달여있게 된다(成而秕也).

이때 인체도 영향을 받는다. 장하는 비장의 계절이다. 다음 두 문장은 토성으로 해석해도 되지만, 비장으로 해석해도 된다. 비장으로 해석해보자. 비장의 기운은 면역(衛氣)을 말하는데, 이런 날씨 상태에서는 비장이 약해지면서 면역(氣)은 약(散)해지고(其氣散), 이어서 비장의 활동도 줄게(靜定) 되고(其用靜定), 간질액의 산성화가 진행되고, 그로 인해서 피부 질환이 대거 일어나게 되고(其動瘍湧), 간질에 쌓인 과잉산은 간질 조직(分)을 붕궤(潰)시키게 되고, 이어서 옹종(癰腫)이 생긴다(分潰癰腫). 또한, 이 기운은 간질 체액의 심한 정체(濡滯)를 유발시킨다(其發濡滯). 장하를 맡는 장기는 비장이기 때문에, 지금 상황에서는 비장에 이 기운이 저장된다(其藏脾). 지금 토성과 목성이 문제를 일으키고 있으므로, 비장과 간이 문제가 되고 있다. 그래서 병을 치료할 때는 간과 비장을 동시에 고려해야 한다. 그래서 과일은 자두와 밤을 선택하고(其果李栗), 약이 되는 성분은 수용성 부분과 씨가 되며(其實濡核), 곡식은 콩과 삼이 되며(其穀豆麻), 맛은 신맛과 단맛이 되며(其味酸甘), 색은 청색과 황색이 되며(其色蒼黃), 가축의 육 고기는 소와 개가 되며(其畜牛犬), 야생 동물은 허물(倮)을 벗는 곤충과 털갈이(毛)를 하는 동물이 된다(其蟲倮毛). 이때 목성의 기운은 돌풍(飄怒)을 유발하고, 토성의 기운은 회오리(振發)를 유발한다(其主飄怒振發). 오음은 간에 해당하는 각(角)과 비장에 해당하는 궁(宮)이다. 이때 생기는 병은 간과 비장 때문에 간질액의 정체(留)가 심하게 나타나면서, 온몸이 그득(滿)해지고, 이것들로 인해서 체액 순환은 꽉 막히(否塞)게 된다(其病留滿否塞). 이것들은 모두 목성(木)이 태과하면서 만들어낸(化) 결과들에 따라서(從) 만들어진 현상들이다(從木化也).

토성이 목성에게 상극당하면서 토성(宮)은 불급(少)이 되었고, 더불어(與) 금성이 목성을 상극하면서 목성(角)도 불급(少)이 된 상황이 되었(同)는데(少宮與少角同), 이때 사천(上)을 주재하는 오성이 토성(宮)이 된다면, 불급(少)한 토성(宮)은 사천(司天)하고 있는 토성의 도움으로 불급에서 평기(正)로 되돌아오게(同) 된다(上宮與正宮同). 또한, 이때 사천(上)을 주재하는 오성이 목성(角)이 된다면, 불급(少)한 목성(角)은 사천(司天)하고 있는 목성의 도움으로 불급에서 평기(正)로 되돌아(同)오게 된다(上角與正角同). 이때 인체에서도 문제가 생긴다. 소화관을 통제하는 간과 비장이 문제가 되면서 당연히 설사가 난다(其病飧泄). 지금 상황에서는 당연히 비장이 사기를 받아서 상해를 입는다(邪傷脾也). 목성이 토성을 상극해서 목성으로 인해서 돌풍(飄怒)이 일고, 토성으로 인해서 회오리(振發)가 일어나게 만드는 목성의 기승(勝)이 일어나면, 반드시 복기(復)가 일어나게 된다. 즉, 태과한 목성을 금성이 상극해버리는 것이다. 그러면 금성의 기운이 세지게 되고, 이어서 가을 기운이 세지면서 푸르디푸른 잎은 말라 떨어져서 나뒹굴게 된다(則蒼乾散落). 이 모든 재앙(眚)은 중앙(四維:5)의 하늘에 높이 떠 있는 토성(四維:土星)의 불급 문제에서 비롯되었다(其眚四維). 이 재앙은 수분을 공급하지 않기 때문에, 사물이 말라서 부러지게(敗折) 만들고, 사물을 처참(虎狼)하게 만들며(其主敗折虎狼), 태과한 목성을 금성이 상극하면서 가을의 기운인 청기(清氣)가 이 기운을 이용하면서(清氣廼用), 생기(生氣)의 다스림(政)에 오점(辱)을 남긴다(生政廼辱). 즉, 생물들이 수분이 부족해서 말라비틀어지는 것이다.

從革之紀, 是謂折收. 收氣廼後, 生氣廼揚, 長化合德, 火政廼宣, 庶類以蕃. 其氣揚, 其用躁切, 其動鏗禁瞀厥, 其發欬喘, 其藏肺, 其果李杏, 其實殼絡, 其穀麻麥, 其味苦辛, 其色白丹, 其畜雞羊, 其蟲介羽, 其主明曜炎爍, 其聲商徵, 其病嚏欬鼽衄, 從火化也. 少商與少徵同, 上商與正商同, 上角與正角同. 邪傷肺也. 炎光赫烈, 則冰雪霜雹. 眚於七. 其主鱗伏彘鼠, 歲氣早至, 廼生大寒.

종혁지기는(從革之紀), 절수라고 한다(是謂折收). 수기가 뒤에 일어나고(收氣廼後), 생기가 고양되어지고(生氣廼揚), 장기와 화기가 합덕하고(長化合德), 화는 잘 펼쳐진다(火政廼宣). 풍성함의 종류는 무성함을 이용하는 것들이다(庶類以蕃). 그 기운은 고양되고(其氣揚), 그 용은 조절이고(其用躁切), 그 동은 갱금 무궐이고(其動鏗禁瞀厥), 그것은 해천을 유발하고(其發欬喘), 그 장기는 폐이다(其藏肺). 그 과일은 자두와 살구이고(其果李杏), 그 효능은 껍질과 섬유질에 있고(其實殼絡), 그 곡은 삼과 보리이고(其穀麻麥), 그 맛은 쓴맛과 매운맛이고(其味苦辛), 그 색은 백색과 적색이고(其色白丹), 그 축은 닭과 양이고(其畜雞羊), 그 충은 개와 우이며(其蟲介羽), 그것은 명요와 염삭을 주관하고(其主明曜炎爍), 그 소리는 상치이고(其聲商徵), 그 병은 체해와 구뉵이며(其病嚔欬鼽衄), 화화를 따른다(從火化也). 소상이 소치와 더불어 같고(少商與少徵同), 상상이 정상과 더불어 같고(上商與正商同), 상각이 정각과 더불어 같으면(上角與正角同), 사기는 폐를 상하게 한다(邪傷肺也). 염광 적열하면(炎光赫烈), 빙설 상박이 온다(則冰雪霜雹). 재앙의 근원은 7에 있다(眚於七). 그 기운은 린복과 체서를 주관한다(其主鱗伏彘鼠). 세기는 빨리 오고(歲氣早至), 대한을 만들어내기에 이른다(廼生大寒).

심사(審)하고 평가(平)하는 즉, 결실의 계절인 가을에(審平之紀), 금성(金星)을 화성이 상극하면서, 화성은 가을이 건조하지(燥) 않는 눅눅한(革) 계절이 되게 만들고(從革之紀), 가을의 기운인 수기(收氣)를 꺾어(折) 버린다(是謂折收). 결국에 가을의 기운인 수기(收氣)는 뒤로 미뤄지고(收氣廼後), 화성으로 인해서 생장하는 기운(生氣)이 좀 더 고양(揚)되고(生氣廼揚), 여름 기운인 장기(長氣)와 장하 기운인 화기(化氣)가 서로 합쳐져서 덕을 베푼다(長化合德). 이렇게 여름의 기운은 잘 다스려지기에 이른다(火政廼宣). 그래서 이때는 무성(蕃)하게 자라는 식물들이 판을 친다(庶類以蕃). 다음 두 문장도 인체와 연결해서 풀어보자. 이때의 기운은 사람을 들뜨게 해서(其氣揚), 마음이 초조하고 불안하게 만들고(躁切), 이어서 가만히 있지 못하게 한다(其用躁切). 즉, 선선한 가을이 오지 않고, 여전히 무더운 여름 기운이 계속되면서, 인간들에게 과부하를 유도하는 것이다. 이런 계절 상태는 폐와 심장에서 문제를 일으키게 된다. 그래서 폐에 문제를 일으켜서 기침(鏗禁)하게 만들고, 심장에 문제를 일으켜서 혈액 순환에서 문제가 일어나고, 이어서 눈이 어두워(瞀厥)지게 만든다(其動鏗禁瞀厥). 즉, 계절은 가을(肺)인데, 실제 날씨는 여름(心)이다 보니까, 폐(秋)와 심장(夏)이 동시에 문제를 일으킨 것이다(其動鏗禁瞀厥). 결국에 해수천식(欬喘)을 유발한다(其發欬喘). 가을에 해당하는 장기는 폐이다. 그래서 이런 기운은 폐에 저장된다(其藏肺). 그런데, 아직도 여름 날씨이므로, 심장도 동시에 과부하에 걸리기 때문에, 치료할 때는 심장과 폐를 동시에 고려해야 한다. 그래서 과일은 자두와 살구를 선택하고(其果李杏), 약이 되는 부분은 껍질과 섬유질이 되며(其實殼絡), 곡식은 삼과 보리가 되고(其穀麻麥), 맛은 쓴맛과 매운맛이 되고(其味苦辛), 색은 백색과 적색이 되고(其色白丹), 가축 육고기는 닭과 양이 되고(其畜雞羊), 야생 동물은 장하에 허물을 벗는 곤충과 털갈이(羽)를 하는 짐승들이다(其蟲介羽). 이때 횡행(主)하는 기운은 가을의 청명한 명요(明曜)와 여름의 무더운 염삭(炎爍)이다(其主明曜炎爍). 오음은 폐에 해당하는 상(商)과 심장에 해당하는 치(徵)이다(其聲商徵). 이런 이상 기온에서는 폐가 고통을 받으면서 폐와 연관된 체해(嚏欬)와 구뉵(軌衄)이 발병하고, 재채기와 자주 기침도 하고 코피를 흘린다(其病嚏欬軌衄). 이것들은 모두 화성(火)이 태과하면서 만들어낸(化) 결과들에 따라서(從) 만들어진 현상들이다(從火化也).

지금 상황은 화성(徵)이 금성(商)을 상극해서 금성(商)이 불급(少)한 상태이며, 더불어(與) 태과한 화성을 수성이 상극하면서 화성(徵)도 불급(少)한 상태가 만들어질 때(少商與少徵同), 사천(上)을 주재하는 오성이 금성(商)이 되면, 불급(少)한 금성(商)은 사천(司天)을 주재하고 있는 금성(商)의 도움으로 더불어(與) 평기(正)로 되돌아갈 수가 있게 된다(上商與正商同). 또, 여름 기운인 장기(長氣)와 장하 기운인 화기(化氣)가 서로 합쳐져서 덕을 베풀고 있을 때(長化合德), 목성이 토성을 상극하면, 목성이 태과하게 되는데, 사천(上)을 주재하는 오성이 목성(角)이 되면, 태과(大)한 목성(角)은 사천(司天)을 주재하고 있는 목성(角)의 억눌림으로 인해서 더불어(與) 평기(正)로 되돌아갈 수가 있게 된다(上角與正角同). 이 상태에서 사기는 당연히 폐로 몰리게 되고, 이어서 폐를 상하게 만든다(邪傷肺也). 이 상태에서는 또 승복(勝復)이 일어난다. 그래서 태과한 화성이 기승(勝)을 부리면서 여름을 지독한 찜통더위(炎光赫烈)로 만들어 놓으면, 이번에는 이런 화성을 수성이 상극하면서 복기(復)가 나타나게 되고, 이어서 수성이 날뛰면서 빙설 우박(則冰雪霜雹)으로 인한, 이상 기후를 보인다. 즉, 복기(復氣) 현상이 일어나는 것이다. 이 모든 재앙(眚)은 서쪽(七) 하늘에 높이 떠 있는 금성(金星)의 불급 문제에서 비롯되었다(眚於七). 이 기운들은 겨울에 잠을 자는 비늘 달린 물고기들이 병에 걸리게 만들고, 여름에 잘 자라는 돼지가 병에 걸리게 만든다(其主鱗伏彘鼠). 이는 소위 더위를 먹었다고 말한다. 이상 기온으로 인해서, 가을까지 더위가 기승을 부린 탓이다. 또, 수성이 화성을 상극하면서, 겨울이 이상 기온을 보이면, 다음 계절에 복기(復氣)가 찾아오면서, 목성의 기운인 세기(歲氣)가 일찍(早) 찾아(至)온다(歲氣早至). 그러나 복기 때문에 봄은 당연히 아주 추운 날씨를 경험하게 만든다(廼生大寒).

涸流之紀, 是謂反陽. 藏令不擧, 化氣廼昌, 長氣宣布, 蟄蟲不藏, 土潤水泉減, 草木條茂, 榮秀滿盛. 其氣滯, 其用滲泄, 其動堅止, 其發燥槁, 其藏腎, 其果棗杏, 其實濡肉, 其穀黍稷, 其味甘鹹, 其色齡玄, 其畜彘牛, 其蟲鱗倮, 其主埃鬱昏翳, 其聲羽宮, 其病痿厥堅下, 從土化也. 少羽與少宮同, 上宮與正宮同. 其病癃閟, 邪傷腎也. 埃昏驟雨, 則振拉摧拔, 眚於一, 其主毛顯狐狢, 變化不藏. 故乘危而行, 不速而至, 暴虐無德, 災反及之, 微者復微, 甚者復甚, 氣之常也.

학류지기는(涸流之紀), 반양이라고 한다(是謂反陽). 장기가 힘을 발휘하지 못하고(藏令不擧), 화기가 번창하며(化氣廼昌), 장기는 잘 다스려지고(長氣宣布), 칩충이 부장하고(蟄蟲不藏), 토윤하고 수천은 감하고(土潤水泉減), 초목은 조무하고(草木條茂), 영은 수하고 만은 성하고(榮秀滿盛), 그 기운은 체이고(其氣滯), 그 용은 삼설이고(其用滲泄), 그 동은 견지이며(其動堅止), 그 발은 조고이고(其發燥槁), 그 장은 신장이며(其藏腎), 그 과일은 조행이며(其果棗杏), 그 실은 유육이며(其實濡肉), 그 곡은 서직이고(其穀黍稷), 그 맛은 감함이고(其味甘鹹), 그 색은 황현이고(其色齡玄), 그 축은 체우이고(其畜彘牛), 그 충은 린라이고(其蟲鱗倮), 그것은 애울과 혼예를 주도하고(其主埃鬱昏翳), 그 성은 우궁이고(其聲羽宮), 그 병은 위궐 견하이고(其病痿厥堅下), 토화를 따른다(從土化也). 소우와 더불어 소궁이 하나가 되고(少羽與少宮同), 상궁과 더불어 정궁이 하나가 되고(上宮與正宮同), 그 병은 융비이고(其病癃閟), 사기는 신장을 상하게 한다(邪傷腎也). 애혼 취우하면(埃昏驟雨), 진랍 최벌하고(則振拉摧拔), 재앙은 1에 있다(眚於一). 그것은 모현 고락을 주도하고(其主毛顯狐狢), 변화 부장한다(變化不藏). 그래서 승위면 행하고(故乘危而行), 불속이면 다다르며(不速而至), 폭학은 무덕이고(暴虐無德), 재반은 이른다(災反及之). 미는 복미하고(微者復微), 심은 복심하며(甚者復甚), 이것이 기의 법칙이다(氣之常也).

　모든 것이 저장되어서 조용(靜)하고 다음 순서(順)를 조용히 기다리는 것이 겨울인데(靜順之紀), 토성이 수성(水星)을 상극하면서, 수성이 차가운 자기 기운을 발산하지 못하게 되고, 거꾸로 장하의 건조함(涸)이 유행(流)하기에 이르는데(涸流之紀), 이 현상을 보고, 겨울에 반대(反)로 양기(陽)를 고양시켰다고 말한다(是謂反陽). 그러면 겨울에 저장하는 기운인 장기(藏氣)는 온데간데없고(藏令不擧), 늦여름의 화기(化氣)가 번창하기에 이른다(化氣廼昌). 토성이 수성을 상극했기 때문에, 화성은 상극당할 요인이 없어지면서, 여름의 기운(長氣)은 잘 펼쳐지게 된다(長氣宣布). 그러면 장하의 따뜻한 기운 때문에, 겨울잠을 자야 할 칩충(蟄蟲)들이 따뜻한 날씨로 인해서 겨울잠을 포기(不藏)하고(蟄蟲不藏), 장하의 화기로 인해서 땅(土)은 습윤(潤)해지고 여름의 장기로 인해서 시내(水)와 샘(泉)은 마르게(減) 되고(土潤水泉減), 당연한 결과로 초목은 가늘고 길게 자라고(草木條茂), 이런 초목들이 번성해서 땅을 가득 채운다(榮秀滿盛).

　이런 기운은 인체에도 영향을 준다. 다음 세 문장도 인체와 연결해서 해석해보자. 겨울의 저장하는 기운(藏氣)과 여름의 발산하는 기운(長氣)이 겹치면서, 체액은 엉켜서 정체(滯)되고(其氣滯), 소변(滲泄)에도 영향을 주게 되고(其用滲泄), 소변이 뭉치고(堅) 배설이 멈추게(止) 되고(其動堅止), 결국에 결석(燥槁)을 만들어 낸다(其發燥槁). 이 기운은 겨울을 담당하는 신장에 저장된다(其藏腎). 그러나 이상 기온으로 인해서 신장이 문제가 되면, 신장과 함께 산성 림프액을 중화시키는 비장도 같이 문제가 된다. 즉, 이 둘은 상극 관계를 맺기 때문이다. 그래서 치료할 때는 비장도 고려해야 한다. 그래서 과일은 대추와 살구를 선택하고(其果棗杏), 약성 효과가 있는 부분은 수용성 부분과 과육이며(其實濡肉), 곡식은 기장과 조이고(其穀黍稷), 맛은 단맛과 짠맛이고(其味甘鹹), 색은 황색과 흑색이고(其色黅玄), 가축의 육고기는 돼지와 소이고(其畜彘牛), 야생 동물은 비늘이 있는 물고기와 허물을 벗는 곤충이다(其蟲鱗倮). 이 기운은 후덥지근한 기후(埃鬱:애울)와 건조해서 먼지를 날리는 대기(昏翳:혼예)를 만들어낸다(其主埃鬱昏翳). 오음은 비장을 의미하는 궁(宮)과 신장을 의미하는 우(羽)이고(其聲羽宮), 병은 비장의 과부하로 인해서 간이 문제가 되면서 생기는 위궐(痿厥)과 신장이 문제가 되면서 생기는 결석의 일종인 견하

(堅下)이다(其病痿厥堅下). 이것들은 모두 토성(土)이 태과하면서 만들어낸(化) 결과들에 따라서(從) 만들어진 현상들이다(從土化也).

지금 상태는 토성(宮)이 수성(羽)을 상극하면서 수성(羽)이 불급(少)한 상태이고, 더불어(與) 태과한 토성을 목성이 상극하면서, 토성(宮)도 불급(少)한 상태가 되어(同)있다(少羽與少宮同). 이때 사천(上)에서 토성(宮)이 주재하고 있다면, 불급(少)한 토성(宮)은 사천(司天)하고 있는 토성의 도움을 받아서 더불어(與) 평기(正)로 되돌아가게 된다(上宮與正宮同). 이 구문들은 인간의 오장을 가지고도 풀 수가 있기는 하다. 이때 소변을 통제하는 신장과 소화관을 통제하는 비장이 문제가 되면서, 대소변에 문제가 일어나는 융비(癃閟)에 걸리고 만다(其病癃閟). 겨울에 일어나는 이런 기운은 결국에 신장에 저장되고, 이어서 신장이 사기에 상하게 된다(邪傷腎也). 이제 이런 이상 기후는 반드시 승복(勝復)을 불러온다. 그래서 겨울에 장하의 영향으로 대기가 흐릿(埃昏)하고 돌발적인 소나기(驟雨)가 내리면서(埃昏驟雨), 이상 기후가 기승(勝)을 부리면, 바로 다음 계절에 복기(復)가 나타나면서, 이어지는 봄에 돌풍(振拉)이 휩쓸고 (摧拔) 지나가는 현상이 나타난다(則振拉摧拔). 즉, 날씨가 이상 기온으로 인해서 변덕을 부리는 것이다. 이 모든 재앙(眚)은 북쪽(一) 하늘에 높이 떠 있는 수성(水星)의 불급 문제에서 비롯되었다(眚於一). 겨울에 나타나는 이런 장하의 기운은 여우(狐)나 오소리(狢)의 털이 다시 나게 한다(其主毛顯狐狢). 즉, 이상 기온이 일으킨 변화(變化)가 끝 없이(不藏) 나타나는 것이다(變化不藏).

결론적으로 봐서, 오성이 태과나 불급이라는 위태로움(危)에 편승(乘)해서 운행(行)되면(故乘危而行), 반드시 초대(速)하지 않은(不) 객(客)이 찾아온다(不速而至). 즉, 오성끼리 에너지를 정상적으로 이어(承)받지 못하고, 기승(勝)을 부리면 문제가 발생한다는 말을 하고 있다. 즉, 오성이 태과나 불급해서 포학(暴虐)하게 굴면, 자기의 덕을 베풀 수가 없게 되고(暴虐無德), 반대(反)로 재해(災)가 찾아(及)온다(災反及之). 그래서 오성끼리 에너지의 흐름이 승(承)하게 일어나서 태과나 불급이 미약(微)하게 일어나면, 승복(勝復)도 미약(微)하게 일어나게 된다(微者復微). 반대로, 오성끼리 에너지의 흐름이 승(勝)하게 일어나서, 태과나 불급이 심(甚)하게 일어나면, 승복(勝復)도 심(甚)하게 일어나게 된다(甚者復甚). 앞 예문에서 보았던 내용들을 정리해주고 있다. 이것이 기(氣)가 순환하면서 교류하는 법칙(常)이다(氣之常也).

제3절

發生之紀, 是謂啓陳(陳). 土疏泄, 蒼氣達, 陽和布化陰氣廼隨, 生氣淳化, 萬物以榮. 其化生, 其氣美, 其政散, 其令條舒, 其動掉眩巓疾, 其德鳴靡啓坼, 其變振拉摧拔, 其穀麻稻, 其畜雞犬, 其果李桃, 其色靑黃白, 其味酸甘辛. 其象春, 其經足厥陰少陽, 其藏肝脾, 其蟲毛介, 其物中堅外堅, 其病怒, 太角與上商同, 上徵則其氣逆, 其病吐利. 不務其德, 則收氣復, 秋氣勁切, 甚則肅殺, 淸氣大至, 草木凋零, 邪廼傷肝.

발생지기는(發生之紀), 계진이라 부른다(是謂啓陳(陳)). 토가 소설하고(土疏泄), 창기가 달하며(蒼氣達), 양화가 퍼지고 음기를 화해서 따르고(陽和布化陰氣廼隨), 생기가 순화하고(生氣淳化), 만물이 번영하고(萬物以榮), 그것은 생을 화하고(其化生), 그 기는 미하고(其氣美), 그 정은 산하고(其政散), 그 령은 조서하고(其令條舒), 그 동은 도현 전질이고(其動掉眩巓疾), 그 덕은 명비 계탁하고(其德鳴靡啓坼), 그 변은 진랍 최발하고(其變振拉摧拔), 그 곡은 마도이고(其穀麻稻), 그 축은 계견이고(其畜雞犬), 그 과는 이도이고(其果李桃), 그 색은 청황백이고(其色靑黃白), 그 맛은 산감신이고(其味酸甘辛), 그 상은 춘이고(其象春), 그 경은 족궐음소양이고(其經足厥陰少陽), 그 장은 간비이고(其藏肝脾), 그 충은 모개이고(其蟲毛介), 그 물은 중견 외견이고(其物中堅外堅), 그 병은 노이고(其病怒), 태각이 더불어 상상과 같고(太角與上商同), 상치면 기역하고(上徵則其氣逆), 그 병은 토리이고(其病吐利), 그 덕을 수행하지 못하면(不務其德), 그러면 수기가 복하고(則收氣復), 추기는 경절하고(秋氣勁切), 심하면 숙살하고(甚則肅殺), 청기가 크게 오고(淸氣大至), 초목이 조령하고(草木凋零), 사기가 간을 상하기에 이른다(邪廼傷肝).

잎이 피고(敷) 꽃이 피는(敷) 시기(紀)인 봄에(敷和之紀), 목성(木星)의 태과로 인해서 이상 기온이 찾아오고, 봄이 더워지면서 여름처럼 만물이 활발하게(發) 생장(生)하는 시기(紀)가 돼버렸다(發生之紀). 그래서 만물이 만개(啓)해서 펼쳐지는(陳) 시기가 된 것이다(是謂啓陳). 땅이 식물과 소통하면서 영양분을 내어주고(土疏泄), 식물을 싹 틔우게 하는 봄기운인 창기(蒼氣)가 막힘 없이 도달(達)하고(蒼氣達), 봄의 양기(陽)가 온화(和)한 봄기운을 퍼뜨리면서(布), 이에 따라서(隨) 식물인 음기(陰氣)를 만들어(化) 낸다(陽和布化陰氣廼隨). 그리고 봄기운인 생기(生氣)는 더욱더 순화되고(生氣淳化), 만물(萬物)이 번영(榮)하기에 이른다(萬物以榮). 이 기운은 만물을 더욱더 성장하게 하고(其化生), 식물에는 축복(美)이 된다(其氣美). 이 기운은 만물이 성장 에너지를 발산(發散)시키도록 다스려서(其政散), 만물이 만개(條舒)하도록 한다(其令條舒). 이상 기온으로 인해서 때아닌 여름이 찾아온 것이다. 그러나 인체는 여전히 봄에 매여 있다. 즉, 인체의 생리 사이클은 봄으로 각인되어있다. 봄의 일조량은 한계가 있고 CRY 활동도 한계가 있는데, 이상 기온이 찾아와서 인체를 과잉 자극하고, 호르몬의 분비가 과잉으로 치닫고, 결국에 간질에 과잉 산이 축적된다. 그러면 간질에 축적된 과잉 산의 중화는 지연되고, 간질에 뿌리를 둔 구심 신경은 과잉 산(電子)을 뇌 신경으로 보내버린다. 이제 뇌 신경은 구심 신경이 갖다 준 과잉 전자 때문에 과잉 자극되고, 그 결과로 눈이 가물가물해지고 어지러운 병인 도현(掉眩)이 찾아오고, 뇌 신경의 과부하 문제인 전질(巓疾)이 찾아온다(其動掉眩巓疾). 이 기운이 베푸는 덕은 따뜻함을 제공해서 지저귀는(鳴) 새들이 호사(靡)하고, 허물 벗는 벌레들이 허물을 벗게(啓坼) 한다(其德鳴靡啓坼). 이 기운이 변덕(變)을 부리면, 돌풍(振拉)이 불고 만물을 뒤집어(摧拔:최발) 놓는다(其變振拉摧拔). 이렇게 봄에 이상 기후가 찾아오면, 봄을 담당하는 간은 당연히 과부하에 시달리고, 산성 간질액을 받는 비장도 과부하에 시달리며, 간질액을 통제하는 폐도 문제에 부딪힌다. 즉, 간이 비장을 상극하면, 다시 폐는 간을 상극하는 것이다. 이제 병을 치료하면서 고려해야 할 장기는 3개가 된다. 그래서 치료를 위해서 곡식을 선택할 때는 삼과 벼를 선택하고(其穀麻稻), 가축 육 고기는 닭고기와 개고기를 선택하고(其畜雞犬), 과일은 자두와 복숭아를 선택한다(其果李桃). 안색을 보고 병을 판단할 때는 세 장기를 모두 고려해서 간의 청색, 비장의 황색, 폐의 백색을 모두 살펴야 한다(其色靑黃白). 치료할 때 기미(氣味)를 판단할 때도 간에 좋은 신 맛, 비장에 좋은 단맛, 폐에 좋은 매운맛을 선택해서 치료한다(其味酸甘辛). 지금의 천기(象)는 봄이기 때문에(其象春), 경락은 간경과 담경을 선택해서 치료한다(其經 足厥陰少陽). 이상 기후인 이때 주로 과부하가 걸리는 장기는 간과 비장이다. 즉, 이 기운들은 간과 비장에 저장된다(其藏肝脾). 이때 해당하는 야생 동물은 털을 가 는 동물과 허물을 벗어서 굳어지는 동물이다(其蟲毛介). 이때 인체에서 만들어지는 물질은 인체 가운데(中)에 있는 간에서 만들어지는 담즙(中堅)과 비장이 통제하는 간질(外)에서 만들어지는 응집물(外堅:혈전:어혈)들이다(其物中堅外堅). 이때 생기는 병은 담즙을 처리하는 간과 연결되기 때문에 분노(怒)에 관한 것이 된다(其病怒).

　다음 문장들은 이제 응용을 요구하는데, 인간도 소우주(小宇宙)이기 때문에, 하 늘에서 일어나는 일이나 인체에서 일어나는 일이 같아야 한다. 이것을 에너지라는 측면에서 풀 수 있어야 한다. 여기에서 태각(太角)이 나오는데, 태(太)는 태과(太過) 을 말하고, 각(角)은 목(木)으로써 간(肝)이 된다. 그러면 태각(太角)은 간(肝)이 태 과(太過)하고 있다는 의미가 된다. 다시 말하면, 간이 과잉 산인 과잉 에너지로 인 해서 과부하에 걸려있다는 뜻이다. 즉, 간은 지금 과잉 산 때문에, 제 기능을 하지 못하고 있다. 또, 상상(上商)에서 상(上)은 사천(司天)을 말하고, 상(商)은 금(金)으로 써 폐(肺)를 말한다. 상치(上徵)도 같은 원리로써 작동한다. 사천(司天)하는 기운은 아주 센 기운을 말하기 때문에, 태과(太過)로 봐도 무방하다. 그러면 상상(上商)은 태과한 폐가 된다. 즉, 폐가 과잉 산으로 인해서 과부하에 걸린 것이다. 상치(上 徵)도 같은 원리로 심장이 과잉 산으로 인해서 과부하에 걸린 것이다. 이것을 기 반으로 다음 문장들을 풀어보자. 간이 과부하에 걸린 상태(太角)인데, 이와 더불어 (與) 폐도 과부하(上商)가 걸려(同) 있다(太角與上商同). 이 상태에서 또 심장도 과부 하(上徵)에 걸려있다. 그래서 심장이 과부하(上徵)에 걸리면, 기(氣)가 역(逆)한다고 했다(上徵則其氣逆). 기가 역한다는 말은 과잉 산의 정체를 뜻한다. 특히 림프에서 과잉 산이 넘쳐흐르면, 기가 역한다는 말을 자주 쓴다. 종합적으로 정리를 해보면,

간도 과부하(太角), 폐도 과부하(上商), 심장도 과부하(上徵)에 걸려있다. 그리고 간은 산성 정맥혈을 통제해서 간질을 통제하고, 폐는 산성 간질액을 통제해서 피모를 통제하고, 심장은 간질로 알칼리 동맥혈을 뿜어내서 산성 간질액을 통제한다. 그러면, 지금 공통적인 문제는 간질액에 집중되어 있다. 당연히 산성 간질액으로 인해서 기역(氣逆)은 일어나고, 이어서 림프는 과부하에 걸리고, 이어서 림프를 통제하는 비장이 과부하에 걸리고, 자동으로 소화관의 간질액은 산성으로 기울게 되고, 그 결과는 구토와 설사로 나타난다(其病吐利). 지금 상황은 간, 폐, 심장이라는 이 세 가지를 상극 관계로 풀어도 된다. 간(木)이 태과하면, 이어서 태과한 간(木)을 폐(金)가 상극하게 되고, 이어서 태과한 폐(金)를 심장(火)이 상극하게 된다. 이것을 생리학으로 풀어보면, 담즙을 처리하는 간이 과잉 산으로 인해서 과부하에 걸려서 제 기능을 하지 못하게 되면, 폐기된 적혈구를 담즙으로 처리해서 간으로 보내는 폐는 당연히 과부하에 걸려버리고, 그러면 산성 정맥혈을 받아서 폐로 보내는 우 심장은 자동으로 과부하에 걸린다. 이것을 오성이 운행되는 우주에서 풀어보면, 목성(木)이 에너지가 과해서 태과하면, 옆에서 보고 있던 금성이 이 에너지를 이어받게 되고, 이어서 금성이 태과하고, 그러면 옆에서 보고 있던 화성이 금성의 태과 에너지를 이어받게 되고, 그러면 화성이 태과하게 된다. 이것이 대우주(大宇宙)인 태양계와 소우주(小宇宙)인 인체가 생리적으로 통하는 원리이다. 한마디로 이는 에너지의 이동 원리이다. 다만, 인체에서는 이 에너지를 산(酸)으로 표현할 뿐이다. 계속해서 다음 문장들을 풀어보자. 이렇게 목성이 토성을 상극해서 태과하고 있으면, 토성이 주관하는 장하는 자기가 베푸는 덕을 베풀 수가 없게 된다(不務其德). 그러면 당연한 결과로 바로 다음 계절인 가을(收氣)에 복기(復)가 일어난다(則收氣復). 그러면 이제 건조하고 쌀쌀한 가을 기운(秋氣)이 강한 힘을 발휘하면서, 사물들은 말라서 부려져 버린다(秋氣勁切). 이 기운이 심해지면 사물을 죽이는 숙살(肅殺) 기운과 가을의 추운 기운인 청기(淸氣)가 크게(大) 도달(至)하게 되고(甚則肅殺, 淸氣大至), 결국에 초목들은 모두 말라비틀어져서 나뒹굴게 된다(草木凋零). 이때 물론 사기는 맨 먼저 간을 망친다(邪廼傷肝).

赫曦之紀, 是謂蕃茂. 陰氣內化, 陽氣外榮, 炎暑施化, 物得以昌. 其化長, 其氣高, 其政動, 其令鳴顯, 其動炎灼妄擾, 其德暄暑鬱蒸, 其變炎烈沸騰, 其穀麥豆, 其畜羊彘, 其果杏栗, 其色赤白玄, 其味苦辛鹹, 其象夏, 其經手少陰太陽, 手厥陰少陽, 其藏心肺, 其蟲羽鱗, 其物脈濡, 其病笑瘧瘡瘍血流, 狂妄目赤. 上羽與正徵同, 其收齊, 其病痓, 上徵而收氣後也. 暴烈其政, 藏氣廼復, 時見凝慘, 甚則雨水霜雹切寒, 邪傷心也.

혁희지기는(赫曦之紀), 번무라고 한다(是謂蕃茂). 음기가 내화하고(陰氣內化), 양기가 외형하고(陽氣外榮), 염서는 시화하고(炎暑施化), 생물은 이것을 얻어서 번창한다(物得以昌). 그 화는 장이고(其化長), 그 기는 고이고(其氣高), 그 정은 동이고(其政動), 그 령은 명현이고(其令鳴顯), 그 동은 염작 망우이고(其動炎灼妄擾), 그 덕은 훤서 울증이고(其德暄暑鬱蒸), 그 변은 염열 비등이고(其變炎烈沸騰), 그 곡은 맥두이고(其穀麥豆), 그 축은 양체이고(其畜羊彘), 그 과는 행률이고(其果杏栗), 그 색은 적백현이고(其色赤白玄), 그 맛은 고신함이고(其味苦辛鹹), 그 상은 하이고(其象夏), 그 경은 수소음태양과 수궐음소양이고(其經手少陰太陽), 그 장은 심폐이고(其藏心肺), 그 충은 우린이고(其蟲羽鱗), 그 물은 맥유이고(其物脈濡), 그 병은 소학, 창양, 혈류(其病笑瘧瘡瘍血流), 광망, 목적이다(狂妄目赤). 상우와 더불어 정치가 같으면(上羽與正徵同), 그것은 수제하고(其收齊), 그 병은 치이고(其病痓), 상치이면, 수기가 뒤이다(上徵而收氣後也). 폭렬이 그 정이면(暴烈其政), 장기가 복귀하기에 이르고(藏氣廼復), 때때로 응참이 보인다(時見凝慘). 심하면 우수, 상박, 절한이 된다(甚則雨水霜雹切寒). 사기가 심장을 상하게 한다(邪傷心也).

만물이 성장(升)하고 일조량(明)이 많은 기간(紀)인 여름이(升明之紀), 화성(火星)의 태과로 인해서 아침부터 찜통더위(赫曦)가 기승을 부리는 시기(紀)가 돼버린 여름(赫曦之紀)이 왔다(赫曦之紀). 즉, 식물이 마음껏 자라는 번무(蕃茂)의 시기가 된 것이다(是謂蕃茂). 식물을 만들어내는 음기는 안에서 과육을 만들고(陰氣內化), 양기(陽氣)인 성장 인자로써 전자는 식물이 외형(外)적으로 성장(榮)하게 만든다(陽氣外榮). 무더운 더위(炎暑)는 에너지를 공급해서 성장(化)의 기운을 베풀게(施) 되고

(炎暑施化), 식물은 이것을 받아서(得) 번창(昌)하기에 이른다(物得以昌). 이 화생(化生)의 기운은 식물을 성장(長)시키고(其化長), 이 기운은 아주 강(高)하며(其氣高), 사물에 에너지를 공급해서 사물을 역동적(動)으로 다스린다(其政動). 이 지독한 열기가 작동하면, 울던(鳴) 새(鳥)도 죽게(顯) 만든다(其令鳴顯). 이 기운은 찜통더위(炎灼)를 발동시켜서 사람들을 짜증(妄擾)나게 한다(其動炎灼妄擾). 이 기운의 덕은 더위(暄暑:훤서)가 만물을 울창(鬱)하게 만들고, 수분을 증발(蒸)시키게 하는 것이다(其德暄暑鬱蒸). 이 기운이 변덕(變)을 부리면, 찜통더위(炎烈)가 기승을 부리고, 이어서 수분이 모두 비등(沸騰)한다(其變炎烈沸騰).

이제, 이 이상 기후는 인체도 괴롭힌다. 먼저 화성이 금성을 상극하면서 이상 기후가 왔기 때문에, 일단 심장과 폐가 문제가 되고, 이런 화성을 수성이 또 상극하기 때문에, 신장까지 문제가 생긴다. 그래서 치료를 할 때는 이 3개의 장기를 고려해야 한다. 그 결과로 치료를 위해서 곡식은 보리와 콩을 선택하고(其穀麥豆), 가축 육고기는 양고기와 돼지고기를 선택하며(其畜羊彘), 과일은 살구와 밤을 선택하고(其果杏栗), 야생 동물은 깃 갈이를 하는 동물과 비늘을 가진 물고기이다(其蟲羽鱗). 안색을 보고 치료를 선택할 때는 심장의 적색과 폐의 백색과 신장의 검은 색을 고려하고(其色赤白玄), 치료를 위해서 기미(氣味)를 선택할 때는 심장을 위한 쓴맛, 폐를 위한 매운맛, 신장을 위한 짠맛을 선택한다(其味苦辛鹹). 이 기운의 천기(象)는 여름이다(其象夏). 이에 따르는 경락은 당연히 심장과 관련된 경락들이다. 그래서 심경과 소장경(其經手少陰太陽) 그리고 심포경과 삼초경(手厥陰少陽)을 선택해서 치료한다. 산성 정맥혈을 받는 우 심장은 체액 흐름도 때문에, 폐로 산성 정맥혈을 떠넘기므로, 이 이상 기후에 당장 관련된 장기는 우 심장과 폐가 된다. 즉, 이 이상 기후로 발생한 문제가 우 심장과 폐에 저장된다(其藏心肺). 그리고 심장과 폐는 알칼리 동맥혈을 책임지고 있으므로, 이 두 기관이 문제가 되면, 알칼리 동맥혈의 공급에 문제가 발생하고, 이어서 혈전이나 어혈을 만들어내고, 결국에 체액 순환 장애로 인해서 맥이 힘이 없는 맥유(脈濡)를 만들어내고 만다(其物脈濡). 이때 생기는 병은 모두 폐(肺)가 최종 통제하는 간질액의 산성화 문제와 심장(心)

이 통제하는 알칼리 동맥혈의 문제로 집중된다. 그래서 산성 간질액 문제로 나타나는 소학(笑瘧), 창양(瘡瘍), 광망(狂妄)과 알칼리 동맥혈의 순환 문제로 나타나는 혈류(血流), 목적(目赤)이 생긴다(其病笑瘧瘡瘍血流, 狂妄目赤).

　　현재 화성이 태과하고 있는 상태에서, 사천(上)에서 수성(羽)이 주재하면서 태과한 화성을 상극하면, 화성(徵)은 태과를 잃고 정상(正)으로 돌아오게(同) 된다(上羽與正徵同). 그러면 화성은 금성을 상극할 이유가 없어진다. 상극이란 에너지 과잉이 존재해야 되는데, 지금 상태에서는 화성도 금성도 태과가 아니기 때문이다. 그러면 당연히 금성이 주재하는 가을 기운(收氣)은 정상으로 작동(齊)한다(其收齊). 그리고 지금 과부하에 걸려있는 행성은 수성이다. 그러면 결국에 뇌척수액을 통제하는 신장이 문제가 되고, 이어서 신경이 자극되면서 파상풍(痙)이 생긴다(其病痙). 그런데 이때 다시 사천(上)에서 화성(徵)이 주재한다면, 화성은 금성을 상극할 것이고, 그러면 금성의 힘이 약화되면서, 가을 기운인 수기(收氣)도 힘이 약화(後)된다(上徵而收氣後也). 이제 또 화성의 세상이 되었다. 그러면 가을을 찜통더위가 다스릴 것이고(暴烈其政), 이어서 복기(復)가 오는 것은 당연하게 된다. 즉, 수성이 옆에서 보고 있다가 얄미운 화성을 상극해버린다. 즉, 가을에 뒤이은 겨울(藏氣)에 복기(復)가 일어나는 것이다(藏氣廼復). 이제 수성이 에너지를 받았다. 그러면 겨울은 이상 기온에 시달리게 되고 때때로(時) 차가운 겨울 기운도 나타나겠지만(時見凝慘), 결국에 겨울에 비(雨水)가 내리고 눈비가 섞이면서 상박(霜雹)이 내리고, 겨울 추위(寒)가 꺾이게(切) 된다(甚則雨水霜雹切寒). 물론 이때 제일 먼저 사기를 받는 오장은 심장이 되고, 이어서 심장이 상하게 된다(邪傷心也).

敦阜之紀, 是謂廣化. 厚德淸靜, 順長以盈, 至陰內實, 物化充成, 煙埃朦鬱見於厚土, 大雨時行, 濕氣廼用, 燥政廼辟, 其化圓, 其氣豐, 其政靜, 其令周備, 其動濡積幷稸, 其德柔潤重淖. 其變震驚飄驟崩潰, 其穀稷麻, 其畜牛犬, 其果棗李, 其色黅玄蒼, 其味甘鹹酸, 其象長夏, 其經足太陰陽明, 其藏脾腎, 其蟲倮毛, 其物肌核, 其病腹滿四支不擧, 大風迅至, 邪傷脾也.

돈부의 기는(敦阜之紀), 광화라고 말한다(是謂廣化). 후덕 청정(厚德淸靜), 순장이 채워지면(順長以盈), 음이 안에서 채워지고(至陰內實), 물이 화해서 보충되고 이루어진다(物化充成). 연애 몽울이 후토에서 보인다(煙埃朦鬱, 見於厚土). 때때로 큰 비가 오고(大雨時行), 습기가 이용되기에 이르고(濕氣廼用), 조정이 피하기에 이르고(燥政廼辟), 그 화는 원이고(其化圓), 그 기는 풍이고(其氣豐), 그 정은 정이고(其政靜), 그 령은 주비이고(其令周備), 그 동은 유적 병축이고(其動濡積幷稸), 그 덕은 유윤 중뇨이고(其德柔潤重淖), 그 변은 진경 표취 붕궤이고(其變震驚飄驟崩潰), 그 곡은 직마이고(其穀稷麻), 그 축은 우견이고(其畜牛犬), 그 과는 조리이고(其果棗李), 그 색은 금현창이고(其色黅玄蒼), 그 맛은 감함산이고(其味甘鹹酸), 그 상은 장하이며(其象長夏), 그 경은 족태음양명이고(其經足太陰陽明), 그 장은 비신이며(其藏脾腎), 그 충은 라모이고(其蟲倮毛), 그 물은 기핵이고(其物肌核), 그 병은 복만 사지불거이고(其病腹滿四支不擧), 대풍이 신속히 온다(大風迅至). 사기가 비장을 상하게 한다(邪傷脾也).

사계절 모두에게 습기를 공급해서 각 계절을 준비(備)시키며 돌봐주는 장하에(備化之紀), 목성(木星)의 태과로 인해서 이상 기후가 찾아오고, 정상적인 장하는 성장을 멈추게 해서 곡식을 여물게(化) 하지만, 목성의 태과로 인해서 장하의 기운인 화기(化氣)가 더 확장(廣)되고, 산천(阜)이 울창(敦)하게 우거지는 시기가 되어버렸다(敦阜之紀). 그래서 이런 장하를 화기(化氣)가 확장(廣)되었다고 말한다(是謂廣化). 원래 장하는 여름(長)에 뒤이어서(順) 여름이라는 계절을 채워줌(盈)으로써 곡식이 여물게 하는 덕(德)을 베풀고(厚), 이어서 가을(淸)에 추수하게 해서 산천을 조용(靜)하게 만들어 준다(厚德淸靜, 順長以盈). 이런 기운은 식물(陰)들에 도달(至)해서 식물 안(內)에서 결실(實)을 맺게 한다(至陰內實). 즉, 이 기운은 만물(物)이 여물고

(化) 채워져서(充) 성숙(成)하게 만든다(物化充成). 또, 장하는 비를 내리게 하고 잎이 땅에 떨어지게 해서, 땅(土)에 영양 성분이 많게(厚) 만들고, 연기처럼 피어나는 안개(煙朦)와 습기가 뭉친 이슬(埃鬱:애울)도 보이게(見) 만든다(煙埃朦鬱見於厚土). 장하 때는 때때로 큰비가 내리고(大雨時行), 이 습기(濕氣)는 다른 계절의 식물 성장에 이용(用) 된다(濕氣廼用). 이 장하의 기운은 가을 기운(燥)이 다스리는(政) 때가 오면, 사라지기(辟)에 이른다(燥政廼辟). 이 장하의 기운은 곡식들을 완전(圓)하게 여물게 만들며(其化圓), 풍년(豊)을 가져오게 하고(其氣豊), 곡식이 여물어서 성장을 멈추게 만들면서 산천을 조용(靜)하게 만들고(其政靜), 수분을 충분히 공급해서 사계절(周)이 자기 기능을 할 수 있도록 대비(備)시켜준다(其令周備). 그래서 장하가 발동(動)하면 땅에 수분(濡)이 축적(積)되고, 이 수분은 다른 물질들과 함께(并) 축적(稸)된다(其動濡積并稸). 이런 수분이 베푸는 덕(德)은 모든 생물에 수분을 공급(潤)해서 유연(柔)하게 만들어주고, 계면(interface:界面)에 수분을 공급해서 아주 좋은(重) 윤활유(淖) 역할을 해준다는 것이다(其德柔潤重淖). 이런 기운이 변덕(變)을 부리면, 천둥 우뢰가 치고(震驚), 돌풍이 불며(飄驟), 이어서 모든 것을 붕궤(崩潰)시켜 버린다(其變震驚飄驟崩潰). 즉, 이상 기후가 변덕을 부리는 것이다.

   장하는 비장의 계절이다. 그래서 장하가 되면 간질액을 책임지고 있는 비장은 당연히 과부하에 시달린다. 비장이 과부하에 시달리면, 체액의 흐름도 때문에 신장이 과부하에 시달리고, 간도 과부하에 시달리게 될 수밖에 없다. 이것을 하늘의 기운으로 표현하자면, 토성이 수성을 상극해서 태과가 일어나면, 이 태과한 토성을 목성이 다시 상극해버린다. 즉, 비장이 신장을 상극하면, 간은 비장을 상극한다. 그래서 치료를 할 때는 세 장기를 모두 고려해야 한다. 그래서 치료를 위해서 곡식을 선택할 때는 조와 삼을 선택하고(其穀稷麻), 가축 육고기를 선택할 때는 소고기와 개고기를 선택하고(其畜牛犬), 과일을 선택할 때는 대추와 자두를 선택하고(其果棗李), 야생 동물을 선택할 때는 허물을 벗는 곤충과 털갈이를 하는 동물을 선택한다(其蟲倮毛). 치료를 위해서 안색을 살필 때는 비장의 노란색과 신장의 검은색과 간의 청색을 보고(其色黅玄蒼), 기미(氣味)를 선택할 때는 비장의 단맛과 신장의 짠맛과 간의 신맛을 선택한다(其味甘鹹酸). 지금의 천기(象)는 장하이다(其象長夏). 그래서 경락은 비경과 위경이다(其經足太陰陽明). 주로 관련된 장기는 똑같이 산성 간질액을 중화하는 비장과 신장이다(其藏脾腎). 이런 이상 기후(其)가 간질에서 만들어내는 물질(物)은 간질(肌)에서 만들어지는 핵(核)이다(其物肌核). 여기서 핵(核)은 결핵 tuberculosis:結核)이라는 말로써 간질액이 산성으로 기울면 나타난다. 습기가 많은 장하는 피부 호흡이 막히면서 피부로 과잉 산을 내보내지 못하게 되고, 이어서 간질은 쉽게 과잉 산에 노출된다. 그래서 결핵이 생기는 것이다. 예를 들면 폐결핵(肺結核) 같은 것들이다. 폐결핵이 대표적인 산성 간질액의 문제이기 때문이다. 사실상 산성 간질액은 만병의 근원이다. 이렇게 산성 간질액이 간질에 정체되면, 산성 간질액은 삼투압 기질로 작용해서 부종을 일으켜서, 복부를 그득하게(腹滿) 만들고, 관절의 간질액인 활액을 산성으로 만들어서, 관절의 통증 때문에 사지(四支)를 들 수 없게(不擧) 만들어버린다(其病腹滿四支不擧). 그러면 비장의 과부하로 인해서 간질에 정체되어있던 산성 간질액은 정맥혈로 들어가고, 곧바로 풍(風)으로 변해버린다. 즉, 부종이 올 정도의 산성 간질액은 대풍(大風)으로 빠르게(迅) 전환(至) 된다(大風迅至). 그러면 이 풍은 혈액에서 알칼리 콜라겐인 피브리노겐(Fibrinogen)으로 중화되면서, 혈전(thrombus:血栓)으로 전환된다. 이런 장하의 이상 기후에서 제일 고생하는 장기는 비장이 되고. 제일 먼저 상해를 입는다(邪傷脾也).

堅成之紀, 是謂收引. 天氣潔, 地氣明, 陽氣隨, 陰治化, 燥行其政, 物以司成, 收氣繁布, 化洽不終. 其化成, 其氣削, 其政肅, 其令銳切, 其動暴折瘍疰, 其德霧露蕭飋, 其變肅殺凋零. 其穀稻黍, 其畜雞馬, 其果桃杏, 其色白青丹, 其味辛酸苦, 其象秋, 其經手太陰陽明. 其藏肺肝, 其蟲介羽, 其物殼絡, 其病喘喝, 胸憑仰息. 上徵與正商同, 其生齊, 其病欬, 政暴變, 則名木不榮, 柔脆焦首, 長氣斯救, 大火流, 炎爍且至, 蔓將槁, 邪傷肺也.

견성지기는(堅成之紀), 수인이라고 말한다(是謂收引). 천기가 결하고(天氣潔), 지기가 명하고(地氣明), 양기가 수하고(陽氣隨), 음기가 화를 다스리고(陰治化), 조기가 그 정을 행하고(燥行其政), 물이 맡아서 성숙시키고(物以司成), 수기가 번포하고(收氣繁

布), 화흡이 부종하고(化洽不終), 그 화는 성하고(其化成), 그 기는 삭하고(其氣削), 그 정은 숙하고(其政肅), 그 령은 예절하고(其令銳切), 그 동은 폭절 양주하고(其動暴折 瘍疰), 그 덕은 무로 소슬하고(其德霧露蕭飂) 그 변은 숙살 조령한다(其變肅殺凋零). 그 곡은 도서이고(其穀稻黍), 그 축은 계마이고(其畜雞馬), 그 과는 도행이고(其果桃 杏), 그 색은 백청단이고(其色白青丹), 그 맛은 신산고이고(其味辛酸苦), 그 상은 추이 고(其象秋), 그 경은 수태음양명이고(其經手太陰陽明), 그 장은 간폐이고(其藏肺肝), 그 충은 개우이고(其蟲介羽), 그 물은 각락이고(其物殼絡), 그 병은 천갈 흉빙 앙식이 고(其病喘喝), 상치와 더불어 정상이 같으면(上徵與正商同), 그 생은 제하고(其生齊), 그 병은 해이고(其病欬), 정이 폭변이면(政暴變), 목 불영 유취 초수라고 말한다(則名 木不榮, 柔脆焦首). 장기가 이것을 구하고(長氣斯救), 대화가 류하고(大火流), 염삭이 또 오며(炎爍且至), 덩굴이 장차 고한다(蔓將槁). 사기가 폐를 해친다(邪傷肺也).

심사하고 평가하는 즉, 결실을 보는 시기(紀)인 가을이(審平之紀), 금성(金星)의 태과로 인해서 이상 기온이 찾아오고, 이어서 건조함(燥)을 넘어서서 단단하게 굳게(堅) 만들어(成) 버리는 더위로 시달리는 가을이 온 것이다(堅成之紀). 그래서 가을 기운인 수기(收)가 연장(引)되어 버린다(是謂收引). 가을의 건조한 기운(天氣)은 습기를 모두 날려버리고, 이어서 먼지가 없는 청결(潔)한 대기를 만들고(天氣潔), 이 청결함으로 인해서 땅의 기운(地氣)은 선명(明)하게 드러나게 되고(地氣明), 건조한 기운인 양기도 이에 따라온다(陽氣隨). 원래 가을은 차가운 기운인 음기(陰)가 다스려지기 시작하는 시기이다(陰治化). 그래서 가을의 기운인 조기(燥氣)가 자기 본분의 임무(政)를 수행(行)하면(燥行其政), 식물(物)은 자기의 임무에 따라서(以司) 곡식을 성숙(成)시키고(物以司成), 가을의 기운(收氣)은 빠르게(繁) 퍼지게(布) 되나 (收氣繁布), 이런 기운이 끝나지 않고 널리 두루두루 퍼지게(化洽) 되면(化洽不終), 이런 기운은 식물의 성숙(成)을 유도하고(其化成), 이어서 성장을 멈추게(削) 한다 (其氣削). 또, 가을의 기운은 건조함과 쌀쌀함(肅)으로 다스리고(其政肅), 그러면, 이 기운은 사물을 건조시키고 말려서 예리(銳)하게 하고 잘 부러지게(切) 만든다(其令 銳切). 이 기운이 발동하면, 쌀쌀하고 건조한 기운이 기승을 부리면서, 피부는 수

축하고 이어서 간질이 수축하면서 간질 체액의 흐름은 막히고(暴折), 당연히 간질
에 산성 간질액이 정체되고, 이 과잉 산은 피부 질환(瘍疿:양주)을 유발한다(其動暴
折瘍疿). 이 기운이 주는 덕(德)은 여름의 더위와 장하의 습기를 제거해주는 무로
(霧露)와 소슬(蕭飋)이다(其德霧露蕭飋). 이 기운이 변덕(變)을 부리면, 건조함과 쌀
쌀함이 성장 인자인 모든 양기(電子)를 수거해버려서 성장을 완전히 방해(肅殺)하고
성장하고 있는 만물을 말라서 죽게(凋零) 만든다(其變肅殺凋零).

　이제 인체를 보자. 하늘에서는 금성이 목성을 상극하면, 이어서 화성이 금성을
상극한다. 그러면 인체에서는 폐가 간을 상극하고, 이어서 심장이 폐를 상극한다.
그래서 치료를 할 때는 폐, 간, 우 심장을 동시에 고려해야 한다. 그래서 치료를
위해서 만물을 선택할 때는, 세 기관을 모두 고려해야 한다. 그래서 곡식은 벼와
기장을 선택하고(其穀稻黍), 가축의 고기를 선택할 때는 닭고기와 말고기를 선택하
고(其畜雞馬), 과일을 선택할 때는 복숭아와 살구를 선택한다(其果桃杏). 야생 동물
중에서는 허물을 벗고 가을에 단단해지는 벌레와 깃털을 가는 동물을 선택한다(其
蟲介羽). 치료를 위해서 안색을 살필 때는 폐의 백색, 간의 청색, 심장의 적색을
보고(其色白青丹), 기미(氣味)를 선택할 때는 폐의 매운맛, 간의 신맛, 심장의 쓴맛
을 선택한다(其味辛酸苦). 지금의 천기(象)는 가을이다(其象秋). 그래서 치료를 위해
서 폐경과 대장경을 선택한다(其經手太陰陽明). 제일 많이 관련된 장기는 폐와 간
이 된다(其藏肺肝). 따라서 병은 간과 폐가 동시에 관여하는 병에 걸리게 된다. 즉,
천갈(喘喝)과 흉빙(胸憑), 앙식(仰息)에 걸린다(其病喘喝 , 胸憑仰息).

　사천(上)에서 화성(徵)이 주재하면, 현재 태과하고 있는 금성(商)을 상극해서 금
성의 태과 기운을 뺏어버리게 되고, 이어서 금성(商)은 평기(正)로 되돌아오게(同)
된다(上徵與正商同). 그러면 가을의 기운은 정상으로 돌아오고, 태과했던 가을 기
운은 없어지게 되나, 이제 화성의 기운이 기승을 부리게 되면서, 생기(生)가 관여
(齊)하게 된다(其生齊). 그러면 간질액은 심한 혼란을 겪게 되고, 이어서 산성 간질
액을 최종 처리하는 폐에서 문제가 일어나고, 결국에 기침하게 된다(其病欬). 그런

데 이 기운의 다스림(政)이 갑자기(暴) 변덕(變)을 부리는 상태가 오면(政暴變), 초목(木)이라고 이름(名) 지어진 것들은 성장하지 못하고(則名木不榮), 물기가 말라서 뻣뻣해지고(柔脆) 윗(首)부분부터 말라(焦) 버린다(柔脆焦首). 결국에 화성의 기운인 장기(長氣)가 이것을 이어받게(救) 되면(長氣斯救), 큰 열기(大火)가 유행(流)하게 되고(大火流), 가을에 여름처럼 찜통더위(炎爍:염삭)가 다시(且) 오게(至) 된다(炎爍且至). 그러면, 이 기운은 장차(將) 식물들(蔓)은 말라(槁) 죽게 만든다(蔓將槁). 아무튼, 지금 상황은 금성이 태과를 하고 있으므로, 결국에 폐가 제일 먼저 사기를 받으면서 상해를 입게 된다(邪傷肺也).

流衍之紀, 是謂封藏. 寒司物化, 天地嚴凝, 藏政以布, 長令不揚. 其化凜, 其氣堅, 其政謐, 其令流注, 其動漂泄沃涌, 其德凝慘寒雰, 其變冰雪霜雹, 其穀豆稷, 其畜彘牛, 其果栗棗, 其色黑丹黅, 其味鹹苦甘, 其象冬. 其經足少陰太陽, 其藏腎心, 其蟲鱗倮, 其物濡滿, 其病脹. 上羽而長氣不化也. 政過則化氣大擧, 而埃昏氣交, 大雨時降, 邪傷腎也. 故曰, 不恒其德, 則所勝來復, 政恒其理, 則所勝同化, 此之謂也.

유행지기는(流衍之紀), 봉장이라고 한다(是謂封藏). 한이 물화를 담당하고(寒司物化), 천지는 엄응하고(天地嚴凝), 장은 포로써 다스리고(藏政以布), 장을 불양하게 한다(長令不揚). 그 화는 름이고(其化凜), 그 기는 견이고(其氣堅), 그 정은 밀이고(其政謐), 그 령은 류주이고(其令流注), 그 동은 표설 옥룡이고(其動漂泄沃涌), 그 덕은 응참 한분이고(其德凝慘寒雰), 그 변은 빙설 상박이고(其變冰雪霜雹), 그 곡은 두직이고(其穀豆稷), 그 축은 체우이고(其畜彘牛), 그 과는 율조이고(其果栗棗), 그 색은 흑단금이고(其色黑丹黅), 그 맛은 함고감이고(其味鹹苦甘), 그 상은 동이다(其象冬). 그 경은 족소음태양이고(其經足少陰太陽), 그 장은 심신이고(其藏腎心), 그 충은 린라이고(其蟲鱗倮), 그 물은 유만이고(其物濡滿), 그 병은 창이고(其病脹), 상우이며 장기는 불화한다(上羽而長氣不化也). 정이 과하면 화기가 크게 일고(政過則化氣大擧), 그러면 애혼 기교한다(而埃昏氣交). 대우가 때때로 내리고(大雨時降), 사기는 신장을 망친다(邪傷腎也). 옛말이 있다(故曰). 그 덕이 항하지 않으면(不恒其德),

승이 다시 오는 이유가 된다(則所勝來復). 그 이치가 항상성 있게 다스려지면(政恒
其理), 승이 동화되는 이유가 된다(則所勝同化). 이를 이르는 말이다(此之謂也).

　조용(靜)하게 다음 계절 순서(順)를 기다리는 시기인 겨울에(靜順之紀), 수성이 태
과하면서 얼음이 얼지 않고, 대신에 물(流)이 넘실대는(衍) 시기(紀)가 되어버렸다(流
衍之紀). 즉, 일반적인 겨울의 기운인 장기(藏氣)가 완전히 봉쇄(封鎖)되어버린 것이
다(是謂封藏). 원래 겨울은 한기(寒氣)가 만물(物)의 작용(化)을 주재(司)하게 된다(寒
司物化). 그래서 하늘과 땅은 지독하게 춥고(天地嚴凝), 겨울 기운인 장기(藏氣)가 퍼
져서(布) 다스린다(藏政以布). 그래서 당연히 겨울에는 여름의 기운인 장기(長氣)는
완전히 막히고(不揚) 만다(長令不揚). 겨울 기운은 차가운(凜) 기운만을 만들어(化) 내
고(其化凜), 사물을 얼려서 단단하게(堅) 만들고(其氣堅), 식물의 성장을 완전히 봉쇄
해서 조용하게(謐) 만들고(其政謐), 물은 얼음 밑으로 주입(注)되어서 흐르게(流) 만든
다(其令流注). 이것을 인체로 연결해서 풀 수도 있다. 겨울은 과잉 산을 염(鹽)으로
격리한다. 그러면, 이 전자를 함유한 염은 전신을 순환하면서 열(熱)을 만나면, 이
염에 격리된 전자는 바로 튀어나와서 인체를 괴롭힌다. 이 질병이 유주(流注)이다.
그래서 겨울의 기운이 작동(令)하면, 유주에 걸릴 수가 있다(其令流注). 이제 이 상태
가 심하게 요동(動)치면, 삼투압 물질인 염이 간질을 막고, 이어서 간질액을 정체시
키면, 심한 설사(漂泄)와 심한 구토(沃涌)가 일어난다(其動漂泄沃涌). 겨울이 주는 덕
(德)은 혹한(凝慘)과 차가운 눈발(寒雰)이다(其德凝慘寒雰). 왜 혹한과 차가운 눈발을
덕(德)이라고 했을까? 이런 혹독한 겨울은 전자를 모두 쌓아둔다. 즉, 겨울은 성장
인자인 전자를 전혀 중화하지 못하고 쌓아두는 것이다. 이어서 봄과 여름이 되면,
봄과 여름은 겨울에 많이 쌓아둔 성장 인자인 전자를 이용해서 식물을 무성하게 자
라게 만든다. 그래서 속담에 겨울에 추워서 눈이 많이 오면, 풍년이 든다고 했다. 물
론 지금은 다르다. 현대과학은 성장 인자인 전자를 비료(fertilizer:肥料)라는 인자로
만들어서 식물을 키운다. 즉, 비료가 성장 인자인 전자를 공급해준다. 대신에 부작
용은 있다. 땅을 산성화(電子:酸)시키는 것이다. 이런 겨울이 변덕을 부리면, 빙설(冰
雪)이 오고, 우박(霜雹)이 내린다(其變冰雪霜雹). 즉, 이상 기후가 찾아오는 것이다.

　이렇게 되면, 인체도 문제를 일으키기 때문에, 치료를 해줘야 하는데, 체액 흐름도 때문에, 겨울을 맡고 있는 신장과 신장에서 산성 정맥혈을 받는 우 심장과 신장과 함께 산성 림프액을 처리하는 비장을 동시에 고려해야만 한다. 즉, 수성이 화성을 상극해서 태과하면, 이어서 옆에서 조용히 보고 있던 토성이 수성을 상극해버린다. 인체에서는 신장이 심장을 상극하면, 이어서 비장이 신장을 상극해버린다. 그래서 치료를 위해서 만물을 선택하는데도, 세 장기를 고려해야 한다. 그래서 곡식은 콩과 조를 선택하고(其穀豆稷), 가축 육고기는 돼지고기와 소고기를 선택하고(其畜彘牛), 과일은 밤과 대추를 선택하고(其果栗棗), 야생 동물을 선택할 때는 비늘을 가진 물고기와 허물을 벗는 곤충을 선택한다(其蟲鱗倮). 안색을 보고 진찰할 때는 신장의 흑색, 우 심장의 적색, 비장의 황색을 본다(其色黑丹黅). 치료를 위해서 기미(氣味)를 선택할 때도 신장의 짠맛, 우 심장의 쓴맛, 비장의 단맛을 선택한다(其味鹹苦甘). 이때 하늘의 기운은 물론 겨울이다(其象冬). 그래서 경락은 신장경과 방광경을 선택한다(其經足少陰太陽). 제일 많이 관련된 장기는 체액 흐름도 때문에, 신장과 우 심장이 된다(其藏腎心). 겨울을 책임지는 장기는 신장이므로, 만들어 내는 물질(物)은 채워지는(滿) 소변(濡)이 된다(其物濡滿). 신장은 삼투압 기질인 염을 다루므로, 신장이 문제가 되면 부종(脹)이 온다(其病脹).


　수성(羽)이 사천(上)에서 주재하면, 화성을 곧바로 상극하게 되고, 이어서 여름 기운인 장기(長氣)는 작용(化)하지 못하게 된다(上羽而長氣不化也). 그러면, 이 얄미운 수성을 옆에서 조용히 보고 있던 토성이 상극해버린다. 즉, 수성의 다스림(政)이 과하면(過), 토성이 상극해서 장하의 기운인 화기(化氣)가 대거 일어나게 된다(政過則化氣大擧). 그러면, 이 토성의 기운 덕분에 조용한 겨울에도 황혼(埃昏)이 만들어지고, 토성의 에너지를 받아서 기의 교류가 일어난다(而埃昏氣交). 당연히 때때로(時) 큰 비(雨)가 내린다(大雨時降). 이때 맨 먼저 사기를 받는 오장은 신장이기 때문에, 이때는 신장이 사기 때문에 상해를 입게 된다(邪傷腎也).

　종합적으로 결론을 내린다. 옛말에 따르면(故曰), 이런 말들이 있다(此之謂也). 오성의 덕(德)이 항상성(恒)을 유지하지 못하게(不) 되면(不恒其德), 승(勝)이 다시(復) 오는 이유(所)가 된다(則所勝來復). 즉, 앞에서 배웠던 승복(勝復)을 말하고 있다. 이번에는 정상적으로 계절이 이치(理)에 따라서 에너지의 항상성(恒)을 유지(政)시켜준다면(政恒其理), 승(勝)이 일어날 이유(所)가 동화(同化)된다(則所勝同化). 즉, 승복(勝復)이 일어나는 이유는 오성끼리 에너지 전달이기 때문이다. 그래서 이 에너지 전달이 항상성(恒)을 보인다면, 당연히 태과할 에너지는 오성의 정상적인 에너지로 동화되고 만다. 다시 말하면, 승(勝)이 항상성(恒)에 동화(同化)되기 때문(所)이다(同化)(則所勝同化). 물론, 여기에는 지구의 변수뿐만 아니라, 태양 폭발이라는 변수도 있다. 또한, 영향이 적기는 하지만, 혜성이라는 변수도 있다. 태양계 아래 모든 세상은 에너지의 원천인 전자의 놀이터이기 때문에 이런 현상이 일어난다.

제2장

제1절

帝曰, 天不足西北, 左寒而右涼. 地不滿東南, 右熱而左溫, 其故何也. 岐伯曰, 陰陽之氣, 高下之理, 太少之異也, 東南方, 陽也. 陽者其精降於下. 故右熱而左溫. 西北方, 陰也. 陰者其精奉於上. 故左寒而右涼. 是以地有高下, 氣有溫涼, 高者氣寒. 下者氣熱, 故適寒涼者脹之, 溫熱者瘡. 下之則脹已, 汗之則瘡已. 此湊理開閉之常. 太少之異耳.

　황제가 말한다(帝曰). 하늘은 서북이 부족하면(天不足西北), 좌한이면서 우량이고(左寒而右涼), 땅이 동남이 불만이면(地不滿東南), 우열이면서 좌온이다(右熱而左溫). 그 이유가 뭔가요(其故何也)? 기백이 말한다(岐伯曰). 음양의 기운(陰陽之氣), 고하의 원리(高下之理), 태소의 다름이다(太少之異也). 동남방은 양이다(東南方 陽也). 양은 그 정기가 아래로 내려온다(陽者其精降於下). 그래서 우열이면서 좌온이다(故右熱而左溫). 서북방은 음이다(西北方 陰也). 음은 그 정기가 위에서 만난다(陰者其精奉於

上). 그래서 좌한이면서 우량이다(故左寒而右涼). 이것은 땅이 고하를 갖고 있음으로 써(是以地有高下), 기는 온량을 가진다(氣有溫涼). 고라는 것은 기한이다(高者氣寒). 아래는 기열이다(下者氣熱). 그래서 적한량은 창이 된다(故適寒涼者脹之). 온열은 창 이다(溫熱者瘡). 내려가면 창이 낫는다(下之則脹已). 땀이 나면 창이 낫는다(汗之則瘡 已). 이것이 주리 개폐의 원칙이다(此湊理開閉之常). 태소가 다를 뿐이다(太少之異耳).

열(熱)과 한(寒)의 차이는 에너지 문제이다. 또, 에너지는 전자(電子) 문제이다. 즉, 전자가 반응하는 방식에서 열이 발생하느냐 한이 발생하느냐 차이가 생긴다. 전자가 산소와 반응해서 물이 만들어지면 열(熱)이 나오고, 전자가 다른 알칼리와 반응해서 격리되면, 열은 발생하지 않게 되고, 이어서 한(寒)이 만들어진다. 하늘에 있는 오성은 열(熱)에너지를 주로 지구로 보낸다. 이 열(熱)에너지가 지구 안에 있 는 전자를 여기(勵起)해서 열을 만들어낸다.

하늘(天)에서 가을에 서쪽(西)에 자리하고 있는 금성과 겨울에 북쪽(北)에 자리하 고 있는 수성이 가을과 겨울에 땅에 주는 열에너지는 부족(不足)하다(天不足西北). 그래서 땅의 서쪽과 북쪽에서는 땅에 있는 전자를 중화시키지 못하면서, 서쪽(右) 은 땅을 서늘(涼)하게 만들고, 북쪽(左)은 땅을 춥게(寒) 만든다(左寒而右涼). 정확히 말하자면, 금성이 서쪽에 자리하고 있는 가을에는 금성이 지구에 주는 열에너지가 부족해서 지구에 있는 전자가 중화되지 못하면서 그만큼 열(熱)도 적게 만들어진 다. 겨울도 마찬가지이다. 수성이 북쪽에 자리하고 있는 겨울에는 수성이 지구에 주는 열에너지가 부족해서 지구에 있는 전자가 중화되지 못하면서 그만큼 열(熱)도 적게 만들어진다. 이제 계절이 바뀌어서 봄이 되면, 하늘에 있는 목성이 열에너지 를 지구로 보내면서 지구에 있는 전자를 여기하고 열을 만들어내게 된다. 그러나 여름을 주도하는 화성만큼은 아니므로, 이때는 온난(溫)한 기온을 유지한다. 그러나 여름이 되면, 화성이 열에너지를 지구에 몽땅 전달하는 바람에 지구 안에 있는 전 자가 몽땅 중화되면서, 지구에 찜통더위(熱)를 선물한다. 그래서 봄과 여름이 되면, 목성과 화성이 있는 동쪽과 남쪽에서 주는 열에너지의 영향으로 인해서, 지구에 있는 전자는 쌓이지(滿) 못하고(不) 몽땅 중화되어버린다(地不滿東南). 그러면, 당연히 온(溫)과 열(熱)이 발생한다(右熱而左溫). 이 이유를 황제가 묻고 있다(其故何也). 그러자 기백이 대답한다. 이것은 에너지인 열기(氣)가 있느냐(陽) 없느냐(陰)의 차이이며(陰陽之氣), 열의 원천인 전자가, 이 열(熱)에너지에 의해서 하늘(高)에서 조금 중화되고 마느냐, 아니면 이 열에너지가 강해서 땅(下)에까지 미치고 땅에서 전자가 중화되느냐 차이이며(高下之理), 결국에 이는 하늘에서 오성이 주는 열에너지의 많고(太) 적음(少)의 차이(異)이다(太少之異也). 그래서 동쪽과 남쪽은 열기인 양(陽)을 만들어내고, 그래서 동남방은 양이 된다(東南方, 陽也). 이렇게 동남방(東南方)이 양(陽)이 되는 이유는 열에너지라는 정기(精)가 땅(下)에까지 내려오기(降) 때문이다(陽者其精降於下). 그래서 결국에 동남방에서 온(溫)과 열(熱)을 만들게 된다(故右熱而左溫). 그래서 서쪽과 북쪽은 한기인 음(陰)을 많이 만들게 되고, 그래서 서북방은 음이 된다(西北方, 陰也). 이렇게 서북방(西北方)이 음(陰)이 되는 이유는 열에너지라는 정기(精)가 약해빠져서 땅(下)에까지 내려오지 못하고 하늘(上)에 있는 대기권에서 전자와 만나서(奉) 하늘에서만 겨우 조금 열을 만들어내고, 땅에서는 열을 만들지 못하기 때문이다(陰者其精奉於上). 그래서 결국에 서북방에서 한(寒)과 량(涼)을 만들게 된다(故左寒而右涼). 이렇게(是以), 땅은 전자가 중화되는 장소의 고하(高下)를 보유(有)하고 있으므로(是以地有高下), 계절의 기운(氣)이 온량이면(氣有溫涼), 이것은 높은(高) 하늘에서 부족한 열에너지(氣)가 적은 양의 전자만 중화해서 한(寒)을 만든 것이다(高者氣寒). 거꾸로 화성이 주는 강한 열에너지가 땅(下)에까지 내려오면, 이 열에너지(氣)는 땅에 있는 전자를 맘껏 중화하면서 열(熱)을 만들어 낸다(下者氣熱). 이때 인체도 이에 맞춰서 반응한다. 그래서 인체는 한량(寒涼)을 만나면(適), 간질이 수축하면서 간질에 간질액이 정체되고, 이어서 부종(脹)을 만들어내게 된다(故適寒涼者脹之). 거꾸로 인체가 온열(溫熱)을 만나면(適), 이 온열이 인체를 강하게 자극하면서, 산성인 호르몬을 과잉 분비시키고, 이어서 간질에 과잉 산을 축적하고, 결국에 이 과잉 산은 간질 콜라겐을 녹이면서 피부병인 창을 만들어낸다(溫熱者瘡). 그래서 한량(寒涼)으로 인해서 만들어진 부종(脹)은 열에너지가 땅(下)에까지 내려와서 땅에 있는 전자를 중화시키고 이어서 열이 만들어지면 수축한 간질이 이완되고 이어서 간질액의 소통이 원활해지면서 자동으로 낮게 된다(下之則脹 已). 온열(溫熱)로 인해서 만들어진 창(瘡)은 간질에 있는 과잉 산이 문제였기 때문 에, 간질과 접한 피부 갈색지방의 미토콘드리아를 통해서, 이 과잉 산을 중화시키 면서 땀(汗)을 내주게 되면, 창은 자동으로 낫는다(汗之則瘡已). 이것이 추위 때는 추위 때문에 간질(湊理)이 수축하면서 닫히고(閉), 더위가 오면 간질(湊理)이 이완되 면서 열리는(開) 법칙(常)이다(此湊理開閉之常). 이것은 결국에 하늘에서 오성(五星) 이 주는 열에너지의 많고(太) 적음(少)의 차이(異)일 뿐(耳)이다(太少之異耳). 이 짧은 문장에 전자생리학의 원리가 응축되어 있다. 전자를 기반으로 하는 에너지의 흐름 을 연구하는 전자생리학을 알면 쉽게 풀 수 있는 문장이지만, 아니면 도대체 무슨 말인지 모를 것이다. 황제내경이 지금까지 화석으로 남아 있었던 이유이기도 하다. 이제야 황제내경이 서서히 화석을 깨고 나와서 주라기 공원이 되어가고 있다. 결국 에 한의학에서 신(神)을 기술하는 전자생리학은 필수이다.

帝曰, 其於壽夭何如. 岐伯曰, 陰精所奉, 其人壽, 陽精所降, 其人夭. 帝曰, 善. 其病也, 治之 奈何. 岐伯曰, 西北之氣, 散而寒之. 東南之氣, 收而溫之. 所謂同病異治也. 故曰, 氣寒氣涼, 治以寒涼, 行水漬之, 氣溫氣熱, 治以溫熱, 强其内守, 必同其氣, 可使平也, 假者反之.

황제가 말한다(帝曰). 그것이 수요에는 어떻나요(其於壽夭何如)? 기백이 말한다(岐 伯曰). 음정이 봉하는 바(陰精所奉), 그것은 사람이 수하게 하고(其人壽), 양정이 강 하는 바(陽精所降), 그것은 사람이 요하게 만든다(其人夭). 황제가 말한다(帝曰). 좋 습니다(善). 그렇게 해서 병이 나면(其病也), 치료는 어떻게 하나요(治之奈何)? 기백 이 말한다(岐伯曰). 서북의 기는(西北之氣), 산하면서 한이다(散而寒之). 동남의 기는 (東南之氣), 수하면서 온이다(收而溫之). 소위 동병이치이다(所謂同病異治也). 옛말이 있다(故曰). 기한과 기량은(氣寒氣涼), 한량으로 치료하고(治以寒涼), 행수지이다(行 水漬之). 기온과 기열은(氣溫氣熱), 온열로서 치료하고(治以溫熱), 그것이 강해서 안 에서 유지되면(强其内守), 반드시 그 기운들이 뭉친 것이다(必同其氣). 다스리기가 가능하다(可使平也). 가만히 두면 반격한다(假者反之).

황제가 한량(寒涼)과 온열(温熱)이 인간이 장수(壽)하고 요절(夭)하는데 어떤 영향을 미치느냐(其於壽夭何如)고 묻고 있다. 음정이 만나는 곳에 사는 사람들은 장수한다(陰精所奉, 其人壽). 양정이 내리는 곳에 사는 사람들은 요절한다(陽精所降, 其人夭). 음정(陰精)이 만나는(奉) 곳(所)은 서북방(西北方)으로써 날씨가 한량(寒涼)하다. 그래서 추위 때문에 간질이 수축하면서 체액의 소통이 원활하지 못해서 부종(脹)이 발생하는데, 이때 발생한 부종은 날씨가 따뜻해지면, 수축했던 간질이 이완되면서 체액의 정체가 풀리면, 저절로 낫는다. 이 말은 인체에 열기만 제공해주면 체액의 순환이 풀리면서 병이 없어진다는 암시를 준다. 이 열기는 옷을 따뜻하게 입는다든지, 거처를 따뜻하게 해주면, 곧바로 해결 가능한 일이다. 즉, 이때는 날씨에 얽매이지 않고 건강하게 살 수가 있다. 그러나 양정(陽精)이 내리는(降) 곳(所)은 동남방(東南方)으로써 날씨가 아주 무더운(温熱) 곳이다. 날씨가 무더우면 인체는 자동으로 자극되고, 이어서 산성인 호르몬이 간질로 쏟아져 나온다. 그러면 간질은 순식간에 산성 간질액으로 가득 차버린다. 당연한 순리로 이 과잉 산은 백병의 근원이 된다. 지금이야 에어컨이 있으니까, 이 무더운 더위를 이길 수가 있지만, 에어컨이 없던 시절에는 이 무더위는 사람을 환장하게 만든다. 즉, 무더위는 피할 방법이 없는 것이다. 결국에 과잉 산으로 인해서 병을 달고 살게 되고, 이어서 빨리 죽지 않으면, 그게 더 이상할 것이다. 그래서 간질액의 산성도 차이가 장수와 요절을 구분 짓는다. 거의 모든 병은 과잉 산이 원인이기 때문이다.

그래서 치료할 때는 서북방의 기운(西北之氣)인 한량(寒涼)으로 생긴 병은 간질의 수축으로 인한 부종(脹)이기 때문에 열기를 제공해서 간질을 이완시키고 정체된 체액을 분산(散)시켜주면 된다. 그래서 정체된 간질 체액을 분산(散)시켜주려면 불에 구우면(寒) 된다(散而寒之). 여기서 한(寒)은 '불에 굽다, 삶다'라는 뜻이 있다. 한(寒)은 한마디로 반전이 있는 글자이다. 즉, 이때는 몸에 열기를 제공하라는 뜻이다. 즉, 이때 든 병은 열(熱)로 치료하라는 뜻이다. 다시 말해서, 옷을 따뜻하게 입거나 주거를 따뜻하게 해주라는 뜻이다. 동남방의 기(東南之氣)인 온열(温熱)로 생긴 병은 간질에 과잉 산이 적체되어서 생긴 창(瘡)이기 때문에, 간질에 적체된 과잉 산을 수거(收)해서 중화시켜주면 된다. 과잉 산을 수거(收)해서 중화하는 방법은 염(鹽)을 만들어서 전자를 격리하는 것이다. 염(鹽)을 만들려면 인체의 체온을 낮춰줘야 한다. 다시 말하면, 인체를 차갑게 해주라는 뜻이다. 발목을 삐어서 아프면 얼음찜질을 해주는 이유이다. 그러면 간질에 있던 병의 원인인 전자가 염으로 격리되면서 통증이 내려간다. 이 방법은 운동선수들이 응급조치로 많이 쓰는데, 이때는 차가운 스프레이를 많이 이용한다. 여기서 해석할 때 열(熱)과 온(溫)을 구분해야 한다. 여름에 무더위 때문에 창(瘡)이 생기면 열(熱)이 난다. 이 열(熱)을 온(溫) 수준으로 낮춰주려면, 몸을 차갑게 해줘야 한다. 그래서 동남방의 기(東南之氣)인 온열(溫熱)로 생긴 병인 창(瘡)을 치료하려면, 병의 원인인 전자를 수거(收)해야 하는데 그러려면 몸에 한기(寒)를 주입해서 열(熱)을 온(溫) 수준으로 낮춰줘야 한다(收而溫之). 결국에 몸을 차갑게 해주라는 뜻이다. 한은 열로 열은 한으로 치료하는 전형적인 동양의학 치료법이다. 그래서 병은 간질액이라는 하나의 문제로 생겼지만, 치료는 열과 한으로 다르게 했다(所謂同病異治也). 여기서는 부종(脹)과 창(瘡)을 간질액 문제로 생긴 피부병으로 보고 하나의 병으로 취급하고 있다. 그래서 옛말이 있다(故曰). 기(氣)가 한(寒)을 만들고, 기(氣)가 량(涼)을 만들어서(氣寒氣涼), 한량(寒涼)이 생기면, 불에 달구어서(以寒) 량(涼)을 치료(治)해주면(治以寒涼), 간질 수축으로 인해서 막힌 체액은 소통(行水)되고, 이어서 온몸은 골고루 체액으로 적셔지게(漬) 된다(行水漬之). 즉, 치료가 효과를 발휘하면서 드디어 체액의 소통이 일어난 것이다. 기(氣)가 온(溫)을 만들고, 기(氣)가 열(熱)을 만들어서(氣溫氣熱) 온열(溫熱)이 생기면, 열을 낮추는 방법으로(以溫) 열(熱)을 치료(治)하면 된다(治以溫熱). 그래도 간질에 적체된 과잉 산이 안(內)에서 강(强)하게 버티고(守) 있으면(强其內守), 반드시(必) 이(其) 과잉 산(氣)을 균일화(同) 즉, 중화시켜 주면(必同其氣), 치료(平)가 가능(可)하게 만들(使) 수가 있다(可使平也). 이때 가상(假象)이 나타나면 반치법(反)을 쓴다(假者反之). 즉, 증상을 좇아서 치료하는 종치법(從治法)을 쓴다. 바로 앞에서 했던 말들을 그대로 요약하고 있다. 그런데 문구를 비틀어 놓아서 아주 헷갈리게 만들어 놓았다.

제2절

帝曰, 善. 一州之氣, 生化壽夭不同, 其故何也. 岐伯曰, 高下之理, 地勢使然也. 崇高則陰氣治之, 汚下則陽氣治之. 陽勝者先天, 陰勝者後天. 此地理之常, 生化之道也. 帝曰, 其有壽夭乎. 岐伯曰, 高者其氣壽, 下者其氣夭, 地之小大異也. 小者小異, 大者大異. 故治病者, 必明天道地理, 陰陽更勝, 氣之先後, 人之壽夭, 生化之期, 乃可以知人之形氣矣.

황제가 말한다(帝曰). 좋습니다(善). 한 지역의 기도(一州之氣), 생화와 수요가 같지 않는데(生化壽夭不同), 그 이유가 뭔가요(其故何也)? 기백이 말한다(岐伯曰). 고하의 이치이다(高下之理). 지세가 그렇게 만든다(地勢使然也). 숭고하면 음기가 다스린다(崇高則陰氣治之). 오염된 아래는 양기가 다스린다(汚下則陽氣治之). 양이 기승을 부리는 것은 선천이고(陽勝者先天), 음기가 기승을 부리는 것은 후천이다(陰勝者後天). 이것이 지리의 상이고(此地理之常), 생화의 도이다(生化之道也). 황제가 말한다(帝曰). 그것이 수요를 가지고 있나요(其有壽夭乎)? 기백이 말한다(岐伯曰). 고는 그 기의 수이고(高者其氣壽), 아래는 그 기의 요이다(下者其氣夭). 땅의 소대는 다르다(地之小大異也). 소이면 소이하고(小者小異), 대이면 대이하다(大者大異). 그래서 치병은(故治病者), 반드시 천도지리에 밝아야 한다(必明天道地理). 음양은 경승하므로(陰陽更勝), 기의 선후는(氣之先後), 사람의 수요이다(人之壽夭). 생화의 기간은(生化之期), 사람의 형기를 알면, 예측이 가능하다(乃可以知人之形氣矣).

일정한 지역(一州之氣)에서조차도 기(氣)가 서로 달라서(不同) 만물의 생화(生化)가 다르고 수명(壽夭)이 다르게 나타난다(生化壽夭不同). 이것은 전자가 중화되는 곳(高下之理)의 원리(理)와 땅의 높낮이인 지세(地勢)의 원리(理) 때문이다(高下之理, 地勢使然也). 아주(崇) 높은(高) 곳은 음기(陰氣)가 지배하고(崇高則陰氣治之), 아주(汚) 낮은(下) 곳은 양기(陽氣)가 지배한다(汚下則陽氣治之). 이것은 무슨 말일까? 기온은 땅에서 하늘 쪽으로 올라가면 갈수록 낮아진다. 즉, 고산(崇高) 지대로 올라가면 갈수록 기온은 내려간다. 반대로 저지대(汚下)로 내려올수록 기온은 올라간다. 그래서 고지대(崇高)는 낮은 기온인 음기(陰氣)가 다스리게 되고(崇高則陰氣治之), 저지대(汚下)는 높은 기온인 양기(陽氣)가 다스리게 된다(汚下則陽氣治之). 바로 앞에서 보았던, 온열(溫熱)과 한량(寒涼)의 기후 상태가 유지되고, 이어서 건강도 이에 따르기 때문에, 장수와 요절이 따라오게 된다. 이렇게 높은 기온인 양기(陽)가 기승(勝)을 부리는 것은 우선(先) 하늘(天)이 열에너지를 주어야 가능하고(陽勝者先天), 반대로 낮은 기온인 음기(陰)가 기승(勝)을 부리는 것은 먼저 지세(地勢)가 영향을 미치고, 하늘(天)의 문제는 차후(後)의 문제가 된다(陰勝者後天). 즉, 고지대의 저온 문제는 지세 때문이고, 저지대의 고온 문제는 하늘이 주는 열에너지 때문이다. 이것이 지대가 높고 낮을 때 생기는 땅의 원리이다(此地理之常). 이것이 음기와 양기를 조절해서 생기는 생화(生化)의 원리(道)이기도 하다(生化之道也). 그래서 고지대(高)에 사는 사람들은 한량(寒涼)의 원리에 따라서 그(其) 기운(氣) 때문에 오래(壽) 살고(高者其氣壽), 저지대(下)에 사는 사람들은 온열(溫熱)의 원리에 따라서 그(其) 기운(氣) 때문에 요절(夭)한다(下者其氣夭). 이렇게 수명의 차이가 나는 이유는 지세(地勢)의 높고(大) 낮음(小) 차이(異) 때문이다(地之小大異也). 그래서 지세의 차이가 작으면(小), 수명의 차이(異)도 작게(小) 나고(小者小異), 크면(大) 수명의 차이(異)도 크게(大) 난다(大者大異). 그래서 병을 치료할 때는(故治病者), 반드시 천도와 지리를 명확히 알아야 한다(必明天道地理). 즉, 열에너지를 전달해주는 일조량의 차이와 지세의 높고 낮음을 살펴보고서, 환자를 치료하라는 뜻이다. 음과 양이라는 기(氣)는 원래 교대(更)로 기승(勝)을 부리기 때문에(陰陽更勝), 음기와 양기의 선후(先後) 관계를 따져보면(氣之先後), 사람의 장수와 요절을 알 수가 있게 되고(人之壽夭), 음기와 양기가 부리는 생화(生化)의 기간(期)도 알 수가 있으므로(生化之期), 마침내 인간의 육체(形)와 정기(氣)의 원리까지 알 수 있는 단계에까지 이르게 된다(乃可以知人之形氣矣). 사실 천문 지리의 문제도 결국은 에너지의 원천인 전자의 움직임에 좌우된다. 이 부분은 한의학이나 동양의학의 정수를 볼 수 있는 부분이다. 또한, 이 부분은 양자역학의 핵심을 꿰뚫고 있기도 하다. 참으로 대단하다. 2,000년 전에 양자역학을 꿰뚫고 있었다니!

제3장

帝曰, 善. 其歲有不病, 而藏氣不應不用者, 何也. 岐伯曰, 天氣制之, 氣有所從也. 帝曰, 願卒聞之. 岐伯曰, 少陽司天, 火氣下臨, 肺氣上從, 白起金用, 草木眚. 火見燔炳, 革金且耗, 大暑以行. 欬嚔䶊衄鼻窒, 曰瘍, 寒熱胕腫, 風行于地. 塵沙飛揚. 心痛胃脘痛, 厥逆鬲不通, 其主暴速.

　황제가 말한다(帝曰). 좋습니다(善). 그 세에 병이 없으면(其歲有不病), 장기가 불응 불용하는데(而藏氣不應不用者) 왜죠(何也)? 기백이 말한다(岐伯曰). 천기의 제이다(天氣制之). 기는 따르는 이유가 있다(氣有所從也). 황제가 말한다(帝曰). 빨리 듣고 싶습니다(願卒聞之). 기백이 말한다(岐伯曰). 소양이 사천하면(少陽司天), 화기가 하임하고(火氣下臨), 폐기가 상종하고(肺氣上從), 백이 일어나고 금이 용하고(白起金用) 초목이 재앙을 맞는다(草木眚). 화가 번작을 보이면(火見燔炳), 혁금은 또 소모되고(革金且耗), 대서가 유행한다(大暑以行). 해체 구뉵 비질 등등(欬嚔䶊衄鼻窒), 양이라고 불리는 것들이 유행하고(曰瘍), 한열 부종이 만들어지고(寒熱胕腫), 땅에 풍이 유행하고(風行于地), 진사가 비양하고(塵沙飛揚), 심통 위완통이 오고(心痛胃脘痛), 궐역과 격이 불통하고(厥逆鬲不通), 그것은 폭속을 주도한다(其主暴速).

　이 3장에 나온 소양사천(少陽司天)에서 태음사천(太陰司天)까지는 삼음삼양을 이용해서 육기의 소재(所在)를 말하고 있다. 이때 핵심은 상극 관계이다. 그래서 여기서는 상극(相克:相剋) 관계로 해석했다. 상극 관계는 상극(傷剋) 관계라고 해야 한다. 이유는 체액의 흐름도에서 한 오장이 과부하에 걸리면, 체액 흐름도에 관계되는 다른 오장이 자동으로 과부하에 걸리면서 손상(傷剋)을 입기 때문이다. 오성(五星)의 행위(行爲)인 오행(五行)도 서로 제약하고 억제하는 관계가 성립된다. 이 관계는 인체의 오장에서도 정확히 맞아떨어진다. 구체적으로 살펴보면, 목극토(木克土)는 목성(木星)과 토성(土星)의 관계인데, 목성은 에너지를 공급하는 행성이고 토성은 차가운 행성으로써 둘은 서로 정반대(克)가 된다. 이것을 인체에 적용해보면, 목은 간에 해당하고 토는 비장에 해당한다. 해독 기관인 간(木)은 림프액을 엄청나게 생산한다. 그래서 간이 과부하에 걸리면, 간은 산성 림프액을 몽땅 비장으로 보내버리고, 이어서 비장(土)은 죽어(克)난다. 이때 비장은 대책 없이 당하고 마는 것이다. 이것이 극(克)의 관계이다. 나머지도 같은 원리가 적용된다. 토극수(土克水)는 토성의 차가움과 태양열을 그대로 수용하는 수성의 뜨거움은 정반대(克)가 된다. 이를 인체에서 보면, 비장(土)과 신장(水)은 서로 똑같은 산성 림프액을 중화한다. 그런데 비장이 과부하에 걸리면, 신장은 갑자기 덤터기(克)를 써버린다. 수극화(水克火)는 태양열을 그대로 수용하는 수성의 뜨거움과 태양열을 제대로 흡수하지 못하는 화성은 서로 정반대(克)가 된다. 이를 인체에서 보면, 신장(水)은 전자를 염으로 처리해서 전자를 체외로 버린다. 심장(火)은 전자를 지방산으로 수거해서 직접 물로 중화시키면서 열을 만들어낸다. 그래서 신장이 기능 저하에 빠져서 전자를 염을 통해서 체외로 버리지 못하면, 그 부담은 심장이 져야 한다. 즉, 신장이 심장을 상극(克)한 것이다. 화극금(火克金)은 태양열을 제대로 흡수하지 못하는 화성과 건조함을 제공하는 금성은 서로 정반대(克)가 된다. 이를 인체에서 보면, 우 심장은 산성 정맥혈을 처리하는데, 우 심장이 이 체액을 처리하지 못하면, 이 체액은 곧바로 폐로 들어가면서 폐가 죽어(克)나는 것이다. 금극목(金克木)은 건조함과 차가움을 제공하는 금성과 따뜻함을 제공하는 목성은 정반대(克)가 된다. 이를 인체에서 보면, 폐기 적혈구를 통제하는 폐(金)가 과부하에 걸리면, 폐는 폐기 적혈구를 담즙으로 처리하는 간으로 보내면서 간(木)은 죽어(克)난다. 이 부분의 상극 관계 설명은, 오장이 직접 처리하는 물질로 설명한 것이다. 체액의 흐름도로도 설명은 가능하다. 실제로는 이 부분도 굉장히 많은 설명을 필요로 한다. 이것을 기반으로 다음에 나오는 문장들을 해석해보자.

어떤 해(歲)에 만일에 인체에 병이 없으면(其歲有不病), 오장의 기운(藏氣)은 특별한 반응도 없고(不應), 특별한 쓰임새도 없이(不用), 당연히 순조롭게 운행된다(而藏氣不應不用者). 그 이유는 인체의 전자(酸)를 자극하는 천기(天氣)가 인체의 기운을 통제(制)하기 때문이다(天氣制之). 즉, 천기가 열에너지를 공급해서 인체를 자극하면, 간질에 산성인 호르몬이 분비되면서, 오장이 반응하기 때문이다. 결국에 인간은 하늘과 소통을 잘해야 건강하게 살 수가 있게 된다. 그 핵심에는 에너지가 있다. 이 에너지를 동양의학은 기(氣)라고 부른다. 그래서 동양의학을 전공한 의사(工)는 기(氣)가 무엇인지 필수적으로 알아야 한다. 그래서 기(氣)라는 것은 반드시 따르는(從) 곳(所)이 있다(氣有所從也). 그래서 하늘에서 소양이 사천하면(少陽司天) 즉, 하늘에서 소양은 상화(相火)인 화성을 의미하므로, 화성(少陽)이 하늘(天)을 주도(司)하면, 당연한 결과로 화성의 화기(火氣)가 땅(下)을 다스리게(臨) 된다(火氣下臨). 그러면, 인체도 이 영향을 받는다. 즉, 화성은 금성을 상극해서 하늘(天)을 주도(司)하고 있으므로, 인체에서는 폐가 이에 반응한다. 즉, 우 심장이 과부하에 걸리면, 과부하에 걸린 우 심장은 산성 정맥혈을 중화시키지 못하고, 곧바로 폐로 보내버리는 것이다. 그래서 땅에 있는 폐기(肺氣)가 위(上)에 있는 금성의 영향을 따르면서(從), 폐가 과부하에 걸린다(肺氣上從). 즉, 하늘에서는 금성(白)이 반응(起)하고, 땅에서는 가을(金)이 이 기운에 의해서 다스려(用)지게 된다(白起金用). 이 부분에서 중요한 것은 하늘에서 오성끼리 상극 개념과 인체에서 오장끼리 상극 개념을 정확히 아는 것이다. 상극은 에너지의 이동인데, 인체에서 에너지의 이동은 전자를 함유한 산(酸)의 형태로 이루어진다. 그래서 상극당하면, 에너지인 과잉 산을 받게 되고, 이어서 해당 오장은, 이 과잉 산을 중화시키면서 과부하에 걸리는 것이다. 하늘에서는 상극당하면 에너지를 뺏기는 것이다. 그러면 상극당하는 오장이나 오성은 힘이 약해진다. 즉, 오장은 과잉 산을 중화하면서 힘이 약해지고, 오성은 에너지를 뺏겨서 힘이 약해진다. 계속 문장들을 해석해보자. 이렇게 하늘에서 상화인 화성이 사천해서 주도하고 있으면, 금성이 상극당하면서 수확 시기인 가을은 엉망이 되고 만다. 즉, 산천에 있는 초목이 재앙을 맞는 것이다(草木眚). 당연히 화성(火)은 지독한 열기를 내뿜는다(火見燔焫). 그러면 약해빠진 가을 기운(革金)은 또(且) 소모(耗)되고 만다(革金且耗). 당연히 화성 때문에 대서(大暑)가 유행한다(大暑以行). 인체에서는 폐가 상극을 당했기 때문에, 폐와 관련된 질병들(欬嚏鼽衄鼻窒)이 나타나고, 추가로 폐는 산성 간질액을 최종 처리하기 때문에, 폐가 과부하에 걸린 상태에서는 산성 간질액은 당연히 정체되고, 이어서 피부를 괴롭히면서 창양(瘡瘍)과 같은 종류(曰瘍)의 질환이 생긴다. 그러면 당연하게 산성 간질액의 정체로 인해서 생기는 한열병이 생기고, 부종도 선물로 주어진다(寒熱胕腫). 그러면 금성의 에너지와 화성의 에너지가 충돌하면서 기류(氣流)의 변화가 일어나고, 땅(地)에서는 바람(風)이 일어나게(行) 된다(風行于地). 그러면, 이 바람을 따라서 가을의 건조한 기운이 만들어낸 모래 먼지가 흩날리게 된다(塵沙飛揚). 지금 상황은 심장과 폐가 모두 문제가 된 상황이다. 그러면 심장에 통증(心痛)이 오는 것은 당연하고, 폐와 심장은 횡격막과 아주 밀착되어 있다. 그래서 횡격막이 자극받으면서 횡격막(鬲)은 불통(不通)되고, 이어서 이 횡격막은 위장에 연결된 대망과 소망을 자극하면서 위완통(胃脘痛)을 유발하게 된다. 그러면 폐와 우 심장으로 산성 정맥혈을 보내야만 하는 간(厥)은 곧바로 과부하(逆)에 걸리고 만다(厥逆鬲不通). 이(其) 기운은 이렇게 사납고(暴) 빠르게(速) 인간을 괴롭힌다(其主暴速).

陽明司天, 燥氣下臨, 肝氣上從, 蒼起木用而立, 土迺眚, 淒滄數至, 木伐草萎, 脇痛目赤, 掉振鼓慄, 筋痿不能久立. 暴熱至, 土迺暑, 陽氣鬱發, 小便變, 寒熱如瘧, 甚則心痛, 火行于槁, 流水不冰, 蟄蟲迺見.

양명이 사천하면(陽明司天), 조기가 아래를 다스리고(燥氣下臨), 간기가 상종하며(肝氣上從), 창이 기하고 목이 용하면서 입하면(蒼起木用而立), 토에 재앙이 온다(土迺眚). 처창이 자주 오고(淒滄數至), 목이 벌하고 초목이 위축되며(木伐草萎), 협통 목적이 오고(脇痛目赤), 도진 고율하며(掉振鼓慄), 근위 때문에 오래 서있지를 못한다(筋痿不能久立). 폭열이 닥치고(暴熱至), 토가 서에 이르고(土迺暑), 양기가 울발하고(土迺暑), 소변이 변하고(小便變), 한열 여학하며(寒熱如瘧), 심하면 심통이 온다(甚則心痛). 화행에 볏집이 마르고(火行于槁), 유수가 불빙하고(流水不冰), 칩충이 보이기에 이른다(蟄蟲迺見).

금성(陽明)이 하늘(天)에서 주재(司)하면서 가을의 기운인 조기(燥氣)가 땅(下)을 다스리게(臨) 되면(燥氣下臨), 하늘에서는 금성이 목성을 상극한 상태이기 때문에, 땅에서는 간이 이 영향을 받는다. 즉, 폐가 간을 상극한 것이다. 그래서 땅에 있는 간기(肝氣)가 위(上)에 있는 목성의 영향을 따르면서(從), 간이 과부하에 걸린다(肝氣上從). 그런데 하늘에서 목성(蒼)이 반응(起)하고 땅에서는 간(木)이 이 기운에 의해서 다스려(用)지는데, 갑자기 목성이 정상적(立)으로 운행하고 있다면(蒼起木用而立), 이것은 목성이 토성을 상극했기 때문에 일어난 현상이다. 그래서 이때는 재앙을 맞는 오성은 토성이 된다(土迺眚). 지금은 폐와 간과 비장이 상극 관계로 얽힌 상태이다. 물론 하늘에서도 금성, 목성, 토성이 상극 관계로 얽힌 상태이다. 그런데, 이 세 개의 오성은 차가움도 가진 별들이다. 그래서 차가움(淒滄:처창)이 자주(數) 찾아온다(淒滄數至). 그러면 당연한 순리로 식물들은 죽고(伐), 초목(草)들을 시들게(萎) 된다(木伐草萎). 인체도 이에 대응해서 병이 생긴다. 간에 문제가 생기면서 간이 자리하고 있는 부분에 통증(脇痛:협통)이 오고, 간이 문제가 되면서 눈(目赤)에서 병이 생기고, 담즙을 통해서 신경을 통제하고 이어서 근육을 통제하는 간에 문제가 생기면서 근위(筋痿)가 찾아와서 근육이 위축되면서 약해져서 오래 서 있지를 못한다(筋痿不能久立). 지금 간이 문제가 되면서 비장도 같이 문제가 되는 상황이 되었다. 다른 말로 하자면, 간질액이 완전히 막힌 상태가 돼버렸다. 이제 간질은 산성 간질액으로 가득 찬다. 그래서 심장이 공급하는 산소는 간질에서 모두 소모되어버리고, 체온을 만들어내는 근육은 산소를 꼴도 못 보면서, 체온은 내려가고, 이어서 인체는 자동으로 추워서(慄) 사시나무 떨듯이(掉振) 바들바들(鼓) 떤다(掉振鼓慄). 그러는 사이에 간질의 과잉 산을 피부 갈색지방이 중화시키면서 열(熱)이 극도(暴)로 오른다(暴熱至). 즉, 학질(瘧)처럼 한열(寒熱)이 오르내린다(寒熱如瘧). 그런데 지금 나는 열은 체온에 전혀 기여하지 못한다. 그 이유는 근육이 아닌 피부 바로 밑에서 나는 열은 인체 외부로 증발해버리기 때문이다. 이 열(暑)은 간질액을 받는 비장(土)까지 침투가 되고(土迺暑), 이 열기(陽氣)는 어혈(鬱)이나 울혈(鬱)을 만들어 낸다(陽氣鬱發). 즉, 과잉 산이 비장에 침투해서 비장에 응집물을 만든 것이다. 그러면 비장과 함께 산성 림프액을 처리하는 신장도 이 여파에서 벗어날 수가 없게 되면서, 소변에 영향을 미치고, 이어서 소변의 질이 변한다(小便變). 이것이 심해지면(甚), 신장에서 산성 정맥혈을 받는 우 심장까지 문제가 발생하고, 이어서 심장에 통증이 유발된다(甚則心痛). 이때 만일에 또 금성을 화성(火)

이 상극해버리면, 이번에는 화성의 기운(火)이 휩쓸면서(行) 사물을 말라 죽게(槁) 만든다(火行于槁). 이번에는 수성이 이 화성을 상극해버리면, 겨울이 되어도 흐르는 물이 얼지 않게 된다(流水不冰). 당연한 결과로 겨울에 겨울잠을 자는 벌레조차도 기어 나오게 되고, 이들이 눈에 띄게 된다(蟄蟲廼見).

太陽司天, 寒氣下臨, 心氣上從, 而火且明, 丹起, 金廼眚. 寒清時擧, 勝則水冰, 火氣高明. 心熱煩, 嗌乾, 善渴, 鼽嚔, 喜悲數欠. 熱氣妄行, 寒廼復, 霜不時降, 善忘, 甚則心痛. 土廼潤, 水豊衍, 寒客至, 沈陰化, 濕氣變物, 水飮內稸, 中滿不食, 皮㾦肉苛, 筋脈不利, 甚則胕腫, 身後癰.

태양이 사천하면(太陽司天), 한기가 하림한다(寒氣下臨). 심기가 상종하면서(心氣上從), 화기가 또 빛난다(而火且明). 단이 일어나면(丹起), 금이 재앙을 맞는다(金廼眚). 한청이 때때로 일어난다(寒清時擧). 승하면 수빙하고(勝則水冰), 화기가 고명하면(火氣高明), 심열 번하고(心熱煩), 익건하고(嗌乾), 선갈하고(善渴), 구체하고(鼽嚔), 히비가 자주 흠하고(喜悲數欠), 열기가 망행하고(熱氣妄行), 한이 다시 오고(寒廼復), 서리가 시도 때도 없이 내리고(霜不時降), 선망하며(善忘), 심하면 심통이 온다(甚則心痛). 토가 윤하며(土廼潤), 수풍이 연하고(水豊衍), 한객이 오고(寒客至), 침음이 화하고(沈陰化), 습기가 변물하고(濕氣變物), 수음이 내축하고(水飮內稸), 중만 불식하고(中滿不食), 피군 육가하며(皮㾦肉苛), 근맥이 불리하고(筋脈不利), 심하면 부종이 온다(甚則胕腫). 뒤에 신에 옹이 온다(身後癰).

수성(太陽)이 하늘(天)에서 주재(司)하면서(太陽司天), 한기(寒氣)가 땅(下)을 다스리게(臨) 되면(寒氣下臨), 이것은 화성을 상극한 상태이기 때문에, 화성이 문제가 되면서, 인체에서는 심장(心)이 문제가 된다. 그래서 땅에 있는 심기(心氣)가 위(上)에 있는 화성의 영향을 따르면서(從) 심장이 과부하에 걸린다(心氣上從). 이때 이 얄미운 수성을 토성이 상극해버리면, 화성의 기운은 다시 살아난다. 그러면(而) 다시(且) 화성(火)이 빛을 낸다(而火且明). 이렇게 화성(丹)이 힘을 쓰며 일어나면(丹

起), 이제 화성이 금성을 상극하면서 금성(金)에 재앙(眚)을 안겨준다(金廼眚). 그러면 에너지를 뺏긴 금성으로 인해서, 가을에 차가움인 한청(寒淸)이 때때로 일어난다(寒淸時擧). 이렇게 추위가 기승(勝)을 부리면, 당연히 물이 언다(勝則水冰). 그러면 화성의 영향으로 인해서 화기(火氣)는 높이 떠서 빛난다(火氣高明). 즉, 화성이 힘을 쓰고 있다. 그러면 인체도 이에 반응한다. 화성으로 인해서 인체에서는 심장에서 문제가 온다. 그러면 심장에 열(心熱)이 나면서 가슴 부분이 불편하고(煩), 이 열로 인해서 입이 마르고(嗌乾), 갈증이 잘 생기며(善渴), 심장(喜)과 폐(悲)가 문제가 되면서 희비(喜悲)가 자주(數) 나타난다(喜悲數欠). 화성으로 인해서 열기(熱氣)가 판을 치게(妄行) 되면(熱氣妄行), 이번에는 이 얄미운 화성을 다시 수성이 상극해버린다. 그러면 이번에는 수성의 영향으로 인해서 한기(寒)가 복귀(復)하기에 이른다(寒廼復). 그러면 당연한 순리로 차가운 서리가 시도 때도 없이 내리고(霜不時降), 인체도 이에 반응하면서 추위 때문에 혈액 순환이 문제가 되고, 이어서 뇌혈관에 문제가 발생하고, 이어서 건망증(忘)이 자주 찾아오고(善忘), 심해지면 심장에 통증(心痛)까지 온다(甚則心痛). 그러면, 이 꼴을 못 보는 토성이 수성을 상극해버린다. 이제 토성이 판을 치면서 수분(潤)을 공급하기에 이른다(土廼潤). 그러면 이제는 물이 풍년이 와서 여기저기서 물이 넘실댄다(水豐衍). 그러면 토성의 차가운 기운이 병인으로 도달한다(寒客至). 이제 장하의 또 다른 기운인 침음(沈陰)이 작동(化)하고(沈陰化), 그러면 습기(濕氣) 때문에 물건(物)들은 변(變)하기 시작한다(濕氣變物). 인체에서도 습기로 인해서 피부 호흡이 막히면서, 과잉 산이 간질에 축적되고, 이어서 수음(水飮)이 간질 안(內)에서 축적(稸)되고(水飮內稸), 이로 인해서 부종이 생기면서 중만(中滿)이 오고, 그러면 산성 간질액을 림프를 통해서 받는 비장이 문제가 되면서, 비장이 통제하는 소화관이 문제가 되고, 이어서 입맛이 떨어져서 밥을 먹을 수가 없게 된다(中滿不食). 이렇게 산성 간질액의 정체가 일어나면, 간질과 접하고 있는 피부에서 문제가 발생하고, 이어서 인체 곳곳에 옹저(癰)가 나타나고(身後癰), 피부 감각이 둔해지는 육가(肉苛)가 나타나며, 피부가 마비(皮瘴:피군)되기도 하고, 이렇게 되면 간질에 연결된 근맥(筋脈)도 제대로 기능하지 못하며(筋脈不利), 심해지면 온몸에 부종이 온다(甚則胕腫).

厥陰司天, 風氣下臨, 脾氣上從, 而土且隆, 黃起, 水廼眚, 土用革, 體重肌肉萎, 食減口爽, 風行, 太虛, 雲物搖動. 目轉耳鳴. 火縱其暴, 地廼暑, 大熱消爍, 赤沃下, 蟄蟲數見, 流水不冰, 其發機速.

궐음이 사천하면(厥陰司天), 풍기가 하림하고(風氣下臨), 비기가 상종하면서(脾氣上從), 토가 또 융성하고(而土且隆), 황이 반응하면서(黃起), 수가 재앙을 맞는다(水廼眚). 토가 혁을 이용하면(土用革), 체중이 되고, 기육이 위하고(體重肌肉萎), 식감 구상하며(食減口爽), 풍이 행하고 태허가 되고(風行太虛), 운물이 요동하며(雲物搖動), 목전 이명하고(目轉耳鳴), 화가 그 폭을 따르고(火縱其暴), 땅은 더워지고(地廼暑), 대열이 소삭하고(大熱消爍), 적옥이 내리고(赤沃下), 칩충이 자주 보이고(蟄蟲數見), 유수가 불빙하며(流水不冰), 그것은 기속을 유발한다(其發機速).

목성(木星)이 토성을 상극하면서 하늘(天)을 주재(司)하면(厥陰司天), 목성의 기운인 풍기(風氣)가 땅(下)을 다스리게(臨) 된다(風氣下臨). 그러면 인체에서는 비장이 영향을 받게 되고, 그러면 비기((脾氣)가 위(上)에 있는 토성의 영향을 따르면서(從) 비장이 과부하에 걸린다(脾氣上從). 그런데 이 목성을 금성이 상극해버리면, 토성은 자기 기운을 되찾는다. 그러면 다시(且) 토성이 융성해진다(而土且隆). 이렇게 해서 토성(黃)이 힘을 발휘(起)하면(黃起), 이 토성이 다시 수성을 상극해버린다. 그러면 갑자기 수성이 재앙(眚)을 당한다(水廼眚). 그런데 토성(土)이 금성(革)을 이용(用)해서(土用革) 목성을 상극하면, 토성이 활개를 치면서 인체에서는 비장이 문제가 된다. 그러면 비장이 림프를 통해서 통제하는 간질액의 정체가 일어난다. 결국에 정체된 간질액 때문에 몸이 무거워지고(體重), 간질(肌)과 림프(肉)에서 문제(萎)가 발생한다(體重肌肉萎). 그러면 비장은 소화관을 통제하기 때문에, 소화관의 연동 운동이 멈추면서 식사량이 적어지고(食減) 점점 식욕이 떨어지게(口爽:구상) 된다(食減口爽). 하늘에서 목성, 토성, 금성이 에너지를 주거니 받거니 하면서, 이상 기류가 형성되고, 이어서 바람이 불고(風行) 우주 공간(太虛)에서는 태양 폭발의 결과물인 운물(雲物)이 요동친다(雲物搖動). 이때는 당연히 인체도 이에 반응한다. 목성이 문제가 되고. 이어서 산성 담즙을 통제하는 간이 문제가 되고, 이어서 뇌척수액이 문제가 되면서 눈과 귀에서 문제가 발생한다(目轉耳鳴). 지금 상태는 토성이 금성을 이용해서 목성을 상극시켜 놓았다. 즉, 금성이 태과되어있는 상태이다. 그러면 이 꼴을 옆에서 보고 있던 화성이 금성을 상극해버린다. 이제 화성의 기운이 폭발을 한다(火縱其暴). 그러면 땅은 당연히 화성의 열기를 받으면서(地廼暑) 찜통이 된다(大熱消爍). 이렇게 찜통더위가 기승을 부리면, 간질에 과잉 산이 축적되면서 간질은 막혀버린다. 이때 소화관의 간질에서도 정체가 일어나면서 적옥(赤沃)이라고 불리는 적리(dysentery:赤痢)가 쏟아진다(赤沃下). 당연히 겨울잠을 자고 있던 칩충들이 일찌감치 나와서 활동한다(蟄蟲數見). 그러면 이 꼴을 못 보는 수성이 당장 화성을 상극해버린다. 그러면 당연히 겨울에도 흐르는 물에는 얼음이 얼지 않는다(流水不冰). 그러면 이 이상 기후(其)는 인체를 자극하고, 그러면 겨울임에도 불구하고 호르몬(機) 분비를 가속화(速)시키게 된다(其發機速).

少陰司天, 熱氣下臨, 肺氣上從, 白起金用, 草木眚, 喘嘔寒熱, 嚔鼽衄鼻窒, 大暑流行, 甚則瘡瘍燔灼, 金爍石流, 地廼燥清, 凄滄數至, 脇痛善太息, 肅殺行, 草木變.

소음이 사천하고(少陰司天), 열기가 하림하면(熱氣下臨), 폐기가 상종한다(肺氣上從). 백이 일어나고 금이 이용하며(白起金用), 초목이 재앙을 맞는다(白起金用). 천구 한열(喘嘔寒熱), 체 구뉵 비질이 있고(嚔鼽衄鼻窒), 대서가 유행하고(大暑流行), 심하면 창양 번작이 있고(甚則瘡瘍燔灼), 금이 삭히고 석이 류한다(金爍石流). 땅에 조청이 오고(地廼燥清), 처창이 자주 오고(凄滄數至), 협통이 있고 한숨을 잘 쉬고(脇痛善太息), 숙살이 행해지고(肅殺行), 초목이 변한다(草木變).

태양(太陽)으로써 군화(君火)인 소음(少陰)이 하늘(天)에서 주재(司)하면(少陰司天), 당연히 열기(熱氣)가 땅(下)을 다스리게(臨) 된다(熱氣下臨). 이 군화는 화성처럼 열을 방출하기 때문에, 금성을 상극해버린다. 그러면 인체에서는 폐가 영향을 받으면서 폐기(肺氣)가 위(上)에 있는 금성의 영향을 따르면서(從), 폐가 과부하에 걸린다(肺氣上從). 즉, 하늘에서 금성(白)이 반응(起)하고 땅에서는 가을(金)이 이 기운에 의해서 다스려(用)진다(白起金用). 그러면 무더운 열기로 인해서 가을의 초목(草木)들은 말라 죽는 재앙(眚)을 맞는다(草木眚). 이때 인체도 이에 반응한다. 그러면 금성의 영향으로 인해서, 산성 간질액을 최종 중화 처리하는 폐가 문제가 되고, 이어서 폐와 관련된 질환들이 일어나며(喘嘔寒熱, 嚔鼽衄鼻窒), 간질액이 정체되면서 한열병(寒熱病)도 일어난다. 당연히 폭염(大暑)이 유행(流行)하고(大暑流行), 이 열기는 너무 강해서, 조금 과장법을 쓰면, 쇠(金)를 녹일(爍:삭) 정도가 되고, 돌(石)도 녹일(流) 정도가 된다(金爍石流). 이때 인체도 이에 반응한다. 이렇게 지독한 열기가 인체를 자극하면, 당연히 산성인 호르몬의 분비가 극에 달하고, 이어서 간질은 순식간에 과잉 산으로 가득 차버린다. 그러면 간질 콜라겐이 이 과잉 산에 의해서 분해되면서 창양(瘡瘍)이 찾아오고, 이어서 타는 듯한 고통(燔灼)이 뒤따른다(甚則瘡瘍燔灼). 그러나 수성이 옆에 있다가 태양의 열기를 흡수해주면, 태양의 기운은 조금 떨어지기는 하나, 여전히 강하기 때문에, 금성이 완전히 제자리를 찾지는 못하게 되고, 이어서 땅은 어느 정도 가을 기운(燥清)을 맞이하나(地廼燥清), 추운(淒滄) 날씨가 자주 오고(淒滄數至), 가을의 숙살(肅殺) 기운이 유행하면서(肅殺行), 초목들은 이상 변이(變)를 보인다(草木變). 즉, 완전한 가을 날씨보다 더 추운 것이다. 이때 인체도 이에 반응한다. 즉, 폐가 문제가 되면서 횡격막이 문제가 되고, 이어서 횡격막과 연결된 갈비뼈 부근에서 통증(脇痛)이 일어나고, 결국에 폐가 불편해지면서 자주(善) 한숨(太息)을 쉬게 된다(脇痛善太息).

太陰司天, 濕氣下臨, 腎氣上從, 黑起水變, 埃冒雲雨, 胸中不利, 陰痿, 氣大衰而不起不用. 當其時, 反腰脽痛, 動轉不便也, 厥逆. 地廼藏陰, 大寒且至, 蟄蟲早附. 心下否痛, 地裂冰堅, 少腹痛, 時害於食, 乘金則止水增, 味廼鹹, 行水減也 .

태음(太陰)이 사천하고(太陰司天), 습기가 하림하면(濕氣下臨), 신기가 상종하고(腎氣上從), 흑이 일어나고 수가 변하면(黑起水變), 애모하고 운우하며(埃冒雲雨), 흉중이 불리하고(胸中不利), 음위가 오고(陰痿), 기가 크게 쇠하면 불기 불용한다(氣大衰

而不起不用). 그 시기에 당하면(當其時), 허리와 엉덩이에 반복적으로 통증이 오고 (反腰脽痛), 움직이기가 불편해진다(動轉不便也). 궐역이 온다(厥逆). 땅에 장음이 오고(地廼藏陰), 대한이 또 오고(大寒且至), 칩충이 조기에 들어가고(蟄蟲早附), 심하가 부통하며(心下否痛), 지렬하고 빙견하고(地裂冰堅), 소복통이 있고(少腹痛), 때때로 식사를 방해하고(時害於食), 승금하면 수증을 멈춘다(乘金則止水增). 맛은 함에 이르고(味廼鹹), 행수가 준다(行水減也).

토성(太陰)이 하늘(天)을 주재(司)하면(太陰司天), 당연히 습기(濕氣)가 땅(下)을 지배하게(臨) 된다(濕氣下臨). 이 상태는 토성이 수성을 상극한 상태이다. 그러면, 인체에서는 신장이 영향을 받으면서 신기(腎氣)가 위(上)에 있는 수성의 영향을 따르면서(從), 신장이 과부하에 걸린다(肺氣上從). 그런데 이 얄미운 토성을 목성이 상극해버리면, 수성은 제자리로 돌아온다. 그러면 하늘에서는 수성(黑)이 반응(起)하고, 땅에서는 겨울(水)이 변화(變)를 일으킨다(黑起水變). 그러나 목성이 토성을 상극하기 전에는 토성의 영향으로 인해서 대기는 습기가 지배하면서 습기에 먼지가 뒤섞이고(埃冒), 장하로 인해서 구름이 끼고 비가 온다(埃冒雲雨). 지금 상태에서는 수성과 토성이 문제가 되면서 신장과 비장이 문제가 되고 있다. 그러면 간질액을 통제하는 신장과 비장은 자기들이 중화시키지 못한 산성 간질액을 가슴에 있는 우심장과 폐로 몽땅 보내버린다. 결국에 흉중 불리가 일어난다(胸中不利). 이때 신장 문제로 인해서 음궐(陰痿)은 당연히 일어난다. 이 음궐(陰痿)이란 간질에 쌓인 과잉 산을 중화하면서 알칼리(氣)가 크게(大) 고갈(衰)되었기 때문에 발기(起)가 안(不)되어서 성기를 쓸(用) 수가 없는(不) 상태를 말한다(氣大衰而不起不用). 즉, 신장에 붙은 부신이 강알칼리인 스테로이드를 만들지 못하게 되면서, 인체는 이때 필요한 스테로이드를 성 기관에서 가져다가 쓰면서, 스테로이드인 성호르몬의 부족으로 인해서 발기 불능이 발생한 것이다. 이것이 음궐(陰痿)이다. 다시 본문을 보자. 이런 시기가 닥치면(當其時), 신장은 허리 신경과 연결되어 있으므로, 반복(反)적으로 허리에서 통증이 온다(反腰脽痛). 그러면 허리가 아파서 허리를 제대로 쓸 수가 없게 된다. 즉, 허리를 이리저리 움직이는 데 불편이 따르는 것이다(動轉不便也). 그리고 체액 순환의 핵심은 림프인데, 림프를 다루는 두 기관이 나란히 과부하에 걸렸다. 그러면 궐역(厥逆)에 걸리는 것은 당연하다. 이때 옆에서 조용히 보고 있던 목성이 날뛰는 토성을 상극해버린다. 그러면 이때 수성은 제 기능을 찾게 되고, 이제 땅에 저장(藏)하는 겨울 기운(陰)이 찾아온다(地廼藏陰). 그러면 겨울의 차가운 기운이 또다시 찾아온다(大寒且至). 그러면 겨울잠을 자야 하는 칩충들은 일찌감치 잠자리에 든다(蟄蟲早附). 이때 인체도 이에 반응한다. 그러면 비장이 과부하에 걸려있기 때문에, 비장과 음양 관계를 맺은 위장은 당연히 문제를 일으키고, 이어서 위완(心下) 부분이 불통(否)하고, 이어서 통증(痛)에 시달린다(心下否痛). 이때 땅은 수성의 영향으로 인해서 꽁꽁 언다(地裂冰堅). 신장이 문제가 되고 이어서 방광이 문제가 되고, 이어서 방광이 자리하고 있는 소복에 통증이 찾아온다(少腹痛). 또, 비장이 문제가 되고 있으므로, 식사(食)할 때는 때때로 불편이 따른다(時害於食). 그러면, 이 꼴 보기 싫은(增) 수성의 행태를 중지(止)시키기 위해서는 금성(金)에 편승(乘)해야 된다(乘金則止水增). 즉, 수성을 상극하기 위해서는 토성을 이용해야 하는데, 그러려면 토성을 상극하는 목성을 금성을 이용(乘)해서 상극해야 한다. 그러면 힘을 얻은 토성이 이 꼴 보기 싫은 수성을 상극해서 수성의 횡포를 막을 수가 있게 된다. 이렇게 신장이 문제가 된 상황에서는 신장에 좋은 짠맛이 치료제로 쓰인다(味廼鹹). 그러면 행수의 부담이 줄어(減)든다(行水減也). 즉, 간질액의 소통 부담이 준다.

제4장

帝曰, 歲有胎孕不育, 治之不全, 何氣使然. 岐伯曰, 六氣五類, 有相勝制也. 同者盛之, 異者衰之. 此天地之道, 生化之常也. 故, 厥陰司天, 毛蟲靜, 羽蟲育, 介蟲不成. 在泉, 毛蟲育, 倮蟲耗, 羽蟲不育. 少陰司天, 羽蟲靜, 介蟲育, 毛蟲不成. 在泉, 羽蟲育, 介蟲耗不育. 太陰司天, 倮蟲靜, 鱗蟲育, 羽蟲不成. 在泉, 倮蟲育, 鱗蟲不成. 少陽司天, 羽蟲靜, 毛蟲育, 倮蟲不成. 在泉, 羽蟲育, 介蟲耗, 毛蟲不育. 陽明司天, 介蟲靜, 羽蟲育, 介蟲不成. 在泉, 介蟲育, 毛蟲耗, 羽蟲不成. 太陽司天, 鱗蟲靜, 倮蟲育. 在泉, 鱗蟲耗, 倮蟲不育.

황제가 말한다(帝曰). 어떤 해에는 잉태하고 키우지는 않고(歲有胎孕不育), 치는 불완전한데(歲有胎孕不育), 어떤 기운이 그렇게 만드나요(何氣使然)? 기백이 말한다(岐伯曰). 육기 오류는(六氣五類), 상승 제가 있다(有相勝制也). 동하면 성하고(同者盛之), 다르면 쇠한다(異者衰之). 이것이 천지의 도이고(此天地之道), 생화의 상이다(生化之常也). 그래서(故), 궐음이 사천하면(厥陰司天), 모충이 정하고(毛蟲靜), 우충이 육하며(羽蟲育), 개충이 불성하고(介蟲不成), 재천이면(在泉), 모충이 육하고(毛蟲育), 라충이 모하고(倮蟲耗), 우충이 불육한다(羽蟲不育). 소음이 사천하면(少陰司天), 우충이 정하고(羽蟲靜), 개충이 육하고(介蟲育), 모충이 불성하고(毛蟲不成), 재천이면(在泉), 우충이 육하고(羽蟲育), 개충이 모 불육한다(介蟲耗不育). 태음이 사천하면(太陰司天), 라충이 정하고(倮蟲靜), 린충이 육하며(鱗蟲育), 우충이 불성하고(羽蟲不成), 재천하면(在泉), 라충이 육하고(倮蟲育), 린충이 불성한다(鱗蟲不成). 소양이 사천하면(少陽司天), 우충이 정하고(羽蟲靜), 모충이 육하고(毛蟲育), 라충이 불성하고(倮蟲不成), 재천하면(在泉), 우충이 육하고(羽蟲育), 개충이 모하고(介蟲耗), 모충이 불육한다(毛蟲不育). 양명이 사천하면(陽明司天), 개충이 정하고(介蟲靜), 우충이 육하며(羽蟲育), 개충이 불성하며(介蟲不成), 재천하면(在泉), 개충이 육하고(介蟲育), 모충이 모하며(毛蟲耗), 우충이 불성한다(羽蟲不成). 태양이 사천하면(太陽司天), 린충이 정하고(鱗蟲靜), 라충이 육하고(倮蟲育), 재천하면(在泉), 린충이 모하고(鱗蟲耗), 라충이 불육한다(倮蟲不育).

먼저 사천(司天)과 재천(在泉)의 의미부터 알아보자. 사천과 재천의 구성을 표시(標)하고 있는 것은 삼음삼양(三陰三陽)이다. 사천과 재천의 근본(本)은 육기(六氣)이다. 즉, 풍서습조한화(風暑濕燥寒火)이다. 그리고 사천과 재천을 이루는 객기(客氣)는 기존 육기의 순서를 변경시켜야 한다. 지금 4장에서 보고 있는 순서가 바로 이 순서이다. 즉, 궐음, 소음, 태음, 소양, 양명, 태양이다. 이 순서가 사천(司天)의 순서이다. 원래 육기의 순서는 궐음, 소음, 상화, 태음, 양명, 태양이다. 그리고 사천에 따라서 정해지는 재천(在泉)의 순서는 상극 관계와 비슷하게 정해진다. 그래서 재천의 순서는 상화, 양명, 태양, 궐음, 군화, 태음이 된다. 이를 정리해 보자.

사천(司天) : 궐음(厥陰), 소음(少陰), 태음(太陰), 소양(少陽), 양명(陽明), 태양(太陽)

재천(在泉) : 소양(少陽), 양명(陽明), 태양(太陽), 궐음(厥陰), 소음(少陰), 태음(太陰)

이것이 사천과 재천의 짝이다. 여기서 궐음(厥陰), 소음(少陰), 태음(太陰)은 1년 중에서 상반기(上半年)를 대표하고, 소양(少陽), 양명(陽明), 태양(太陽)은 1년 중에서 하반기(下半年)를 대표한다. 그러면 사천과 재천은 상반기와 하반기로 구성되는데, 사천이 상반기를 구성하면, 재천은 하반기를 구성한다. 그래서 순서에서 위에 있는 사천이 상반기를 구성하면, 아래에 있는 재천은 하반기를 구성하게 된다. 그리고 사천과 재천을 중심으로 좌우 하나씩 총 4개가 좌우 4간기(四間氣)를 구성한다. 예를 들면 궐음(厥陰)이 사천(司天)이 되면, 재천(在泉)은 소양(少陽)이 되고, 사천에서 소음(少陰), 태양(太陽)은 간기(間氣)가 되고, 재천에서 양명(陽明), 태음(太陰)이 간기(間氣)가 된다. 이 두 쌍의 간기를 합치면 4간기(四間氣)가 된다. 그리고 사천과 재천은 비슷한 상극 관계를 형성하고 있다. 각각 곤충들은 성장하는 계절이 정해져 있다. 그래서 사천과 재천의 관계를 보면, 해석이 쉽게 풀린다. 여기서 중요한 것은 동물의 성장에 직접 영향을 미치는 것은 사천이 아니라 재천이라는 사실이다. 재천은 동물을 키우는 육기의 기운이 땅에 있다는 말이고, 사천은 육기의 기운이 하늘에 머물러 있다는 말이다. 당연히 사천의 기운은 동물의 성장에 영향을 덜 미친다. 즉, 이때 사천은 객기로써 지구 에너지를 간섭하나 크게 간섭하지는 못한다. 원래는 재천도 객기이다. 그러나 여기서는 재천이 땅에 있는 육기를 의미하기 때문에 주기로써 작동한다. 그래서 재천은 지구 에너지를 직접 간섭하게 된다.

한 해(歲)를 사계절로 나누어서 보면, 어떤 것은 잉태(胎孕)하고, 어떤 것은 성장하지 못하게(不育) 되고(歲有胎孕不育) 즉, 한 계절의 기운이 모두(全)를 다스리지는 못한다(治之不全). 그 이유는 다음과 같다. 하늘이 주는 육기(六氣)와 다섯 종류의 동물(五類)들은 서로 도와주기도(勝) 하고, 서로 견제하기도(制) 하기 때문이다(六氣五類, 有相勝制也). 즉, 어느 한 계절에 어떤 동물은 잘 크고(勝), 어떤 동물은 성장이 제한(制) 된다(有相勝制也). 동물이 크는 성질과 사계절의 기가 서로 잘 맞으면(同) 동물은 잘 크고(同者盛之), 잘 안 맞으면(異), 이들은 잘 크지 못한다(異者衰之). 이것이(此) 천지의 원리이고(天地之道), 생물이 성장하는 법칙이다(生化之常也).

일 년 사계절을 기준으로 보면, 야생 동물들은 크는(育) 시기가 따로 있고, 털이나 깃 그리고 갑각(甲殼)의 색이 변해서 성숙(成)하는 시기가 따로 있다. 대개는 생식 주기와 관련되며, 갑상선 호르몬이 주로 관여하고, 성호르몬은 변태를 억제하는 기능이 있다. 변태는 성장 인자인 산(酸:戰子)이 주도하기 때문에 그렇다. 그러나 지역에 따라서 달라진다. 이 구문들은 황제내경이 저작된 곳을 중심으로 한 관찰이기 때문에, 보편적인 원리는 아닌 것 같다. 앞에서도 말했듯이, 봄은 털갈이(毛) 동물들이 잘 크는 시기이며, 여름은 깃 갈이(羽) 동물들이 잘 크는 시기이며, 장하는 습기를 제공해서 허물(倮)을 벗게 해주는 시기이며, 가을은 건조함을 제공해서 딱딱한 갑각(甲殼)이 단단해지게 해주는 시기이며, 겨울은 추위로 인해서 비늘 달린 물고기(鱗)들이 겨울잠을 자는 시기이다. 이들이 이렇게 된 후에는 색(色)이 변한다. 즉, 털의 색깔이 변하고, 깃의 색깔이 변하고, 갑각의 색깔이 변하고, 피부의 색깔이 변하고, 비늘의 색깔이 변한다. 이것들을 일어나게 하는 근본 원인은 오성(五星)과 태양이 주는 기(氣) 즉, 육기(六氣)에 있다. 그래서 이 육기에 맞춰서 구분해 놓았다. 이것을 기반으로 이 문장을 해석하면 된다. 핵심은 육기가 야생 동물들에게 미치는 영향이라는 사실이다. 이 구문에서는 야생 동물들을 종류에 맞춰서 육기의 영향력을 평가하고 있다. 이제 본문을 해석해 보자.

궐음이 사천하면(厥陰司天), 땅에 영향을 주는 재천은 상화인 소양(少陽)이 된다. 동물은 땅에 살기 때문에 동물의 성장은 땅에 영향을 주는 재천과 연결된다. 상화는 화성이다. 당연히 여름에 크는 깃 갈이(羽) 동물이 잘 큰다(羽蟲育). 그러면 소양의 좌우 간기를 보면, 양명(陽明)과 태음(太陰)이 된다. 양명은 가을이고 태음은 장하이다. 그래서 봄에 잘 자라는 털갈이(毛) 동물들은 크지를 못하고 조용(靜)해진다(毛蟲靜). 또, 가을에 성숙해지는 갑각(介)을 가진 동물들은 당연히 아직 성숙하지 못한다(介蟲不成). 이번에는 궐음(厥陰)이 재천(在泉)하면, 이때는 그대로 적용된다. 즉, 재천은 동물의 성장에 영향을 주는 육기가 땅에 존재한다는 뜻이기 때문이다. 그래서 궐음은 봄을 말하기 때문에, 봄에 크는 털갈이(毛) 동물들이 잘 큰다(毛蟲育). 이제 재천의 좌우 간기를 보면, 태양(太陽)과 소음(少陰)이 된다. 태양은 겨울을 말하고, 소음은 여름을 말한다. 그러면 장하에 허물(倮)을 벗는 동물들은 시간을 더 소비(耗)해야 장하가 온다(倮蟲耗). 그리고 여름도 아직 간기에 머물러 있으므로, 여름에 크는 깃 갈이 동물들은 아직은 성장하지 못한다(羽蟲不育).

하나만 더 풀어보자. 태음이 사천하면(太陰司天), 동물의 성장에 영향을 미치는 재천은 태양(太陽)이 된다. 태양은 겨울이기 때문에 당연히 겨울과 연관된 비늘(鱗) 달린 물고기들의 성장과 연관된다(鱗蟲育). 그리고 좌우 간기는 양명(陽明)과 궐음(厥陰)이 된다. 양명은 가을이고, 궐음은 봄이다. 그래서 장하(倮)에 허물을 벗는 동물은 조용해진다(倮蟲靜). 당연히 여름에 커서 성숙하는 깃 갈이 동물들은 성숙하지 못한다(羽蟲不成). 태음(太陰)이 재천(在泉)하면, 이 기운은 그대로 땅에 적용되는 기운이 된다. 태음(太陰)은 장하를 말하기 때문에, 장하에 허물(倮)을 벗는 동물들은 자연스럽게 잘 큰다(倮蟲育). 이때 태음의 좌우 간기를 보면, 소음(少陰)과 소양(少陽)이 된다. 둘은 모두 여름에 해당한다. 그래서 겨울과 연관된 비늘(鱗)달린 물고기는 당연히 성숙하지 못한다(鱗蟲不成). 이 부분은 인간의 건강과 크게 연관이 없으므로, 나머지 부분은 독자 여러분의 몫으로 남긴다. 이 부분의 해석은 사천과 재천의 의미를 모르면, 풀 수 없는 구문들이다.

諸乘所不成之運, 則甚也. 故氣主有所制, 歲立有所生. 地氣制已勝, 天氣制勝已. 天制色, 地制形. 五類衰盛, 各隨其氣之所宜也. 故有胎孕不育, 治之不全. 此氣之常也. 所謂中根也. 根于外者亦五. 故生化之別, 有五氣五味五色五類五宜也.

불성의 운이 있어서 모두가 승하면(諸乘所不成之運), 심해진다(則甚也). 그래서 기주는 소제를 가지고(氣主有所制), 세립은 소생이 있고(歲立有所生), 지기는 이미 승하는 것을 제하고(歲立有所生), 천기는 승한 것이 완료하게 통제한다(天氣制勝已). 천은 색을 통제하고(天制色), 지는 형을 통제하고(地制形), 오류는 쇠성이 있고(五類衰盛), 각각은 그 기운의 소선을 따른다(各隨其氣之所宜也). 그래서 태잉 불육이 있고(故有胎孕不育), 치가 부전한다(治之不全). 이것이 기의 상이다(此氣之常也). 소위 중근이다(所謂中根也). 외부에 근은 역시 5이다(根于外者亦五). 그래서 생화가 다르고(故生化之別), 오기 오미 오색 오류 오의가 마땅히 있다(有五氣五味五色五類五宜也).

이들 모두(諸)는 성숙(成)을 방해하는 오운(運)의 기운에 편승(乘)하면(諸乘所不成之運), 미성숙(不成)은 더욱더 심해진다(則甚也). 당연하다. 그리고 육기(六氣) 중에서 어느 한 기운(氣)이 주도(主)하면, 당연히 다른 기운(氣)들을 억압(制)하는 빌미(所)가 된다(故氣主有所制). 에너지가 이동되는 상극 관계를 말하고 있다. 일 년(歲)이 성립(立)되면서, 각각 계절마다 소생(所生)하는 것이 따로 있다(歲立有所生). 앞의 예에서 본 것들이다. 땅의 기운(地氣)은 하늘이 이미(已) 만들어 준 기(氣)를 이용해서 만물이 크는 것(勝)을 통제(制)하며(地氣制已勝), 하늘의 기운(天氣)은 만물이 크는 것(勝)을 완료(已)하게 통제(制)한다(天氣制勝已). 즉, 땅은 하늘이 준 육기를 이용해서 만물을 키우며, 하늘은 땅이 만물을 키우도록 육기를 공급한다. 그래서 하늘은 만물이 성숙하도록 에너지(色)를 통제하고(天制色), 땅은 형체(形)가 크도록 통제한다(地制形). 동식물은 성숙하면, 색(色)이 변한다. 이 현상은 털갈이 동물들이나, 깃 갈이 동물들에게서 아주 잘 관찰된다. 이 현상들은 모두 하늘이 에너지(色)

를 통제한 결과물들이다. 이 결과로 오류(五類) 즉, 다섯 부류(五類)의 동물들은 크기도(盛) 하고, 크지 못하기도(衰) 한다(五類衰盛). 그래서 오류(五類) 각각은 자기들에게 맞는(宜) 기운을 따라서(隨) 성장하고 성숙한다(各隨其氣之所宜也). 이런 이유(故)로, 잉태가 있고 불육이 있고(故有胎孕不育), 다스림에 불완전(不全)이 있다(治之不全). 즉, 한 가지 기운만으로는 오류가 모두(全) 크게 할 수는 없다는 뜻이다. 이것이(此) 육기(氣)의 법칙(常)이다(此氣之常也). 이것을 중근(中根)이라고 부른다(所謂中根也). 중근(中根)이란 중간(中)에서 만물이 만들어지도록 하는 근본(根)을 말한다. 즉, 오운(五運)과 육기(六氣)가 에너지를 공급해서 생체를 자극하면, 이때 나오는 것이 중근(中根)이다. 이게 뭘까? 바로 호르몬이다. 이것을 신기(神機)라고 말한다. 호르몬은 에너지인 전자(神)를 옮겨주는 기계(機)이기 때문이다. 이 결과로 외부(外)적으로 작용해서 나타나는 것을 기준(根)으로 보면, 그것도 역시(亦) 5가지로 분류가 된다(根于外者亦五). 그래서(故), 이것을 생화(生化)의 기준으로 분류(別)를 해보면(故生化之別), 오기(五氣), 오미(五味), 오색(五色), 오류(五類), 오의(五宜)가 된다(五氣五味五色五類五宜). 오의(五宜)는 오류(五類)에게 맞는 5가지 기운이다.

帝曰, 何謂也. 岐伯曰, 根于中者, 命曰神機. 神去則機息. 根于外者, 命曰氣立, 氣止則化絶. 故各有制, 各有勝, 各有生, 各有成. 故曰, 不知年之所加, 氣之同異, 不足以言生化. 此之謂也.

황제가 말한다(帝曰). 어떻게 그렇게 말할 수 있나요(何謂也)? 기백이 말한다(岐伯曰). 근간중이란 신기라고 부른다(根于中者, 命曰神機). 신이 제거되면 기는 쉰다(神去則機息). 근간외란(根于外者), 기립이라고 부른다(命曰氣立). 기가 중지되면 화가 끊어진다(氣止則化絶). 그래서 각각은 제를 가지고(故各有制), 각각은 승을 가지고(各有勝), 각각은 생을 가지고(各有生), 각각은 성을 가진다(各有成). 그래서 옛말이 있다(故曰). 년이 추가되는 이유를 모르면(不知年之所加), 기의 동이를 모르고(氣之同異), 생화라는 말로서 부족하다(氣之同異). 이것을 이른다(此之謂也).

이 문장은 현대의 첨단 과학이다. 즉, 전자생리학의 정수를 말하고 있다. 즉, 우리가 사는 세상은 전자의 놀이터라는 사실을 말하고 있다. 황제내경의 정수를 볼 수 있는 소름 끼치는 부분이다. 중간(中)에서 근본(根)이 되는 것은(根于中者), 신기(神機)라고 부른다(命曰神機). 앞에서도 설명했지만, 기(機)는 물건을 나르는 기계(機械)이다. 여기서 물건은 전자(電子:神:酸:氣)이다. 즉, 전자(神)를 나르는 기계가 신기(神機)이다. 이 신기는 좁은 의미로는 신경전달물질(neurotransmitter:神經傳達物質)이며, 넓은 의미로는 효소(酵素:enzyme)와 호르몬(hormone)을 통칭한다. 이들은 모두 다 전자를 전달하는 도구(機)들이기 때문이다. 그리고 중간(中)에서 전자(神)를 날라주지 않으면, 생명은 존재할 수가 없다. 이것을 중근(中根)이라고 한다. 즉, 중간(中)에서 효소 작용(根)이나 호르몬 작용(根)이 없으면, 생명은 존재할 수가 없다. 신기(神機)라는 기계(機)는 전자(神)를 보내고(去) 나면, 쉬게(息) 된다(神去則機息). 이것은 신경전달물질에서 두드러지게 나타난다. 신경전달물질(神機)은 신경 세포 안에서 과잉 전자를 수거해서 세포 밖으로 분비되고, 이어서 세포 밖에 전자를 버리면, 다시 재흡수된다. 즉, 전자를 밖으로 실어 나르고 다시 들어가서 쉬다가 과잉 전자가 생기면, 또다시 전자를 수거해서 밖으로 나른 다음 쉰다(神去則機息). 이번에는 외근(外根)이다. 외근(外根)이란(根于外者), 전자(神)를 보유한 기(氣)가 무엇인가를 외부적(外)으로 쌓아(立) 올리는 행위를 말한다(命曰氣立). 즉, 성장(立)을 기립(氣立)이라고 말한다(命曰氣立). 즉, 물체가 Ester 작용을 통해서 커지는(立) 것을 말하고 있다. 우리는 이것을 성장(成長)이라고 말한다. 아주 간단히 설명하면, 이중결합을 보유한 알칼리 케톤이라는 물질이 자유전자를 환원받으면, 이때 알콜기(Hydroxyl Group:OH)가 만들어진다. 그러면, 이 알콜기들끼리 만나서 반응하면, 자유전자가 물로 중화되면서 물($H_2O$)이 만들어지고, 이어서 두 물질이 연결되는 Ester 반응이 일어난다. 이 Ester 반응이 연쇄 반응을 일으키면, 물체는 점점 더 커진다. 이것이 성장(成長:Growth)이다. 즉, 성장 인자인 전자를 보유한 기(氣)가 쌓아(立) 올린 결과물이 성장이다. 즉, 성장이란 에너지(氣)가 없이는 불가능하기 때문이다. 몇천 년 전에 이 사실을 어떻게 알았을까? 우리는 지금 첨단 과학의 시대에 살고 있는 것이 맞을까? 그래서 만일에 기(氣)라는 에너지 공급이 중지(止)되면, 성장이라는 작용(化)은 끊어지게(絶) 된다(氣止則化絶). 즉, 에너지가 없는 성장이란 있을 수가 없기 때문이다. 그래서 만물 각각은 제(制), 승(勝), 생(生), 성(成)이 있다(故各有制, 各有勝, 各有生, 各有成). 즉, 만물은 기(氣)를 통한 효소나 호르몬 작용에 의지해서 통제(制)되고, 성장(勝)하고, 생육(生)되며, 성숙(成)한다. 그래서(故曰), 오운으로 인한 10천간과 육기로 인한 12지지가 만들어내는 60갑자에서 년(年)이 추가(加)되는 이유(所)를 모르면(不知年之所加), 매년 마다 나타나는 전자를 보유한 기(氣)의 동(同)과 이(異)를 알 수가 없게(不知) 된다(氣之同異). 그러면 에너지인 기(氣)가 만들어내는 만물의 생화(生化)를 말(言)하는데 부족함(不足)이 많을 수밖에 없다(不足以言生化). 즉, 우리가 사는 태양계 우주는 전자(氣:神)의 놀이터인데 즉, 기(氣)의 작용이 미치는 공간인데, 기(氣)를 모르고서 어떻게 생명의 작용(生化)에 대해서 말을 할 수 있겠냐는 것이다. 이 말은 최첨단 과학의 시대에 살고 있다고 자부하는 현대를 살고 있는 우리에게 주는 경고이다. 이 부분은 양자역학으로 풀지 않으면, 절대로 안 풀린다. 그래서 양자역학보다 수준이 한참 낮은 고전물리학을 기반으로 한 최첨단 현대의학으로 이 부분을 풀게 되면, 이 부분은 자동으로 미신으로 탈바꿈하게 된다. 왜? 기전을 전혀 모르니까!

제5장

帝曰, 氣始而生化, 氣散而有形, 氣布而蕃育, 氣終而象變, 其致一也. 然而五味所資, 生化有薄厚, 成熟有少多, 終始不同, 其故何也. 岐伯曰, 地氣制之也. 非天不生, 地不長也. 帝曰, 願聞其道.

황제가 말한다(帝曰). 기시하면 생화하고(氣始而生化), 기산하면 유형하고(氣散而有形), 기포하면 번육하고(氣布而蕃育), 기종하면 변상하고(氣終而象變), 그것이 치일이다(其致一也). 그러면 오미 소자하고(然而五味所資), 생화는 박후하고(生化有薄厚), 성숙은 소다하고(成熟有少多), 종시 부동인데(終始不同), 그 이유가 뭔가요(其故何也)? 기백이 말한다(岐伯曰). 지기가 통제한다(地氣制之也). 하늘은 불생하지 않으며(非天不生), 땅은 부장하지 않는다(地不長也). 황제가 말한다(帝曰). 그 도를 듣고 싶네요(願聞其道)?

성장 인자(growth factor:成長因子)인 전자(神)를 보유한 기(氣)가 작용하기 시작(始)하면, 생물(生)의 작용(化)도 시작되고(氣始而生化), 성장 인자를 발산(散)시키면, 만물의 형체가 생기며(氣散而有形), 멀리까지 퍼뜨리면(布) 만물이 우거지게(蕃育)되고(氣布而蕃育), 작용을 끝(終)내면, 생물의 현상(象)도 변(變)한다(氣終而象變). 이렇게 기(其)의 한 주기(一)가 만들어(致)진다(其致一也). 만물이 싹트고(生化) 자라서(有形) 무성해지는(蕃育) 것은 모두 성장 인자인 전자(神)의 힘이다. 그런데 이것은 주기적으로 순환한다는 것이다(其致一也). 즉, 사계절의 순환을 말하고 있다. 즉, 오운육기의 주기적 변화를 말하고 있다. 이렇게(然) 해서 오미(五味)가 얻어지는(資) 이유(所)가 된다(然而五味所資). 즉, 이렇게 기의 작용과 순환으로 만물이 얻어진다는 것이다. 그런데, 어떤 조건 때문에, 생화(生化) 작용도 튼실한(厚) 경우가 있고, 약한(薄) 경우가 있으며(生化有薄厚), 만물이 성숙(成熟)하면서도 어떤 조건 때문에, 잘(多) 성숙하는 경우가 있고, 잘 성숙하지 못(少)하는 경우가 있으며(成熟有少多), 그래서 기(氣)의 시작(始)과 끝(終)이 같지 않게(不同) 된다(終始不同). 계절과 생물에 따라서, 기의 시작이 빨리 시작하기도 하고, 늦게 시작하기도 하며, 또한, 빨리 성숙해서 기가 빨리 끝나고, 늦게 성숙해서 기의 작용이 늦게 끝나기도 한다는 것이다. 그런데 이 모든 것들은 사실상 땅의 기운(地氣:在泉)이 조절한다(地氣制之也). 생물은 땅이 만들어내기 때문이다. 그리고 하늘은 생명체가 살지 못하도록 하지도 않으며(非天不生), 땅도 생명체가 성장하지 못하도록 하지도 않는다(非地不長也).

岐伯曰, 寒熱燥濕, 不同其化也. 故, 少陽在泉, 寒毒不生, 其味辛, 其治苦酸, 其穀蒼丹.

기백이 말한다(岐伯曰). 한열조습이(寒熱燥濕), 그 화를 다르게 한다(不同其化也). 그래서 소양재천이면(少陽在泉), 한독 불생하고(寒毒不生), 그 미는 신이고(其味辛), 그것은 고산을 다스리고(其治苦酸), 그 곡은 청단이다(其穀蒼丹).

여기서부터는 재천(在泉)이라는 단어를 쓰는데, 만물을 만들어내는 것은 물(泉)이 있는 땅이기 때문에, 사천이라는 단어를 안 쓰고, 재천(在泉)이라는 단어를 썼다. 그래서 지금 우리는 기의 작용으로 인해서 만물이 만들어지는 현상을 논의하고 있으므로, 여기서는 재천(在泉)이라는 단어를 쓰고 있다. 즉, 재천(在泉)은 육기가 땅에서 작용하는 것이다. 지금까지는 하늘에서 나타나는 에너지 문제를 다루었기 때문에, 사천(司天)이라는 단어를 쭉 써왔다. 즉, 사천(司天)은 육기가 하늘에서 작용하는 것이다. 그래서 삼음삼양에서도 사천과 재천을 나눌 때, 하늘과 땅은 음과 양의 소재지이기 때문에, 음과 양이 서로 대립이 되고 있다. 즉, 사천이 삼음이면 재천은 삼양이 되고, 사천이 삼양이면 재천은 삼음이 된다. 바로 앞 4장을 참고하면 된다. 본문을 해석해보자.

그 이유는 한열조습(寒熱燥濕)이라는 조건이 만물의 작용(化)을 같지 않게(不同) 하기 때문이다(不同其化也). 이 한열조습이 전자(神)의 활동을 중개하기 때문이다. 즉, 한(寒)은 성장 인자인 전자를 염으로 격리해서 성장을 중지시키고, 열(熱)은 생체를 자극해서 호르몬을 분비시키고, 이어서 성장 인자인 전자를 공급해서 성장을 활성화하며, 건조함(燥)은 성장 인자인 전자를 보유한 수분을 증발시키면서 성장을 서서히 조절하며, 습기(濕)는 물을 공급해서 성장 인자인 전자의 공급을 도와주며, 물론 자신도 전자를 내어준다. 또, 습기는 하늘과 땅의 전자 순환의 도구가 되기도 한다.

그래서(故) 소양(少陽)이 재천(在泉)한다(少陽在泉)는 말은 소양은 상화(相火)이기 때문에, 화(火)가 땅을 다스린다는 뜻이다. 화(火)는 심장과 연관된다. 이때 한기(寒)는 당연히 화(火)의 작용(化)을 망쳐(毒) 버린다(寒毒不生). 즉, 신장(寒)이 심장(火)을 상극하는 것을 말하고 있다. 그리고 화(火)는 조(燥)를 상극한다. 즉, 심장이 폐를 상극하는 것이다. 다시 말하면, 우 심장이 과부하에 걸리면, 우 심장은 산성 정맥혈을 그대로 폐로 보내버린다는 뜻이다. 이때 폐를 치료하기 위해서는 당연히 폐에 좋은 매운맛(辛)을 선택해야 한다(其味辛). 그리고 지금 우 심장이 과부하에 걸려있고, 폐에까지 과부하에 걸려있다. 그러면 이번에는 폐가 담즙을 통해서 간을 상극해버린다. 즉, 폐의 과부하가 간으로 전이되는 것이다. 다시 말하면, 금(肺)이 목(肝)을 상극한 것이다. 이제 치료를 위해서는 간과 우 심장 모두를 고려해야 한다. 폐는 이미 매운맛을 선택해줬다. 그래서 지금은 심장과 간의 치료를 위해서 쓴맛과 신맛을 선택해야만 한다(其治苦酸). 곡식도 당연히 간에 좋은 곡식(蒼)과 심장에 좋은 곡식(丹)을 선택해야만 한다(其穀蒼丹).

陽明在泉, 濕毒不生, 其味酸, 其氣濕, 其治辛苦甘, 其穀丹素.

양명 재천하면(陽明在泉), 습독이 불생하고(濕毒不生), 그 미는 산이고(其味酸), 그 기는 습이고(其氣濕), 그것은 신고감을 다스리고(其治辛苦甘), 그 곡은 단소이다(其穀丹素).

양명(陽明)이 재천(在泉)한다(陽明在泉)는 말은 양명은 가을이기 때문에, 건조함(燥)이 다스린다는 뜻이다. 그러면 폐가 영향을 받는다. 이 문장들은 순수한 생리학으로 풀어보자. 산성 간질액을 최종 중화 처리하는 폐가 과부하에 걸려있으면, 산성 간질액을 림프를 통해서 처리하는 비장(濕)이 문제가 되면서, 곧바로 폐의 기능을 망쳐(毒) 버린다(濕毒不生). 그러면 폐는 담즙을 통해서 간을 괴롭히기 때문에, 또한, 간이 문제가 된다. 또, 비장은 산성 정맥혈을 간으로 보내서 간을 괴롭히기도 한다. 이때 치료를 위해서는 당연히 간에 좋은 신맛을 선택해야 한다(其味酸). 이때 간이나 폐에 문제를 일으킨 근원은 당연히 비장(濕)의 기운(氣)이다(其氣濕). 지금 현재는 폐도 과부하가 걸려있고, 간도 과부하에 걸려있다. 그러면 체액 흐름도에서 폐와 간 사이에 있는 우 심장은 온전할 리가 없다. 결국에 심장도 치료해줘야 한다. 그래서 이때 치료를 위해서는 폐, 간, 우 심장, 비장을 고려해야만 한다. 그런데 간은 이미 앞에서 신맛을 선택해줬다. 그래서 치료를 위해서는 폐의 매운맛, 심장의 쓴맛, 비장의 단맛을 선택해줘야 한다(其治辛苦甘). 치료를 위해서 곡식을 선택할 때는 심장에 좋은 곡식(丹)과 폐에 좋은 곡식(素)을 선택해준다(其穀丹素). 이 두 기관을 치료해주면, 상승, 상극 관계 때문에 나머지 비장과 간은 자동으로 치료된다.

太陽在泉, 熱毒不生, 其味苦, 其治淡鹹, 其穀齡秬.

태양이 재천하면(太陽在泉), 열독 불생하고(熱毒不生), 그 미는 고이고(其味苦), 그것은 담함을 다스리고(其治淡鹹), 그 곡은 금거이다(其穀齡秬).

태양(太陽)이 재천(在泉)을 한다(太陽在泉)는 말은 태양은 겨울의 한(寒)이기 때문에 신장에서 문제가 발생할 수가 있다는 뜻이다. 이 부분도 순수한 생리학으로 풀어보자. 우 심장(熱)이 제대로 작동하지 못해서, 신장이 산성 정맥혈(毒)을 우 심장으로 보내지 못하면, 신장의 기능은 망쳐(毒)지게 된다. 즉, 결과적으로 우 심장이 신장을 망친 것이다(熱毒不生). 그래서 쓴맛(苦)으로 심장을 치료해주면, 신장은 온전해진다(其味苦). 또, 신장이 문제가 되면, 폐가 처리하는 철염(鐵鹽) 처리하지 못해서 폐가 문제가 된다. 또, 신장은 비장과 함께 산성 림프액을 처리하기 때문에, 신장이 문제가 되면, 곧바로 비장이 문제가 된다. 이제 치료를 위해서는 이 세 기관을 고려해야 한다. 그래서 치료를 위해서 맛을 선택할 때는, 폐에 좋은 담백(淡白)한 맛과 신장에 좋은 짠맛(鹹)을 선택해야 한다(其治淡鹹). 치료를 위해서 곡식을 선택할 때는 비장(齡)에 좋은 것과 신장(秬)에 좋은 것을 선택한다(其穀齡秬). 거(秬)는 검은 기장을 말하는데, 신장에 좋은 검은색(黑)을 대표한다.

厥陰在泉, 清毒不生, 其味甘, 其治酸苦, 其穀蒼赤. 其氣專, 其味正.

궐음이 재천이면(厥陰在泉), 청독불생이고(清毒不生), 그 미는 감이고(其味甘), 그것은 산고를 다스리고(其治酸苦), 그곳은 창적이고(其穀蒼赤), 그 기는 전이고(其氣專), 그 미는 정이다(其味正).

궐음(厥陰)이 재천(在泉)한다(厥陰在泉)는 말은 봄기운이 땅을 다스린다는 뜻이기 때문에, 간에서 문제가 발생할 수 있다. 여기서는 상생과 상극 관계로 풀어보자. 이때 간(酸)을 폐(清)가 상극(毒)해서 간을 망칠(毒) 수가 있다(清毒不生). 즉, 폐가 담즙을 통해서 간을 과부하로 몰고 갈 수가 있다. 이렇게 해서 간이 문제가 되면, 간은 많은 양의 림프액을 만들어내고 결국에 그 부담은 고스란히 비장으로 간다. 즉, 간(木)이 비장(土)을 상극한 것이다. 이때 치료를 위해서는 당연히 비장에 좋은 단맛을 선택해야 한다(其味甘). 그러면, 비장은 산성 간질액을 받아서 처리하는데, 더 많은 양의 알칼리 동맥혈을 요구한다. 즉, 비장과 심장은 상생 관계로써 소통한다. 그래서 치료를 위해서는 간에 좋은 신맛과 심장에 좋은 쓴맛을 선택해야 한다(其治酸苦). 그리고 치료를 위해서 곡식을 선택할 때도 간(蒼)에 좋은 것과 심장(赤)에 좋은 것을 선택해야 한다(其穀蒼赤). 지금 상황을 보면, 간, 비장, 심장, 폐라는 4개의 오장이 문제에 연계되어 있다. 나머지 하나는 신장인데, 신장은 비장과 연계되어 있다. 그래서 여기서 이 문제가 되는 기운들이 조금만 더 횡포(專)를 부리게 되면(其氣專), 결국에 치료를 위해서는 오미를 모두 사용해서 치료해야만 한다(其味正).

少陰在泉, 寒毒不生, 其味辛, 其治辛苦甘, 其穀白丹.

소음 재천이면(少陰在泉), 한독은 불생이고(寒毒不生), 그 미는 신이고(其味辛), 그것은 신고감을 다스리고(其治辛苦甘), 그 곡은 백단이다(其穀白丹).

소음이 재천 한다(少陰在泉)는 말은 열기가 땅을 다스린다는 뜻이다. 이때 영향을 받는 장기는 당연히 심장이 된다. 여기서는 상생과 상극 관계로 풀어보자. 이때 신장(寒)은 심장(火)을 상극(毒)하므로, 한기는 심장을 괴롭힌다(寒毒不生). 반면에 심장(火)은 폐(金)를 상극한다. 그러면 이때는 폐를 치료하기 위해서 매운맛(辛)을 써야 한다(其味辛). 지금 문제가 된 오장은 심장과 폐이다. 이때 심장을 돕기 위해서 심장과 상생 관계를 맺고 있는 비장도 도와준다. 그러면 치료를 위해서 심장에 좋은 쓴맛과 폐에 좋은 매운맛과 비장에 좋은 단맛을 선택해야 한다(其治辛苦甘). 치료를 위해서 곡식을 선택할 때는 폐(白)에 좋은 것과 심장(丹)에 좋은 것을 선택한다(其穀白丹).

太陰在泉, 燥毒不生, 其味鹹, 其氣熱, 其治甘鹹, 其穀黅秬. 化淳則鹹守. 氣專則辛化而俱治.

태음 재천이면(太陰在泉), 조독 불생이고(燥毒不生), 그 미는 함이며(其味鹹), 그 기는 열이고(其氣熱), 그것은 감함을 다스리고(其治甘鹹), 그곳은 금거이고(其穀黅秬), 화순하면 함수하고(化淳則鹹守), 기전하면 신화하면서 구치한다(氣專則辛化而俱治).

태음이 재천한다(太陰在泉)는 말은 장하의 기운이 땅을 다스린다는 뜻이다. 이때는 당연히 비장이 과부하에 걸리기 쉽다. 여기서는 생리학으로 풀어보자. 이때 산성 간질액을 최종 중화 처리하는 폐가 문제가 되면, 산성 간질액을 림프를 통해서 받는 비장은 곧바로 과부하에 걸린다. 즉, 폐(燥)가 비장의 기능에 독(毒)이 된 것이다(燥毒不生). 그러면 이때 비장은 자기도 살아야 하니까, 신장으로 산성 체액을 떠넘겨버린다. 그러면 신장은 곧바로 과부하에 걸린다. 그래서 이때 신장을 치료하기 위해서 신장에 좋은 짠맛을 쓴다(其味鹹). 그러면 신장은 자기가 처리해야 할 염을 처리하지 못하면서, 심장이 이 염에 든 전자를 처리하게 되고, 결국에 이 기운의 피해자는 심장(熱)이 된다(其氣熱). 이제 치료를 위해서는 비장과 신장을 위해서 단맛과 짠맛을 선택해야 한다(其治甘鹹). 그리고 치료를 위해서 곡식을 선택할 때도 신장(秬:거)과 비장(黅:금)에 좋은 것을 선택한다(其穀黅秬). 이렇게 치료를 해서 산성 간질액을 순화(化淳)시켜주면, 신장(鹹)은 보호(守)된다(化淳則鹹守). 그러면 비장이 정상화되고, 이어서 기(氣)의 흐름은 다스려지고(專), 이어서 폐(辛)도 정상화(化)되고, 그러면(而), 관련된 장기 모두(俱)가 치료(治)된다(氣專則辛化而俱治).

제6장

故曰, 補上下者從之, 治上下者逆之, 以所在寒熱盛衰而調之. 故曰, 上取下取, 內取外取, 以求其過. 能毒者以厚藥, 不勝毒者以薄藥. 此之謂也. 氣反者, 病在上, 取之下, 病在下, 取之上, 病在中, 傍取之. 治熱以寒, 溫而行之, 治寒以熱, 涼而行之, 治溫以淸, 冷而行之, 治淸以溫, 熱而行之. 故消之削之, 吐之下之, 補之寫之. 久新同法.

옛말이 있다(故曰). 보 상하는 종지이고(補上下者從之), 치 상하는 역지이다(治上下者逆之). 한열성쇠가 존재하는 곳을 이용해서 조절해 준다(以所在寒熱盛衰而調之). 옛말이 있다(故曰). 상취 하취(上取下取), 내치 외치는(內取外取), 그 과를 구하는 것을 이용한다(以求其過). 능독은 후약을 사용한다(能毒者以厚藥). 불승독은 박약을 사용한다(不勝毒者以薄藥). 이를 이르는 말이다(此之謂也). 기반이라는 것은(氣反者), 병이 위에 있으면(病在上), 아래를 취하고(取之下), 병이 아래에 있으면(病在下), 위를 취하고(取之上), 병이 가운데 있으면(病在中), 옆을 취한다(傍取之). 열을 치료하려면 한을 사용하고(治熱以寒), 온하게 해서 행한다(溫而行之). 한을 치료하려면 열을 사용하고(治寒以熱), 량하게 해서 행한다(涼而行之). 온을 치료하려면 청을 사용하고(治溫以淸), 냉하게 해서 행한다(冷而行之). 청을 치료하려면 온을 사용하고(治淸以溫), 열이 나게 해서 행한다(熱而行之). 그래서 소지 삭지하며(故消之削之), 토지 하지하며(吐之下之), 보지 사지하고(補之寫之), 구신 동법이다(久新同法).

앞에서 기술한 내용들을 정리하고 있다. 병소가 있는 인체(上下)를 도와(補)준다는 것은 상생(從) 관계를 이용하는 것이고(補上下者從之), 치료(治)한다는 것은 상극(逆) 관계를 이용하는 것이다(治上下者逆之). 즉, 앞 문장은 보법(補法)을 말하고 있고, 뒤 문장은 사법(寫法)을 말하고 있다. 이렇게 한열(寒熱)의 성쇠(盛衰)가 존재하는 곳(所在)을 이용(以)하면, 병은 조절된다(以所在寒熱盛衰而調之). 한열(寒熱)의 성쇠(盛衰)가 존재하려면, 반드시 과잉 산이 존재해야만 한다. 그래서 이곳을 이용한다는 말은 과잉 산이 많이 있는 곳에서 과잉 산을 중화시켜주면 된다는 뜻이다.

인체에 병이 있을 때 병이 있는 어디를 취해서 치료하든지 간에(上取下取, 內取外取), 과잉(過) 산이 존재하는 곳을 찾아서(求) 치료하면 되는데(以求其過), 병의 원인이 되는 산(酸)이 과잉(能毒)으로 존재하면, 이에 따라서 약도 그만큼 약성이 강한 약(厚藥)을 써야(以) 되며(能毒者以厚藥), 산이 과잉으로 존재하지 않으면(不勝毒) 이에 따라서 약도 그만큼 약성이 약한 약(薄藥)을 써야 한다(不勝毒者以薄藥). 또, 아픈 곳의 반대편의 건강한 면역이나 체액을 이용하는 기반법(氣反法)을 쓸 때는(氣反者) 즉, 아픈 곳의 반대편(反) 건강한 기운(氣)을 이용할 때는, 병이 위에서 나면(病在上), 아래의 건강한 곳을 선택해서 치료하고(取之下), 반대면 반대로 한다(病在下, 取之上). 병이 인체 가운데에서 나면, 인체의 측면에 있는 건강한 곳을 취해서 치료한다(病在中, 傍取之). 대신 경맥의 경로를 정확히 알고 있어야 한다. 그래야 알칼리 체액이나 활성화된 면역이 체액의 흐름도를 따라서 병소로 가게 된다. 열(熱)을 치료할 때는 한(寒)을 사용해서 치료한다(治熱以寒). 열이란 산소로 전자를 물로 중화하면서 나오는 현상이다. 그래서 열을 치료하려면, 열의 원천인 전자를 알칼리 물질에 격리하면 된다. 이때 필요한 알칼리 물질을 공급하는 것이 한법(寒法)이다. 즉, 염으로 전자를 격리하는 것이다. 그래서 보통은 심장이 열을 담당하고 있으므로, 신장을 이용해서 염으로 전자를 체외로 배출시키는 것이 한법이다. 그러면 열(熱)의 원천을 체외로 버렸으니까 인체에서 생기는 열은 체온(溫) 수준으로 내려가게 되고, 그러면 체액 순환(行)은 정상으로 돌아온다(溫而行之). 거꾸로 한(寒)을 치료할 때는 열(熱)을 이용한다(治寒以熱). 열은 미토콘드리아에서 전자를 산소로 중화하면서 나오는 현상이기 때문에, 지방산과 같은 Uncoupling 효과를 내는 물질들을 공급해주면 된다. 이렇게 하면 한(寒)이 한 단계 낮은 량(涼) 수준으로 내려가게 되고, 그러면 체액 순환(行)은 정상으로 돌아온다(涼而行之). 체온보다 약간 높은 온병을 치료할 때는, 서늘한 기운을 만들어주는 약을 처방해서 치료한다(治溫以清). 원리는 앞에서와 같다. 그러면 온이 내려가서(冷) 체온은 정상으로 돌아오게 되고, 그러면 체액 순환(行)도 정상으로 돌아 온다(冷而行之). 서늘함을 치료할 때도 체온보다 약간 높은 온이 나올 정도의 약성을 기진 약으로 치료한다(治清以溫). 이렇게 해서 약간의 열이 날 정도가 되면, 체액 순환(行)은 정상으로 돌아온다(熱而行之). 그래서 전자를 소모(消)해서 열을 만들기도 하고, 전자를 빼앗아서(削) 한을 만들기도 한다(消之削之). 병의 원인인 산을 인체 외부로 버리기 위해서 구토(吐)를 시키기도 하고, 설사(下)를 시키기도 한다(吐之下之). 다른 장기의 도움을 받기 위해서 보법(補)을 쓰기도 하고, 직접 과잉 산을 중화시키기 위해서 사법(寫)을 쓰기도 한다(補之寫之). 이 모든 종류의 치료법은 병이 오래되었건(久), 방금 생긴 병이건(新), 모두에 똑같이 적용(同法) 된다(久新同法).

帝曰, 病在中, 而不實不堅, 且聚且散, 奈何. 岐伯曰, 悉乎哉問也. 無積者求其藏, 虛則補之, 藥以袪之, 食以隨之. 行水漬之, 和其中外, 可使畢已.

황제가 말한다(帝曰). 병이 가운데 있으면(病在中), 부실 부견하며(而不實不堅), 취하면서도 산하는데(且聚且散), 왜 그러나요(奈何)? 기백이 말한다(岐伯曰). 자세하게도 물어보시네요(悉乎哉問也)! 무적이면 그 장을 구하고(無積者求其藏), 허하면 보해주고(虛則補之), 약을 써서 제거하고(藥以袪之), 음식을 추가로 쓰면 된다(食以隨之). 행수를 앓으면(行水漬之), 그 중간과 바깥을 조화시키면(和其中外), 반드시 완치가 가능하게 할 수 있다(可使畢已).

병이 인체 가운데 있는데(病在中), 실한 것도 아니고 단단히 뭉친 것도 아니고(而不實不堅), 그러면서 무언가 쌓여 있으면서 분산되어있는 경우에(且聚且散), 이유가 뭔지 묻고 있다. 뭔가 쌓여 있지 않다면, 오장을 치료하면 된다(無積者求其藏). 이때는 아직 간질에 뭔가 쌓일 만큼 과잉 산이 문제가 되고 있지 않기 때문에, 산을 조절하는 오장을 활성화(求)해 주면 된다는 뜻이다. 이때 치료하면서 알칼리가 부족(虛)하면, 알칼리를 보충(補)해주면 된다(虛則補之). 그리고 과잉 산은 약을 써서 제거해주고(藥以袪之), 그 뒤에 알칼리인 식사로 보완해주면(隨) 된다(食以隨之). 그런데 체액에 뭔가 쌓여 있어서 간질액의 소통 문제인 행수(行水)가 문제(漬)가 된다면(行水漬之), 이것은 오장(中)과 간질(外) 모두에 문제가 있으므로, 오장과 간질 양쪽을 치료(和)해주면(和其中外), 반드시 완치시킬 수가 있다(可使畢已). 행수(行

水)란 수습(水濕)의 문제인데, 수습이란 물을 잔뜩 끌어안고 있는 것을 말한다. 그리고 물을 끌어안으려면, 반드시 삼투압 기질이 있어야만 하는데, 대부분은 과잉산을 중화하면서 만들어진 콜라겐이 삼투압 기질로 작용한다. 그래서 수습을 해결하려면, 이 콜라겐을 제거하면 된다. 이 콜라겐은 대개 간질(外)에 있으면서 간질액의 순행을 막아버린다. 그러면 인체의 한 가운데(中)에 있는 오장은 생고생을 하게 된다. 그래서 수습을 치료하려면, 간질(外)과 오장(中)이 조화(和)가 이루어지도록 해주라(和其中外)는 것이다. 즉, 간질액의 순환을 말하고 있다.

帝曰, 有毒無毒, 服有約乎. 岐伯曰, 病有久新, 方有大小, 有毒無毒, 固宜常制矣. 大毒治病, 十去其六, 常毒治病, 十去其七, 小毒治病, 十去其八, 無毒治病, 十去其九. 穀肉果菜, 食養盡之, 無使過之, 傷其正也. 不盡, 行復如法, 必先歲氣, 無伐天和, 無盛盛, 無虛虛, 而遺人天殃. 無致邪, 無失正, 絶人長命.

황제가 말한다(帝曰). 유독 무독이 있는데(有毒無毒), 복용할 때 규칙이 있나요(服有約乎)? 기백이 말한다(岐伯曰). 병은 구신이 있고(病有久新), 방은 대소가 있고(方有大小), 방은 유독 무독이 있고(有毒無毒), 고의상제가 있다(固宜常制矣). 대독으로 병을 치료할 때는(大毒治病), 병의 10분의 6을 다스리고(十去其六), 상독으로 병을 치료할 때는(常毒治病), 병의 10분의 7을 다스리고(十去其七), 소독으로 병을 치료할 때는(小毒治病), 병의 10분의 8을 다스리고(十去其八), 무독으로 병을 치료할 때는(無毒治病), 병의 10분의 9를 다스리고(十去其九), 곡육 과채와 같은(穀肉果菜), 식으로 보양해서 마친다(食養盡之). 과하게 해서는 안된다(無使過之). 정기가 상한다(傷其正也). 완치가 안 되면(不盡), 앞의 방법을 반복한다(行復如法). 반드시 먼저 세기를 보고(必先歲氣), 천화를 깨뜨려서는 안 되며(無伐天和), 없던 성을 성하게 만들고(無盛盛), 없던 허를 허하게 만들면(無虛虛), 사람에게 천앙을 남긴다(而遺人天殃). 사기가 오게 해서는 안 되고(無致邪), 정기를 잃게 해서는 안된다(無失正). 인간의 장명을 끊는다(絶人長命).

병 치료는 본래 이독치독(以毒治毒)이므로, 약을 복용(服)할 때는 반드시 규칙(約)
이 있을 수밖에 없다(服有約乎). 병은 오래된 지병(久)과 방금 일어난 신병(新)이 있
는데(病有久新), 이에 따라서 처방(方)도 대소가 있을 수밖에 없고(方有大小), 유독한
처방과 무독한 처방이 있을 수밖에 없다(有毒無毒). 즉, 원래(固)부터 마땅한 것(宜)
과 항상(常) 통용되는 규칙(制)이 있다(固宜常制矣). 그래서 병이 위중해서 강한 독
(大毒)으로 병을 치료할 때는(大毒治病), 병이 60% 정도 치료되었다 싶으면, 약치료
를 그만둔다(十去其六). 아니면 약의 강한 독성으로 인해서 생명이 위태로울 수가
있기 때문이다. 상독으로 병을 치료할 때는(常毒治病), 병이 70% 정도 치료가 되었
다 싶으면 약치료를 그만둔다(十去其七). 소독으로 병을 치료할 때는(小毒治病), 병
이 80% 정도 치료가 되었다 싶으면 약치료를 그만둔다(十去其八). 무독으로 병을
치료할 때는(無毒治病), 병이 90% 정도 치료가 되었다 싶으면 약치료를 그만둔다
(十去其九). 남아있는 병세는 곡식, 고기, 과일, 야채, 식사로 보양해서 완치(盡)시킨
다(穀肉果菜, 食養盡之). 이때도 과식하게 해서는 안 되며(無使過之), 과식하면 정기
를 상하게 한다(傷其正也). 과식이란 인체에 병의 원인이 되는 과잉 산을 주입하는
도구가 되기 때문이다. 이렇게 해서도 완치가 안 되면(不盡), 앞에 예시한 방법들을
반복하면 된다(行復如法). 이때에도 반드시 해당 해(歲)의 하늘의 기운(氣)을 먼저
살펴서(必先歲氣) 처방해야 하며, 하늘과 인간과의 조화(和)를 깨뜨려서는 안 된다
(無伐天和). 병이란 에너지의 문제이기 때문에, 하늘의 에너지 기운과 인간의 에너
지 기운을 맞춰줘야 한다. 이 사실을 망각하고, 이 균형을 깨뜨리게 되면, 없던(無)
성(盛)이 성(盛)하게 되고(無盛盛), 없던(無) 허(虛)가 허하게(虛) 된다(無虛虛). 즉,
치료 전에 없던(無) 과잉 산(盛)이 많이 생겨서 성(盛)하게 되고, 치료 전에 없던(無)
알칼리 고갈(虛)이 생겨서 인체를 허(虛)하게 만든다. 동양의학과 현대의학에서 사
용되는 약이나 침이나 모두 다 독이다. 그래서 약이나 침을 잘못 사용하게 되면,
당연히 치료 전에 없던 과잉 산이 생겨서 성(盛)하게 되고, 이 과잉 산을 중화하면
서 알칼리는 고갈(虛)된다. 그러면 당연히 인체를 천지 재앙 속으로 몰아넣고 만다
(而遺人天殃). 그래서 치료할 때는 사기가 오게 만들어서도 안 되며(無致邪), 정기를
잃게 해서도 안된다(無失正). 그러면 장수할 목숨도 절명하고 만다(絶人長命).

帝曰, 其久病者, 有氣從不康, 病去而瘠, 奈何. 岐伯曰, 昭乎哉, 聖人之問也. 化不可代, 時不可違. 夫經絡以通, 血氣以從, 復其不足. 與衆齊同, 養之和之. 靜以待時, 謹守其氣, 無使傾移, 其形廼彰, 生氣以長, 命曰聖王. 故大要曰, 無代化, 無違時, 必養必和, 待其來復. 此之謂也. 帝曰, 善.

황제가 말한다(帝曰). 그 구병이라는 것은(其久病者), 기종 불강이 있고(有氣從不康), 병이 제거되었으나 수척한 경우가 있는데(病去而瘠), 왜 그런가요(奈何)? 기백이 말한다(岐伯曰). 도가 트셨네요(昭乎哉)! 성인의 질문이십니다(聖人之問也). 화 불가 대하고(化不可代), 시 불가 위한다(時不可違). 무릇 경락을 통하게 하고(夫經絡以通), 혈기가 종하게 하고(血氣以從), 그래도 부족하면 반복하고(復其不足), 더불어 모든 방법은 같고(與衆齊同), 보양하고 조화시킨다(養之和之). 조용히 때를 기다리고(靜以待時), 근면하게 그 기를 사수하고(謹守其氣), 경이롭게 해서는 안 되며(無使傾移), 그 형은 창에 이르고(其形廼彰), 생기는 장하고(生氣以長), 이것을 성왕이라고 부른다(命曰聖王). 그래서 대요왈(故大要曰), 무대화(無代化), 무위시하고(無違時), 반드시 보양하고 반드시 조화시키고(必養必和), 그것이 다시 오는 것을 기다리고(待其來復), 이를 이르는 말이다(此之謂也). 황제가 말한다(帝曰). 좋습니다(善).

오래된 병은(其久病者), 기를 잘 따랐는데도 불구하고 건강하지 않고(有氣從不康), 병이 제거되었는데도 수척한데(病去而瘠), 왜냐고 묻고 있다. 생화(生化)는 대체(代)가 불가능하고(化不可代), 사시사철의 때(時)는 위반(違)이 불가능하다(時不可違). 즉, 인간의 입장에서 자연의 순리를 벗어나기는 불가능하다는 것을 말하고 있다. 경락을 이용(以)해서 혈기를 통하게 하고(夫經絡以通), 혈기를 이용해서(以) 체액의 순행(從)을 돕고(血氣以從), 그것으로도 부족하면, 앞의 방법을 다시 반복하면(復其不足), 더불어(與) 인체의 모든 것(衆)들이 가지런히(齊) 정리(同)된다(與衆齊同). 인체를 보양해주고 하늘의 기와 조화를 맞추고(養之和之), 사시사철을 조용히 대우하고(靜以待時), 사시사철의 기운을 잘 지키고(謹守其氣), 어느 한쪽으로 치우치지(傾移) 않게 하면(無使傾移), 그 사람의 육체(形)는 건강(彰)할 것이며(其形廼彰), 살아

있는 생명체의 기운(生氣)은 맘껏 힘을 발휘할 것이다(生氣以長). 우리는 이런 사람을 두고 성왕(聖王)이라고 부른다(命曰聖王). 그래서 큰 줄거리(大要)를 말하자면(故 大要曰), 생화(生化)는 대체할 수 없으며(無代化), 사시사철의 원칙을 위반할 수 없으므로(無違時), 인간은 반드시 마음과 육체를 보양해야 하며, 반드시 하늘과 땅과 조화를 이뤄야 하며(必養必和), 이것들이 다시 오는 것을 겸손하게 대우해야 한다 (待其來復). 이 편(篇)을 요약해 주고 있다.

오상정대론(五常政大論)

# 제71편. 육원정기대론(六元正紀大論)

## 제1장

### 제1절

黃帝問曰, 六化六變, 勝復淫治, 甘苦辛鹹酸淡先後, 余知之矣. 夫五運之化, 或從五氣, 或逆天氣, 或從天氣而逆地氣, 或從地氣而逆天氣, 或相得, 或不相得. 余未能明其事. 欲通天之紀, 從地之理, 和其運, 調其化, 使上下合德, 無相奪倫. 天地升降, 不失其宜. 五運宣行, 勿乖其政, 調之正味, 從逆奈何. 岐伯稽首再拜, 對曰, 昭乎哉問也. 此天地之綱紀, 變化之淵源, 非聖帝, 孰能窮其至理歟, 臣雖不敏, 請陳其道, 令終不滅, 久而不易.

황제가 묻는다(黃帝問曰). 육기(六)가 조화(化)를 부리고, 육기(六)가 변화(變)를 하고(六化六變), 승기(勝)와 복기(復)가 있고, 이어서 사기(淫)가 다스리게(治) 되고(勝復淫治), 치료하는데 육기에 맞춰서 육미(六味)가 있는데, 이들은 선후가 있다(甘苦辛鹹酸淡先後). 나는 그것을 안다(余知之矣). 무릇 오운의 조화는(夫五運之化), 혹은 자기 기운인 오기(五氣)를 따르기도 하고(或從五氣), 혹은 육기(六氣)인 천기를 거역하기도 하고(或逆天氣), 혹은 천기는 따르지만, 지기는 거역하기도 하고(或從天氣而逆地氣), 혹은 지기는 따르지만, 천기를 거역하기도 하고(或從地氣而逆天氣), 혹은 천기와 서로 조화를 맞추는 상득에 이르기도 하고(或相得), 혹은 불상득하는데(或不相得), 나는 그 일에 대해서 명확히 잘 모른다(余未能明其事). 욕심 같아 선천지기에 통하고 싶고(欲通天之紀), 지지리에 따르고 싶고(從地之理), 그 운행에 조화를 맞추고 싶고(和其運), 그 조화에 동조하고 싶고(調其化), 인체 상하가 합덕하게 하고 싶고(使上下合德), 서로 탈윤이 없게 하고 싶다(無相奪倫). 천지가 기운을 승강시키고(天地升降), 그 마땅함을 잃지 않고(不失其宜), 오운이 잘 운행되고(五運宣行), 그 다스림이 승하지 않고(勿乖其政), 오미가 조절되기도 하는데(調之正味), 순리와 역리가 뭔가요(從逆奈何)? 기백이 머리 숙여 재배하고 말한다(岐伯稽首再拜,

對曰). 밝으신 질문이십니다(昭乎哉問也). 이것은 하늘과 땅의 규칙이다(此天地之綱紀). 또, 이것은 변화의 근원이다(變化之淵源). 성제가 아니고서야 누가 능히 그 이치에 도달할 수 있게 파고들까요(非聖帝, 孰能窮其至理歟)! 신이 비록 모자라지만(臣雖不敏), 그 도를 펼쳐 보이겠습니다(請陳其道). 그래서 끊어져서 없어지지 않고(令終不滅), 영구히 바뀌지 않게 하겠습니다(久而不易).

이 부분은 엄청난 양을 자랑하는 이 편(篇)의 주요 내용을 요약해서 물어보고 있다. 핵심은 이들 모두가 하늘과 땅의 규칙이며(此天地之綱紀), 또, 이것들은 변화의 근원이 된다(變化之淵源)는 사실이다. 이 모든 내용은 다음 문장부터 나오기 시작한다.

帝曰, 願夫子推而次之, 從其類序, 分其部主, 別其宗司, 昭其氣數, 明其正化, 可得聞乎. 岐伯曰, 先立其年, 以明其氣, 金木水火土, 運行之數. 寒暑燥濕風火, 臨御之化, 則天道可見, 民氣可調, 陰陽卷舒, 近而無惑. 數之可數者, 請遂言之.

황제가 말한다(帝曰). 선생님께서 터득하신 다음과 같은 것을 듣고 싶습니다(願夫子推而次之). 이런 종류들이 순서를 따라가는 것(從其類序), 그 부분들이 주관하는 분야(分其部主), 그 종기가 다스리는 것을 구별하는 것(別其宗司), 그 기운의 경우의 수를 헤아리는 것(昭其氣數), 그들의 정상적인 조화를 명확히 아는 것(明其正化) 등등을 들을 수 있나요(可得聞乎)? 기백이 말한다(岐伯曰). 먼저 해당 해의 기운을 정할 때는(先立其年), 오운 운행의 경우의 수인(運行之數)인 금목수화토(金木水火土)라는 오행의 기운을 명확히 해야 한다(以明其氣). 또, 육기인 한서조습풍화(寒暑燥濕風火)가 조절되는 조화까지 알면(臨御之化), 천도를 알 수가 있고(則天道可見), 그러면 사람들의 기운도 조절이 가능하며(民氣可調), 음양을 자유자재로(陰陽卷舒) 접근할 수가 있게 되고 그러면 오운육기에 대한 의심은 없어진다(近而無惑). 그러면 이것들은 헤아리면 헤아려진다(數之可數者). 제 말을 들어주십시오(請遂言之)!

줄거리는 오운육기를 알면, 천도를 알 수가 있고, 그러면 사람의 기운도 조절할 수가 있고, 더불어 음양을 자유자재로 접근할 수가 있으며, 그러면 오운육기의 원리를 필요한 경우에 언제라도 헤아릴 수가 있게 된다는 것이다. 이 모든 내용도 다음 문장부터 나오기 시작한다.

제2절

이 편(篇)은 육원(六元)을 다루고 있다. 육원은 그냥 육기(六氣)이다. 이 육기의 기운을 표시하는 도구가 바로 12지지(十二地支)이다. 육기의 6가지 기운을 음과 양으로 쪼개서 12개로 만들었다. 그래서 12지지는 자연스럽게 에너지의 소재를 알려주는 도구가 된다. 이 육기는 지구에 계절을 만들어주는 하늘의 오성(五星)의 기운과 태양계 우주의 모든 에너지의 근원인 태양(太陽:Sun:君火)의 기운으로 구성된다. 그래서 이 6개의 천체(天體)가 육기를 만들어낸다. 그래서 상화(相火)는 화성(火星)의 기운이고, 군화(君火)는 태양(太陽:Sun)의 기운이다. 그리고 10천간(十天干)은 지구에 계절(季節)을 만들어주는 오성의 에너지를 표시하는 도구이다. 오성을 음양으로 구성하면, 10가지가 나온다. 그러면 당연히 60갑자의 표시가 2개가 된다. 즉, 육기를 기반으로 하는 60갑자와 오행을 기반으로 60갑자이다. 즉, 12지지와 10천간을 기반으로 하는 각각의 60갑자가 나오게 된다. 즉, 지구에 나타나는 에너지의 변화를 2가지로 분석한 것이다. 하나는 육기(六氣)가 지구의 에너지에 변화를 주는 육지기(六之氣) 형태이고, 하나는 오성의 오행(五行)이 지구의 에너지에 변화를 주는 계절(季節)의 형태이다. 표시는 오행을 기반으로 하면 중운(中運)이라고 하고, 육기를 기반으로 하면 사천과 재천이라고 한다. 또, 중운에는 오성의 움직임이 있으므로, 오성의 태과와 불급이 당연히 존재한다. 그래서 오성과 관련된 에너지 표시는 10천간이 되므로, 10천간에서 음과 양에 따라서 태과(太)와 불급(少)이 나온다. 10천간은 갑을병정무기경신임계인데, 갑이 양(陽)이 되고, 을이 음(陰)이 되고, 이렇게 교대로 양과 음으로 나눈다. 그래서 60갑자 구성에서 10천간 표시가 양(陽)이 되면, 태과(太)가 되고, 음(陰)이 되면 불급(少)이 된다. 즉, 60갑자에서 갑자(甲子)과 갑오(甲午)는 10천간 표시 부분이 갑(甲)이기 때문에 양(陽)이 되고, 이때는 태과(太)가 나타나게 된다. 이때 태과와 불급의 표시는 오음(五音)으로 한다. 그래서 이 두 60갑자 때는 태궁(太宮)이 되는 것이다. 즉, 토성(宮)이 태과(太)하는 때가 된다. 이제는 반대로 을축(乙丑)과 을미(乙未)는 10천간 표시 부분이 을(乙)이기 때문에, 음(陰)이 되고, 소상(少商)이 된다. 즉, 이때는 금성(商)이 불급(少)하는 때가 된다. 그러면 당연하게 불급하는 때에 나타나는 승복(勝復)이 일어난다. 그래서 금성이 불급했다는 말은 금성이 상극을 당해서 어떤 오성에게 에너지를 뺏겼다는 뜻이다. 금성(金)을 상극하는 오성은 화성(火)이 된다. 그러면 당연히 에너지를 추가로 받은 화성이 날뛰면서, 그해 여름은 찜통더위가 오는 열기(熱)가 지배한다. 그러나 이 얄미운 화성(火)을 옆에서 조용히 보고 있던 수성(水)이 상극해버린다. 그러면, 또, 그 해 겨울은 추워진다. 이렇게 불급한 해에 승복(勝復)이 일어난다. 여기서 60갑자는 총 60개가 나타나는데, 10천간 10개와 12지지 12개를 조합하면, 총 120개의 갑자가 나온다. 이들 중에서 사용하는 60갑자는 양양(陽陽), 음음(陰陰)의 짝만이다. 기(氣)는 음과 양이 합쳐지면, 중화되어버리기 때문이다. 그래서 갑자(甲子)과 갑오(甲午)에서 12지지를 표시하는 자(子)와 오(午)는 모두 양(陽)이다. 또, 을축(乙丑)과 을미(乙未)에서는 축(丑)과 미(未)는 모두 음(陰)에 속한다. 그리고 12지지를 삼음삼양으로 구분해야 한다. 양양 짝인 자오(子午)는 군화인 소음(少陰)이 되고, 음음 짝인 축미(丑未)는 태음(太陰)이 되고, 인신(寅申)은 상화(相火)가 되고, 묘유(卯酉)는 양명(陽明)이 되고, 진술(辰戌)은 태양(太陽)이 되고, 사해(巳亥)는 궐음(厥陰)이 된다. 이것들이 바로 사천(司天)의 기운(氣)이다. 이렇게 12지지를 육기에 배정한다. 그러면 갑자(甲子)과 갑오(甲午)는 자오(子午)가 들어있기 때문에, 사천(司天)에서 소음(少陰)이 된다. 사천에서 소음은 태양인 군화를 상징하기 때문에, 이 해는 하늘(天)이 더운 해가 된다. 이제 재천은 사천과 음양이 서로 다르므로, 사천과 재천의 삼음삼양 짝 순서에 따라서 자동으로 양명(陽明)이 된다. 그리고 중운을 위해서 10천간도 오행에 따라서 정의해야 한다. 갑기(甲己)는 토(土)에 배정하고, 을경(乙庚)은 금(金)에 배정하고, 병신(丙辛)은 수(水)에 배정하고, 정임(丁壬)은 목(木)에 배정하고, 무계(戊癸)는 화(火)에 배정한다. 그러면 자동으로 60갑자의 10천간 부분에 갑기(甲己)가 들어가는 해 즉, 갑자(甲子)과 갑오(甲午), 기사(己巳)와 기해(己亥)는 토(土)가 되고 토성이 지배하는 중운이 된다. 이것이 60갑자의 구성 원리이다. 여기서 중요한 것은 사천과 재천은 육기의 문제이기 때문에, 60갑자 표시에서 12지지 부분을 보고, 중운은 오행의 문제이기 때문에 60갑자 표시에서 10천간 부분을 본다는 사실이다. 아래 구체적으로 나오는 문장들도 이 두 가지를 기반으로 해서 두 가지 형태로 지구 에너지의 변화를 기술하고 있다. 앞부분 문장들은 오행이 주가 되고, 뒷부분 문장들은 육기가 주가 된다. 그러면 60갑자(六十甲子)의 개념이 정립된다. 즉, 60갑자는 에너지 준위가 된다. 태양계 안에 있는 모든 생명체와 인간은 에너지로 작동되기 때문에, 인간은 60갑자의 영향을 받을 수밖에 없다. 또, 인간의 식량인 농작물도 생명체이기 때문에, 에너지로 작동된다. 그래서 농업도 60갑자를 알아야만 한다. 즉, 60갑자는 인간의 생존과 직접 연결되는 것이다. 인간 병의 대부분은 에너지 문제이다. 그래서 에너지를 표시하는 60갑자를 모르면 병을 고치는 의사를 할 수가 없게 된다. 즉, 의사는 에너지라는 기(氣)를 정확히 알아야 한다. 그래서 황제내경에서 많은 분량을 할애해서 60갑자를 논하고 있다. 참고로 사천과 재천의 순서와 짝은 아래와 같다. 다른 기본 개념도 정리를 해보았다.

사천(司天) : 궐음(厥陰), 소음(少陰), 태음(太陰), 소양(少陽), 양명(陽明), 태양(太陽)
재천(在泉) : 소양(少陽), 양명(陽明), 태양(太陽), 궐음(厥陰), 소음(少陰), 태음(太陰)

10천간(十天干) : 갑(甲), 을(乙), 병(丙), 정(丁), 무(戊), 기(己), 경(庚), 신(辛), 임(壬), 계(癸).
12지지(十二地支:자(子),축(丑),인(寅),묘(卯),진(辰),사(巳),오(午),미(未),신(申),유(酉),술(戌),해(亥).

삼음삼양 : 궐음(厥陰), 소음(少陰), 태음(太陰), 상화(相火), 양명(陽明), 태양(太陽).
십이지지 : 사해(巳亥), 자오(子午), 축미(丑未), 인신(寅申), 묘유(卯酉), 진술(辰戌).

10천간 : 정임(丁壬), 무계(戊癸), 갑기(甲己), 을경(乙庚), 병신(丙辛).
 오행 :   목(木),   화(火),   토(土),   금(金),   수(水).


12지지 : 인묘(寅卯),  사오(巳午),  축진미술(丑辰未戌),  신유(申酉),  해자(亥子).
 오행 :   목(木),   화(火),   토(土:四季),   금(金),   수(水).


육원(六元:六氣)의 표시(標):궐음(厥陰),소음(少陰),태음(太陰),소양(少陽),양명(陽明),태양(太陽).
육원(六元:六氣)의 근본(本):풍기(風氣),열기(熱氣),습기(濕氣),상화(相火),조기(燥氣),한기(寒氣).


 이 편(篇)에서는 60갑자를 삼음삼양으로 표시되는 육기를 기준으로 했기 때문에, 10천간의 오행에 맞추면, 각각 삼음삼양에 5개의 경우의 수가 나타난다. 그래서 하나의 삼음삼양마다 5가지 경우를 갖고, 60갑자를 설명하고 있다.


 帝曰, 太陽之政奈何? 岐伯曰, 辰戌之紀也.


 황제가 묻는다(帝曰). 육기 중에서 태양은 에너지를 어떻게 다스립니까(太陽之政奈何)? 기백이 대답한다(岐伯曰). 태양이 다스리는 60갑자 중에서 12지지는 진술입니다(辰戌之紀也). 이제 태양에 따르는 5가지 경우의 수를 따져보자.


太陽, 太角, 太陰, 壬辰, 壬戌. 其運風, 其化鳴紊啓拆, 其變振拉摧拔, 其病眩掉目瞑.
太角, 少徵, 太宮, 少商, 太羽.


 이제 60갑자를 구체적으로 만들어보자. 육기를 나타내는 태양(太陽)부터 시작해보자. 태양(太陽)은 12지지에서 진술(辰戌)에 해당한다. 그러면 12지지와 10천간을 조합한 120개 중에서 12지지인 진술(辰戌)의 짝을 찾아보면, 임진(壬辰)과 임술(壬戌)이 나오고, 이때 태양(太陽)이 사천(司天)하므로, 재천(在泉)은 당연히 태음(太陰)이 되고, 이 조합에서 10천간 부분인 임(壬)은 목(木)이 되고, 또, 임(壬)은 양(陽)

에 해당하므로, 오행(五行)으로 구성되는 중운(中運)은 태각(太角)이 된다. 그래서 이때 1년을 구성하는 오행 중에서 봄기운이 인간에게 병인(客)으로서 작용한다. 그래서 이때 1년의 오행을 병인(客)이 되는 오행을 중심으로 다시 기술하면, 태각(太角), 소치(少徵), 태궁(太宮), 소상(少商), 태우(太羽)가 된다. 이 부분은 아주 중요하다. 그 이유는 뒤에 나오겠지만, 미리 말하자면, 이렇게 같은 계절의 이상 기후가 3년이 계속되면, 전염병이 발생한다. 그 3년의 기준이 이 순서가 된다. 그래서 3년의 순서를 1년의 계절로 정하는 것이 아니라 태과와 불급이라는 오행을 기준으로 정하게 된다. 뒤에서 구체적인 예가 많이 나온다. 이때 중운은 각(角)으로써 목(木)이기 때문에, 해당 오성은 목성이 된다. 그런데 태각(太角)이므로, 태과한 목성이 된다(其運風). 당연히 이때 봄은 24절기 중에서 한 절기가 빨리 온다. 즉, 책력은 봄인데, 기후는 여름에 들어서고 있다. 그러면 목성이 태과(太角)하면서, 봄이 이상 기후를 맞이하면, 여름에 알을 깨고 나와야 할 새 새끼들이 여기저기서 알을 깨고 나오면서 울어대고(其化鳴紊啓坼), 이 이상 기후가 변덕을 부리면, 강한 바람이 휘몰아치게 된다(其變振拉摧拔). 봄이 태과하고 있으므로, 봄을 담당하는 간은 과부하에 걸리고, 이어서 간과 관련된 눈병이 생긴다(其病眩掉目瞑). 이 뒤에 이어지는 모든 문장은 모두 이 논리에 따라서 정리된다.

太陽, 太徵, 太陰, 戊辰, 戊戌, 同正徵. 其運熱, 其化暄暑鬱燠, 其變炎烈沸騰, 其病熱鬱. 太徵, 少宮, 太商, 少羽, 少角.

앞에서 본 태양이 육기를 대표하기 때문에 6개의 갑자를 지나면, 다시 태양(太陽)이 등장한다. 달라지는 것은 중운만 달라진다. 육기는 변수가 6개이고 중운을 구성하는 오운은 변수가 5개이기 때문이다. 여기서 무(戊)는 양(陽)이며 화(火)이기 때문에, 중운은 태과한 화성이 된다. 그런데 육기에서 수성(太陽)이 사천(司天)하고 있다. 그러면 수성은 화성을 상극해서 태과한 화성의 에너지를 뺏어버린다. 이제 태과한 화성은 정상(正)인 평기(平氣)로 돌아온다(同正徵). 그러나 상극을 당했기 때문에 완전한 여름은 아니다. 이때 중운은 화성이기 때문에, 열기가 지배하기는 하나(其運熱), 덜 더운 여름(暄暑:훤서)과 울체한 열기(鬱燠:울오)가 올라오는 여름을 맞이한다(其化暄暑鬱燠). 이 이상 기후가 변덕을 부리면, 문제는 더 심각해져서 물이 끓어오를 정도의 더위(炎烈沸騰)가 온다(其變炎烈沸騰). 당연히 인체도 폭염에 영향을 받는다. 폭염은 인체를 자극해서 산성인 호르몬 분비를 과다하게 만들고, 이어서 간질액을 산성으로 만들면서 간질에서 응혈, 어혈 등(鬱:울)을 만들어낸다(其病熱鬱). 이때 1년을 구성하는 오행 중에서 여름 기운이 인간에게 병인(客)으로서 작용한다. 그래서 이때 1년의 오행을 병인(客)이 되는 오행을 중심으로 다시 기술하면, 태치(太徵), 소궁(少宮), 태상(太商), 소우(少羽), 소각(少角)이 된다.

太陽, 太宮, 太陰, 甲辰歲會, 甲戌歲會. 其運陰埃, 其化柔潤重澤, 其變震驚飄驟, 其病濕下重. 太宮, 少商, 太羽, 太角, 少徵.

이제 태양(太陽)이 2회전을 했고, 3번째 반복하고 있다. 달라지는 것은 중운뿐이다. 이때 60갑자에서 10천간인 중운은 양(陽)이면서 토(土)인 갑(甲)이 되고, 그래서 토성이 태과한 태궁(太宮)이 된다. 여기서 세회(歲會)가 등장한다. 세회는 중운을 기준으로 해서 세지(歲支)인 12지지와 오행이 같아지는 것인데, 그중에서도 재천(在泉)의 12지지와 같아지는 것이다. 그래서 지금 보면, 재천이 태음으로써 토성이고, 중운도 태궁으로서 토성이다. 그래서 재천과 중운의 오행이 같아져서 세회(歲會)가 된다. 참고로 천부(天符)는 중운과 사천(司天)의 오행이 같아지는 것이다. 즉, 지금 상태로 본다면, 사천은 수성을 의미하는 태양(太陽)이기 때문에, 중운에 수성을 의미하는 우(羽)가 오면 된다. 세회나 천부 모두 기준은 중운이 된다. 지금 중운은 토성이며 장하이기 때문에, 땅에 퍼진 기운은 습기로 인해서 음습(陰埃)하다(其運陰埃). 토성의 태과(太宮)로 인해서 안개 같은 습기(柔潤)와 장하의 비(重澤)가 뒤섞인다(其化柔潤重澤). 이런 이상 기후가 변덕을 부리면, 천둥 번개가 치고(震驚), 돌풍이 휘몰아(飄驟:표취)친다(其變震驚飄驟). 그러면 인체도 영향을 받아서 간질액을 처리하는 비장(濕)이 과부하에 걸리면서, 간질 체액이 정체(濕)되고 하지(下)에 부종이 오면서 하지가 무서워진다(其病濕下重). 이때 1년을 구성하는 오행

중에서 장하 기운이 인간에게 병인(客)으로서 작용한다. 그래서 이때 1년의 오행을 병인(客)이 되는 오행을 중심으로 다시 기술하면, 태궁(太宮), 소상(少商), 태우(太 羽), 태각(太角), 소치(少徵)가 된다.

太陽, 太商, 太陰, 庚辰, 庚戌, 其運涼, 其化霧露蕭飋, 其變肅殺凋零. 其病燥, 背瞀胸 滿. 太商, 少羽, 少角, 太徵, 少宮.

이제 태양(太陽)이 3회전을 했고 4번째 반복을 하고 있다. 달라지는 것은 중운 뿐이다. 10천간에서 경(庚)은 금(金)이고 양(陽)이기 때문에 태상(太商)이 된다. 이 때 계절의 기운은 당연히 가을 기운으로서 쌀쌀(涼)하고 건조하다(其運涼). 금성의 태과(太商)로 인해서, 이때 가을은 특히 안개와 이슬이 많고 날씨가 춥다(其化霧露 蕭飋). 이 상태가 변덕을 부리면, 강한 숙살(肅殺) 기운이 돌고, 이어서 초목을 시 들게 하고 말라 죽게(凋零:조령) 만든다(其變肅殺凋零). 인체에서도 간질액을 통제하 는 폐(燥)에 병이 들고(其病燥), 숨쉬기가 어려워지면서 가슴이 그득(胸滿)해지고, 산성 간질액 때문에 눈이 어두워(背瞀) 진다(其病燥, 背瞀胸滿). 이때 1년을 구성하 는 오행 중에서 가을 기운이 인간에게 병인(客)으로서 작용한다. 그래서 이때 1년 의 오행을 병인(客)이 되는 오행을 중심으로 다시 기술하면, 태상(太商), 소우(少 羽), 소각(少角), 태치(太徵), 소궁(少宮)이 된다.

太陽, 太羽, 太陰, 丙辰天符, 丙戌天符. 其運寒, 其化凝慘溧冽, 其變冰雪霜雹, 其病大 寒留於谿谷. 太羽, 太角, 少徵, 太宮, 少商.

이제 태양(太陽)이 4회전을 했고 5번째로 마지막에 와있다. 이번에도 달라지는 것은 중운뿐이다. 60갑자의 10천간 부분에서 병(丙)은 수(水)이고 양(陽)이기 때문 에 태우(太羽)가 된다. 여기서 천부(天符)가 등장한다. 천부는 중운을 기준으로 사 천(司天)과 오행이 같아지는 경우이므로, 지금 사천은 수성인 태양(太陽)이므로 중 운의 수성과 같아지면서 천부가 된다. 수성이 태과한 까닭에 겨울이 몹시 춥다(其

化凝慘凓冽). 이 기운이 변덕을 부리면, 눈이 얼고 서리와 우박이 쏟아진다(其變冰雪霜雹). 이때는 당연히 인체도 병을 얻는다. 과도한 추위는 피부에 영향을 미치고, 이어서 피부와 접하고 있는 간질은 수축하고, 이어서 간질액의 소통이 막히고 이어서 간질액은 정체된다. 그러면 정체된 간질액은 한(寒)을 만들어낸다. 이때는 추위가 혹독한 추위이다 보니 한은 대한(大寒)이 된다. 이 대한(大寒)은 신장을 괴롭혀서 뇌척수액의 통로인 계곡(豀谷)에 간질액이 정체(留)되게 만든다(其病大寒留於豀谷). 이때 1년을 구성하는 오행 중에서 겨울 기운이 인간에게 병인(客)으로서 작용한다. 그래서 이때 1년의 오행을 병인(客)이 되는 오행을 중심으로 다시 기술하면, 태우(太羽), 태각(太角), 소치(少徵), 태궁(太宮), 소상(少商)이 된다. 이렇게 해서 60갑자를 구성하는 육기 중에서 하나인 태양(太陽)이 관여하는 부분은 끝났다. 여기서 핵심은 중운(中運)이다. 지구상에 있는 인간과 생명체에게 제일 큰 영향을 미치는 존재는 오성(五星)의 에너지이기 때문이다. 이 오성의 에너지에 육기라는 에너지가 끼어든다. 그러면 육기로 구성되는 60갑자의 의미는 오행(五行)에 대한 간섭이 된다. 물론 오성의 에너지도 육기를 자극한다. 그리고 육기 안에는 오성의 에너지도 포함되기 때문에, 이때 에너지 관계는 아주 복잡해진다. 이 복잡한 에너지 관계를 벗어나는 때가 세회(歲會)와 천부(天符)이다. 즉, 이때는 육기의 에너지와 오행의 에너지가 같아지는 것이다. 즉, 이때는 하나의 오성이 하늘과 땅을 동시에 다스리게 되므로, 그만큼 에너지 변동이 심하지 않게 되고, 이때 인간의 에너지 대사도 안정된다. 그래서 세회(歲會)와 천부(天符)의 개념은 중요한 개념이다.

凡此太陽司天之政, 氣化運行先天, 天氣肅, 地氣靜, 寒臨太虛, 陽氣不令, 水土合德, 上應辰星鎭星. 其穀玄黅, 其政肅, 其令徐, 寒政大擧, 澤無陽燄, 則火發待時.

무릇 이것이 태양사천의 정이다(凡此太陽司天之政). 기화 운행이 선천하고(氣化運行先天), 천기는 숙하고(天氣肅), 지기는 정하고(地氣靜), 한임 태허하고(寒臨太虛), 양기가 불령하며(陽氣不令), 수토가 합덕하고(水土合德), 위에서 진성과 진성이 응하고(上應辰星鎭星), 그 곡은 현금이고(其穀玄黅), 그 정은 숙하고(其政肅), 그 령은 서하고(其令徐),

한정은 대거하고(寒政大擧), 태무 양염하면(澤無陽燄), 화발 대시한다(則火發待時).

이것들이 육기의 기운인 태양(太陽)의 한기가 사천(司天)일 때 다스려지(政)는 것인데(凡此太陽司天之政), 이때는 육기의 변화(氣化)와 오운 운행(運行)의 변화가 하늘에서 태과하는 것을 말한다(氣化運行先天). 그러면, 한기 태과로 인해서 하늘의 기운은 당연히 차가워(肅) 진다(天氣肅). 그래서 하늘의 차가운 기운이 강해지면서, 이를 받는 지기는 조용해지고(地氣靜), 차가움(寒)이 우주 공간(太虛)을 다스리게(臨) 되고(寒臨太虛), 이어서 따뜻한 양기(陽氣)는 힘을 쓰지 못하고(陽氣不令), 하늘에서는 태양(太陽)인 수성(水星)과 토성(土星)이 반응해서(上應辰星鎭星), 한(水)과 습(土)이 합쳐(合德)진다(水土合德). 즉, 수성과 토성은 서로 상극(相克)이기 때문에 서로에게 영향을 준다. 이 여파로 한기(寒氣)와 습기(濕氣)가 같이 작동한다. 이때 해당 해의 곡식은 겨울에 나는 곡식(玄)과 장하에 나는 곡식(黅)이며(其穀玄黅), 이때 다스리는 기운은 차가움(肅)이며(其政肅), 이 차가움은 사물을 조용하게 만들며(其令徐), 차가움(寒)이 크게 일어나 다스리면(寒政大擧), 땅(澤)에 따뜻한 화기(陽燄: 양염)가 없어지며(澤無陽燄), 화기가 일어날 때까지 기다려야 한다(則火發待時).

少陽中治, 時雨廼涯, 止極雨散, 還於太陰, 雲朝北極, 濕化廼布, 澤流萬物, 寒敷于上, 雷動于下, 寒濕之氣, 持於氣交. 民病寒濕發, 肌肉萎, 足痿不收, 濡寫血溢.

소양이 중치하고(少陽中治), 시우가 내애하고(時雨廼涯), 지극 우산하고(止極雨散), 태음에서 환하고(還於太陰), 운조북극하며(雲朝北極), 습화 내포하고(濕化廼布), 택류만물하고(澤流萬物), 위에서 한이 펼쳐지고(寒敷于上), 아래에서 뢰가 동하고(雷動于下), 한습의 기가(寒濕之氣), 기의 교류를 지지하며(持於氣交), 민병은 한습이 일으키는 기육위이고(民病寒濕發, 肌肉萎), 족위로 인해서 수축이 안되고(足痿不收), 유사 혈일한다(濡寫血溢).

이때 상화(少陽)가 중간(中)에 개입(治)하면(少陽中治) 즉, 태양(太陽)인 수성(水星)과 화성인 상화(相火)는 서로 상극(相克) 관계이기 때문에, 당연히 상화(相火)가 중간에 개입할 수가 있는데, 그러면 토성이 수성을 상극해서 내리던 비가 때때로 멈추게(涯) 되고(時雨廼涯), 상화(少陽)인 화성의 개입(治)이 지극(止極)해서 강하면 비가 적게(散) 온다(止極雨散). 지금은 수성, 토성, 화성이 서로 상극 관계로 엉키면서 에너지의 흐름이 바뀌고 있는 상황이 전개되고 있다. 이때 상화(相火)인 화성의 기운이 토성(太陰)에서 환류(還)가 이루어지면(還於太陰) 즉, 화성이 차가운 토성에 열기를 공급하면, 이어서 습기가 만들어지고, 그러면 당연히 토성이 공급하는 습기 때문에, 수성이 자리하고 있는 북극에 구름이 끼고(雲朝北極), 습기가 작용(化)해서 퍼지기에 이른다(濕化廼布). 그러면 이 습기(澤)는 만물에 흘러 들어(流)가게 된다(澤流萬物). 하늘(上)에서는 수성의 영향으로 차가움(寒)이 펼쳐지고(寒敷于上), 땅(下)에서는 상화(少陽)인 화성과 토성의 개입(治) 때문에, 비가 오면서 우뢰(雷)가 치고(雷動于下), 토성과 수성이 만들어낸 한습(寒濕)의 기운은(寒濕之氣), 기의 교류(氣交)를 유지(持)시킨다(持於氣交). 즉, 습기는 전자의 담체이므로, 습기로 인해서 하늘과 땅에서 육기의 교류가 일어나는 것이다. 이런 한습(寒濕)은 인체에 영향을 미쳐서 문제를 일으킨다(民病寒濕). 한습(寒濕)은 간질액의 흐름을 막기 때문에, 간질액(肌)의 흐름이 막히고(萎), 이어서 간질액을 처리하는 림프(肉)가 막히게(萎) 되고(肌肉萎), 이로 인해서 발에 부종이 오고, 관절 간질액인 활액이 산성으로 변하면서 관절에 통증이 오고, 결국에 발을 펴고 오므릴 수가 없게 된다(足痿不收). 간질액의 정체로 인해서 비장에 문제가 생기고, 이어서 소화관에서 문제가 생기면서, 소화관 점막은 산성 간질액으로 인해서 녹아내리고, 이어서 설사(濡寫)와 이질(血溢)을 동반하게 만든다(濡寫血溢).

세성기년법(歲星紀年法)에서는 24절기(24節氣)를 이용하기 때문에, 약 60일이 한 개의 기(氣)를 만든다. 그래서 이때 1년을 보면, 6개의 기(氣)로 나눠진다. 즉, 1년을 약 60일로 나누면, 6개의 구간이 만들어진다. 이것이 육지기(六之氣)를 만든다. 이것은 다름 아닌 육기(六氣)가 땅에 미치는 영향이다. 다음부터 나오는 육지기 해석의 중요한 핵심은 하늘에서 작용하는 객기(客氣)와 땅에서 작용하는 주기(主氣)와의 관계이다. 이 둘은 상극 관계를 형성하면서 지기를 혼란시킬 수 있다. 그러면 지구의 에너지 흐름에 혼란이 온다. 이 관계에 따라서 문제가 발생하게 되고, 인체도 따라서 문제를 일으키게 된다. 여기서 주기(主氣)와 객기(客氣) 문제가 나온다. 물론 인간이 사는 지구를 중심으로 한 사고 개념이다. 즉, 인간에게 주(主)로 영향을 미치는 기운(氣)은 사천하고 있는 하늘의 기운이 아니라 지구 안에 있는 기운이다. 즉, 지구 안에서 변동하는 기운이 인간의 건강을 주도하는 주기(主氣)이다. 그러나 하늘에 있는 기운도 객기(客氣)로써 지구 대기 에너지를 간섭하기 때문에, 지구의 에너지 변화를 간섭하게 된다. 그러나 객기는 주기만큼 지구에 많은 영향을 주지 못하기 때문에, 어디까지나 주인(主) 노릇은 하지 못하고, 손님(客) 정도의 영향력만 행사하게 된다. 그래서 주기가 문제를 일으키면 문제가 심각(逆)해지고, 객기가 문제를 일으키면 문제는 덜(從) 심각해진다. 그래서 지구 밖에서 지구의 에너지를 간섭하는 사천과 재천의 기운은 당연히 객기(客氣)가 된다. 또, 육지기로 표시되는 주기는 지구라는 한정된 공간에서만 작동하기 때문에, 순서가 확정되어 있다. 즉, 육지기의 순서가 뒤바뀌어서 일어나지는 않는다. 쉽게 말하자면, 여름에 겨울이 나타나지는 않는다. 그러나 하늘에서 일어나는 객기는 우주의 광활한 공간에서 그것도 태양계 전체가 서로 에너지를 주고받기 때문에 엄청난 변화를 겪게 된다. 그래서 하늘에서 주도하는 육기의 순서가 자주 바뀐다. 그리고 지구에서 육기가 만들어지는 이유는 하늘에 있는 6개의 천체가 지구에 주는 에너지 때문에 지구에서도 6가지 기운인 육기가 만들어지게 되고, 지구 안에서도 매년 마다 육기가 존재하게 된다. 이 육기가 바로 주기(主氣)가 된다. 표시는 육지기(六之氣)로써 표시가 된다. 그런데 주기로써 이 육기는 당연히 사천하고 있는 객기의 간섭을 받게 된다. 또, 하늘에서 사천하고 있는 육기도 하늘에서 상극이라는 관계 때문에 또 간섭을 받게 된다. 이렇게 되면, 객기의 주체가 갑자기, 바뀌면서 주기인 땅의 에너지를 간섭하는 주체도 바뀐다. 이렇게 얽히고설킨 관계를 풀어내는 문장이 바로 지금 문장이다. 이 관계는 주로 상극 관계를 위주로 서술된다. 왜냐면, 에너지의 흐름이기 때문이다. 물론 가끔 상생 관계도 나오기는 한다. 그러나 상극 관계가 핵심이 된다. 이 사실들을 모르면, 아래 나오기 시작하는 문장을 해석할 수가 없게 된다. 앞에서 태양(太陽)이 사천을 할 때 나타났던 문제는 결국에 사천하고 있는 태양(太陽)인 객기가 지구의 에너지를 계절에 따라서 간섭하게 되면, 어떤 일이 일어나는지를 그리고 오행끼리 상극이 일어나면, 어떤 일이 일어나는지를 묘사한 것들이다. 반면 다음에 나오는 문장들은 지구에서 작동하는 육기가 사천하고 있는 태양(太陽)이 간섭하면, 어떻게 어떤 변화를 일으키는지를 서술하고 있다. 즉, 이미 살펴본 앞 문장들은 태양(太陽)의 기운이 오행으로 구성된 지구의 '계절'을 간섭하는 것을 묘사한 것이고, 더불어 오행끼리 서로 에너지를 간섭하는 것을 묘사하고 있고, 다음에 나오기 시작하는 문장들은 태양(太陽)의 기운이 지구의 '육지기'를 간섭하는 것을 묘사한 것이다. 결국에 사천하는 태양(太陽)의 기운과 오성의 기운이 지구의 에너지를 어떻게 간섭하느냐를 기술한 것이다. 육지기도 결국은 절기라는 계절에 불과하다. 그리고 사천하고 있는 기운이 상극당하는지도 봐야 한다. 만일에 사천하는 기운이 상극당하면, 지구의 에너지를 간섭하는 객기의 주체가 변하기 때문이다. 또, 사천하고 있는 기운은 객기로써 지구의 주기인 육지기를 간섭하기 때문에, 사천하고 있는 기운이 어떤 기운이며, 동시에 육지기에 해당하는 기운이 어떤 기운인지도 살펴야 한다. 즉, 이 둘이 상극 관계를 형성할 수도 있기 때문이다. 그러나 지구의 에너지를 책임지고 있는 주기가 하늘의 기운을 책임지고 있는 객기를 간섭할 수는 없다. 즉, 객기가 주기를 상극할 수는 있어도, 주기가 객기를 상극할 수는 없다. 당연한 원리이다. 즉, 주기인 지구의 조그만 에너지가 광활한 우주의 기운인 객기를 상극할 수는 없기 때문이다. 이 기준만 염두에 두고 다음부터 나오는 문장들을 해석하면, 해석이 거의 정확히 들어맞는다. 그리고 아래 정리된 〈60갑자 기운의 소재〉와 우리가 지금 해석하려는 문장들은 원칙적으로는 구성이 같아야 한다. 그러나 이들은 어디까지나 원칙론에 불과하게 된다. 그 이유는 상극이라는 개념이 끼어들기 때문이다. 〈60갑자기운의 소재〉가 틀린 것이 아니라 상극이라는 개념이 끼어들면서 독자들을 헷갈리게 만들 뿐이다. 본문으로 가기 전에 몇 가지를 정리해야 해석이 편하다.

〈사천과 재천의 객기에 따른 육지기의 표시〉

| 12地支 | 기(氣)의 소재 | 初之氣 | 二之氣 | 三之氣 | 四之氣 | 五之氣 | 終之氣 |
|---|---|---|---|---|---|---|---|
| 子午歲(少陰) | 객기(客氣) | 태양(太陽) | 궐음(厥陰) | 소음(少陰)(司天之氣) | 태음(太陰) | 소양(少陽) | 양명(陽明)(在泉之氣) |
| 丑未歲(太陰) | 객기(客氣) | 궐음(厥陰) | 소음(少陰) | 태음(太陰)(司天之氣) | 소양(少陽) | 양명(陽明) | 태양(太陽)(在泉之氣) |
| 寅申歲(少陽) | 객기(客氣) | 소음(少陰) | 태음(太陰) | 소양(少陽)(司天之氣) | 양명(陽明) | 태양(太陽) | 궐음(厥陰)(在泉之氣) |
| 卯酉歲(陽明) | 객기(客氣) | 태음(太陰) | 소양(少陽) | 양명(陽明)(司天之氣) | 태양(太陽) | 궐음(厥陰) | 소음(少陰)(在泉之氣) |
| 辰戌歲(太陽) | 객기(客氣) | 소양(少陽) | 양명(陽明) | 태양(太陽)(司天之氣) | 궐음(厥陰) | 소음(少陰) | 태음(太陰)(在泉之氣) |
| 巳亥歲(厥陰) | 객기(客氣) | 양명(陽明) | 태양(太陽) | 궐음(厥陰)(司天之氣) | 소음(少陰) | 태음(太陰) | 소양(少陽)(在泉之氣) |

사천과 재천의 개념은 12지지를 양양 음음으로 나눠서 삼음삼양에 배정한 것이다. 그리고 재천의 개념은 사천과 삼음삼양에서 정반대의 기운을 말한다. 즉, 사천이 삼음이면 재천은 삼양이 되고, 반대로 사천이 삼양이면 재천은 삼음이 된다. 즉, 하늘에서 육기가 요동칠 때는 반드시 에너지의 음양 규칙이 있으므로, 하나가 삼음이면 하나는 반드시 삼양이 되어야 한다. 그런데 12지지는 육기로 구성된다. 이 육기는 실제로 적용될 때는 육지기 형태로 적용된다. 이 육지기는 1년을 6개 구간으로 나눈 것이다. 그래서 1, 2, 3지기는 상반년에 배정하고, 4, 5. 6지기는 하반년에 배정한다. 그런데 이 육지기가 땅에서는 고정이 되어있지만, 하늘에서는 고정이 되어있지 않고, 사천과 재천에 따라서 변한다. 즉, 사천과 재천은 객기이기 때문에, 객기의 육지기는 변한다는 것을 말하고 있다. 그런데 이 변하는 객기의 순서를 표시할 때, 사천을 표시하는 삼양삼음은 반드시 3지기에 표시하고, 재천을 표시하는 삼양삼음은 반드시 6지기에 표시한다. 그런데 1년을 6지기로 표시하면서 1, 2, 3지기를 상반년에 배정하고, 4, 5, 6지기를 하반년에 배정한다. 그래서 사천은 상반년을 다스리고, 하반년은 재천이 다스린다고 한 것이다. 정확히 말하자면, 사천의 기운은 상반년에 속하고, 재천의 기운은 하반년에 속한다고 해야 한다. 그

래서 사천하는 기운이 달라지면, 표시되는 육지기의 기운도 모두 다 변하게 된다. 그래서 12지지로 표시된 육기에 따라서, 매번마다 육지기를 표시해서 따로따로 설명할 수밖에 없게 된다. 그 결과 제71장은 엄청난 분량을 자랑하게 되었다. 여기서 사천과 재천에 따라서 좌간기 우간기가 나오는데, 큰 의미는 없다. 나중에 치료할 때 육지기를 이어주는 역할만 할 뿐이다. 즉, 간곡(間穀)의 개념으로 등장한다.

〈 60갑자 기운의 소재 〉

| 12地支 | 기(氣)의 소재 | 初之氣 | 二之氣 | 三之氣 | 四之氣 | 五之氣 | 終之氣 |
|---|---|---|---|---|---|---|---|
| 子午歲(少陰) | 주기(主氣) | 궐음(厥陰) | 소음(少陰) | 소양(少陽) | 태음(太陰) | 양명(陽明) | 태양(太陽) |
| | 객기(客氣) | 태양(太陽) | 궐음(厥陰) | 소음(少陰) | 태음(太陰) | 소양(少陽) | 양명(陽明) |
| 丑未歲(太陰) | 주기(主氣) | 궐음(厥陰) | 소음(少陰) | 소양(少陽) | 태음(太陰) | 양명(陽明) | 태양(太陽) |
| | 객기(客氣) | 궐음(厥陰) | 소음(少陰) | 태음(太陰) | 소양(少陽) | 양명(陽明) | 태양(太陽) |
| 寅申歲(少陽) | 주기(主氣) | 궐음(厥陰) | 소음(少陰) | 소양(少陽) | 태음(太陰) | 양명(陽明) | 태양(太陽) |
| | 객기(客氣) | 소음(少陰) | 태음(太陰) | 소양(少陽) | 양명(陽明) | 태양(太陽) | 궐음(厥陰) |
| 卯酉歲(陽明) | 주기(主氣) | 궐음(厥陰) | 소음(少陰) | 소양(少陽) | 태음(太陰) | 양명(陽明) | 태양(太陽) |
| | 객기(客氣) | 태음(太陰) | 소양(少陽) | 양명(陽明) | 태양(太陽) | 궐음(厥陰) | 소음(少陰) |
| 辰戌歲(太陽) | 주기(主氣) | 궐음(厥陰) | 소음(少陰) | 소양(少陽) | 태음(太陰) | 양명(陽明) | 태양(太陽) |
| | 객기(客氣) | 소양(少陽) | 양명(陽明) | 태양(太陽) | 궐음(厥陰) | 소음(少陰) | 태음(太陰) |
| 巳亥歲(厥陰) | 주기(主氣) | 궐음(厥陰) | 소음(少陰) | 소양(少陽) | 태음(太陰) | 양명(陽明) | 태양(太陽) |
| | 객기(客氣) | 양명(陽明) | 태양(太陽) | 궐음(厥陰) | 소음(少陰) | 태음(太陰) | 소양(少陽) |

初之氣, 地氣遷, 氣廼大溫, 草廼早榮, 民廼厲, 溫病廼作, 身熱頭痛嘔吐, 肌腠瘡瘍.

초지기에(初之氣), 지기가 천하고(地氣遷), 기가 대온에 이르고(氣廼大溫), 초가 조영에 이르고(草廼早榮), 민은 라에 걸리고(民廼厲), 온병이 일어나고(溫病廼作), 신열 두통 구토하며(身熱頭痛嘔吐), 기주 창양에 걸린다(肌腠瘡瘍).

태양이 다스리는 60갑자 중에서 12지지는 진술(辰戌)이다. 그러면 12지지에서 진술년의 주기와 객기를 알아야 한다. 우리가 해석해야 할 초지기는 객기의 초지기를 말한다. 즉, 아래 정리에서 보면, 소양(少陽)이 된다. 즉, 아래 표는 바로 위에 있는 〈 60갑자 기운의 소재 〉에서 진술(辰戌) 부분을 그대로 가져온 것이다. 그런데, 땅의 초지기는 궐음(厥陰)이다. 그러면 봄의 따뜻한 주기로써 궐음의 기운과 객기로써 소양(少陽)의 무더운 기운이 혼재하게 된다. 결국에 지기는 변하게 된다(地氣遷). 이어서 화성인 상화의 영향으로 인해서 봄 날씨는 대온에 이르고(氣廼大溫), 새싹이 트고 잎이 조금씩 피어야 할 봄에 만물이 조기(早)에 무성(榮)하게 자란다(草廼早榮). 이런 이상 기후는 인체에도 당연히 영향을 미치게 된다. 원래 봄은 가을과 겨울에 축적해둔 전자를 서서히 중화시키는 계절인데, 갑자기 이상 기후가 오면서 호르몬의 분비가 과다해지고, 이어서 산(酸)이 간질에 쌓인다. 그러면 산성 간질액이 문제가 되면서 일어나는 유행병(厲)이 일어나고(民廼厲), 겨울에 쌓인 과잉 전자가 중화되면서 일어나는 온병(溫病)이 발병(作)하게 되고(溫病廼作), 이어서 온몸에 열(身熱)이 있고, 산성 간질액이 전해준 과잉 전자는 신경을 통해서 두통(頭痛)을 유발하고, 간질액의 이상은 비장의 이상을 유도하면서 소화관에 영향을 미치고 구토(嘔吐)를 유발하며(身熱頭痛嘔吐), 산성 간질액은 간질액과 접한 피부(肌腠)를 녹이면서 각종 피부병(瘡瘍)을 유발한다(肌腠瘡瘍).

### 〈 12地支 辰戌歲(太陽) 〉

| 기(氣)의<br>소재 | 初之氣 | 二之氣 | 三之氣 | 四之氣 | 五之氣 | 終之氣 |
|---|---|---|---|---|---|---|
| 주기<br>(主氣) | 궐음<br>(厥陰) | 소음<br>(少陰) | 소양<br>(少陽) | 대음<br>(太陰) | 양명<br>(陽明) | 태양<br>(太陽) |
| 객기<br>(客氣) | 소양<br>(少陽) | 양명<br>(陽明) | 태양<br>(太陽) | 궐음<br>(厥陰) | 소음<br>(少陰) | 태음<br>(太陰) |

二之氣, 大涼反至, 民廼慘, 草廼遇寒, 火氣遂抑. 民病氣鬱中滿, 寒廼始.

이지기에(二之氣), 대량이 반지하고(大涼反至), 민은 참에 이르고(民廼慘), 초는 우한에 이르고(草廼遇寒), 화기는 수억하고(火氣遂抑), 민병은 기울 중만하고(民病氣鬱中滿), 한이 시작에 이른다(寒廼始).

이지기(二之氣)인 두 번째 60일에서는 주기는 소음으로 표시되는 여름 기운이다. 그리고 객기는 양명(陽明)인 가을 기운이다. 그런데 주기는 객기를 상극할 수 없기 때문에, 아주(大) 서늘(涼)한 가을 기운이 반복(反)적으로 온다(大涼反至). 그래서 사람들은 이 이상 기온에 힘들어하고(民廼慘), 산천초목들도 추위를 만나서 힘들어하게 되고(草廼遇寒), 이 추위가 여름의 화기(火氣)를 억제(抑)해버린다(火氣遂抑). 당연히 인체도 문제를 일으킨다. 원래 여름은 더워서 생체가 자극되고, 겨우 내내 쌓아두었던 과잉 전자를 중화시키는 계절인데, 여름이 이상 기후로 인해서 아주 서늘하다 보니, 몸에서는 중화되지 못한 과잉 산이 쌓이게 되고, 이어서 문제를 일으킨다. 이 과잉 산은 간질에서 어혈이나 응혈(氣鬱:기울)을 일으키고, 체액 순환을 막아버리면서 복부가 그득 해(中滿)지게 만든다(民病氣鬱中滿). 즉, 이때는 체액 순환이 막히면서 한증(寒)이 시작되는 것이다(寒廼始).

三之氣, 天政布, 寒氣行, 雨廼降. 民病寒反熱中, 癰疽注下, 心熱瞀悶, 不治者死.

삼지기에(三之氣), 천정은 포하고(天政布), 한기는 행하고(寒氣行), 우는 내리고(雨廼降), 민병은 한반 열중 옹저 주하이며(民病寒反熱中, 癰疽注下), 심열 무민하고(心熱瞀悶), 불치하면 죽는다(不治者死).

주기에서 삼지기(三之氣)인 세 번째 60일은 상화로서 화성을 대표한다. 즉, 여름 기운이다. 그런데 하늘에서 활동하는 객기인 수성(太陽)이 주기인 화성(少陽)을 상극하면서 하늘을 다스리게 되면(天政布), 당연히 수성이 주는 에너지 때문에, 한기가 유행하게 되고(寒氣行), 또, 화성이 증발시킨 수증기가 수성의 차가운 기운을 만나면서 당연히 비가 되어서 내리게 된다(雨廼降). 이에 인체도 반응한다. 더워야 할 여름이 겨울처럼 변하고, 이어서 인체 안에 지난해 겨울에 축적된 전자가 중화되지 못하면서, 간질에 염(鹽)인 한(寒)이 쌓여 있게 되고, 결국에 이 염이 서서히 중화되면서 알칼리를 소모하게 되고 열중(熱中)을 반복적(反)으로 만든다(民病寒反熱中). 그러면 간질에 쌓인 산성 간질액은 피부 아래 콜라겐을 녹이면서 종창(癰: 옹저)을 만들어내고, 산성 간질액을 받는 비장의 문제로 인해서 설사(注下)하고(癰疽注下), 체액의 정체로 인해서 혈액 순환이 막히고, 이어서 심장에 열이 많아지고(心熱), 이어서 가슴이 답답해지고(悶), 뇌 신경에 혈액 공급이 줄면서 눈이 잘 안(瞀) 보인다(心熱瞀悶). 이대로 방치되면, 당연히 얼마 못 가서 죽는다(不治者死).

四之氣, 風濕交爭, 風化爲雨, 廼長廼化廼成. 民病大熱少氣, 肌肉萎, 足痿, 注下赤白.

사지기에(四之氣), 풍습이 교쟁하고(風濕交爭), 풍화가 비를 만들고(風化爲雨), 장에 이르고 화에 이르고 성에 이르고(廼長廼化廼成), 민병은 대열 소기하고(民病大熱少氣), 기육이 위하고(肌肉萎), 족위하고(足痿), 주하하며 적백이다(注下赤白).

주기에서 사지기(四之氣)인 네 번째 60일은 태음으로 표시되는 토성의 기운이다.

그런데 객기가 목성이기 때문에, 당연히 목성이 주기인 토성을 상극해버린다. 그러면, 이때 계절의 기운은 목성(風)의 기운과 토성(濕)의 기운이 서로 반응(交爭)하게 되고(風濕交爭), 그러면 목성(風)의 기운이 작용(化)하게 되고, 이어서 토성으로 인해서 비가 내리고(風化爲雨), 따뜻한 목성의 기운으로 인해서 만물이 성장하고(廼長), 화생하며(廼化), 성숙하기에(廼成) 이른다(廼長廼化廼成). 목성과 토성의 풍습(風濕)으로 인한 이상 기후는 간질에 과잉 산을 축적하고 알칼리를 소모(少氣)하면서 온몸에서 열을 만들어낸다(民病大熱少氣). 그러면 산성 간질액을 책임지고 있는 간질(肌)과 림프(肉)는 문제(萎)에 직면하고, 발에도 산성 체액이 정체되면서 족위(足痿)를 일으키고, 산성 간질액은 설사(注下)하게 만들고, 여성들에게는 피가 섞인 적대하(赤白)를 일으킨다(注下赤白). 이들 모두는 토성의 기운을 맡는 비장과 목성의 기운을 맡는 간의 문제로 귀결된다.

五之氣, 陽復化, 草廼長廼化廼成. 民廼舒.

오지기에(五之氣), 양이 다시 화하고(陽復化), 초는 장에 이르고 화에 이르고 성에 이르고(草廼長廼化廼成), 민은 서에 이른다(民廼舒).

주기에서 오지기(五之氣)인 다섯 번째 60일은 금성의 가을 기운인 양명이다. 그런데 객기가 소음이기 때문에, 소음이 금성을 상극해버린다. 그러면 당연한 순리로 소음으로 인해서 양기(陽)가 다시(復) 작용(化)한다(陽復化). 그러면, 이 무더운 기운 때문에 산천초목은 성장하고 화생하며 성숙하기에 이른다(草廼長廼化廼成). 그리고 사람들은 쌀쌀한 가을 날씨가 아닌 따뜻한 가을 날씨에 편안해한다(民廼舒).

終之氣, 地氣正, 濕令行, 陰凝太虛, 埃昏郊野. 民廼慘悽, 寒風以至, 反者孕廼死.

종지기에(終之氣), 지기가 정하고(終之氣), 습기가 행을 령하고(濕令行), 음액 태허하고(陰凝太虛), 애혼 교야하며(埃昏郊野), 민은 참처에 이르고(民廼慘悽), 한풍에 이르고(寒風以至), 반자는 잉태하되 죽음에 이른다(反者孕廼死).

주기에서 종지기(終之氣)인 마지막 60일은 태양으로 표시되는 겨울 기운이다. 그런데 객기가 태음인 토성이다. 이때는 수성이 사천해서 다스리는 겨울이기 때문에 지기(地氣)는 당연히 정상(正)으로 돌아와야 하지만(地氣正), 그러나 하늘에서 토성이 수성을 상극하면서 토성의 기운인 습기(濕)가 퍼지게 되고(濕令行), 이 습기는 우주 공간(太虛)에 물방울(陰凝)을 만들어내고(陰凝太虛), 이 습기는 땅에서도 산천을 흐릿(埃昏)하게 만든다(埃昏郊野). 인체도 이에 반응하면서 사람들은 추위에 힘들어하고(民廼慘悽), 겨울이어서 추운 바람이 분다(寒風以至). 토성의 기운도 차가운 기운이라는 사실을 상기하자. 이런 날씨가 반복(反)되면, 습기가 겨울바람에 얼면서 잉태(孕)되었던 모든 것들이 얼어 죽게 된다(反者孕廼死). 즉, 이런 겨울 날씨에 사람도 힘들지만, 산천초목들은 습기가 일으킨 동상으로 인해서 죽어버린다.

故歲宜苦以燥之溫之, 必折其鬱氣, 先資其化源, 抑其運氣, 扶其不勝, 無使暴過而生其疾, 食歲穀以全其眞, 避虛邪以安其正. 適氣同異, 多少制之, 同寒濕者燥熱化, 異寒濕者燥濕化. 故同者多之, 異者少之. 用寒遠寒, 用涼遠涼, 用溫遠溫, 用熱遠熱. 食宜同法. 有假者反常. 反是者病. 所謂時也.

그래서 세는 마땅히 고하고 조지 온지하며(故歲宜苦以燥之溫之), 필히 그 울기를 절한다(必折其鬱氣). 먼저 그 화원을 자하고(先資其化源), 그 운기를 억누르고(抑其運氣), 그 불승을 돕고(扶其不勝), 무사 폭과하면, 그 질병은 생하고(無使暴過而生其疾), 식 세곡으로 그 진을 보전하고(食歲穀以全其眞), 허사를 피해서, 그 정을 안정시켜야 한다(避虛邪以安其正). 적기가 동이하고(適氣同異), 다소가 억제된다(多少制之). 한습이 같으면 조열화하고(同寒濕者燥熱化), 한습이 다르면 조습화하며(異寒濕者燥濕化), 그래서 동자는 많고(故同者多之), 이자는 적고(異者少之), 한을 사용해서 한을 멀리하고(用寒遠寒), 량을 사용해서 량을 멀리하고(用涼遠涼), 온을 사용해서 온을 멀리하고(用溫遠溫), 열을 사용해서 열을 멀리하고(用熱遠熱), 식도 당연히 동법이다(食宜同法). 유가자는 반상이고(有假者反常), 반자는 병에 걸리고(反是者病), 소위 때이다(所謂時也).

그래서 이 해(歲)는 태양인 수성의 차가운(寒) 기운이 사천하고 있고, 태음인 토성의 습(濕)한 기운이 재천하고 있으므로, 치료를 위해서는 마땅히 열(苦:熱)을 사용(以)해서 습(濕)을 건조(燥)하게 만들고, 한(寒)을 따뜻(溫)하게 만들어줘야 한다(故歲宜苦以燥之溫之). 이렇게 해서 이상 기온으로 인해서 울체한 기(鬱氣)를 반드시(必) 제거(折)해줘야 된다(必折其鬱氣). 그렇게 하려면, 먼저(先) 울체한 기를 제거하는 원천(化源)을 도와(資)줘서(先資其化源), 병인이 되는 오성의 운기(運氣)를 억제(抑)시키고(抑其運氣), 더불어 기가 약한(不勝) 오장을 도와줘야(扶) 한다(扶其不勝). 그래서 오운육기의 폭과(暴過)를 막지 않으면, 오운육기는 인체에서 병을 만들어 낸다(無使暴過而生其疾). 식사(食)할 때도 한기를 위한 곡식과 습기를 위한 곡식(歲穀)을 먹어서, 인체의 진기(眞)를 보전(全)시켜줘야 하며(食歲穀以全其眞), 그렇게 해서 사기(虛邪)를 피하면(避), 정기(正)를 안정(安)시킬 수가 있다(避虛邪以安其正). 이 해는 태양인 수성이 사천하고 있고, 태음인 토성이 재천하고 있으므로, 적기(適氣)의 동이(適氣同異)에 따라서 용약의 다소(多少)가 통제(制)된다(多少制之). 여기서 적기(適氣)는 사천과 재천의 기운을 말한다. 그래서 적기가 같다(同)는 말은 수성의 기운과 토성의 기운이 원래대로 자기 자리를 지키고 있다는 뜻이다. 거꾸로 적기가 다르다(異)는 말은 토성이나 수성을 다른 오성이 상극해서 사천과 재천의 기운이 서로 다르다는 뜻이다. 그래서 적기가 같을 때는 치료를 위해서 한(寒)을 제거하기 위해서는 열(熱)을 작용(化)시켜야 하고, 습(濕)을 제거하기 위해서는 조(燥)를 작용(化)시켜야 된다(同寒濕者燥熱化). 그러면 당연히 치료하는데 쓰는 약물이 두 가지가 된다. 그러나 이때 토성이 수성을 상극해버리면, 인체에서는 비장이 과잉 산을 신장으로 보내서 신장을 상극한다. 그러면 비장만 단속하면, 신장은 자동으로 낫게 된다. 결국에 토성의 습기(濕)를 제거하는 조기(燥)만 사용하면 된다(異寒濕者燥濕化). 그러면 당연히 치료하는데 쓰는 약물이 한 가지가 된다. 그래서 적기인 수성의 에너지와 토성의 에너지가 서로 보존되어 있을 때는 약물을 두 가지를 사용해야 하므로, 약물의 가지 수가 많아지고(故同者多之), 토성이 수성을 상극하는 상황에서는 토성의 습기를 제거하는 조기의 약물만 쓰면 되므로, 약의 가지 수가 하나로써 적어진다(異者少之). 그리고 서늘함(涼)을 이용해서 치료할 때는 가을(涼)이나 서늘함(涼)을 피해야(遠) 하고(用涼遠涼), 한(寒)을 이용해서 치료할 때는 겨울(寒)이나 한기를 피해야(遠) 하고(用寒遠寒), 온(溫)을 이용해서 치료할 때는 봄(溫)이나 온(溫)을 피해야(遠) 하고(用溫遠溫), 열(熱)을 이용해서 치료할 때는 여름(熱)이나 열(熱)을 피해야(遠) 한다(用熱遠熱). 음식도 마찬가지로 당연히(宜), 이 원칙을 지켜야 한다(食宜同法). 여기서 같은 조건을 피하는 것은 그냥 상식이다. 예를 들면, 추운 겨울에 한을 이용해서 치료한다면, 인체는 얼어서 죽을 것이다. 이때 가상(假象)이 나타나면 반치법(反常)을 쓴다(有假者反常) 즉, 증상을 좇아서 치료하는 종치법(從治法)을 쓴다. 여기서 가상(假象)은 치료하면서 부수(假)적으로 나타나는 증상이다. 이것을 위반(反)했을 경우 당연히 병이 찾아온다(反是者病). 이것이 우리가 지켜야 할 사계절이다(所謂時也). 즉, 때(時)를 맞춰주라는 것이다.

제3절

帝曰, 善. 陽明之政奈何. 岐伯曰, 卯酉之紀也.

황제가 말한다(帝曰). 좋습니다(善). 양명의 정은 무엇인가요(陽明之政奈何)? 기백이 말한다(岐伯曰). 묘유의 기입니다(卯酉之紀也).

陽明, 少角, 少陰, 清熱勝復同, 同正商, 丁卯歲會. 丁酉. 其運風清熱. 少角, 太徵, 少宮, 太商, 少羽.

양명(陽明)도 원리는 태양에서와 똑같다. 양명(陽明)이 대표하는 12지지는 묘유(卯酉)이다. 그리고 사천하는 양명의 재천 짝은 소음(少陰)이다. 정(丁)은 목(木)이기 때문에 각(角)이 되고, 음(陰)이기 때문에 불급(少)한다. 그래서 중운은 소각(少角)이 된다. 즉, 이때는 목성이 불급한다. 즉, 금성이 목성을 상극(勝)한 것이다. 이 금성

(金)은 다시(復) 화성(火)이 상극한다. 그래서 승복(勝復)이라고 말한다. 그래서 이 두 60갑자년에서는 똑같이(同) 금성의 기운 (淸)과 화성의 기운(熱)이 승복(勝復)한다(淸熱勝復同). 그리고 양명(陽明)인 금성이 사천하고 있으므로, 중운에서 태과한 금성은 평기(正)로 되돌아온다(同正商). 그리고 정묘(丁卯)에서는 재천인 소음(火)과 중운의 오행이 같지도 않은 데 세회한다(丁卯歲會). 그 이유는 12지지를 오행으로 나누면, 묘(卯)가 목(木)이 되기 때문이다. 앞의 정리를 보면 이해가 갈 것이다. 그리고 10천간의 정(丁)도 목(木)이 된다. 그래서 정묘(丁卯)는 중운의 정(丁)과 재천을 대표하는 12지지의 묘(卯)가 모두 목(木)이 된다. 그래서 정묘(丁卯)만 세회(歲會)가 된다. 이제 목성(風), 금성(淸), 화성(熱) 3가지 기운(運)이 엉켜있다(其運風淸熱). 이때 1년의 오행을 병인(客)이 되는 오행을 중심으로 다시 기술하면, 소각(少角), 태치(太徵), 소궁(少宮), 태상(太商), 소우(少羽)가 된다.

陽明, 少徵, 少陰, 寒雨勝復同, 同正商, 癸卯, 癸酉. 其運熱寒雨. 少徵, 太宮, 少商, 太羽, 太角.

　사천(司天)과 재천(在泉)은 바로 앞의 경우와 같고 중운만 다르다. 중운(中運)은 계(癸)이기 때문에 불급한 화성(少徵)이다. 즉, 화성을 수성이 상극(勝)한 것이다. 그러면 이 수성을 토성이 다시(復) 상극해버린다. 그러면, 이 두 해는 수성의 기운(寒)과 토성의 기운(雨)으로 복기(勝復)가 똑같이(同) 일어난다(寒雨勝復同). 금성(陽明)이 사천(司天)하고 있으므로, 불급한 금성은 사천하고 있는 금성의 도움을 받아서 평기(正)로 유지된다(同正商). 이때 해당하는 오운은 화성(熱), 수성(寒), 토성(雨)이다(其運熱寒雨). 이때 1년의 오행을 병인(客)이 되는 오행을 중심으로 다시 기술하면, 소치(少徵), 태궁(太宮), 소상(少商), 태우(太羽), 태각(太角)이 된다.

陽明, 少宮, 少陰, 風涼勝復同. 己卯, 己酉. 其運雨風涼. 少宮, 太商, 少羽, 少角, 太徵.

사천(司天)과 재천(在泉)은 바로 앞의 경우와 같고 중운만 다르다. 중운(中運)은 기(己)이기 때문에 불급한 토성(少宮)이다. 즉, 목성이 토성을 상극(勝)한 것이다. 그러면 이 목성을 금성이 다시(復) 상극해버린다. 그러면, 이 두 해는 목성(風)과 금성(涼)으로 인해서 똑같이(同) 승복이 일어난다(風涼勝復同). 이때 관련된 오성은 토성, 목성, 금성이 된다(其運雨風涼). 이때 1년의 오행을 병인(客)이 되는 오행을 중심으로 다시 기술하면, 소궁(少宮), 태상(太商), 소우(少羽), 소각(少角), 태치(太徵)가 된다.

陽明, 少商, 少陰, 熱寒勝復同, 同正商. 乙卯 天符, 乙酉 歲會, 太一天符. 其運涼熱寒. 少商, 太羽, 太角, 少徵, 太宮.

사천(司天)과 재천(在泉)은 바로 앞의 경우와 같고 중운만 다르다. 중운(中運)은 을(乙)이기 때문에, 불급한 금성(少商)이다. 즉, 화성이 금성을 상극(勝)한 것이다. 그러면 이 화성을 수성이 다시(復) 상극해버린다. 그러면, 이 두 해는 화성(熱)과 수성(寒)으로 인해서 똑같이(同) 승복이 일어난다(熱寒勝復同). 금성(陽明)이 사천(司天)하고 있으므로, 불급한 금성은 사천하고 있는 금성의 도움을 받아서 평기(正)로 유지된다(同正商). 여기서 을묘(乙卯)와 을유(乙酉)라는 이 두 해는 사천과 중운이 금성으로 똑같으므로 천부(天符)이다. 그런데 을유(乙酉)에서 10천간의 을(乙)도 금이고, 12지지의 유(酉)도 금이다. 그래서 을유(乙酉)는 세회(歲會)가 된다. 그러면 을유(乙酉)는 천부(天符)이면서 동시에 세회(歲會)가 되기 때문에, 태일천부(太一天符) 또는 태을천부(太乙天符)라고 부른다. 즉, 하늘과 땅의 기운이 정확히 균형이 잡힌 상태이다. 이때 관련된 오성은 금성(涼), 화성(熱), 수성(寒)이 된다(其運涼熱寒). 이때 1년의 오행을 병인(客)이 되는 오행을 중심으로 다시 기술하면, 소상(少商), 태우(太羽), 태각(太角), 소치(少徵), 태궁(太宮)이 된다.

陽明, 少羽, 少陰. 雨風勝復同. 辛卯少宮同, 辛酉, 辛卯. 其運寒雨風. 少羽, 少角, 太
徵, 太宮, 太商.

사천(司天)과 재천(在泉)은 바로 앞의 경우와 같고 중운만 다르다. 중운(中運)은
신(辛)이기 때문에 불급한 수성(少羽)이다. 즉, 토성이 수성을 상극(勝)한 것이다.
그러면, 이 토성을 목성이 다시(復) 상극해버린다. 그러면, 이 두 해는 토성(雨)과
목성(風)으로 인해서 똑같이(同) 승복이 일어난다(雨風勝復同). 신묘(辛卯)에서 12지
지인 묘(卯)는 오행에서 목(木)이다. 그래서 신묘년(辛卯)에서 묘(卯)는 오행 중에
토운(土)을 상극할 수가 있다. 그래서 신묘년에 토성이 불급(少宮)이 될(同) 수가
있다(辛卯少宮同). 이 두 해에 관련된 중운은 수성, 토성, 목성이다(其運寒雨風). 이
때 1년의 오행을 병인(客)이 되는 오행을 중심으로 다시 기술하면, 소우(少羽), 소
각(少角), 태치(太徵), 태궁(太宮), 태상(太商)이 된다.

凡此陽明司天之政, 氣化運行後天. 天氣急, 地氣明, 陽專其令, 炎暑大行, 物燥以堅, 淳
風廼治, 風燥橫運, 流於氣交. 多陽少陰, 雲趨雨府, 濕化廼敷, 燥極而澤. 其穀白丹. 間
穀命太者, 其耗白甲品羽. 金火合德, 上應太白熒惑. 其政切, 其令暴, 蟄蟲廼見, 流水不
冰. 民病欬嗌塞, 寒熱發暴, 振慄癃閟. 清先而勁, 毛蟲廼死, 熱後而暴, 介蟲廼殃. 其
發躁, 勝復之作, 擾而大亂. 清熱之氣, 持於氣交.

무릇 이것이 양명 사천의 정이다(凡此陽明司天之政). 기화 운행은 후천이다(氣化運
行後天). 천기는 급하고(天氣急), 지기는 명하고(地氣明), 그것이 양이 다스려지게 한
다(陽專其令). 염서가 대행하고(炎暑大行), 물이 조 때문에 견고해지고(物燥以堅), 순풍
이 다스려지고(淳風廼治), 풍조가 횡운하며(風燥橫運), 기교를 흐르게 하고(流於氣交),
다양 소음하며(多陽少陰) 운추 우부하며(雲趨雨府), 습이 퍼지고(濕化廼敷), 조극이면
택하고(燥極而澤), 그 곡은 백단이고(其穀白丹), 간곡은 태라고 하며(間穀命太者), 그
모는 백갑 품우이며(其耗白甲品羽), 금화가 합덕하고(金火合德), 위에서는 태백성과
형혹성이 반응한다(上應太白熒惑). 그 정은 절이고(其政切), 그 령은 폭이고(其令暴),

칩충이 보이고(蟄蟲廼見), 유수가 불빙하고(流水不冰), 대중병은 해익색이고(民病欬嗌塞), 한열이 폭발하면(寒熱發暴), 진률 융비하고(振溧癃閟), 청이 먼저하면 경하고(清先而勁), 모충이 죽기에 이르고(毛蟲廼死), 열이 난 후에 폭하며(熱後而暴), 개충이 재앙을 맞고(介蟲廼殃), 그것이 조를 발하고(其發躁), 승복이 만들어지고(勝復之作), 요하면 대란이 일고(擾而大亂), 청열의 기는(清熱之氣), 기교를 기다린다(持於氣交).

이것들은 육기의 건조한 기운인 양명(陽明)이 사천(司天)일 때 다스려지(政)는 것인데(凡此陽明司天之政), 이때는 육기의 변화(氣化)와 오운 운행(運行)의 변화가 하늘에서 불급한다(氣化運行後天). 그러면 하늘에서는 불급으로 인한 승복이 일어나면서, 천기가 급변하고(天氣急), 재천은 군화인 소음으로써 밝게 빛(明) 난다(地氣明). 육기에서 양명인 금성이 화성에게 상극을 당해서 화성이 날뛰면 양기(陽)가 다스리는(專) 상태를 만들어(令) 내고(陽專其令), 이어서 폭염(炎暑)이 대유행(大行)하게 만들고(炎暑大行), 이 때문에 만물들이 말라서(燥以) 굳어지게 만든다(物燥以堅). 이렇게 금성이 상극당하면, 이제 금성이 상극하는 목성이 날뛰게 되고, 그러면 봄바람(淳風)이 다스리게(治) 되고(淳風廼治), 이렇게 되면 기의 교류(氣交)가 활발하게(流) 일어난다(流於氣交). 그럼 이제 목성(風)의 기운과 금성(燥)의 기운이 교차(橫)해서 운행(運)되기에 이른다(風燥橫運). 땅에서는 당연히 재천한 군화(少陰)로 인해서 양기(陽)가 많아지게(多) 된다(多陽少陰). 땅에서 군화인 열기로 인해서 습기가 증발하고, 이어서 당연히 구름이 만들어지고(雲趨), 전선(雨府)이 형성되고(雲趨雨府), 이어서 비가 되어서 내리게 되고, 이어서 습기가 퍼지게(敷) 된다(濕化廼敷). 그러면, 이로 인해서 가을의 건조(燥)한 기운은 끝(極)나게 되고, 이어서 땅은 윤택(澤)해지게 된다(燥極而澤).

이때 나타나는 곡식은 금성과 화성으로 인해서 가을(白)에 나는 것과 여름(丹)에 나는 것이다(其穀白丹). 그중에서 간곡(間穀)은 태(太)라고 불리(命)는 것(者)이다(間穀命太者). 여기서 태(太)는 통(通)한다는 뜻이다. 여기서 가을의 금성과 여름의 화성이 문제가 되고 있다. 그러면, 이 사이(間)에 장하가 있게 된다. 그래서 여기서 간곡은 장하에 나는 곡식이 된다. 즉, 장하에 나는 곡식이 여름과 가을을 통(太)하게 해주는 것이다. 즉, 이 곡식은 장하의 기운을 보유하고 있으므로, 가을의 기운과 여름의 기운을 이어주는 도구이다. 이때 손상(耗)을 입는 벌레는 가을(白)에 갑각(甲)을 건조시키는 벌레이며, 여름에 깃(羽) 갈이(品)를 하는 벌레이다(其耗白甲品羽). 이렇게 가을(燥)의 기운과 여름(火)의 기운이 같이 힘을 발휘하는 이유는(金火合德), 하늘(上)에서 금성(太白)과 화성(熒惑)이 서로 반응(應)하기 때문이다(上應太白熒惑). 이때 주도하는 기운(政)은 습기를 말려서 부러지게(切) 만들며(其政切), 이런 현상은 자연계에 갑작스런(暴) 변화를 만들어낸다(其令暴). 그래서 겨울잠을 준비해야 할 칩충(蟄蟲)들이 더운 날씨로 인해서 밖으로 나오고 눈에 띈다(蟄蟲迺見). 따라서 흐르는 물은 얼지 않는다(流水不冰). 이런 이상 기후는 인체에도 심각한 타격을 준다. 그래서 가을에 부담을 갖는 폐가 문제(欬)를 일으키고, 이어서 기도가 있는 인후부(嗌)를 막히게(塞) 하며(民病欬嗌塞), 간질액을 통제하는 폐가 문제가 되면서, 간질에 산성 간질액이 정체되고, 이어서 산소를 몽땅 소비하면서 열(熱)이 나고, 대신 체온을 만드는 근육은 산소 꼴을 못 보고 한(寒)에 시달리는 한열(寒熱)이 폭발(發暴)한다(寒熱發暴). 그 결과로 추워서 덜덜 떨고(振凜), 간질에 산성 체액은 삼투압 기질로 작용하면서 수분을 붙잡고 있는 바람에 대소변이 잘 안 나오는 융비(癃閟)에 걸린다. 양명의 가을의 기운(淸)이 과하게(先) 나타나면, 모든 것을 말려서 굳어지게(勁) 한다(淸先而勁). 그 결과로 털(毛)을 가진 동물(蟲)들은 가을 더위에 털이 말라서 죽게 된다(毛蟲迺死). 즉, 목성(木)을 금성(金)이 상극하면서 목성이 영향을 미치는 봄에 성장하는 동물들은 이때 죽게 된다는 뜻이다. 그리고 열(熱)이 주도한 다음(後)에 나타나는 과도한 햇빛(暴)의 변화 때문에, 가을에 갑각(甲殼)을 적당히 건조시켜서 겨울을 나는 갑각(介) 곤충류들은 재앙(殃)을 만난다(介蟲迺殃). 이런 이상 기후는 자연계를 시끄럽게(躁) 만들고(其發躁), 복기(勝復:復氣)가 만들어지는 계기가 되며(勝復之作), 이런 시끄러움(擾)은 자연계에 대혼란을 일으키고(擾而大亂), 가을(淸)의 기운과 여름(熱)의 기운(淸熱之氣)이 서로 반응하면서, 기의 교류(氣交)를 지속(持)하게 만든다(持於氣交).

初之氣, 地氣遷, 陰始凝, 氣始肅, 水廼冰, 寒雨化. 其病中熱脹, 面目浮腫, 善眠, 鼽衄 嚏欠嘔, 小便黃赤, 甚則淋.

초지기에는(初之氣), 지지가 천하고(地氣遷), 음이 응을 시작하고(陰始凝), 기가 숙을 시작하고(氣始肅) 수가 얼고(水廼冰), 한우가 만들어지고(寒雨化), 그 병은 중열 창이고(其病中熱脹), 면목 부종이 있고(面目浮腫), 잘 졸고(善眠), 구뉵이 있고 체가 있고 흠구가 있고(鼽衄嚏欠嘔), 소변이 황적색이고(小便黃赤), 심하면 림한다(甚則淋).

주기의 초지기(初之氣)는 1년 중에서 첫 60일이기 때문에 궐음(厥陰)으로 표시(標)되며, 목성(木)의 봄기운에 해당한다. 이때 객기는 태음으로써 차가운 기운을 공급하는 토성이다. 그러나 주기인 목성이 객기인 토성을 상극할 수가 없게 되고, 토성의 차가운 기운이 지기를 변화시킨다(地氣遷). 그러면 봄의 따뜻한 기후보다는 토성의 차가움이 더 세면서 얼음이 녹기보다는 얼고(陰始凝), 이 기운은 차가운 숙살(肅) 기운을 만들어내기 시작하고(氣始肅), 당연히 물은 얼고(水廼冰), 봄비가 온다 해도 차가운 비가 내린다(寒雨化). 이때는 인체도 당연히 힘들어하고, 병이 난다. 봄의 이상 기후로 인해서 봄을 담당하는 간이 과부하에 걸리면서, 간이 자리하고 있는 복중(腹中)에 간이 만들어 낸 열기가 채워지고(中熱), 소화관 간질액을 받는 간이 문제가 되면서, 복부에 간질이 정체되고, 이어서 배가 불러(脹)온다(其病中熱脹). 간은 담즙을 통해서 뇌척수액에 영향을 주기 때문에, 간이 문제가 되면, 뇌척수액이 정체되면서, 뇌척수액이 통제하는 안면과 눈에 부종이 오며(面目浮腫), 산성 뇌척수액이 뇌 신경을 자극하면, 하품이 나면서(欠) 자꾸 졸리고(善眠), 간질을 받는 간이 문제가 되면서, 간질액이 정체되고, 이어서 금성의 영향으로 인해서, 폐도 영향을 받게 되고, 이어서 콧물이 나오고 코가 메면서 코피가 나는 구뉵(鼽衄)과 재채기(嚏:체)를 하며, 소화관의 간질을 통제하는 간이 문제가 되면서, 구토(嘔)하고, 간질에 산성 체액이 정체되면서, 동맥 모세혈관을 강하게 수축시키고, 이어서 간질로 적혈구까지 빠져나오게 되고, 소변에서는 빌리루빈과 혈색소가 섞여 나오면서 소변의 색이 황적색(黃赤)으로 바뀌고, 심하면 염증(淋)으로 발전한다(小便黃赤, 甚則淋).

## 〈 12地支 卯酉歲(陽明) 〉

| 기(氣)의 소재 | 初之氣 | 二之氣 | 三之氣 | 四之氣 | 五之氣 | 終之氣 |
|---|---|---|---|---|---|---|
| 주기 (主氣) | 궐음 (厥陰) | 소음 (少陰) | 소양 (少陽) | 태음 (太陰) | 양명 (陽明) | 태양 (太陽) |
| 객기 (客氣) | 태음 (太陰) | 소양 (少陽) | 양명 (陽明) | 태양 (太陽) | 궐음 (厥陰) | 소음 (少陰) |

二之氣, 陽廼布, 民廼舒, 物廼生榮, 厲大至, 民善暴死.

이지기는(二之氣), 양이 포하고(陽廼布), 민이 서하며(民廼舒), 물이 생영하고(物廼生榮), 려가 크게 이르고(厲大至), 민은 자주 폭사한다(民善暴死).

주기의 이지기(二之氣)인 두 번째 60일은 소음으로 표시되는 열기를 대표한다. 즉, 이때는 여름 기운이다. 그런데 객기도 소양으로써 열기를 만든다. 그러면 더위(陽)가 퍼지고(陽廼布), 초지기의 이상 기후 때문에, 지친 사람들은 허리를 펴게(舒) 되고(民廼舒), 식물들도 잘 자란다(物廼生榮). 그런데 봄에 중화시켰어야 할 전자가 초지기의 이상 기후로 인해서 인체에 남아있기 때문에, 이 전자는 여름 기운에 의해서 추가로 중화되면서, 인체는 당연히 려(厲)를 만들어낸다(厲大至), 결국에 려(厲)로 인해서 사람들이 갑자기 자주(善) 죽어 나간다(民善暴死).

三之氣, 天政布, 涼廼行, 燥熱交合, 燥極而澤. 民病寒熱.

삼지기는(三之氣), 천이 포를 다스리고(天政布), 량이 행해지며(涼廼行), 조열이 교합하고(燥熱交合), 조극이면 택하고(燥極而澤), 민병은 한열이다(民病寒熱).

주기의 삼지기(三之氣)인 세 번째 60일은 상화(相火)로서 화성의 기운을 말한다. 이때 객기인 양명을 주기인 화성이 상극할 수가 없게 되고, 결국에 쌀쌀한 양명의 기운이 퍼지게(布) 되면(天政布), 쌀쌀함(涼)이 유행하게 된다(涼廼行). 그러면 상화의 여름(熱) 기운과 선선한 가을(燥)의 기운이 교류(交合)하게 되고(燥熱交合), 그러면 하늘에서는 열기에 의해서 증발된 수증기가 금성의 차가운 기운을 만나면서 응집되고, 이어서 금성의 선선한 기운(燥)이 다하면서(極), 비가 내리고 드디어 땅은 윤택(澤)해진다(燥極而澤). 이렇게 이상 기후가 오고, 이어서 산성인 호르몬이 과다 분비되고, 이어서 산성 간질액이 정체되고, 이로 인해서 대중적인 병은 간질액의 정체로 일어나는 한열병(寒熱病)이다(民病寒熱).

四之氣, 寒雨降, 病暴仆振慄, 譫妄少氣, 嗌乾引飮, 及爲心痛, 癰腫瘡瘍, 瘧寒之疾, 骨痿血便.

사지기는(四之氣), 한우가 내리고(寒雨降), 병은 폭부하고 진율하며(病暴仆振慄), 섬망 소기하고(譫妄少氣), 인건 인음하고(嗌乾引飮), 심통에 이른다(及爲心痛). 옹종과 창양이 생기고(癰腫瘡瘍), 학한이 생기고(瘧寒之疾), 골위가 오고 혈변이 나온다(骨痿血便).

주기의 사지기(四之氣)인 네 번째 60일은 태음으로 표시되는 장하의 기운이다. 이때 객기는 태양인 수성이지만, 주기가 객기를 상극할 수는 없다. 그러면 토성의 기운이 지배하는 사지기에 수성의 영향으로 인해서 차가운 비가 내리게 된다(寒雨降). 그러면, 이 추위로 인해서 뇌척수액을 처리하는 신장이 문제가 되고, 이어서 뇌 신경으로 건드리면서 섬망(譫妄)을 일으키고, 갑자기 쓰러지기도(暴仆) 하며, 이어서 신경 간질액의 산성화로 인해서 뇌척수액이 산성화되고, 이어서 골위(骨痿)가 찾아온다. 또, 비장이 문제가 되면서, 산성 간질액의 정체는 체온을 만드는 근육에 산소 공급을 막으면서 추워서 떨게 만들고(振慄), 알칼리를 소모하며(少氣), 피부 콜라겐을 녹이면서 각종 피부병(癰腫瘡瘍:옹종창양)을 유발하고, 장 점막을 녹이면서 혈변(血便)을 일으키고, 산성 체액은 삼투압 기질로 작용해서 입안이 마르게(嗌乾) 하고, 이어서 물을 자주 마시게(引飮) 한다. 그리고 간질액의 정체로 인해서 간질로 혈액을 뿜어내는 심장에 문제가 생기면서, 급기야는 심장에 통증(心痛)을 만들어 낸다(及爲心痛). 그리고 간질에 과잉 산이 축적되면서 학질(瘧)이 일어나고 당연히 한(寒)을 만든다(瘧寒之疾).

五之氣, 春令反行, 草迺生榮. 民氣和.

오지기는(五之氣), 봄이 반대로 오는 듯하며(春令反行), 초목이 생장하고(草迺生
榮), 사람의 기는 화한다(民氣和).

주기의 오지기(五之氣)인 다섯 번째 60일은 양명으로 표시되는 가을 기운이다.
객기는 궐음으로써 봄기운이다. 그러나 주기는 객기를 상극할 수가 없다. 그러면
목성의 기운이 날뛰게 되고, 그러면 쌀쌀해야 할 가을 기운이 오히려 봄처럼 따뜻
하면서, 반대로 봄기운이 도래하게 되고(春令反行), 이때는 초목이 무성하게 자라고
(草迺生榮), 인간의 기(氣)도 이에 화답(和)한다.

終之氣, 陽氣布, 候反溫, 蟄蟲來見, 流水不冰, 民迺康平. 其病溫.

종지기는(終之氣), 양기가 퍼지고(陽氣布), 기후가 반대로 온화하며(候反溫), 칩충
이 다시 나오고(蟄蟲來見), 흐르는 물이 얼지 않고(流水不冰), 사람들은 건강하고
평안하며(民迺康平), 병은 온병이 온다(其病溫).

이제 마지막 60일인 종지기(終之氣)의 주기는 태양으로 표시되는 겨울 기운이다.
그런데, 객기가 소음이다. 주기는 객기를 상극할 수가 없다. 그러면 당연한 순리로
이상 기후가 만들어지고 날씨가 따뜻해진다. 즉, 따뜻한 양기(陽氣)가 퍼지면서(布)
겨울 날씨(候)가 반대(反)로 온화(溫)하다(陽氣布, 候反溫). 그래서 겨울잠을 자러
가야 하는 칩충들이 따뜻한 겨울 기운 때문에 여전히 활동한다(蟄蟲來見). 당연히
흐르는 물은 얼지 않게 되고(流水不冰), 사람들도 평안하고 건강하다(民迺康平). 이
때 걸리는 병은 온병이다(其病溫). 온병이 걸리는 이유는 겨울은 전자를 축적해야
하는 시기이기 때문이다. 즉, 일조량이 적어지면서 전자를 중화하기가 쉽지 않기
때문이다. 그런데 이때 날씨가 따뜻하면, 전자가 염(鹽)으로 격리 축적이 안 되고
간질로 흘러나오면서 문제를 일으키는데 이것이 온병(溫病)이다.

故食歲穀, 以安其氣. 食間穀, 以去其邪. 歲宜以鹹以苦以辛, 汗之清之散之. 安其運氣, 無使受邪, 折其鬱氣, 資其化源. 以寒熱輕重, 少多其制, 同熱者多天化, 同清者多地化. 用涼遠涼, 用熱遠熱, 用寒遠寒, 用溫遠溫. 食宜同法. 有假者反之, 此其道也. 反是者, 亂天地之經, 擾陰陽之紀也.

그래서 식 세곡하고(故食歲穀), 기를 안정화시키고(以安其氣), 식 간곡해서(食間穀), 사기를 제거해야 한다(以去其邪). 이때 마땅히 사용해야 할 기미는 함고신이다(歲宜以鹹以苦以辛). 땀을 내고 청지 산지한다(汗之清之散之). 그렇게 운을 안정화시키고(安其運氣), 사기를 받지 않도록 한다(無使受邪). 울기를 제거하고(折其鬱氣), 그 원천을 도와주고(資其化源), 한열경중을 보고(以寒熱輕重), 그 통제를 다소한다(少多其制). 동열자는 천화를 많게 하고(同熱者多天化), 동청자는 지화를 많게 하고(同清者多地化), 량을 사용할 때는 량을 멀리하고(用涼遠涼), 열을 사용할 때는 열을 멀리하고(用熱遠熱), 한을 사용할 때는 한을 멀리하고(用寒遠寒), 온을 사용할 때는 온을 멀리하고(用溫遠溫), 식사도 마땅히 같다(食宜同法). 가상이 있으면 반치한다(有假者反之). 이것이 도이다(此其道也). 이것을 위반하면(反是者), 천지의 경을 혼란시키며(亂天地之經), 음양의 기를 혼란시킨다(擾陰陽之紀也).

그래서 이때 치료를 위해서는 양명이 사천하고 있으므로, 가을 곡식인 세곡(歲穀)을 먹어서 기(氣)를 안정(安)화시키고(故食歲穀, 以安其氣), 간기에 나오는 간곡(間穀)을 먹어서 사기를 몰아내고(食間穀, 以去其邪), 이때(歲) 치료를 위해서 선택하는 기미(氣味)는 마땅히 함고신(鹹苦辛)이다(歲宜以鹹以苦以辛). 그 이유는 지금 가을의 기운인 양명(陽明)이 사천하고 있으므로 폐(辛)가 문제가 되고, 주기인 화성이 객기인 금성을 상극하지 못하기 때문에 심장(苦)이 문제가 되고, 또, 주기인 수성이 화성을 상극하지 못하면서 신장(鹹)이 문제가 된 상황이기 때문이다. 그래서 폐에 좋은 매운맛(辛)과 심장에 좋은 쓴맛(苦)과 신장에 좋은 짠맛(鹹)을 골랐다. 이렇게 이 3가지 맛을 사용해서 매운맛으로 땀을 내고, 쓴맛으로 서늘하게 하며, 짠맛으로 배출시킨다(汗之清之散之). 이렇게 해서 인체에 영향을 미치는 오성의 기운인 운기(運氣)를 안정시키고(安其運氣), 인체가 사기를 받는 것을 막아야 한다(無使受邪). 그러기 위해서는 울기를 제거해주고(折其鬱氣), 생기의 원천을 도와줘야만(資) 한다(資其化源). 그리고 한열(寒熱)의 경중(輕重)을 판단(以)해서(以寒熱輕重), 용약의 다소를 통제한다(少多其制). 사천하는 양명의 기운과 재천하는 소음의 기운인 적기(適氣)가 서로 보존(同)되어 있을 때, 소음으로 인한 열(熱)을 치료하려면, 사천(天)하는 기운인 양명의 기운을 많이 작용(化)시켜야 한다(同熱者多天化). 즉, 사천하는 양명의 기운인 쌀쌀한 청기(淸)를 이용해서 여름의 열기(熱)를 제거하라는 뜻이다. 그리고 적기(適氣)가 서로 보존(同)되어 있을 때, 양명의 쌀쌀한 기운으로 인한 청기(淸)를 치료하려면, 재천(地)하는 기운인 군화(君火)의 열기(熱)를 많이 작용(化)시켜야 한다(同淸者多地化). 즉, 재천하는 기운인 뜨거운 열기를 이용해서 가을의 쌀쌀한 기운을 제거하라는 뜻이다. 다시 말하면, 한은 열로 치료하고 열은 한으로 치료하라는 것이다. 그리고 서늘함(涼)을 이용해서 치료할 때는 가을(涼)이나 서늘함(涼)을 피해야(遠) 하고(用涼遠涼), 한(寒)을 이용해서 치료할 때는 겨울(寒)이나 한기를 피해야(遠) 하고(用寒遠寒), 온(溫)을 이용해서 치료할 때는 봄(溫)이나 온(溫)을 피해야(遠) 하고(用溫遠溫), 열(熱)을 이용해서 치료할 때는 여름(熱)이나 열(熱)을 피해야(遠) 한다(用熱遠熱). 음식도 마찬가지로 당연히(宜) 이 원칙을 지켜야 한다(食宜同法). 이때 가상(假象)이 나타나면, 반치법(反)을 쓴다(有假者反之). 즉, 증상을 좇아서 치료하는 종치법(從治法)을 쓴다. 이것이 우리가 지켜야 할 법도(道)인데(此其道也), 이 법도를 위반한다면(反是者), 천지의 법도(經)를 혼란케 하는 것이며(亂天地之經), 그러면 음양의 법칙(紀)을 뒤흔드는(擾) 것이 된다(擾陰陽之紀也).

제4절

帝曰, 善. 少陽之政奈何. 岐伯曰, 寅申之紀也.

황제가 말한다(帝曰). 좋습니다(善). 소양의 정은 무엇인가요(少陽之政奈何)? 기백이 말한다(岐伯曰). 인신의 기이다(寅申之紀也). 즉, 소양(少陽)인 상화가 다스리는 해는 60갑자에서 12지지가 있는 부분이 인신(寅申)이다.

少陽, 太角, 厥陰, 壬寅, 壬申. 其運風鼓, 其化鳴紊啓坼, 其變振拉摧拔, 其病掉眩支脇驚駭. 太角, 少徵, 太宮, 少商, 太羽.

소양(少陽)도 원리는 태양에서와 똑같다. 소양(少陽)이 대표하는 12지지는 인신(寅申)이다. 그리고 사천하는 소양(少陽)의 재천 짝은 궐음(厥陰)이다. 임(壬)은 목(木)이기 때문에 각(角)이 되고, 양(陽)이기 때문에 태과(太)한다. 그래서 중운은 태각(太角)이 된다. 즉, 이때는 목성이 태과한다. 중운이 태과하기 때문에, 그해의 봄은 강한 바람을 내는 풍구(風具:風鼓)처럼 봄기운이 강한 해가 된다(其運風鼓). 그래서 새(鳴)들이 번성(紊)하면서 여름에나 일어나는 일인 새가 알을 깨고 나오는 현상(啓坼)이 일어난다(其化鳴紊啓坼). 이 기운이 변덕(變)을 부리면, 돌풍(振拉)이 불고 만물을 뒤집어(摧拔:최발) 놓는다(其變振拉摧拔). 질병은 목성의 태과로 인해서 답즙을 처리해서 뇌 신경을 다스리는 간이 과부하에 걸렸기 때문에 도현(掉眩)과 경해(驚駭)에 걸리며, 간이 자리하고 있는 갈비뼈 부근(支脇)에서 문제가 발생한다(其病掉眩支脇驚駭). 이때 1년의 오행을 병인(客)이 되는 오행을 중심으로 다시 기술하면, 태각(太角), 소치(少徵), 태궁(太宮), 소상(少商), 태우(太羽)가 된다.

少陽, 太徵, 厥陰, 戊寅天符, 戊申天符. 其運暑, 其化暄囂鬱燠, 其變炎烈沸騰, 其病上熱鬱, 血溢血泄, 心痛. 太徵, 少宮, 太商, 少羽, 少角.

사천(司天)과 재천(在泉)은 바로 앞의 경우와 같고 중운만 다르다. 중운(中運)은 무(戊)이기 때문에 태과한 화성(太徵)이다. 이 두 해는 사천과 중운이 같은 오행인 천부(天符)의 해이다. 이 해는 화성이 태과하기 때문에 무더운 여름이 된다(其運暑). 태과한 화성의 작용(化)으로 인해서 열기 때문에 짐승(囂:오)들이 힘들어(暄:훤)하고, 쌓인 열이 피어오르는 울오(鬱燠) 현상이 일어나며(其化暄囂鬱燠), 이 기운이 변덕을 부리면, 폭염(炎烈)이 오면서 땅에 있는 물을 모두 증발(沸騰)시킨다(其變炎烈沸騰). 여름을 담당하는 장기는 심장인데, 여름에 심장이 과부하에 걸리면서 심장에 통증(心痛)이 오고, 심장의 과부하로 인해서 심장이 자리한 상초에 열감(上熱)이 나타나고, 이어서 가슴이 답답(鬱)해지고(其病上熱鬱), 심장의 과부하로 혈액 순환이 문제가 되면서 소화관 점막 곳곳에서 출혈이 일어나고, 이어서 이질(血溢:血泄)이 발생한다(血溢, 血泄). 이때 1년의 오행을 병인(客)이 되는 오행을 중심으로 다시 기술하면, 태치(太徵), 소궁(少宮), 태상(太商), 소우(少羽), 소각(少角)이 된다.

少陽, 太宮, 厥陰, 甲寅, 甲申. 其運陰雨, 其化柔潤重澤, 其變震驚飄驟, 其病體重胕腫痞飮. 太宮, 少商, 太羽, 太角, 少徵.

사천(司天)과 재천(在泉)은 바로 앞의 경우와 같고 중운만 다르다. 중운(中運)은 갑(甲)이기 때문에 태과한 토성(太宮)이다. 이 태과한 토성이 작용(化)하면, 음우(陰雨) 현상이 일어난다(其運陰雨). 음우(陰雨)란 태과한 토성 때문에 장하의 기운과 가을의 기운이 뒤섞이면서 가을의 안개와 장하의 습기가 모인 것이다. 토성이 태과한 여파로 세상천지가 모두 습기로 넘쳐나고(其化柔潤重澤), 이 기운이 변덕을 부리면, 천둥 번개(震驚)가 치고 돌풍(飄驟)이 분다(其變震驚飄驟). 이런 기후는 비장에 부담을 주고, 이어서 간질액이 정체되면서 몸이 무거워지고(體重), 부종(胕腫)이 생기며, 위장에 간질액이 정체되면서 비음(痞飮)에 걸린다(其病體重胕腫痞飮).

이때 1년의 오행을 병인(客)이 되는 오행을 중심으로 다시 기술하면, 태궁(太宮), 소상(少商), 태우(太羽), 태각(太角), 소치(少徵)가 된다.

少陽, 太商, 厥陰, 庚寅, 庚申. 同正商. 其運涼, 其化霧露淸切, 其變肅殺凋零. 其病肩背胸中. 太商, 少羽, 少角, 太徵, 少宮.

사천(司天)과 재천(在泉)은 바로 앞의 경우와 같고 중운만 다르다. 중운(中運)은 경(庚)이기 때문에 태과한 금성(太商)이다. 이 두 해는 사천에서 상화인 화성이 버티고 있으면서, 태과한 금성에서 에너지를 뺏어가면서 태과한 금성의 기운은 평기(正)로 되돌아온다(同正商). 즉, 화성이 금성을 상극한 것이다. 그래서 중운에서 금성이 태과했기 때문에, 원래는 금성의 기운이 강해야 하지만, 정상으로 돌아오면서 쌀쌀하다(其運涼). 이 기운이 작용하면서 가을의 안개와 이슬이 내리고 쌀쌀한 기운이 초목을 말라서 꺾어지게 만든다(其化霧露淸切). 이 기운이 변덕을 부리면, 추운 날씨(肅)로 인해서 초목들이 죽어나고(殺), 시들어서(凋) 잎들이 모두 떨어(零)진다(其變肅殺凋零). 이때는 가을의 추운 날씨에 가슴에 손을 묻고 웅크리고 다니면서 어깨 부위(肩背)와 가슴 부위(胸中)에 병이 생긴다(其病肩背胸中). 이때 1년의 오행을 병인(客)이 되는 오행을 중심으로 다시 기술하면, 태상(太商), 소우(少羽), 소각(少角), 태치(太徵), 소궁(少宮)이 된다.

少陽, 太羽, 厥陰, 丙寅, 丙申. 其運寒肅, 其化凝慘溧冽, 其變冰雪霜雹. 其病寒浮腫. 太羽, 太角, 少徵, 太宮, 少商.

사천(司天)과 재천(在泉)은 바로 앞의 경우와 같고 중운만 다르다. 중운(中運)은 병(丙)이기 때문에 태과한 수성(太羽)이다. 태과한 수성으로 인해서 몹시 추운 기운이 찾아온다(其運寒肅). 이 태과한 수성의 작용(化)으로 인해서 지독하게 추운 날씨가 찾아온다(其化凝慘溧冽). 이 기운이 사천하는 화성과 반응하면서 변덕을 부리면, 눈이 얼고 가을에 내리는 서리가 내리고 봄에 내리는 우박이 내린다(其變冰雪

霜電). 이 지독한 날씨 때문에 피부는 심하게 수축되면서 간질에 염(寒:鹽)이 쌓이고, 이 염은 삼투압 기질이 되어서 부종을 일으킨다(其病寒浮腫). 이때 1년의 오행을 병인(客)이 되는 오행을 중심으로 다시 기술하면, 태우(太羽), 태각(太角), 소치(少徵), 태궁(太宮), 소상(少商)이 된다.

凡此少陽司天之政, 氣化運行先天, 天氣正, 地氣擾. 風廼暴擧, 木偃沙飛, 炎火廼流, 陰行陽化, 雨廼時應, 火木同德, 上應熒惑歲星. 其穀丹蒼, 其政嚴, 其令擾. 故風熱參布, 雲物沸騰, 太陰橫流, 寒廼時至, 涼雨並起, 民病寒中, 外發瘡瘍, 內爲泄滿. 故聖人遇之, 和而不爭. 往復之作,. 民病寒熱瘧泄, 聾瞑嘔吐, 上怫腫色變.

무릇 소양사천의 정은(凡此少陽司天之政), 기화 운행이 선천하고(氣化運行先天), 천기는 정하고(天氣正), 지기는 요하고(地氣擾), 풍은 폭거에 이르고(風廼暴擧), 목언하고 사비하며(木偃沙飛), 염화는 류에 이르고(炎火廼流), 음행양화하고(陰行陽化), 우는 때때로 응하고(雨廼時應), 화목 동덕은(火木同德), 형혹 세성이 상응한 것이다(上應熒惑歲星). 그 곡은 단창이고(其穀丹蒼), 그 정은 엄이고(其政嚴), 그 령은 요이다(其令擾). 그래서 풍열이 참포하고(故風熱參布), 운물이 비등하고(雲物沸騰), 태음이 횡류하고(太陰橫流), 한이 때때로 다가오고(寒廼時至), 량우가 같이 일어난다(涼雨並起). 질병은 한중이고(民病寒中), 외에서는 창양이 발생하고(外發瘡瘍), 안에서는 설만이 만들어진다(內爲泄滿). 그래서 성인은 우하면(故聖人遇之), 화해서 부쟁한다(和而不爭). 왕복이 일어나면(往復之作), 민병은 한열 학설이고(民病寒熱瘧泄), 롱명 구토이며(聾瞑嘔吐), 위에서는 불종 면색한다(上怫腫色變).

이것은 상화(相火)가 사천(司天)일 때 다스려지(政)는 것인데(凡此少陽司天之政), 이때는 오성의 기화(氣化) 운행(運行)의 변화 때문에 오성이 태과한다(氣化運行先天). 이렇게 되면 사천하고 있는 천기는 정상(正)이 되고(天氣正), 땅에 영향을 주는 오성이 태과하기 때문에 땅의 기운은 요동(擾)친다(地氣擾). 이때 땅을 다스리는 태과한 궐음의 봄(風)기운은 당연히 강하게 일어나고(風廼暴擧), 봄바람이 심하게 불면서 땅에 있는 나무들이 쓰러지고(木偃), 모래가 날리게(沙飛) 된다(木偃沙飛).
이때 이 해를 하늘에서 다스리는 소양인 상화의 기운과 태과한 화성의 기운이 같
이 작용하면, 날씨는 지독하게 더워진다(炎火廼流). 이때 봄기운인 음기의 유행과
화성의 양기가 작용(化)하면(陰行陽化), 이어서 하늘로 수증기가 올라가고, 이 수증
기와 봄의 쌀쌀한 기운이 만나면서 때때로 비가 내리기도 한다(雨廼時應). 즉, 이
는 화성의 기운과 목성의 기운이 서로 합쳐진 결과이다(火木同德). 다시 말하면,
하늘(上)에서 상화(少陽)인 화성(熒惑)과 궐음인 목성(歲星)이 반응(應)했기 때문에
이런 결과가 나온 것이다(上應熒惑歲星). 이때 곡식은 화성과 목성에 관련된 여름
(丹)에 나는 것들과 봄(蒼)에 나는 것들이다(其穀丹蒼). 이 기운이 에너지를 매섭게
(嚴) 다스리고(其政嚴), 요동(擾)치게 만들면(其令擾), 궐음의 기운(風)과 상화의 열기
(熱)가 함께(參) 퍼져(布)나가게 된다(故風熱參布). 그리고 태과한 토성이 힘을 발휘
하면(太陰橫流), 토성의 차가운 기운이 때때로 도달하면서(寒廼時至), 그러면 차가
운 비(涼雨)가 같이(幷) 작동(起)한다(涼雨並起). 이때 목성이 만들어 낸 이상 기후
는 간을 괴롭히게 되고, 이어서 복부에서 열을 제일 많이 생산하는 간 기능이 저
하되면서 복부에 한기가 돌고(民病寒中), 그러면 간문맥의 기능 저하로 인해서 간
질액이 정체된다. 이제 간질(外)에 쌓인 과잉 산은 각종 피부 질환(瘡瘍:창양)을 만
들어 내고(外發瘡瘍), 인체 안쪽(內)에서는 간질액의 정체로 인해서 설사하고 그득
해(泄滿)진다(內爲泄滿). 그래서 세상에서 제일 현명한 사람인 성인(聖人)은 이런 경
우를 만나게(遇) 되면(故聖人遇之), 천지(天地)의 기운과 조화(和)를 이루려고 하지
싸우려고 하지 않는다(和而不爭). 이렇게 승복(復)이 오가면서 작동될 때(往復之作),
이런 원리를 잘 모르는 대중은 산성 간질액의 정체로 인해서 한열(寒熱)이 오고,
학질(瘧)이 오고, 설사(泄)가 오고, 귀가 잘 안 들리고(聾), 눈이 침침하고(瞑), 구토
하고(嘔吐), 얼굴에 부종이 오고(上怫腫), 안색이 변하게(色變) 된다(聾瞑嘔吐, 上怫
腫色變). 지금 열거한 질병들은 모두 산성 간질액의 정체로 인해서 생긴 결과물들
이다. 그러나 성인은 이런 상황에 대비해서 잘 대처했기 때문에, 이런 병에 걸리
지 않고 건강할 것이다.

初之氣, 地氣遷, 風勝廼搖, 寒廼去, 候廼大溫, 草木早榮, 寒來不殺, 溫病廼起. 其病氣怫於上, 血溢目赤, 欬逆頭痛, 血崩脇滿, 膚腠中瘡.

초지기에(初之氣), 지기는 천하고(地氣遷), 풍승은 요에 이르고(風勝廼搖), 한이 가고(寒廼去), 기후는 대온이고(候廼大溫), 초목은 조기에 번성하고(草木早榮), 한은 오나 불살하고(寒來不殺), 온병이 일어나고(溫病廼起), 그 병은 위에서 기불하고(其病氣怫於上), 혈일 목적이고(血溢目赤), 해역 두통이 있고(欬逆頭痛), 혈붕 협만하며(血崩脇滿), 부주 중창이 일어난다(膚腠中瘡).

주기의 초지기(初之氣)는 1년 중에서 첫 60일이며 궐음으로 표시되는 봄기운에 해당한다. 객기는 소음이 된다. 이제 강한 열기의 객기가 지구의 에너지를 간섭하면서 땅의 기운이 변하게(遷) 된다(地氣遷). 이때 중운은 태과하기 때문에, 봄기운(風)이 기승(勝)을 부리고 강하게 부는 봄바람이 세상을 요동(搖)치게 만든다(風勝廼搖). 이어서 객기인 소음이 개입하면서 봄날의 쌀쌀함은 온데간데없고(寒廼去), 날씨(候)는 아주 따뜻(大溫)하고(候廼大溫), 봄날의 쌀쌀함이 온다고 해도 초목의 성장에는 전혀 영향을 못 미치고(寒來不殺), 초목들은 이른 시기에 번성한다(草木早榮). 원래 봄은 가을과 겨울에 쌓아둔 전자를 서서히 중화해가는 계절인데, 갑자기, 봄에 이상 기후가 발생하면서 간질에 너무나 많은 전자가 쏟아지면서 온병(溫病)이 발생한다(溫病廼起). 온병은 결국에 산성 간질액의 문제이다. 봄은 간이 책임지는 계절인데, 봄의 이상 기후로 인해서 간은 자동으로 과부하에 걸리고 만다. 간은 담즙을 통해서 뇌 신경을 지배한다. 그래서 간이 문제가 되면, 머리 쪽(上)에서 기(氣) 순환이 막히게 되고(其病氣怫於上), 당연히 두통(頭痛)이 따른다. 간은 정맥혈을 통제하기 때문에, 간이 문제가 된 상황에서는 간이 통제하는 눈의 실핏줄이 문제(目赤)가 되고, 간의 과부하로 인해서 하복부의 정맥총들은 산성 정맥혈로 가득 차게 되고, 자궁 정맥총의 콜라겐이 녹으면서 대량의 출혈이 일어난다. 이것을 혈붕(血崩)이라고 한다. 원리는 치질과 같은 원리이다. 또한, 소화관 간질이 산성으로 기울면서 이질(血溢)이 생기며, 간 비대로 인해서 간이 자리한 부분이 그득(脇滿)해진다. 지금 문제의 핵심은 산성 간질액이므로 간질액을 통제하는 폐에 문제(欬逆)가 발생하고, 산성 간질액과 접한 피부(膚)와 간질(腠) 사이(中)에 창(瘡)이 발생한다(膚腠中瘡).

〈 12地支 寅申歲(少陽) 〉

| 기(氣)의 소재 | 初之氣 | 二之氣 | 三之氣 | 四之氣 | 五之氣 | 終之氣 |
|---|---|---|---|---|---|---|
| 주기 (主氣) | 궐음 (厥陰) | 소음 (少陰) | 소양 (少陽) | 태음 (太陰) | 양명 (陽明) | 태양 (太陽) |
| 객기 (客氣) | 소음 (少陰) | 태음 (太陰) | 소양 (少陽) | 양명 (陽明) | 태양 (太陽) | 궐음 (厥陰) |

二之氣, 火反鬱, 白埃四起, 雲趨雨府, 風不勝濕, 雨廼零. 民廼康, 其病熱鬱於上, 欬逆嘔吐, 瘡發於中, 胸嗌不利, 頭痛身熱, 昏憒膿瘡.

이지기는(二之氣), 화반울이고(火反鬱), 백애사기하며(白埃四起), 운추 우부하며(雲趨雨府), 풍이 습을 이기지 못하고(雲趨雨府), 비가 뿌린다(雨廼零). 사람들은 건강하고(民廼康), 병은 위에서 열울하고(其病熱鬱於上), 해역 구토가 있고(欬逆嘔吐), 가운데서 창이 발생하고(瘡發於中), 흉익 불리하고(胸嗌不利), 두통 신열이 있고(頭痛身熱), 혼궤 농창이 생긴다(昏憒膿瘡).

주기의 이지기(二之氣)인 두 번째 60일에서는 소음으로 표시되는 여름 기운이 지배한다. 이때 객기는 태음인 토성의 기운이 된다. 그래서 이때 토성의 차가운 기운과 여름의 뜨거운 기운이 만나면서 화기(火)가 펼쳐지지 못하고 반대로(反) 울체(鬱)되어 막히고 만다(火反鬱). 그러면, 이 두 기운이 서로 만나게 되고, 이어서 습기와 열기가 혼합되면서 사방(四)에서는 하얀 기류(白埃)가 일어난다(白埃四起). 그리고 토성이 힘을 발휘하면서 구름이 전선(雨府)으로 모여든다(雲趨雨府). 이것은 목성(風)이 토성(濕)을 상극하지 못했기 때문에 일어난 현상이다(風不勝濕). 그러면 당연한 순리로 비가 내린다(雨迺零). 무더운 여름에 비가 내려주니 날씨는 시원해지고 사람들은 건강하게 지내게 된다(民迺康). 그러나 이때 심장은 문제가 생긴다. 또, 비가 와서 습(濕)이 많은 관계로 간질액이 산성으로 변한다. 심장이 문제가 되면서 혈액 순환 장애로 인해서 머리 부분(上)에 문제가 발생하면서 열울(熱鬱)이 생기고(其病熱鬱於上), 정신이 맑지 못하게 되면서 혼궤(昏憒)가 생기고, 이어서 두통(頭痛)도 오며, 간문맥의 정체로 인해서 정맥혈이 우회로를 찾으면서 폐(胸)에서 식도(嗌)까지 문제가 발생하고(胸嗌不利), 소화관의 간질에 문제가 일어나면서 구토(嘔吐)가 나오고, 폐에 문제(欬逆)가 생기고, 이어서 폐가 최종 책임지는 간질액이 정체되면서 전신에서 열(身熱)이 발생하며, 피부와 간질의 콜라겐이 녹으면서 농창(膿瘡)이 생기고, 복중(中)에서도 창(瘡)이 발생한다(瘡發於中).

三之氣, 天政布, 炎暑至. 少陽臨上, 雨迺涯. 民病熱中聾瞑, 血溢膿瘡, 欬嘔衄衄, 渴嚏欠, 喉痺目赤, 善暴死.

삼지기에(三之氣), 하늘이 다스림을 베풀고(天政布), 염서에 이른다(炎暑至). 소양임상이면(少陽臨上), 비가 끝난다(雨迺涯). 민병은 열중 농명(民病熱中聾瞑), 혈일 농창(血溢膿瘡), 해구 구뉵(欬嘔衄衄), 갈 체 음(渴嚏欠), 후비 목적이고(喉痺目赤), 갑자기 잘 죽는다(善暴死).

주기의 삼지기(三之氣)인 세 번째 60일은 상화로서 화성을 대표한다. 그런데 객기도 화성이 되면서, 하늘에서 자기가 보유한 에너지를 배포해서 다스리면(天政布), 두 개의 열이 공급되면서 폭염이 나타난다(炎暑至). 이렇게 하늘(上)에서 화성이 강하게 다스리게(臨) 되면(少陽臨上), 차가운 기운이 없으므로, 비를 만들 수가 없게 되고, 결국에 비는 없게(涯) 된다(雨迺涯). 이렇게 날씨가 찜통을 유지하면서 비까지 안 온다면, 인체가 받는 스트레스는 어마어마하게 된다. 그러면 호르몬 분비가 과다해지면서, 간질은 극단적인 산성 간질액으로 채워진다. 그러면 간은 산성 간질액을 처리하면서 복중(中)에 열(熱)을 만들어내고(熱中), 이어서 간이 과부하에 시달리고, 담즙 처리가 지연되면서 뇌척수액이 산성으로 변하게 되고, 이어서 귀가 잘 안 들리고(聾) 눈이 잘 안 보이고(瞑)(民病熱中聾瞑), 눈이 벌겋게 충혈되고(目赤), 코가 메고 콧물이 나오면서 코피가 나기도 하며(鼽衄), 재채기(嚔:체)를 하고, 하품(欠)하며, 과도한 더위로 인해서 갈증(渴)을 느낀다. 간문맥이 문제가 되면서 정맥혈은 우회로를 찾게 되고, 결국에 후비(喉痺)에 걸리고, 소화관의 간질을 처리하지 못하면서 이질(血溢)이 생기고, 구토(嘔)가 난다. 간질액이 산성으로 변하면서 폐에 문제가 발생하면서 기침(欬)하며, 농창(膿瘡)도 만들어낸다. 이렇게 비가 없는 여름의 찜통 더위는 사람들을 극단으로 내몰면서 자주 열병(暴)으로 죽게 만든다(善暴死).

四之氣, 涼廼至, 炎暑間化, 白露降. 民氣和平, 其病滿身重.

사지기 때는(四之氣) 량에 이르고(涼廼至), 염서는 간화하고(炎暑間化), 백로가 내리고(白露降), 민기는 화평하고(民氣和平), 병은 만 신중이다(其病滿身重).

주기의 사지기(四之氣)인 네 번째 60일은 태음으로 표시되는 토성의 기운이다. 이때 객기는 양명의 가을 날씨가 된다. 그러면 금성의 쌀쌀한 기운만 감돈다(涼廼至). 이때는 여전히 여름이기 때문에 장하 때도 간간이(間) 무더운 염서가 작용(化)한다(炎暑間化). 이때 염서(炎暑)와 쌀쌀한 기운(涼)이 만나면서 백로(白露)를 만들어 낸다(白露降). 이때는 적당한 날씨 덕분에 사람들은 화평하게 잘 지낸다(民氣和平). 그래도 때는 장하이기 때문에, 간질액을 중화하는 비장에서 문제가 생길 수가 있고, 그래서 간질액이 정체되면서 복부가 그득해지고, 몸이 무거워지는 병에 걸린다(其病滿身重).

五之氣, 陽廼去, 寒廼來, 雨廼降, 氣門廼閉, 剛木早凋. 民避寒邪, 君子周密.

오지기 때는(五之氣), 양이 가고(陽廼去), 한이 오며(寒廼來), 비가 내리고(雨廼降), 기문이 닫히면서(氣門廼閉), 강목 조조하고(剛木早凋), 사람들은 한사를 피하려고 하며(民避寒邪), 군자는 주밀하다(君子周密).

주기의 오지기(五之氣)인 다섯 번째 60일은 금성의 가을 기운인 양명이다. 객기는 태양이다. 그러면 당연한 순리로 금성의 양기는 태양인 수성에 의해서 제거되고(陽迺去), 수성이 지배하는 한기가 온다(寒迺來). 그리고 금성의 건조한 기운과 수성의 찬 기운이 만나면 당연히 비가 내린다(雨迺降). 그러나 추운 날씨 때문에 초목의 공기 구멍(氣門)이 막히고(氣門迺閉), 이때 아무리 강한 초목(剛木)이라도 조기에 잎이 지고 만다(剛木早凋). 이때 사람들은 가을 추위(寒邪)를 피하려고 대책을 세운다(民避寒邪). 이럴 때 현명한 군자는 아주 주도면밀(周密)하게 대책을 세운다(君子周密).

終之氣, 地氣正, 風迺至, 萬物反生, 霜霧以行. 其病關閉不禁, 心痛, 陽氣不藏而欬.

종지기 때는(終之氣), 지기는 정하고(地氣正), 풍이 오며(風迺至), 만물이 반생하고(萬物反生), 상무가 오며(霜霧以行), 병은 관폐 불금이고(其病關閉不禁), 심통이 있고(心痛), 양기가 부장하면서 기침이 온다(陽氣不藏而欬).

주기의 종지기(終之氣)인 마지막 60일은 태양으로 표시되는 겨울 기운이다. 이때 객기는 목성이 된다. 그러면 겨울의 정상적인 기운은 교정(正)되고(地氣正), 목성의 기운이 다다르게 되고(風迺至), 초목은 다시 생기를 되찾게 되고(萬物反生), 겨울에 안개와 이슬이 내린다(霜霧以行). 이런 이상 기후는 겨울을 담당하는 신장에서 문제를 일으킨다. 그래서 신장이 문제가 되면, 방광까지 문제가 이어지고 결국에 소변을 막는(關) 기능이 막히(閉)면서 요실금(失禁:不禁)을 유발하게 만든다(其病關閉不禁). 그러면 신장이 염으로 배출시키지 못한 전자는 그대로 심장의 몫으로 떠넘겨지면서 심장을 압박하게 되고, 결국에 심통(心痛)이 온다. 즉, 신장(水)이 심장(火)을 상극한 것이다. 그러면 신장은 산성 간질액(陽氣)을 염으로 처리하지 못하면서(不藏), 간질을 통제하는 폐에서 문제가 생기고, 이어서 기침하기에 이른다(陽氣不藏而欬).

抑其運氣, 贊所不勝, 必折其鬱氣, 先取化源, 暴過不生, 苛疾不起. 故歲宜鹹辛宜酸, 滲之泄之, 漬之發之. 觀氣寒溫, 以調其過. 同風熱者多寒化, 異風熱者少寒化. 用熱遠熱, 用溫遠溫, 用寒遠寒, 用涼遠涼. 食宜同法. 此其道也. 有假者反之. 反是者, 病之階也.

이런 운기를 억제시키고(抑其運氣), 약한 곳을 도우려면(贊所不勝), 반드시 울기를 없애야 되는데(必折其鬱氣), 그러려면, 그 원천을 치료하고(先取化源), 폭과가 일어나지 않게 하면(暴過不生), 가질이 오지 않는다(苛疾不起). 그래서 이때는 마땅히 함신산을 쓰는데(故歲宜鹹辛宜酸), 산을 우선으로 써서 이뇨작용을 하게 하거나 설사하게 하거나(滲之泄之), 삼투압 작용을 이용해서 발산시킨다(漬之發之). 한온의 기를 관찰해서(觀氣寒溫), 그 과를 조절해 준다(以調其過). 이때 풍열과 같으면 한을 많이 이용하고(同風熱者多寒化), 풍열과 다르면 한을 적게 이용한다(異風熱者少寒化). 열을 이용할 때는 열을 멀리하고(用熱遠熱), 온을 이용할 때는 온을 멀리하고(用溫遠溫), 한을 이용할 때는 한을 멀리하고(用寒遠寒), 량을 이용할 때는 량을 멀리한다(用涼遠涼). 식사도 당연히 동법이다(食宜同法). 이것이 그 도이다(此其道也). 가상이 있으면 반치법을 쓴다(有假者反之). 이것을 위반하면(反是者), 모두 병이 된다(病之階也).

병인이 되는 해당 오운의 기운을 억제시키고(抑其運氣), 약한 오장을 도와주려면(贊所不勝), 반드시 울기(鬱氣)를 제거해주어야 하는데(必折其鬱氣), 그러려면 먼저 그 근원을 치료해주어야 한다(先取化源). 이렇게 해주면 산성 체액이 일으키는 폭과(暴過)가 발생하지 않게 되고(暴過不生), 혹독하고 사나운 가질(苛疾)도 일어나지 않는다(苛疾不起). 그래서 치료는 당연히(宜) 상극 관계로 얽혀 있는 폐(辛)와 신장(鹹)과 간(酸)을 다스려줘야 하는데, 당연히 먼저(宜) 간(酸)을 다스려줘야 한다(故歲宜鹹辛宜酸). 그 이유는 간은 산성 정맥혈의 흐름도에서 신장과 폐보다 앞에 있기 때문이다. 짠맛(鹹)을 이용해서 삼지(滲之), 지지(漬之)해주고, 신맛(酸)을 이용해서 설지(泄之)해 주고, 매운맛(辛)을 이용해서 발지(發之)해 준다. 즉, 짠맛인 미네랄을 이용해서 삼투압(滲) 작용을 만들어서 배출시켜주고, 신맛을 이용해서 담즙으로 배설(泄)시켜주고, 매운맛을 이용해서 땀으로 발산(發)시켜준다. 신장의 문제인 한기(寒)

와 간의 문제인 온기(溫) 양쪽의 기운을 잘 관찰(觀)해서(觀氣寒溫), 과(過)한 쪽을 조절(調)해주면 된다(以調其過). 그러면 체액 흐름도의 마지막에 있는 폐는 자동으로 과부하에서 벗어난다. 여기서는 사천하고 있는 화성의 기운(熱)과 재천하고 있는 목성 기운(風)이 서로 적기(適氣)가 된다. 그런데 이 둘이 서로 에너지가 보존(同)된다면, 이때 치료를 하려면 둘 다 열기(溫:熱)이기 때문에, 한(寒)을 더 많이(多) 작용(化)시켜야 한다(同風熱者多寒化). 그러나 이 둘의 에너지가 서로 보존되지 못했다면(異), 둘 중에 하나만 한으로 치료하면 되기 때문에, 한(寒)을 적게(少) 작용(化)시켜도 된다(異風熱者少寒化). 그리고 열(熱)을 이용해서 치료할 때는 여름(熱)이나 열(熱)을 피해야(遠) 하며(用熱遠熱), 온(溫)을 이용해서 치료할 때는 봄(溫)이나 온(溫)을 피해야(遠) 하고(用溫遠溫), 한(寒)을 이용해서 치료할 때는 겨울(寒)이나 한기를 피해야(遠) 하고(用寒遠寒), 서늘함(涼)을 이용해서 치료할 때는 가을(涼)이나 서늘함(涼)을 피해야(遠) 한다(用涼遠涼). 그리고 음식도 마찬가지로 당연히(宜) 이 원칙을 지켜야 한다(食宜同法). 이것이 우리가 지켜야 할 법도(道)이다(此其道也). 이때 가상(假象)이 나타나면 반치법(反)을 쓴다(有假者反之). 즉, 증상을 좇아서 치료하는 종치법(從治法)을 쓴다. 이 법도를 위반한다면(反是者), 모두 병이 된다(病之階也).

제5절


帝曰, 善. 太陰之政奈何. 岐伯曰, 丑未之紀也.


황제가 말한다(帝曰). 좋습니다(善). 태음의 정은 어떻나요(太陰之政奈何)? 기백이
말한다(岐伯曰). 축미의 기이다(丑未之紀也). 즉, 태음(太陰)인 토성의 기운이 다스리
는 해는 60갑자에서 12지지가 있는 부분이 축미(丑未)이다.


太陰, 少角, 太陽. 清熱勝復同. 同正宮. 丁丑, 丁未. 其運風清熱. 少角, 太徵, 少宮,
太商, 少羽.


태음(太陰)도 원리는 태양에서와 똑같다. 태음(太陰)이 대표하는 12지지는 축미
(丑未)이다. 그리고 사천하는 태음(太陰)의 재천 짝은 태양(太陽)이다. 정(丁)은 목
(木)이기 때문에 각(角)이 되고, 음(陰)이기 때문에 불급(少)이 된다. 그래서 중운은
소각(少角)이 된다. 즉, 이때는 목성이 불급한다. 목성이 불급한다는 말은 목성이
금성에 상극을 당했다는 뜻이다. 그러면 옆에서 조용히 보고 있던 화성이 다시(復)
금성을 상극해버린다. 즉, 이때는 승복이 일어나는 것이다. 그래서 이 두 해는 똑
같이(同) 금성(清)과 화성(熱)이 승복한다(清熱勝復同). 그리고 태음이 사천하고 있
으므로, 이 두 해에 불급한 토성((少宮)은 사천한 태음의 도움을 받아서 평기(平)로
되돌아간다(同正宮). 그래서 이 두 해에 관련된 오운은 목성(風), 금성(清), 화성(熱)
이다(其運風清熱). 이때 1년의 오행을 병인(客)이 되는 오행을 중심으로 다시 기술
하면, 소각(少角), 태치(太徵), 소궁(少宮), 태상(太商), 소우(少羽)이다.


太陰, 少徵, 太陽. 寒雨勝復同. 癸丑, 癸未. 其運熱寒雨. 少徵, 太宮, 少商, 太羽, 太角.


사천(司天)과 재천(在泉)은 바로 앞의 경우와 같고 중운만 다르다. 중운(中運)은
계(癸)이기 때문에 불급한 화성(少徵)이다. 이 말은 화성이 수성에 상극을 당했다는

뜻이다. 그러면 수성을 다시 토성이 상극해버린다. 그래서 이 두 해는 똑같이 수성과 토성이 승복한다(寒雨勝復同). 그래서 당연히 해당하는 오운은 화성(熱), 수성(寒), 토성(雨)이다(其運熱寒雨). 이때 1년의 오행을 병인(客)이 되는 오행을 중심으로 다시 기술하면, 소치(少徵), 태궁(太宮), 소상(少商), 태우(太羽), 태각(太角)이다.

太陰, 少宮, 太陽. 風淸勝復同. 同正宮. 己丑太一天符, 己未太一天符. 其運雨風淸. 少宮, 太商, 少羽, 少角, 太徵.

사천(司天)과 재천(在泉)은 바로 앞의 경우와 같고 중운만 다르다. 중운(中運)은 기(己)이기 때문에 불급한 토성(少宮)이다. 이 말은 토성이 목성에 상극을 당했다는 뜻이다. 그러면 목성을 다시 금성이 상극해버린다. 그래서 이 두 해는 똑같이 목성과 금성이 승복한다(風淸勝復同). 그래서 당연히 해당하는 오운은 토성(雨), 목성(風), 금성(淸)이다(其運雨風淸). 이 두 해는 태음이 사천하고 있으므로 불급한 토성은 평기(平)로 되돌아온다(同正宮). 여기서 기축(己丑)과 기미(己未)라는 이 두 해는 사천과 중운이 토성으로 똑같다. 그래서 이 두 해는 천부(天符)이다. 그런데 이 두 해의 10천간에서 기(己)는 토(土)이고, 12지지에서 축미(丑未)도 토(土)이다. 그래서 이 두 해는 세회(歲會)가 된다. 종합하면, 천부(天符)와 세회(歲會)가 동시에 들어있는 태일천부(太一天符) 또는 태을천부(太乙天符)가 된다. 즉, 하늘과 땅의 에너지가 정확히 균형이 잡힌 상태이다. 그래서 이 두 해는 인간에게 축복이다. 당연히 해당하는 오운은 토성(雨), 목성(風), 금성(淸)이다(其運雨風淸). 이때 1년의 오행을 병인(客)이 되는 오행을 중심으로 다시 기술하면, 소궁(少宮), 태상(太商), 소우(少羽), 소각(少角), 태치(太徵)이다.

太陰, 少商, 太陽. 熱寒勝復同. 乙丑, 乙未. 其運涼熱寒. 少商, 太羽, 太角, 少徵, 太宮.

사천(司天)과 재천(在泉)은 바로 앞의 경우와 같고 중운만 다르다. 중운(中運)은 을(乙)이기 때문에 불급한 금성(少商)이다. 이 말은 금성이 화성에 상극을 당했다는 뜻이다. 그러면 화성을 다시 수성이 상극해버린다. 그래서 이 두 해는 똑같이 화성과 수성이 승복한다(熱寒勝復同). 그래서 당연히 해당하는 오운은 금성(涼), 화성(熱), 수성(寒)이다(其運涼熱寒). 이때 1년의 오행을 병인(客)이 되는 오행을 중심으로 다시 기술하면, 소상(少商), 태우(太羽), 태각(太角), 소치(少徵), 태궁(太宮)이다.

太陰, 少羽, 太陽. 雨風勝復同. 同正宮. 辛丑, 辛未. 其運寒雨風. 少羽, 少角, 太徵, 少宮, 太商.

사천(司天)과 재천(在泉)은 바로 앞의 경우와 같고 중운만 다르다. 중운(中運)은 신(辛)이기 때문에 불급한 수성(少羽)이다. 이 말은 수성이 토성에 상극을 당했다는 뜻이다. 그러면 토성을 다시 목성이 상극해버린다. 그래서 이 두 해는 똑같이 토성과 목성이 승복한다(雨風勝復同). 그래서 당연히 해당하는 오운은 수성(寒), 토성(雨), 목성(風)이다(其運寒雨風). 이때 1년의 오행을 병인(客)이 되는 오행을 중심으로 다시 기술하면, 소우(少羽), 소각(少角), 태치(太徵), 소궁(少宮), 태상(太商)이다.

凡此太陰司天之政. 氣化運行後天. 陰專其政, 陽氣退辟, 大風時起, 天氣下降, 地氣上騰, 原野昏霧, 白埃四起, 雲奔南極, 寒雨數至, 物成於差夏. 民病寒濕腹滿, 身䐜憤胕腫, 痞逆寒厥拘急. 濕寒合德, 黃黑埃昏, 流行氣交. 上應鎭星辰星. 其政肅, 其令寂, 其穀黅玄. 故陰凝於上, 寒積於下, 寒水勝火, 則爲冰雹, 陽光不治, 殺氣廼行. 故有餘宜高, 不及宜下, 有餘宜晚, 不及宜早, 土之利, 氣之化也. 民氣亦從之, 間穀命其太也.

무릇 이것이 태음 사천의 정이다(凡此太陰司天之政). 기화운행은 후천이고(氣化運行後天), 음이 그 정을 다스린다(陰專其政). 양기는 없어지고(陽氣退辟), 대풍이 때때로 일어나고(大風時起), 천기는 하강하고(天氣下降), 지기는 상등하고(地氣上騰), 원야는 혼몽하고(原野昏霧), 백애가 사기하고(白埃四起), 운분 남극하며(雲奔南極), 한우가 지주 온다(寒雨數至). 식물이 차하에 성장한다(物成於差夏). 민병은 한습 복만이고(民病寒濕腹滿), 신진 분 부종이고(身䐜憤胕腫), 비역 한궐 구급하고(痞逆寒厥拘

急), 습한이 합덕하면(濕寒合德), 황흑 애혼하고(黃黑埃昏), 기교를 유행시키고(流行氣交), 위에서는 토성과 수성이 반응한다(上應鎭星辰星). 그 정은 숙이고(其政肅), 그 령은 적이고(其令寂), 그 곡은 금현이고(其穀黔玄), 그래서 위에서 음이 얼리고(故陰凝於上), 아래서는 한이 쌓이고(寒積於下), 한수가 승화하면(寒水勝火), 빙박을 만들고(則爲冰雹), 양광이 불치하고(陽光不治), 살기가 행한다(殺氣廼行). 그래서 마땅히 유여가 높고(故有餘宜高), 마땅히 아래는 불급하고(不及宜下), 유여는 마땅히 늦고(有餘宜晚), 마땅히 조기에 불급하고(不及宜早), 토지리(土之利), 기지화한다(氣之化也). 민기는 역시 따른다(民氣亦從之). 이때 간곡의 이름은 태이다(間穀命其太也).

이것은 태음(太陰)이 사천(司天)일 때 다스려(政)는 것인데(凡此太陰司天之政), 이때는 오운의 기화(氣化)와 오운 운행(運行)의 변화가 하늘에서 불급한다(氣化運行後天). 그러면 이 해는 태음이 사천하고 오운의 운행도 불급하기 때문에 전반적으로 사천도 음기가 되고 오운도 음기가 되어서 결국에 음기(陰)만이 오로지(專) 다스리는 해가 되고(陰專其政), 자연스럽게 양기(陽氣)가 물러난 격이 된다(陽氣退辟). 결국에 하늘에는 양기는 없고, 한기(寒)만 존재하게 된다. 그러면 대기가 불안정해지면서 때때(時)로 큰(大) 바람(風)이 일어나게 된다(大風時起). 바람은 대기 불안정의 상징이라는 사실을 상기해보자. 이때 하늘의 양기는 이미 땅으로 내려왔기 때문에(天氣下降), 양기는 땅에 존재하게 되고 당연히 지기는 이 양기를 하늘(上)로 올려 보낸다(地氣上騰). 즉, 기의 순환이 일어나는 것이다. 그러면 하늘로 올라가는 기류 때문에 산천((原野)에는 시야를 흐리게 하는 안개가 끼고(原野昏霧), 가을에나 나타나는 백애가 사방에서 일어난다(白埃四起). 하늘에서는 태음인 토성의 영향으로 인해서 구름이 남쪽의 따뜻한 기운과 만나면(雲奔南極), 이 두 기운이 섞이면서 차가운 비가 자주 내리고(寒雨數至), 토성이 주도하는 장하에 잠깐(差)의 여름 기운(夏) 때문에 식물(物)이 성장(成)하게 된다(物成於差夏). 이렇게 날씨가 혼란을 거듭하면, 인체에서도 혼란이 일어난다. 지금 주도하고 있는 기운은 모두 차가운 기운이다. 그래서 인체는 과잉 산을 염으로 저장하면서, 이 염이 삼투압 기질로 작용하게 되고, 이어서 습이 따라붙게 되면서 자연스럽게 한습이 만들어지고 이어서 복만을 부른다(民病寒濕腹滿). 그러면 몸이 붓고(身䐜), 전신에 부종이 오면서(胕腫), 사람들에게 짜증(憤)을 가져다 주고(身䐜憤胕腫), 산성 간질액을 처리하는 비장은 만성 비장 비대증(痞逆)으로 고생하며, 혈액 순환이 안 되면서 한궐(寒厥)이 오고, 산성 간질액은 구심 신경을 자극하고, 이어서 원심신경은 근육을 강하게 수축시키면서 구급(拘急)을 만들어서 사람들의 행동을 제약한다. 이때 사천하는 기운인 토성의 습한 기운과 재천을 하는 수성의 한기가 서로 만나면(濕寒合德), 이 두 기운은 황색(黃)과 흑색(黑)의 황혼(埃昏)을 만들어내게 되고(黃黑埃昏), 기의 교류가 일어난다(流行氣交). 이 현상은 하늘(上)에서 토성과 수성이 반응한 결과물이다(上應鎭星辰星). 이때 다스려지는 토성의 기운과 수성의 기운은 모두 차갑기 때문에 세상을 쌀쌀함(肅)으로 다스리게 되고(其政肅), 이 기운은 식물을 자라게 하기보다는 차가움을 줘서 식물의 성장을 막기 때문에 세상천지를 쓸쓸하고 적막하게(寂) 만든다(其令寂). 이때 해당하는 곡식은 장하에 나는 곡식(黅)과 겨울에 나는 곡식(玄)이다(其穀黅玄). 그래서 사천하는 토성의 기운은 하늘(上)에서 차가운 기운을 공급해서 수증기를 응결시키고(故陰凝於上), 땅에서 작용하는 재천한 태양의 한기는 땅(下)에 한기를 차곡차곡 쌓아(積) 올린다(寒積於下). 이때 수성의 한기가 화성의 열기를 상극(勝)하면(寒水勝火), 하늘에서 토성의 영향으로 응결된 수증기는 빙박이 되어서 내리게 된다(則爲冰雹). 그러면 화성의 양기는 힘을 쓸 수가 없게 된다(陽光不治). 그러면 차가운 기운만이 유행하게 되고, 이 기운은 초목을 죽이는 살기로 작용한다(殺氣廼行). 여기서 사천하고 있는 태음이 주는 토성의 기운과 재천하고 있는 태양이 주는 수성의 기운은 서로 상극 관계가 된다. 이 말을 바꾸어 말하면, 하늘(高)에서 작용하는 토성의 기운은 상극하고 있으므로, 당연히(宜) 태과인 유여(有餘)을 의미하고, 땅(下)에서 작용하는 수성의 기운은 상극을 당하고 있으므로, 당연히(宜) 불급(不及)을 의미한다. 그래서 유여는 당연히(宜) 하늘(高)에 있고(故有餘宜高), 불급은 당연히(宜) 땅(下)에 있게 된다(不及宜下). 또, 유여는 하늘에서 일어나기 때문에 유여가 땅에 미치는 효과는 당연히(宜) 한참 뒤에 늦게(晩) 나타나게 되나(有餘宜晩), 불급은 땅에서 일어나기 때문에 불급이 땅에 미치는 효과는 당연히(宜) 바로 빠르게(早) 나타나게 된다(不及宜早). 이 문제는 땅(土)에서는 재천의 문제이기 때문에, 육기를 어떻게 이용(利)하느냐의 문제이고(土之利), 하늘에서는 사천의 문제이기 때문에 육기(氣)가 어떻게 작용(化)하느냐의 문제이다(氣之化也). 인간의 기운도 역시 이 원리에 따른다(民氣亦從之). 즉, 땅이 받는 기운을 인간도 똑같이 받는다. 간곡은 토성의 기운인 장하와 수성의 기운인 겨울 사이를 통(太)하게 해서 이어주는 곡식을 말한다(間穀命其太也). 즉, 여기서 간곡은 두 계절을 이어(太)주는 가을 곡식이 된다. 이때는 가을 곡식을 먹어서 사기를 몰아내라는 뜻이다.

初之氣, 地氣遷, , 春氣正, 風迺來, 生布萬物以榮. 民氣條舒, 風濕相薄, 雨迺後. 民病血溢, 筋絡拘強, 關節不利, 身重筋痿.

초지기에는(初之氣), 지기가 천하고(地氣遷), 한기가 가고(寒迺去), 춘기가 정하고(春氣正), 풍이 오고(風迺來), 생포가 만물이 영하게 하고(生布萬物以榮), 민기는 조서하고(民氣條舒), 풍습이 상박하고(風濕相薄), 비가 뒤에 오고(雨迺後), 민병은 혈일이고(民病血溢), 근락 구강하고(筋絡拘強), 관절 불리하고(關節不利), 신중 근위에 걸린다(身重筋痿).

주기의 초지기(初之氣)는 1년 중에서 첫 60일이며 궐음으로 표시되는 봄기운에 해당된다. 이때 객기도 궐음이 된다. 이제 궐음의 봄기운이 강하게 작용하게 되고 당연히 초지기의 땅 기운은 변한다(地氣遷). 이어서 쌀쌀한 봄기운은 힘을 못 쓴다(寒迺去). 그래서 이 기운을 받는 초지기의 땅 기운은 변한다(地氣遷). 당연히 봄의 쌀쌀한 한기는 힘을 못 쓴다(寒迺去). 즉, 이 해는 불급한 해인데 봄기운이 정상(正)으로 돌아온다(春氣正). 이렇게 따뜻한 봄바람이 불어오면(風迺來), 이것이 생기(生)로 작용해서 퍼지게 되고 만물은 번성한다(生布萬物以榮). 추위가 없는 봄이기 때문에 사람들은 웅크렸던 허리를 펴고 좋아한다(民氣條舒). 하늘에서 사천하고 있는 토성이 목성에 상극을 당하면서 서로 싸우는 형국이 되고(風濕相薄), 이 뒤에는 결국 비가 내린다(雨迺後). 봄은 그래도 봄이다. 그래서 목성이 힘을 발휘해서 열기가 너무 과하면, 산성인 호르몬 분비가 과잉 자극되고, 그러면 간질액은 당연히 산성으로 기울면서 문제를 유발한다. 이 산성 간질액이 일으키는 병이 혈일이다(民

病血溢). 그러면 봄을 담당하는 간은 당연히 과부하에 시달리게 된다. 간을 담즙을 통해서 신경을 통제한다. 그래서 간이 과부하에 걸려서 문제가 되면, 곧바로 근육이 강하게 수축하면서 문제를 일으킨다(筋絡拘強). 당연한 순리로 근육과 힘줄이 뭉쳐 있는 관절은 쓸 수가 없게 된다(關節不利). 산성 간질액이 정체된 상황이기 때문에, 당연히 몸이 무겁고 근위가 오는 것은 당연하다(身重筋痿).

### 〈 12地支 丑未歲(太陰) 〉

| 기(氣)의 소재 | 初之氣 | 二之氣 | 三之氣 | 四之氣 | 五之氣 | 終之氣 |
|---|---|---|---|---|---|---|
| 주기 (主氣) | 궐음 (厥陰) | 소음 (少陰) | 소양 (少陽) | 태음 (太陰) | 양명 (陽明) | 태양 (太陽) |
| 객기 (客氣) | 궐음 (厥陰) | 소음 (少陰) | 태음 (太陰) | 소양 (少陽) | 양명 (陽明) | 태양 (太陽) |

二之氣, 大火正, 物承化, 民廼和. 其病溫属大行, 遠近咸若, 濕蒸相薄, 雨廼時降.

이지기에(二之氣), 대화가 교정되고(大火正), 물이 승화하고(物承化), 민은 화하고(民廼和), 병은 온려가 대행하며(其病溫属大行), 원근 모두가 같고(遠近咸若), 습증이 상박하고(濕蒸相薄), 비가 때때로 내린다(雨廼時降).

주기의 이지기(二之氣)인 두 번째 60일에서는 소음으로 표시되는 여름 기운이 지배한다. 객기는 같은 소음이 된다. 그래서 날씨는 대화로 교정(正)이 된다(大火正). 만물은 당연히 이 기운을 이어받아서 잘 성장한다(物承化). 사람들도 이에 화답한다(民廼和). 그러나 너무 과한 열에너지는 인체를 강하게 자극하면서, 겨울에 쌓아둔 염을 과하게 중화시키게 되고, 당연히 온려를 크게 유발한다(其病溫属大行). 사람들이 이 역병의 진원지에서 멀리(遠) 있건 가까이(近) 있건 간에 모두(咸) 다 똑같이(若) 역병에 걸린다(遠近咸若). 그 이유는 이 역병은 사람과 사람의 문제가 아니라 하늘이 주는 에너지 과다에 있기 때문이다. 이렇게 군화의 과다한 에너지는 땅에 있는 습기(濕)를 수증기(蒸)로 만들어서 하늘로 올려보내면서 습기와 수증기가 서로 싸우는 형국이 된다(濕蒸相薄). 그러면 이 수증기는 구름이 되고, 이어서 당연히 때때로 비가 내린다(雨迺時降). 여기서 전염병인 역병을 언급하고 있는데, 역병은 이의 진원지와 관계없이 모두 걸린다고 했다. 이는 역병은 사람과 사람 사이의 문제가 아니라, 대기에 넘쳐나는 에너지 문제라는 사실을 말해주고 있다. 물론 사람과 사람을 통해서 역병이 퍼지기는 하지만, 이도 대기에 에너지가 과잉되지 않고서는 일어나지 않는다. 그래서 결국에 전염병의 문제는 대기에 과잉 정체한 에너지의 문제이다. 그래서 전염병의 문제는 결국에 대기에 있는 과잉 에너지가 중화되어야만 해결된다. 즉, 전염병이 한 번 나타나게 되면, 이를 일으킨 과잉 에너지가 중화되어야 하므로, 시간이 상당히 많이 지나야 해결된다. 즉, 시간이 흐르면서 대기의 과잉 에너지는 점점 희박해지고, 동시에 전염병도 서서히 사라지게 된다. 이 현상이 바로 코로나바이러스이다. 그런데, 최첨단이라고 으스대는 최첨단 현대의학은 이를 사람만이 옮긴다고 외치고 있고, 더불어 백신으로 해결할 수 있다고 억지를 부리면서, 피와 같은 돈을 갈취하고 있다. 이 광경을 전자생리학과 양자역학의 관점에서 바라보고 있노라면, 가관도 이런 가관이 없다. 이런 의미도 없는 백신을 한 번도 아니고 4차에서 5차까지 맞으라고 강요하고 있다. 심지어는 강제하기까지 한다. 이는 완벽한 코미디 쇼이다. 아마 이 문제는 먼 훗날 양자역학이 주류 과학으로 등장하게 되면, 그때는 허무한 웃음만 나오게 만들 것이다.

三之氣, 天政布, 濕氣降, 地氣騰, 雨迺時降, 寒迺隨之, 感於寒濕, 則民病身重胕腫, 胸腹滿.

삼지기에(三之氣), 천정이 포하고(天政布), 습기가 내리고(濕氣降), 지기가 등하며(地氣騰), 비가 때때로 내리고(雨迺時降), 한이 뒤따르고(寒迺隨之), 한습이 반응하면(感於寒濕), 민병은 신중 부종 흉복만이다(則民病身重胕腫, 胸腹滿).

주기의 삼지기(三之氣)인 세 번째 60일은 상화로서 화성을 대표한다. 객기는 태음의 토성이 된다. 이 둘은 서로 상극할 요인이 없으므로, 다스림은 정상적으로 펼쳐지고(天政布), 현재는 이 화성을 상극할 요인도 없다. 결국에 열기를 내뿜는 상화의 다스림은 정상적으로 펼쳐지고(天政布), 하늘을 다스리는 객기인 태음의 기운이 습기(濕氣)를 땅으로 내려(降)보내면(濕氣降), 주기인 땅 기운은 이 습기를 수증기로 만들어서 하늘로 올려보낸다(地氣騰). 그러면 당연히 때때로 비가 내린다(雨廼時降). 이 비는 무더운 열기를 식혀주고 당연히 시원함(寒)이 뒤따른다(寒廼隨之). 이때 사람들이 이 한습에 감응되면(感於寒濕), 간질액은 정체되고 만다. 그 결과로 정체된 간질액 때문에 몸이 무거워지고 부종이 생긴다(則民病身重胕腫). 더불어 흉복부도 정체된 체액 때문에 그득해진다(胸腹滿).

四之氣, 畏火臨, 溽蒸化, 地氣騰, 天氣否隔, 寒風曉暮, 蒸熱相薄, 草木凝煙, 濕化不流, 則白露陰布, 以成秋令. 民病腠理熱, 血暴溢, 瘧, 心腹滿熱臚脹, 甚則胕腫.

　사지기에는(四之氣), 외화가 임하고(畏火臨), 욕증이 일어나고(溽蒸化), 지기는 등하고(地氣騰), 천기는 부격하고(天氣否隔), 한풍이 효모하고(寒風曉暮), 증열이 상박하고(蒸熱相薄), 초목이 응연하고(草木凝煙), 습화불류하면(濕化不流), 백로 음포하고(則白露陰布), 가을 기운을 만든다(以成秋令), 민병은 주리의 열고(民病腠理熱), 혈폭일(血暴溢), 학질이 있고(瘧), 심복만하고 열이 있고 려창하며(心腹滿熱臚脹), 심하면 부종이 된다(甚則胕腫).

　주기의 사지기(四之氣)인 네 번째 60일은 태음으로 표시되는 토성의 기운이다. 이때 객기는 상화(畏火)가 다스리게(臨) 된다(畏火臨). 그래서 이 화성의 기운으로 인해서 수분은 증발이 일어난다(溽蒸化). 즉, 지기가 비등한 것이다(地氣騰). 이때 하늘의 기운이 막힘이 없다면(天氣否隔), 자연스럽게 기의 교류가 일어나게 되고, 주기인 토성의 차가운 기운이 작용하면서 외성의 뜨거운 열기가 없는 아침(曉) 저녁(暮)으로 차가운 바람이 불고(寒風曉暮), 하늘에서는 증발한 수증기와 외성의 열기가 서로 싸우게 된다(蒸熱相薄). 그러면 땅에는 이미 수분이 고갈되어 있고, 더불어 외성의 강한 열기와 토성의 차가움이 땅을 지배하고 있다. 그러면 당연한 순리로 땅에 있는 초목들은 토성의 차가운 기운으로 인해서 응결(凝)되고, 외성의 열기로 인해서 타들어(煙) 가고(草木凝煙), 땅에 있는 습기는 외성으로 인해서 이미 작용이 멈추어서 흐름이 없고(濕化不流), 토성의 차가운 기운이 만든 응결이 밤에는 백로(白露)로 변해서 차가운 음기(陰)를 퍼뜨리게(布) 된다(則白露陰布). 결국에 이 백로는 장하인데도 불구하고 가을을 빨리 완성(成)하는 요인이 된다(以成秋令). 이제 계절 에너지의 대혼란은 당연히 인체 에너지의 대혼란으로 이어진다. 즉, 이 혼란된 에너지가 인체를 이상 자극해서 간질에 과잉 산이 축적되게 만든다. 그러면 간질(腠理)에 정체된 과잉 산이 중화되면서 열이 발생하게 되고(民病腠理熱), 정체된 산성 간질액 때문에, 갑자기(暴) 혈일이 일어나고(血暴溢), 학질(瘧)이 생기며, 온몸에서 부종이 일어나고 그득해지며 열이 난다(心腹滿熱臚脹, 甚則胕腫).

五之氣, 慘令已行, 寒露下, 霜廼早降. 草木黃落, 寒氣及體. 君子周密, 民病皮腠.

오지기에(五之氣), 참령 이행하고(慘令已行), 한로가 내리고(寒露下), 서리가 빨리 내리고(霜廼早降), 초목이 황락하고(草木黃落), 한기가 인체 깊숙이 파고(寒氣及體), 군자는 주밀하며(君子周密), 민병은 피주이다(民病皮腠).

주기의 오지기(五之氣)인 다섯 번째 60일은 금성의 가을 기운인 양명이다. 그런데 객기도 양명이다. 그러면 가을의 기운이 강하게 되면서, 가을을 더 빨리 완성하게 만든다(以成秋令). 그래서 이때는 당연히 가을의 차가운 기운이 이미 와 있게 된다(慘令已行). 당연한 순리로 한로가 내리고(寒露下), 가을에 내리는 서리가 더 빨리 내리게 되고(霜廼早降), 그러면 초목들의 잎은 당연히 노랗게 변해서 떨어지고(草木黃落), 이 한기는 인체에까지 파고든다(寒氣及體). 이때 군자는 이를 대비해서 주도면밀하게 준비한다(君子周密). 병은 추위로 인해서 간질이 수축하고, 폐가 책임지는 이산화탄소($CO_2$)가 정체되면서 간질은 산성으로 변해버린다. 그러면 피부로 호흡하는 피부 간질(皮腠)은 직격탄을 맞는다(民病皮腠).

終之氣, 寒大擧, 濕大化, 霜迺積, 陰迺凝, 水堅冰, 陽光不治, 感於寒, 則病人關節禁固, 腰脽痛, 寒濕推於氣交而爲疾也.

종지기는(終之氣), 한이 대거하고(寒大擧), 습이 대화하고(濕大化), 서리가 쌓이고(濕大化), 음이 응하고(陰迺凝), 수가 견빙하고(水堅冰), 양광이 불치하고(陽光不治), 한에 감응하면(感於寒), 사람은 관절을 못 쓰는 병에 걸리고(則病人關節禁固), 요수통이 생기고(腰脽痛), 한습이 기교에 따라서 밀리면 질병을 만든다(寒濕推於氣交而爲疾也).

주기의 종지기(終之氣)인 마지막 60일은 태양으로 표시되는 겨울 기운이다. 그런데 객기도 태양이다. 그러면 당연한 순리로 겨울은 한기가 크게 일어나게 된다(寒大擧). 그리고 이때 재천해서 후반기를 다스리는 토성의 기운이 힘을 쓰게 되면(濕大化), 토성의 기운과 수성의 겨울 기운이 맞물리면서, 가을에나 내리는 서리가 내려서 쌓인다(霜迺積). 즉, 서리는 겨울의 차가운 음기가 토성의 영향을 받아서 응결된 것이다(陰迺凝). 당연히 물은 아주 꽁꽁(堅) 언다(水堅冰). 이때 양기를 찾아볼 수 없는 것은 당연하다(陽光不治). 인체도 이 한기에 감응하면(感於寒), 당연히 병이 생긴다. 겨울은 신장이 담당하는 시기이다. 그래서 이런 겨울은 신장을 과부하로 몰고 간다. 결국에 신장이 담당하는 뇌척수액이 산성으로 기울면서, 이에 관련된 질병이 유발된다. 당연히 관절과 허리에 문제를 일으킨다(則病人關節禁固, 腰脽痛). 이렇게 수성의 한기와 토성의 습기가 교류(氣交)해서 한습이 변하면(推), 결국에는 질병을 만들어낸다(寒濕推於氣交而爲疾也).

必折其鬱氣而取化源, 益其歲氣, 無使邪勝, 食歲穀, 以全其眞, 食間穀, 以保其精. 故歲宜以
苦燥之溫之, 甚者發之泄之, 不發不泄. 則濕氣外溢, 肉潰皮拆, 而水血交流, 必賛其陽火,
令䘍甚寒, 從氣異同, 少多其判也. 同寒者以熱化, 同濕者以燥化, 異者少之, 同者多之. 用涼
遠涼, 用寒遠寒, 用溫遠溫, 用熱遠熱. 食宜同法. 假者反之. 此其道也. 反是者病也.

 필히 그 울기를 제거하려면, 그 근원을 찾아서 치료해야만 하고(必折其鬱氣而取化
源), 그 세기를 이용해서(益其歲氣), 사기가 승하지 않게 해야 하며(無使邪勝), 세곡
을 먹어서(食歲穀), 진기를 보전해야 하며(以全其眞), 간곡을 먹어서(食間穀), 정기를
보전해야 한다(以保其精). 그래서 이때는 마땅히 고를 써서 조지 온지해야만 하며
(故歲宜以苦燥之溫之), 심하면 발지 설지하고(甚者發之泄之), 불발 불설하면(不發不
泄), 습기는 외일하고(則濕氣外溢), 육궤피탁하고(肉潰皮拆), 그러면 수혈 교류하고
(而水血交流), 필히 그 양화를 도와주고(必賛其陽火), 심한을 다스려지게 하려면(令䘍
甚寒), 기의 이동을 좇는다(從氣異同). 판단은 소다로 한다(少多其判也). 동한이면 열
로 화하고(同寒者以熱化), 동습이면 조로 화한다(同濕者以燥化). 다르면 적고(異者少
之), 같으면 많다(同者多之). 량을 사용할 때는 량을 멀리하고(用涼遠涼), 한을 사용
할 때는 한을 멀리하고(用寒遠寒), 온을 사용할 때는 온을 멀리하고(用溫遠溫), 열을
사용할 때는 열을 멀리하고(用熱遠熱), 식도 마땅히 동법이다(食宜同法). 가하면 반
이다(假者反之). 이것이 도이다(此其道也). 이것을 위반하면 병이 된다(反是者病也).

 이때 생기는 울기를 제거하려면, 반드시 그 기원을 치료해줘야 한다(必折其鬱氣
而取化源). 결국에 산성 간질액을 제거해주면, 허리 통증이건 관절 불리건 모두 치
료된다. 즉, 병의 원천을 치료해줘야만 한다. 이때 세기(歲氣) 즉, 해당 해에 기운
을 잘 이용해서(益其歲氣), 사기가 기승을 부리지 못하게 해야 한다(無使邪勝). 그
래서 보양을 위해서는, 그해에 해당하는 제철 곡식을 먹어서(食歲穀), 진기(眞)를
보전(全)해야 한다(以全其眞). 이 해는 토성의 기운이 사천하는 해이기 때문에, 장
하에 생산되는 곡식을 먹으라는 뜻이다. 또, 재천하는 기운은 수성의 겨울 기운이
기 때문에 겨울 곡식을 먹으라는 뜻이다. 그리고 간곡을 먹어서(食間穀), 정기(精)

를 지켜내야 한다(以保其精). 지금 사천하는 기운은 토성의 기운이기 때문에 간곡은 장하를 끼고 양쪽에 해당하는 기간에 키운 곡물이 된다. 또, 재천하는 기운이 수성의 겨울 기운이기 때문에 겨울을 끼고 양쪽에 있는 곡식을 먹으라는 것이다. 이 해(歲)에는 토성이 사천하고 수성이 재천함으로 인해서 한기(寒)가 기승을 부리므로, 열(苦)을 이용해서 건하게 만들거나(燥之) 온하게 만들거나(溫之) 해서 치료해야 한다(故歲宜以苦燥之溫之). 한기(寒)가 심할 경우는 매운맛을 이용해서 한(寒)을 발산시키거나(發之), 신맛을 이용해서 설사를 시켜서(泄之) 한을 제거해야 한다(甚者發之泄之). 이렇게 해주지 않으면(不發不泄), 겨울에 염(鹽)이 만든 습기(濕氣)가 간질(外)에서 넘쳐(溢)나게 된다(則濕氣外溢). 그러나 이렇게 해주면 림프액(肉)은 소통(潰)되고 간질인 피주(皮腠)도 소통(拆)하게 되고(肉潰皮拆), 그러면 간질액(水)과 혈액(血)의 교류(交流)는 정상화된다(而水血交流). 이때는 한기가 문제가 되고 있으므로, 반드시 양기(陽火)를 도와줘야(贊) 하며(必贊其陽火), 그렇게 해서 심한(甚寒)을 제어(禦)해야 한다(令禦甚寒). 지금은 토성이 사천하면서 습(濕)이 문제가 되고 있고, 수성이 재천하면서 한(寒)이 문제가 되고 있다. 그래서 치료할 때는 이 두 기운이 서로 대등(同)하냐 다르(異)냐에 따라서(從氣異同), 약의 용량의 크기를 판단해야 한다(少多其判也). 이 문제는 적기(適氣) 문제이다. 여기서 적기는 토성의 기운과 수성의 기운으로서 서로 상극(適) 관계를 유지하고 있다. 그런데 이 두 기운이 보유한 에너지의 양은 다른 육기와의 상극 관계로 얽혀 있으므로, 때로는 같아(同)지기도 하고, 때로는 달라(異)지기도 한다. 그래서 이 두 기운이 서로 에너지가 보존(同)되어 있을 때, 한(寒)의 치료는 열(熱)을 작용(化)시켜서 하고(同寒者以熱化), 습(濕)을 치료할 때는 조(燥)를 작용시(化)켜서 한다(同濕者以燥化). 그래서 이 두 기운이 서로 보존되어 있으면, 이때는 두 기운 모두를 치료해야 하므로, 치료할 때 써야 할 약이 두 가지가 되면서 상대적으로 약의 가지 수가 많아지게 되고(同者多之), 이 두 기운 중에서 토성이 수성을 상극하면, 기가 서로 달라지게 되고, 그러면 토성의 한 기운만 치료하면 되므로, 치료할 때 써야 할 약의 가지 수가 하나로써 상대적으로 적어지게 된다(異者少之). 그리고 서늘함(涼)을 이용해서 치료할 때는 가을(涼)이나 서늘함(涼)을 피해야(遠) 하고(用涼遠涼), 한(寒)을 이용해서 치료

할 때는 겨울(寒)이나 한기를 피해야(遠) 하고(用寒遠寒), 온(溫)을 이용해서 치료할
때는 봄(溫)이나 온(溫)을 피해야(遠) 하고(用溫遠溫), 열(熱)을 이용해서 치료할 때
는 여름(熱)이나 열(熱)을 피해야(遠) 한다(用熱遠熱). 음식도 마찬가지로 당연히(宜)
이 원칙을 지켜야 한다(食宜同法). 이때 가상(假象)이 나타나면 반치법(反)을 쓴다
(假者反之). 즉, 증상을 좇아서 치료하는 종치법(從治法)을 쓴다. 이것이 우리가 지
켜야 할 법도(道)인데(此其道也), 이 법도를 위반(反)하면 병에 걸린다(反是者病也).

## 제6절

帝曰, 善. 少陰之政奈何. 岐伯曰, 子午之紀也.

   황제가 말한다(帝曰). 좋습니다(善). 소음지정은 어떻나요(少陰之政奈何)? 기백이
말한다(岐伯曰). 자오지기이다(子午之紀也). 즉, 소음(少陰)인 군화의 기운이 다스리
는 해는 60갑자에서 12지지가 있는 부분이 자오(子午)이다.

少陰, 太角, 陽明. 壬子, 壬午. 其運風鼓, 其化鳴紊啓拆, 其變振拉摧拔. 其病支滿. 太
角, 少徵, 太宮, 少商, 太羽.

   소음(少陰)도 원리는 태양에서와 똑같다. 소음(少陰)이 대표하는 12지지는 자오
(子午)이다. 그리고 사천하는 소음(少陰)의 재천 짝은 양명(陽明)이다. 중운에서 임
(壬)은 목(木)이기 때문에 각(角)이 되고, 양(陽)이기 때문에 태과(太)가 된다. 그래
서 이때 중운은 태각(太角)이 된다. 그래서 해당하는 오운은 태과한 목성(風鼓)이다
(其運風鼓). 그래서 여름에나 일어나는 일들이 벌어진다. 새(鳴)들이 번성(紊)하게
하고 알을 깨고 나오게(啓坼) 한다(其化鳴紊啓坼). 이 기운이 변덕(變)을 부리면, 돌
풍(振拉)이 불고 만물을 뒤집어(摧拔:최발) 놓는다(其變振拉摧拔). 이때는 간이 과부
하에 걸리기 때문에 간이 자리하고 있는 갈비뼈 부근(支脇:支滿)에서 문제가 발생
한다(其病支滿). 이때 1년의 오행을 병인(客)이 되는 오행을 중심으로 다시 기술하

면, 태각(太角), 소치(少徵), 태궁(太宮), 소상(少商), 태우(太羽)이다.

少陰, 太徵, 陽明. 戊子, 天符, 戊午, 太一天符. 其運炎暑, 其化喧曜鬱燠, 其變炎烈沸騰. 其病上熱血溢. 太徵, 少宮, 太商, 少羽, 少角.

사천(司天)과 재천(在泉)은 바로 앞의 경우와 같고 중운만 다르다. 중운(中運)은 무(戊)이기 때문에 태과한 화성(太徵)이다. 이 두 해는 사천과 중운의 오행이 화(火)로써 서로가 같으므로 천부(天符)이다. 그런데 무오년(戊午年)은 12지지가 화(火)이기 때문에 세회(歲會)가 되고, 그래서 이 해는 태일천부(太一天符)가 된다. 이때 중운이 태과하기 때문에 해당 해의 여름은 폭염에 시달린다(其運炎暑). 태과한 화성의 작용(化)으로 인해서 열기 때문에 강한 일조량이 만들어지고, 쌓인 열이 피어오르는 울오(鬱燠) 현상이 일어나며(其化喧曜鬱燠). 이 기운이 변덕을 부리면, 폭염(炎烈)이 오고 땅에 있는 물을 모두 증발(沸騰)시켜버린다(其變炎烈沸騰). 여름을 담당하는 장기는 심장이기 때문에, 이때는 심장의 과부하로 인해서 심장이 자리한 상초에 열감(上熱)이 나타나고, 심장의 과부하로 혈액 순환이 문제가 되면서 소화관 점막 곳곳에서 출혈이 일어나고, 이들은 이질(血溢:血泄)이 된다(其病上熱血溢). 이때 1년의 오행을 병인(客)이 되는 오행을 중심으로 다시 기술하면, 태치(太徵), 소궁(少宮), 태상(太商), 소우(少羽), 소각(少角)이다.

少陰, 太宮, 陽明. 甲子, 甲午. 其運陰雨, 其化柔潤時雨, 其變震驚飄驟. 其病中滿身重. 太宮, 少商, 太羽, 太角, 少徵.

사천(司天)과 재천(在泉)은 바로 앞의 경우와 같고 중운만 다르다. 중운(中運)은 갑(甲)이기 때문에 태과한 토성(太宮)이다. 그래서 이때 중운이 태과하기 때문에 해당 해의 장하는 음우에 시달린다(其運陰雨). 음우(陰雨)란 태과한 토성 때문에, 장하의 기운과 가을의 기운이 뒤섞이면서 가을의 안개와 장하의 습기가 모인 것이다. 토성이 태과한 여파로 대기는 습기로 넘쳐나고 때때로 비가 내린다(其化柔潤時雨). 이 기운이 변덕을 부리면, 천둥 번개(震驚)가 치고 돌풍(飄驟)이 분다(其變震驚飄驟). 이런 기후는 비장에 부담을 주고, 이어서 간질액이 정체되면서 몸이 무거워지고(體重), 흉중이 그득해진다(其病中滿身重). 이때 1년의 오행을 병인(客)이 되는 오행을 중심으로 다시 기술하면, 태궁(太宮), 소상(少商), 태우(太羽), 태각(太角), 소치(少徵)이다.

少陰, 太商, 陽明. 庚子, 庚午. 同正商. 其運涼勁, 其化霧露蕭飋, 其變肅殺凋零. 其病下清. 太商, 少羽, 少角, 太徵, 少宮.

사천(司天)과 재천(在泉)은 바로 앞의 경우와 같고 중운만 다르다. 중운(中運)은 경(庚)이기 때문에 태과한 금성(太商)이다. 그런데 사천이 소음이기 때문에 태과한 금성의 기운을 억누르면서 금성은 평기(正)로 되돌아온다(同正商). 그래도 상극을 당한 상태이기 때문에, 가을의 기운은 상당히 쌀쌀하다(其運涼勁). 이때 가을은 안개와 이슬이 많고, 날씨가 조금 추울 뿐이다(其化霧露蕭飋). 이 상태가 변덕을 부리면, 강한 숙살(肅殺) 기운이 돌면서 초목을 시들게 하고 말라 죽게(凋零:조령) 만든다(其變肅殺凋零). 이런 날씨에는 혈액 순환에서 문제가 오고, 특히 혈액 순환에 제일 취약한 하체에서 문제가 발생하고, 이어서 하체가 차가워진다(其病下清). 이때 1년의 오행을 병인(客)이 되는 오행을 중심으로 다시 기술하면, 태상(太商), 소우(少羽), 소각(少角), 태치(太徵), 소궁(少宮)이다.

少陰, 太羽, 陽明. 丙子歲會, 丙午. 其運寒, 其化凝慘溧冽, 其變冰雪霜雹. 其病寒下. 太羽, 太角, 少徵, 太宮, 少商.

사천(司天)과 재천(在泉)은 바로 앞의 경우와 같고 중운만 다르다. 중운(中運)은 병(丙)이기 때문에 태과한 수성(太羽)이다. 그리고 병자년(丙子年)은 12지지가 오행이 수(水)이기 때문에 세회(歲會)이다(丙子歲會). 이해의 겨울은 춥다(其運寒). 이 기운이 작용하면, 태과로 인해서 아주 춥다(其化凝慘溧冽). 이 기운이 변덕을 부리면, 눈이 얼고 서리와 봄에 내리는 우박이 내린다(其變冰雪霜雹). 이런 날씨에는 혈액 순환에서 문제가 발생하고, 특히 하체에서 문제가 발생하면서 하체가 차가워진다 (其病寒下). 이때 1년의 오행을 병인(客)이 되는 오행을 중심으로 다시 기술하면, 태우(太羽), 태각(太角), 소치(少徵), 태궁(太宮), 소상(少商)이다.

凡此少陰司天之政, 氣化運行先天, 地氣肅, 天氣明, 寒交暑, 熱加燥, 雲馳雨府, 濕化廼行, 時雨廼降, 金火合德, 上應熒惑太白. 其政明, 其令切, 其穀丹白, 水火寒熱, 持於氣交, 而爲病始也. 熱病生於上, 清病生於下, 寒熱凌犯而爭於中. 民病欬喘, 血溢血泄, 鼽嚏, 目赤眥瘍, 寒厥入胃, 心痛腰痛腹大, 嗌乾腫上.

무릇, 이 소음 사천지정은(凡此少陰司天之政), 기화운행이 선천하고(氣化運行先天), 지기는 숙하고(地氣肅), 천기는 명하며(天氣明), 한이 서와 교류하고(寒交暑), 열이 조를 부가하고(熱加燥), 운이 우부로 달리고(雲馳雨府), 습기가 행해지고(濕化廼行), 때때로 비가 내리고(時雨廼降), 금화가 합덕하면(金火合德), 위에서는 형혹 태백이 반응하고(上應熒惑太白), 그 정은 명이고(其政明), 그 령은 절이고(其令切), 그 곡은 단백이고(其穀丹白), 수화한열이고(水火寒熱), 기교가 유지되면(持於氣交), 병이 나기 시작한다(而爲病始也). 위에서는 열병이 생기고(熱病生於上), 아래에서는 청병이 생기고(清病生於下), 한열이 능범하면, 가운데서 싸운다(寒熱凌犯而爭於中). 민병은 해천이고(民病欬喘), 혈일, 혈설(血溢血泄), 구체 목적 자양 한궐 입위 심통 요통 복대 익건 종상이다(鼽嚏, 目赤眥瘍, 寒厥入胃, 心痛腰痛腹大, 嗌乾腫上).

이것들은 육기의 군화인 소음(少陰)이 사천(司天)일 때 다스려지(政)는 것인데(凡此少陰司天之政), 먼저 오운의 기화(氣化)와 오운 운행(運行)의 변화가 하늘에서 태과한다(氣化運行先天). 이때 땅에 존재하는 재천은 양명으로써 가을의 숙살(肅) 기운이며(地氣肅), 하늘에 존재하는 사천은 소음 군화로써 열을 만들면서 밝게 빛난다(天氣明). 그래서 하늘과 땅 가운데에서는 한기와 열기가 서로 교차한다(寒交暑). 사천하는 열기에 재천하는 건조하고 쌀쌀한 양명의 기운이 더해지면(熱加燥), 당연히 구름이 만들어지고 전선(雨府)이 형성된다(雲馳雨府). 그러면 습기가 작용(化)하게 되고(濕化廼行), 결국에 때때로 비가 내리게 된다(時雨廼降). 이렇게 사천하는 기운과 재천하는 기운이 합쳐져서 움직이는 이유는(金火合德), 하늘에서 화성과 금성이 서로 반응했기 때문이다(上應熒惑太白). 이때 사천하는 기운이 다스리면, 열기로써 밝게 빛나게 하고(其政明), 재천의 기운이 다스리면(令) 건조하고 쌀쌀한 기운 때문에, 초목을 말려서 끊어지게 한다(其令切). 이때 관련된 곡식은 사천의 여름 곡식과 재천의 가을 곡식이다(其穀丹白). 이때 사천하는 소음(火)을 수성(水)이 상극해버리면, 한(寒)과 열(熱)이 뒤섞이게 되고(水火寒熱), 이 두 기운이 교류하면서(持於氣交), 드디어 인체에서는 병이 만들어지기 시작한다(而爲病始也). 또, 이때 하늘(上)에서 사천하는 기운은 열병을 만들어 내고(熱病生於上), 땅(下)에서 재천하는 기운은 양명의 쌀쌀한(淸) 기운 때문에 청병(淸病)을 만들어낸다(淸病生於下). 이때 사천한 기운과 상극한 수성의 기운인 한열이 인체로 침범해서 들어오면, 인체 안(中)에서는 이 두 기운이 서로 싸우게 된다(寒熱凌犯而爭於中). 이때 인체의 상황을 보자. 이쯤 되면, 이미 간질액은 산성으로 변해있고, 산성 간질액과 접하고 있는 피부에 발진(腫上)이 생기고, 간질액을 통제하는 폐에서 문제(欬喘)가 발생하고(民病欬喘), 이어서 코에서도 문제(鼽嚔:구체)가 발생한다. 그리고 간에서도 문제가 발생하면서 눈에서 이상이 오고(目赤眥瘍:목적자양), 손발이 차지는 한궐(寒厥)이 오고, 이어서 소화관 문제가 발생(入胃)하면서 이질(血溢血泄)이 발생하고, 간이 비대해지면서 복부가 불러온다(腹大). 지금은 화성이 문제를 일으키고 있으므로 심장이 과부하에 시달리면서 심통(心痛)이 오고, 열로 인해서 익건(嗌乾)이 온다. 화성과 수성이 상극하면서 한(寒)이 문제가 되고, 이어서 신장에 문제가 오면서 요통(腰痛)이 따라온다. 이 문장은 사천과 재천을 해석할 때 표준적인 의미를 주고 있다.

初之氣, 地氣遷, 燥將去, 寒廼始, 蟄復藏, 水廼冰, 霜復降, 風廼至, 陽氣鬱. 民反周密, 關節禁固, 腰脽痛, 炎暑將起, 中外瘡瘍.

초지기에(初之氣), 지기는 천하고(地氣遷), 조는 문득 가버리고(燥將去), 한이 시작되고(寒廼始), 칩이 다시 장하고(蟄復藏), 물이 얼고(水廼冰), 서리가 다시 내리고(霜復降), 바람이 분다(風廼至). 양기는 울하고(陽氣鬱), 민은 반복해서 주밀하고(民反周密), 관절 금고이고(關節禁固), 요수통이 오고(腰脽痛), 염서가 문득 일어나고(炎暑將起), 중외에 창양이 생긴다(中外瘡瘍).

주기의 초지기(初之氣)는 1년 중에서 첫 60일이기 때문에, 궐음(厥陰)으로 표시(標)되며 목성(木)의 봄기운에 해당한다. 이때 객기는 태양의 수성이 된다. 그러면 당연히 봄에 땅 기운은 변한다(地氣遷). 즉, 객기인 수성의 기운으로 인해서 봄의 건조(燥)한 기운은 장차(將) 제거(去)되어 버린다(燥將去). 그러면 이제 쌀쌀한 한기가 봄을 지배하기 시작한다(寒廼始). 그러면 겨울잠을 끝내고 서서히 나오는 칩충들은 추위 때문에 다시 들어간다(蟄復藏). 당연히 물은 얼고(水廼冰), 가을과 겨울에 내리는 서리가 다시 내리고(霜復降), 찬 바람이 불기에 이른다(風廼至). 그러면 당연히 봄의 따뜻한 양기는 울체(鬱)하기에 이른다(陽氣鬱). 이때 사람들은 반대로 주도면밀하게 행동해야 한다(民反周密). 그렇지 않으면 추위 때문에 염(鹽)이 과다하게 생기면서 신장의 기능이 저하되고 결국에 뇌척수액이 산성으로 기울면서 관절과 허리에서 문제가 발생한다(關節禁固, 腰脽痛). 그런데 이렇게 봄에 전자를 중화시키지 못하면, 중화가 안 되고 울체(鬱)한 전자는 다음 계절로 떠넘겨지게 된다. 그러면 당연히 복기(復氣)가 일어나고, 다음 계절에 갑자기 폭염이 오면서(炎暑將起), 이어서 호르몬 분비가 폭증하게 되고, 이어서 인체 간질액이 산성으로 변하면서 피부(外)와 간질(中)에서 창양이 발생한다(中外瘡瘍).

## 〈 12地支 子午歲(少陰) 〉

| 기(氣)의<br>소재 | 初之氣 | 二之氣 | 三之氣 | 四之氣 | 五之氣 | 終之氣 |
|---|---|---|---|---|---|---|
| 주기<br>(主氣) | 궐음<br>(厥陰) | 소음<br>(少陰) | 소양<br>(少陽) | 태음<br>(太陰) | 양명<br>(陽明) | 태양<br>(太陽) |
| 객기<br>(客氣) | 태양<br>(太陽) | 궐음<br>(厥陰) | 소음<br>(少陰) | 태음<br>(太陰) | 소양<br>(少陽) | 양명<br>(陽明) |

二之氣, 陽氣布, 風迺行, 春氣以正, 萬物應榮, 寒氣時至, 民迺和, 其病淋, 目瞑目赤, 氣鬱於上而熱.

이지기에(二之氣), 양기가 포하고(陽氣布), 풍이 행하고(風迺行), 춘기가 교정되고 (春氣以正), 이에 응해서 만물이 번창하고(萬物應榮), 한기가 때때로 오고(寒氣時至), 사람들은 조화롭고(民迺和), 병은 림이고(其病淋), 목명 목적이고(目瞑目赤), 위에서 기울이 오면 열이 발생한다(氣鬱於上而熱).

주기의 이지기(二之氣)인 두 번째 60일은 소음으로 표시되는 열기를 대표한다. 즉, 이때는 여름 기운이다. 이때 객기는 궐음의 봄기운이다. 지금은 특별히 상극할 요인은 없다. 이제 여름의 양기가 펼쳐지게 된다(陽氣布). 이때 봄(風)기운도 가세 한다(風迺行). 즉, 초지기인 봄에 울체(鬱)한 전자가 여름의 더위에 편승해서 중화 되는 것이다. 즉, 초지기의 봄기운이 교정(正)되는 것이다(春氣以正). 만물은 당연히 이에 응(應)해서 무성(榮)하게 잘 자란다(萬物應榮). 그러나 객기인 궐음이 작동하 면, 간간이(時) 한기가 오기도 한다(寒氣時至). 사람들은 초지기에 비해서 따뜻해진 날씨에 화답한다(民迺和). 이지기에 날씨가 따뜻해지면서 초지기에 쌓인 염(鹽)이 신장에 부담을 주고, 이어서 임병(淋)에 걸린다(其病淋). 그러면 간은 암모니아와 같은 염을 신장으로 버리지 못하게 되고, 결국에 간이 문제가 되면서 눈에서 문제 가 발생한다(目瞑目赤). 이렇게 병이 생긴 것은 초지기의 기운(氣)이 하늘(上)에서 울체(鬱)를 만들었는데, 이 기울(氣鬱)을 이지기의 기운이 중화하면서 열을 만들어 냈기 때문이다(氣鬱於上而熱).

三之氣, 天政布, 大火行, 庶類蕃鮮, 寒氣時至. 民病氣厥心痛, 寒熱更作, 欬喘目赤.

삼지기에(三之氣), 천정은 포하고(天政布), 대화가 행해지고(大火行), 서류 번선하고(庶類蕃鮮), 한기가 때때로 온다(寒氣時至). 민병은 기궐 심통이고(民病氣厥心痛), 한열이 교대로 일어나고(寒熱更作), 해천 목적이 생긴다(欬喘目赤).

주기의 삼지기(三之氣)인 세 번째 60일은 상화(相火)로서 화성의 기운을 말한다. 객기는 소음이 된다. 이 두 기운은 모두 열기를 대표한다. 이렇게 하늘의 기운이 작동하면(天政布), 당연히 찜통더위가 기승을 부리게 된다(大火行). 그러면 이 기후에 만물(庶類)은 번창(蕃鮮)한다(庶類蕃鮮). 그러나 재천하고 있는 가을의 기운이 작동하면 간간이(時) 한기가 오기도 한다(寒氣時至). 폭염으로 인해서 호르몬의 분비가 폭증하면서 기궐(氣厥)이 발생하고, 여름을 책임지는 심장은 통증(心痛)에 시달리고(民病氣厥心痛), 그러면 알칼리 동맥혈이 부족한 간질액은 산성으로 변하고, 그 덕분에 산성으로 변한 간질에서 산소가 고갈되면서, 한(寒)과 열(熱)이 교대(更)로 일어나고(寒熱更作), 이어서 간질액을 최종 책임지고 있는 폐(欬喘)와 간(目赤)에도 문제가 발생하게 된다(欬喘目赤).

四之氣, 溽暑至, 大雨時行, 寒熱互至. 民病寒熱嗌乾, 黃癉䶉衄飮發.

사지기에(四之氣), 욕서가 오고(溽暑至), 큰 비가 때때로 오고(大雨時行), 한열이 교대로 온다(寒熱互至). 민병은 한열 익건이고(民病寒熱嗌乾), 황단 구뉵 음이 발생한다(黃癉䶉衄飮發).

주기의 사지기(四之氣)인 네 번째 60일은 태음으로 표시되는 장하의 기운이다. 그런데 객기도 장하의 기운이다. 그런데 삼지기의 여름 기운이 강하게 되면서 수증기를 많이 만들었기 때문에(溽暑至), 사지기에 강해진 장하의 기운을 만나면 당연히 때때로 큰 비가 오게 된다(大雨時行). 즉, 비를 만드는 장하의 차가운(寒) 기운과 수증기를 만드는 여름의 열(기熱)가 상호(互) 반응하기에 이른(至) 것이다(寒熱互至). 인체에서도 폭염과 습기로 인해서 간질액이 산성으로 변하고, 산성 간질액의 정체로 인해서 산소가 간질에서 고갈되고 한과 열이 교대(寒熱)로 나타나며, 이어서 익건(嗌乾)이 오고(民病寒熱嗌乾), 간질액을 받는 비장의 과부하로 인해서 황달(黃癉)이 생기고, 간질액을 통제하는 폐도 문제가 되면서 구뉵(鼽衄)이 오고, 가래(飮)가 나온다(黃癉鼽衄飮發).

五之氣, 畏火臨, 暑反至, 陽迺化, 萬物迺生迺長榮, 民迺康, 其病溫.

오지기에는(五之氣), 외화가 다스리고(畏火臨), 반대로 더위가 오고(暑反至), 양이 작용하고(陽迺化), 만물이 생하고 성장 번영하고(萬物迺生迺長榮), 민은 건강하고(民迺康), 병은 온이다(其病溫).

주기의 오지기(五之氣)인 다섯 번째 60일은 양명으로 표시되는 가을 기운이다. 이때 객기는 강한 열기를 보유한 화성의 기운이다. 그래서 이 화성(畏火)의 기운이 다스리게(臨) 되면(畏火臨), 당연히 가을 기운은 온데간데없고 반대로(反) 폭염이 나타나기에 이른다(暑反至). 이제 폭염인 양기가 작용하면서(陽迺化), 추수하는 가을임에도 불구하고 만물이 무성하게 자란다(萬物迺生迺長榮). 쌀쌀한 가을을 기대한 사람들은 따뜻함에 건강을 지키고(民迺康), 병이 온다면 더위로 인해서 온병(溫)이 온다(其病溫).

終之氣, 燥令行, 餘火內格, 腫於上, 欬喘, 甚則血溢. 寒氣數擧, 則霿霧翳. 病生皮腠, 內舍於脇, 下連少腹, 而作寒中, 地將易也.

종지기에(終之氣), 건조함이 지배하고(燥令行), 여화가 내격하고(餘火內格), 위에서 종이 나타나고(腫於上), 해천이 있고(欬喘), 심하면 혈일한다(甚則血溢). 한기가 자주 일어나면(寒氣數擧), 몽무가 예하고(則霿霧翳), 병은 피주에서 생기고(病生皮腠),

안에서는 협에 거주하고(內舍於脇), 아래 소복과 연계되면(下連少腹), 한중이 일어나고(而作寒中), 지는 갑자기 바뀐다(地將易也).

주기의 종지기(終之氣)인 마지막 60일은 태양으로 표시되는 겨울 기운이다. 이때 객기는 가을 기운의 양명이다. 그래서 양명의 기운인 조기(燥)가 발동(令)하면(燥令行), 겨울인 이때 조기(燥)인 여분의 화기(餘火)가 발생하게 되고, 이 여분의 화기가 인체에 작용하면, 인체 안(內)에서는 호르몬이 분비되고, 이 호르몬은 간질에 과잉 산으로 축적되고, 결국에 간질액의 흐름은 막히게(格) 된다(餘火內格). 그러면 결국 간질액을 최종 처리하는 폐는 과부하에 걸리게 되고, 이어서 상초(上)에서 부종이 발생하며(腫於上), 이어서 기침이 난다(欬喘). 이렇게 양명의 기운으로 인해서 폐 문제가 심각해지면, 폐가 통제하는 산성 간질액의 정체도 심해지면서 소화관은 산성 간질액의 정체로 인해서 이질(血溢)을 앓는다(甚則血溢). 이때 지배하는 기운은 겨울 기운이기 때문에, 한기가 자주 일어나면(寒氣數擧), 이 한기가 객기의 양명이 주는 여분의 화기(餘火)와 서로 섞이면서 겨울에 안개가 자욱이 낀다(則霧霧翳). 이제 이 뒤섞인 기운은 당연히 인체에 나쁜 영향을 미친다. 그러면 이 습기와 열로 인해서 간질액은 산성으로 바뀐다. 그래서 병은 산성 간질액과 접하고 있는 피주(皮腠)에서 생긴다(病生皮腠). 이렇게 산성 간질액이 정체되면, 간이 과부하에 걸리고, 인체 안쪽(內)에서는 간이 위치한 옆구리(脇)부터(內舍於脇), 간이 간질을 통제하는 하복부(少腹)까지 문제가 연결(連)되고(下連少腹), 복부에서 열을 제일 많이 생산하는 간이 문제가 되면서, 복부에서 한중(寒中)이 만들어(作) 진다(而作寒中). 날씨에 이런 상황이 오면 장차(將) 땅 기운도 변하게 된다(地將易也).

必抑其運氣, 資其歲勝, 折其鬱發. 先取化源, 無使暴過而生其病也. 食歲穀, 以全眞氣, 食間穀, 以辟虛邪. 歲宜鹹以耍之, 而調其上, 甚則以苦發之, 以酸收之, 而安其下. 甚則以苦泄之. 適氣同異而多少之. 同天氣者, 以寒淸化, 同地氣者, 以溫熱化. 用熱遠熱, 用涼遠涼, 用溫遠溫, 用寒遠寒. 食宜同法. 有假則反. 此其道也. 反是者病作矣.

반드시 그 운기를 억제시키려면(必抑其運氣), 그 세승을 도와줘야 하며(資其歲勝), 그 울발을 제거하려면(折其鬱發), 먼저 근원을 치료해야 하며(先取化源), 폭과가 병을 만드는 것을 막아야 한다(無使暴過而生其病也). 세곡을 먹어서(食歲穀), 진기를 보전하고(以全眞氣), 간곡을 먹어서(食間穀), 허사를 피해야 한다(以辟虛邪). 이 해(歲)는 마땅히 짠맛을 이용해서 부드럽게 해주려면(歲宜鹹以耍之), 그 위를 조절한다(而調其上). 심하면 쓴맛을 써서 발산시키고(甚則以苦發之), 신맛으로 수렴시켜주려면(以酸收之), 그 아래를 안정시킨다(而安其下). 심하면 쓴맛으로 설사를 시킨다(甚則以苦泄之). 적기의 동이가 있으면 다소가 있다(適氣同異而多少之). 천기와 같으면(同天氣者), 한으로 청화하고(以寒淸化), 지기와 같으면(同地氣者), 온으로 열화시킨다(以溫熱化). 열을 사용할 때는 열을 멀리하고(以溫熱化), 량을 사용할 때는 량을 멀리하고(用涼遠涼), 온을 사용할 때는 온을 멀리하고(用溫遠溫), 한을 사용할 때는 한을 멀리한다(用寒遠寒). 식도 마땅히 동법이다(食宜同法). 가하면 반이다(假者反之). 이것이 도이다(此其道也). 위반하면 병을 만든다(反是者病作矣).

이 운기를 반드시 억제해야 하는데(必抑其運氣), 그렇게 하려면, 이 해(歲)의 상극(勝) 관계를 이용해야 한다(資其歲勝). 이때 울증(鬱)이 발발(發)하는 것을 억제(折)시키려면(折其鬱發), 그 근원을 먼저 치료(取)해줘서(先取化源), 광폭한 사기(暴過)가 병을 일으키지 않도록 해야 한다(無使暴過而生其病也). 근원을 먼저 치료하라는 말은 상극하는 기운을 먼저 치료하라는 뜻이다. 그러면 상극당한 장기는 곧바로 사기에서 벗어나게 된다. 그래서 운기를 억제시킬 때 그해의 상극 관계를 이용하라고 한 것이다. 이때 해당하는 세곡(歲穀)은 사천의 소음과 재천의 양명에 관계하므로, 여름에 나는 곡식과 가을에 나는 곡식이 된다. 그래서 이런 세곡을 먹어서(食歲穀), 진기를 보전하라는 것이다(以全眞氣). 또, 소음과 양명을 기준으로 좌우로 있는 간기에 나는 곡식을 먹어서 즉, 간곡(間穀)을 먹어서(食間穀), 사기(虛邪)를 피해야 한다(以辟虛邪). 이 해(歲)는 사천하는 소음의 열기를 수성이 상극하기 때문에 찬 기운이 강하므로, 마땅히 인체를 부드럽게 해주는 짠맛을 이용해서 차가운 기운에 경직된 인체를 부드럽게(耎之) 해주어야 한다(歲宜鹹以耎之). 짠맛은 왜 인체를 부드럽게 해줄까? 짠맛은 염(鹽)으로써 전자를 격리하고 있는데, 이 전자는 신경을 자극해서 근육을 경직시키므로, 짠맛은 인체를 부드럽게 해줄 수가 있다. 이렇게 짠맛으로 전자를 격리해서 체외로 배출시켜주면, 상체(上)에서 전자를 중화시켜주는 심장(上)을 조절(調)할 수가 있다(而調其上). 즉, 앞에서 말했듯이, 상극 관계를 이용하자는 것이다. 그래도 인체의 경직도가 심할 경우는 쓴맛을 이용해서 열로 발산시켜주면 된다(甚則以苦發之). 쓴맛은 '적당히' 쓰면 전자를 수거해서 심장으로 가서 전자를 중화시켜주면서 동시에 열이 발산된다. 동시에 신맛을 이용해서 수렴시켜주면 된다(以酸收之). 여기서 신맛은 단쇄지방산(SCFA) 종류를 말하는데, 이들은 간을 지나면서 알콜기가 중화되고, 이어서 알칼리 케톤으로 바뀌면서 전자를 수거(收)해서 미토콘드리아에서 중화시키고 인체의 경직도를 조절해준다. 그러면 동시에 아래(下)에 존재하는 간(肝)도 안정시킬 수가 있게 된다(而安其下). 이렇게 했는데도 문제가 심각하다면, 이번에는 쓴맛을 '대량' 사용해서 설사를 시켜주면 된다(甚則以苦泄之). 쓴맛으로 대표되는 사포닌 같은 종류들은 알콜기가 많으므로, 대량 섭취해서 장(腸)에 들어가면, 이들은 삼투압 인자로 작용하기 때문에 장에서 역으로 인체의 수분을 장으로 끌어내게 되면서 설사로 이어진다. 즉, 쓴맛은 사용량에 따라서 발산과 설사라는 두 가지 기능을 수행한다. 이제 적기(適氣) 문제가 나온다. 적기란 상극 관계로서 여기서는 사천의 소음과 재천의 양명이 적기가 된다. 그런데 이 두 기운은 육기 안에서 서로 상극을 일으키면서 기운이 서로 다르게 된다. 물론 이런 관계가 일어나지 않으면, 이 두 행성의 에너지는 보존(同)되게 된다. 그래서 적기는 서로의 에너지가 같을 때가 있기도 하고, 다를 때가 있기도 해서, 결국에 에너지의 다소가 존재하게 된다(適氣同異而多少之). 그래서 이 두 행성의 에너지가 보존(同)되었을 때, 사천하고 있는 천기인 소음의 열기가 문제가 되면(同天氣者), 당연히 한기를 이용(以)해서 서늘하게 해줘야 한다(以寒淸化). 이번에는 이 두 행성의 에너지가 보존(同)되었을 때, 지기인 재천의 양명이 문제가 되어서 청기(淸)가 문제가 되면, 당연히 온기(溫)를 이용해서 열을 내주면 된다(以溫熱化). 그리고 열(熱)을 이용해서 치료할 때는 여름(熱)이나 열(熱)을 피해야(遠) 한다(用熱遠熱). 그 이유는 열이 너무 가중되기 때문인데, 그러면 환자는 열 때문에 새로운 병을 얻게 되기 때문이다. 아래도 이 원리가 그대로 적용된다. 그래서 서늘함(涼)을 이용해서 치료할 때는 가을(涼)이나 서늘함(涼)을 피해야(遠) 하고(用涼遠涼), 온(溫)을 이용해서 치료할 때는 봄(溫)이나 온(溫)을 피해야(遠) 하고(用溫遠溫), 한(寒)을 이용해서 치료할 때는 겨울(寒)이나 한기(寒)를 피해야(遠) 한다(用寒遠寒). 음식도 마찬가지로 이 원칙을 지켜야 한다(食宜同法). 이때 가상(假象)이 나타나면, 반치법(反)을 쓴다(有假則反). 즉, 증상을 좇아서 치료하는 종치법(從治法)을 쓴다. 이것이 우리가 지켜야 할 법도(道)인데(此其道也), 이 법도를 위반(反)한다면, 병이 발생하게 된다(反是者病作矣).

제7절

帝曰, 善. 厥陰之政奈何. 岐伯曰, 巳亥之紀也.

황제가 말한다(帝曰). 좋습니다(善). 궐음의 정은 무엇인가요(厥陰之政奈何)? 기백이 말한다(岐伯曰). 사해지기이다(巳亥之紀也).

厥陰, 少角, 少陽. 淸熱勝復同, 同正角. 丁巳天符, 丁亥天符. 其運風淸熱. 少角, 太徵, 少宮, 太商, 少羽.

궐음(厥陰)도 원리는 태양에서와 똑같다. 궐음(厥陰)이 대표하는 12지지는 사해(巳亥)이다. 그리고 사천하는 궐음(厥陰)의 재천 짝은 소양(少陽)이다. 정(丁)은 목(木)이기 때문에 각(角)이 되고, 음(陰)이기 때문에 불급(少)이 된다. 그래서 중운은 소각(少

角)이 된다. 이 두 해는 목성이 불급하기 때문에, 금성이 이미 목성을 상극한 상태가 된다. 그리고 이 금성(淸)을 화성(熱)이 다시 상극하기 때문에, 이 두 해는 복기(勝復)가 똑같이(同) 일어난다(淸熱勝復同). 그리고 목성(厥陰)이 사천(司天)하고 있으므로, 불급한 목성은 평기(正)로 되돌아온다(同正角). 이 두 해의 해당하는 육갑은 정사(丁巳), 정해(丁亥)이고, 12지지가 모두 목(木)이기 때문에, 이 두 해는 오행이 중운의 목(木)과 같아져서 천부이다. 그래서 해당하는 오운은 목성의 풍과 금성의 청과 화성의 열이 된다(其運風淸熱). 이때 1년의 오행을 병인(客)이 되는 오행을 중심으로 다시 기술하면, 소각(少角), 태치(太徵), 소궁(少宮), 태상(太商), 소우(少羽)가 된다.

厥陰, 少徵, 少陽. 寒雨勝復同. 癸巳, 癸亥. 其運熱寒雨. 少徵, 太宮, 少商, 太羽, 太角.

사천(司天)과 재천(在泉)은 바로 앞의 경우와 같고 중운만 다르다. 중운(中運)은 계(癸)이기 때문에 불급한 화성(少徵)이다. 이 두 해는 화성이 불급하기 때문에 수성이 이미 화성을 상극한 상태가 된다. 그리고 이 수성(寒)을 토성(雨)이 다시 상극하기 때문에, 이 두 해는 복기(勝復)가 똑같이(同) 일어난다(寒雨勝復同). 당연히 해당하는 오운은 화성(熱), 수성(寒), 토성(雨)이다(其運熱寒雨). 이때 1년의 오행을 병인(客)이 되는 오행을 중심으로 다시 기술하면, 소치(少徵), 태궁(太宮), 소상(少商), 태우(太羽), 태각(太角)이 된다.

厥陰, 少宮, 少陽, 風淸勝復同, 同正角. 己巳, 己亥. 其運雨風淸. 少宮, 太商, 少羽, 少角, 太徵.

사천(司天)과 재천(在泉)은 바로 앞의 경우와 같고 중운만 다르다. 중운(中運)은 기(己)이기 때문에 불급한 토성(少宮)이다. 이 두 해는 토성이 불급하기 때문에 목성이 이미 토성을 상극한 상태가 된다. 그리고 이 목성(風)을 금성(淸)이 다시 상극하기 때문에, 이 두 해는 복기(勝復)가 똑같이(同) 일어난다(風淸勝復同). 당연히 해당되는 오운은 토성(雨), 목성(風), 금성(淸)이다(其運雨風淸). 이때 1년의 오행을 병인(客)이 되는 오행을 중심으로 다시 기술하면, 소상(少宮), 태상(太商), 소우(少羽), 소각(少角), 태치(太徵)가 된다.

厥陰, 少商, 少陽. 熱寒勝復同, 同正角. 乙巳, 乙亥. 其運涼熱寒. 少商, 太羽, 太角, 少徵, 太宮.

사천(司天)과 재천(在泉)은 바로 앞의 경우와 같고 중운만 다르다. 중운(中運)은 을(乙)이기 때문에 불급한 금성(少商)이다. 이 두 해는 금성이 불급하기 때문에 화성이 이미 금성을 상극한 상태가 된다. 그리고 이 화성(熱)을 수성(寒)이 다시 상극하기 때문에, 이 두 해는 복기(勝復)가 똑같이(同) 일어난다(熱寒勝復同). 목성(厥陰)이 사천(司天)하고 있으므로, 태과한 목성은 평기(正)를 유지한다(同正角). 당연히 해당하는 오운은 금성(涼), 화성(熱), 수성(寒)이다(其運涼熱寒). 이때 1년의 오행을 병인(客)이 되는 오행을 중심으로 다시 기술하면, 소상(少商), 태우(太羽), 태각(太角), 소치(少徵), 태궁(太宮)이 된다.

厥陰, 少羽, 少陽. 雨風勝復同. 辛巳, 辛亥. 其運寒雨風. 少羽, 少角, 太徵, 少宮, 太商.

사천(司天)과 재천(在泉)은 바로 앞의 경우와 같고 중운만 다르다. 중운(中運)은 신(辛)이기 때문에 불급한 수성(少羽)이다. 이 두 해는 수성이 불급하기 때문에 토성이 이미 수성을 상극한 상태가 된다. 그리고 이 토성(雨)을 목성(風)이 다시 상극하기 때문에, 이 두 해는 복기(勝復)가 똑같이(同) 일어난다(雨風勝復同). 당연히 해당하는 오운은 수성(寒), 토성(雨), 목성(風)이 된다(其運寒雨風). 이때 1년의 오행을 병인(客)이 되는 오행을 중심으로 다시 기술하면, 소우(少羽), 소각(少角), 태치(太徵), 소궁(少宮), 태상(太商)이 된다.

凡此厥陰司天之政, 氣化運行後天. 諸同正歲, 氣化運行同天. 天氣擾, 地氣正. 風生高遠, 炎熱從之, 雲趨雨府, 濕化廼行, 風火同德, 上應歲星熒惑. 其政撓, 其令速. 其穀蒼丹, 間穀言太者, 其耗文角品羽. 風燥火熱, 勝復更作, 蟄蟲來見, 流水不冰, 熱病行於下, 風病行於上. 風燥勝復, 形於中.

무릇 이것이 궐음 사천의 정이다(凡此厥陰司天之政). 기화운행은 후천이고(氣化運行後天), 제동 정세이면(諸同正歲), 기화운행은 동천이다(氣化運行同天). 천기가 요하고(天氣擾), 지기가 정하면(地氣正), 바람이 멀고 높은 곳에 생기고(風生高遠), 염열가 따른다(炎熱從之). 구름이 우부를 따르면(雲趨雨府), 습기화해서 운행되고(濕化廼行), 풍화동덕이면(風火同德), 세성 형혹이 상응한다(上應歲星熒惑). 그 정은 요이고(其政撓), 그 령은 속이고(其令速), 그 곡은 창단이고(其穀蒼丹), 간곡은 태라고 말한다(間穀言太者). 그 모는 문각품우이고(其耗文角品羽), 풍조화열(風燥火熱)이, 승복 경작하며(勝復更作), 칩충래견하고(蟄蟲來見), 유수불빙하고(流水不冰), 열병이 아래에서 행해지고(熱病行於下), 풍병이 위에서 행해진다(風病行於上). 풍조승복하면(風燥勝復), 형이 중간에 있다(形於中).

이것들은 목성(厥陰)이 사천(司天)일 때 다스려지(政)는 것인데(凡此厥陰司天之政), 먼저 오운의 기화(氣化)와 오운 운행(運行)의 변화가 하늘에서 불급한다(氣化運行後天). 만일에 모든(諸) 중운이 교정(正)되어서 사천(歲)과 같아(同) 진다면(諸同正歲) 즉, 사천하고 있는 궐음의 목성과 중운도 목성으로 똑같아진다면, 육기의 변화(氣化)와 오운 운행(運行)도 하늘에서 사천하고 있는 궐음의 기운과 같아(同)지게 된다(氣化運行同天). 즉, 사천하고 있는 궐음인 목성의 기운이 이 두 해를 지배하기 때문에. 이 두 해에 들어있는 목성의 기운은 태과가 되었건 불급이 되었건 간에 당연히 평기(正)로 교정(正)되고, 하늘의 사천 기운과 같아지게 된다. 사천한 궐음의 목성이 하늘에서 바람으로 하늘을 요동치게 하고(天氣擾), 화성으로써 소양인 재천은 땅에서 정상적으로 운행되면(地氣正), 하늘에서 목성이 만들어내는 바람은 하늘 높이 먼 곳까지 불어대고(風生高遠), 재천한 화성이 땅에서 만들어 낸 뜨거운 열기가 수증기를 만들고, 이 수증기가 이 바람을 따라서 하늘로 올라가면(炎熱從之), 하늘에서 이 두 기운이 만나면서 구름이 만들어지고 드디어 전선(雨府)을 형성하게 된다(雲趨雨府). 그러면 당연히 습기가 작용해서 유행되기에 이른다(濕化廼行). 이렇게 이 두 기운이 합쳐지는 것은(風火同德), 하늘(上)에서 목성과 화성이 서로 반응했기 때문이다(上應歲星熒惑). 사천하는 기운은 바람의 기운이기 때문에, 세상을 뒤흔들고(其政撓), 재천하는 기운은 빛과 열이기 때문에 빠르게 퍼진다(其令速). 이때 관련된 곡식은 여름(丹)에 나는 것과 봄(蒼)에 나는 것이다(其穀蒼丹). 이때 나는 간곡은 이 두 기운을 이어(太)주는 것이 된다(間穀言太者). 이 혼란 속에서 희생(耗)되는 동물은 봄(角)에 털갈이해서 무늬(文)를 바꾸는 동물과 여름에 깃 갈이(羽)를 해서 품격(品)을 유지하는 동물들이다(其耗文角品羽). 이 해는 기화 운행이 불급하는 해(氣化運行後天)이기 때문에, 승복이 연이어 일어난다(勝復更作). 즉, 사천하는 목성을 금성이 상극하고, 이어서 금성을 화성이 상극하고, 이어서 이 화성을 수성이 상극하면, 이상 기후가 발생하면서 겨울잠을 자야 할 칩충들이 나와서 활동하게 되고(蟄蟲來見), 흐르는 물은 얼지가 않는다(流水不冰). 그러면 땅(下)에서 재천하는 상화의 기운은 열병을 만들어 내서 유행시키고(熱病行於下), 하늘(上)에서 사천하는 목성의 기운은 풍병을 만들어내서 유행시킨다(風病行於上). 그리고 만일에 사천하는 목성(風)의 기운을 금성(燥)이 상극해서 승복을 만들어내면(風燥勝復) 즉, 다시(復) 금성을 화성이 상극해버리면, 화성이 담당하는 가운데(中) 낀 여름도 이상 기후가 형성(形)될 수밖에 없다(形於中). 즉, 화성이 금성을 상극해서 에너지를 얻었기 때문이다.

初之氣, 寒始肅, 殺氣方至, 民病寒於右之下.

초지기에(初之氣), 한이 숙을 시작하고(寒始肅), 살기가 사방에서 몰려오고(殺氣方至), 민병은 우측 아래에서 한이 생기는 것이다(民病寒於右之下).

주기의 초지기(初之氣)는 1년 중에서 첫 60일이기 때문에 궐음(厥陰)으로 표시(標)되며 목성(木)의 봄기운에 해당한다. 이때 객기는 양명의 가을 기운이 된다. 그래서 금성의 쌀쌀(寒)한 숙살(肅) 기운이 시작된다(寒始肅). 그러면 가을의 숙살 기운(殺氣)이 사방에 다다르게 된다(殺氣方至). 인간들도 이 차가움에 대응하면서 한(寒)을 담당하는 신장(寒)에서 문제가 발생한다(民病寒於右之下). 지금 궐음이 사천하고 있고, 소양이 재천하고 있다. 즉, 소양이 땅을 다스리고 있다. 육기의 사천과 재천에서 관계를 보면, 재천하고 있는 소양의 우측은 태음이 되고, 이 태음의 아래는 태양(寒)이 된다. 그래서 이 문장(民病寒於右之下)의 의미는 추위 때문에, 신장(寒)에 병이 든다는 뜻이다.

### 〈 12地支 巳亥歲(厥陰) 〉

| 기(氣)의<br>소재 | 初之氣 | 二之氣 | 三之氣 | 四之氣 | 五之氣 | 終之氣 |
|---|---|---|---|---|---|---|
| 주기<br>(主氣) | 궐음<br>(厥陰) | 소음<br>(少陰) | 소양<br>(少陽) | 태음<br>(太陰) | 양명<br>(陽明) | 태양<br>(太陽) |
| 객기<br>(客氣) | 양명<br>(陽明) | 태양<br>(太陽) | 궐음<br>(厥陰) | 소음<br>(少陰) | 태음<br>(太陰) | 소양<br>(少陽) |

二之氣, 寒不去, 華雪水冰, 殺氣施化, 霜廼降, 名草上焦, 寒雨數至, 陽復化. 民病熱於中.

이지기는(二之氣), 한이 불거하고(寒不去), 화설 수빙하고(華雪水冰), 살기가 조화를 베풀고(殺氣施化), 서리가 내리고(霜廼降), 초목이라고 하는 것들은 위가 타버린다(名草上焦). 한우가 자주 내리고(寒雨數至), 양이 다시 오면(陽復化), 사람들은 중간에 열이 생긴다(民病熱於中).

주기의 이지기(二之氣)인 두 번째 60일은 소음으로 표시되는 열기를 대표한다. 즉, 여름 기운이다. 이때 객기는 태양의 수성이 된다. 그러면 초지기의 한기는 물러가지 않고(不去) 존재하게 된다(寒不去). 이제 수성이 지배하기 때문에, 햇빛으로 인해서 영롱하게 빛나는(華) 눈(雪)이 내리고 물이 언다(華雪水冰). 즉, 한기라는 살기가 작용(化)해서 퍼지게(施) 된다(殺氣施化). 당연히 서리가 내리고(霜廼降), 초목들은 꼭대기(上)부터 말라서 죽는다(名草上焦). 그래도 여름이기 때문에 한기와 열기가 섞이면서 차가운 비가 자주 내린다(寒雨數至). 이런 시기가 지나고 다음에 양기가 복귀하면(陽復化), 이상 기후로 인해서 정체되었던 산성 간질액이 중화되면서 폐와 우심장에서 과부하가 발생하게 되고, 이어서 흉중에서 병이 생긴다(民病熱於中).

三之氣, 天政布, 風廼時擧. 民病泣出耳鳴掉眩.

삼지기는(三之氣), 천정이 포하고(天政布), 바람이 때때로 일어나고(風廼時擧), 민병은 읍출 이명 도현한다(民病泣出耳鳴掉眩).

주기의 삼지기(三之氣)인 세 번째 60일은 상화(相火)로서 화성의 기운을 말한다. 이때 객기는 궐음의 봄기운이다. 그래서 하늘에서 봄기운이 다스려지면(天政布), 당연히 때때로 바람이 분다(風廼時擧). 이때 봄기운 때문에 당연히 간이 문제가 되고, 그러면 간과 관련된 뇌척수액으로 인한 질병이 발생한다(民病泣出耳鳴掉眩). 즉, 간 문제로 인해서 나타나는 저절로 눈물이 나오는 읍출(泣出), 눈이 침침한 도현(掉眩), 간질액의 문제인 이명(耳鳴) 등이다.

四之氣, 溽暑濕熱相薄, 爭於左之上. 民病黃癉而爲胕腫.

사지기에(四之氣), 욕서습열이 상박하고(溽暑濕熱相薄), 좌측의 위에서 다툰다(爭於左之上). 민병은 황단이며 부종을 만든다(民病黃癉而爲胕腫).

주기의 사지기(四之氣)인 네 번째 60일은 태음으로 표시되는 장하의 기운이다. 이때 객기는 소음이 된다. 그래서 장하의 습기(溽濕)와 소음의 더위(暑熱)가 서로 싸우는 시기이다(溽暑濕熱相薄). 즉, 장하에 무더위와 지루한 장마가 계속되는 상황을 묘사한 것이다. 이때 좌측의 위에서 싸움이 일어난다(爭於左之上). 지금 사천하는 것이 궐음인데, 궐음의 좌측은 태양(太陽)이 되고, 이 태양의 위는 태음(太陰)

즉, 비장이 된다. 그래서 이 말(爭於左之上)의 뜻은 비장을 가리킨다. 당연히 병은 장하이기 때문에 비장에 든다. 즉, 비장에 병이 든다는 말을 이렇게(爭於左之上) 표현한 것이다. 비장이 문제가 있으므로, 황달(黃癉)이 발생하고, 이어서 산성 간질액을 처리하지 못하면서 부종도 유발된다(民病黃癉而爲胕腫).

五之氣, 燥濕更勝, 沈陰廼布, 寒氣及體, 風雨廼行.

오지기에는(五之氣), 조습이 교대로 승하고(燥濕更勝), 침음이 배포되며(沈陰廼布), 한기가 몸까지 파고든다(寒氣及體). 풍우가 유행한다(風雨廼行).

주기의 오지기(五之氣)인 다섯 번째 60일은 양명으로 표시되는 가을 기운이다. 이때 객기는 태음인 장하의 기운이다. 결국에 금성의 기운인 조기(燥)와 토성의 기운이 습기(濕)가 교대(更)로 기승(勝)을 부리면서(燥濕更勝), 당연히 침음이 만들어져서 퍼지게 된다(沈陰廼布). 그러면 금성의 쌀쌀한 기운과 토성의 차가운 기운이 만나면서 한기가 발생하게 되고, 이 기운은 인체를 파고든다(寒氣及體). 이렇게 이상 기온이 발생하면, 대기의 불안정으로 인해서 비바람이 몰아친다(風雨廼行).

終之氣, 畏火司令, 陽廼大化, 蟄蟲出見, 流水不冰, 地氣大發, 草廼生, 人廼舒, 其病溫厲.

종지기에(終之氣), 외화가 사령하고( 畏火司令), 양기가 크게 오며(陽廼大化), 칩충이 나오며(蟄蟲出見), 물이 얼지 않고(流水不冰), 지기는 크게 발산되고(地氣大發), 초목이 생장하며(草廼生), 사람들도 여유를 가진다(人廼舒). 병은 온려이다(其病溫厲).

주기의 종지기(終之氣)인 마지막 60일은 태양으로 표시되는 겨울 기운이다. 객기는 소양이다. 이 소양이 하늘을 다스리게 되면(畏火司令), 당연히 강한 양기가 작용한다(陽廼大化). 그러면, 겨울인데도 불구하고 겨울잠을 자야 할 칩충들이 나와서 돌아다닌다(蟄蟲出見). 당연히 흐르는 물은 얼지 않고(流水不冰), 따뜻한 기운에 힘입어, 지기도 활발히 움직이고(地氣大發), 초목이 자라나고(草廼生), 사람들도 여유를 가진다(人廼舒). 병은 당연히 산성 간질액이 문제인 려(厲)와 온병(溫)이 된다(其病溫厲).

必折其鬱氣, 資其化源, 贊其運氣, 無使邪勝, 歲宜以辛調上, 以鹹調下, 畏火之氣, 無妄犯之. 用溫遠溫, 用熱遠熱, 用涼遠涼, 用寒遠寒, 食宜同法. 有假反常. 此之道也. 反是者病.

반드시 울기를 제거하려면(必折其鬱氣), 그 원천을 도와줘야 하고(資其化源), 그 운기를 도와줘야 하고(贊其運氣), 사기가 기승을 못 부리게 해야 한다(無使邪勝). 세는 마땅히 신으로 위를 조절하고(歲宜以辛調上), 함으로 아래를 조절한다(以鹹調下). 외화의 지기는(畏火之氣), 망령되어 함부로 범하면 안된다(無妄犯之). 온을 사용할 때는 온을 멀리하고 하고(用溫遠溫), 열을 사용할 때는 열을 멀리하고(用熱遠熱), 량을 사용할 때는 량을 멀리하고(用涼遠涼), 한을 사용할 때는 한을 멀리한다(用寒遠寒). 식의 동법이다(食宜同法). 가하면 반상이다(有假反常). 이것이 도이다(此之道也). 위반하면 병을 만든다(反是者病).

이런 이상 기후에서는 호르몬 분비가 과잉 자극되고, 이어서 간질액은 곧바로 산성으로 돌아선다. 즉, 이때 기울(鬱氣)이 발생하는 것이다. 이 울기를 제거하려면(必折其鬱氣), 반드시 그 원천을 도와줘야 한다(資其化源). 즉, 상극하고 있는 오장을 치료해줘야 한다. 즉, 오행의 운기(運氣)를 도와줘야 한다(贊其運氣)는 뜻이다. 다시 말하면, 오성의 운기에 의해서 문제가 생긴 오장을 도와주라는 뜻이다. 앞의 말을 반복해서 강조하고 있다. 이렇게 해서 사기가 기승을 부리지 못하게 해야 한다(無使邪勝). 이 해(歲)는 마땅히 사천하는 궐음을 금성이 상극하므로, 폐(燥)에서 문제가 발생하고, 또한, 승복(勝復)하면서 수성이 에너지를 받으면서 신장(寒)에서 문제가 발생하므로, 당연히 매운(辛) 기미(氣味)를 사용해서 위(上)에 있는 폐를 치료하고, 짠(鹹) 기미(氣味)를 사용해서 아래(下)에 있는 신장을 치료해야 한다(歲宜以辛調上, 以鹹調下). 그리고 외화의 기는 함부로 범해서는 안된다(畏火之氣, 無妄犯之). 화성의 에너지인 외화의 기운은 아주 아주 강하기 때문에 함부로 무시하고 거역하면 큰 낭패를 본다는 것이다. 온(溫)을 이용해서 치료할 때는 봄(溫)이나 온(溫)을 피해야(遠) 하고(用溫遠溫), 열(熱)을 이용해서 치료할 때는 여름(熱)이나 열(熱)을 피해야(遠) 하며(用熱遠熱), 서늘함(涼)을 이용해서 치료할 때는 가을(涼)이나 서늘함(涼)을 피해야(遠) 하고(用涼遠涼), 한(寒)을 이용해서 치료할 때는 겨울(寒)이나 한기(寒)를 피해야(遠) 한다(用寒遠寒). 음식도 마찬가지로 이 원칙을 지켜야 된다(食宜同法). 이때 가상(假象)이 나타나면 반치법(反)을 쓴다(有假反常). 즉, 증상을 좇아서 치료하는 종치법(從治法)을 쓴다. 이것이 우리가 지켜야 할 법도(道)인데(此之道也), 이 법도를 위반(反)한다면 병이 만들어진다(反是者病).

제8절

帝曰, 善. 夫子言可謂悉矣, 然何以明其應乎. 岐伯曰, 昭乎哉問也. 夫六氣者行有次, 止有位. 故常以正月朔日平旦視之, 覩其位而知其所在矣. 運有餘, 其至先, 運不及, 其至後. 此天之道, 氣之常也. 運非有餘, 非不足. 是謂正歲, 其至當其時也.

황제가 말한다(帝曰). 좋습니다(善). 선생님께서 말씀하신 것이 모두 다 가능하나요(夫子言可謂悉矣)? 명도를 가지고 응하는 것이 가능한가요(然何以明其應乎)? 기백이 말한다(岐伯曰). 소상한 질문이십니다(昭乎哉問也). 무릇 육기라는 것은 유행하는 데 순서가 있고(夫六氣者行有次), 멈추는 데는 위치가 있다(止有位). 그래서 항상 정월 삭일 평단을 보고 결정한다(故常以正月朔日平旦視之). 그 위치를 보면, 그 소재를 알 수 있다(覩其位而知其所在矣). 운행에서 남는 것이 있으면(運有餘), 그것은 먼저 도착하고(其至先), 운행에서 모자란 것이 있으면(運不及), 그것이 늦게 도착한다(其至後). 이것이 하늘의 도이고(此天之道), 기의 법칙이다(氣之常也). 운행하면서 남는 것도 없고(運非有餘), 모자란 것도 없다면(非不足), 이것을 정세라고 한다(是謂正歲). 당연히 정시에 정확한 자리에 다다른다(其至當其時也).

육기(六氣)는 태양과 오성이 만들어내는 기운이다. 그래서 육기는 이 6개의 천체

가 운행하면서 나타나는 것이기 때문에, 당연히, 운행(行)하는데 순서(次)가 있게
되고(夫六氣者行有次), 또, 당연히 그 위치도 정해져 있다. 즉, 어느 하나의 육기가
멈추고(止), 다른 육기가 시작되는 위치(位)가 따로 있다(止有位). 그래서 항상 1월
1일날 아침에 육기를 살펴보고(故常以正月朔日平旦視之), 육기의 위치를 분별(覩)해
보면, 육기의 소재를 알 수가 있게 된다(覩其位而知其所在矣). 결국에 육기라는 것
은 6개 천체의 위치를 파악하는 것이기 때문에, 6개의 천체 위치를 알면 당연히
6개의 천체가 만들어내는 육기의 소재도 알 수가 있게 된다. 이 6개의 천체가 운
행(運)하면서 자기가 원래 보유한 에너지보다 더 많은 에너지를 보유해서 에너지가
남게(有餘) 되면(運有餘), 이 과잉 에너지의 여파로 인해서, 해당 육기는 땅에 먼저
도달해서(其至先), 태과를 만들어내게 되고 해당 계절은 더 많은 에너지를 발산시
키면서 이상 기후를 만들어내게 된다. 이번에는 반대로 이 6개의 천체가 운행(運)
하면서 자기가 원래 가진 에너지보다 더 적은 에너지를 보유해서 에너지가 적게
(不及) 되면(運不及), 이 모자라는 에너지의 여파로 인해서 해당 육기는 땅에 늦게
도달해서(其至後) 불급을 만들어내게 되고, 해당 계절은 더 적은 에너지를 발산시
키면서 이상 기후를 만들어내게 된다. 이 태과와 불급은 오성끼리 에너지의 교환
과정에서 일어난다. 우리는 이것을 상극(相克)이라고 말한다. 즉, 상극은 오성끼리
에너지의 뺏고 뺏기는 관계를 말한다. 참고로 인체에서 상극은 에너지인 과잉 산
을 떠넘기는 현상을 말한다. 둘 다 공통점은 모두 과잉 에너지를 보유하게 된다는
사실이다. 그리고 하늘에서 에너지의 원천(太)은 태양(太)이다. 이것이 하늘(天)에서
에너지(明)가 교환되고 운행되는 원리(道)이고(此天之道), 육기가 운행되는 법칙(常)
이다(氣之常也). 그런데 6개의 천체가 원래 자기가 보유한 에너지만 보유해서 에너
지가 남지도 모자라지도 않는 경우가 있는데, 이때 천체가 다스리는 해를 정세(正
歲)라고 부른다(是謂正歲). 즉, 해(歲)에서, 하늘에서 땅으로 주는 에너지가 원래
예상한 에너지와 같은(正) 해(歲)라는 뜻이다. 그러면 당연히(當) 그 해에 그만큼의
에너지만 땅에 도달하게 된다(其至當其時也). 이 부분만 이해할 수 있으면, 오운육
기를 절반쯤은 아는 것이다. 이것이 황제가 물어본 하늘과 땅에서 순환하는 에너
지(明)의 원리(道)인 명도(明道)이다.

帝曰, 勝復之氣, 其常在也. 災眚時至, 候也, 奈何. 岐伯曰, 非氣化者, 是謂災也.

황제가 말한다(帝曰). 승복의 기는(勝復之氣), 항상 존재합니까(其常在也)? 재생의 시기가 오면(災眚時至), 기후는 어떻나요(候也, 奈何)? 기백이 말한다(岐伯曰). 기화가 아닌 것을 이르러(非氣化者), 재라고 한다(是謂災也).

승복(勝復)이라는 것은 불급에서 먼저 기승(勝)이 일어나서 상극(勝)하면, 이 상극을 다시(復) 상극하는 것이다. 앞에서 이미 많이 학습했다. 이것은 항상 있는 일은 아니고, 불급이 있을 때 특히 잘 일어나게 되며, 그러면 이상 기후가 펼쳐지게 되고, 결국에 생명체의 건강에 재앙을 가져다준다. 즉, 하늘의 에너지라는 기(氣)가 정상으로 작용(化)하지 않은(非) 경우이다(非氣化者). 이 경우 생명체의 에너지를 간섭하기 때문에 재앙이라고 부른다(是謂災也). 이것이 인간도 소우주인 이유이고, 지극히 자연의 일부인 이유이다.

帝曰, 天地之數, 終始奈何. 岐伯曰, 悉乎哉問也. 是明道也. 數之始, 起於上而終於下, 歲半之前, 天氣主之, 歲半之後. 地氣主之, 上下交互, 氣交主之, 歲紀畢矣. 故曰, 位明氣月可知乎, 所謂氣也.

황제가 말한다(帝曰). 천지의 수에서(天地之數), 종시는 무엇인가요(終始奈何)? 기백이 말한다(岐伯曰). 자세히도 물어보시네요(悉乎哉問也)! 이것이 명도이다(是明道也). 수가 시작되면(數之始), 위에서 일어나서 아래에서 끝난다(起於上而終於下). 반년의 전반기는(歲半之前), 천기가 주도하고(天氣主之), 반년의 후반기는(歲半之後), 지기가 주도한다(地氣主之). 상하가 서로 교류하면서(上下交互), 기교가 주도된다(氣交主之). 세기가 끝난다(歲紀畢矣). 옛말이 있다(故曰). 명도의 위치를 이용해서 월의 기를 알 수 있지 않는가(位明氣月可知乎)! 이를 이르러 기라고 한다(所謂氣也).

하늘의 에너지 법칙(天地之數)이 끝나고 시작되는 것을 묻자(終始奈何), 명도라고 말한다(是明道也). 즉, 하늘과 땅에서 순환하는 에너지(明)의 원리(道)가 명도(明道)

이다. 이 에너지의 법칙인 명도가 시작될 때는(數之始), 하늘에서 일어나서 땅에서 끝난다(起於上而終於下). 여기서 에너지의 근원은 신(神)인 전자(電子)이다. 즉, 태양계에서 모든 에너지의 근원은 어떠한 경우를 막론하고 전자이다. 그리고 이 전자를 공급해주는 원천(太)은 태양(太陽)이며, 오성은 이 에너지를 받아서 운행된다. 그래서 오성도 자기의 고유 에너지인 전자를 가지게 된다. 그래서 6개의 천체에서 육기가 형성된다. 물론, 이 에너지는 태양 폭발에서 나온 것이다. 이렇게 하늘에서 만들어진 에너지의 원천인 전자는 습기(濕)에 편승해서 땅으로 내려온다. 그래서 에너지는 하늘(上)에서 일어나서(起) 땅에서 끝나게(終) 된다(起於上而終於下)고 하는 것이다. 1년에서 상반년(上半年)을 보면 열기가 지배하고, 하반년(下半年)은 한기가 지배한다. 즉, 상반년은 하늘이 열기를 공급해서 전자를 수증기를 통해서 하늘로 올려보내고, 다시 장하 때 비(雨)를 통해서 전자를 땅으로 내려보내고, 후반기에는 하늘이 한기를 공급하면서, 이 한기는 장하 때 땅으로 내려온 전자를 땅에 머물게 만든다. 자유전자는 열에너지가 자극하지 않으면, 자기 집에서 꼼짝하지 않고 잠만 잔다는 사실을 상기해보자. 그래서 전자가 상반년은 하늘에 있게 되고 하반년에는 땅에 있게 된다. 즉, 전자가 에너지인 기운(氣)의 핵심이기 때문에 한 해(歲)의 상반년(歲半之前)은 천기가 주도하고(天氣主之), 하반년(歲半之後)은 지기가 주도한다(地氣主之). 이렇게 하늘(上)과 땅(下)이 서로(互) 전자인 기(氣)를 교류(交)하면서(上下交互), 기의 교류가 주도된다(氣交主之). 그러면 1년의 에너지 주기(紀)도 마무리(畢)가 된다(歲紀畢矣). 그래서 옛말이 있다(故曰). 에너지(明)의 위치(位)를 알면, 매월(月)의 기운(氣)을 알 수가 있게 된다(位明氣月可知乎). 이 에너지를 기(氣)라고 말한다(所謂氣也). 즉, 절기를 말한다.

帝曰, 余司其事, 則而行之, 不合其數, 何也. 岐伯曰, 氣用有多少, 化洽有盛衰, 衰盛多少, 同其化也.

황제가 말한다(帝曰). 내가 그것을 맡아서(余司其事), 행하는데(則而行之), 그 수가 맞지 않는데 왜죠(不合其數, 何也)? 기백이 말한다(岐伯曰). 기의 쓰임새는 다소가 있다(氣用有多少). 화흡에는 성쇠가 있고(化洽有盛衰), 성쇠는 다소가 있고(衰盛多少), 동화하면 화한다(同其化也).

기(氣)는 전자(電子)를 보유한 최소 단위를 말하기 때문에, 기를 사용(氣用)한다는 사실은 전자를 사용한다는 말과 같다. 즉, 전자를 중화하는 것이다. 식물을 예로 들면, 식물의 성장이라는 것은 전자를 중화해가는 과정이다. 즉, 식물이 기를 사용(用)한 것이다. 만일에 기가 식물 속으로 들어왔는데, 성장이라는 과정을 통해서 기를 중화하지 않으면, 식물 안으로 들어온 기는 식물을 분해해버린다. 즉, 기가 식물을 죽이는 것이다. 그래서 식물의 성장은 식물이 살아남기 위한 몸부림인 셈이다. 식물이 기를 많이(多) 사용했다면 많이(盛) 성장했을 것이고, 적게(少) 사용했다면 적게(衰) 성장했을 것이다(氣用有多少, 化洽有盛衰). 여기서 화흡(化洽)은 성장이라는 의미이다. 즉, 화흡(化洽)은 전자를 중화한다는 의미이다. 그래서 쇠성다소(衰盛多少)라는 말은 기(氣)의 동화(同) 작용(化)과 같은 뜻이다(同其化也). 동화(同化) 작용이란 분해가 아니라 성장(盛)하는 것이다. 거꾸로 이화(異化) 작용은 분해(衰)하는 것이다.

帝曰, 願聞同化何如. 岐伯曰, 風溫春化同, 熱曛昏火夏化同, 勝與復同, 燥清煙露秋化同, 雲雨昏暝埃長夏化同, 寒氣霜雪冰冬化同. 此天地五運六氣之化, 更用盛衰之常也.

황제가 말한다(帝曰). 동화가 무엇인지 듣고 싶습니다(願聞同化何如). 기백이 말한다(岐伯曰). 풍온 춘화동(風溫春化同), 열훈혼화 하화동(熱曛昏火夏化同), 승여 복동(勝與復同), 조청 연로 추화동(燥清煙露秋化同), 운우혼명 장하화동(雲雨昏暝埃長夏化同), 한기상설빙 동화동(寒氣霜雪冰冬化同), 이것이 천지 오운 육기의 화이다(此天

地五運六氣之化). 성쇠의 법칙을 교대로 이용하는 것이다(更用盛衰之常也).

황제가 사계절의 기가 어떻게 동화(同化)되는지를 묻고 있다(願聞同化何如). 봄은 풍(風)과 온(溫)이 똑같이(同) 작용(化)한 것이고(風溫春化同), 즉, 풍(風)이나 온(溫) 어느 한쪽의 승복(勝復)이 없이 똑같이(與) 동화(同化)가 일어난 것이다(勝與復同). 여기서 풍(風)은 오운(五運)에서 봄(春)을 의미하고, 온(溫)은 육기(六氣) 중에서 봄 기운을 의미한다. 결국 동화(同化)라는 말은 육기의 기운과 오운의 기운이 동화(同化)된다는 것을 의미한다. 두 기운이 불균형(不同化)을 이루는 것을 복기(勝復)라고 한다. 여름은 오운의 여름 기운(昏火)과 육기의 여름 기운(熱曛)이 동화된 것이다(熱曛昏火夏化同). 가을은 오운의 가을 기운(燥淸)과 육기의 가을 기운(煙露)이 동화된 것이다(燥淸煙露秋化同). 장하는 오운의 장하 기운(雲雨)과 육기의 장하 기운(昏暝埃)이 동화된 것이다(雲雨昏暝埃長夏化同). 겨울은 오운의 겨울 기운(寒氣)과 육기의 겨울 기운(霜雪冰)이 동화된 것이다(寒氣霜雪冰冬化同). 이것이 천지에서 흐르고 있는 오운과 육기의 작용(化)이다(此天地五運六氣之化). 이 과정에서 성쇠의 법칙(常)이 교대(更)로 사용(用) 된다(更用盛衰之常也). 즉, 계절의 성(盛)과 쇠(衰)가 계속 이어진다. 그리고 이 과정이 계속 되풀이(更)되고 있다.

帝曰, 五運行同天化者, 命曰天符, 余知之矣. 願聞同地化者, 何謂也. 岐伯曰, 太過而同天化者三, 不及而同天化者亦三, 太過而同地化者三, 不及而同地化者亦三. 此凡二十四歲也.

황제가 말한다(帝曰). 오운행 동천화는(五運行同天化者), 천부인데(命曰天符), 나도 안다(余知之矣). 동지화는 무엇인지(願聞同地化者), 듣고 싶습니다(何謂也). 기백이 말한다(岐伯曰). 태과이면서 동천화가 3(太過而同天化者三), 불급이면서 동천화가 역시 3(不及而同天化者亦三), 태과하면서 동지화가 3(太過而同地化者三), 불급하면서 동지화가 역시 3(不及而同地化者亦三), 이것이 무릇 24세이다( 此凡二十四歲也).

오성(五)의 운행(運行)과 사천(天)의 작용(化)이 같은(同) 것이(五運行同天化者), 천부이다(命曰天符). 정확히 말하면, 오운의 오행과 사천의 오행이 같은 것이 천부이다. 더 정확히 말하면, 오운의 에너지 기운과 사천의 에너지 기운이 같은 것이 천부이다. 동지화(同地化)란 재천(地)과 중운의 오행이 같은 것이다. 동천화(同天化)란 사천(天)과 중운의 오행이 같은 것이다. 이 경우도 태과하면서 동천화하는 경우가 3가지가 있고(太過而同天化者三), 불급하면서 동천화하는 경우가 3가지가 있다(不及而同天化者亦三). 동지화의 경우도 마찬가지로 태과를 하면서 동지화하는 경우가 3가지가 있고(太過而同地化者三), 불급하면서 동지화하는 경우가 3가지가 있다(不及而同地化者亦三). 이 4가지 경우를 모두 합치면, 24개의 해가 나온다(此凡二十四歲也). 이에 대한 구체적인 예는 다음에 기술이 된다.

帝曰, 願聞其所謂也, 岐伯曰.

甲辰甲戌, 太宮下加太陰. 壬寅壬申, 太角下加厥陰. 庚子庚午, 太商下加陽明, 如是者三. 癸巳癸亥, 少徵下加少陽. 辛丑辛未, 少羽下加太陽, 癸卯癸酉, 少徵下加少陰, 如是者三. 戊子戊午, 太徵上臨少陰. 戊寅戊申, 太徵上臨少陽. 丙辰丙戌, 太羽上臨太陽. 如是者三. 丁巳丁亥, 少角上臨厥陰. 乙卯乙酉, 少商上臨陽明. 己丑己未, 少宮上臨太陰, 如是者三. 除此二十四歲, 則不加不臨也.

황제가 말한다(帝曰). 그렇게 말하는 이유가 뭔가요(願聞其所謂也)? 기백이 말한다(岐伯曰). 갑진 갑술은(甲辰甲戌), 태궁 아래에서 태음을 더하고(太宮下加太陰), 임인 임신은(壬寅壬申), 태각 아래에서 궐음을 더하고(太角下加厥陰), 경자 경오는(庚子庚午), 태상 아래에서 양명을 더하고(太商下加陽明), 이렇게 3개(如是者三), 계사 계해는(癸巳癸亥), 소치 아래에서 소양을 더하고(少徵下加少陽), 신축신미는(辛丑辛未), 소우 아래에서 태양을 더하고(少羽下加太陽), 계묘 계유는(癸卯癸酉), 소치 아래에서 소음을 더하고(少徵下加少陰), 이렇게 3개(如是者三), 무자 무오에(戊子戊午), 태치가 위에서 소음에 임하고(太徵上臨少陰), 무인 무신에(戊寅戊申), 태치가 위에서 소양에 임하고(太徵上臨少陽), 병진 병술에(丙辰丙戌), 태우가 위에서 태양에 임하고(太羽上

臨太陽), 이렇게 3개(如是者三), 정사 정해는(丁巳丁亥), 소각이 위에서 궐음에 임하고(少角上臨厥陰), 을묘 을유는(乙卯乙酉), 소상이 위에서 양명에 임하고(少商上臨陽明), 기축 기미는(己丑己未), 소궁이 위에서 태음에 임하고(少宮上臨太陰), 이렇게 3개이다(如是者三). 이 24세를 제거하면(除此二十四歲), 불가 불임이다(則不加不臨也).

여기서 가(加)라는 글자와 임(臨)이라는 글자가 나온다. 중운은 오행으로 구성된 60갑자를 만들고, 사천과 재천은 육기로 구성된 60갑자를 만든다. 결국에 근본적으로 사천과 재천이 만드는 60갑자와 중운이 만드는 60갑자는 서로 다를 수밖에 없다. 그래서 서로 다른 60갑자가 만나는 것이 의미가 있게 된다. 물론 중운의 오행은 계절의 문제로 귀결된다. 그래서 천부(天符)와 세회(歲會)가 의미가 있게 된다. 그래서 사천은 하늘에서 에너지를 이용해서 땅을 다스린다(臨)는 의미에서 임(臨)이라는 글자를 쓴다. 그리고 중운은 오행을 이용해서 땅을 다스린다. 그리고 재천도 땅에 영향을 미치는 요소이다. 그래서 중운과 재천이 같아질 때는 추가(加)된다는 의미로 가(加)라는 글자를 쓴다. 즉, 땅에 똑같이 영향을 미치는 한 가지가 더 추가(加)된 것이다. 그래서 재천과 중운이 같아지는 것을 가지고, 중운의 태과와 불급을 짝을 지어서 의미를 부여한다. 즉, 중운이 태과하면서 재천과 오행이 같아지면 동천부(同天符)라고 부르고, 중운이 불급하면서 재천과 같아지는 것을 동세회(同歲會)라고 부른다.

그래서 60갑자에서 갑진갑술년(甲辰甲戌年)은 중운이 태궁으로서 태과한 토성이 되고, 재천도 태음으로써 둘 다 모두 오행에서 토(土)를 의미한다(太宮下加太陰). 그래서 이때는 동천부(同天符)가 된다. 같은 원리로 임인임신(壬寅壬申)에서도 태과한 목성과 재천의 궐음이 합쳐지면서 동천부(同天符)가 된다(太角下加厥陰). 경자경오(庚子庚午)에서도 태과한 금성과 양명이 합쳐지면서 동천부(同天符)가 된다. 여기서 동천부(同天符)가 3개가 나온다(如是者三). 같은 원리로 계사계해(癸巳癸亥)에서는 불급한 화성과 재천의 소양인 화성이 같은 오행으로 만나면서 동세회(同歲會)가 된다. 같은 원리로 신축신미(辛丑辛未) 그리고 계묘계유(癸卯癸酉)도 동세회(同歲會)가 된다. 여기서 동세회(同歲會)가 3개가 나온다(如是者三). 같은 원리로 무자무오(戊子戊

午), 무인무신(戊寅戊申), 병진병술(丙辰丙戌)에서 3개의 천부(天符)가 나온다(如是者三). 같은 원리로 정사정해(丁巳丁亥), 을묘을유(乙卯乙酉), 기축기미(己丑己未)에서 3개의 천부(天符)가 나온다(如是者三). 같은 원리로 정사정해(丁巳丁亥), 을묘을유(乙卯乙酉), 기축기미(己丑己未)에서 3개의 천부(天符)가 나온다(如是者三). 이들을 모두 합치면, 총 24개년(歲)이 된다. 그래서 60갑자년(歲)에서 이 24개년(歲)을 제외(除)하면(除此二十四歲), 더는 천부(臨)나 세회(加)가 나오지 않는다(則不加不臨也).

帝曰, 加者何謂. 岐伯曰, 太過而加, 同天符, 不及而加, 同歲會也. 帝曰, 臨者何謂. 岐伯曰, 太過不及, 皆曰天符, 而變行有多少, 病形有微甚, 生死有早晏耳.

황제가 말한다(帝曰). 가는 무엇인가요(加者何謂)? 기백이 말한다(岐伯曰). 태과하면서 가하면(太過而加), 동천부이고(同天符), 불급하면서 가하면(不及而加), 동세회이다(同歲會也). 앞에서 이미 설명을 했다. 황제가 말한다(帝曰). 임은 무엇인가요(臨者何謂)? 기백이 말한다(岐伯曰). 중운이 태과건 불급이건(太過不及), 모두 천부이다(皆曰天符). 즉, 천부는 오운이 태과나 불급으로 변해서 운행되기 때문에 당연히 에너지의 다소가 존재한다(而變行有多少). 이에 따라서 병의 형태도 약함(微)과 심함(甚)이 생기고(病形有微甚), 생사도 요절(早)과 장수(晏)가 있을 뿐(耳)이다(生死有早晏耳).

帝曰, 夫子言, 用寒遠寒, 用熱遠熱. 余未知其然也. 願聞何謂遠. 岐伯曰, 熱無犯熱, 寒無犯寒. 從者和, 逆者病. 不可不敬畏而遠之. 所謂時興六位也. 帝曰, 溫涼何如. 岐伯曰, 司氣以熱, 用熱無犯, 司氣以寒, 用寒無犯, 司氣以涼, 用涼無犯, 司氣以溫, 用溫無犯, 間氣同其主無犯, 異其主則小犯之. 是謂四畏, 必謹察之. 帝曰, 善. 其犯者何如. 岐伯曰, 天氣反時, 則可依時, 及勝其主則可犯, 以平爲期, 而不可過. 是謂邪氣反勝者. 故曰, 無失天信, 無逆氣宜, 無翼其勝, 無贊其復. 是謂至治.

황제가 말한다(帝曰). 선생님 말씀 중에(夫子言), 용한 원한(用寒遠寒) 용열 원열(用熱遠熱)이 있는데, 저는 그 연유를 모르겠습니다(余未知其然也). 원은 뭘 말하는

지 듣고 싶습니다(願聞何謂遠). 기백이 말한다(岐伯曰). 열은 열을 범해서는 안 되며(熱無犯熱), 한은 한을 범해서는 안 되며(寒無犯寒), 따르면 화가 되고(從者和), 거스르면 병이 된다(逆者病). 경외하지 않으면 멀리할 수가 없다(不可不敬畏而遠之). 소위 때와 육위가 같아야 한다(所謂時興六位也). 황제가 말한다(帝曰). 온량은 어떠한가요(溫涼何如)? 기백이 말한다(岐伯曰). 열로 기를 다스리는데 열을 사용하면서도(司氣以熱), 열을 범하지 않는 것이며(用熱無犯), 한으로 기를 다스리는데(司氣以寒), 한을 사용하되 한을 범하지 않는 것이며(用寒無犯), 량으로 기를 다스리는데(司氣以涼), 량을 사용하면서도, 량을 범하지 않는 것이며(用涼無犯), 온으로 기를 다스리는데(司氣以溫), 온을 사용하되 온을 범하지 않는 것이다(用溫無犯). 주도가 간기와 같으면 범하지 않는 것이고(間氣同其主無犯), 주도가 간기와 틀리면 약간이라도 범하게 된다(異其主則小犯之). 이를 이르러 사외라고 한다(是謂四畏). 필히 잘 살펴야 한다(必謹察之). 황제가 말한다(帝曰). 좋습니다(善). 범한다는 것은 무엇인가요(其犯者何如)? 기백이 말한다(岐伯曰). 천기가 시를 위반하면(天氣反時), 시에 의존이 가능하고(則可依時), 그 주도가 승에 이르면 범한다(及勝其主則可犯). 평으로 기를 만들면(以平爲期), 과가 불가하다(而不可過). 이를 이르러 사기가 반대로 승한다고 하는 것이다(是謂邪氣反勝者). 옛말이 있다(故曰). 하늘의 믿음을 잃지 마라(無失天信). 기는 마땅히 역하지 않는다(無逆氣宜). 그 승에 편승하지 마라(無翼其勝). 그 복을 돕지 마라(無贊其復). 이를 이르러 지치라고 한다(是謂至治).

앞에 자주 나왔던 문장들을 확인하고 있다. 한을 사용할 때는 한을 멀리(遠)한다는 말은(用寒遠寒), 한이 한을 범하지 않는다는 뜻인데(寒無犯寒), 다시 말하면, 한(寒)으로 기를 다스릴 때(司氣以寒), 한을 사용하게 되는데, 한을 범해서는 안 된다는 것이다(用寒無犯). 즉, 한(寒)으로 치료할 때는 겨울(寒)이나 한기(寒)를 멀리(遠)해야 한다는 뜻이다(用寒遠寒:用寒無犯). 그 이유는 한으로 치료하는데, 여기에 다른 한이 추가된다면, 한(寒)이 너무 과해져서, 이제 한이 거꾸로 치료제가 아닌 병인이 되어버리기 때문이다. 열(熱)로 치료할 때도 열이 너무 과해지는 경우를 피해야 한다. 즉, 열(熱)로 치료할 때는 여름(熱)이나 열(熱)을 피해야 된다(用熱遠熱:熱

無犯熱). 이 원칙을 따르지 않으면(逆) 당연히 병이 오고(逆者病), 잘 따르면(從) 건강하다(從者和)는 것이다. 이 원칙은 겨울의 한(寒)뿐만 아니라 여름의 열(熱), 가을의 량(凉), 봄의 온(溫) 모두에 똑같이 적용된다. 그래서 이 원칙을 경외(敬畏)의 자세로 지키지 않으면, 이 원칙에서 멀어질(遠) 수밖에 없다(不可不敬畏而遠之). 이것은 치료할 때 오운의 사계절(時)의 원칙과 육기(六氣)인 육위(六位)의 사천과 재천의 원칙을 더불어(興) 지키라는 것이다(所謂時興六位也). 즉, 치료라는 것 자체가 에너지라는 기(氣)를 다스리는 것이기 때문에, 치료할 때는 오운(時)과 육기(六位)라는 기(氣)를 고려하라는 것이다. 그래서 간기(間氣)와 주기(主)가 같으면(同) 범하지 말아야 된다(間氣同其主無犯). 여기서 주기(主)는 지구의 에너지를 말하고, 객기(客)는 하늘의 에너지를 말한다. 간기는 객기에서 사천과 재천을 이어준다. 그래서 간기(間氣)와 주기(主)가 같으면(同), 당연히 주기와 객기는 서로 다른 기운이 되고, 결국에 이 둘은 충돌(犯)이 생긴다. 그러면 주기와 객기가 서로 혼재하면서 정상적인 지구의 기운을 망쳐버린다. 그래서 이때 치료할 때는 계절의 기운에 거슬리는 치료는 하지 말라는 것이다. 그러나 주기와 간기가 같지 않아서 즉, 주기와 객기가 같으면, 이때는 계절의 기운이 하나로 통일되기 때문에, 에너지 대사가 안정되어 있으므로, 이때는 계절의 기운을 약간(小) 거슬러서 치료해도 된다(異其主則小犯之). 그래서 사외는 반드시 지키라(必謹察之)고 한다. 여기서 사외(四畏)는 경외(敬畏)를 가지고 지켜야 하는 한(寒), 열(熱), 량(凉), 온(溫)의 4가지 사용 법칙을 말한다(是謂四畏). 기를 다스리는 것이 병을 다스리는 것이기 때문에, 이 원칙을 반드시 살펴봐야 하는 것은 당연하다(必謹察之). 이제 황제가 범(犯)한다는 개념을 물어본다(其犯者何如). 여기서 범한다는 것은 결국 기(氣)의 흐름에 역행(犯)한다는 말이다. 만일에 천기(天氣)인 육기의 기운과 오운인 사계절(時)의 기운이 서로가 상반(反)되면(天氣反時), 이때는 오운인 사계절(時)의 기운에 의지(依)할 수가 있다(則可依時). 왜 그럴까? 하늘의 기운은 객기이고, 사계절의 기운은 주기가 되기 때문이다. 즉, 인간의 입장으로 보면, 지구 안에서 에너지를 주도하는 주기가 지구 밖에서 에너지를 주도하는 객기보다 영향력이 더 크기 때문이다. 그래서 주기와 객기가 서로 충돌(反)하면(天氣反時), 당연히 주기에 더 신경을 써야 한다(則可依時). 그런데, 이때 객기가 주기를 이기게(勝) 되더라도 객기의 영향은 주기만큼 크지 않기 때문에, 객기의 기운을 범해도 된다(及勝其主則可犯). 객기가 인간의 에너지 대사에 영향을 미치기는 하지만 주기에 비하면, 그 영향력은 현저히 떨어지기 때문이다. 이렇게 해서 주기의 기간(期)을 평기(平)로 만들어주면(以平爲期), 기(氣)의 과함(過)을 막을 수가 있게 된다(而不可過). 즉, 기가 과해지는 것이 불가능해진다. 이것을 보고 사기가 반대(反)로 승(勝)한다고 말한다(是謂邪氣反勝者). 사기가 반대(反)로 승(勝)한다는 말은 사기가 죽는다는 뜻이다. 그래서 옛말이 있다(故曰). 하늘에 대한 믿음을 잃지 않으면(無失天信) 즉, 사계절의 원칙을 잘 지키면, 당연히(宜) 기가 역하는 일도 없고(無逆氣宜), 승에 편승하는 일도 없고(無翼其勝), 복에 편승하는 일도 없다(無贊其復)는 것이다. 즉, 에너지 흐름의 혼란인 복기(勝復)를 잘 이겨낸다는 것이다. 이것을 지치(至治)라고 한다(是謂至治). 즉, 이것이 병을 다스리(治)는 극치(至)이다. 동양의학은 에너지 의학이라는 암시를 주고 있는 대목이다.

제2장

제1절

다음 문장들을 해석하기 위해서는 방향과 오행과 숫자 그리고 10천간의 음양을 기준으로 하는 새로운 오행과 숫자 자체의 음양을 알아야 한다. 숫자가 1에서 10까지 있는데, 1에서 5까지는 양(陽)을 의미하고, 6부터 10까지는 음(陰)을 의미한다. 1에서 5까지는 양(陽)으로써 오성(五星)이 지구(土)에 보내는 빛 에너지(明:陽)의 강도 순서이고, 6부터 10까지는 음(陰)으로써 오성(五星)이 지구(土)에 미치는 중력(重力:陰)의 강도 순서이다. 즉, 일조량과 중력 모두는 에너지를 간섭하기 때문에 두 가지를 고려한 것이다. 그리고 이때 책력(冊曆)은 세성기년법이기 때문에 해 즉, 년(年)을 세(歲)라고 표현했다. 이들을 종합적으로 정리해 보면 아래와 같다.

　방향과 오행과 숫자 : 동쪽(東方):목(木):3/8,　남쪽(南方):화(火):2/7,　중앙(中央):토(土):5/10,　서쪽(西方):금(金):4/9,　북쪽(北方):수(水):1/6. (앞 숫자는 생수(生數), 뒤 숫자는 성수(成數), 성수는 생수에 5을 더한 것)


　방향과 궁(宮) :　삼벽(三碧):목성(木星):동쪽(東方):3宮, 구자(九紫):화성(火星):남쪽(南方):9宮,　오황(五黃):토성(土星):중앙(中央):5宮,　칠적(七赤):금성(金星):서쪽(西方):7宮,　일백(一白):수성(水星):북쪽(北方):1宮


　음양 짝의 10천간 오행과 숫자 : 갑을(甲乙):목(木):3/8,　병정(丙丁):화(火):2/7,　무기(戊己):토(土): 5/10,　경신(庚申):금(金):4/9,　임계(壬癸):수(水):1/6.


帝曰, 善. 五運氣行主歲之紀, 其有常數乎. 岐伯曰, 臣請次之. 甲子, 甲午歲, 上少陰火, 中太宮土運, 下陽明金, 熱化二, 雨化五, 燥化四. 所謂正化日也. 其化上鹹寒, 中苦熱, 下酸熱. 所謂藥食宜也.


　황제가 말한다(帝曰). 좋습니다(善). 오운의 기행과 주세의 법칙에서(五運氣行主歲之紀), 상수를 가지고 있나요(其有常數乎)? 기백이 말한다(岐伯曰). 차례대로 말씀드리겠습니다(臣請次之).


　이 문장들은 60갑자 구성을 일일이 모두 설명하고 있다. 60갑자 중에서 갑자, 갑오년(甲子, 甲午歲)은 사천(上)의 표시(標)는 소음(少陰)이며, 본질(本)은 군화(君火)이고(上少陰火)이고, 중운은 태과한 토성(太宮)이며, 오행은 토(土)이고(中太宮土運), 재천(下)의 표시(標)는 양명(陽明)이며, 본질(本)은 조금(燥金)이다(下陽明金). 사천의 소음에서 만들어지는 열(熱)은 남쪽(二) 하늘에 있는 태양과 화성의 작용(化)이며(熱化二), 중운의 토운에서 만들어지는 비(雨)는 중앙(五)의 하늘에 있는 토성의 작용(化)이며(雨化五), 재천의 양명에서 만들어지는 조(燥)는 서쪽(四) 하늘에 있는 금성의 작용(化)이며(燥化四), 이 두 해는 에너지의 흐름에 승복(勝復)이 없는 정상

(正)적인 해이다(所謂正化日也). 병이 나서 약이나 음식을 적용(化)할 때, 사천은 열을 대표하는 소음이기 때문에 음식은 짠맛(鹹)을 사용하고 약은 한성(寒)의 약을 써서(其化上鹹寒) 열을 제거해야 하며, 중운은 습기를 대표하는 토성이기 때문에 음식은 쓴맛(苦)을 사용하고 약은 열성(熱)의 약을 써서(中苦熱) 습기를 제거해야 하며, 재천은 청기(淸)를 대표하는 양명이기 때문에 음식은 신맛(酸)을 사용하고 약은 열성(熱)의 약을 써서(下酸熱) 청기(淸)를 제거해야 한다. 이것이 소위 마땅한 (宜) 약(藥)과 음식(食)의 처방이다(所謂藥食宜也). 열을 대표하는 소음은 심장에서 문제를 일으킨다. 그러면, 심장은 자기가 처리하지 못한 자유전자를 신장으로 보내버린다. 그래서 이때는 짠맛으로 신장을 도와줘야 한다. 그리고, 이 자유전자는 열의 원천이므로, 이때 신장에 쓰는 약물은 한성의 약물이 된다. 즉, 한성(寒)의 약물은 열의 원천인 자유전자를 체외로 배출해주는 약물이다. 이렇게 열의 원천인 자유전자를 체외로 버렸으니, 몸에서는 자동으로 열이 만들어지지 않게 되고, 몸은 자동으로 한기가 든다. 중운에서는 토성이 지배하면서, 이에 따라서 비장이 문제가 되면, 비장은 간질을 통제하므로, 이때는 간질로 알칼리 동맥혈을 뿜어내서 간질에 정체한 과잉 산을 중화해주는 심장을 도와줘야 한다. 그래서 이때는 심장을 도와줘야 하므로, 당연히 심장에 좋은 쓴맛을 사용하게 된다. 그러면, 심장은 활발히 작동하면서 열을 만들게 되므로, 이 쓴맛은 열성의 약물이 된다. 그리고 열성의 약물은 심장에서뿐만 아니라, 간질에서 사용하는 약물도 열성이 된다. 즉, 땀을 내게 하는 약물도 열성이 된다. 땀은 열이 만들어내므로, 땀을 내는 약물은 열성이 된다. 그리고 땀은 간질에서 과잉 산이 중화되면서 나오는 현상이므로, 이때는 자동으로 간질을 통제하는 비장을 돕게 된다. 그리고 양명 때문에 폐도 문제가 되고 있으므로, 폐를 돕기 위해서는 폐가 보내는 산성 담즙을 처리하는 간도 도와줘야 한다. 그래서 이때는 간에 좋은 신맛을 이용해야 한다. 그리고 신맛에는 에너지인 자유전자가 붙어있으므로, 신맛을 많이 먹게 되면, 신맛이 공급한 자유전자가 중화되면서 자동으로 땀이 나게 된다. 그리고 아세트산과 같은 신맛은 휘발성 단쇄지방산이므로, 자동으로 폐로 모이게 되고, 이어서 폐를 돕게 된다. 즉, 단쇄지방산은 폐가 배출하는 과잉 산을 안고서 공기 중으로 휘발해 버린다. 그래

서 이때는 신맛이 폐를 돕게 된다. 음식도 이 원리에 따라서 먹으면 된다.

乙丑, 乙未歲, 上太陰土, 中少商金運, 下太陽水, 熱化寒化勝復同, 所謂邪氣化日也. 災七宮, 濕化五, 淸化四, 寒化六. 所謂正化日也. 其化上苦熱, 中酸和, 下甘熱. 所謂藥食宜也.

　　60갑자 중에서 을축, 을미년(乙丑, 乙未歲)은 사천(上)의 표시(標)는 태음(太陰)이며, 본질(本)은 습토(濕土)이고(上太陰土), 중운은 불급한 금성(少商)이며, 오행은 금(金)이고(中少商金運), 재천(下)의 표시(標)는 태양(太陽)이며, 본질(本)은 한수(寒水)이다(下太陽水). 이 두 해는 불급한 해이기 때문에, 승복(勝復)이 일어난다. 그래서 중운에서 불급하고 있는 금성은 이미 화성에 상극을 당하고 있다. 그러면, 반드시 상극(勝)이 다시(復) 일어나면서 화성을 수성이 상극해버린다. 그래서 이 두 해는 똑같이(同) 열(熱)의 작용(化)과 한(寒)의 작용(化)이 승복(勝復)을 일으킨다(熱化寒化勝復同). 그러면 당연히 생명체가 살고 있는 대기의 에너지 흐름에 문제가 생기면서 사기(邪氣)가 발동한다. 그래서 이 두 해는 소위 사기(邪氣)가 작용(化)하는 해(日)가 된다(所謂邪氣化日也). 이때 제일 피해자는 불급을 당한 금성이므로, 재앙(災)은 금성(七宮)에 닥친다(災七宮). 사천의 태음에서 만들어지는 습(濕)은 중앙(五) 하늘에 있는 토성의 작용(化)이며(濕化五), 중운의 금운에서 만들어지는 청(淸)은 서쪽(四)의 하늘에 있는 금성의 작용(化)이며(淸化四), 재천의 태양에서 만들어지는 한(寒)은 북쪽(六) 하늘에 있는 수성의 작용(化)이다(寒化六). 이것은 이 두 해의 에너지 흐름에 승복(勝復)이 없는 정상(正)적일 때 나타난다(所謂正化日也). 병이 나서 약이나 음식을 적용(化)할 때는 사천은 습을 대표하는 태음이기 때문에 음식은 쓴맛(苦)을 사용하고, 약은 열성(熱)의 약을 써서(其化上苦熱) 습을 제거해야 한다. 즉, 태음은 간질을 통제하는 비장이므로, 간질로 알칼리 동맥혈을 뿜어내는 심장을 쓴맛으로 도와준다. 그러면 간질에 정체한 산성 체액이 알칼리 동맥혈로 중화되면서, 비장이 도움을 받게 된다. 그리고 간질에 정체한 과잉 산은 땀으로 제거하면 되므로, 이때는 땀을 빼는 열성의 약을 쓰면 된다. 그리고 중운은 청기를 대표하는 금성이기 때문에, 음식은 신맛(酸)을 사용하고 약은 청기를 중화(和)할 수 있는 열성(熱)의 약을 써서(中酸和) 청기를 제거해야 한다. 이 기전은 바로 앞에서 설명했다. 재천은 한기(寒)를 대표하는 태양이기 때문에 음식은 단맛(甘)을 사용하고, 약은 열성(熱)의 약을 써서(下甘熱) 한기(寒)를 제거해야 한다. 여기서 한기(寒)를 제거하는 데 단맛(甘)을 사용하는 이유는 신장과 비장이 상극 관계를 맺고 있기 때문이다. 즉, 신장과 비장은 둘 다 똑같이 산성 림프액을 중화하기 때문이다. 그래서 비장을 도와주면, 자동으로 신장을 돕게 된다. 그리고 간질을 통제하는 비장을 돕기 위해서는 간질에서 땀을 빼야 하므로, 이때는 땀을 빼는 열성의 약을 써야 한다. 음식도 이 원리를 그대로 따라서 하면 된다. 이것이 소위 마땅한(宜) 약(藥)과 음식(食)의 처방이다(所謂藥食宜也). 지금 치료 방법을 보면, 병이 있는 해당 오장을 직접 치료하기보다는 해당 오장과 상극 관계나 상생 관계에 있는 오장을 치료하고 있다. 이는 물론 해당 오장이 처리하는 고유의 물질이 따로 존재하기 때문에 가능한 일이다. 그래서 이 관계를 모르게 되면, 지금 내용은 이해가 안 갈 것이다. 그래서 한의학에서 체액 이론은 아주아주 중요하다.

丙寅, 丙申歲, 上少陽相火, 中太羽水運, 下厥陰木, 火化二, 寒化六, 風化三. 所謂正化日也, 其化上鹹寒, 中鹹溫, 下辛溫. 所謂藥食宜也.

60갑자 중에서 병인, 병신년(丙寅, 丙申歲)은 사천(上)의 표시(標)는 소양(少陽)이며, 본질(本)은 상화(相火)이고(上少陽相火), 중운은 태과한 수성(太羽)이며, 오행은 수(水)이고(中太羽水運), 재천(下)의 표시(標)는 궐음(厥陰)이며, 본질(本)은 풍목(風木)이다(下厥陰木). 사천의 소양에서 만들어지는 열(熱)은 남쪽(二) 하늘에 있는 화성의 작용(化)이며(熱化二), 중운의 수운에서 만들어지는 한(寒)은 북쪽(六)의 하늘에 있는 수성의 작용(化)이며(寒化六), 재천의 궐음에서 만들어지는 풍(風)은 동쪽(三) 하늘에 있는 목성의 작용(化)이며(風化三), 이 두 해는 에너지의 흐름에 승복(勝復)이 없는 정상(正)적인 해이다(所謂正化日也). 병이 나서 약이나 음식을 적용(化)할 때, 사천은 열을 대표하는 소양이기 때문에 음식은 짠맛(鹹)을 사용하고 약은 한성(寒)의 약을 써서(其化上鹹寒) 열을 제거해야 한다. 이 기전도 앞에서 이미 설명했다. 중운은 한기를 대표하는 수성이기 때문에 음식은 짠맛(鹹)을 사용해서 신장을 직접 도와주며, 약은 온성(溫)의 약을 써서(中鹹溫) 한기를 제거해야 한다. 즉, 신장은 염을 체외로 배출하는데, 이 염은 간질에 정체하게 된다. 그래서 이때는 간질에 정체한 염을 땀으로 제거해야 하므로, 온성의 약을 써야 한다. 재천은 풍기(風)를 대표하는 궐음이기 때문에 음식은 간을 상극하는 폐를 돕기 위해서 매운맛(辛)을 사용하고, 약은 간에 좋은 온성(溫)의 약을 써서(下辛溫) 풍기(風)를 제거해야 한다. 이때 간에 좋은 온성의 약은 신맛이 나는 아세트산과 같은 단쇄지방산들이다. 이들은 에너지인 자유전자를 보유하고 있으므로, 열을 만들어내게 되고, 자동으로 온성의 약이 된다. 그런데, 이 온성을 보유한 단쇄지방산들은 휘발성이므로, 폐에도 좋게 된다. 그래서 지금 처방한 온성의 약은 간과 폐를 동시에 도와주게 된다. 이것이 소위 마땅한(宜) 약(藥)과 음식(食)의 처방이다(所謂藥食宜也).

丁卯, 丁酉歲, 上陽明金, 中少角木運, 下少陰火, 清化熱化勝復同. 所謂邪氣化日也. 災三宮. 燥化九, 風化三, 熱化七. 所謂正化日也. 其化上苦小溫, 中辛和, 下鹹寒. 所謂藥食宜也.

60갑자 중에서 정묘, 정유년(丁卯, 丁酉歲)은 사천(上)의 표시(標)는 양명(陽明)이며, 본질(本)은 조금(燥金)이고(上陽明金), 중운은 불급한 목성(少角)이며, 오행은 목(木)이고(中少角木運), 재천(下)의 표시(標)는 소음(少陰)이며, 본질(本)은 열화(熱火)이다(下少陰火). 이 두 해는 불급한 해이기 때문에 승복(勝復)이 일어난다. 그래서 중운에서 불급하고 있는 목성은 이미 금성에 상극을 당하고 있다. 그러면 반드시 상극(勝)이 다시(復) 일어나면서 금성을 화성이 상극해버린다. 그래서 이 두 해는 똑같이(同) 청(清)의 작용(化)과 열(熱)의 작용(化)이 승복(勝復)을 일으킨다(清化熱化勝復同). 그러면 당연히 생명체가 살고 있는 대기의 에너지 흐름에서 문제가 생기고, 이어서 사기(邪氣)가 발동한다. 그래서 이 두 해는 소위 사기(邪氣)가 작용(化)하는 해(日)가 된다(所謂邪氣化日也). 이때 제일 피해자는 불급을 당한 목성이므로, 재앙(災)은 목성(三宮)에 닥친다(災三宮). 사천의 양명에서 만들어지는 조기(燥)는 서쪽(四)의 하늘에 있는 금성의 작용(化)이며(清化四), 중운의 목운에서 만들어지는 풍(風)은 동쪽(三) 하늘에 있는 목성의 작용(化)이며(風化三), 재천의 소음에서 만들어지는 열(熱)은 남쪽(七) 하늘에 있는 화성의 작용(化)이다(熱化七). 이것은 이 두 해의 에너지 흐름에 승복(勝復)이 없는 정상(正)적일 때 나타난다(所謂正化日也). 병이 나서 약이나 음식을 적용(化)할 때, 사천은 청(淸)을 대표하는 양명이기 때문에, 음식은 쓴맛(苦)을 사용하고, 약은 소온(小溫)의 약을 써서(其化上苦小溫) 청을 제거해야 한다. 여기서는 다른 기전으로 치료 방향을 잡고 있다. 즉, 양명인 폐는 우 심장에서 산성 정맥혈을 받는다. 그래서 이때는 우 심장을 도와주는 쓴맛을 이용해서 폐를 돕게 한다. 여기서 소온(小溫)은 간이 만들어내는 열이고, 대온은 심장이 만들어내는 열이다. 그래서 소온(小溫)의 약은 자동으로 신맛을 보유한 아세트산과 같은 신맛의 약이다. 중운은 풍기를 대표하는 목성이기 때문에, 음식은 간을 상극하는 폐를 돕기 위해서 매운맛(辛)을 사용하고, 약은 청기를 중화(和)할 수 있는 온성(溫)의 약을 써서(中辛和) 청기를 제거해야 한다. 여기서 폐를 돕는 온성의 약은 캡사이신과 같은 휘발성 단쇄지방산이다. 이들은 땀을 만들므로, 당연히 온성의 약이 된다. 그런데, 이 문장(中辛和)을 다르게 해석할 수도 있다. 즉, 간을 직접 돕는 것이다. 그래서 이때는 간에 좋은 신맛이 나는 아세트산과 같은 단쇄지방산을 이용해도 된다. 그러면, 이는 휘발성이므로, 동시에 폐도 돕게 된다. 아무튼, 어떤 처방을 하든 결국에는 간을 돕게 된다. 재천은 열기(熱)를 대표하는 소음이기 때문에 음식은 짠맛(鹹)을 사용하고 약은 한성(寒)의 약을 써서(下鹹寒) 열기(熱)를 제거해야 한다. 이 기전은 이미 설명했다. 이것이 소위 마땅한(宜) 약(藥)과 음식(食)의 처방이다(所謂藥食宜也). 이 편은 다양한 치료 방법을 제시하고 있다.

戊辰, 戊戌歲. 上太陽水, 中太徵火運, 下太陰土. 寒化六, 熱化七, 濕化五. 所謂正化日也. 其化上苦溫, 中甘和, 下甘溫. 所謂藥食宜也.

60갑자 중에서 무진, 무술년(戊辰, 戊戌歲)은 사천(上)의 표시(標)는 태양(太陽)이며, 본질(本)은 한수(寒水)이고(上太陽水), 중운은 태과한 화성(太徵)이며, 오행은 화(火)이고(中太徵火運), 재천(下)의 표시(標)는 태음(太陰)이며, 본질(本)은 습토(濕土)

이다(下太陰土). 사천의 태양에서 만들어지는 한(寒)은 북쪽(六)의 하늘에 있는 수성의 작용(化)이며(寒化六), 중운의 화운에서 만들어지는 열(熱)은 남쪽(七) 하늘에 있는 화성의 작용(化)이며(熱化七), 재천의 태음에서 만들어지는 습(濕)은 중앙(五) 하늘에 있는 토성의 작용(化)이며(濕化五), 이 두 해는 에너지의 흐름에 승복(勝復)이 없는 정상(正)적인 해이다(所謂正化日也). 병이 나서 약이나 음식을 적용(化)할 때, 사천은 한을 대표하는 태양이기 때문에, 음식은 쓴맛(苦)을 사용해서 심장을 도와서 신장을 돕게 하고, 약은 온성(溫)의 약을 써서(其化上苦溫) 한을 제거해야 한다. 즉, 온성은 간을 통해서 나타나게 되므로, 이때는 간을 도와주라는 뜻이다. 즉, 아세트산과 같은 온성의 약을 쓰라는 뜻이다. 간은 암모니아와 같은 염을 신장으로 보내고, 동시에 우 심장으로 산성 정맥혈을 보낸다. 그래서 이때 온성의 약으로 간을 돕게 되면, 신장과 심장을 동시에 돕게 된다. 중운은 열기를 대표하는 화성이기 때문에, 음식은 단맛(甘)을 사용하고, 약은 열기를 중화(和)할 수 있는 한성(寒)의 약을 써서(中甘和) 열기를 제거해야 한다. 여기서 심장을 돕기 위해서 단맛(甘)을 사용하는 이유는 심장과 비장이 상생 관계이기 때문인데, 심장은 비장이 처리하는 간질로 혈액을 뿜어내기 때문에, 비장에 이상이 있어서 간질액의 정체가 일어나면, 심장은 곧바로 고혈압에 시달리게 된다. 또 다른 기전은 심장은 자유 지방산을 이용해서 자유전자를 중화하므로, 심장은 태생적으로 중성 지방을 많이 만들어낼 수밖에 없다. 그리고, 이 중성 지방은 림프를 통해서 비장으로 가게 된다. 그래서 심장은 비장으로 인해서 림프의 기능이 막히게 되면, 자동으로 고생하게 된다. 그래서 단맛으로 비장을 도와주게 되면, 자동으로 심장은 이익을 보게 된다. 이때 한성의 약은 심장이 전문으로 처리하는 열의 원천인 자유전자를 염으로 격리해서 버리는 약을 말한다. 즉, 염을 통제하는 신장을 통해서 심장을 돕자는 전략이다. 재천은 습기(濕)를 대표하는 태음이기 때문에 음식은 단맛(甘)을 사용해서 비장을 직접 치료하며, 약은 온성(溫)의 약을 써서(下甘溫) 습기(濕)를 제거해야 한다. 이때 온성의 약은 간을 돕는 것인데, 비장은 간으로 산성 정맥혈을 버린다. 그래서 이때 온성의 약으로 간을 돕게 되면, 이는 자동으로 비장을 돕게 된다. 이것이 소위 마땅한(宜) 약(藥)과 음식(食)의 처방이다(所謂藥食宜也).

己巳, 己亥歲, 上厥陰木, 中少宮土運, 下少陽相火, 風化淸化勝復同. 所謂邪氣化日也. 災五宮. 風化三, 濕化五, 火化七. 所謂正化日也. 其化上辛涼, 中甘和, 下鹹寒. 所謂藥食宜也.

    60갑자 중에서 기사, 기해년(己巳, 己亥歲)은 사천(上)의 표시(標)는 궐음(厥陰)이며, 본질(本)은 풍목(風木)이고(上厥陰木), 중운은 불급한 토성(少宮)이며, 오행은 토(土)이고(中少宮土運), 재천(下)의 표시(標)는 소양(少陽)이며, 본질(本)은 상화(相火)이다(下少陽相火). 이 두 해는 불급한 해이기 때문에 승복(勝復)이 일어난다. 그래서 중운에서 불급하고 있는 토성은 이미 목성에게 상극당하고 있다. 그러면 반드시 상극(勝)이 다시(復) 일어나면서, 목성을 금성이 상극해버린다. 그래서 이 두 해는 똑같이(同) 풍(風)의 작용(化)과 청(淸)의 작용(化)이 승복(勝復)을 일으킨다(風化淸化勝復同). 그러면 당연히 생명체가 살고 있는 대기의 에너지 흐름에서 문제가 발생하고, 이어서 사기(邪氣)가 발동한다. 그래서 이 두 해는 소위 사기(邪氣)가 작용(化)하는 해(日)가 된다(所謂邪氣化日也). 이때 제일 피해자는 불급을 당한 토성이므로, 재앙(災)은 토성(五宮)에 닥친다(災五宮). 사천의 궐음에서 만들어지는 풍(風)은 동쪽(三) 하늘에 있는 목성의 작용(化)이며(風化三), 중운의 토운에서 만들어지는 습(濕)은 중앙(五) 하늘에 있는 토성의 작용(化)이며(濕化五), 재천의 소양에서 만들어지는 열(熱)은 남쪽(七) 하늘에 있는 화성의 작용(化)이다(火化七). 이것은 이 두 해의 에너지 흐름에 승복(勝復)이 없는 정상(正)적일 때 나타난다(所謂正化日也). 병이 나서 약이나 음식을 적용(化)할 때, 사천은 풍을 대표하는 궐음이기 때문에, 음식은 매운맛(辛)을 사용해서 상극 관계에 있는 폐를 도와서 간을 돕게 하고, 약은 량성(涼)의 약을 써서(其化上辛涼) 풍을 제거해야 한다. 량성은 차갑게 하므로, 이는 염을 통해서 열의 원천인 자유전자를 체외로 버리는 행위를 말한다. 즉, 지금은 간이 문제가 되고 있으므로, 신장을 통해서 염으로 열의 원천을 체외로 버리자는 전략이다. 이 량성은 다르게 해석해도 된다. 량은 폐를 말한다. 그러면, 량성은 자동으로 폐에 좋은 매운맛이 된다. 캡사이신으로 대표되는 매운맛은 보통은 열을 발산하므로, 열약도 되지만, 한편으로는 캡사이신은 휘발성이므로, 폐에서 자유전자를 수거해서 호흡을 통해서 체외로 날아가 버린다. 그러면, 이때 캡사이신의 기능은 신장에서 염의 역할과 똑같아진다. 즉, 열의 원천인 자유전자를 안고서 체외로 나가버린 것이다. 여기서 암시하는 의미는 체액 생리를 알게 되면, 약을 다양하게 활용할 수 있다는 점이다. 한의학에서 체액 생리는 이만큼 중요한 이론이다. 중운은 습기를 대표하는 토성이기 때문에, 음식은 단맛(甘)을 이용해서 비장을 직접 치료하고, 약은 습기를 중화(和)할 수 있는 열성(熱)의 약을 써서(中甘和) 습기를 제거해야 한다. 즉, 비장이 통제하는 간질에서 땀을 내주면 된다는 뜻이다. 재천은 열기(熱)를 대표하는 소양이기 때문에, 음식은 짠맛(鹹)을 사용해서 신장을 도와서 심장을 도와주면 된다. 약은 한성(寒)의 약을 써서(下鹹寒) 열기(熱)를 제거해야 한다. 이것도 역시 신장을 돕자는 것이다. 이것이 소위 마땅한(宜) 약(藥)과 음식(食)의 처방이다(所謂藥食宜也). 여기서도 다양한 처방이 나오고 있다.

庚午, 庚子歲, 上少陰火, 中太商金運, 下陽明金. 熱化七, 淸化九, 燥化九. 所謂正化日也. 其化上鹹寒, 中辛溫, 下酸溫. 所謂藥食宜也.

60갑자 중에서 경오, 경자년(庚午, 庚子歲)은 사천(上)의 표시(標)는 소음(少陰)이며, 본질(本)은 군화(君火)이고(上少陰火), 중운은 태과한 금성(太商)이며, 오행은 금(金)이고(中太商金運), 재천(下)의 표시(標)는 양명(陽明)이며, 본질(本)은 조금(燥金)이다(下陽明金). 사천의 소음에서 만들어지는 열(熱)은 남쪽(七) 하늘에 있는 태양과 화성의 작용(化)이며(熱化七), 중운의 금운에서 만들어지는 청(淸)은 서쪽(九)의 하늘에 있는 금성의 작용(化)이며(淸化九), 재천의 양명에서 만들어지는 조(燥)는 서쪽(九) 하늘에 있는 금성의 작용(化)이며(燥化九), 이 두 해는 에너지의 흐름에 승복(勝復)이 없는 정상(正)적인 해이다(所謂正化日也). 병이 나서 약이나 음식을 적용(化)시킬 때, 사천은 열을 대표하는 소음이기 때문에, 음식은 짠맛(鹹)을 이용해서 심장으로 돕고, 역시 약도 한성(寒)의 약을 써서(其化上鹹寒) 신장을 통해서 열을 제거해야 하며, 중운은 량기를 대표하는 금성이기 때문에, 음식은 매운맛(辛)을 이용해서 폐를 직접 도와주고, 약은 온성(溫)의 약을 써서(中辛溫) 간을 통해서 량기를 제거해야 하며, 재천은 청기(淸)를 대표하는 양명인 폐이기 때문에, 음식은 상극 관계를 고려해서 간에 좋은 신맛(酸)을 사용하고, 약도 간을 이용하는 온성(溫)의 약을 써서(下酸溫) 청기(清)를 제거해야 한다. 이것이 소위 마땅한(宜) 약(藥)과 음식(食)의 처방이다(所謂藥食宜也).

辛未, 辛丑歲, 上太陰土, 中少羽水運, 下太陽水. 雨化風化勝復同. 所謂邪氣化日也. 災一宮. 雨化五, 寒化一. 所謂正化日也. 其化上苦熱, 中苦和, 下苦熱. 所謂藥食宜也.

신미, 신축년(辛未, 辛丑歲)에는 사천은 태음이고(上太陰土), 중운은 불급한 수성이며(中少羽水運), 재천은 태양이다(下太陽水). 이때는 중운에서 수성이 불급하기 때문에, 토성과 목성이 승복한다(雨化風化勝復同). 그래서 이때는 사기가 작용하는 해들이다(所謂邪氣化日也). 재앙은 불급한 수성이 당한다(災一宮). 사천하는 태음의 기운인 비는 토성이 만들며(雨化五), 중운에서 한기는 수성이 만들며(寒化一), 재천에서 한기도 수성이 만든다(寒化一). 이 상태는 지극히 정상적인 오성의 작용에서 일어난다(所謂正化日也). 이때 병이 나면, 사천의 태음병은 고열로 치료하고(其化上苦熱), 중운의 수운병은 고화로 치료하고(中苦和), 재천의 태양병은 고열로 치료한다(下苦熱). 이것이 소위 마땅한(宜) 약(藥)과 음식(食) 처방이다(所謂藥食宜也). 이 부분부터는 해석을 약식으로 한다. 자세한 해석은 앞 부분의 예를 참고하면 된다.

壬申, 壬寅歲, 上少陽相火, 中太角木運, 下厥陰木. 火化二, 風化八. 所謂正化日也. 其化上鹹寒, 中酸和, 下辛涼. 所謂藥食宜也.

임신, 임인년(壬申, 壬寅歲)에는 사천은 소양이고(上少陽相火), 중운은 태과한 목성이며(中太角木運), 재천은 궐음이다(下厥陰木). 사천하는 상화의 기운인 화는 화성이 만들며(火化二), 중운에서 풍기는 목성이 만들며(風化八), 재천에서 풍기도 목성이 만든다(風化八). 이 상태는 지극히 정상적인 오성의 작용에서 일어난다(所謂正化日也). 이때 병이 나면, 사천의 소양병은 함한으로 치료하고(其化上鹹寒), 중운의 목운병은 신화로 치료하고(中酸和), 재천의 궐음병은 신량으로 치료한다(下辛涼).

이것이 소위 마땅한(宜) 약(藥)과 음식(食)의 처방이다(所謂藥食宜也).

癸酉, 癸卯歲, 上陽明金, 中少徵火運, 下少陰火. 寒化雨化勝復同. 所謂邪氣化日也. 災九宮. 燥化九, 熱化二. 所謂正化日也. 其化上苦小溫, 中鹹溫, 下鹹寒. 所謂藥食宜也.

계유, 계묘년(癸酉, 癸卯歲)에는 사천은 양명이고(上陽明金), 중운은 불급한 화성이며(中少徵火運), 재천은 소음이다(下少陰火). 이때는 중운에서 화성이 불급하기 때문에, 수성과 토성이 승복한다(寒化雨化勝復同). 그래서 이때는 사기가 작용하는 해들이다(所謂邪氣化日也). 재앙은 불급한 화성이 당한다(災九宮). 사천하는 양명의 기운인 조기는 금성이 만들며(燥化九), 중운에서 열기는 화성이 만들며(熱化二), 재천에서 열기는 태양과 화성이 만든다(熱化二). 이 상태는 지극히 정상적인 오성의 작용에서 일어난다(所謂正化日也). 이때 병이 나면, 사천의 양명병은 고소온으로 치료하고(其化上苦小溫), 중운의 화운병은 함온으로 치료하고(中鹹溫), 재천의 소음병은 함한으로 치료한다(下鹹寒). 이것이 소위 마땅한(宜) 약(藥)과 음식(食)의 처방이다(所謂藥食宜也).

甲戌, 甲辰歲, 上太陽水, 中太宮土運, 下太陰土. 寒化六, 濕化五. 正化日也. 其化上苦熱, 中苦溫, 下苦溫. 藥食宜也.

갑술, 갑진년(甲戌, 甲辰歲)에는 사천은 태양이고(上太陽水), 중운은 태과한 토성이며(中太宮土運), 재천은 태음이다(下太陰土). 사천하는 태양의 기운인 한은 수성이 만들며(寒化六), 중운에서 습기는 토성이 만들며(濕化五), 재천에서 습기도 토성이 만든다(濕化五). 이 상태는 지극히 정상적인 오성의 작용에서 일어난다(正化日也). 이때 병이 발생하면, 사천의 태양병은 고열로 치료하고(其化上苦熱), 중운의 토운병은 고온으로 치료하고(中苦溫), 재천의 태음병도 고온으로 치료한다(下苦溫). 이것이 소위 마땅한(宜) 약(藥)과 음식(食)의 처방이다(藥食宜也).

乙亥, 乙巳歲, 上厥陰木, 中少商金運, 下少陽相火. 熱化寒化勝復同. 邪氣化日也. 災七宮. 風化八, 清化四, 火化二. 正化度也. 其化上辛涼, 中酸和, 下鹹寒. 藥食宜也.

을해, 을사년(乙亥, 乙巳歲)에는 사천은 궐음이고(上厥陰木), 중운은 불급한 금성이며(中少商金運), 재천은 소양이다(下少陽相火). 이때는 중운에서 금성이 불급하기 때문에 화성과 수성이 승복한다(熱化寒化勝復同). 그래서 이때는 사기가 작용하는 해들이다(邪氣化日也). 재앙은 불급한 금성이 당한다(災七宮). 사천하는 궐음의 기운인 풍기는 목성이 만들며(風化八), 중운에서 청기는 금성이 만들며(清化四), 재천에서 화기는 화성이 만든다(火化二). 이 상태는 지극히 정상적인 오성의 작용에서 일어난다(正化度也). 이때 병이 나면, 사천의 궐음병은 신량으로 치료하고(其化上辛涼), 중운의 금운병은 산화로 치료하고(中酸和), 재천의 소양병은 함한으로 치료한다(下鹹寒). 이것이 소위 마땅한(宜) 약(藥)과 음식(食) 처방이다(藥食宜也).

丙子, 丙午歲, 上少陰火, 中太羽水運, 下陽明金. 熱化二, 寒化六, 清化四. 正化度也. 其化上鹹寒, 中鹹熱, 下酸温. 藥食宜也.

병자, 병오년(丙子, 丙午歲)에는 사천은 소음이고(上少陰火), 중운은 태과한 수성이며(中太羽水運), 재천은 양명이다(下陽明金). 사천하는 소음의 기운인 열기는 화성과 태양이 만들며(熱化二), 중운에서 한기는 수성이 만들며(寒化六), 재천에서 청기는 금성이 만든다(清化四). 이 상태는 지극히 정상적인 오성의 작용에서 일어난다(正化度也). 이때 병이 나면, 사천의 소음병은 함한으로 치료하고(其化上鹹寒), 중운의 수운병은 함열로 치료하고(中鹹熱), 재천의 양명병은 산온으로 치료한다(下酸温). 이것이 소위 마땅한(宜) 약(藥)과 음식(食)의 처방이다(藥食宜也).

丁丑, 丁未歲, 上太陰土, 中少角木運, 下太陽水. 清化熱化勝復同. 邪氣化度也. 災三宮. 雨化五, 風化三, 寒化一. 正化度也. 其化上苦溫, 中辛溫, 下甘熱. 藥食宜也.

정축, 정미년(丁丑, 丁未歲)에는 사천은 태음이고(上太陰土), 중운은 불급한 목성이며(中少角木運), 재천은 태양이다(下太陽水). 이때는 중운에서 목성이 불급하기 때문에 금성과 화성이 승복한다(清化熱化勝復同). 그래서 이때는 사기가 작용하는 해들이다(邪氣化度也). 재앙은 불급한 목성이 당한다(災三宮). 사천하는 태음의 기운인 비는 토성이 만들며(雨化五), 중운에서 풍기는 목성이 만들며(風化三), 재천에서 한기는 수성이 만든다(寒化一). 이 상태는 지극히 정상적인 오성의 작용에서 일어난다(正化度也). 이때 병이 나면, 사천의 태음병은 고온으로 치료하고(其化上苦溫), 중운의 목운병은 신온으로 치료하고(中辛溫), 재천의 태양병은 감열로 치료한다(下甘熱). 이것이 소위 마땅한(宜) 약(藥)과 음식(食) 처방이다(藥食宜也).

戊寅, 戊申歲, 上少陽相火, 中太徵火運, 下厥陰木. 火化七, 風化三. 正化度也. 其化上鹹寒, 中甘和, 下辛涼. 藥食宜也.

무인, 무신년(戊寅, 戊申歲)에는 사천은 소양이고(上少陽相火), 중운은 태과한 화성이며(中太徵火運), 재천은 궐음이다(下厥陰木). 사천하는 상화의 기운인 화는 화성이 만들며(火化七), 중운에서 풍기는 목성이 만들며(風化三), 재천에서 풍기도 목성이 만든다(風化三). 이 상태는 지극히 정상적인 오성의 작용에서 일어난다(正化日也). 이때 병이 나면, 사천의 소양병은 함한으로 치료하고(其化上鹹寒), 중운의 화운병은 감화로 치료하고(中甘和), 재천의 궐음병은 신량으로 치료한다(下辛涼). 이것이 소위 마땅한(宜) 약(藥)과 음식(食) 처방이다(藥食宜也).

己卯, 己酉歲, 上陽明金, 中少宮土運, 下少陰火. 風化淸化勝復同. 邪氣化度也. 災五宮. 淸化九, 雨化五, 熱化七. 正化度也. 其化上苦小溫, 中甘和, 下鹹寒. 藥食宜也.

기묘, 기유년(己卯, 己酉歲)에는 사천은 양명이고(上陽明金), 중운은 불급한 토성이며(中少宮土運), 재천은 소음이다(下少陰火). 이때는 중운에서 토성이 불급하기 때문에 목성과 금성이 승복한다(風化淸化勝復同). 그래서 이때는 사기가 작용하는 해들이다(邪氣化度也). 재앙은 불급한 토성이 당한다(災五宮). 사천하는 양명의 기운인 청기는 금성이 만들며(淸化九), 중운에서 우기는 토성이 만들며(雨化五), 재천에서 열기는 화성과 태양이 만든다(熱化七). 이 상태는 지극히 정상적인 오성의 작용에서 일어난다(正化度也). 이때 병이 나면, 사천의 양명병은 고소온으로 치료하고(其化上苦小溫), 중운의 토운병은 감화로 치료하고(中甘和), 재천의 소음병은 함한으로 치료한다(下鹹寒). 이것이 소위 마땅한(宜) 약(藥)과 음식(食) 처방이다(藥食宜也).

庚辰, 庚戌歲, 上太陽水, 中太商金運, 下太陰土. 寒化一, 淸化九, 雨化五. 正化度也. 其化上苦熱, 中辛溫, 下甘熱. 藥食宜也.

경진, 경술년(庚辰, 庚戌歲)에는 사천은 태양이고(上太陽水), 중운은 태과한 금성이며(中太商金運), 재천은 태음이다(下太陰土). 사천하는 태양의 기운인 한은 수성이 만들며(寒化一), 중운에서 청기는 금성이 만들며(淸化九), 재천에서 우기는 토성이 만든다(雨化五). 이 상태는 지극히 정상적인 오성의 작용에서 일어난다(正化度也). 이때 병이 나면, 사천의 태양병은 고열로 치료하고(其化上苦熱), 중운의 금운병은 신온으로 치료하고(中辛溫), 재천의 태음병은 감열로 치료한다(下甘熱). 이것이 소위 마땅한(宜) 약(藥)과 음식(食)의 처방이다(藥食宜也).

辛巳, 辛亥歲, 上厥陰木, 中少羽水運, 下少陽相火. 雨化風化勝復同. 邪氣化度也. 災一宮. 風化三, 寒化一, 火化七. 正化度也. 其化上辛涼, 中苦和, 下鹹寒. 藥食宜也.

신사, 신해년(辛巳, 辛亥歲)에는 사천은 궐음이고(上厥陰木), 중운은 불급한 수성이며(中少羽水運), 재천은 소양이다(下少陽相火). 이때는 중운에서 수성이 불급하기 때문에 토성과 목성이 승복한다(雨化風化勝復同). 그래서 이때는 사기가 작용하는 해들이다(邪氣化度也). 재앙은 불급한 수성이 당한다(災一宮). 사천하는 궐음의 기운인 풍기는 목성이 만들며(風化三), 중운에서 한기는 수성이 만들며(寒化一), 재천에서 화기는 화성이 만든다(火化七). 이 상태는 지극히 정상적인 오성의 작용에서 일어난다(正化度也). 이때 병이 나면, 사천의 궐음병은 신량으로 치료하고(其化上辛涼), 중운의 수운병은 고화로 치료하고(中苦和), 재천의 소음병은 함한으로 치료한다(下鹹寒). 이것이 소위 마땅한(宜) 약(藥)과 음식(食) 처방이다(藥食宜也).

壬午, 壬子歲, 上少陰火, 中太角木運, 下陽明金. 熱化二, 風化八, 清化四. 正化度也. 其化上鹹寒, 中酸涼, 下酸溫. 藥食宜也.

임오, 임자년(壬午, 壬子歲)에는 사천은 소음이고(上少陰火), 중운은 태과한 목성이며(中太角木運), 재천은 양명이다(下陽明金). 사천하는 소음의 기운인 열은 화성과 태양이 만들며(熱化二), 중운에서 풍기는 목성이 만들며(風化八), 재천에서 청기는 금성이 만든다(清化四). 이 상태는 지극히 정상적인 오성의 작용에서 일어난다(正化度也). 이때 병이 나면, 사천의 소음병은 함한으로 치료하고(其化上鹹寒), 중운의 목운병은 산량으로 치료하고(中酸涼), 재천의 양명병은 산온으로 치료한다(下酸溫). 이것이 소위 마땅한(宜) 약(藥)과 음식(食)의 처방이다(藥食宜也).

癸未, 癸丑歲, 上太陰土, 中少徵火運, 下太陽水. 寒化雨化勝復同. 邪氣化度也. 災九宮. 雨化五, 火化二, 寒化一. 正化度也. 其化上苦溫, 中鹹溫, 下甘熱. 藥食宜也.

계미, 계축년(癸未, 癸丑歲)에는 사천은 태음이고(上太陰土), 중운은 불급한 화성이며(中少徵火運), 재천은 태양이다(下太陽水). 이때는 중운에서 화성이 불급하기 때문에 수성과 토성이 승복한다(寒化雨化勝復同). 그래서 이때는 사기가 작용하는 해들이다(邪氣化度也). 재앙은 불급한 화성이 당한다(災九宮). 사천하는 태음의 기운인 비는 토성이 만들며(雨化五), 중운에서 화기는 화성이 만들며(火化二), 재천에서 한기는 수성이 만든다(寒化一). 이 상태는 지극히 정상적인 오성의 작용에서 일어난다(正化度也). 이때 병이 나면, 사천의 태음병은 고온으로 치료하고(其化上苦溫), 중운의 화운병은 함온으로 치료하고(中鹹溫), 재천의 태양병은 감열로 치료한다(下甘熱). 이것이 소위 마땅한(宜) 약(藥)과 음식(食)의 처방이다(藥食宜也).

甲申, 甲寅歲, 上少陽相火, 中太宮土運, 下厥陰木. 火化二, 雨化五, 風化八. 正化度也. 其化上鹹寒, 中鹹和, 下辛涼. 藥食宜也.

갑신, 갑인년(甲申, 甲寅歲)에는 사천은 소양이고(上少陽相火), 중운은 태과한 토성이며(中太宮土運), 재천은 궐음이다(下厥陰木). 사천하는 상화의 기운인 화는 화성이 만들며(火化二), 중운에서 우기는 토성이 만들며(雨化五), 재천에서 풍기는 목성이 만든다(風化八). 이 상태는 지극히 정상적인 오성의 작용에서 일어난다(正化度也). 이때 병이 나면, 사천의 소양병은 함한으로 치료하고(其化上鹹寒), 중운의 토운병은 함화로 치료하고(中鹹和), 재천의 궐음병은 신량으로 치료한다(下辛涼). 이것이 소위 마땅한(宜) 약(藥)과 음식(食)의 처방이다(藥食宜也).

乙酉, 乙卯歲, 上陽明金, 中少商金運, 下少陰火. 熱化寒化勝復同. 邪氣化度也. 災七宮.
燥化四, 淸化四, 熱化二. 正化度也. 其化上苦小溫, 中苦和, 下鹹寒. 藥食宜也.

　　을유, 을묘년(乙酉, 乙卯歲)에는 사천은 양명이고(上陽明金), 중운은 불급한 금성
이며(中少羽水運), 재천은 소음이다(下少陰火). 이때는 중운에서 금성이 불급하기 때
문에 화성과 수성이 승복한다(熱化寒化勝復同). 그래서 이때는 사기가 작용하는 해
들이다(邪氣化度也). 재앙은 불급한 금성이 당한다(災七宮). 사천하는 양명의 기운인
조기는 금성이 만들며(燥化四), 중운에서 청기는 금성이 만들며(淸化四), 재천에서
열기는 화성과 태양이 만든다(熱化二). 이 상태는 지극히 정상적인 오성의 작용에
서 일어난다(正化度也). 이때 병이 나면, 사천의 양명병은 고소온으로 치료하고(其
化上苦小溫), 중운의 금운병은 고화로 치료하고(中苦和), 재천의 소음병은 함한으로
치료한다(下鹹寒). 이것이 소위 마땅한(宜) 약(藥)과 음식(食)의 처방이다(藥食宜也).

丙戌, 丙辰歲, 上太陽水, 中太羽水運, 下太陰土. 寒化六, 雨化五. 正化度也. 其化上苦
熱, 中鹹溫, 下甘熱. 藥食宜也.

　　병무, 병진년(丙戌, 丙辰歲)에는 사천은 태양이고(上太陽水), 중운은 태과한 수성
이며(中太羽水運), 재천은 태음이다(下太陰土). 사천하는 태양의 기운인 한은 수성이
만들며(寒化六), 중운에서 한기도 수성이 만들며(寒化六), 재천에서 우는 토성이 만
든다(雨化五). 이 상태는 지극히 정상적인 오성의 작용에서 일어난다(正化度也). 이
때 병이 나면, 사천의 태양병은 고열로 치료하고(其化上苦熱), 중운의 수운병은 함
온으로 치료하고(中鹹溫), 재천의 태음병은 감열로 치료한다(下甘熱). 이것이 소위
마땅한(宜) 약(藥)과 음식(食)의 처방이다(藥食宜也).

丁亥,丁巳歲, 上厥陰木, 中少角木運, 下少陽相火. 清化熱化勝復同. 邪氣化度也. 災三宮. 風化三, 火化七. 正化度也. 其化上辛涼, 中辛和, 下鹹寒. 藥食宜也.

정해, 정사년(丁亥,丁巳歲)에는 사천은 궐음이고(上厥陰木), 중운은 불급한 목성이며(中少角木運), 재천은 소양이다(下少陽相火). 이때는 중운에서 목성이 불급하기 때문에 금성과 화성이 승복한다(清化熱化勝復同). 그래서 이때는 사기가 작용하는 해들이다(邪氣化度也). 재앙은 불급한 목성이 당한다(災三宮). 사천하는 궐음의 기운인 풍기는 목성이 만들며(風化三), 중운에서 풍기도 목성이 만들며(風化三), 재천에서 화기는 화성이 만든다(火化七). 이 상태는 지극히 정상적인 오성의 작용에서 일어난다(正化度也). 이때 병이 나면, 사천의 궐음병은 신량으로 치료하고(其化上辛涼), 중운의 목운병은 신화로 치료하고(中辛和), 재천의 소양병은 함한으로 치료한다(下鹹寒). 이것이 소위 마땅한(宜) 약(藥)과 음식(食) 처방이다(藥食宜也).

戊子, 戊午歲, 上少陰火, 中太徵火運, 下陽明金. 熱化七, 清化九. 正化度也, 其化上鹹寒, 中甘寒, 下酸温. 藥食宜也.

무자, 무오년(戊子, 戊午歲)에는 사천은 소음이고(上少陰火), 중운은 태과한 화성이며(中太徵火運), 재천은 양명이다(下陽明金). 사천하는 소음의 기운인 열은 화성과 태양이 만들며(熱化七), 중운에서 열은 화성이 만들며(熱化七), 재천에서 청기는 금성이 만든다(清化九). 이 상태는 지극히 정상적인 오성의 작용에서 일어난다(正化度也). 이때 병이 나면, 사천의 소음병은 함한으로 치료하고(其化上鹹寒), 중운의 화운병은 감한으로 치료하고(中甘寒), 재천의 양명병은 산온으로 치료한다(下酸温). 이것이 소위 마땅한(宜) 약(藥)과 음식(食) 처방이다(藥食宜也).

己丑, 己未歲, 上太陰土, 中少宮土運, 下太陽水. 風化淸化勝復同. 邪氣化度也. 災五宮. 雨化五, 寒化一. 正化度也. 其化上苦熱, 中甘和, 下甘熱, 藥食宜也.

기축, 기미년(己丑, 己未歲)에는 사천은 태음이고(上太陰土), 중운은 불급한 토성이며(中少宮土運), 재천은 태양이다(下太陽水). 이때는 중운에서 토성이 불급하기 때문에 목성과 금성이 승복한다(風化淸化勝復同). 그래서 이때는 사기가 작용하는 해들이다(邪氣化度也). 재앙은 불급한 토성이 당한다(災五宮). 사천하는 태음의 기운인 비는 토성이 만들며(雨化五), 중운에서 우기도 토성이 만들며(雨化五), 재천에서 한기는 수성이 만든다(寒化一). 이 상태는 지극히 정상적인 오성의 작용에서 일어난다(正化度也). 이때 병이 나면, 사천의 태음병은 고열로 치료하고(其化上苦熱), 중운의 토운병은 감화로 치료하고(中甘和), 재천의 태양병은 감열로 치료한다(下甘熱). 이것이 소위 마땅한(宜) 약(藥)과 음식(食) 처방이다(藥食宜也).

庚寅, 庚申歲, 上少陽相火, 中太商金運, 下厥陰木. 火化七, 淸化九, 風化三. 正化度也. 其化上鹹寒. 中辛溫, 下辛涼. 藥食宜也.

경인, 경신년(庚寅, 庚申歲)에는 사천은 소양이고(上少陽相火), 중운은 태과한 금성이며(中太商金運), 재천은 궐음이다(下厥陰木). 사천하는 상화의 기운인 화는 화성이 만들며(火化七), 중운에서 청기는 금성이 만들며(淸化九), 재천에서 풍기는 목성이 만든다(風化三). 이 상태는 지극히 정상적인 오성의 작용에서 일어난다(正化度也). 이때 병이 나면, 사천의 소양병은 함한으로 치료하고(其化上鹹寒), 중운의 금운병은 신온으로 치료하고(中辛溫), 재천의 궐음병은 신량으로 치료한다(下辛涼). 이것이 소위 마땅한(宜) 약(藥)과 음식(食) 처방이다(藥食宜也).

辛卯, 辛酉歲, 上陽明金, 中少羽水運, 下少陰火. 雨化風化勝復同. 邪氣化度也. 災一宮. 淸化九, 寒化一, 熱化七. 正化度也. 其化上苦小溫, 中苦和, 下鹹寒. 藥食宜也.

신묘, 신유년(辛卯, 辛酉歲)에는 사천은 양명이고(上陽明金), 중운은 불급한 수성이며(中少羽水運), 재천은 소음이다(下少陰火). 이때는 중운에서 수성이 불급하기 때문에 토성과 목성이 승복한다(雨化風化勝復同). 그래서 이때는 사기가 작용하는 해들이다(邪氣化度也). 재앙은 불급한 수성이 당한다(災一宮). 사천하는 양명의 기운인 청기는 금성이 만들며(淸化九), 중운에서 한기는 수성이 만들며(寒化一), 재천에서 열기는 화성과 태양이 만든다(熱化七). 이 상태는 지극히 정상적인 오성의 작용에서 일어난다(正化度也). 이때 병이 나면, 사천의 양명병은 고소온으로 치료하고(其化上苦小溫), 중운의 수운병은 고화로 치료하고(中苦和), 재천의 소음병은 함한으로 치료한다(下鹹寒). 이것이 소위 마땅한(宜) 약(藥)과 음식(食) 처방이다(藥食宜也).

壬辰, 壬戌歲, 上太陽水, 中太角木運, 下太陰土. 寒化六, 風化八, 雨化五. 正化度也. 其化上苦溫, 中酸和, 下甘溫. 藥食宜也.

임진, 임술년(壬辰, 壬戌歲)에는 사천은 태양이고(上太陽水), 중운은 태과한 목성이며(中太角木運), 재천은 태음이다(下太陰土). 사천하는 태양의 기운인 한은 수성이 만들며(寒化六), 중운에서 풍기는 목성이 만들며(風化八), 재천에서 우기는 토성이 만든다(雨化五). 이 상태는 지극히 정상적인 오성의 작용에서 일어난다(正化度也). 이때 병이 나면, 사천의 태양병은 고온으로 치료하고(其化上苦溫), 중운의 목운병은 신화로 치료하고(中酸和), 재천의 태음병은 감온으로 치료한다(下甘溫). 이것이 소위 마땅한(宜) 약(藥)과 음식(食)의 처방이다(藥食宜也).

癸巳, 癸亥, 上厥陰木, 中少徵火運, 下少陽相火. 寒化雨化勝復同. 邪氣化度也. 災九宮, 風化八, 火化二. 正化度也. 其化上辛涼, 中鹹和, 下鹹寒. 藥食宜也.

계사, 계해년(癸巳, 癸亥)에는 사천은 궐음이고(上厥陰木), 중운은 불급한 화성이며(中少徵火運), 재천은 양명이다(下少陽相火). 이때는 중운에서 화성이 불급하기 때문에 수성과 토성이 승복한다(寒化雨化勝復同). 그래서 이때는 사기가 작용하는 해들이다(邪氣化度也). 재앙은 불급한 화성이 당한다(災九宮). 사천하는 궐음의 기운인 풍기는 목성이 만들며(風化八), 중운에서 화기는 화성이 만든다(火化二). 재천에서 화기도 화성이 만든다(火化二). 이 상태는 지극히 정상적인 오성의 작용에서 일어난다(正化度也). 이때 병이 나면, 사천의 궐음병은 신량으로 치료하고(其化上辛涼), 중운의 상화병은 함화로 치료하고(中鹹和), 재천의 소양병은 함한으로 치료한다(下鹹寒). 이것이 소위 마땅한(宜) 약(藥)과 음식(食) 처방이다(藥食宜也).

凡此定期之紀, 勝復正化, 皆有常數. 不可不察. 故知其要者, 一言而終, 不知其要, 流散無窮. 此之謂也.

무릇 이것들이 오운육기로 구성된 60갑자를 표기했을 때, 정기(定)적으로 나타나는 기간(期)의 규칙(紀)들이며(凡此定期之紀), 복기(勝復)와 복기가 없는 정상적인 정화(正化)를 나타낸 것인데(勝復正化), 앞의 예문에서 본 것처럼, 모두 상수(常數) 즉, 규칙성을 보유하고 있다(皆有常數). 그리고 잘 살펴보지 않으면, 이해하기가 어렵다(不可不察). 그래서 이 규칙들의 핵심을 아는 사람들은 설명할 때(故知其要者), 한마디로 끝을 내고(一言而終), 모르는 사람들은(不知其要), 설명하는 말이 요지를 빗나가고(流散), 설명이 끝없이 길어지게(無窮) 된다(流散無窮). 이를 두고 하는 말이다(此之謂也).

제2절

帝曰, 善. 五運之氣, 亦復歲乎. 岐伯曰, 鬱極迺發, 待時而作也. 帝曰, 請問其所謂也. 岐伯曰, 五常之氣, 太過不及, 其發異也. 帝曰, 願卒聞之. 岐伯曰, 太過者暴, 不及者徐. 暴者爲病甚, 徐者爲病持. 帝曰, 太過不及, 其數何如. 岐伯曰, 太過者其數成, 不及者其數生. 土常以生也.

황제가 말한다(帝曰). 좋습니다(善). 오운지기도(五運之氣), 역시 복기의 해가 있나요(亦復歲乎)? 기백이 말한다(岐伯曰). 울극이 일어난다(鬱極迺發). 때를 기다리면 일어난다(待時而作也). 황제가 말한다(帝曰). 그렇게 말한 이유를 듣고 싶습니다(請問其所謂也). 기백이 말한다(岐伯曰). 오상의 기는(五常之氣), 태과와 불급이 있는데(太過不及), 그것이 다르게 일어난다(其發異也). 황제가 말한다(帝曰). 빨리 듣고 싶습니다(願卒聞之). 기백이 말한다(岐伯曰). 태과는 폭하고(太過者暴), 불급은 서한다(不及者徐). 폭은 병이 깊게 만들고(暴者爲病甚), 서는 병이 유지되게 한다(徐者爲病持). 황제가 말한다(帝曰). 태과와 불급은(太過不及), 그 법칙이 어떻나요(其數何如.)? 기백이 말한다(岐伯曰). 태과는 그 법칙이 성하는 것이고(太過者其數成), 불급은 그 법칙이 생하는 것이다(不及者其數生). 토는 항상 생한다(土常以生也).

오성이 만들어내는 오운의 기(五運之氣)는 당연히 복기(復)가 있다. 그 이유는 오성끼리 에너지가 교환되기 때문이다. 이 복기는 지극(極)하면 울결(鬱)이 발생한다(鬱極迺發). 울결이란 에너지가 뭉쳐 있는 상태이다. 즉, 오성끼리 에너지가 교환이 안 되고, 어느 한 오성에 정체(鬱)되어서, 그 상태가 한계(極)에 이르면, 당연히 다른 오성으로 에너지가 갑자기 옮겨가게 된다. 이때까지는 당연히 시간이 걸리기 때문에, 기다려야만 에너지의 교환이 발생(作)한다(待時而作也). 여기서 에너지가 정체된 상태가 태과이고, 에너지를 뺏긴 상태가 불급이 된다. 그래서 오성이 만들어 내는 오운의 기인 오상의 기(五常之氣)는 당연히 태과와 불급이 자연스럽게 생기게 되는데(太過不及), 이 두 현상은 당연히 다르게 나타나게 된다(其發異也). 그래서 태과라는 것은 에너지가 정체되어서 뭉쳐 있으므로, 당연히 에너지의 교환이

일어나면, 과(暴)하게 일어나게 되고(太過者暴), 불급은 에너지를 뺏겨서 에너지가
부족하므로, 에너지교환이 미지근(徐)하게 일어날 수밖에 없다(不及者徐). 이때 이
두 현상은 당연히 인체의 에너지 대사에도 관여하게 된다. 그래서 에너지가 오성
끼리 과격하게 전달되면, 그 여파는 땅에 그대로 전달된다. 이때 만일에 인체에
병이 있다면, 태과(暴)의 경우에는 당연히 인체를 과(暴)하게 자극해서 기존의 병을
더 심(甚)하게 만들어버리게 되고(暴者爲病甚), 불급(徐)의 경우에는 에너지가 부족
한 불급한 오성이 인체에 공급하는 에너지 자체가 적기 때문에, 인체를 자극하지
못하게 되고, 병을 심하게 만들지 못하고, 기존의 병은 그대로 현상 유지(持)가 된
다(徐者爲病持). 또, 태과와 불급을 말할 때 갑자기 성수(成數)와 생수(生數)가 나오
는데, 이것은 잘못된 인식이다. 여기에 나오는 문장들을 정확히 해석해보자. 태과
는 그 수가 성한다(太過者其數成). 불급은 그 수가 생한다(不及者其數生). 땅은 항상
생을 사용한다(土常以生也). 여기서 생수와 성수가 나오는데, 이는 너무나 잘못된
해석이다. 태과와 불급이 에너지 이동 현상이라는 사실을 모르기 때문에 일어나는
현상이다. 여기서 수(數)는 경우의 수(數)를 말한다. 그리고 성(成)은 '수량이 많거
나 길이가 길다'는 의미가 있다. 또, 10% 즉, 1할이라는 의미가 있다. 생(生)은 과
일이 덜 익거나 고기가 덜 익은 상태를 말한다. 즉, 생(生)은 모자란다는 의미이
다. 그러면 이제 정확한 해석이 나온다. 태과(太過)라는 것은 그(其) 경우(數)가 많
다는 것이다(太過者其數成). 즉, 태과(太過)라는 것은 에너지가 많다(成)는 것이다.
그리고 24절기를 4계절로 나누면, 한 계절당 6절기가 되는데, 태과는 보통 한 절
기 빨리 온다. 그래서 약 10%(成)의 절기가 빨리 오는 것이 태과이다. 그리고 불
급(不及)이라는 것은 그(其) 경우(數)가 모자라(生)는 것이다(不及者其數生). 즉, 불급
(不及)이라는 것은 에너지가 모자라(生)는 것이다. 땅(土)은 항상(常) 에너지가 모자
라게(生) 된다(土常以生也). 그 이유는 땅은 사계절 내내 항상 초목을 키운다. 이
초목을 키우려면, 항상 성장 인자인 에너지가 필요하다. 그래서 땅은 당연히 항상
에너지가 모자라게 된다. 이것이 정확한 해석이다. 참고로 성수(成數)와 생수(生數)
의 개념을 알아보자. 먼저 숫자가 1에서 10까지 있는데, 1에서 5까지는 양(陽)을
의미하고, 6부터 10까지는 음(陰)을 의미한다. 1에서 5까지는 양(陽)으로서 오성

(五星)이 지구(土)에 보내는 빛 에너지(明:陽)의 강도 순서이고, 6부터 10까지는 음
(陰)으로써 오성(五星)이 지구(土)에 미치는 중력(重力:陰)의 강도 순서이다. 그리고
1에서 5까지를 생수(生數)라고 하고, 6부터 10까지를 성수(成數)라고 한다. 왜 그
럴까? 태양계에 존재하는 모든 존재물은 전자의 놀이터에 불과하다. 그런데, 이
전자는 열에너지를 얻어야만 활동한다. 그런데, 이 열에너지를 오성이 하늘에서
보내준다. 그러면, 땅에 있는 전자가 자극되면서 전자에 의해서 생명이 만들어(生)
지기 시작한다. 이게 생수(生數)의 의미이다. 이 생수에 5를 더하면 성수(成數)가
얻어진다. 이 성수는 음(陰)이다. 즉, 물체를 말한다. 물론 전자(電子)는 양(陽)이다.
이 5는 땅인 토(土)이다. 즉, 땅이 알칼리라는 음(陰)을 공급해주면, 이 알칼리에
전자가 흡수되고, 이어서 Ester 작용이 일어나면서, 드디어 생명체가 완성(成)된다.
이게 성수(成數)의 의미이다. 물론 이 이야기는 엄청난 분량을 요구한다. 깊이 파
고들면 재미있는 현상들이 많이 나온다. 지면 문제 때문에 여기서 줄인다.


帝曰, 其發也何如. 岐伯曰, 土鬱之發, 巖谷震驚, 雷殷氣交, 埃昏黃黑, 化爲白氣, 飄驟
高深, 擊石飛空, 洪水廼從, 川流漫衍, 田牧土駒, 化氣廼敷, 善爲時雨, 始生始長, 始化
始成. 故民病心腹脹, 腸鳴而爲數後, 甚則心痛脇䐜, 嘔吐霍亂, 飮發注下, 胕腫身重, 雲
奔雨府, 霞擁朝陽, 山澤埃昏, 其廼發也. 以其四氣, 雲橫天山, 浮游生滅, 怫之先兆.


황제가 말한다(帝曰). 그것이 발생하는데 어떻나요(其發也何如)? 기백이 말한다
(岐伯曰). 토울의 발생은(土鬱之發), 암곡 진경이고(巖谷震驚), 뇌은 기교하고(雷殷氣
交), 애혼 황흑이(埃昏黃黑), 화하니 백기가 되고(化爲白氣), 표취 고심하고(飄驟高
深), 격석비공하고(擊石飛空), 홍수가 뒤따른다(洪水廼從). 천류 만연하고(川流漫衍),
전목 토구하고(田牧土駒), 화기가 펼쳐지고(化氣廼敷), 때때로 비가 자주 오고(善爲
時雨), 시생 시장하고(始生始長), 시화 시성한다(始化始成). 그래서 대중 병은 심복
창이고(故民病心腹脹), 장명하면 자주 후를 만든다(腸鳴而爲數後). 심하면 심통 협진
이고(甚則心痛脇䐜), 구토 곽란하고(嘔吐霍亂), 먹으면 주하하고(飮發注下), 부종 신
중한다(胕腫身重). 운분 우부하고(雲奔雨府), 하옹 조양하고(霞擁朝陽), 산택 애혼하

고(山澤埃昏), 그것이 발생하기에 이른다(其廼發也). 그 사기로써(以其四氣), 운횡 천산하고(雲橫天山), 부유 생멸하고(浮游生滅), 비의 전조가 보인다(怫之先兆).

　　장마를 주도하는 토성의 에너지인 차가운 기운이 정체(鬱)되어 있다가 갑자기 발산되면(土鬱之發), 하늘에서는 습기와 토성의 차가운 에너지가 교류(氣交)하면서 천둥과 번개가 치고(雷殷氣交), 이 소리는 온 천지(巖谷)를 뒤흔드는데(巖谷震驚), 이때 하늘을 보면 황혼(埃昏)이 황색과 흑색으로 나타나고(埃昏黃黑), 이것이 더 진행되면, 백색으로 보이게 된다(化爲白氣). 그리고 토성의 울체한 과잉 에너지가 발산되면서 대기가 불안정해지고, 아주 높은 하늘(高深)에서는 바윗덩어리를 날려버릴 정도의 회오리바람이 불고(飄驟高深), 이어서 홍수가 오고(洪水廼從), 하천은 물로 가득 넘쳐나고(川流漫衍), 논과 밭은 모두 유실되고(田牧土駒), 하늘에서는 토성의 차가운 기운(化氣)이 마음껏 펼쳐지면서(化氣廼敷), 때때로 비가 자주 내린다(善爲時雨). 이때 식물은 비를 통해서 성장 인자를 받게 되면서 생장을 시작하고(始生始長), 자라서 성숙하기에 이른다(始化始成). 저녁노을(霞:하)이 만들어지게 되면(擁), 아침(朝陽)에는 산천(山澤)에 뿌연 안개인 애혼(埃昏)이 일어나게(發) 된다(霞擁朝陽, 山澤埃昏, 其廼發也). 그리고 이런 하늘의 기운 때문에(以其四氣), 구름은 전선(雨府:前線)을 만들어 내고(雲奔雨府), 구름이 산천을 뒤덮고(雲橫天山), 이리저리 떠돌아다니기도 하고, 생겼다 없어지기를 반복하면서(浮游生滅), 뭔가 터질 것 같은 전조(先兆)를 보인다(怫之先兆). 이때 인체는 과도한 습기 때문에, 피부 호흡이 막히면서 간질액은 산성으로 변하고, 이어서 문제를 일으킨다. 그러면 산성 간질액의 소통이 막히면서 부종(附腫)은 자동으로 따라오고, 몸이 무거워지고(身重), 소화관 간질이 막히면서 구토(嘔吐)가 나오고, 곽란(霍亂)이 오고, 먹기만 하면 설사하고(飮發注下), 소화 불량 때문에, 장에서 꼬르륵꼬르륵 소리가 나면서 대변이 자주 마렵고(腸鳴而爲數後), 간질액 정체로 인해서 가슴과 배가 불러오고(故民病心腹脹), 이 상태가 심해지면, 혈액 순환 장애로 인해서 심장에 통증이 오고 갈비뼈 부근까지 부종이 온다(甚則心痛脇䐜).

金鬱之發, 天潔地明, 風淸氣切, 大涼廼擧, 草樹浮煙, 燥氣以行, 霜霧數起, 殺氣來至, 草木蒼乾, 金廼有聲. 故民病欬逆, 心脇滿, 引少腹, 善暴痛, 不可反側, 嗌乾, 面塵色惡. 山澤焦枯, 土凝霜鹵, 怫廼發也. 其氣五, 夜零白露, 林莽聲悽, 怫之兆也.

금울이 발생하면(金鬱之發), 천은 결하고 땅은 명하고(天潔地明), 풍청기가 절하고(風淸氣切), 대량이 일어나고(大涼廼擧), 초목이 부연하고(草樹浮煙), 조기가 행해지고(燥氣以行), 몽무가 자주 일어나고(霜霧數起), 살기가 도래한다(殺氣來至). 초목이 창건하고(草木蒼乾), 금이 소리를 가지게 된다(金廼有聲). 그래서 대중 병은 해역(故民病欬逆), 심협통(心脇滿), 인소복(引少腹), 선폭통이 있고(善暴痛), 옆으로 돌아눕기가 어렵고(不可反側), 익건(嗌乾), 면진 색오가 있다(面塵色惡). 산택이 마르고(山澤焦枯), 땅은 굳어지고 서리가 소금처럼 쌓이고(土凝霜鹵), 재앙이 발발한다(怫廼發也). 이 기운 5가지가(其氣五), 야간에 차가운 백로가 내리게 하고(夜零白露), 초목들이 처량하게 소리를 낸다(林莽聲悽). 이것이 재앙의 현상이다(怫之兆也).

건조하고 쌀쌀한 금성의 기운은 가을 날씨를 만든다. 그래서 이런 금성의 에너지가 정체되었다가 갑자기, 아주 강하게 발산하면, 아주 건조한 날씨가 형성되면서, 하늘은 습기가 없어져서 깨끗해지고(潔), 땅도 선명(明)하게 보인다(天潔地明). 이런 건조한 차가운(淸) 가을바람(風)은 식물을 말라 죽게(切) 만든다(風淸氣切). 그래서 아주 서늘한 가을 기운이 크게 일어나면(大涼廼擧), 산천에 초목은 말라 죽게 되고(草樹浮煙), 건조한 가을 기운이 본격적으로 이행되면(燥氣以行), 강한 안개 현상인 몽무(霜霧)가 자주 일어나고(霜霧數起), 가을의 숙살 기운이 도래하면(殺氣來至), 초목의 파란 잎들은 말라 떨어지고 만다(草木蒼乾). 가을의 기운을 만들어 내는 금성(金)은 이런 식으로 자기 소리를 낸다(金廼有聲). 이런 금성의 기운 때문에 산천(山澤)의 초목들은 타서 말라 죽고(山澤焦枯), 더위로 땅은 굳어지고 서리 모양과 같은 소금기(鹵:로)가 떠오른다(土凝霜鹵). 이것은 금성의 기운이 재앙(怫:불)을 부른 것이다(怫廼發也). 이 5가지(五) 기운이 야간에 차가운 이슬인 백로가 내리게 만들고(夜零白露), 이어서 산천의 초목들은 죽어가면서 처량한 소리를 내게 만든다

(林莽聲悽). 이것이 금성이 만든 재앙(怫)의 현상이다(怫之兆也). 인체도 이 건조함 때문에, 폐가 제일 먼저 문제를 일으키면서 해역(欬逆)이 일어나고(故民病欬逆), 목 안이 마르고(嗌乾), 폐가 문제가 되면서 횡격막을 자극하게 되고, 이어서 가슴 부분이 그득해지고(心脇滿), 이 영향으로 아랫배까지 당기고(引少腹), 당연한 순리로 갑자기, 통증이 자주 찾아오고(善暴痛), 이로 인해서 옆으로 쉽게 돌아누울 수가 없고(不可反側), 과도한 건조함 때문에 피부는 거칠어지고 얼굴에 윤기가 없어지면 서(面塵:면진) 안색이 나빠지게 된다(面塵色惡).

水鬱之發, 陽氣迺辟, 陰氣暴擧, 大寒迺至, 川澤嚴凝, 寒雰結爲霜雪, 甚則黃黑昏翳, 流行氣交, 迺爲霜殺, 水迺見祥. 故民病寒客心痛, 腰脽痛, 大關節不利, 屈伸不便, 善厥逆, 痞堅腹滿. 陽光不治, 空積沈陰, 白埃昏暝, 而迺發也. 其氣二火前後, 太虛深玄, 氣猶麻散, 微見而隱, 色黑微黃, 怫之先兆也.

수울이 발생하면(水鬱之發), 양기가 피하고(陽氣迺辟), 음기가 갑자기 일어나고(陰氣暴擧), 대한이 닥치고(大寒迺至), 산천이 꽁꽁 얼고(川澤嚴凝), 한분결이 상설을 만들고(寒雰結爲霜雪), 심하면 황적 혼예가 만들어지고(甚則黃黑昏翳), 기교가 유행하면서(流行氣交), 상살을 만들기에 이른다(迺爲霜殺). 수가 재앙을 만들어 낸다(水迺見祥). 그래서 대중 병은 한객이 심통을 만들고(故民病寒客心痛), 요수통이 오고(腰脽痛), 대관절을 맘대로 못 쓰면서(大關節不利), 굴신이 불편해지고(屈伸不便), 자주 궐역이 오고(善厥逆), 비견 복만하고(痞堅腹滿), 양광이 불치하고(陽光不治), 공적이 침음하고(空積沈陰), 백애 혼명이(白埃昏暝), 일어나기에 이른다(而迺發也). 그 기가 2화 전후에(其氣二火前後), 태허는 심현하고(太虛深玄), 기는 오직 마산하고(氣猶麻散), 조금 보이던 것도 숨어버리고(微見而隱), 색흑 미황이며(色黑微黃), 재앙의 전조이다(怫之先兆也).

겨울을 주도하며 차가운 기운을 땅으로 보내는 수성이 정체된 에너지를 발산하면(水鬱之發), 당연히 추위가 기승을 부린다. 그러면, 뜨거운 양기는 온데간데없이 사라지고(陽氣迺辟), 차가운 음기가 갑자기 기승을 부린다(陰氣暴擧). 그러면 혹한

이 찾아오고(大寒迺至), 산천은 꽁꽁 얼어붙고(川澤嚴凝), 한기(寒雰)가 응결되면서 서리와 눈이 내리는데(寒雰結爲霜雪), 이것이 심하면 황적의 황혼이 나타나고(甚則 黃黑昏翳), 하늘에서는 기의 교류가 활발해지면서(流行氣交), 차가운 서리(霜)의 숙살(殺) 기운을 만들기에 이른다(迺爲霜殺). 이것이 수성(水)이 보이는 재앙(祥)이다(水迺見祥). 그러면 따뜻한 양기의 빛은 힘을 잃고(陽光不治), 저기압(空積)이 만들어지고, 이어서 구름과 안개가 겹쳐 이내 비가 내릴 듯한 분위기가 형성되고(空積沈陰), 하얀 안개가 시야를 가리는(白埃昏暝) 날씨를 만들어낸다(而迺發也). 이 기운은 태양 폭발(二火) 전후에 나타나는데(其氣二火前後), 하늘이 아주 검게 된다(太虛深玄). 이는 태양 폭발(二火) 전후(前後)로 나타나는 태양흑점 현상을 묘사하고 있다. 그러면 조금 남은 양기조차도 거의 사라지고(氣猶麻散), 그러면 미세하게 보이던 양기조차도 숨어버린다(微見而隱). 이제 하늘에서는 흑색에 미세한 황색이 섞인 황혼이 나타난다(色黑微黃). 이것은 재앙(怫:불)의 전조이다(怫之先兆也). 인체도 혹독한 추위에 대가를 치른다. 한기는 신장을 힘들게 하고, 이어서 신장이 과부하에 걸리면서 신장의 산성 정맥혈을 받는 우 심장에 통증이 오고(故民病寒客心痛), 척수액을 책임지는 신장의 과부하로 인해서 척추뼈에 통증이 오고(腰脽痛), 척수액인 관절활액이 산성으로 기울면서 관절에 통증이 오고, 이어서 관절을 제대로 쓸 수가 없고(大關節不利), 당연히 굴신이 어렵게 된다(屈伸不便). 추위로 인해서 혈액 순환이 막히면서 궐역이 자주 오고(善厥逆), 이어서 가슴이 답답해지고, 그 여파로 인해서 복부가 그득해진다(痞堅腹滿).

木鬱之發, 太虛埃昏, 雲物以擾, 大風迺至, 屋發折木, 木有變. 故民病胃脘當心而痛, 上支兩脇, 鬲咽不通, 食飮不下, 甚則耳鳴眩轉, 目不識人, 善暴僵仆. 太虛蒼埃, 天山一色, 或氣濁, 色黃黑鬱若, 橫雲不起, 雨而迺發也. 其氣無常, 長川草偃, 柔葉呈陰, 松吟高山, 虎嘯巖岫, 怫之先兆也.

목울이 발생하면(木鬱之發), 태허가 애혼하고(太虛埃昏), 운물이 요동치며(雲物以擾), 대풍이 일어나고(大風迺至), 옥이 절목을 만들고(屋發折木), 목이 변한다(木有變).

그래서 대중 병은 위완이 심장을 건드리면서 통증이 오고(故民病胃脘當心而痛), 상지 양협(上支兩脇), 격인이 불통하고(膈咽不通), 음식이 불하하고(食飮不下), 심하면 이명 과 현전이 있고(甚則耳鳴眩轉), 목불 식인하고(目不識人), 갑자기, 잘 넘어진다(善暴僵 仆). 태허는 청애하고(太虛蒼埃), 천산은 일색이고(天山一色), 혹은 기가 탁하고(或氣 濁), 색이 황적울과 같고(色黃黑鬱若), 횡운이 불기하고(橫雲不起), 비가 오기에 이른 다(雨而廼發也). 기는 무상하고(其氣無常), 장천 초언(長川草偃), 유엽 정음(柔葉呈陰), 송음 고산(松吟高山), 호소 암수한다(虎嘯巖岫). 재앙의 징조이다(怫之先兆也).

봄기운을 책임지는 목성이 정체된 에너지를 갑자기 발산하면(木鬱之發), 태양계 우주 공간(太虛)은 목성이 주는 에너지로 인해서 황혼이 만들어지고(太虛埃昏), 태 양 활동(雲物)이 요동치고(雲物以擾), 큰바람이 일어난다(大風廼至). 이 휘장(屋)처럼 몰아치는 바람은 나무를 꺾어버린다(屋發折木). 그러면 목성의 강한 기운으로 인해 서 초목(木)들도 변한다(木有變). 이렇게 목성이 강한 에너지를 우주 공간으로 내뿜 으면, 우주 공간이 파랗게 변하면서(太虛蒼埃), 세상천지가 하나의 색으로 변한다 (天山一色). 어떤 공간에 에너지인 전자가 많아지면, 색이 파랗게 변한다. 우리 몸 에 멍이 들면, 체액 순환이 막히면서 그 부분에 전자가 축적되면서 파랗게 변하는 현상과 같다. 그러면 전자 공급이 많아지고, 당연히 기가 탁해진다(或氣濁). 그러면 이때 기가 울체한 것처럼 황색과 흑색의 황혼이 나타나게 되고(色黃黑鬱若), 요동 치던 구름이 없어지고(橫雲不起) 비가 내리면, 다시 구름이 요동치기에 이른다(雨而 廼發也). 이 기운은 변화무쌍하며(其氣無常), 밤낮(長川)으로 초목들이 성장하게 만 들고(長川草偃), 부드러운 잎들이 쑥쑥 커나가게 만들고(柔葉呈陰), 나무들이 높은 산만큼 자라게 만들고(松吟高山), 짐승들이 굴속에서 울부짖게 만든다(虎嘯巖岫). 지 금 기술한 이 현상들은 목성이 공급한 성장 인자인 전자가 식물과 동물에게 미치 는 영향을 묘사하고 있다. 식물은 성장 인자인 전자를 받아서 쑥쑥 커가고 있지만, 식물도 결국은 과잉 전자 때문에 죽는다. 동물들은 과잉 전자로 인해서 고통을 받 으면서 울부짖는 상황이다. 그래서 이 현상은 재앙(怫)의 전조(先兆)가 되는 것이다 (怫之先兆也). 인간도 동물이기 때문에, 당연히 인간의 건강에 문제가 생긴다. 이 봄기운은 간을 힘들게 한다. 그리고 에너지가 과잉으로 공급되면서 간질은 산성 체액으로 채워면서 비장이 고생하게 되고, 이런 비장은 간을 괴롭힌다. 비장이 문제가 되면서 소화관이 문제가 되고, 이어서 소화관의 체액이 정체되면서 먹은 것이 내려가지 않게 되고(食飮不下), 위장이 횡격막을 압박하고 심장을 건드리면서 동증이 오고(故民病胃脘當心而痛), 이 영향으로 인해서 상지와 양쪽 옆구리에서 문제가 발생하고(上支兩脇), 횡격막과 목 쪽이 불통되고(鬲咽不通), 이 상태가 심해지면 간에 영향을 미치고, 이어서 담즙을 제대로 처리하지 못하면서 뇌척수액이 산성으로 변하고, 이어서 이명과 현전이 오고(甚則耳鳴眩轉), 눈이 안 보여서 사람을 못 알아보고(目不識人), 뇌 신경 이상으로 자주 정신을 잃고 쓰러진다(善暴僵仆).

火鬱之發, 太虛腫翳, 大明不彰, 炎火行, 大暑至, 山澤燔燎, 材木流津, 廣廈騰煙, 土浮霜鹵, 止水迺減, 蔓草焦黃, 風行惑言, 濕化迺後. 故民病少氣, 瘡瘍癰腫, 脇腹胸背, 面首四支, 䐜憤臚脹, 瘍疿嘔逆, 瘛瘲骨痛, 節迺有動, 注下溫瘧, 腹中暴痛, 血溢流注, 精液迺少, 目赤心熱, 甚則瞀悶懊憹, 善暴死. 刻終大溫, 汗濡玄府, 其迺發也, 其氣四, 動復則靜, 陽極反陰, 濕令迺化迺成, 華發水凝, 山川冰雪, 焰陽午澤, 怫之先兆也.

화울이 발생하면(火鬱之發), 태허가 종예하고(火鬱之發), 대명이 불창하고(火鬱之發), 염화가 유행하고(炎火行), 대서가 온다(大暑至). 산택이 번료하고(山澤燔燎), 재목이 류진하고(材木流津), 광하등연하고(廣廈騰煙), 토부상로하고(土浮霜鹵), 지수가 감소하기에 이른다(止水迺減). 만초가 초황하고(蔓草焦黃), 풍행이 혹언하고(風行惑言), 습화가 후에 이른다(濕化迺後). 그래서 대중 병은 소기(故民病少氣), 창양 옹종(瘡瘍癰腫), 협복 흉배(脇腹胸背), 면수 사지(面首四支), 진분 여창(䐜憤臚脹), 양불 구역(瘍疿嘔逆), 계종 골통(瘛瘲骨痛), 절이 유동하기에 이르고(節迺有動), 주하 온학(注下溫瘧), 복중 폭통(腹中暴痛), 혈일 유주(血溢流注), 정액이 적어지기에 이른다(精液迺少). 목적 심열이 있고(目赤心熱), 심해지면 무민 오뇌(甚則瞀悶懊憹), 자주 폭사하고(善暴死), 각종 대온(刻終大溫), 한유 현부(汗濡玄府), 그것이 발하기에 이른다(其迺發也). 그 4기가(其氣四), 동복하면 정하고(動復則靜), 양극 반음이고(陽

極反陰), 습이 화에, 성에 이르게 하고(濕令迺化迺成), 화가 수응을 발하고(華發水凝), 산천 빙설(山川冰雪), 염양 오택한다(焰陽午澤). 재앙의 징조이다(怫之先兆也).

여름을 책임지는 화성이 정체되었던 에너지를 갑자기 발산시키면(火鬱之發). 그 결과로 태양계 우주 공간은 열기로 인해서 팽창(腫翳:종예)하게 되고(太虛腫翳), 이어서 태양(大明)은 보이지 않게(不彰) 되고(大明不彰), 폭염이 유행하면서(炎火行), 지구에도 폭염(大暑)이 도달하고(大暑至), 산천(山澤)이 열기로 인해서 신음하고(山澤燔燎), 폭염으로 인해서 초목들의 진액은 외부로 흘러나오고(材木流津), 태양계 우주 공간(太虛:廣厦:광하)은 열기로 비등하고(廣厦騰煙), 땅은 폭염으로 인해서 서리와 같은 모양의 소금기가 떠오르고(土浮霜鹵), 고여있는 물(止水)은 말라가고(止水迺減), 덩굴풀(蔓草)들은 더위에 말라서(焦) 누렇게(黃) 변하고(蔓草焦黃), 바람은 거짓말(惑言)을 하고 즉, 바람이 불어야 할 때임에도 바람이 불지 않고(風行惑言), 습기를 만드는 기운은 멀리 떨어져 있다(濕化迺後). 즉, 비가 올 생각을 않는다. 화성은 아주 작은 행성이다. 그런데 이 행성은 대기가 아주 희박하다. 그래서 태양이 주는 에너지를 소화하지 못하고 그대로 지구로 보내버린다. 결국에 화성은 지구에 여름을 선물한다. 그런데 지금 이런 화성에 에너지가 정체되어 있다가 갑자기 발산하기 시작하는 것이다. 결국에 지구는 폭염에 시달리고, 생명체는 고통을 겪는다. 이런 4가지 기운이(其氣四), 요동치면서 반복되면, 날씨는 아무 변화도 없이 조용하다가(動復則靜), 이 무더운 양기(陽)가 극(極)에 달해서 음(陰)으로 반전(反)이 되면(陽極反陰), 그제야 습기가 작용(化)하고 이어서 성숙(成)이 되고(濕令迺化迺成), 이 성숙한 수분(水)을 빛(華)이 응집(凝)시키면서(華發水凝), 드디어 비가 온다. 그런데 만일에 비가 오지 않고 습기가 빙설로 변해서 산천을 덮는다든가(山川冰雪), 여전히 폭염(焰陽:염양)이 일면서 수분(澤)을 고갈(午)시켜버리면(焰陽午澤), 재앙(怫)이 닥칠 징조이다(怫之先兆也). 이 말은 태과한 화성을 수성이 상극했다는 뜻이다. 그러면 이상 기후가 발생하면서 재앙을 가져다줄 것이다. 이때 인간이라고 멀쩡할 리가 없다. 일단 폭염은 인체를 자극해서 호르몬 분비를 폭증시키고 간질액을 순식간에 산성으로 만들어버린다. 산성인 호르몬이 만든 산성 간질액은 알칼리 동맥혈을 통해서 중화해야 하므로, 이때 알칼리 동맥혈을 공급하는 심장은 죽어난다. 병도 모두 이 두 가지와 연관된다. 산성 간질액과 연관된 질병은 알칼리 고갈(少氣), 각종 피부 질환인 창양(瘡瘍), 옹종(癰腫), 양불(瘍痱), 땀 문제(汗濡玄府), 산성 간질액의 정체로 인해서 협복(脇腹), 흉배(胸背), 면수(面首), 사지(四支)에 공통으로 일어나는 각종 부종(腫憤:진분:膕脹:려창), 소화관에 일어나는 구역(嘔逆), 주하(注下), 온학(溫瘧), 혈일(血溢), 류주(流注), 복부 통증(腹中暴痛), 뇌척수액 간질의 산성화로 인해서 일어나는 계종(瘈瘲), 골통(骨痛), 관절 문제(節廼有動), 무민(瞀悶), 오뇌(懊憹), 목적(目赤), 심장의 혈액 순환의 문제로 일어나는 심열(心熱), 정액의 감소(精液廼少), 하루가 끝나갈 무렵에 일어나는 대온(刻終大溫) 등이 일어나기에 이른다(其廼發也). 이 폭염 때문에 당연히 갑작스런 사망 사고가 자주 일어난다(善暴死). 그리고 이때 정액의 감소(精液廼少)는 왜 일어날까? 정액은 성호르몬이 만들어낸다. 즉, 성호르몬이 부족하게 되면, 정액은 만들어지지 않는다. 이는 심장 문제와 직결된다. 심장은 알칼리 동맥혈을 공급하므로, 심장이 문제가 되면, 인체는 곧바로 알칼리 부족에 시달리게 된다. 그러면, 인체는 강알칼리인 성호르몬을 가져다가 사용하게 되고, 그러면 당연한 순리로 성호르몬은 부족해지게 되고, 그러면 당연한 순리로 정액은 성호르몬 부족으로 인해서 만들어지지 않게 된다. 여기서 참으로 재미있는 사실은 2,000년 전에 이런 사실을 어떻게 알았냐는 것이다. 지금 최첨단이라고 으스대는 현대의학도 모르는 사실을 말이다.

有怫之應而後報也, 皆觀其極而廼發也. 木發無時, 水隨火也, 謹候其時, 病可與期, 失時反歲, 五氣不行, 生化收藏, 政無恒也.

이 재앙이 반응하면 뒤에 대가를 치른다(有怫之應而後報也). 즉, 재앙이 일어나면 반드시 대가를 치른다. 모두 그 극이 있어야 변화가 발생한다(皆觀其極而廼發也). 이상 변화는 시간이 지나야 일어나게 된다는 것이다. 즉, 에너지가 축적되고 이어서 발산하는 데는 시간이 걸린다는 뜻이다. 이렇게 에너지가 축적되면 목성의 이상 현상은 시도 때도 없이 일어나고(木發無時), 수성의 이상 현상은 화성의 변화를 뒤따른다(水隨火也). 즉, 수성이 화성을 상극하면서 수성으로 인한 이상 기후가 뒤따른다. 이 현상들은 하늘의 변화 현상이라서 일정한 법칙은 모른다. 그냥 관찰한 결과이다. 그래서 그때(時)를 잘 살피면(謹候其時), 해당 기간(期)과 더불어(與) 오는 병도 예측이 가능하나(病可與期), 잘 살피지 못해서 때를 놓치면(失時) 해당년(歲)의 기운을 위반(反)하는 것이 되고(失時反歲), 그러면, 인체 안에서 오장의 기운인 오기는 순행하지 못하고(五氣不行), 그러면 인체의 생화수장(生化收藏)의 다스림(政)이 제대로 항상성(恒)을 발휘하지 못한다(政無恒也). 동식물 가릴 것 없이 생체안에서 일어나는 병이란 모두 에너지 대사의 문제이기 때문에, 하늘에서 오성의 에너지 대사 문제는 생체의 에너지 대사 문제로 직결된다. 그래서 오성의 에너지 대사 문제를 살필 수 있으면, 인체의 에너지 대사도 예측이 가능한 것이다. 그러면 당연히 생체의 병을 막을 수가 있다.

帝曰, 水發而雹雪, 土發而飄驟, 木發而毀折, 金發而淸明, 火發而曛昧, 何氣使然. 岐伯曰, 氣有多少, 發有微甚. 微者當其氣, 甚者兼其下, 徵其下氣而見可知也.

황제가 말한다(帝曰). 수발하면 박설이고(水發而雹雪), 토발하면 표취이고(土發而飄驟), 목발하면 훼절이고(木發而毀折), 금발하면 청명이고(金發而淸明), 화발하면 훈매하다(火發而曛昧). 어떤 기운이 그렇게 만드나요(何氣使然)? 기백이 말한다(岐伯曰). 기의 다소이다(氣有多少). 발생은 미심이 있고(發有微甚), 미는 그 기를 당하는 것이고(微者當其氣), 심은 그 하기가 곱절이 된 것이다(甚者兼其下). 그 하기가 미하면 예견해서 알 수 있다(徵其下氣而見可知也).

과다 에너지를 보유한 수성이 겨울에 문제가 되면, 차가운 수성의 과다 에너지로 인해서 눈이 아예 얼어서 내리고(水發而雹雪), 과다 에너지를 보유한 토성이 장하에 문제가 되면 돌풍이 불고(土發而飄驟), 과다 에너지를 보유한 목성이 봄에 문제가 되면 새싹을 틔워야 할 식물이 훼손돼버리고(木發而毀折), 과다 에너지를 보유한 금성이 가을에 문제가 되면, 습기가 전혀 없는 아주 건조한 상태가 돼버리고

(金發而淸明), 과다 에너지를 보유한 화성이 여름에 문제가 되면, 푹푹 찌는 여름이 된다(火發而曛昧). 지금 기술한 경우들은 해당 오성들의 에너지 축적 상태가 임계점을 넘은 상태를 묘사하고 있다. 즉, 이 문제는 해당 오성들의 에너지인 기(氣)의 다소(多少)에 그 원인이 있다(氣有多少). 즉, 해당 오성이 보유한 에너지 양의 다소(多少)에서 이런 이상 기후가 유래한다. 그래서 이런 이상 기후가 유발될 때는 에너지의 다소에 따라서 문제가 심해지기도 하고, 미미해지기도 한다(發有微甚). 이 때 해당 오성이 보유한 과잉 에너지가 미미(微)하다면, 우리는 그 기운을 당(當)해 낼 수가 있다(微者當其氣). 그러나 해당 오성의 과잉 에너지 보유 상태가 과다(甚)하면, 해당 오성이 땅이 있는 아래(下)로 내보내는 에너지의 양은 두(兼) 배가 된다(甚者兼其下). 그런데 오성에서 땅으로 보내는 하기(下氣)의 징후(徵)를 알 수 있다면, 이 하기가 땅에 나타내는(見) 영향도 알 수 있게 된다(徵其下氣而見可知也).

帝曰, 善. 五氣之發不當位者, 何也. 岐伯曰, 命其差. 帝曰, 差有數乎. 岐伯曰, 後皆三十度而有奇也. 帝曰, 氣至而先後者何. 岐伯曰, 運太過則其至先, 運不及則其至後, 此候之常也. 帝曰, 當時而至者何也. 岐伯曰, 非太過, 非不及, 則至當時, 非是者眚也. 帝曰, 善. 氣有非時而化者何也. 岐伯曰, 太過者當其時. 不及者歸其已勝也. 帝曰, 四時之氣, 至有早晏, 高下左右, 其候何如. 岐伯曰, 行有逆順, 至有遲速. 故太過者化先天, 不及者化後天.

황제가 말한다(帝曰). 좋습니다(善). 오기의 발생이 부당한 위치에 있는 것(五氣之發不當位者)은 왜인가요(何也)? 기백이 말한다(岐伯曰). 그 차를 말하는 것이다(命其差). 황제가 말한다(帝曰). 차이는 숫자를 말하는가요(差有數乎)? 기백이 말한다(岐伯曰). 뒤 모든 30도는 모두 나머지를 가지고 있다(後皆三十度而有奇也). 황제가 말한다(帝曰). 기가 도착하는데 선후가 있는 것은 왜죠(氣至而先後者何)? 기백이 말한다(岐伯曰). 운행이 태과하면 기가 먼저 도착하고(運太過則其至先), 운행이 불급하면 기가 뒤에 도착한다(運不及則其至後). 이것이 후의 법칙이다(此候之常也). 황제가 말한다(帝曰). 적당한 시간에 도착하면 무엇인가요(當時而至者何也)? 기백이 말한다(岐伯曰). 비태과(非太過) 불급(非不及)하면, 정당한 시간에 도착한다(則至當時). 이것이 아니면 재앙이 온다(非是者眚也). 황제가 말한다(帝曰). 좋습니다(善). 기가 자기 때가 아닌데 화하는 것은 뭐죠(氣有非時而化者何也)? 기백이 말한다(岐伯曰). 태과는 그 시기를 당하는 것이고(太過者當其時), 불급은 그것이 이미 승한 상태에서 복귀하는 것이다(不及者歸其已勝也). 황제가 말한다(帝曰). 사시의 기(四時之氣)는 도착하는데 빠르고 늦음이 있고(至有早晏), 고하 좌우가 있는데(高下左右), 그때 기후는 어떤가요(其候何如)? 기백이 말한다(岐伯曰). 운행은 역순이 있고(行有逆順), 도달은 지속이 있다(至有遲速). 그래서 태과는 하늘이 먼저 작용하는 것이고(故太過者化先天), 불급은 하늘이 늦게 작용하는 것이다(不及者化後天).

황제가 묻기를 오성이 자기의 에너지인 오기를 발산할 때 자기 자리가 아닌 경우(五氣之發不當位者)가 있는데 즉, 계절의 기운을 위반하는 때가 있는데, 왜냐고 묻는다. 당연히 오성이 보유하고 있는 에너지의 차이(命其差) 때문이다. 즉, 한 달을 30일(三十度)로 보았을 때, 이 한 달 후(後)까지 더 많은 여분(奇)의 에너지를 발산하는 것이다(後皆三十度而有奇也). 즉, 이는 해당 계절을 책임지고 있는 오성의 태과를 말하고 있다. 그래서 '책력'을 기준으로 보면, 하늘에서 주는 계절의 기운(氣)이 지구에 도달(至)하는데 늦음(後)과 이름(先)이 생긴다(氣至而先後者何). 하늘의 기운이 책력 위에 있는 위치보다 먼저(先) 오면(至) 태과라고 한다. 즉, 오성의 운행(運)이 태과(太過)하면, 오성의 기운이 책력보다 먼저(先) 도달(至)하는 것이다(運太過則其至先). 거꾸로 오성의 운행(運)이 불급(不及)하면, 오성의 기운이 책력보다 늦게(後) 도달(至)하는 것이다(運不及則其至後). 이것이 책력 위에 표시되는 사계절 기후(候)의 법칙(常)이다(此候之常也). 적당한(當) 시기에 도착하면(則至當時), 태과도 불급도 없게 된다(非太過, 非不及). 즉, 책력의 사계절 위치와 실제 계절의 기운이 맞아떨어지는 것이다. 그런데 이렇게, 맞아떨어지지 않고(非) 태과나 불급이 있는 경우는 인간의 준비성 부족 때문에 인간은 재앙(眚)을 맞는다(非是者眚也). 현명한 성인은 책력을 믿기 보다는 자연의 현상을 관찰해서 대비하므로, 재앙을 피할 수가 있으나, 하늘의 기운에 무지몽매한 일반 사람들은 준비성 부족으로 손해를 입는다. 그래서 책력을 보는 인간의 입장으로 보면, 분명히 제철이 아닌데도 해당 계절이 와있는 경우가 많다. 즉, 계절의 기운(氣)이 때(時)가 아닌(非)데도 작용(化)을 하는 경우가 있게 된다(氣有非時而化者). 태과라고 하는 것은 책력 위의 해당 계절이 이미 지나친(當) 경우이고(太過者當其時), 불급은 책력 위에서는 이미(已) 계절이 왔는데(勝) 늦게 도래(歸)하는 경우이다(不及者歸其已勝也). 그래서 사계절의 기운이 지구에 도달(至)할 때 책력을 기준으로 보면 빠름(早)과 늦음(晏:안)이 있고, 기운이 여전히 하늘(高)에 있는 경우가 있고(不及), 이미 땅(下)에 와 있는 경우가 있고(太過), 적절히(當) 와있는 경우(左右:正化)가 있다(四時之氣, 至有早晏, 高下左右). 이것을 다르게 표현하면, 오성의 운행이 책력에서 보면 책력을 따르는(順) 경우가 있고, 따르지 않는(逆) 경우가 있다(行有逆順). 오운의 기가 지구에 도달할 때도 책력으로 보면, 지체(遲)되어서 늦게 오는 불급이 있고, 빨리(速) 오는 태과가 있다(至有遲速). 그래서 태과(太過)라는 것은 책력에서보다 하늘의 기운이 땅에 먼저(先) 작용(化)하는 경우이고(故太過者化先天), 불급(不及)이라는 것은 책력에서보다 하늘의 기운이 뒤늦게(後) 땅에 작용(化)하는 경우이다(不及者化後天). 이것이 사계절(四時)의 정상(正)적인 작용(化) 법칙이다(此四時正化之常).

帝曰, 願聞其行, 何謂也. 岐伯曰, 春氣西行, 夏氣北行, 秋氣東行, 冬氣南行. 故春氣始於下, 秋氣始於上, 夏氣始於中, 冬氣始於標. 春氣始於左, 秋氣始於右, 冬氣始於後, 夏氣始於前. 此四時正化之常. 故至高之地, 冬氣常在, 至下之地, 春氣常在, 必謹察之. 帝曰, 善.

황제가 말한다(帝曰). 그 행을 어떻게 말하는지 듣고 싶네요(願聞其行, 何謂也)? 기백이 말한다(岐伯曰). 춘기 서행(春氣西行), 하기 북행(夏氣北行), 추기 동행(秋氣東行), 동기 남행(冬氣南行), 그래서 춘기가 아래에서 시작하고(故春氣始於下), 추기가 위에서 시작하고(秋氣始於上), 하기가 가운데서 시작하고(夏氣始於中), 동기가 표에서 시작하고(冬氣始於標), 춘기가 좌에서 시작하고(春氣始於左), 추기가 우에서 시작하고(秋氣始於右), 동기가 뒤에서 시작하고(冬氣始於後), 하기가 앞에서 시작한다(夏氣始於前). 이것이 사시의 정화 법칙이다(此四時正化之常). 그래서 높은 데서 땅에 도착하면(故至高之地), 동기가 상재하고(冬氣常在), 낮은 데서 땅에 도착하면(至下之地), 춘기가 상재한다

(春氣常在). 반드시 잘 살펴야 한다(必謹察之). 황제가 말한다(帝曰). 좋습니다(善).

사계절은 날씨의 문제인데, 날씨의 문제는 춥고 덥고 쌀쌀하고 서늘한 것인데, 모두 전자가 중화되거나 축적되면서 나타나는 열(熱)과 한(寒)의 존재 여부에 불과하다. 그래서 봄기운(春氣)은 가을(西)이 축적해준 전자의 중화를 행(行)하는 것이고 (春氣西行) 즉, 봄은 가을이 축적한 전자를 이용해서 싹을 틔운다. 싹이 나는 현상은 성장을 의미하고, 성장은 에스터(Ester) 작용의 연속을 의미하고, 에스터 작용은 자유전자의 중화를 통해서 만들어진다. 그래서 성장은 자유전자의 중화를 의미한다. 그리고 여름 기운(夏氣)은 겨울(北)이 축적한 전자의 중화를 행(行)하는 것이고 (夏氣北行) 즉, 여름은 겨울이 축적한 전자를 이용해서 만물을 성장시키고, 가을 기운(秋氣)은 봄(東)에 쓸 전자의 축적을 행(行)하고(秋氣東行), 겨울 기운(冬氣)은 여름 (南)에 쓸 전자의 축적을 행(行)한다(冬氣南行). 다시 말하면, 봄과 여름은 전자를 중화시켜서 소비하는 계절이고, 가을과 겨울은 전자를 저장하는 시기이다. 그래서 봄기운은 땅(下)에서 싹이 뜨면서 시작하고(春氣始於下), 가을 기운은 하늘(上)에서 기운이 변하면서 시작하고(秋氣始於上), 여름 기운은 식물을 성장시키면서 식물의 몸체 안(中)에서 시작하고(夏氣始於中), 겨울 기운은 식물의 싹이 트는 우듬지(標)에서 식물의 성장을 막아버리면서 시작한다(冬氣始於標). 그리고 황도(黃道)를 그리다 보면 원(圓)이 되는데, 좌측(左)에 동쪽(東)인 봄(春)을 배정하고(春氣始於左), 우측(右)에 서쪽(西)인 가을(秋)을 배정하고(秋氣始於右), 뒤쪽(後)에 북쪽(北)인 겨울(冬)을 배정하고(冬氣始於後), 앞쪽(前)에 남쪽(南)인 여름(夏)을 배정한다(夏氣始於前). 이것이 사계절((四時)의 정상적인 기의 작용(正化) 법칙(常)을 표현한 것이다(此四時正化之常). 그래서 전자가 하늘 위(高)에서 땅에 도달하면(故至高之地), 겨울 기운이 항상 존재하고(冬氣常在) 즉, 성장이 정지되고, 전자가 아래(下)에서 땅에 도달하면(至下之地), 봄기운이 항상 존재한다(春氣常在). 즉, 식물이 싹을 틔운다. 다시 말하면, 겨울 기운은 하늘의 문제이고, 봄기운은 땅의 문제이다. 그래서 반드시 하늘의 기운과 책력을 잘 살펴야 한다(必謹察之). 이 부분은 에너지를 다루는 양자역학의 정수를 말하고 있다. 이 부분의 해석을 보면, 세상천지가 온통 에너지 작용뿐이다.

제3장

제1절

黃帝問曰, 五運六氣之應見, 六化之正, 六變之紀, 何如. 岐伯對曰, 夫六氣正紀, 有化有變, 有勝有復, 有用有病, 不同其候, 帝欲何乎. 帝曰, 願盡聞之. 岐伯曰 . 請遂言之. 夫氣之所至也.

황제가 묻는다(黃帝問曰). 오운육기의 응견(五運六氣之應見), 육화지정(六化之正), 육변지기(六變之紀)가 무엇인가요(何如)? 기백이 대답한다(岐伯對曰). 무릇 육기 정기는(夫六氣正紀), 화를 가지기도 변을 가지기도(有化有變), 승을 가지기도 복을 가지기도 한다(有勝有復). 그 후는 같지 않은데(不同其候), 황제께서는 어떤 것을 알고 싶은가요(帝欲何乎)? 황제가 말한다(帝曰). 모두 다 듣고 싶습니다(願盡聞之). 기백이 말한다(岐伯曰). 말씀에 따르겠습니다. 무릇 기가 다다른 이유입니다(夫氣之所至也).

오운육기가 서로 반응하는 경우에 나타나는 결과가 있는데(五運六氣之應見), 육기(六)의 작용(化)이 정상(正)적인 경우가 있고(六化之正), 육기(六)의 작용(化)이 변화(變)되는 기간(紀)도 있다(六變之紀). 무릇 육기라는 것은 정상(正)적인 기간(紀)에도(夫六氣正紀), 정상적인 작용(化)이 있기도 하고, 변화(變)를 만들기도 하고(有化有變), 승(勝)이 있기도 하고, 복(復)이 있기도 한다(有勝有復). 즉, 승복이 일어나는 기간도 있다. 그리고 육기는 인체에 유용(用)하기도 하며, 병(病)을 만들기도 한다(有用有病). 육기는 에너지이기 때문에 에너지로 유지되는 생명체에게 당연히 유용(用)한 존재이다. 그러나 이 에너지가 과하면, 당연히 생체에서 병(病)을 발생시킨다. 즉, 에너지의 양면성을 말하고 있다. 이런 현상은 육기가 만들어내는 기후(候)가 다르므로 일어나는 것이다(不同其候). 결국에 이것들은 기(氣)라는 에너지가 다다르(至)는 장소(所)의 문제로 귀결된다(夫氣之所至也).

厥陰所至, 爲和平, 少陰所至, 爲暄. 太陰所至, 爲埃溽. 少陽所至, 爲炎暑. 陽明所至, 爲淸勁. 太陽所至, 爲寒雰, 時化之常也.

봄기운인 궐음(厥陰)이 다다르(至)는 장소(所)에서는(厥陰所至), 따뜻한 봄바람과 함께 만물이 피어나고 겨울에 움츠렸던 것들이 가슴을 펴는 화평(和平)한 기운이 일어난다(爲和平). 여름 기운인 소음(少陰)이 다다르(至)는 장소(所)에서는(少陰所至), 여름 기운의 영향으로 인해서 무더위(暄:훤)가 찾아오고(爲暄), 장하의 기운인 태음(太陰)이 다다르(至)는 장소(所)에서는(太陰所至), 습기(埃溽)가 기승을 부리고(爲埃溽), 화성의 기운인 상화(少陽)가 다다르(至)는 장소(所)에서는(少陽所至) 폭염(炎暑)이 기승을 부리고(爲炎暑), 가을 기운인 양명(陽明)이 다다르(至)는 장소(所)에서는(陽明所至), 건조하고(勁) 쌀쌀한(淸) 날씨가 만들어지고(爲淸勁), 겨울 기운인 태양(太陽)이 다다르(至)는 장소(所)에서는(太陽所至), 겨울 기운의 영향으로 인해서 한기(寒雰)가 만들어 진다(爲寒雰). 이것이 사계절(時)에 적용(化)되는 오운육기의 반응 법칙(常)이다(時化之常也).

厥陰所至, 爲風府, 爲璺啓. 少陰所至, 爲火府, 爲舒榮. 太陰所至, 爲雨府, 爲員盈. 少陽所至, 爲熱府, 爲行出. 陽明所至, 爲司殺府, 爲庚蒼. 太陽所至, 爲寒府, 爲歸藏. 司化之常也.

이 문장은 사천(司天)의 작용(化) 법칙(常)을 설명하고 있다(司化之常也). 사천하는 궐음(厥陰)의 목성의 기운이 다다르(至)는 장소(所)에서는(厥陰所至), 당연히 풍부가 만들어지고(爲風府), 금이 가고 열린다(爲璺啓). 목성은 에너지인 전자를 많이 내보내 준다. 그래서 봄이 되면 목성의 영향으로 인해서 따뜻한 봄바람이 분다. 즉, 봄바람은 그냥 바람이 아니라 에너지(風:電子)를 보유하고 있는 기류(氣流)이다. 그래서 여기서 풍부란 에너지(風) 창고(府)를 의미한다. 즉, 이는 목성이 에너지를 공급하면서 에너지 창고를 만들어준다는 뜻이다. 그러면 식물은 이 에너지에 의해서 우듬지(싹눈)가 금(璺:문)이 가면서 새싹이 펼쳐(啓) 진다(爲璺啓). 즉, 이는 따뜻한 봄바람에 의해서 새싹이 트는 모습을 묘사한 것이다. 사천하는 소음(少陰)의 태양 기운이 다다르(至)는 장소(所)에서는(少陰所至), 당연히 화부(火府)가 만들어지고(爲火府), 만물은 이 열기를 받아서 무성하게 자란다(爲舒榮). 사천하는 태음(太陰)의 토성 기운이 다다르(至)는 장소(所)에서는(太陰所至), 당연히 장마 전선(前線)인 우부(雨府)가 만들어지고(爲雨府), 비로 인해서 둥근(員) 연못이 채워(盈) 진다(爲員盈). 사천하는 상화(少陽)의 화성 기운이 다다르(至)는 장소(所)에서는(少陽所至), 당연히 열부(熱府)가 만들어 지고(爲熱府), 이 열기는 우주 전체로 퍼져 나간다(爲行出). 사천하는 양명(陽明)의 금성 기운이 다다르(至)는 장소(所)에서는(陽明所至), 당연히 가을의 숙살 기운이 모이는 살부(殺府)가 만들어지고(爲司殺府), 식물의 잎이 말라 떨어지게 하는 경창(庚蒼)을 만든다(爲庚蒼). 사천하는 태양(太陽)의 수성 기운이 다다르(至)는 장소(所)에서는(太陽所至), 당연히 한부(寒府)가 만들어지고(爲寒府), 열과 일조량 부족으로 인해서 전자는 물로 중화되지 못하고, 자기가 나왔던 염(鹽)으로 저장(藏)되면서 되돌아(歸)가게 된다(爲歸藏). 이것이 사천(司)이 작용(化)하는 법칙(常)이다(司化之常也).

厥陰所至, 爲生, 爲風搖. 少陰所至, 爲榮, 爲形見. 太陰所至, 爲化, 爲雲雨. 少陽所至, 爲長, 爲蕃鮮. 陽明所至, 爲收, 爲霧露. 太陽所至, 爲藏, 爲周密. 氣化之常也.

이 문장은 육기(氣)의 작용(化) 법칙(常)을 기술하고 있다(氣化之常也). 바로 앞에서 설명했기 때문에, 간략하게 해석한다. 봄기운(厥陰)이 오면(厥陰所至), 만물이 소생하고(爲生), 봄바람이 요동친다(爲風搖). 여름 기운(少陰)이 오면(少陰所至), 만물이 번창하고(爲榮), 수확물(形見)을 남긴다(爲形見). 장하의 기운(太陰)이 오면(太陰所至), 장하의 기운인 화기(化氣)가 만들어지고(爲化), 구름이 만들어지고 비가 온다(爲雲雨). 즉, 장하 때 토성의 차가운 기운으로 인해서 구름이 끼고 비가 오는 것을 말하고 있다. 무더운 여름 기운(少陽)이 오면(少陽所至), 만물이 훨씬 더 잘 자라고(爲長), 만물이 무성하게 우거진다(爲蕃鮮). 쌀쌀하고 건조한 가을 기운(陽明)이 오면(陽明所至), 수렴하는 기운이 만들어지고(爲收), 안개와 이슬이 만들어진다(爲霧露). 겨울 기운(太陽)이 오면(太陽所至), 성장 인자인 전자를 염(鹽)으로 저장(藏)하면서(爲藏), 생체에는 중화되지 않은 전자가 많아진다(爲周密). 이것이 육기(氣)의 작용(化) 법칙(常)이다(氣化之常也).

厥陰所至, 爲風生, 終爲肅. 少陰所至, 爲熱生, 中爲寒. 太陰所至, 爲濕生, 終爲注雨. 少陽所至, 爲火生, 終爲蒸溽. 陽明所至, 爲燥生, 終爲涼. 太陽所至, 爲寒生, 中爲溫. 德化之常也.

이 문장은 육기가 주는 혜택(德)을 말하고 있다. 즉, 육기의 덕(德)이 작용(化)하는 법칙(常)을 말하고 있다(德化之常也). 봄기운(厥陰)이 오면(厥陰所至), 봄바람이 불고(爲風生), 봄이 끝날 때쯤 되면 겨울의 냉기(肅)가 종료(終)된다(終爲肅). 무더운 여름 기운(少陰)이 오면(少陰所至), 열기가 만들어지고(爲熱生), 이 열기로 인해서 생체의 내부(中) 온도는 내려가게(寒) 된다(中爲寒). 즉, 생체가 열기로 인해서 땀을 흘리거나 수분을 증발시키면, 땀이나 수분은 열을 보유하고 증발하게 되고, 그러면 생체의 내부(中) 온도가 내려가게(寒) 된다. 그래서 겨울을 너무 따뜻하게 지내서 겨울에 염(鹽)을 축적해 놓지 않으면, 여름에 땀으로 쓸 전자가 부족해서 무더운 여름의 열기를 땀으로 날려버리지 못하게 되므로, 여름을 나기가 쉽지 않게 된다. 거꾸로 여름을 너무 차갑게 지내서 겨울에 축적한 염(鹽)을 모두 소비하지 못하게 되면, 겨울에 과잉 전자를 격리할 염이 부족하게 되면서 온병이 나타난다. 이 부분은 에너지 의학의 정수를 말하고 있다. 장하 기운(太陰)이 오면(太陰所至), 장마로 인해서 습기가 생기고(爲濕生), 장마가 끝(終)날 때쯤 되면 비를 아예 퍼붓는다(終爲注雨). 여름 기운(少陽)이 오면(少陽所至), 뜨거운 열기가 만들어 지고(爲火生), 결국에는 수분을 증발시키고(終爲蒸溽) 나중에 비가 오게 만든다. 가을 기운(陽明)이 오면(陽明所至), 건조함이 만들어지고(爲燥生), 가을의 끝 무렵(終)에는 선선한(涼) 날씨가 된다(終爲涼). 겨울 기운(太陽)이 오면(太陽所至), 한기가 만들어지고(爲寒生), 이 한기로 인해서 생체의 세포들은 수축해서 움츠러들고 생체 내부(中)는 온기가 유지된다(中爲溫). 그리고 추가로 인체 안에 쌓인 염이 열의 원천인 전자를 내놓으면서 열이 만들어지고 이어서 인체는 따뜻해지게 되고, 이 열기로 인체는 겨울을 날 수 있게 된다. 그래서 여름이나 겨울이나 전자의 중요성이 강조된다. 이것이 육기의 덕(德)이 작용(化)하는 법칙(常)이다(德化之常也).

厥陰所至, 爲毛化. 少陰所至, 爲羽化. 太陰所至, 爲倮化. 少陽所至, 爲羽化. 陽明所至, 爲介化. 太陽所至, 爲鱗化. 德化之常也.

이번에는 정상적인 육기가 야생 동물들에게 베푸는 덕을 묘사하고 있는데(德化之常也), 문제는 이 법칙이 황제내경이 저작된 당시에 해당 지역에 국한된 법칙이라는 사실이다. 적도 지방 같은 곳에서는 다른 법칙이 적용된다. 봄기운이 도래(厥陰所至)하면, 털(毛)이 있는 짐승들이 털갈이를 하고(爲毛化), 여름 기운이 도래하면(少陰所至), 깃(羽)이 있는 동물들이 깃 갈이를 하고(爲羽化), 장하 기운이 도래하면(太陰所至), 허물(倮)을 벗는 동물들이 허물을 벗고(爲倮化), 무더운 여름 기운이 도래하면(少陽所至), 깃(羽)이 있는 동물들이 깃 갈이를 하고(爲羽化), 가을 기운이 도래하면陽明所至), 딱딱한 등껍질(介)을 보유한 동물들의 등껍질이 가을의 건조함에 말라서 두터워지고(爲介化), 이어서 겨울을 날 수 있도록 해준다. 겨울 기운이 도래하면(太陽所至), 비늘(鱗;린)을 보유한 동물들이 겨울잠을 자게 된다(爲鱗化). 이것이 정상적인 육기가 야생 동물들에게 베푸는 덕의 법칙이다(德化之常也).

厥陰所至, 爲生化. 少陰所至, 爲榮化. 太陰所至, 爲濡化. 少陽所至, 爲茂化. 陽明所至, 爲堅化. 太陽所至, 爲藏化. 布政之常也.

이 문장은 정상적인 육기가 기운을 퍼뜨려서(布) 다스리는(政) 법칙을 묘사하고 있다(布政之常也). 원래 포정(布政)의 의미는 어진 정치(政)를 베푸(布)는 것을 말한다. 봄에는(厥陰所至), 따뜻한 바람을 퍼뜨려서 만물이 소생할 수 있도록 다스리고(爲生化), 여름에는(少陰所至), 열기를 퍼뜨려서 만물이 번영할 수 있도록 다스리고(爲榮化), 장하에는(太陰所至), 습기를 퍼뜨려서 만물에 수분을 공급할 수 있도록 다스리고(爲濡化), 무더운 여름에는(少陽所至), 무더운 날씨를 만들어서 만물이 무성하게 자라도록 다스리며(爲茂化), 가을에는(陽明所至), 건조함과 선선함을 만들어서 만물을 건조(堅)시켜서 수확할 수 있도록 다스리며(爲堅化), 겨울에는(太陽所至), 한기를 퍼뜨려서 성장 인자인 전자를 염으로 저장하도록 다스린다(爲藏化). 이것이 정상적인 육기가 펼치는(布) 다스림(政)이다(布政之常也).

厥陰所至, 爲飄怒太涼. 少陰所至, 爲大暄寒. 太陰所至, 爲雷霆驟注烈風. 少陽所至, 爲飄風燔燎霜凝. 陽明所至, 爲散落溫. 太陽所至, 爲寒雪冰雹白埃. 氣變之常也.

이 문장은 육기의 비정상인 변덕(變)의 법칙을 묘사하고 있다(氣變之常也). 봄에 육기가 변덕을 부리면(厥陰所至), 돌풍이 세차게 불고 몹시 추운 날씨를 만들어낸다(爲飄怒太涼). 여름에 육기가 변덕을 부리면(少陰所至), 폭염(大暄)이 오고 과도한 수분의 증발로 생체 내부에 한기를 공급한다(爲大暄寒). 장하에 육기가 변덕을 부리면(太陰所至), 천둥 번개가 심하게 치고(雷霆) 비바람이 불고(驟注) 강풍(烈風)이 분다(爲雷霆驟注烈風). 무더운 여름에 육기가 변덕을 부리면(少陽所至), 회오리바람(飄風)이 불고 폭염(燔燎)이 기승을 부리며 폭염이 수분을 증발시켜서 서리발(霜) 모양의 소금기(凝)를 만들어낸다(爲飄風燔燎霜凝). 가을에 육기가 변덕을 부리면(陽明所至), 낙엽이 모두 떨어져서 쌓이게(溫) 만든다(爲散落溫). 겨울에 육기가 변덕을 부리면(太陽所至), 차가운 눈(寒雪)과 우박(冰雹)과 하얀 안개(白埃)를 만들어 낸다(爲寒雪冰雹白埃). 이것이 육기가 변덕을 부리는 법칙이다(氣變之常也).

厥陰所至, 爲撓動, 爲迎隨. 少陰所至, 爲高明焰, 爲曛. 太陰所至, 爲沈陰, 爲白埃, 爲晦暝. 少陽所至, 爲光顯, 爲彤雲, 爲曛. 陽明所至, 爲煙埃, 爲霜, 爲勁切, 爲悽鳴. 太陽所至, 爲剛固, 爲堅芒, 爲立. 令行之常也.

이 문장은 육기가 내리는 일종의 명령(令)과 같은 법칙을 묘사하고 있다(令行之常也). 봄기운이 행동(令)에 옮기면(厥陰所至), 봄바람이 세차게 불면서 땅에 있는 사물들이 요동치게 만들고(爲撓動), 사물들은 이에 따르기(隨)도 하고 반항(迎)하기도 한다(爲迎隨). 여름 기운이 행동(令)에 옮기면(少陰所至), 폭염(高明焰)이 내리고(爲高明焰), 무더운 황혼(曛)을 만들어 낸다(爲曛). 장하 기운이 행동(令)에 옮기면(太陰所至), 습기가 많은 음침(沈陰)한 분위기를 만들어 내면서(爲沈陰), 하얀 안개가 끼게 만들고(爲白埃), 주위를 어둡게 만든다(爲晦暝). 무더운 여름 기운이 행동(令)에 옮기면(少陽所至), 태양이 이글거리며(爲光顯), 먹장구름을 만들어서(爲彤雲), 붉은 노을(曛)을 만들어 낸다(爲曛). 가을 기운이 행동(令)에 옮기면(陽明所至), 낮에는 아지랑이(煙埃)가 피고(爲煙埃), 밤에는 서리가 내리며(爲霜), 그 결과 식물들이 꺾여서 죽고(爲勁切), 쓸쓸(悽)한 바람 소리(鳴)만 들린다(爲悽鳴). 겨울 기운이 행동(令)에 옮기면(太陽所至), 사물을 얼어서 굳게 만들고(爲剛固), 억새(芒)를 아주 굳게 만들어서(爲堅芒), 억새가 꼿꼿이 서게 한다(爲立). 이것이 육기가 내리는 명령 같은 법칙이다(令行之常也).

厥陰所至, 爲裏急. 少陰所至, 爲瘍胗身熱. 太陰所至, 爲積飮否隔. 少陽所至, 爲嚔嘔, 爲瘡瘍. 陽明所至, 爲浮虛. 太陽所至, 爲屈伸不利. 病之常也.

이 문장은 육기가 인간에게 영향을 미쳐서 병을 만들어내는 법칙을 묘사하고 있는데(病之常也), 주로 체액을 중심으로 기술하고 있다. 봄이 돌아오면(厥陰所至), 일조량이 증가하면서 호르몬 분비를 자극하고, 이어서 간질액이 산성으로 변한다. 그러나 쌀쌀한 봄은 간질을 수축하게 만들므로, 간질에 쌓인 과잉 산은 신경을 통해서 머리로 전달되고, 이어서 산성 담즙이 생성되면서 산성 담즙을 처리하는 간을 괴롭히게 된다. 특히, 간은 인체 하복부의 정맥총을 모두 지배하기 때문에 간에서 문제가 발생하면, 하복부에서 병증이 생기게 되는데, 그중에서 하나가 이급이다(爲裏急). 여름이 돌아오면(少陰所至), 무더운 날씨로 인해서 호르몬 분비가 과다해지고, 이어서 간질에 산(酸)이 쌓이면서 간질과 접한 피부에 부스럼(瘍胗)이 생기고, 산성 간질액을 중화하면서 온몸에서 열(身熱)이 난다(爲瘍胗身熱). 장하가 돌아오면(太陰所至), 습기가 과도해지면서 피부 호흡이 막히고, 이어서 간질액이 적체(積飮)되고, 이어서 림프가 포화 상태에 이르면서 흉관(thoracic duct:胸管)이 막히고, 이어서 흉관이 지나가는 횡격막(隔)이 불통(否)하고 만다(爲積飮否隔). 무더운 여름이 돌아오면(少陽所至), 폭염이 닥치고, 이어서 호르몬 분비가 폭증하면서 간질액은 곧바로 산성으로 변하고, 이어서 각종 피부병(瘡瘍:창양)이 생기며(爲瘡

瘍), 이때 자극받은 폐와 심장이 횡격막을 수축시키면서 재채기와 구토를 유발한다
(爲嚔嘔). 가을이 돌아오면(陽明所至), 건조함과 쌀쌀함 때문에 인체의 생리가 불안
정(浮虛)해진다(爲浮虛). 겨울이 돌아오면(太陽所至), 과잉 산을 염으로 저장시키면
서 신장이 과부하에 시달리고 허리와 관절에 문제가 생기면서 굴신(屈伸)이 불편해
진다(爲屈伸不利). 이것이 육기가 인간에게서 병을 유발하는 법칙이다(病之常也).

厥陰所至, 爲支痛. 少陰所至, 爲驚惑惡寒戰慄譫妄. 太陰所至, 爲稸滿. 少陽所至, 爲驚
躁瞀昧暴病. 陽明所至, 爲尻尻陰股膝髀腨胻足病. 太陽所至, 爲腰痛. 病之常也.

이 문장은 육기가 인간에게 영향을 미쳐서 병을 만들어내는 법칙을 묘사하고 있
는데(病之常也), 주로 오장의 물리적 자극을 중심으로 기술하고 있다. 봄이 와서
간이 문제가 되면(厥陰所至), 간이 자리하고 있는 갈비뼈(支) 부분이 그득(滿)해지면
서 통증(痛)이 온다(爲支痛). 여름이 와서 심장에 문제가 생기면(少陰所至), 혈액 순
환이 막히면서 오한(惡寒)과 전률(戰慄)이 생기고, 뇌 신경에 혈액 공급이 막히면서
경혹(驚惑)과 섬망(譫妄)에 시달린다(爲驚惑惡寒戰慄譫妄). 장하에는 습기가 과하게
되고, 이어서 비장에 문제가 생기면서(太陰所至), 비장이 통제하는 간질액이 정체된
다(爲稸滿). 무더운 여름에 폭염이 기승을 부리면서(少陽所至), 심장에 무리가 오고
이어서 혈액 순환이 문제가 되고, 이어서 뇌 신경에 혈액 공급이 저하하면서 경조
(驚躁)가 생기고, 심장과 혀는 같이 반응하므로 입맛이 떨어지고(瞀昧:무미), 폭염
(暴) 때문에 열병(暴病)에 걸린다(爲驚躁瞀昧暴病). 가을이 오면 폐에서 문제가 발생
하고(陽明所至), 폐와 관련된 문제(尻:구)가 발생하고, 폐는 간질액을 통제하기 때
문에 간질액의 통제를 받는 뼈에 심각한 문제가 발생한다(爲尻尻陰股膝髀腨胻足
病). 겨울이 오면 신장이 과부하에 시달리고(太陽所至), 이어서 허리 통증에 시달린
다(爲腰痛). 이것이 육기가 인간에게서 병을 일으키는 법칙이다(病之常也).

厥陰所至, 爲緛戾. 少陰所至, 爲悲妄衄衊. 太陰所至, 爲中滿霍亂吐下. 少陽所至, 爲喉痺耳鳴嘔涌. 陽明所至, 皶揭. 太陽所至, 爲寢汗痙. 病之常也.

이 문장은 육기가 인간에게 영향을 미쳐서 병을 만들어내는 법칙을 묘사하고 있는데(病之常也), 주로 오장의 고유 기능을 중심으로 기술하고 있다. 봄이 와서 간이 문제가 되면(厥陰所至), 간은 담즙을 통해서 신경을 조절하기 때문에, 신경을 통해서 근육을 통제한다. 또, 간은 단백질 대사를 책임지기 때문에 단백질을 통해서도 근육을 통제한다. 또, 간은 정맥혈을 통제해서 정맥혈관에 붙은 특수 수축 근육을 통해서도 근육을 통제한다. 그래서 간이 문제가 되면, 근육이 오그라드는 병(緛戾:연태)이 생긴다(爲緛戾). 여름이 와서 심장에 문제가 생기면(少陰所至), 혈액 순환이 막히면서 뇌 신경에 이상(悲妄)이 오고, 간질에 혈액이 정체되면서 육멸(衄衊)이 생긴다(爲悲妄衄衊). 장하에 습기가 과하게 되고 비장에 문제가 생기면서(太陰所至), 간질액이 정체되고, 관련 질병인 중만(中滿), 곽란(霍亂), 토하(吐下)가 발병한다(爲中滿霍亂吐下). 무더운 여름에 폭염이 기승을 부리면서 심장에 무리가 오고(少陽所至), 이어서 횡격막이 문제가 되면서 위장을 건드리고, 이어서 연동 운동이 막히고 이어서 먹은 음식이 아래로 내려가지 못하고(嘔涌:구용), 간의 정맥혈관을 횡격막이 막으면서 정맥은 우회로를 찾게 되고 식도 부근 정맥총에서 문제(喉痺)를 발생시키고 이어서 이명(耳鳴)까지 유도된다(爲喉痺耳鳴嘔涌). 가을이 오면 습기가 없는 건조함 때문에(陽明所至), 피부가 튼다(皶揭:준걸). 겨울이 오면 신장이 과부하에 시달리고(太陽所至), 염(鹽) 처리가 지연되면서 인체 안에 산(酸)이 축적되는데, 잠을 자려고 따뜻한 침구(寢) 속으로 들어가면 열(熱)이 제공되면서 축적된 염(鹽)에서 전자가 빠져나오게 되고 이어서 중화되면서 침한(寢汗)이 발생한다. 신장은 뇌척수액을 통제하기 때문에 자동으로 신경 문제에 개입하고 이어서 근육 문제에까지 개입하면서 경(痙)에 개입한다(爲寢汗痙). 이것이 육기가 인간에게서 일으키는 병증의 법칙이다(病之常也).

厥陰所至, 爲脇痛嘔泄. 少陰所至, 爲語笑. 太陰所至, 爲重胕腫. 少陽所至, 爲暴注瞤瘛暴死. 陽明所至, 爲鼽嚏. 太陽所至, 爲流泄禁止. 病之常也.

　이 문장은 육기가 인간에게 영향을 미쳐서 병을 만들어내는 법칙을 묘사하고 있는데(病之常也), 주로 오장의 고유적 기능과 물리적 문제를 중심으로 기술하고 있다. 봄이 와서 간이 문제가 되면(厥陰所至), 간이 자리하고 있는 부분에 통증(脇痛)이 생기고, 간은 소화관의 산성 정맥혈을 통제하기 때문에 소화관 산성 간질액의 정체 때문에 구토와 설사를 한다(爲脇痛嘔泄). 여름이 와서 심장에 문제가 생기면(少陰所至), 심장은 희(喜)를 담당하고 있으므로 실실 웃으면서 대화를 한다(爲語笑). 장하에 습기가 과하게 되고 비장에 문제가 생기면서(太陰所至), 비장이 처리하는 간질액이 정체되면서 부종이 생기고 몸이 무거워진다(爲重胕腫). 무더운 여름에 폭염이 기승을 부리면서(少陽所至), 수분을 과다 섭취하게 되고 이어서 갑자기(暴), 설사(注)가 발생하고(暴注), 갑자기(暴), 죽는(死) 경우가 나오고(暴死), 간질액의 산성화로 신경을 자극하면서 근육에 경련이 인다(瞤瘛). 가을이 오면 습기가 없는 건조함 때문에(陽明所至), 코가 메이고(鼽:구) 재채기(嚏:체)가 나온다(爲鼽嚏). 겨울이 오면 신장이 과부하에 시달리고(太陽所至), 염 처리가 지연되고, 인체 안에 삼투압 물질인 염이 축적되면서 수분을 붙잡고 있으므로 인해서, 부종이 생기고 체액의 흐름(流)이 막히고(禁止), 대소변의 배설(泄)이 막힌다(禁止)(爲流泄禁止). 이것이 육기가 인간에게서 일으키는 병증의 법칙이다(病之常也).

凡此十二變者, 報德以德, 報化以化, 報政以政, 報令以令. 氣高則高, 氣下則下, 氣後則後, 氣前則前, 氣中則中, 氣外則外. 位之常也. 故風勝則動, 熱勝則腫, 燥勝則乾, 寒勝則浮, 濕勝則濡泄, 甚則水閉胕腫, 隨氣所在, 以言其變耳.

　이 문장은 책력 위에 육기의 위치(位)에 관한 법칙(常)을 말하고 있다(位之常也). 일반적으로 이것들이 12가지 변동 사항들인데(凡此十二變者), 덕은 덕으로 응답하고(報德以德), 화는 화로 응답하고(報化以化), 정은 정으로 응답하고(報政以政), 영은 영으로 응답한다(報令以令). 앞에서 나온 예문들의 연결성을 강조하고 있다. 육기의 기가 하늘(高)에 있으면 하늘(高)에서 작용하고(氣高則高), 땅(下)에 있으면 땅(下)에서 작용하고(氣下則下), 육기의 도착이 책력보다 늦어지면(後) 불급(後)이고(氣後則後), 미리(前) 도착하면 태과(前)이다(氣前則前). 육기의 작용이 생체 안(中)에서 작용하면, 생체 안이 변하고(氣中則中), 밖에서(外) 작용하면 생체 밖이 변한다(氣外則外). 이것이 육기 위치의 법칙이다(位之常也). 그래서 봄에 풍이 기승(勝)을 부리면 인체의 간질액이 요동(動)치게 되고(故風勝則動), 여름에 열기가 기승을 부리면 간질액의 산성화로 종기(腫)가 생기고(熱勝則腫), 가을의 건조함이 기승을 부리면 사물을 건조(乾)시키고(燥勝則乾), 겨울에 한기가 기승을 부리면 염 처리 과부하로 부종(浮)이 생기고(寒勝則浮), 장하에 습이 기승을 부리면 비장의 과부하로 인해서 간질액이 정체되고 유설(濡泄)이 발생하며(濕勝則濡泄), 심하면 부종(胕腫)이 생기고 체액의 흐름(水閉)이 막힌다(甚則水閉胕腫). 이는 육기 중에서 수반(隨)되는 기운(氣)이 어디에 존재하느냐(所在)에 따라서(隨氣所在), 그 변동 사항(其變)을 말로(以言) 표현한 것뿐(耳)이다(以言其變耳).

제2절

帝曰, 願聞其用也. 岐伯曰, 夫六氣之用, 各歸不勝而爲化, 故太陰雨化, 施於太陽. 太陽寒化, 施於少陰. 少陰熱化, 施於陽明. 陽明燥化, 施於厥陰. 厥陰風化, 施於太陰. 各命其所在. 以徵之也. 帝曰, 自得其位何如. 岐伯曰, 自得其位, 常化也. 帝曰, 願聞所在也. 岐伯曰, 命其位, 而方月可知也.

황제가 말한다(帝曰). 그 작용 듣고 싶습니다(願聞其用也). 기백이 말한다(岐伯曰). 무릇 육기의 용도란(夫六氣之用), 각각 불승으로 복귀하면 정상적인 작용을 한다(各歸不勝而爲化). 그래서 태음 우화하면(故太陰雨化), 태양에서 베풀고(施於太陽), 태양 한화하면(太陽寒化), 소음에서 베풀고(施於少陰), 소음 열화하면(少陰熱化), 양명에서 베풀고(施於陽明), 양명 조화하면(陽明燥化), 궐음에서 베풀고(施於厥陰), 궐음 풍화하면(厥陰風化), 태음에서 베풀고(施於太陰), 각각은 그 소재를 말한다(各命其所在). 징으로써 한다(以徵之也). 황제가 말한다(帝曰). 그 위치를 어떻게 자득하나요(自得其位何如)? 기백이 말한다(岐伯曰). 위치의 자득은(自得其位), 정상적인 작용이 일어날 때이다(常化也). 황제가 말한다(帝曰). 소재를 듣고 싶네요(願聞所在也). 기백이 말한다(岐伯曰). 그 위치를 기술하면(命其位), 방향으로 월을 알 수 있다(而方月可知也).

육기가 작용(用)하는 기운은(夫六氣之用), 승복(勝復)이 없이(不勝) 되돌아(歸)오면 정상 작용(化)이 이루어진다(各歸不勝而爲化). 당연한 말을 하고 있다. 승복(勝復)은 결국 상극(克)이 반복되는 것이기 때문에 승복이 없다는 말은 상극(克)을 당하는 6개의 천체에 시혜(施)를 베푸는 것과 똑같다. 그래서 장하를 만드는 토성인 태음이 정상적으로 작용(化)해서 비를 만들어낸다면(故太陰雨化), 토성에 상극당하는 태양인 수성은 시혜(施)를 받게 된다(施於太陽). 수성인 태양이 정상적으로 작용(化)해서 한기를 만들어내면(太陽寒化), 수성에 상극당하는 소음은 시혜(施)를 받게 된다(施於少陰). 여름을 만드는 태양인 소음이 정상적으로 작용(化)해서 열기를 만들어낸다면(少陰熱化), 소음에 상극당하는 양명인 금성은 시혜(施)를 받게 된다(施於陽明). 가을을 만드는 금성인 양명이 정상적으로 작용(化)해서 조기를 만들어낸다면(陽明燥化), 금성에 상극당하는 궐음인 목성은 시혜(施)를 받게 된다(施於厥陰). 봄을 만드는 목성인 궐음이 정상적으로 작용(化)해서 풍기를 만들어낸다면(厥陰風化), 목성에 상극당하는 태음인 토성은 시혜(施)를 받게 된다(施於太陰). 이것들의 각각은 육기의 소재(所在)가 어디 있느냐에 따라서 나타나는(各命其所在), 현상(徵)을 이용해서(以) 묘사(命)한 것이다(以徵之也). 즉, 지금은 6개의 천체가 정상적인 운행을 하고 있으므로, 육기의 소재(所在)가 정확히 해당 천체에 있게 된다. 그러나 승복이 일어나면 육기는 다른 천체로 옮겨가게 된다. 그래서 육기가 스스로(自) 자기 위치(位)를 획득(得)하게 되면(自得其位), 육기는 정상(常)적으로 작용(化)이 일어난다(常化也). 이렇게 이들 육기의 위치를 말할 수 있으면(命其位), 육기는 육지기를 통해서 땅을 통제하므로, 육기가 자리하고 있는 방향(方)을 이용해서 매달(月)의 기운 파악도 가능(可)하게 된다(而方月可知也). 이것을 인체에도 적용해보자. 즉, 인간도 소우주이기 때문에, 이 현상은 인체에서도 그대로 적용된다. 아니 적용되어야만 한다. 이것들을 인체의 생리에 맞춰보면, 불승(不勝)은 과부하가 걸리지 않은 정상적인 오장의 상태를 말한다. 그래서 비장(太陰雨)이 정상(化)적인 상태를 유지한다면(故太陰雨化), 같이 산성 림프액을 중화하는 신장(太陽)에 혜택을 베푸는(施) 것과 같다(施於太陽). 이어서 신장(太陽寒)이 정상(化)적인 상태를 유지한다면(太陽寒化), 열의 원천인 전자를 염으로 처리해줌으로서 전자를 중화하는 심장(少陰)에 혜택을 베푸는(施) 것과 같다(施於少陰). 이어서 심장(少陰熱)이 정상(化)적인 상태를 유지한다면(少陰熱化), 우 심장에서 산성 정맥혈을 받는 폐(陽明)에 혜택을 베푸는(施) 것과 같다(施於陽明). 이어서 폐(陽明燥)가 정상(化)적인 상태를 유지한다면(陽明燥化), 폐는 간질액을 통제하기 때문에, 간질액을 받아서 처리하는 간(厥陰)에 혜택을 베푸는(施) 것과 같다(施於厥陰). 이어서 간(厥陰風)이 정상(化)적인 상태를 유지한다면(厥陰風化), 간은 산성 림프액을 만들어서 비장으로 보내지 않게 되고, 이어서 비장(太陰)에게 혜택을 베푸는(施) 것과 같다(施於太陰). 각각(各)은 에너지(其)의 소재(所在)에 따라서 나타나는 현상(徵)을 이용해서(以) 묘사(命)한 것이다(各命其所在, 以徵之也).

帝曰, 六位之氣, 盈虛何如. 岐伯曰, 太少異也. 太者之至, 徐而常. 少者, 暴而亡.

황제가 묻는다(帝曰). 육위지기의(六位之氣), 영허는 무엇인가요(盈虛何如)? 기백이 말한다(岐伯曰). 태소가 다르다(太少異也). 태는 도착한 것이고(太者之至), 서하면 정상이고(徐而常), 소는(少者) 폭하면 망하는 것이다(暴而亡).

육위(六位)란 육기(六氣)의 위치(位)를 말한다. 육기는 6개의 천체에 존재한다. 그런데 육기의 승복이 일어나면, 태과하는 천체는 에너지가 채워(盈)지고 불급하는 천체는 에너지가 비게(虛) 된다. 즉, 이 현상은 태과(太)와 불급(少)의 차이(異)에서 온다(太少異也). 태과할 때는 에너지가 극(至)에 달한다(太者之至). 그러나 태과할지라도 태과가 약해서 에너지가 서서히(徐) 도달하면, 육기는 정상(常)을 유지한다(徐而常). 불급(少)할 때는 반드시 승복이 일어나기 때문에, 하나의 기운이 상극(暴)하게 되면, 다른 하나의 기운은 힘을 잃게(亡) 된다(暴而亡). 즉, 상극하는 하나의 기운은 에너지가 폭증(暴)하고, 상극을 당하는 하나의 기운은 에너지를 잃게(亡) 된다.

帝曰. 天地之氣, 盈虛何如. 岐伯曰, 天氣不足, 地氣隨之. 地氣不足, 天氣從之. 運居其中而常先也. 惡所不勝, 歸所同和. 隨運歸從, 而生其病也. 故上勝則天氣降而下, 下勝則地氣遷而上. 多少而差其分. 微者小差, 甚者大差, 甚則位易氣交, 易則大變生而病作矣. 大要曰, 甚紀五分, 微紀七分, 其差可見. 此之謂也.

황제가 말한다(帝曰). 천지지기(天地之氣)의 영허는 뭔가요(盈虛何如)? 기백이 말한다(岐伯曰). 천기가 부족하면(天氣不足), 지기가 따르고(地氣隨之), 지기가 부족하면(地氣不足), 천기가 좇는다(天氣從之). 그 가운데 운이 거하면 항상 선한다(運居其中而常先也). 오소 불승이면(運居其中而常先也), 귀소 동화하고(歸所同和), 수운 귀종하면(隨運歸從), 병이 생긴다(而生其病也). 그래서 위에서 승하면 천기는 하강하면서 아래로 가고(故上勝則天氣降而下), 아래에서 승하면 지기가 변하여 위로 올라간다(下勝則地氣遷而上). 다소가 있으면 그 분에 차이가 있고(多少而差其分), 미미하면 차이가 작고(微者小差), 심하면 차이가 크다(甚者大差). 심하면 위치가 기교를 바꾼다(甚則位易氣交). 바꾸면 대변이 발생하고 병이 만들어진다(易則大變生而病作矣). 대요에서 말하길(大要曰), 심기오분(甚紀五分), 미기 칠분(微紀七分), 그 오차를 볼 수 있다(其差可見). 이를 이르는 말이다(此之謂也).

하늘과 땅에 존재하는 기(氣)는 결국에 에너지를 말한다(天地之氣). 이 에너지는 결국에 전자(電子)가 핵심이다. 그리고 태양계 우주에서 전자가 없다면, 에너지도 없다(No electron, No energy). 이 에너지가 하늘과 땅에 채워지느냐(盈) 비워지느냐(虛) 문제는 전자가 땅에 존재하느냐 하늘에 존재하느냐 문제로 귀결된다. 그러면, 에너지의 원천인 전자는 어떻게 땅과 하늘을 오갈까? 바로 습기인 수분이다. 즉, 수분은 에너지인 기를 운반하는 도구이다. 인체 안에서도 수분인 체액이 없다면 기의 순환은 막힌다. 지구도 마찬가지이다. 수분이 없다면 기의 순환도 없다. 즉, '이 에너지가 위쪽 대기권과 땅을 오가는 것이 기의 순환이다. 그리고 습기의 이동인 바람도 에너지의 순환이기 때문에, 바람을 기류(氣流)라고 말한다. 그리고 우리가 대기권(atmosphere:大氣圈)이라는 말을 많이 사용하는데, 이 단어 안에 기(氣:energy)가 이미 포함되어 있다. 그래서 기의 순환은 대기의 순환이다. 그래서 우리는 에너지의 장(場) 아래에서 살고 있는 것이다. 이 문장들은 이 현상을 설명하고 있다. 그래서 하늘에 에너지가 부족하다(天氣不足)는 말은 에너지인 전자가 대기 순환을 따라서(隨) 땅으로 내려왔다(地氣隨之)는 사실을 암시한다. 거꾸로 땅에 에너지가 부족하다(地氣不足)는 말은 에너지인 전자가 대기 순환을 좇아서(從) 하늘로 올라갔다(天氣從之)는 뜻을 암시한다. 이 전자의 움직임은 반드시 열에너지를 요구한다. 그래서 에너지가 대기를 순환하기 위해서는 반드시 오성이라는 열 공급원이 필요하다. 그래서 오성(運)은 하늘과 땅 사이(中)에 열에너지를 거주(居)시켜서 에너지의 대기 순환에 항상(常) 먼저(先) 개입하게 된다(運居其中而常先也). 다시 말하면, 기가 하늘과 땅에서 교류되는 가운데 사계절이 기 순환을 간섭하는 것이다. 그런데 대기를 순환하고 있는 에너지가 제자리를 찾지 못해서(惡所), 제대로 순환하지 못하고(不勝) 있다면(惡所不勝), 결국은 이 에너지는 동화(同和)되는 장소(所)로 복귀(歸)하게 되는데(歸所同和), 이때 오성(運)이 따라서(隨) 열에너지를 공급해주고 정체되었던 에너지도 따라서 복귀하게 되면(隨運歸從), 결국에 사계절에서 이상 기온이 만들어지고, 그 사이에 있는 인간들은 병에 시달리게 된다(而生其病也). 즉, 대기의 전자 순환 이상이 인체에 영향을 미쳐서, 인체 안에서도 전자인 기의 순환에 이상이 생기면서 병이 나는 것이다. 그래서 하늘 쪽에 전자가 많으면(上勝), 이 과잉 전자는 오성의 영향으로 비나 바람이나 습기의 형태로 당연히 땅으로 내려보내 진다. 즉, 하늘(上)에서 에너지가 기승(勝)을 부리면, 하늘의 기운(天氣)은 땅(下)으로 내려(降)오게 되고(故上勝則天氣降而下), 반대로 땅에 전자가 많으면, 오성의 영향으로 구름이나 바람이나 습기의 형태로 당연히 하늘로 보내지게 된다. 즉, 땅(下)에서 에너지가 기승(勝)을 부리면, 땅의 기운(地氣)은 이 에너지를 하늘(上)로 옮기게(遷) 된다(下勝則地氣遷而上). 이때 기승을 부리는 에너지에 다소의 차이가 있게 되면, 옮겨지는 에너지의 양도 차이가 생기게 된다(多少而差其分).

그래서 기승을 부리는 에너지의 차이가 미미하면, 옮겨지는 에너지의 양의 차이도 작게 되고(微者小差), 심하면 옮겨지는 에너지의 양의 차이도 크게 된다(甚者大差). 만일에 기승을 부리는 에너지의 양이 아주 커서 심해지면(甚), 기가 교류되는 위치를 바꿔버린다(甚則位易氣交). 즉, 하늘과 땅에서 이루어지는 정상적인 기의 교류에 혼란이 발생하게 되는 것이다. 그러면, 기의 교류에 대변화가 발생하게 되고, 그러면 이로 인해서 기로 움직이는 인체에서도 병이 만들어지게 된다(易則大變生而病作矣). 그래서 대요에서 다음과 같이 말했다(大要曰). 기승이 심(甚)한 기간(紀)에는 에너지의 50% 정도만 교류가 일어나고(甚紀五分), 나머지 50%는 그 자리에 머물게 되고, 기승이 미미(微)한 기간(紀)에는 에너지의 70% 정도가 교류가 일어나고(微紀七分), 30% 정도만 그 자리에 머물게 된다. 즉, 총 에너지의 30% 정도는 그 자리에 남아있어야 정상이다. 이 차이는 예견이 가능하다(其差可見). 즉, 날씨가 얼마나 기승을 부리는가에 따라서 교류되는 에너지의 차이가 예견된다.

제3절

帝曰, 善. 論言熱無犯熱, 寒無犯寒, 余欲不遠寒, 不遠熱, 奈何. 岐伯曰, 悉乎哉問也. 發表不遠熱, 攻裏不遠寒. 帝曰, 不發不攻, 而犯寒犯熱, 何如. 岐伯曰, 寒熱內賊, 其病益甚. 帝曰, 願聞無病者, 何如. 岐伯曰, 無者生之, 有者甚之. 帝曰, 生者何如. 岐伯曰, 不遠熱則熱至, 不遠寒則寒至. 寒至, 則堅否腹滿痛急下利之病生矣. 熱至, 則身熱吐下霍亂, 癰疽瘡瘍, 瞀鬱注下, 瞤瘛腫脹, 嘔, 鼽衄頭痛, 骨節變, 肉痛血溢血泄, 淋閟之病生矣. 帝曰, 治之奈何. 岐伯曰, 時必順之, 犯者治以勝也. 黃帝問曰, 婦人重身, 毒之何如. 岐伯曰, 有故無殞, 亦無殞也. 帝曰, 願聞其故, 何謂也. 岐伯曰, 大積大聚, 其可犯也. 衰其太半而止, 過者死.

황제가 말한다(帝曰). 좋습니다(善). 논언에서 열은 열을 범해서는 안 되고(論言熱無犯熱), 한은 한을 범해서는 안 된다(寒無犯寒)고 했다. 불원한(余欲不遠寒) 불원열(不遠熱)하고 싶으면, 어떻게 해야 하는지 듣고 싶습니다(奈何). 기백이 말한다(岐伯曰). 자세히도 물으시네요(悉乎哉問也). 발표는 불원열하고(發表不遠熱), 공이는 불원한한다(攻裏不遠寒). 황제가 말한다(帝曰). 불발 불공하면(不發不攻), 한범 열범인데(而犯寒犯熱) 어떻나요(何如)? 기백이 말한다(岐伯曰). 한열이 내부에 축적되어(寒熱內賊), 병이 더욱 깊어진다(其病益甚). 황제가 말한다(帝曰). 병이 없는 사람은 어떻습니까(願聞無病者, 何如)? 기백이 말한다(岐伯曰). 병이 없으면 생기고(無者生之), 병이 있으면 심해진다(有者甚之). 황제가 말한다(帝曰). 병이 생기면 어떻게 되나요(生者何如)? 기백이 말한다(岐伯曰). 열을 피하지 않으면 열병에 걸리고(不遠熱則熱至), 한을 피하지 않으면 한병에 걸린다(不遠寒則寒至). 한병에 걸리면(寒至), 견비 복만 통급 하리의 병이 생긴다(則堅否腹滿痛急下利之病生矣). 열병에 걸리면(熱至), 신열 토하 곽란(則身熱吐下霍亂), 옹저 창양(癰疽瘡瘍), 무울 주하(瞀鬱注下), 순계(윤계) 종창(瞤瘛腫脹), 구(嘔) 구뉵 두통(衄衄頭痛), 골절변(骨節變), 육통 혈일 혈설(肉痛血溢血泄), 임비가 생긴다(淋閟之病生矣). 황제가 말한다(帝曰). 치료는 어떻게 하나요(治之奈何)? 기백이 말한다(岐伯曰). 반드시 사계절 원리를 따라야 한다(時必順之). 범하면 치료해도 승한다(犯者治以勝也). 황제가 묻는다(帝曰). 부인이 중신일 때(婦人重身), 약은 어떤가요(毒之何如)? 기백이 말한다(岐伯曰). 이유가 있으면 죽지 않고(有故無殞), 역시 죽지 않는다(亦無殞也). 황제가 말한다(帝曰). 그 이유가 뭔지 듣고 싶습니다(願聞其故, 何謂也). 기백이 말한다(岐伯曰). 대적 대취하면(大積大聚), 범해도 된다(其可犯也). 병이 대부분 나으면 약을 중지한다(衰其太半而). 과하면 죽는다(過者死).

논언에서는 열을 이용해서 치료할 때는 여름이나 열기를 피하고, 한을 이용해서 치료할 때는 겨울이나 한기를 피하라고 했는데, 이렇게 안 해도 되는 때가 있냐고 황제가 묻고 있다(不遠寒, 不遠熱). 열을 이용해서 치료하더라도 땀을 내서 치료(發表)할 때는 열을 피할 필요가 없다(發表不遠熱). 여기서는 땀이 핵심이다. 땀으로 발산시키는 치료는 땀 자체가 열을 가지고 증발해버리기 때문에, 이때 인체는 거꾸로 차가워진다. 그래서 이때는 열을 피할 필요가 없게 된다. 그러나 땀이 나지 않는 열을 이용하게 되면, 이때는 반드시 열을 피해야만 한다. 아니면, 열이 이중으로 인체를 공격하게 되기 때문이다. 치료는 일종의 공격이라는 사실을 상기해보자. 한을 이용해서 치료하더라도 하법(攻裏:下法)을 이용하면, 한을 피할 필요가 없다(攻裏不遠寒). 여기서 핵심은 하법이다. 설사는 열의 원천이면서 만병의 근원인 자유전자를 보유한 염을 소화관을 통해서 체외로 버려서 병을 치료하는 치료법이다. 그래서 이때는 추운 날씨에도 상관할 필요가 없다. 물론 이때도 완벽하게 상관이 없는 것은 아니다. 그러나 상당할 정도로 용인이 된다. 이 문제는 설사법의 원리를 알아야만 정확하게 이해할 수가 있다. 설사법을 쓰는 이유는 대부분 오장을 치료하기 위함이다. 그 이유는 설사를 행하는 소화관이 오장과 완벽하게 연결되어있기 때문이다. 소장은 심장이 보내는 산성 물질인 세로토닌을 중화해서 멜라토닌이라는 알칼리로 바꿔 놓는다. 그래서 소장은 심장이 만든 산성 쓰레기의 하치장이 된다. 그리고 폐는 이산화탄소를 처리하면서, 이를 모두 처리하지 못하게 되면, 이는 중조로 바뀌게 된다. 즉, 중조는 이산화탄소를 보유하게 된다. 그리고 대장은 대장 공간에서 발효를 통해서 단쇄지방산을 만들어낸다. 그리고, 이 단쇄지방산은 인체 안으로 흡수되는데, 이때 중조는 대장 공간으로 빠져나오게 된다. 즉, 중조와 단쇄지방산이 교환되는 것이다. 즉, 대장이 만든 단쇄지방산은 인체로 흡수되고, 폐가 만든 중조는 대장 공간으로 버려지게 된다. 그래서 대장은 폐가 만든 산성 쓰레기의 하치장이 된다. 그리고, 비장은 폐기 적혈구를 처리하게 되는데, 이 폐기 적혈구에는 이산화탄소가 들어있게 된다. 그리고, 이 이산화탄소는 중조가 되어서 세포 안으로 흡수되고, 반대로 위산의 핵심인 염소는 세포 밖으로 빠져나오게 된다. 즉, 중조와 염소가 서로 교환되는 것이다. 그리고 이 염소는 위산이 되어서 위장 공간으로 분비된다. 그래서 위장의 공간은 비장이 만든 산성 쓰레기의 하치장이 된다. 그리고 간은 산성 담즙을 만들어서 담으로 보내면, 담은 이들을 소화관으로 버리게 된다. 그래서 소화관은 간이 만든 산성 쓰레기의 하치장이 된다. 그리고 신장은 부신에서 스테로이드를 만들게 되는데, 이 스테로이드는 온갖 산성 쓰레기를 수거해서 간으로 가져가게 된다. 그리고 이들은 담즙이 되어서 담을 거쳐서 소화관으로 버려지게 된다. 그래서 소화관은 신장에 붙은 부신이 만든 산성 쓰레기의 하치장이 된다. 그리고, 더불어 신장이 처리하지 못한 염인 중조염도 대장 공간으로 배출된다. 그러면, 대장은 신장이 만든 산성 쓰레기의 하치장이 된다. 이렇게 되면, 인체 안쪽(裏)에 자리하고 있는 오장은 모두 산성 쓰레기를 소화관으로 버리게 되고, 이어서 소화관은 인체 안쪽(裏)에 자리하고 있는 오장의 쓰레기 하치장이 된다. 그래서 설사를 시키게 되면, 자동으로 오장이 소화관으로 보낸 산성 쓰레기는 처리된다. 즉, 설사를 시키게 되면, 자동으로 오장이 청소된다는 뜻이다. 그래서 인체 안쪽을 공격(攻裏)하는 것을 하법(下法)이라고 말하는 이유이다. 물론 이때 인체 안쪽은 오장을 말한다. 그리고 이는 엄청나게 중요한 사실을 암시하고 있다. 즉, 오장은 인체의 모든 산성 쓰레기를 중화 처리하는 기관이다. 그리고 오장을 청소해주는 기관이 소화관이다. 그러면, 설사는 자동으로 독에 찌든 인체를 해독하는 도구가 된다. 이것이 최첨단 현대의학이 미신이라고 조롱하는 설사의 기전이다. 이 기전은 반드시 양자역학을 기반으로 한 전자생리학으로 풀어야만 풀리게 된다. 양자역학보다 수준이 한참 떨어진 고전물리학이 기반인 최첨단 현대의학으로 설사 문제를 풀면, 설사는 자동으로 미신이 되고, 이어서 조롱의 대상이 된다. 이는 최첨단 현대의학이 얼마나 무식하고 천박한 의학인지 반증해주는 증거가 된다. 참 재미있는 것은 지금도 한의학을 조롱하는 책이 베스트셀러가 되고 있다. 물론 이 책의 저자는 자기가 세상에서 제일 똑똑하고 의학에 관한 한 모든 것을 다 알고 있다고 자부하면서 겸손을 이미 팔아먹은 최첨단 현대의학의 의사이다. 양자역학을 깊게 공부하다 보면, 인간이라는 존재는 거의 무의미한 개체에 불과하다. 즉, 인간은 태양계라는 전체 집합에서 티끌만도 못한 부분 집합에 불과하다. 이런 한 인간이 우주의 원리를 담고 있는 황제내경을 조롱하는 행위는 무식해도 너무 무식한 행동이고, 천박해도 너무 천박한 행동이고, 지혜가 없어도 너무 지혜가 없는 행동이다. 삽화가 너무 길었다. 다시 본론으로 가보자. 그래서 설사법을 쓰게 되면, 인체 안쪽에 자리하고 있는 오장에서 열의 원천인 전자를 빼내게 되므로, 이때는 추위를 직접 감당하는 피부와는 거의 관계가 없게 된다. 그래서 설사법으로 한법을 쓰게 되면, 이때는 당연히 한기에 대해서 신경을 거의 안 써도 된다. 한기 문제는 주로 피부와 접한 간질의 문제이기 때문이다. 그래서 이 두 문장(發表不遠熱, 攻裏不遠寒)을 정확히 풀기 위해서는 동서양 의학을 자유자재로 넘나들 수 있어야 하므로, 수많은 지식이 요구된다. 이렇게 풀게 되면, 이 두 문장은 완벽한 과학으로 변하게 된다. 그리고 이것이 진정한 한의학 본연의 모습이다. 다시 본문을 보자. 결국에 이 원칙을 지키지 않으면, 열로 치료할 때는 열병을 얻게 되고, 한으로 치료를 할 때는 한병을 얻게 된다. 즉, 발산하는 치료법도 하법의 치료법도 아닌 상태에서(不發不攻), 열을 범하고 한을 범하면(而犯寒犯熱), 한과 열이 인체 안에 차곡차곡 쌓이게 되고(寒熱內賊), 기존에 있던 병은 더욱더 심해지고 만다(其病益甚). 이런 상태가 되면, 없던 병이 하나 더 생기게 되고(無者生之), 기존에 있던 병은 더욱더 심해지고 만다(有者甚之). 결국에 열을 피하지 않으면 열병에 걸리고(不遠熱則熱至), 한을 피하지 않으면 한병에 걸린다(不遠寒則寒至). 한병에 걸리면(寒至), 견비 복만 통급 하리의 병이 생긴다(則堅否腹滿痛急下利之病生矣). 열병에 걸리면(熱至), 신열 토하 곽란(則身熱吐下霍亂), 옹저 창양(癰疽瘡瘍), 무울 주하(瞀鬱注下), 순계(윤계) 종창(瞤瘈腫脹), 구(嘔) 구뉵 두통(衄衊頭痛), 골절변(骨節變), 육통 혈일 혈설(肉痛血溢血泄), 임비가 생긴다(淋閟之病生矣). 이들 병증의 기전은 이전에 많이 다룬 문제이기 때문에 자세한 설명은 피한다. 치료는 반드시 사계절의 원칙을 따라야 한다(時必順之). 병이란 에너지 문제이기 때문에, 에너지 문제와 연결된 사계절의 원칙은 당연히 '반드시' 지켜져야 한다. 이 원칙을 어기면 치료가 오히려 병을 더 부추긴다(犯者治以勝也). 즉, 열병이나 한병이 추가로 생기는 것이다. 부인이 임신했을 때도 약을 쓸 수가 있는데(婦人重身, 毒之何如), 대적 대취가 있을 경우이다(大積大聚, 其可犯也). 물론 이때 태아나 산모도 죽을 염려는 없다(有故無殞, 亦無殞也). 그러나 병이 거의 다(太半) 나았다 싶으면, 약물 사용을 중지한다(衰其太半而止). 약이 과하면 산모나 태아나 모두 다 죽게 된다(過者死). 약은 원래 독이다는 사실을 상기해보자.

帝曰, 善. 鬱之甚者, 治之奈何. 岐伯曰, 木鬱達之, 火鬱發之, 土鬱奪之, 金鬱泄之, 水鬱折之. 然調其氣. 過者, 折之以其畏也. 所謂寫之. 帝曰, 假者何如. 岐伯曰, 有假其氣, 則無禁也. 所謂主氣不足, 客氣勝也. 帝曰, 至哉, 聖人之道. 天地大化運行之節, 臨御之紀, 陰陽之政, 寒暑之今. 非夫子, 孰能通之, 請藏之靈蘭之室, 署曰六元正紀, 非齋戒不敢示, 愼傳也.

황제가 말한다(帝曰). 좋습니다(善). 울이 심하면(鬱之甚者), 치료는 어떻게 하나요(治之奈何)? 기백이 말한다(岐伯曰). 목울달지(木鬱達之), 화울발지(火鬱發之), 토울탈지(土鬱奪之), 금울설지(金鬱泄之), 수울절지(水鬱折之), 이렇게 그 기를 조율하면 된다(然調其氣). 과하면(過者), 그 외를 써서 절한다(折之以其畏也). 소위 사법이다(所謂寫之). 황제가 말한다(帝曰). 가하면 어떻습니까(假者何如)? 기백이 말한다(岐伯曰). 그 기가 가를 가지고 있으면(有假其氣), 무금이다(則無禁也). 소위 주기 부족이면(所謂主氣不足), 객기가 승한다(客氣勝也). 황제가 말한다(帝曰). 지극하기가 성인의 도와 같네요(至哉, 聖人之道)! 천지 대화 운행의 절(天地大化運行之節), 임어지기(臨御之紀), 음양지정(陰陽之政), 한서지령(寒暑之今), 선생님이 아니고서야 누가 능통하리요(非夫子, 孰能通之)! 영란지실에 보관히고(請藏之靈蘭之室), 육원정기라 이름 짓고(署曰六元正紀), 목욕재계하지 않고서는 감히 열어보지 않을 것이며(非齋戒不敢示), 신중하게 전수하겠습니다(愼傳也).

울병이 심할 때 치료법은 다음과 같다. 먼저 울결(鬱結)의 정의를 보면, '기혈(氣血)이 한곳에 몰려서 흩어지지 않는 현상을 가리킨다'라고 적고 있다. 기혈(氣血)에서 기(氣)는 산성(酸:陽)이고, 혈(血)은 알칼리(陰)이다. 그래서 기혈이 한곳에 몰려 있다는 말은 산과 알칼리가 반응해서 응집물이 생겼다는 뜻이다. 즉, 울결은 산을 중화한 결과물이 뭉쳐 있는 것이다. 그래서 산을 중화하는 오장은 반드시 울결이 생길 수밖에 없다. 간은 간문맥을 통해서 정맥혈을 소통시키기 때문에, 간에 울결이 발생하면 소통(達)시켜줘야 하고(木鬱達之), 심장은 열로 발산시키는 장기이기 때문에 심장에 울결이 생기면 발산시켜줘야 하고(火鬱發之), 비장은 간질에서 받은 림프를 소통시켜주기 때문에 림프액을 줄여(奪)줘야 하며(土鬱奪之), 폐는 간질액을 책임지고 있으므로 폐에 울결이 발생하면, 간질액을 제거하기 위해서 간질액을 배설시키며(金鬱泄之), 신장은 염을 처리하는 기관이기 때문에, 염을 제거(折)해줘야 한다(水鬱折之). 이렇게 기(氣:酸)를 조절해서 즉, 산을 제거해서, 인체를 알칼리화 시켜주면 된다(然調其氣). 산(酸)이 과해서(過者), 이 과잉 산을 해당 오장이 모두 처리하지 못하게 되면, 상극(畏)을 이용(以)해서 제거(折)하면 된다(折之以其畏也). 즉, 사법(寫法)을 통해서 과잉 산을 중화한다는 뜻이다(所謂寫之). 치료하면서 병(其)이 되는 기운(氣)에 추가하여 가상(假象)이 생기면(有假其氣), 병증이 혼합해서 나타나게 된다. 이때는 당연히 가상까지 치료해야 하니까 한법과 열법을 동시에 쓸 수밖에 없다. 즉, 한법과 열법의 금기 사항이 없어지는 것이다(則無禁也). 대개는 증상을 좇아서 치료하는 종치법을 쓴다. 가상(假象)이 나타나는 이유는 해당 오장이 원체 기운이 쇠약해져 있기 때문이다. 즉, 해당 오장의 핵심 면역인 주기(主氣)가 아주 부족해져 있으므로(所謂主氣不足), 병인인 객기가 기승을 부리면서(客氣勝也), 가상이 나타나는 것이다. 이 편(篇)을 잘 이해했다면 오운육기의 기틀을 확실하게 마련했을 것이다. 여기서 핵심은 에너지이다. 즉, 오운육기의 핵심은 에너지이다. 인체를 운용하는 기본도 에너지이고, 우주를 움직이게 하는 기본도 에너지이기 때문에 건강을 알기 위해서는 에너지를 반드시 알아야 한다. 태양계 우주에서 모든 에너지의 원천은 태양이다. 건강을 알기 위해서 오운육기를 알아야 하는 이유이다. 특히 동양의학은 에너지 의학이다. 그리고, 이 편(篇)을 잘 습득했다면, 60갑자 표를 만들기는 어렵지 않을 것이다. 이제, 60갑자 표를 만들어보자.

## 〈 60갑자표 〉

| 60갑자(六十甲子) 紀年 | | 사천(司天) | | | 중운(中運) | | 재천(在泉) | | |
|---|---|---|---|---|---|---|---|---|---|
| 10천간과 12지지 조합 | | 표시(標) | 본질(本) | 오행 | 태과<br>불급 | 오행 | 표시(標) | 본질(本) | 오행 |
| 甲子 | 甲午 | 少陰 | 君火 | 火 | 太宮 | 土運 | 陽明 | 燥金 | 金 |
| 乙丑 | 乙未 | 太陰 | 濕土 | 土 | 少商 | 金 | 太陽 | 寒水 | 水 |
| 丙寅 | 丙申 | 少陽 | 相火 | 火 | 太羽 | 水 | 厥陰 | 風木 | 木 |
| 丁卯<br>歲會 | 丁酉 | 陽明 | 燥金 | 金 | 少角 | 木 | 少陰 | 君火 | 火 |
| 戊辰 | 戊戌 | 太陽 | 寒水 | 水 | 太徵 | 火 | 太陰 | 濕土 | 土 |
| 己巳 | 己亥 | 厥陰 | 風木 | 木 | 少宮 | 土 | 少陽 | 相火 | 火 |
| 庚午<br>同天符 | 庚子<br>同天符 | 少陰 | 君火 | 火 | 太商 | 金 | 陽明 | 燥金 | 金 |
| 辛未<br>同歲會 | 辛丑<br>同歲會 | 太陰 | 濕土 | 土 | 少羽 | 水 | 太陽 | 寒水 | 水 |
| 壬申<br>同天符 | 壬寅<br>同天符 | 少陽 | 相火 | 火 | 太角 | 木 | 厥陰 | 風木 | 木 |
| 癸酉<br>同歲會 | 癸卯<br>同歲會 | 陽明 | 燥金 | 金 | 少徵 | 火 | 少陰 | 君火 | 火 |
| 甲戌<br>歲會<br>同天符 | 甲辰<br>歲會<br>同天符 | 太陽 | 寒水 | 水 | 太宮 | 土 | 太陰 | 濕土 | 土 |
| 乙亥 | 乙巳 | 厥陰 | 風木 | 木 | 少商 | 金 | 少陽 | 相火 | 火 |
| 丙子<br>歲會 | 丙午 | 少陰 | 君火 | 火 | 太羽 | 水 | 陽明 | 燥金 | 金 |
| 丁丑 | 丁未 | 太陰 | 濕土 | 土 | 少角 | 木 | 太陽 | 寒水 | 水 |
| 戊寅<br>天符 | 戊申<br>天符 | 少陽 | 相火 | 火 | 太徵 | 火 | 厥陰 | 風木 | 木 |
| 己卯 | 己酉 | 陽明 | 燥金 | 金 | 少宮 | 土 | 少陰 | 君火 | 火 |
| 庚辰 | 庚戌 | 太陽 | 寒水 | 水 | 太商 | 金 | 太陰 | 濕土 | 土 |
| 辛巳 | 辛亥 | 厥陰 | 風木 | 木 | 少羽 | 水 | 少陽 | 相火 | 火 |
| 壬午 | 壬子 | 少陰 | 君火 | 火 | 太角 | 木 | 陽明 | 燥金 | 金 |
| 癸未 | 癸丑 | 太陰 | 濕土 | 土 | 少徵 | 火 | 太陽 | 寒水 | 水 |
| 甲申 | 甲寅 | 少陽 | 相火 | 火 | 太宮 | 土 | 厥陰 | 風木 | 木 |
| 乙酉<br>太乙天符 | 乙卯<br>天符 | 陽明 | 燥金 | 金 | 少商 | 金 | 少陰 | 君火 | 火 |
| 丙戌<br>天符 | 丙辰<br>天符 | 太陽 | 寒水 | 水 | 太羽 | 水 | 太陰 | 濕土 | 土 |
| 丁亥<br>天符 | 丁巳<br>天符 | 厥陰 | 風木 | 木 | 少角 | 木 | 少陽 | 相火 | 火 |
| 戊子<br>天符 | 戊午<br>太天乙符 | 少陰 | 君火 | 火 | 太徵 | 火 | 陽明 | 燥金 | 金 |
| 己丑<br>太乙天符 | 己未<br>太乙天符 | 太陰 | 濕土 | 土 | 少宮 | 土 | 太陽 | 寒水 | 水 |
| 庚寅 | 庚申 | 少陽 | 相火 | 火 | 太商 | 金 | 厥陰 | 風木 | 木 |
| 辛卯 | 辛酉 | 陽明 | 燥金 | 金 | 少羽 | 水 | 少陰 | 君火 | 火 |
| 壬辰 | 壬戌 | 太陽 | 寒水 | 水 | 太角 | 木 | 太陰 | 濕土 | 土 |
| 癸巳<br>同歲會 | 癸亥<br>同歲會 | 厥陰 | 風木 | 木 | 少徵 | 火 | 少陽 | 相火 | 火 |

# 제72편. 자법론(刺法論)

黃帝問曰, 升降不前, 氣交有變, 卽成暴鬱, 余已知之. 如何預救生靈, 可得却乎. 岐伯稽首再拜對曰, 昭乎哉問, 臣聞夫子言, 旣明天元, 須窮法刺, 可以折鬱扶運, 補弱全眞, 瀉盛蠲餘, 令除斯苦.

　황제가 묻는다(黃帝問曰). 승강부전(升降不前), 기교유변(氣交有變), 즉성폭울(卽成暴鬱)을 나는 이미 알고 있다(余已知之). 어떻게 하면 생령을 예방하고 구하며(如何預救生靈), 제거할 수 있나요(可得却乎)? 기백이 머리 숙여 재배하고 대답한다(岐伯稽首再拜對曰). 밝으신 질문이십니다(昭乎哉問). 제가 선생님께 들은 바로는 다음과 같습니다(臣聞夫子言). 천원에 밝으면(旣明天元), 모름지기 자법을 궁구하게 되고(須窮法刺), 울을 제거하고 운을 도와주고(可以折鬱扶運), 약함을 보해주고 지기를 보전하고(補弱全眞), 성을 사하고 여를 덜어내서(瀉盛蠲餘), 그 고통을 제거하게 한다(令除斯苦).

　기의 순환(升降)이 막히면(升降不前), 기의 교류(氣交)에 이상 변동이 생기고(氣交有變), 바로 울기가 갑자기 생긴다(卽成暴鬱). 백성(生靈)들의 병을 예방, 치료, 제거하려면(如何預救生靈, 可得却乎), 천원(天元)을 아주 잘 알아야 되고(旣明天元) 즉, 기가 생기고 순환하는 원리인 천원을 잘 알아야 하고, 그러고 나면, 결국에 침법을 연구하게 되고(須窮法刺), 울결을 없애고 운기를 돕고 약한 곳을 보충해주고 진기를 보전해 주고 성한 곳을 사해주고 남은 것을 덜어내주는 것이 가능해지고(可以折鬱扶運, 補弱全眞, 瀉盛蠲餘), 병의 고통을 제거할 수 있게 된다(令除斯苦). 여기서 핵심의 기(氣)의 문제인 천원(天元)이다. 즉, 기를 알아야 한다는 뜻이다.

帝曰, 願卒聞之. 岐伯曰, 升之不前, 即有甚凶也. 木欲升而天柱窒抑之, 木欲發鬱, 亦須待時, 當刺足厥陰之井. 火欲升而天蓬窒抑之, 火欲發鬱, 亦須待時, 君火相火, 同刺包絡之榮. 土欲升而天衝窒抑之, 土欲發鬱, 亦須待時, 當刺足太陰之兪. 金欲升而天英窒抑之, 金欲發鬱, 亦須待時, 當刺手太陰之經. 水欲升而天內窒抑之, 水欲發鬱, 亦須待時, 當刺足少陰之合.

황제가 말한다(帝曰). 빨리 듣고 싶습니다(願卒聞之). 기백이 말한다(岐伯曰). 승지 부전하면(升之不前), 이미 심흉을 가진다(即有甚凶也). 목이 승하려고 하면 천주가 막아서 억제한다(木欲升而天柱窒抑之). 그러면 목이 울을 발하려고 하고(木欲發鬱), 역시 모름지기 때를 기다려서(亦須待時), 당연히 족궐음 정혈에 침을 놓는다(當刺足厥陰之井). 화가 승하려고 하면 천봉이 막아 억제한다(火欲升而天蓬窒抑之). 화가 울을 발하려고 하면(火欲發鬱), 역시 모름지기 때를 기다려(亦須待時), 군화상화(君火相火)같이 포락의 형혈에 침을 놓는다(同刺包絡之榮). 토가 승하려고 하면 천충을 막아 억제하고(土欲升而天衝窒抑之), 토가 울을 발하려고 하면(土欲發鬱), 역시 모름지기 때를 기다려서(亦須待時), 당연히 족태음의 수혈에 침을 놓는다(當刺足太陰之兪). 금이 승하려고 하면 천영을 막아 억제하고(金欲升而天英窒抑之), 금이 울을 발하려고 하면(金欲發鬱), 역시 모름지기 때를 기다려서(亦須待時), 당연히 수태음의 경에 침을 놓는다(當刺手太陰之經). 수가 승하려고 하면 천내를 막고 억제하고(水欲升而天內窒抑之), 수가 울을 발하려고 하면(水欲發鬱), 역시 모름지기 때를 기다려(亦須待時), 당연히 족소음의 합혈에 침을 놓는다(當刺足少陰之合).

천원(天元)은 하늘이 작동시키는 에너지인 육기이다. 여기서 오성을 부르는 다른 이름들이 나온다. 목(木)은 천충(天衝) 또는 지창(地蒼), 화(火)는 천영(天英) 또는 지동(地彤), 토(土)는 천예(天芮) 또는 천내(天內) 또는 지부(地阜), 금(金)은 천주(天柱) 또는 지효(地晶), 수(水)는 천봉(天蓬) 또는 지현(地玄)이다. 여기서는 상극이라는 개념을 잘 알아야 해석이 정확히 된다. 상극은 결국에 에너지의 문제인데, 하늘에서 오성의 상극과 인체에서 오장의 상극 관계를 알아야 한다. 여기서 사천, 재천, 좌간기, 우간기가 나오는데 대단히 잘못된 해석이다. 이 문장은 하늘에서 오성 간에 상극 관계가 나타나면, 땅에 존재하는 인체에서는 어떻게 상극 관계가 나타나는지를 말하고 있다. 그리고 그것을 자침으로 해결하는 것이다. 자침할 때 오수혈을 사용하는데, 각각의 자침 오수혈은 해당 장기의 체액을 유통하는 수혈이다. 여기서는 체액의 울결이 문제가 되고 있으므로, 체액을 소통시키기 위해서 만들어 놓은 오수혈을 사용하고 있다. 이 사실들을 참고해서, 이 문장들을 해석하면, 해석은 아주 쉽다.

승(升)이 진전(前)이 안 되면(升之不前), 이미(即) 심각한 문제가 생긴 것이다(即有甚凶也). 여기서 승(升)이란 오성이 자기 에너지를 이용해서 자기 힘을 제대로 발휘하는 것을 의미한다. 그래서 어떤 오성이 승(升)이 진전(前)이 안 된다는 말은 다른 오성에게 상극당해서 에너지를 뺏겼다는 뜻이다. 그러면 상극한 오성은 에너지가 넘쳐나게 되고, 그 영향은 땅에 있는 인체의 오장으로 전달된다. 즉, 해당 오장은 에너지 과잉인 과잉 산으로 인해서 과부하에 걸리는 것이다. 그러면, 해당 오장은 기능이 저하되고, 이 오장이 만들어내는 과잉 산은 상극당하는 오장으로 보내지게 되고, 그러면, 이 오장에서 울결(鬱)이 일어나게 된다. 이제 본문을 보자.

목성(木)이 자기 힘을 발휘(升)하려고 하는데(欲), 금성(天柱)이 목성에서 에너지를 빼앗아서 자기 에너지를 가득 채우고(窒), 목성의 기능을 억제(抑)해버렸다(木欲升而天柱窒抑之). 그러면 이렇게 태과한 금성(天柱)이 땅으로 과잉 에너지를 보내게 되고, 이어서 이 영향을 받은 폐(肺)는 곧바로 과부하에 걸리고 만다. 이제 폐는 기능이 저하되면서, 폐의 본분인 이산화탄소($CO_2$)를 산소($O_2$)와 교환시키지 못하게 된다. 이제, 이 이산화탄소는 삼투압 기질로 작용해서 적혈구를 팽창시키고 결국에 이를 파열시킨다. 이 파괴된 적혈구는 결국에 간이 담즙으로 처리해야 한다. 이렇게 하늘에서 금성(金)이 목성(木)을 상극하면, 땅에서는 폐(金)가 간(木)을 상극하는 것이다. 그러면 간은 과잉 산을 적재한 폐기 적혈구로 인해서 과부하에 걸린다. 즉, 간(木)에서 울결(鬱)이 발생(發)하는 것이다. 그러면 간을 관찰해보고 있다가, 간에서 울결이 발생하려고(欲) 하면(木欲發鬱), 이제 때(時)를 잘(須) 맞춰서(待) 이 울결을 풀어줘야 한다(亦須待時). 이때 울결(鬱)은 체액 순환의 문제이기 때문에, 체액 순환을 위해서 만들어 놓은 오수혈을 이용해야 한다. 그중에서도 간(木)의 체액을 유통하는 오수혈을 찾아서 자침해야 한다. 그곳이 간의 오수혈 중에서 경혈(井穴)이 된다(當刺足厥陰之井). 간의 오수혈 중에서 경혈(井穴)은 간(木)의 체액 순환을 책임지고 있다. 이게 이 문장의 정확한 해석이다. 여기서 사천, 재천, 좌간기, 우간기가 나올 이유가 없다. 너무 황당한 이야기이다. 다음에 나오는 오성도 모두 같은 원리가 적용된다. 화성(火)인 상화(相火)나 태양인(火)인 군화(君火)가 자기 힘을 발휘(升)하려고 하는데(欲), 수성(天蓬)이 이들을 상극(窒抑)해버리면(火欲升而天蓬窒抑之), 태과한 수성은 신장을 과부하로 몰고 가고, 그러면 신장이 염으로 격리하지 못한 전자를 심장이 대신 중화시키면서, 심장에서 울결이 발생한다(火欲發鬱). 즉, 신장(水)이 심장(火)을 상극한 것이다. 그러면 적당한 때를 찾아서 자침해야 한다(亦須待時). 이때 군화가 되었건 상화가 되었건 간에 모두 심장의 문제이기 때문에(君火相火), 심포경의 오수혈 중에서 심장(火) 체액을 유통하는 형혈(滎穴)에 자침한다(同刺包絡之滎). 그러면 심장으로 유통되는 정체되어서 울결된 체액의 소통이 일어난다. 토성(土)이 자기 힘을 발휘(升)하려고 하는데(欲), 목성(天衝)이 토성(土)을 상극(窒抑)해버리면(土欲升而天衝窒抑之), 태과한 목성은 간을 과부하로 몰고 가고 그러면 기능이 저하된 간은 산성 림프액을 과하게 만들어내게 되고, 그러면 산성 림프액을 처리하는 비장에서 울결이 발생한다(土欲發鬱). 즉, 간(木)이 비장(土)을 상극한 것이다. 그러면 적당한 때를 찾아서 자침해야 한다(亦須待時). 이때 비장경의 오수혈 중에서 비장(土) 체액을 유통하는 수혈(兪穴)에 자침한다(當刺足太陰之兪). 그러면 비장으로 유통되는 정체되어서 울결된 체액의 소통이 일어난다. 금성(金)이 자기 힘을 발휘(升)하려고 하는데(欲), 화성(天英)이 금성(金)을 상극(窒抑)해버리면(金欲升而天英窒抑之), 태과한 화성은 심장을 과부하로 몰고 가고, 그러면 기능이 저하된 우 심장은 산성 정맥혈을 과하게 만들어내게 되고, 그러면 산성 정맥혈을 처리하는 폐에서 울결이 발생한다(金欲發鬱). 즉, 심장(火)이 폐(金)를 상극한 것이다. 그러면 적당한 때를 찾아서 자침해야 한다(亦須待時). 이때 폐경의 오수혈 중에서 폐(金) 체액을 유통하는 경혈(經穴)에 자침한다(當刺手太陰之經). 그러면 폐로 유통되는 정체되어서 울결된 체액의 소통이 일어난다. 수성(水)이 자기 힘을 발휘(升)하려고 하는데(欲), 토성(天內)이 수성(水)을 상극(窒抑)해버리면(水欲升而天內窒抑之), 태과한 토성은 비장을 과부하로 몰고 가고, 그러면 기능이 저하된 비장은 산성 림프액을 처리하지 못하게 되고, 그러면 함께 산성 림프액을 처리하는 신장에서 울결이 발생한다(水欲發鬱). 즉, 비장(土)이 신장(水)을 상극한 것이다. 그러면 적당한 때를 찾아서 자침해야 한다(亦須待時). 이때 신장경의 오수혈 중에서 신장(水) 체액을 유통하는 합혈(合穴)에 자침한다(當刺足少陰之合). 그러면 신장으로 유통되는 정체되어서 울결된 체액의 소통이 일어난다. 이 문장들은 종합적인 사고를 요구하고 있다.

帝曰, 升之不前, 可以預備, 願聞其降, 可以先防. 岐伯曰, 旣明其升, 必達其降也. 升降之道, 皆可先治也.

황제가 말한다(帝曰). 승이 막히면(升之不前), 예비로써 가능한지(可以預備), 선방이 가능한지(可以先防), 그 강을 듣고 싶습니다(願聞其降). 기백이 말한다(岐伯曰). 즉시, 그 승을 밝게 해주고(旣明其升), 반드시 그 강을 소통시켜야 한다(必達其降也). 승강의 도는(升降之道), 모두 선치가 가능하다(皆可先治也).

해당 오성이 제대로 에너지를 발산(升)시키지 못했을 때(升之不前) 나타나는 상극당하는 오장의 치료는 보법(補:預備)을 사용해서 해결하기도 하고(可以預備), 사법(寫)을 써서 상극(先)하는 오장에서 방어(防)해서 해결하기도 한다(可以先防). 이렇게 해서 해당 오장의 정상적인(升) 활동을 원활(明)하게 해주려면(旣明其升), 반드시(必) 상극(降)당한 오장의 체액 흐름을 소통(達)시켜줘야 한다(必達其降也). 이것이 상극당한 오장을 정상적인 활동(升降)으로 이끄는 방법이다(升降之道). 모두(皆) 병세가 만들어지기 전(先)에 치료(治)가 가능하다(皆可先治也). 이 부분의 해석이 이해가 잘 안 간다면, 이후에 나오는 해석을 보면 된다.

木欲降而地晶窒抑之, 降而不入, 抑之鬱發, 散而可得位, 降而鬱發, 暴如天間之待時也. 降而不下, 鬱可速矣, 降可折其所勝也. 當刺手太陰之所出, 刺手陽明之所入.

목이 내리려고 하는데 지효가 막아서 억제한다(木欲降而地晶窒抑之). 강하면 불입하고(降而不入), 억하면 응발하고(抑之鬱發), 산하면 가득위한다(散而可得位). 강하면 울발하고(降而鬱發), 천간의 때를 기다리는 것처럼 폭한다(暴如天間之待時也). 강해서 불하하면(降而不下), 울이 가속한다(鬱可速矣). 강이 그 승한 곳을 꺾는 것이 가능하다(降可折其所勝也). 당연히 수태음이 나갈 장소에 침을 놓는다(當刺手太陰之所出). 수양명이 들어갈 장소에 침을 놓는다(刺手陽明之所入).

목성이 에너지를 땅으로 내려(降)보내려고 하는데, 금성(地晶)이 상극(窒抑)해서 막아버리면(木欲降而地晶窒抑之), 목성이 에너지를 내려(降)보냈으나 에너지가 너무 약해서 에너지는 땅에 유입(入)되지 못하고(降而不入), 그러면 땅에서는 태과한 금성의 영향으로 인해서 폐가 과부하에 걸리고, 그러면 과부하에 걸린 폐는 간을 상극하면서 간 기능이 억제(抑)되고, 이어서 간에서 울결(鬱)이 발생(發)한다(抑之鬱發). 그런데 이때 상극당한 간이 폐가 준 과잉 산을 중화(散)시킬 수 있으면, 간 기능은 자기 위치(位)를 지키면서 자기 기능을 다 할 수가 있게 된다(散而可得位). 그러나 목성이 에너지를 땅으로 내려(降)보냈는데, 목성이 보낸 에너지가 약하게 되면, 금성이 내려보낸 에너지가 폐를 과부하로 몰기 때문에, 이때는 상극당한 간에서 울결(鬱)이 발생(發)한다(降而鬱發). 그러면 이때 발생하는 울결은 시간, 공간, 인간 즉, 삼간(三間)을 하늘과 연결하는 매개자 즉, 천간(天間)이 때를 기다렸다가 갑자기 들이닥치는 것처럼 난폭(暴)해진다(暴如天間之待時也). 이렇게 목성이 에너지를 땅으로 내려보냈는데 땅에 닿지 못하면(降而不下), 결국에 간에서 울결은 가속화된다(鬱可速矣). 목성이 이렇게 적은 에너지를 내려(降)보내서 문제가 되었을지라도, 금성 때문에 승(勝)한 폐의 기운을 자침으로 조절해서 꺾는(折) 것이 가능하다(降可折其所勝也). 이렇게 해서 과부하에 걸린 폐의 기운을 조절해주면, 간의 울결은 자동으로 풀린다. 그러려면, 폐로 들어오(入)는 산성 체액과 폐에서 나가(出)

는 산성 체액을 동시에 중화시켜줘야 한다. 그래야 폐도 정상으로 돌리고, 이어서 간도 정상으로 돌릴 수가 있다. 그러기 위해서는 당연히(當) 폐경에서 간경으로 산성 체액이 나가는(出) 곳(所)인 폐경의 오수혈 중에서 정혈(井穴:出:木)로써 간(木)으로 가는 체액을 통제하는 소상혈(少商穴)에 자침해야 한다(當刺手太陰之所出). 여기에서 전략은 현재 폐가 폐기(廢棄) 적혈구라는 산성 체액을 통해서 간을 상극하고 있으므로, 폐에서 나와서(井穴:出:木) 간으로 들어가는 산성 체액을 중화(寫)시켜주자는 것이다. 그러면 폐가 간으로 산성 체액을 보내지 않게 되면서 간의 울결은 자동으로 풀린다. 이번에는 폐로 들어오는 산성 체액을 중화시켜줘야 한다. 그래서 대장경에서는 산성 체액이 폐로 들어(入)오는 곳(所)에서 산성 체액을 통제해야 한다. 그래서 대장경의 오수혈 중에서 폐로 산성 체액을 보내는 즉, 폐를 상극하는 우(右) 심장(火) 체액을 통제하는 경혈(經穴:入:火)인 양계혈(陽谿穴)에 자침해야 한다(刺手陽明之所入). 여기에서 전략은 현재 폐가 과부하에 걸려있기 때문에, 폐로 유입되는(經穴:入:火) 산성 체액을 통제하는 우 심장을 도와서(補) 폐를 돕자는 것이다. 즉, 종합적으로 말하자면, 보법과 사법을 말하고 있다. 이렇게 하면, 목표로 했던 간의 울결과 폐의 과부하를 동시에 해결할 수 있게 된다. 여기서 입(入)과 출(出)을 오수혈에서 나오는 합혈(合穴)의 입(入)과 정혈(井穴)의 출(出)로 해석하는데 대단히 잘못된 해석이다. 만일에 이렇게 해석해주면, 다음부터 바로 알게 되겠지만, 오장경의 정혈(井穴)인 간(木)의 체액과 육부경의 합혈(合穴)인 비장(土)의 체액이 치료를 위한 만능이 되어버린다. 상식적으로도 말이 안 된다. 이 문장들을 제대로 해석할 줄 안다면, 침술이 얼마나 과학적인지 알 수가 있으며, 더불어 인체와 우주의 기운이 어떻게 소통하는지도 알 수가 있게 된다. 또, 침술은 에너지 의학의 정점에 있다는 사실도 알 수가 있다. 이 부분의 해석은 종합적인 사고를 요구하고 있으므로, 접근이 그리 쉽지는 않을 것이다.

火欲降而地玄窒抑之, 降而不入, 抑之鬱發, 散而可入, 當折其所勝, 可散其鬱, 當刺足少陰之所出, 刺足太陽之所入.

화가 내리려고 하는데 지현이 막아서 억제한다(火欲降而地玄窒抑之). 내려가되 들어오지 않으면(降而不入), 억제되면 울발한다(抑之鬱發). 산하면 들어올 수 있고(散而可入), 당연히 승한 곳을 제거한다(當折其所勝). 그 울을 산할 수 있다(可散其鬱). 당연히 족소음이 나가는 곳에 자침하고(當刺足少陰之所出), 족태양이 들어오는 곳에 자침한다(刺足太陽之所入).

화성이 에너지를 땅으로 내려(降)보내려고 하는데, 수성(地玄)이 상극(窒抑)해서 막아버리면(火欲降而地玄窒抑之), 화성이 에너지를 내려(降)보냈으나 에너지가 너무 약해서 에너지는 땅에 유입(入)되지 못하고(降而不入), 그러면 땅에서는 태과한 수성의 영향으로 인해서 신장이 과부하에 걸리고, 그러면 과부하에 걸린 신장은 심장을 상극하면서 심장 기능이 억제(抑)되고, 이어서 심장에서 울결(鬱)이 발생(發)한다(抑之鬱發). 그런데 이때 상극당한 심장이 신장이 준 과잉 산을 중화(散)시킬 수 있으면, 심장으로 추가로 과잉 산이 들어(入)가는 것이 가능하게 된다(散而可入). 당연히 수성 때문에 승(勝)한 신장의 기운을 자침으로 조절해서 꺾어(折) 주면(當折其所勝), 심장에 생긴 울결을 중화(散)시키는 것이 가능해진다(可散其鬱). 그러기 위해서는 당연히(當) 신장경에서 심장경으로 산성 체액이 나가는(出) 곳(所)인 신장경의 오수혈 중에서 형혈(滎穴:出:火)로써 심장(火)으로 가는 체액을 통제하는 연곡혈(然谷穴)에 자침해야 하고(當刺足少陰之所出), 방광경에서는 신장으로 산성 체액이 들어(入)오는 곳(所)으로서 방광경의 오수혈 중에서 비장의 림프액을 통제하는 합혈(合穴:入:土)인 위중혈(委中穴)에 자침해야 한다(刺足太陽之所入). 이렇게 해주게 되면, 과부하에 걸린 신장도 치료되고, 더불어 상극당한 심장도 치료된다. 원리는 앞의 경우와 똑같다.

土欲降而地蒼窒抑之, 降而不下, 抑之鬱發, 散而可入, 當折其勝, 可散其鬱, 當刺足厥陰
之所出, 刺足少陽之所入.

토를 내리려고 하는데 지창이 막혀서 억제되면(土欲降而地蒼窒抑之), 강하려고 하나 불하한다(降而不下). 억제되면 울발한다(抑之鬱發). 산하면 들어오는 것이 가능하다(散而可入). 당연히 승을 제거한다(當折其勝). 그 울을 분산시키는 게 가능하다(可散其鬱). 당연히 족궐음이 나가는 곳에 자침하고(當刺足厥陰之所出), 족소양이 들어오는 곳에 자침한다(刺足少陽之所入).

토성이 에너지를 땅으로 내려(降)보내려고 하는데, 목성(地蒼)이 상극(窒抑)해서 막아버리면(土欲降而地蒼窒抑之), 토성이 에너지를 내려(降)보냈으나 에너지가 너무 약해서 에너지는 땅에 유입(入)되지 못하고(降而不入), 그러면 땅에서는 태과한 목성의 영향으로 인해서 간에 과부하가 걸리고, 이어서 과부하에 걸린 간은 비장을 상극하면서 비장 기능이 억제(抑)되고, 이어서 비장에서 울결(鬱)이 발생(發)한다(抑之鬱發). 그런데 이때 상극당한 비장이 간이 준 과잉 산을 중화(散)시킬 수 있으면, 비장으로 추가로 과잉 산이 들어(入)가는 것이 가능하게 된다(散而可入). 당연히 목성 때문에 승(勝)한 간의 기운을 자침으로 조절해서 꺾어(折) 주면(當折其勝), 비장에 생긴 울결을 중화(散)시키는 것이 가능해진다(可散其鬱). 그러기 위해서는 당연히(當) 간경에서 비장경으로 산성 체액이 나가는(出) 곳(所)인 간경의 오수혈 중에서 수혈(兪穴:出:土)로써 비장(土)으로 가는 체액을 통제하는 태충혈(太衝穴)에 자침해야 하고(當刺足厥陰之所出), 담경에서는 간으로 산성 체액이 들어(入)오는 곳(所)으로서 담경의 오수혈 중에서 폐의 체액을 통제하는 정혈(井穴:入:金)인 족규음혈(足竅陰穴)에 자침해야 한다(刺足少陽之所入). 이렇게 해주게 되면, 과부하에 걸린 간도 치료되고, 더불어 상극당한 비장도 치료된다.

金欲降而地形窒抑之, 降而不下散, 抑之鬱發, 散而可入, 當折其勝, 可散其鬱, 當刺心包胳所出, 刺手少陽所入也.

금을 내리려고 하는데 지동이 막혀서 억제되면(金欲降而地形窒抑之), 내리면 불하산하면(降而不下散), 억제되고 울발한다(抑之鬱發). 산하면 들어오는 것이 가능하고(散而可入), 당연히 그 승을 제거한다(當折其勝). 그 울을 분산시키는 게 가능하다(可散其鬱). 당연히 심포락이 나가는 곳에 자침하고(當刺心包胳所出), 수소양이 들어오는 곳에 자침한다(刺手少陽所入也).

금성이 에너지를 땅으로 내려(降)보내려고 하는데, 화성(地形)이 상극(窒抑)해서 막아버리면(金欲降而地形窒抑之), 금성이 에너지를 내려(降)보냈으나 에너지가 너무 약해서 에너지는 땅에 유입(入)되어서 퍼지지(散) 못하고(降而不下散), 그러면 땅에서는 태과한 화성의 영향으로 인해서 심장에 과부하가 걸리고, 그러면 과부하에 걸린 심장은 폐를 상극하면서 폐 기능이 억제(抑)되고, 이어서 폐에서 울결(鬱)이 발생(發)한다(抑之鬱發). 그런데, 이때 상극당한 폐가 우(右) 심장이 준 과잉 산을 중화(散)시킬 수 있으면, 폐로 추가로 과잉 산이 들어(入)가는 것이 가능하게 된다(散而可入). 당연히 화성 때문에 승(勝)한 심장의 기운을 자침으로 조절해서 꺾어(折) 주면(當折其勝), 폐에 생긴 울결을 중화(散)시키는 것이 가능해진다(可散其鬱). 그러기 위해서는 당연히(當) 심포경에서 폐경으로 산성 체액이 나가는(出) 곳(所)인 심포경의 오수혈 중에서 경혈(經穴:出:金)로써 폐(金)로 가는 체액을 통제하는 간사혈(間使穴)에 자침해야 하고(當刺心包胳所出), 삼초경에서는 심포로 산성 체액이 들어(入)오는 곳(所)으로서 삼초경의 오수혈 중에서 신장의 체액을 통제하는 형혈(滎穴:入:水)인 액문혈(液門穴)에 자침해야 한다(刺手少陽所入也). 이렇게 하면 과부하에 걸린 심장도 치료되고, 더불어 상극당한 폐도 치료된다.

水欲降而地阜窒抑之, 降而不下, 抑之鬱發, 散而可入, 當折其土, 可散其鬱, 當刺足太陰
之所出, 刺足陽明之所入.

수를 내리려고 하는데 지부가 막혀서 억제되면(水欲降而地阜窒抑之), 내리려고 하
나 내려가지 않는다(降而不下). 억제되면 울발한다(抑之鬱發). 산하면 들어오는 것이
가능하다(散而可入). 당연히 그 토를 제거한다(當折其土). 그 울을 분산시키는 것이
가능하다(可散其鬱). 당연히 족태음의 나가는 곳에 자침하고(當刺足太陰之所出), 족
양명의 들어오는 곳에 자침한다(刺足陽明之所入).

수성이 에너지를 땅으로 내려(降)보내려고 하는데, 토성(地阜)이 상극(窒抑)해서
막아버리면(水欲降而地阜窒抑之), 수성이 에너지를 내려(降)보냈으나 에너지가 너무
약해서 에너지는 땅(下)에 유입(入)되지 못하고(降而不下), 그러면 땅에서는 태과한
토성의 영향으로 인해서 비장이 과부하에 걸리고, 이어서 과부하에 걸린 비장은
신장을 상극하면서 신장 기능이 억제(抑)되고, 이어서 신장에서 울결(鬱)이 발생
(發)한다(抑之鬱發). 그런데, 이때 상극당한 신장이 비장이 준 과잉 산을 중화(散)시
킬 수 있으면, 신장으로 추가로 과잉 산이 들어(入)가는 것이 가능하게 된다(散而
可入). 당연히 토성 때문에 승(勝)한 비장(土)의 기운을 자침으로 조절해서 꺾어(折)
주면(當折其土), 신장에서 생긴 울결을 중화(散)시키는 것이 가능해진다(可散其鬱).
그러기 위해서는 당연히(當) 비장경에서 신장경으로 산성 체액이 나가는(出) 곳(所)
인 비장경의 오수혈 중에서 합혈(合穴:出:水)로써 신장(水)으로 가는 체액을 통제하
는 음릉천혈(陰陵泉穴)에 자침해야 하고(當刺足太陰之所出), 위경에서는 비장으로 산
성 체액이 들어(入)오는 곳(所)으로서 위경의 오수혈 중에서 간의 체액을 통제하는
수혈(兪穴:入:木)인 함곡혈(陷谷穴)에 자침해야 한다(刺足陽明之所入). 이렇게 해주게
되면, 과부하에 걸린 비장도 치료되고, 더불어 상극당한 신장도 치료된다.

帝曰, 五運之至, 有前後, 與升降往來, 有所承抑之, 可得聞乎刺法. 岐伯曰, 當取其化源也. 是故太過取之, 不及資之. 太過取之, 次抑其鬱, 取其運之化源, 令折鬱氣. 不及扶資, 以扶運氣, 以避虛邪也. 資取之法, 令出密語

황제가 말한다(帝曰). 오운이 도달하는데(五運之至), 전후가 있고(有前後), 더불어 승강의 왕래는(與升降往來), 승하는 이유가 있으면 억제되는데(有所承抑之), 자법을 터득하는 방법을 듣고 싶습니다(可得聞乎刺法). 기백이 말한다(岐伯曰). 당연히 화의 원천을 취한다(當取其化源也). 그 이유는 태과는 취하고(是故太過取之), 불급은 자하기 때문이고(不及資之), 태과를 취하면(太過取之), 다음은 그 울을 억제하고(太過取之), 그 운의 화의 원천을 취하면(取其運之化源), 울기를 끊기게 할 수 있고(令折鬱氣), 불급을 도와주려면(不及扶資), 운기를 도와주고(以扶運氣), 허사를 피하면 된다(以避虛邪也). 자취의 법이란(資取之法), 밀어를 출하게 하는 것이다(令出密語).

오성(五)이 운행(運)하면서 보내는 기운이 지구에 도달(至)하는데 태과(前)가 있고 불급(後)이 있다(五運之至, 有前後). 이때 더불어(與) 일어나는 것이 오성(五) 에너지의 승강(升降)으로 인한 에너지의 왕래(往來)이다(與升降往來). 이때 다른 오성이 에너지를 이어받아서(承) 가버리면, 해당 오성의 에너지 기능은 억제(抑) 된다(有所承抑之). 이 영향은 인체에 그대로 전달되고, 그러면 인체에서는 병이 발생하는데, 이 병을 자침으로 해결이 가능하다(可得聞乎刺法). 이때 자침(取)을 할 때는 당연히(當) 병을 만들게 작용(化)하는 근원(源)에 해야 한다(當取其化源也). 이런 이유로 과부하(太過)에 걸린 오장을 치료(取)하고(是故太過取之), 상극을 당한(不及) 오장을 도와(資)줘야 한다(不及資之). 즉, 둘 다 치료해주라는 것이다. 이렇게 해서, 과부하(太過)에 걸려서 상극한 오장을 치료(取)해주면(太過取之), 당연한 수순(次)으로, 상극당한 오장에 울결(鬱)이 발생하는 것을 억제(抑)할 수가 있게 된다(次抑其鬱). 오성의 운행(運)으로 인해서 오장에 과부하가 일어났을 때, 병의 원천(源)으로 작용(化)하는 과부하가 일어난 오장을 치료(取)해서(取其運之化源), 상극당한 오장의 울결(鬱)된 기운(氣)을 제거(折)하려면(令折鬱氣), 상극을 당해서(不及) 울결이 일어난 오장을 도와줘야(扶資) 하는데(不及扶資), 그러려면, 상극당한(不及) 해당 오성의 운행(運) 기운(氣)만큼 도와줘야 한다(以扶運氣). 불급당한 오성이 주는 기운은 에너지이다. 그래서 그만큼 도와주라는 말은 상극을 당해서 울결이 일어난 오장에 에너지를 공급해서 해당 오장의 기능을 정상으로 만들라는 뜻이다. 당연히 더불어 사기도 피해야 한다(以避虛邪也). 이렇게 상극한 오장은 치료(取)해주고, 상극당한 오장은 도와(資)주는 법칙은(資取之法), 인체와 오성이 은밀(密)하게 대화(語)를 나누(出)도록 해주는(令) 것과 똑같다(令出密語). 여기서 밀어(密語)를 현주밀어(玄珠密語)로 해석을 하는데, 이 영(令)이란 글자 때문에 그러면 안 된다.

黃帝問曰, 升降之刺, 以知要, 願聞司天未得遷正, 使司化之失其常政, 卽萬化之或其皆妄. 然與民爲病, 可得先除, 欲濟群生, 願聞其說. 岐伯稽首再拜曰, 悉乎哉問, 言其至理, 聖念慈憫, 欲濟群生, 臣乃盡陳斯道, 可申洞微. 太陽復布, 卽厥陰不遷正, 不遷正氣塞於上, 當寫足厥陰之所流. 厥陰復布, 少陰不遷正, 不遷正卽氣塞於上, 當刺心包絡脈之所流. 少陰復布, 太陰不遷正, 不遷正卽氣留於上, 當刺足太陰之所流. 太陰復布, 少陽不遷正, 不遷正則氣塞未通, 當刺手少陽之所流. 少陽復布, 則陽明不遷正, 不遷正則氣未通上, 當刺手太陰之所流. 陽明復布, 太陽不遷正, 不遷正則復塞其氣, 當刺足少陰之所流.

황제가 묻는다(黃帝問曰). 승강의 자침은(升降之刺), 그 요지를 앎으로써 가능하다(以知要). 사천이 천정을 얻지 못해서( 願聞司天未得遷正), 사천이 그 정상적인 다스림을 잃어버리게 만들면(使司化之失其常政), 그 즉시 만물은 작용하며 혹은 망하기도 하고(卽萬化之或其皆妄), 그런 이유로 더불어 인간도 병이 든다(然與民爲病). 예방이 가능해서(可得先除), 대중들을 구제하고 싶은데(欲濟群生), 그 해설을 듣고 싶습니다(願聞其說). 기백이 머리 숙여 재배하고 말한다(岐伯稽首再拜曰). 전부 다 물어보시네요(悉乎哉問)! 지극한 이치를 말씀하시고(言其至理), 백성들을 불쌍히 여겨(聖念慈憫), 대중을 구제하려고 하시니(欲濟群生), 아주 미묘한 부분까지 그 도를 모두 펼쳐 보이겠습니다(臣乃盡陳斯道, 可申洞微). 태양 복포하면(太陽復布), 궐음이 불천정하고(卽厥陰不遷正), 불천정하면 기가 위에서 막힌다(不遷正氣塞於上). 당연히 족궐음의 유하는 곳을 사해주고(當瀉足厥陰之所流), 궐음복포하면(厥陰復布), 소음이 불천정하고(少陰不遷正), 불천정하면 기가 위에서 막힌다(不遷正卽氣塞於上). 당연히 심포락맥의 유하는 곳에 자침한다(當刺心包胳脈之所流). 소음이 복포하면(少陰復布), 태음이 불천정하고(太陰不遷正), 불전정하면 기가 위에서 머무른다(不遷正卽氣留於上). 당연히 족태음의 유하는 곳에 자침한다(當刺足太陰之所流). 태음이 복포하면(太陰復布), 소양이 불천정하고(少陽不遷正), 불천정하면 기가 통하지 못하고 막힌다(不遷正則氣塞未通). 당연히 수소양의 유하는 곳에 자침한다(當刺手少陽之所流). 소양이 복포하면(少陽復布), 양명이 불천정하고(則陽明不遷正), 불천정하면 기가 위에서 통하지 않는다(不遷正則氣未通上). 당연히 수태음의 유하는 곳에 자침한다(當刺手太陰之所流). 양명이 복포하면(陽明復布), 태양이 불천정하고(太陽不遷正), 불천정하면 거듭 그 기운을 막는다(不遷正則復塞其氣). 당연히 족소음의 유하는 곳에 자침한다(當刺足少陰之所流).

사천(司天)의 의미는 어떤 한 해(歲) 전반을 다스리는 60갑자 년을 말한다. 이것을 삼음삼양으로 표시(標)한다. 실제 본질(本)은 육기(六氣)이다. 그런데 하늘에서 육기를 만들어 내는 6개의 천체는 태과와 불급이 있다. 이는 하늘에 자리하고 있는 6개의 천체는 서로 에너지를 교환하기 때문에 당연한 일이다. 그래서 어느 한 개의 천체가 태과하게 되면, 당연히 다음 해까지 영향을 중복(復)해서 퍼뜨(布)리게 된다. 그러면 해당 해(歲)를 맡고 있는 60갑자 년은 당연히 이 영향을 받아서 에너지를 제대로 배출하지 못하게 된다. 이때 땅에서 존재하는 생명체는 곧바로 이 에너지의 다소 때문에 문제를 만들어낸다. 지금 이 이야기를 하고 있다. 그래서 이런 일(升降)이 일어날 때 치료를 위해서 자침해야 하는데(升降之刺), 이때 치료 요점을 알아야 한다는 것이다(升降之刺). 그래서 어느 한 개의 천체가 사천했을 때 바로 직전 해의 사천한 육기가 여전히 힘을 발휘하고 있으면, 이 천체의 기운은 제자리(正)를 찾지(遷) 못하게(未得) 되고(願聞司天未得遷正), 그러면, 이 천체(司)는 해당년(歲)의 정상(常)적인 다스림(政)을 잃고(失) 만다(使司化之失其常政). 그러면, 에너지로 다스려지는 만물은 이런 에너지의 혼란 속에서 작용(化)하게 될 때, 어떤(或) 경우는 아예 죽고(妄) 만다(卽萬化之或其皆妄). 이런 이유(然)로 에너지로 다스려지는 인간도 당연히 병을 앓게 된다(然與民爲病). 그런데 이런 에너지의 이동을 예측할 수 있다면, 선제(先除) 대응이 가능하다(可得先除). 그러면 무고한 백성(群生)들이 병들 염려는 하지 않아도 된다(欲濟群生). 그래서 육기의 운행이 순서에 따라서 이행되는데, 이때 태양이 중복(復)해서 기운을 다음 해까지 퍼뜨리면(太陽復布), 이 영향으로 인해서 이어지는 해당 해를 다스리는 궐음의 기운은 제자리를 찾지 못하게 되고(卽厥陰不遷正), 그러면 하늘에서 육기의 정상적인 흐름은 막히고 만다(不遷正氣塞於上). 그러면 땅에서는 해당 해의 사천인 궐음의 기운을 제대로 받지 못하면서, 궐음의 기운을 받아서 작용하는 간(肝)이 문제를 일으킨다. 즉, 간에 울결(鬱)이 발생하는 것이다. 그러면 이 울결을 풀어줘야 하는데, 울결은 체액의 문제이기 때문에, 체액을 소통시켜줘야 한다. 그러면 체액 소통의 도구인 오수혈을 이용해야 한다. 그런데 당연히(當) 족궐음의 류(流)에서 사(寫)해주라(當寫足厥陰之所流)고 한다. 여기서 류(流)는 흐름이다. 즉, 류(流)는 들어오고(所入) 나가는(所出) 것이다. 또, 사(寫)해주라고 한다. 이제 이 두 조건을 맞춰보자. 앞의 해석에서 보았던 것처럼, 족궐음인 간경(肝經)에서 나가는 곳(所出)을 통제하고, 담경(膽經)에서 들어오는 곳(所入)을 통제하면, 간의 울결을 해결(寫)할 수가 있게 된다. 그러면 간경에서 나가는 곳(所出)은 비장(脾)이 된다. 또, 간으로 들어오는 곳(所入)은 폐(肺)가 된다. 즉, 서로의 상극 관계를 말하고 있다. 이제 간경의 오수혈에서는 비장의 체액을 유통하는 토(土)인 태충(太衝)에 자침하면 되고, 담경의 오수혈에서는 폐의 체액을 유통하는 금(金)인 족규음(足竅陰)에 자침하면 된다. 그러면, 간으로 들어오는 산성 체액이 중화(寫)되고, 간에서 나가는 산성 체액이 중화(寫)된다. 그러면 당연히 간의 울결은 풀릴 것이다. 이것이 이 문장의 정확한 해석이다. 여기서 류(流)를 오수혈의 합혈(合穴)로 해석하는데 아주 황당한 이야기이다. 음경(陰經)에서 합혈(合穴)은 수(水)로써 신장(腎)의 체액을 유통하는 곳인데, 그러면 신장의 체액이 모든 문제를 해결하는 만능으로 떠오르게 된다. 상식적으로도 말이 안 된다. 다음에 나오는 육기들도 이 논리와 같은 경로를 따른다. 아래 정리는 해석에 참고하면 된다. 다음부터 나오는 내용은 같은 논리의 반복이기 때문에, 이다음 해석부터는 자침하는 방법만 설명하겠다.

사천(司天) : 궐음(厥陰), 소음(少陰), 태음(太陰), 소양(少陽), 양명(陽明), 태양(太陽)

재천(在泉) : 소양(少陽), 양명(陽明), 태양(太陽), 궐음(厥陰), 소음(少陰), 태음(太陰)

육기(六氣) 표시(標) : 궐음(厥陰), 소음(少陰), 태음(太陰), 소양(少陽), 양명(陽明), 태양(太陽).

육기(六氣) 근본(本) : 풍기(風氣), 열기(熱氣), 습기(濕氣), 상화(相火), 조기(燥氣), 한기(寒氣).

이렇게 해서 심장에 울결이 생기면, 심포경의 나가는 곳(所出)인 폐의 체액을 유통하는 간사(間使)에 자침하고, 삼초경의 들어오는 곳(所入)인 신장의 체액을 유통하는 액문(液門)에 자침한다(當刺心包胳脈之所流). 그러면 심장에 생긴 울결은 풀린다. 똑같은 논리로 비장에 울결이 생기면, 비장경의 나가는 곳(所出)인 신장의 체액을 유통하는 음릉천(陰陵泉)에 자침하고, 방광경의 들어오는 곳(所入)인 간의 체액을 유통하는 속골(束骨)에 자침하면 된다. 그러면 비장에 생긴 울결은 자연스럽게 풀린다(當刺足太陰之所流). 하나만 더 풀어보자. 이번에는 수소양이다. 즉, 삼초를 기준으로 풀면 된다. 삼초경에서 나가는 곳(所出)인 폐의 체액을 유통하는 관충(關衝)에 자침하고, 심포경에서는 들어오는 곳(所入)인 신장의 체액을 유통시키는 곡택(曲澤)에 자침하면 된다(當刺手少陽之所流). 소양(少陽)은 육기에서 상화(相火)를 의미하기 때문에, 이는 화성을 의미하고, 이는 심장과 연결된다. 나머지 수태음(當刺手太陰之所流)과 족소음(當刺足少陰之所流)의 해석도 똑같은 논리가 적용되기 때문에, 이 둘의 혈자리 선택은 독자 여러분의 몫으로 남긴다.

帝曰, 遷正不前, 以通其要, 願聞不退, 欲折其餘, 無令過失, 可得明乎. 岐伯曰, 氣過有餘, 復作布正, 是名不過位也. 使地氣不得後化, 新司天未可遷正, 故復布化令如故也.

황제가 말한다(帝曰). 천정이 부전이면(遷正不前), 요지를 통하게 해주면 된다(以通其要). 불퇴를 듣고 싶은데(願聞不退), 그 여를 없애주고(欲折其餘) 과실이 없게 해주고 싶은데(無令過失), 명확한 설명이 가능한가요(可得明乎)? 기백이 말한다(岐伯曰). 기가 과해서 유여하면(氣過有餘), 반복해서 작용하면서 정상적인 사천을 간섭하는데(復作布正), 이를 이르러 불과위라고 말한다(是名不過位也). 지기가 후화하지 못하도록 하면(使地氣不得後化), 새롭게 사천이 천정하지 못한다(新司天未可遷正). 그래서 복포가 그 이유와 같도록 만든다(故復布化令如故也).

일단 하늘에 있는 6개의 천체끼리 서로 에너지 전달이 잘못되면(遷正不前), 그 요충지(要)를 통(通)하게 해줘야 한다(以通其要). 해를 넘기면 해당 육기가 없어져야 하는데 태과했기 때문에 여전히 버티고 있다면(願聞不退), 인체도 이에 영향을 받을 것이고, 그러면, 이 태과(其餘)한 기운을 인체에서 없애줘서(欲折其餘), 이 태과라는 과실(過失)이 영향을 미치지(令) 못하게 해야 한다(無令過失). 기(氣)가 과(過)하다는 말은 유여(有餘)라는 뜻으로써(氣過有餘), 같은 기운이 중복(復)해서 작동(作)하면서 정상(正)적인 사천을 간섭(布)하는 것이다(復作布正). 이것을 이르러 정상(正)적인 사천이 자기 자리(位)를 채우지 못했다(不過)고 말한다(是名不過位也). 그러면, 사천의 기운을 받아서 뒤에 작동하는 지기(地氣)는 자동으로 정상적인 작용을 하지 못하게 된다(使地氣不得後化). 이때 새로운 사천도 자기의 정상적인 위치를 점하지 못하게 된다(新司天未可遷正). 이와 같은 이유로 태과한 중복된 기운은 하늘과 땅의 작용(化)을 명령(令)한다(故復布化令如故也).

巳亥之歲, 天數有餘, 故厥陰不退位也. 風行於上, 木化布天, 當刺足厥陰之所入. 子午之歲, 天數有餘, 故少陰不退位也. 熱行於上, 火餘化布天, 當刺手厥陰之所入. 丑未之歲, 天數有餘, 故太陰不退位也. 濕行於上, 雨化布天, 當刺足太陰之所入. 寅申之歲, 天數有餘, 故少陽不退位也. 熱行於上, 火化布天, 當刺手少陽之所入. 卯酉之歲, 天數有餘, 故陽明不退位也. 金行於上, 燥化布天, 當刺手太陰之所入. 辰戌之歲, 天數有餘, 故太陽不退位也. 寒行於上, 凜水化布天, 當刺足少陰之所入. 故天地氣逆, 化成民病, 以法刺之, 預可平痾.

사해의 해는(巳亥之歲), 천수가 유여하다(天數有餘). 그래서 궐음이 자리를 지킨다(故厥陰不退位也). 위에서 풍행하고(風行於上), 목화가 포천한다(木化布天). 당연히 족궐음이 들어오는 곳에 자침한다(當刺足厥陰之所入). 자오의 해는(子午之歲), 천수가 유여하다(天數有餘). 그래서 소음이 자리를 지킨다(故少陰不退位也). 위에서 열행하고(熱行於上), 화여화가 포천한다(火餘化布天). 당연히 수궐음의 들어오는 곳에 자침한다(當刺手厥陰之所入). 축미의 해는(丑未之歲), 천수가 유여하다(天數有餘). 그래서 태음이 자리를 지킨다(故太陰不退位也). 위에서는 습행하고(濕行於上), 우화포천한다(雨化布天). 당연히 족태음의 들어오는 곳에 자침한다(當刺足太陰之所入). 인신의 해는(寅申之歲), 천수가 유여하다(天數有餘). 그래서 소양이 자리를 지킨다(故少陽不退位也). 위에서 열행하고(熱行於上), 화화포천한다(火化布天). 당연히 수소양의 들어오는 곳에 자침한다(當刺手少陽之所入). 묘유의 해에(卯酉之歲), 천수가 유여하다(天數有餘). 그래서 양명이 자리를 지킨다(故陽明不退位也). 위에서 금행하고(金行於上), 조화포천한다(燥化布天). 당연히 수태음의 들어오는 곳에 자침한다(當刺手太陰之所入). 진술의 해는(辰戌之歲), 천수가 유여한다(天數有餘). 그래서 태양이 자리를 지킨다(故太陽不退位也). 위에서 한행하고(寒行於上), 름수화 포천한다(凜水化布天). 당연히 족소음의 들어오는 곳에 자침한다(當刺足少陰之所入). 그래서 천지기가 역하면(故天地氣逆), 민병이 만들어지고(化成民病), 자법을 써서(以法刺之), 병을 미리 다스릴 수가 있다(預可平痾).

그래서 태과한 60갑자 년을 뽑아서 자침하는 방법을 가르쳐주고 있다. 60갑자 조합에서 12지지가 사해인 해(巳亥之歲)는 사천하는 기운(天數)이 궐음인데, 이 궐음이 태과(有餘)하게 되면(天數有餘), 다음 해인 자오(子午)년까지 여전히 궐음의 기운이 버티고 물러나지 않고 머물러 있게 된다(故厥陰不退位也). 그러면 하늘에서는 궐음의 기운인 풍기가 유행하게 되고(風行於上), 궐음의 기운(木)이 정상(正)적인 사천을 간섭(布)하게 된다(木化布天). 이때 자침할 때는 당연히 족궐음의 들어오는 곳에 한다(當刺足厥陰之所入). 추가적인 해설이 필요하다. 지금 궐음(厥陰)인 목성의 기운이 태과(有餘)하고 있다. 그러면, 이 태과한 에너지를 받은 인체에서는 간이 반응한다. 즉, 이때는 간이 과부하에 걸리는 것이다. 다시 말하면, 이때는 간에 과잉 산이 존재하는 것이다. 즉, 이때는 간으로 산성 체액이 유입(入)된 것이다. 그러면 간을 치료하기 위해서는 간으로 유입(入)되는 산성 체액을 차단해야 한다. 그런데 간으로 산성 체액을 유입시키는 존재는 폐이다. 즉, 폐는 산성 체액을 간으

로 보내서 간을 상극하는 것이다. 그러면 체액 조절의 도구인 오수혈을 이용해야
한다. 즉, 이때는 간경의 오수혈 중에서 폐의 체액을 통제하는 오수혈에 자침해야
한다. 그리고 간과 음양 관계를 맺고 있는 담경에서 치료해도 된다. 그러나 이 문
장에서는 간경에서 유입되는 곳에 자침하라(當刺足厥陰之所入)고 하고 있다. 그러면
간경의 오수혈 중에서 폐의 체액을 통제하는 중봉(中封)에 자침하면 된다. 여기서
도 입(入)을 합혈(合穴)로 해석하는데 잘못된 해석이다. 즉, 신장의 체액이 치료의
만능이 될 수는 없다는 뜻이다. 나머지 60갑자 년도 똑같은 논리가 적용된다. 하
나만 더 풀어보자. 60갑자 조합에서 12지지가 묘유년인 해(卯酉之歲)는 사천하는
기운이 양명인데, 이 양명이 태과(有餘)하게 되면(天數有餘), 진술(辰戌)년까지 여전
히 양명의 기운이 버티고 물러나지 않고 머물러 있게 된다(故陽明不退位也). 그러
면 하늘에서는 양명의 기운(金)이 유행하게 되고(金行於上), 그러면 양명의 기운인
조기(燥)가 정상(正)적인 사천(天)을 간섭(布)하게 된다(燥化布天). 이때 자침할 때는
당연히 수태음의 들어오는 곳에 한다(當刺手太陰之所入). 즉, 폐를 상극해서 폐로
산성 체액을 공급하는 심장 체액을 폐경 오수혈에서 통제해주면 된다. 그러면 해
당 혈자리는 어제(魚際)가 된다. 나머지 60갑자 부분도 똑같은 논리가 적용되기
때문에 나머지 해석은 독자 여러분의 몫으로 남긴다.

　그래서 천지의 기가 순리를 거역하면(故天地氣逆), 당연히 인간에게서는 병이 만
들어진다(化成民病). 이때 60갑자 년 중에서 태과한 해를 알면 자법을 써서(以法刺
之), 병을 미리 다스릴 수가 있다(預可平痾). 지금 제시한 처방을 말하고 있다.

黃帝問曰, 剛柔二干, 失守其位, 使天運之氣皆虛乎. 與民爲病, 可得平乎. 岐伯曰, 深乎哉問, 明其奧旨, 天地迭移, 三年化疫. 是謂根之可見, 必有逃門.

황제가 묻는다(黃帝問曰). 강유이간이(剛柔二干), 그 위치를 지키지 못하고 잃어버리면(失守其位), 천운의 기는 모두 허로 만들어버리고(使天運之氣皆虛乎), 더불어 사람들은 병에 걸리는데(與民爲病), 다스릴 방법이 있나요(可得平乎)? 기백이 말한다(岐伯曰). 깊이 있게도 물어보시네요(深乎哉問)! 그 깊은 뜻을 밝혀드리겠습니다(明其奧旨). 천지가 이전을 침범하면(天地迭移), 삼 년이면 병으로 변한다(三年化疫). 이를 이르러 근본을 볼 수 있다고 말한다(是謂根之可見). 반드시 피할 방법이 있다(必有逃門).

오성의 오운을 표현하고 있는 10천간(十天干)을 음(陰)인 유간(柔干)과 양(陽)인 강간(剛干)으로 나눌 수가 있는데, 이들은 각각 불급(柔干)과 태과(剛干)가 된다. 이때는 당연히 오성이 자기 위치를 지키지 못하는 상황이 된다(失守其位). 그러면 하늘(天)을 운행(運)하는 오성의 기운들은 모두 승복이 일어나면서 에너지가 허(虛)하게 된다(使天運之氣皆虛乎). 그러면, 이 에너지의 영향은 인체의 에너지 대사에도 영향을 미치면서 인체에 병을 만들어낸다(與民爲病). 이렇게 하늘과 땅에서 에너지가 이전(移)될 때 서로를 침범(迭)하기를(天地迭移), 3년이면 역병(疫)이 생긴다(三年化疫). 이를 이르러 근본(根)을 알면 병을 예견(見)할 수 있다고 한다(是謂根之可見). 그러면, 반드시 역병을 피할(逃) 수 있는 방법(門)도 알게 된다(必有逃門).

여기서는 오성의 태과와 불급이 3년 연속해서 나타나면 역병(疫)이 생긴다는 말을 하고 있다. 다음에 나오는 문장들은 60갑자가 2가지라는 사실을 알아야 쉽게 풀린다. 그래서 앞 문장에서는 육기로 구성된 60갑자를 말할 때는 사해지세(巳亥之歲)처럼 세(歲)자를 붙였다. 그러나 다음부터 나오는 60갑자는 오성의 오행을 중심으로 구성되기 때문에 가령갑자(假令甲子)처럼 세(歲)자를 안 붙이고, 그냥 60갑자만 표시한다. 원래처럼 정식으로 표현하자면, 가령갑자지계(假令甲子之季)라고 해서 계절(季)을 나타내는 60갑자라고 암시를 주어야 한다. 또, 60갑자 구성에서는

12지지든 10천간이든 모두 양양(陽陽), 음음(陰陰) 짝만 사용하기 때문에, 10천간도 오행에 따라서 이런 식으로 정리된다. 10천간(十天干)은 갑(甲), 을(乙), 병(丙), 정(丁), 무(戊), 기(己), 경(庚), 신(辛), 임(壬), 계(癸)인데, 순서대로 교대로 갑(甲)은 양(陽), 을(乙)은 음(陰), 병(丙)은 양(陽), 정(丁)은 (陰) 등등으로 해서 맨 뒤의 계(癸)는 음(陰)이 된다. 그래서 10천간에서 양양(陽陽), 음음(陰陰) 짝을 만들어서 오행에 배정한다. 그렇게 해서 나온 것이 갑(甲)과 기(己)가 토(土)가 되고, 을(乙)과 경(庚)이 금(金)이 되고, 병(丙)과 신(辛)이 수(水)가 되고, 정(丁)과 임(壬)이 목(木)이 되고, 무(戊)와 계(癸)가 화(火)가 된다. 그래서 아래 문장에서는 이 짝들을 이용해서 3년 연속으로 같은 오행이 문제를 일으키면, 역병이 일어나는 것을 말하고 있다. 여기서는 결국에 주기(主氣))의 문제를 말하고 있다. 그래서 예문도 오행에 따라서 5가지가 나오게 된다. 이 사실을 모르면, 아래 문장들의 해석은 엉망이 되고 안갯속을 헤매게 된다. 이제 본격적으로 본문을 보자.

假令甲子, 剛柔失守, 剛未正, 柔孤而有虧, 時序不令, 即音律非從, 如此三年, 變大疫也. 詳其微深, 察其淺深, 欲至而可刺, 刺之, 當先補腎兪, 次三日, 可刺足太陰之所注. 又有下位己卯不至, 而甲子孤立者, 次三年作土癘, 其法補瀉, 一如甲子同法也. 其刺以畢, 又不須夜行及遠行, 令七日, 潔, 清淨齊戒, 所有自來. 腎有久病者, 可以寅時而向南, 淨神不亂思, 閉氣不息七遍, 以引頸嚥氣順之, 如嚥甚硬物, 如此七遍, 後餌舌下津, 令無數.

이를테면(假令) 갑자지계(甲子之季)에(假令甲子), 태과(剛)와 불급(柔)이 일어나면, 이에 해당하는 계절 기운은 자기 자리를 지키지 못하게(失守) 된다(剛柔失守). 즉, 태과(剛)한 계절도 자기 자리를 지키지 못하게 되고(剛未正), 외롭게 불급(柔)당한 계절도 힘을 잃으면서(虧) 자기 자리를 지키지 못하게 된다(柔孤而有虧). 다시 말하자면, 갑자의 계절은 토성이 태과한 계절이기 때문에, 토성은 당연히 자기 자리를 지키지 않고, 남의 자리까지 침범한다. 그런데 이 토성이 태과했다는 말은 수성을 상극해서 이를 불급 상태로 만들었다는 뜻이 된다. 그러면 수성도 힘을 잃으면서(虧) 자기 자리를 지키지 못하게 된다. 그래서 갑자의 계절(甲子之季)에서 보면, 태과를 한 토성도 자기 자리를 못 지키고 있고, 불급한 수성도 자기 자리를 못 지키고 있다(剛柔失守). 그러면 당연히 사계절(時)의 질서(序)는 무너지고(不令) 만다(時序不令). 즉(卽), 음율(音律)이 정상적인 과정(從)을 따르지 않게(非) 된다(卽音律非從). 여기서 음율(音律)은 오성(五星)이 보유하고 있는 고유의 소리(音)인 오성(五聲)을 말한다. 그래서 오행으로 구성되는 중운을 오성(五聲)으로 표시하는 이유이다. 그래서 음율(音律)이 정상적인 과정(從)을 따르지 않는다(非)는 말은 사계절의 질서가 깨졌다는 뜻이다. 이와 같은 해가 3년 정도 계속된다면(如此三年), 기후의 변화(變)로 인해서, 인체의 에너지 체계는 심하게 간섭받게 되고, 이어서 역병(疫)이 창궐(大)하게 된다(變大疫也). 상식적으로 생각해도 한 번의 이상 기후로 인해서 역병(疫)이 창궐(大)한다면, 인류는 이미 멸망했을 것이다. 그래서 이런 이상 기후가 3년 정도는 계속되어야만 역병(疫)이 창궐(大)하게 된다. 그래서 그것을 중운 60갑자에서 따져보면, 3번의 오행이 반복되어야 하니까, 3년이 되어서 갑술지계(甲戌之季)까지 이런 이상 기후가 계속되어야 드디어 기묘계(己卯季) 때 역병(疫)이 창궐(大)하게 된다. 물론 이때 발생하는 역병(疫)의 원인은 당연히 토성(土疫)이 제공하며, 인체에서는 비장의 문제로 인해서 역병(脾疫)이 발생하게 된다. 이때 질환의 미심(微深)을 세밀하게 살피고(詳其微深), 병의 심천(淺深)을 잘 관찰해서(察其淺深), 관찰이 만족함(欲)에 이르면, 침을 놓을 수 있다(欲至而可刺). 침을 놓되(刺之), 당연히 먼저 신장의 수혈(兪穴)을 보(補)해준다(當先補腎兪). 여기서 신장을 보(補)해주는 이유는 갑자계(甲子季)를 지배하는 중운이 태궁(太宮)이기 때문에, 이 태과한 토성의 기운이 수성을 상극하면서, 그 기운을 신장이 받기 때문이다. 즉, 신장에서 간접으로 보법을 쓰는 것이다. 그리고 다음 3일 뒤에(次三日), 비장경의 수혈(兪穴)에 자침한다(可刺足太陰之所注). 즉, 비장에서 직접 사법을 쓰는 것이다. 보법이건 사법이건 간에 지금 과부하에 걸린 오장은 비장이기 때문에, 모두 토(土)인 비장의 산성 체액을 통제하고 있다. 그런데 비장은 림프절을 통해서 면역을 통제하기 때문에, 이 혈자리는 체액 순환도 책임지지만 면역도 함께 활성화시키게 된다. 그래서 면역 세포인 백혈구의 평균 수명인 3일을 고려해서 3일 뒤에(次三日) 또 자침하라는 것이다. 또(又), 중운 60갑자를 아래(下) 위치(位)로 따라가다가 보면, 기묘계(己卯季)를 만나는데, 이때 토성이 불급(不至)하면서(又有下位己卯不至), 갑자계에서 고립(孤立)된 토성의 기운이(而甲子孤立者), 다음(次) 3년까지 영향을 미치면서 드디어 기묘지계(己卯之季)에서 토성의 기운으로 인한 토려(土癘)를 발생(作)시킨 것이다(次三年作土癘). 즉, 갑자지계(甲子之季)에서부터 갑술지계(甲戌之季)까지 3년간 토성이 이상 기후를 만들어냈고, 이 여파로 인해서 드디어 기묘지계(己卯之季)에서 토려(土癘)를 발생(作)시킨 것이다. 그러면 기묘계(己卯季)에도 보법과 사법을 써서 치료하는데(其法補瀉), 이때 치료법은 당연히 갑자년에 썼던 치료법과 같은 원리이다(一如甲子同法也). 구체적으로 보자면, 갑자년에는 토성이 태과(太宮)했다. 그리고 기묘년에는 토성이 불급(少宮)한다. 그러면 기묘년에는 토성이 불급하므로, 자동으로 목성이 태과한다. 즉, 이 해는 목성이 토성을 상극해서 태과한 것이다. 그러면 인체에서는 간이 비장을 상극해버린다. 그러면 상극당한 오장에서는 보법을 사용하고, 상극한 오장에서는 사법을 사용해야 한다. 다시 말하면, 사법이건 보법이건 간에 태과한 목성의 영향을 받은 간을 치료하는 것이다. 그래서 간경과 비장경 모두에서 간의 체액을 통제하는 정혈(井穴)의 오수혈에 자침해야 한다. 갑자년에서는 비장에서 과부하가 일어났기 때문에, 모두 수혈(兪穴)에 자침한 사실을 상기해보자. 이렇게 자침을 끝(畢)낸 후에는(其刺以畢), 밤에 다니는 것도 피하고 머나먼 길을 가는 것도 피해야 한다(又不須夜行及遠行). 옛날에는 지금과 다르게 무서운 날짐승과 도적떼들이 밤에 들끓었기 때문에, 야행은 두려움과 공포를 자아냈다. 그러면 이로 인해서 면역력은 현저히 저하되고, 이어서 침을 놓은 효과는 사라지고 만다. 또, 지금처럼 자동차 같은 교통수단이 없던 당시는 도보로 힘겹게 머나먼 길을 걸어서 다녔다. 그러면 체력이 고갈되고 동시에 면역력이 떨어지면서 자침한 효과는 없어지고 만다. 그래서 침을 맞고 난 뒤 7일 정도는(令七日), 몸을 정갈하게 하고 행동을 경계하면(潔, 淸淨齊戒), 원하는 바(所)가 스스로(自) 오게(來) 된다(所有自來). 여기서 원하는 바(所)는 병이 낫는 것이고, 이때 스스로 오는 것은 면역력의 회복이다. 그래서 7일 정도(令七日)를 자숙하라고 한 것은 이 7일이 일반적인 면역의 짧은 한(一) 주기(周)이기 때문이다. 신장에 오랜 병을 가진 사람은(腎有久病者), 지금 불급으로 인해서 신장이 문제가 되고 있으므로, 새벽인 인시(寅時)

에 일어나서 남쪽으로 향해서(可以寅時而向南), 정신을 가다듬고 마음을 진정시킨 다음에(淨神不亂思), 숨을 멈추었다가 들이쉬기를 7번하고(閉氣不息七遍), 목을 길게 빼고 기를 순차적으로 들이 마시는데(以引頸嚥氣順之), 단단한 것을 삼키는 것처럼 (如嚥甚硬物), 7번을 한다(如此七遍). 그다음에 혀 밑에 고인 침을 마시기를(後餌舌 下津), 무수히 한다(令無數). 지금 기술한 내용들은 기공(氣功)을 말하고 있다. 기공 은 기(氣)가 무엇인지를 모르면, 생고생만 하고 얻는 것은 적은 것이 기공이다. 너 무나 긴 내용이기 때문에, 이 문장만 간단히 설명하자면, 새벽 인시(寅時)는 성장 호르몬의 분비가 멈추고 코티졸의 분비가 시작되는 시점이다. 산성인 코티졸은 원 래 알칼리인 코티손으로 존재하다가 산이 나타나면 수거해서 코티졸이 된다. 즉, 새벽은 동이 트기 직전으로써, 이미 태양의 일조량 기운을 인체가 받기 시작하는 시점이다. 그래서 이때는 호르몬이 분비되면서 간질에 산이 쌓이기 시작하는데, 이때 코티손이라는 알칼리가 분비되면서 간질에 쌓인 산을 수거해서 코티졸이 된 다. 현대의학은 이 현상을 새벽 효과(The dawn phenomenon) 또는 스모기 효 과(The Somogyi effect)라고 부른다. 이때 기공을 하는 이유는 이때부터 몸에서 간질에 산이 쏟아지기 시작하기 때문이다. 그런데 코티졸은 타액으로도 많이 나온 다. 그래서 침을 수없이 삼키라는 것이다. 타액으로 분비된 코티졸은 위를 거쳐서 인체 안으로 흡수되면서 코티손이라는 알칼리로 변한다. 그래서 인시에 침을 많이 삼키는 것은 알칼리를 많이 먹는 것과 똑같은 효과를 낸다. 그래서 이때 삼키는 침은 보약과 다름이 없는 것이다. 이 코티손을 인체가 만들기 위해서는 수많은 노 력이 필요하다. 그러나 인체 밖에서 코티손을 공급해주면 신장을 돕는 부신은 한 결 힘이 덜 든다. 그래서 평소에 신장병이 있는 사람(腎有久病者)은 이렇게 하라는 것이다. 인체 대사에서 쓰레기 청소부인 스테로이드는 아주 중요하기 때문에, 대 장이 스테로이드인 유로빌린을 흡수해서 부신으로 보낸다는 사실을 상기해보자. 그리고 숨을 한참 멈추었다가 들이쉬는 것은 근육의 수축을 강하게 해서 혈액 순 환을 돕자는 것이다. 즉, 알칼리 동맥혈을 산이 쌓여있는 간질에 많이 공급하자는 것이다. 또, 남쪽으로 향한 이유는 지구 자기장 때문이다. 인체는 기(氣)인 전자(電 子)가 활동하는 공간이기 때문에, 지구의 자기장에 아주 민감하다. 그런데 자기장이 제일 센 방향이 북쪽이고 남쪽은 정반대이다. 그래서 남쪽으로 향하면, 인체 기의 교란이 적어진다. 그래서 기공하는 사람들은 잠을 잘 때도 북쪽으로 머리를 두지 않는다. 뇌는 신경을 통해서 최고로 많은 전자를 운용하고 있으므로, 북쪽으로 머리를 두게 되면, 뇌에서 기의 교란이 아주 심하게 일어난다. 또, 마음을 가라앉히는 이유는 마음을 잡념이 없게 유지하면, 교감신경의 작동은 거의 멈추고, 대신에 부교감신경인 미주신경만 작동하기 때문이다. 미주신경은 항산화 효과를 잘내기로 유명한 신경이다. 즉, 인체의 과잉 산을 중화시키는 신경이 미주신경이다. 이것은 명상과 똑같은 효과를 낸다. 명상도 결국은 미주신경의 자극으로 효과를 보는 것이다. 이상이 간단한 기공의 설명이다. 전자생리학을 알면, 기공은 과학으로 변한다. 그리고 기공으로 효과를 쉽게 볼 수도 있게 된다. 이 문장도 해석이 그리 만만하지가 않다. 즉, 양자역학의 개념을 요구하고 있다.

假令丙寅, 剛柔失守, 上剛干失守, 下柔不可獨主之. 中水運非太過, 不可執法而定之. 布天有餘, 而失守上正, 天地不合, 即律呂音異. 如此即天運失序. 後三年變疫. 詳其微甚, 差有大小, 徐至即後三年, 至甚即首三年. 當先補心兪, 次五日, 可刺腎之所入. 又有下位地甲子辛巳, 柔不附剛, 亦名失守, 即地運皆虛. 後三年, 變水癘, 即刺法皆如次矣. 其刺如畢, 慎其大喜, 欲情於中, 如不忌, 即其氣復散也, 令靜七日, 心欲實, 令少思.

이를테면(假令), 병인지계(丙寅之季)에(假令丙寅), 태과(剛)와 불급(柔)이 일어나면, 이에 해당한 계절 기운은 자기 자리를 지키지 못하게(失守) 된다(剛柔失守). 10천간에서 병신(丙辛)은 수성을 대표한다. 그래서 병인계(丙寅季)와 신사계(辛巳季) 사이에 3년을 품고 있다. 이 신사계(辛巳季)에서 수역(水疫)이라는 역병(疫)이 발생한다. 그래서 60갑자 배열에서 위(上)에 있는 병인계(丙寅季)에서는 수성이 태과(剛)하는 천간(干)을 보유하면서 자기 자리를 지키지 못한다(上剛干失守). 또, 60갑자 배열에서 아래(下)에 있는 신사계(辛巳季)에서는 수성이 불급(柔)당하면서 독주하지 못하고 있다(下柔不可獨主之). 이렇게 중운(中)에서 수성(水)이 태과하지 못하면(中水運非太過), 수성은 자기 기운을 집행할 수가 없게 되고, 그러면, 이 계절은 다른 기운에 의해서 점령(定之)당하고 만다(不可執法而定之). 만일에 병인계(丙寅季)에서 사천(天)인 상화(相火)가 태과(有餘)해서 기운을 퍼뜨리면(布天有餘), 병인계(上)에서 태과한 수성은 정상(正)적인 자리를 지키지 못하고 만다(而失守上正). 그러면 하늘(天)에서 사천하는 상화인 화성의 기운과 병인계(丙寅季)에서 땅(地)을 다스리는 수성의 기운이 서로 화합(合)하지 못하게 된다(天地不合). 즉(即), 사천하고 있는 화성인 양(律音)의 기운과 사계절을 책임지고 있는 수성의 음(呂音)의 기운이 서로 다른(異) 음(音)을 내는 것이다(即律呂音異). 이렇게 되면(如此), 사천(天)과 중운(運)의 질서(序)는 즉시(即) 깨지고(失) 만다(如此即天運失序). 이런 상태가 이후(後)로 병인계(丙寅季)에서 병자계(丙子季)까지 3년간 일어나면(變), 드디어 역병(疫)이 돈다(後三年變疫). 즉, 신사계(辛巳季)에서 역병이 돌기 시작하는 것이다. 이때 이상 기후의 미심을 살펴보면(詳其微甚), 대소의 차이가 있게 되는데(差有大小), 이상 기후의 변화가 천천히 도달하면 3년 직후(即後)에 역병이 돌고(徐至即後三年), 급속히 심하게 도달하면, 3년이 도달한(即首) 해에 역병이 돈다(至甚即首三年). 즉, 원래는 이상 기후가 3년 동안 연속되면, 그다음 해인 4년째 역병이 돌게 되는데, 이상 기후의 정도가 아주 심하면, 3년째 되는 해에 곧바로 역병이 돌게 된다. 지금 문제가 된 기운은 상화의 화성과 태과의 기운을 펼치지 못하고 있는 수성이다. 그러면, 이 영향은 심장과 신장에 미친다. 그중에서도 신장이 제일 큰 문제이다. 그래서 치료할 때는 당연히 먼저 심장의 수혈을 보(補)해주고(當先補心兪), 그리고 5일이 지나면(次五日) 신장의 합혈에 자침이 가능해진다(可刺腎之所入). 이때 심장의 수혈은 토(土)로써 비장의 체액에 해당한다. 지금 오행에서 신장이 문제가 되고 있으므로, 신장을 상극하는 비장을 도와서 신장을 도와주자는 것이다. 일종의 보법이다. 물론 다른 해석도 가능하다. 즉, 심장은 장쇄지방산을 많이 다루는 오장이므로 인해서, 중성 지방을 많이 만들어서 림프로 보내게 된다. 그래서 비장이 문제가 되면, 심장은 곧바로 힘들어진다. 그리고 지금은 심장이 문제가 되고 있으므로, 심장은 분명히 중성 지방을 많이 만들어낼 것이다. 그러면, 이때 비장을 다스려주는 것은 당연한 일이 된다. 어떻게 해석하든 둘 다 힘들고 지친 심장을 돕게 된다. 그리고 신장경에서는 신장의 체액을 통제하는 합혈에서 직접 사법을 쓴다. 또(又), 갑자계

(甲子季)에서 시작하는 땅(地)을 다스리는 중운의 60갑자 중에서 수운이 위(上)에 있는 병인계(丙寅季)에서 시작해서 아래(下)에 자리(位)한 신사계(辛巳季)까지 내려오는 상태를 보면(又有下位地甲子辛巳), 태과(剛)의 기운과 불급의 기운(柔)이 반복되면서 서로 부합하지 못하게 되고(柔不附剛), 역시 자기 자리를 지키지 못하고 있다(亦名失守). 즉(卽), 땅(地)에 영향을 미치는 수운(運)의 기운이 모두(皆) 비게(虛) 된다(卽地運皆虛). 그래서 그 후(後)로 병인계(丙寅季)에서 시작해서 병자계(丙子季)까지 3년 동안(後三年), 수성이 기후를 변화(變)시키면서 신사계(辛巳季)에서 드디어 수려(水癘)를 만들어낸다(變水癘). 이때 쓰는 침법은 모두 다음과 같다(卽刺法皆如次矣). 자침한 후에는 반드시(畢) 다음과 같은 수칙을 지켜야 한다(其刺如畢). 심장은 희(喜)를 담당하기 때문에, 너무나 심하게 기뻐하면 과부하에 걸린 심장에 좋지 않다(愼其大喜). 치료 중에 정욕(欲情)을 금하지 않으면(欲情於中, 如不忌), 자침으로 얻었던 정기(精氣)는 다시 사라지고 만다(卽其氣復散也). 남녀를 불문하고 사정하면, 그만큼 면역의 핵심인 알칼리를 소모하기 때문이다. 최소한 7일 정도는 조용히 지내도록 하고(令靜七日), 심장을 강하게 하려면(心欲實), 스트레스(思)를 최소로 줄이도록 해야 한다(令少思). 면역이 한 사이클을 도는데 7일 정도 걸린다. 침은 면역을 활성화하는 치료법이다. 그래서 침을 맞은 다음에는 7일 정도 조용히 지내라는 뜻이다. 이 부분은 중운의 60갑자 개념을 알면 해석은 어렵지 않다.

假令庚辰, 剛柔失守, 上位失守, 下位無合, 乙庚金運, 故非相招. 布天未退, 中運勝來, 上下相錯, 謂之失守. 姑洗林鐘, 商音不應也. 如此則天運化易, 三年變大疫. 詳其天數, 差有微甚, 微卽微, 三年至, 甚卽甚, 三年至, 當先補肝兪, 次三日, 可刺肺之所行. 刺畢, 可靜神七日, 愼勿大怒, 怒必眞氣却散之. 又或在下地甲子乙未失守者, 卽乙柔干, 卽上庚獨治之, 亦名失守者, 卽孤主之, 三年變癘, 名曰金癘, 其至待時也, 詳其地數之等差, 亦推其微甚, 可知遲速爾. 諸位乙庚失守, 刺法同, 肝欲平, 卽勿怒.

이를테면(假令), 경진지계(庚辰之季)에(假令庚辰), 태과(剛)와 불급(柔)이 일어나면, 이에 해당하는 계절 기운은 자기 자리를 지키지 못하게(失守) 된다(剛柔失守). 60

갑자 배열에서 위(上)의 위치(位)에 있는 경진계(庚辰季)에서 금성이 태과해서 자기 자리를 지키지 못하면(上位失守), 아래(下)에 위치(位)하고 있으면서 경진계(庚辰季)에서 시작해서 3년이 지나서 4년째에 만나는 을미계(乙未季)에서도 당연히 금성이 불급하면서, 오성의 기운이 서로 조화(合)를 이루지 못하게 된다(下位無合). 10천간에서 을경(乙庚)은 금(金)을 대표한다. 그래서 오운의 60갑자에서 을경(乙庚)의 10천간이 포함되면, 금운(金運)이 된다. 그래서 금운(金運)을 이루는 경진계(庚辰季)와 을미계(乙未季)는 서로 태과와 불급하면서(乙庚金運), 결국에 서로(相) 소통(招)하지 못하게(非) 된다(故非相招). 그런데 경진년(庚辰歲)에서 보면, 경진년의 전(前) 해(歲)인 기묘년(己卯歲)의 양명인 금성이 태과해서 경진년까지 물러나지 않고 영향력을 발휘하고 있고(布天未退), 동시에 중운(中運)에서 금성이 태과(勝)하고 있다(中運勝來). 이 부분은 71편 육원정기대론편(六元正紀大論篇) 맨 마지막에 있는 60갑자표를 참고하기 바란다. 그러면, 결국에 사천하는 하늘(上)의 기운과 땅(下)을 다스리는 중운의 기운은 서로(相) 소통이 막히고 만다(上下相錯). 즉, 사천의 기운도, 중운의 기운도 자기 자리를 지키지 못하고 있는 것이다(謂之失守). 이 현상은 하나는 태상(太商)인 고선(姑洗)이고, 하나는 소상(少商)인 임종(林鐘)으로써, 똑같은 상음(商音)인데(姑洗林鐘), 상음이 서로 반응하지 못하고 있는 것과 똑같다(商音不應也). 물론 여기서 태상(太商)은 태과한 금성이고, 소상(少商)은 불급한 금성이다. 이 둘이 서로 소통하지 못하고 있는 상황을 악기에 비유해서 표현하고 있다. 이처럼 되면, 사천(天)과 중운(運)이 거꾸로(易) 반응(化)하면서(如此則天運化易), 하늘과 땅의 기운은 질서를 잃어버리고, 결국에 사계절에 혼란이 오게 되면, 인간에게 주어지는 선물은 병(病)이다. 이렇게 3년(三年) 동안 계속해서 이상(變) 기후가 오면, 결국에 역병(疫)이 창궐(大)하고 만다(三年變大疫). 즉, 경진계(庚辰季)에서 시작해서 오행을 3번 돌고 3년이 지나서 을미계(乙未季)가 되면, 이때 역병(疫)이 창궐(大)한다. 그래서 이때 하늘의 기운을 잘 살펴보면(詳其天數), 미심에 차이가 있는데(差有微甚), 차이가 작으면, 병도 작게 오고(微卽微), 병이 걸리기까지 시간은 3년이고(三年至), 차이가 심하면, 병도 심하게 오는데(甚卽甚), 걸리는 시간은 똑같이 3년이다(三年至). 치료할 때는 당연히 간경의 수혈을 보해주고(當先補肝兪), 삼 일이 지나면(次三日), 폐의 오수혈 중에 경혈(經穴)에 자침할 수 있다(可刺肺之所行). 지금 문제가 된 오성은 금성이기 때문에, 폐 문제로 이어진다. 그러면 폐는 곧바로 간을 상극해서 자기의 과잉 산을 처리한다. 그래서 이때는 간도 치료해야 하는데, 간의 수혈(兪穴)은 토(土)로써 비장의 체액을 통제한다. 간은 비장으로 산성 체액을 떠넘기기 때문에, 간의 수혈(兪穴)에 자침을 해서 간을 돕자는 전략이다. 일종의 보법이다. 폐의 경혈(經穴)은 폐의 체액을 통제하기 때문에, 여기에 자침한다는 말은 사법을 쓴다는 뜻이 된다. 침을 맞고 나서는 반드시(刺畢), 면역의 주기를 맞추기 위해서 7일 정도는 정신을 안정시켜야 하며(可靜神七日), 간은 분노(怒)를 담당하고 있으므로, 대노(大怒)에 신중하지 않으면(愼勿大怒), 자침으로 인해서 형성된 간의 진기(眞氣)는 곧바로 사라져서 없어진다(怒必眞氣却散之). 또(又), 갑자계(甲子季)에서 시작하는 땅(地)을 다스리는 중운의 60갑자 중에서 금운이 위(上)에 있는 경진계(庚辰季)에서 시작해서 아래(下)에 자리(位)한 을미계(乙未季)까지 내려오면서, 경우에 따라서(或) 존재(在)하는 태과와 불급으로 인해서 자기 자리를 지키지 못한다(又或在下地甲子乙未失守者). 즉(即), 을경(乙庚)이 포함된 계절에서 을(乙)은 10천간(干)에서 음(陰)이기 때문에, 을미계(乙未季)는 불급(柔)하게 되고(即乙柔干), 중운의 60갑자 위치에서 위(上)쪽에 존재하는 경진계(庚辰季)는 경(庚)이 10천간(干)에서 양(陽)이기 때문에, 태과하면서 금운이 독주하며 다스리게 된다(即上庚獨治之). 그래서 역시 경진계(庚辰季)에서 태과한 금성이 제자리를 지키지 않으면(亦名失守者), 금성 혼자서 독주하는 것은 당연하다(即孤主之). 이렇게 3년이 지나면, 이상 기후(變)로 인해서 을미계(乙未季)에서 역병이 도는데(三年變癘), 이때는 금운이 문제가 되고 있으므로, 폐 문제로 인한 역병이 돈다(名曰金癘). 이 역병은 때를 기다렸다가 때가 되면 온다(其至待時也). 즉, 이 역병은 3년이라는 시간을 기다렸다가 을미계(乙未季)가 되면 온다. 이때 땅(地)에 영향을 미치는 기운(數)인 금성의 기운을 잘 살펴보면, 기운의 차등(等差)을 알 수가 있는데(詳其地數之等差), 이 차등을 이용해서 역시 병의 미심의 정도를 미루어(推) 짐작할 수가 있고(亦推其微甚), 그뿐만 아니라(爾) 병의 지속(遲速)도 알 수 있게 된다(可知遲速爾). 모든 중운의 위치(位)에서 을경(乙庚)으로 표시되는 금성의 기운이 제자리를 지키지 못하면(諸位乙庚

失守), 상황은 경진계(庚辰季)와 같으므로, 자침 방법도 똑같다(刺法同). 분노를 담당하는 간이 잘 치료(平)되기를 원한다면(肝欲平), 성질을 참아야 된다(卽勿怒). 이 부분도 중운의 60갑자 개념을 알면 해석은 어렵지 않다.


假令壬午, 剛柔失守, 上壬未遷正, 下丁獨然, 卽雖陽年, 虧及不同, 上下失守, 相招其有期, 差之微甚, 各有其數也, 律呂二角, 失而不和, 同音有日, 微甚如見, 三年大疫, 當刺脾之兪, 次三日, 可刺肝之所出也. 刺畢, 靜神七日, 勿大醉歌樂, 其氣復散, 又勿飽食, 勿食生物, 欲令脾實, 氣無滯飽, 無久坐, 食無太酸, 無食一切生物, 宜甘宜淡. 又或地下甲子丁酉, 失守其位, 未得中司, 卽氣不當位. 下不與壬奉合者, 亦名失守, 非名合德, 故柔不附剛, 卽地運不合, 三年變癘, 其刺法, 一如木疫之法.


이를테면(假令), 임오지계(壬午之季)에(假令壬午), 태과(剛)와 불급(柔)이 일어나면, 이에 해당하는 계절 기운은 자기 자리를 지키지 못하게(失守) 된다(剛柔失守). 60 갑자에서 10천간으로 표시되는 임(壬:陽)과 정(丁:陰)은 모두 각(角)으로써, 각각 태과한 목성(太角)과 불급한 목성(少角)을 의미한다. 갑자에서 시작하는 중운 60갑자에서 순서상 앞(上)에 자리한 임오계(壬午季)는 태과하고 있으므로, 제자리를 찾지 못하게 되고(上壬未遷正), 순서상 뒤(下)에 나오는 정유계(丁酉季)는 불급한 목성(少角)이기 때문에, 홀로(獨) 당연히(然) 힘이 없이 존재하게 된다(下丁獨然). 즉(卽) 같은 목성일지라도(雖) 양년(陽年:壬)의 태과한 목성과 음년의 불급(虧及:丁)한 목성이 서로 기운이 다르게(不同) 된다(卽雖陽年, 虧及不同). 그러면, 이때 앞(上)에 자리한 임오계(壬午季)와 뒤(下)에 자리한 정유계(丁酉季)의 목성의 기운은 결국에 자기 자리를 지키지 못하게 된다(上下失守). 그러나 이 둘은 언젠가는 상호(相) 소통(招)을 하는 때가(期) 반드시 돌아온다(相招其有期). 그러나 소통하게 되는 때가 돌아오는 데는 시간의 차이(差)가 많기도 하고, 적기도 하기 때문에(差之微甚), 시차를 가지고 있다(各有其數也). 그래서 태각(壬:律:陽)과 소각(丁:呂:陰)으로써, 이 두(二) 개의 각(角:木)이(律呂二角), 태과와 불급이 일어나게 되면, 목성은 자기 자리를 지키지 못하게 되고(失), 그러면 하늘의 에너지 흐름에 부조화(不和)가 일어난다(失而不和).

이렇게 같은(同) 목성(音)이 태과와 불급하는 날(日)이 있게 되면(同音有日), 에너지 부조화의 미심도 같이 보이게 된다(微甚如見). 이렇게 임오계(壬午季)에서 시작해서 정유계(丁酉季)까지 목성의 태과로 시작해서 목성이 연속해서 3년 정도 불협화음이 발생하면, 역병(疫)이 창궐(大)하게 된다(三年大疫). 지금 문제는 목성의 문제로 인한 간의 과부하에 있다. 그래서 이때 치료는 간이 과잉 산을 떠넘기는 비장의 수혈(兪穴)에 우선으로 자침하고 나서(當刺脾之兪), 3일 후에(次三日), 간경의 정혈(井穴)에 자침이 가능하다(可刺肝之所出也). 즉, 비장에서 보법을 쓰고, 이어서 간에서 사법을 쓰는 것이다. 임오(壬午)는 목운이기 때문에, 간경에 자침해야 하지만, 침의 원리상 과부하에 걸린 간경에 당장 자침을 할 수는 없다. 대신에 간이 과잉 산을 떠넘기는 비장의 수혈(兪穴)에 자침하고 나면, 간이 어느 정도 회복이 될 것이다. 그리고 이때 생긴 백혈구 활성화 기간이 끝나면(次三日), 그때는 간경에 직접 접근을 할 수(可)가 있다(可刺肝之所出也). 그리고 침을 맞은 다음에는 반드시(刺畢), 면역이 한 주기를 끝내는 7일 동안은 마음을 다스리고(靜神七日), 술을 많이 마시거나 음주 가무를 즐기면 안 되며(勿大醉歌樂), 그러면 자침으로 만들어 놓은 정기는 다시 사라지고 만다(其氣復散). 간과 비장은 알콜의 주요 해독 기관이기 때문에, 과음은 간과 비장에 치명적이다. 식사도 과식해서는 안 되며(又勿飽食), 날것을 먹어서도 안 된다(勿食生物). 과식과 과음은 효과가 똑같다. 그리고 불에 굽거나 삶으면, 산(酸)인 전자(電子)가 산화되어서 적어진다. 그러나 날 것은 전자(電子)가 그대로 남아있으므로, 날것을 먹게 되면, 몸에 산(酸)이 축적되기 쉽다. 그래서 산(酸) 때문에 아픈 사람이 산을 멀리하는 것은 당연한 일이다. 그리고 간을 도와주기 위해서 비장을 강하게 유지하려면(欲令脾實), 과식해서 기가 막히게 하지도 말고(氣無滯飽), 오래 앉아 있으면 체액 순환이 막히므로 오래 앉아 있지도 말며(無久坐), 산(酸)이 많은 너무(太) 신(酸) 음식도 삼가하며(食無太酸), 생물은 일절 먹어서는 안 된다(無食一切生物). 생물은 산(酸)인 에너지 덩어리이기 때문이다. 이렇게 하는 것은 비장(甘)과 간(淡)을 돕기 위해서 당연한(宜) 일이다(宜甘宜淡). 즉, 이렇게 하는 것이 간과 비장을 도와주는 것이다. 또(又), 갑자계(甲子季)에서 시작하는 땅(地)을 다스리는 중운의 60갑자 중에서 목운이 위(上)에 있는 임오계(壬午季)에서 시작해서 아래(下)에 자리(位)한 정유계(丁酉季)까지 내려오면서, 경우에 따라서(或) 존재(在)하는 태과와 불급으로 인해서, 자기 자리를 지키지 못하는 경우가 생기고 (又或地下甲子丁酉, 失守其位), 이때 정유년(丁酉歲)에 사천(司)하고 있는 양명까지 태과하면, 결국에 중운의 목성과 사천의 금성이 서로 자기 사리를 지키지 못하게 된다(未得中司). 즉(卽), 사천의 기운과 중운의 기운이 부당한 자리를 꿰차고 있는 것이다(卽氣不當位). 그리고 아래(下)에 자리(位)한 정유계(丁酉季)와 위(上)에 있는 임오계(壬午季)가 서로 불협화음이 빚어지면(下不與壬奉合者), 역시 목성은 정상적 인 자기 자리를 지키지 못하게 된다(亦名失守). 그러면 목성끼리 만들어내는 합덕 은 바랄 수 없게(非) 된다(非名合德). 그래서 불급(柔)한 목성과 태과(剛)한 목성은 서로 부합하지 못하게 된다(故柔不附剛). 즉(卽), 이때는 땅(地)의 기운을 운행(運)하 는 목성의 기운에 부조화(不合)가 생긴다(卽地運不合). 이런 식으로 연속해서 목성 의 에너지 불협화음이 3년 정도 일어나면, 려(癘)가 발생한다(三年變癘). 즉, 정유 계(丁酉季)에서 목려(木癘)가 발생하는 것이다. 이때 자침하는 방법(其刺法)은 임오 계(壬午季)에서와 같다(一如木疫之法).

假令戊申, 剛柔失守, 戊癸雖火運, 陽年不太過也, 上失其剛, 柔地獨主, 其氣不正, 故有 邪干. 迭移其位, 差有淺深, 欲至將合, 音律先同. 如次天運失時, 三年之中, 火疫至矣. 當刺肺之兪. 刺畢, 靜神七日, 勿大悲傷也, 悲傷卽肺動, 而眞氣復散也, 人欲實肺者, 要 在息氣也. 又或地下甲子癸亥失守者, 卽柔失守位也, 卽上失其剛也, 卽亦名戊癸不相合德 者也, 卽運與地虛, 後三年變癘, 卽名火癘.

이를테면(假令), 무신지계(戊申之季)에(假令戊申), 태과(剛)와 불급(柔)이 일어나면, 이에 해당하는 계절 기운은 자기 자리를 지키지 못하게(失守) 된다(剛柔失守). 무신 계(戊申季)와 계해계(癸亥季)로 표시되는 무계(戊癸)는 중운이 모두 화운이면서 비록 (雖) 태과하는 무신계(戊申季)도 있지만(戊癸雖火運), 사천하고 있는 상화의 양년(陽 年)에 억눌리기 때문에, 중운에서 화운이 태과하지 못한다(陽年不太過也). 즉, 무신 계(戊申季)의 사천을 보면, 소양 상화가 버티고 있어서, 중운의 화운을 그대로 억눌러 버린다. 당연히 중운의 화운은 무(戊)라는 양(陽)임에도 불구하고 태과하지 못한다. 즉, 중운의 60갑자에서 계해계(癸亥季)보다 앞(上)에 자리한 무신계(戊申季)는 태과(剛)하는 기운을 잃어버리게 된다(上失其剛). 그러면, 이 계절(季)들에서는 오직(獨) 불급(柔)하는 기운만이 땅(地)을 다스리게(主) 된다(柔地獨主). 이렇게 해서 사계절을 다스리는 중운의 기운이 제자리를 찾지 못하면(其氣不正), 당연히 인체의 에너지 대사에 문제가 발생하고, 결국에 사기(邪)가 인체를 간섭(干)하게 된다(故有邪干). 이때 태과한 하늘의 기운이 에너지를 이동시키면서 남의 자리를 침범(迭)하게 되는데(迭移其位), 여기에는 차이가 있으므로, 이 차이는 인체에서 병의 심천으로 나타나게 된다(差有淺深). 장차(將), 이 에너지의 균형(合)에 도달(至)하고 싶으면(欲至將合), 먼저(先) 음율(音律)로 표시되는 중운의 계절 기운을 같게(同) 해줘야 한다(音律先同). 이처럼 하늘에서 운행되는 사계절(時)의 운행 질서를 연속해서(如次) 3년 동안(中) 잃어버리게 되면(如次天運失, 三年之中), 화성으로 인한 역병이 인체에 도달하게 된다(火疫至矣). 즉, 무신계(戊申季)에서부터 3년 연속으로 화성의 기운에 혼란이 오면, 4년째인 계해계(癸亥季)에 화역(火疫)이 발생하게 된다. 당연히 자침은 폐의 수혈에 한다(當刺肺之兪). 여기서 수혈(兪)은 수혈(兪穴)이 아니라 오수혈(五兪穴)이다. 폐는 심장에게 상극을 당했기 때문에, 폐를 치료하면서 심장도 치료하려면, 폐의 오수혈 중에서 심장의 체액을 담당하는 폐의 형혈(榮穴)에 자침해야 한다. 그리고 여기서는 안 나왔지만, 심포경의 형혈(榮穴)에 자침해도 된다. 침을 맞고 난 다음에는 반드시(刺畢), 면역의 한 주기인 7일 동안은 근신해야 하며(靜神七日), 크게 슬퍼해서 슬픔을 담당하는 폐를 힘들게 해서는 안 되며(勿大悲傷也), 이런 일이 일어나면, 폐는 요동치고(悲傷卽肺動), 자침으로 확보했던 진기는 다시 사라지고 만다(而眞氣復散也). 폐를 강하게 하려는 사람은(人欲實肺者), 숨 쉬는 기운에 중점을 둬야 한다(要在息氣也). 또(又), 갑자계(甲子季)에서 시작하는 땅(地)을 다스리는 중운의 60갑자 중에서 화운이 위(上)에 있는 무신계(戊申季)에서 시작해서 아래(下)에 자리(位)한 계해계(癸亥季)까지 내려오면서, 경우에 따라서(或) 존재하던 태과를 잃어버리고, 더불어 자기 자리를 지키지 못하는 경우가 생겼다(又或地下甲子癸亥失守者). 즉(卽), 불급(柔)만이 잃어버린 자리(位)를 차지하게 된 것이다(卽柔失守位也). 즉(卽), 앞(上)에서 태과하고 있던 무신계(戊申季)가 자기(其)의 태과(剛) 기운을 잃어버린(失) 것이다(卽上失其剛也). 즉(卽), 역시 무계(戊癸)는 서로 합덕을 이루지 못하게 된 것이다(卽亦名戊癸不相合德者也). 즉(卽), 이 약해진 오운(運)과 더불어(與) 이 오운이 다스리는 땅의 기운도 약해진 것이다(卽運與地虛). 무신계(戊申季)에서 시작해서 이후(後)로 3년 연속 이런 식으로 기후가 변(變)하면, 역병(癘)이 돈다(後三年變癘). 이때 생긴 역병은 중운이 화운이 일으켰기 때문에, 이때는 화운으로 인한 역병(火癘)이 돈다(卽名火癘).

是故立地五年, 以明失守, 以濕法刺. 於是疫之與癘, 卽是上下剛柔之名也, 窮歸一體也, 卽刺疫法, 只有五法, 是總其諸位失守, 故只歸五行而統之也.

이런(是) 이유(故)로 인해서 땅(地)을 다스리는 오운을 기반(立)으로 5개(五)의 기간(年) 안에서(是故立地五年), 에너지(明)를 이용해서는 태과와 불급의 자리 이탈(失守)을 설명하고(以明失守), 사계절을 지배하는 오운의 기운은 땅에 영향을 미쳐서 인간의 오장에 병이 생기게 하므로, 땅(濕:土)의 기운을 가지고는 침법을 설명했다(以濕法刺). 여기서 5년(五年)은 1년 개념의 년(年)이 아니라 기간(期) 개념의 년(年)이다. 오운이 한 바퀴 돌려면, 5개의 계절이라는 기간(年)이 필요하다. 그리고 습(濕)은 토(土)로서 땅(土)을 말한다. 이것을 이용해서(於是) 여(癘)와 더불어 역(疫)을 설명했고(於是疫之與癘), 이것을 이용해서(卽是) 앞(上)에 있는 계절의 태과(剛)와 뒤(下)에 있는 계절의 불급(柔)을 설명(名)했다(卽是上下剛柔之名也). 여기서 생기는 모든 문제는 궁극적(窮)으로 하나(一)의 실체(體)로 귀결(歸)된다(窮歸一體也). 즉, 바로 오행이다. 육기도 오행의 변형에 불과하다. 그리고 인체 건강에 직접 영향을 미치는 것도 오행이다. 그래서(卽) 침으로 역을 치료하는 방법도(卽刺疫法), 오행에 따라서 단지 5가지 방법뿐이다(只有五法). 결국에 오행이 모든 힘을 발휘한다. 이 모든 것들(總)은 모든 오성의 에너지 과부족으로 인한 위치(位) 이탈(失守)에서 생긴 문제들이다(是總其諸位失守). 그래서 결국에 모든 문제는 오행(五行)의 문제로 귀결(歸)되고, 오행이 통제(統)할 뿐(只)이다(故只歸五行而統之也).

黃帝曰, 余聞五疫之至, 皆相染易, 無問大小, 病狀相似. 不施救療, 如何可得不相移易者.
岐伯曰, 不相染者, 正氣存內, 邪不可干, 避其毒氣. 天牝從來, 復得其往, 氣出於腦, 卽
不邪干. 氣出於腦, 卽室先想心如日. 欲將入於疫室, 先想靑氣自肝而出, 左行於東, 化作
林木. 次想白氣自肺而出, 右行於西, 化作戈甲. 次想赤氣自心而出, 南行於上, 化作焰明.
次想黑氣自腎而出, 北行於下, 化作水. 次想黃氣自脾而出, 存於中央, 化作土. 五氣護身
之畢, 以想頭上如北斗之煌煌, 然後可入於疫室.


이 문장들을 해석하려면 심상 요법(Image therapy:想心:상심)을 알아야 한다.
심상요법(心象療法:心想療法)은 칼 사이먼튼 (O. Carl Simonton)이 창안한 심상
기법이다. 실행 방법은 부드러운 조명이 있는 조용한 방으로 들어가서 문을 닫고
편안한 의자에 앉는다. 발은 바닥에 대고 눈을 감는다. 그리고 자신의 호흡을 느
끼면서 몇 차례 심호흡하고 숨을 내쉴 때마다... 등등이다. 여기서 심상(想心:心象)
은 감각 기관의 작용 없이 의식 속에 떠오르는 상(象)이나 생각(想)을 말한다. 자
연 요법을 실행하는 사람들이 자주 이용하는 기법인데, 대개는 정확한 기전을 모
르고 실행한다. 핵심 기전은 신경인데, 그것도 미주신경이 핵심이다. '氣出於腦' 이
문장이 바로 미주신경을 묘사하고 있다. 또, 심상요법을 많이 사용하는 분야가 스
포츠 분야이다. 명상도 똑같은 기전을 보유한다. 결과는 월등한 경기력으로 표현
된다. 이는 너무 긴 이야기이기 때문에, 일단 여기서 마무리하고 본문으로 가보자.
또, 본문을 해석하기 전에 몇 가지를 정리하고 가야 한다.


기출어뇌(氣出於腦)에서 기(氣)는 전자(電子:electron)이고, 뇌(腦)에서 출발(出)은
신경(神經:神:電子)을 의미하는데, 아래 내용들을 보고 판단해보면, 신경 중에서도
미주신경(迷走神經:Vagus Nerve)을 말한다. 건강 측면에서 미주신경은 항산화(抗
酸化:antioxidation) 효과가 있으므로 몸을 알칼리로 만들어준다. 그런데 이 미주
신경을 작동하게 하려면, 마음이 편안한 상태가 되어야 한다는 조건이 있다. 즉,
긴장이나 걱정이 인체를 지배하게 되면, 그때는 미주신경은 작동을 멈추고 교감신
경(sympathetic nerve:交感神經)이 작동한다. 교감신경은 미주신경과는 정반대로

염증 작용을 일으킨다. 그래서 미주신경이 작동하면(氣出於腦), 인체는 알칼리화되고, 이어서 산성 조건에서만 작동하는 사기는 당연히 인체를 간섭하지 못하게 된다(卽不邪干). 그런데 미주신경이 작동하게 하려면(氣出於腦), 먼저(先) 몸(室)이 알칼리가 왕성해지도록(如日方升) 상상해야 한다(卽室先想心如日). 여기서 여일(如日)은 여일방승(如日方升)의 뜻으로써 '세력이 바야흐로 왕성해지다'의 의미이다. 이 문장에서는 의사가 역병을 앓는 환자가 있는 병실에 들어가기 전에, 의사가 자기 몸을 심상 요법을 이용해서 먼저 체액을 알칼리화시킨 다음에 병실에 들어가서 치료하라는 것이다. 전염병은 어떤 경우에도 체액(혈액 아님)이 산성 환경이 되어야만 전염된다. 그래서 어떤 사람은 전염병에 걸리고, 어떤 사람은 전염병에 안 걸리는 것이다. 그 이유는 전염병은 체액의 알칼리 정도에 달렸고, 치료도 결국은 체액의 알칼리화에 달렸기 때문이다. 이 문장은 이 내용들을 말하고 있는 것이다.

황제가 말한다(黃帝曰). 나는 오역(五疫)에 걸리는(至) 것에 대해서 들었다(余聞五疫之至). 전염병인 오역은 모두 서로 전염이 쉽게 되고(皆相染易), 대소를 불문하고(無問大小), 병상이 서로 유사하다(病狀相似). 즉, 이것이 전염병의 특징이다. 구료(救療)를 베풀지 못하고 있는데(不施救療), 어떻게 해야 쉽게 전이가 안 되게 할 수 있나요(如何可得不相移易者)? 기백이 말한다(岐伯曰). 서로 오염이 안 되게 하려면(不相染者), 정기가 안에 존재하고 있어야 한다(正氣存內). 여기서 정기(正氣)는 체액에 존재하는 알칼리를 말한다. 즉, 전염병에 걸리지 않으려면, 체액을 알칼리화하라는 뜻이다. 전염병이 만든 사기가 인체를 간섭(干)하지 못하도록 하려면(邪不可干), 그(其) 독기(毒氣)를 피해야 된다(避其毒氣). 여기서 독기(毒氣)는 산성을 말하는데, 바로 전염병을 일으키는 병균이 만들어내는 과잉 전자인 산성 쓰레기이다. 생명체는 모두 전자 전달계가 있어야 생명을 유지할 수가 있다. 그런데 전자 전달계에서는 반드시 자유전자를 받아서 격리할 도구가 필요하다. 인체에서는 자유 산소가 주로 그 역할을 수행한다. 그러나 자유 산소가 부족하게 되면, 이 자유전자는 철 같은 금속염(鹽)이나 다른 염(鹽)으로 처리된다. 자유전자를 격리한 이 염을 동양의학에서는 한(寒)이라고 부르며, 여기서 상한론(傷寒論)이 나온다. 그런데 염으로 격리된 자유전자는 열에너지가 공급되면, 곧바로 체액으로 빠져나와서 병인(丙因)이 되고 만다. 그리고 병균은 개체 수가 원체 많고, 증식도 아주 빨라서 병균이 인체에 전염되면, 적혈구가 운반하는 산소로는 병균들이 만들어내는 전자 쓰레기를 산소를 이용해서 모두 물로 중화할 수가 없게 된다. 이것이 코로나바이러스에 감염되고 나서 치료된 뒤에도 후유증이 남는 이유이다. 기생충 감염 후유증도 같은 원리로써 기생충이 만들어내는 전자 쓰레기가 핵심이다. 즉, 이들 모두는 숙주의 체액을 산성화시키는 것이다. 덧붙이자면, 코로나와 같은 바이러스의 감염 후유증이나 기생충 감염으로 인한 후유증은 모두 상한론으로 해결이 가능하다. 필자가 이 황제내경을 집필하게 된 이유도 여기에 있다. 즉, 코로나와 같은 전염병에 동양의학이 아주 훌륭한 도구가 될 수 있다는 사실이다. 다시 본론으로 들어가 보자. 전염병은 코(天牝)를 통해서 들고난다(天牝從來, 復得其往). 왜 전염병은 코를 통해서 폐로 들고날까? 그 이유는 폐가 산성 체액의 최종 종착지이기 때문이다. 폐는 적혈구를 이용해서 산성 체액을 최종 중화하며, 이때 사용하는 도구가 적혈구인 것이다. 여기에 핵심이 있다. 적혈구는 철($Fe^{+3}$:鐵)이 핵심이다. 만일에 폐가 나빠서 산소 공급이 제대로 안 되면, 철이 산을 중화하면서 알칼리 산화철($Fe^{3+}$)은 산성인 환원철($Fe^{2+}$)로 바뀌게 된다. 그리고 이 환원철은 ROS(reactive oxygen species:ROS)를 만들어내는 자유전자(Free electon)를 보유한다. 그런데 감염의 근원인 바이러스는 금속 단백질을 굉장히 많이 보유하고 있다. 그래서 이 금속 단백질은 ROS를 만들어내는 자유전자(Free electon)를 만나면, 곧바로 환원되고, 이 환원은 바이러스를 잠에서 깨우게 되고, 바이러스가 전염 활동을 시작하게 만든다. 그런데, 이 자유전자를 숙명적으로 폐가 공급하는 것이다. 그래서 코로나바이러스도 폐에서 기승을 부린다. 그런데 기가 뇌에서 출발하면(氣出於腦), 사기의 간섭이 없다(即不邪干). 즉, 미주신경을 활성화하면, 체액이 알칼리로 변하면서 사기가 되는 과잉 산을 중화시키게 되고, 이어서 감염에서 멀어진다. 그래서 미주신경이 작동하게 하려면(氣出於腦), 먼저(先) 몸(室)이 알칼리가 왕성해지도록(如日方升) 상상을 해야 한다(即室先想心如日). 즉, 심상요법(Image therapy:想心:상심)을 사용하라는 것이다. 다음 문장들은 심상 요법에 관해서 기술하는 내용들이다. 의사가 전염병 병실에 들어가

기 전에 자신의 몸을 알칼리화시켜서 들어가라는 것이다. 장차(將) 의사가 전염병 병실(疫室)에 들어가고자 한다면(欲將入於疫室), 먼저 간을 도와주는 청기(青氣)가 스스로 간을 나와서(先想青氣自肝而出), 간을 의미하는 동쪽에서 간을 의미하는 좌측으로 돌아서서(左行於東), 이 기운이 간을 의미하는 수풀(林木)을 만드는 것을 즉, 간을 강하게 만드는 상상을 해라(化作林木). 즉, 간을 강하게 만드는 심상요법(心象療法:心想療法)을 실행하라는 것이다. 이 방법을 오장에 모두 적용하라는 것이다. 다음에 폐에서 백기가 나와서(次想白氣自肺而出), 서쪽에서 우행하고(右行於西), 과 갑(戈甲)을 만드는 상상을 하라(化作戈甲). 가을의 건조한 날씨는 갑각류(甲)들의 등 껍질인 갑(甲)을 단단하게 해서 겨울을 날 수 있게 해준다. 그다음에 심장에서 적기가 나와서(次想赤氣自心而出), 위에서 남쪽으로 돌아서(南行於上), 열기를 만들어내는 상상을 하라(化作焰明). 그다음에 흑기가 신장에서 나와서(次想黑氣自腎而出), 아래에서 북쪽으로 돌아서(北行於下), 물을 만들어내는 상상을 하라(化作水). 그다음에 황기가 비장을 나와서(次想黃氣自脾而出), 중앙에 존재하면서(存於中央), 땅을 만드는 상상을 하라(化作土). 이렇게 하면, 오장의 정기인 오기가 만들어지고 즉, 오장은 알칼리화되고, 반드시(畢) 오장의 오기가 병균으로부터 인체를 보호할 것이다(五氣護身之畢). 마지막으로 머리 위에 북두칠성이 환하게 빛나고 있다는 상상을 하고 즉, 미주신경을 활성화하고(以想頭上如北斗之煌煌), 그런 연후에야(然後), 비로소 전염병 환자의 병실에 출입이 가능해진다(然後可入於疫室). 이것이 황제내경의 깊이이다. 이 문장은 내용을 정확히 알게 되면 찬탄을 금할 수 없게 만든다.

又一法, 於春分之日, 日未出而吐之. 又一法, 於雨水日後, 三浴以藥泄汗. 又一法, 小金丹方: 辰砂二兩, 水磨雄黃一兩, 葉子雌黃一兩, 紫金半兩, 同入合中, 外固了, 地一尺築地實, 不用爐, 不須藥制, 用火二十斤煅(煅으로)之也, 七日終, 候冷七日取, 次日出合子, 埋藥地中七日, 取出順日研之三日, 煉白砂蜜爲丸, 如梧桐子大, 每日望東吸日華氣一口, 冰水下一丸, 和氣嚥之, 服十粒, 無疫干也.

여기서는 물리적인 요법을 말하고 있다. 춘분일 일출 전에 구토한다(又一法, 於春分之日, 日未出而吐之). 춘분은 낮과 밤의 길이가 같아지는 날인데, 또 다른 의미는 일조량이 증가하기 시작하는 시점을 의미한다. 일조량이 증가하면, 호르몬의 작용으로 인해서 겨울에 쌓였던 산이 체액으로 빠져나오면서 문제를 일으키기 시작한다. 새벽은 성장 호르몬과 코티졸이 교대를 하는 시점이다. 즉, 일조량 공급이 시작되는 시점이 새벽이다. 즉, 새벽은 산이 나오기 시작하는 시점인 것이다. 그리고 위산은 인체의 과잉 산을 조절하는 도구이다. 이것을 종합해 보면, 산이 많이 나오는 시점을 잡아서 구토를 통해서 인체 안에 존재하는 산을 배출시켜서, 인체 안에 있는 체액을 알칼리로 만들고, 이어서 전염병의 근원이 되는 산성 환경을 알칼리 환경으로 만들자는 전략이다. 또 하나의 방법은(又一法), 비가 온 다음 날(於雨水日後), 목욕을 세 번하고 약제를 이용해서 설사를 시키고 땀을 낸다(三浴以藥泄汗). 비가 오는 날은 습기가 많다. 그러면 피부는 습기 때문에 간질액의 산을 배출하지 못하게 되고, 그러면 간질에 산이 쌓인다. 그래서 비가 온 다음 날 목욕하면 피부를 자극해서 피부를 통해서 축적된 산을 배출시킬 수가 있다. 설사도 소화관을 통해서 산을 배출시키는 과정이고, 땀도 간질액의 산을 중화해서 배출시키는 과정이다. 이렇게 해주면, 당연히 인체 안에는 산이 적어지고, 이어서 인체는 알칼리화되고, 이어서 전염병에 대한 대항력이 강화된다. 또 하나의 방법은(又一法), 소금 단방을 사용하는 것이다(小金丹方). 진사 두 냥(辰砂二兩), 물에 간 웅황 한 냥(水磨雄黃一兩), 엽자 자황 한 냥(葉子雌黃一兩), 자금 반 냥(紫金半兩)을 그릇에 넣고 뚜껑을 닫고 밖을 단단히 봉해서(同入合中, 外固了), 일 척 정도 깊이로 땅을 파서 단단히 묻고(地一尺築地實), 화로를 사용하지 않고(不用爐), 포제할 필요도 없이(不須藥制), 20근의 연료를 사용해서 불로 굽는다(用火二十斤煆之也). 그리고 7일이 지나면(七日終) 꺼내서, 7일 동안 상온(候)에서 식히고(冷)(候冷七日取), 다음 날 모두(合子)를 함께 꺼내서(次日出合子), 약을 묻었던 장소에 7일 동안 두었다가(埋藥地中七日), 꺼내서 연속 3일 동안 매일마다 갈고(取出順日研之三日), 구운 백사를 꿀과 함께 졸여서(煉) 환을 만드는데(煉白砂蜜爲丸), 그 크기는 큰 오동나무 씨앗만하게 한다(如梧桐子大). 그다음에는 매일 동쪽을 바라보고 햇빛의 밝은 기운을 한 입 들이키고(每日望東吸日華氣一口), 냉수를 이용해서 환 한 개를 먹으면(冰水下一丸), 이 약의 화기 즉 약성을 먹는 것이다(和氣嚥之). 이렇게 10알을 먹으면, 역병의 간섭을 피할 수 있다(服十粒, 無疫干也). 이 처방을 하나씩 풀어보자.

이 부분은 전자생리학을 알면 과학이고, 모르면 미신이라고 부를 수 있는 문장들이다. 자세히 설명하기에는 너무나 많은 지면이 필요하다. 그래서 간단히 요점만 기술한다. 여기에 공통은 금속 즉, 광물 약제이다. 광물 약제는 산화 환원 즉, 산과 알칼리로 전환이 자유자재로 이루어진다. 즉, 광물 약제를 알칼리로 만들어서 공급하면, 인체 안에 있는 산을 그대로 수거해서 인체를 알칼리로 만들어준다. 그러나 전자가 환원된 산성 금속을 먹으면, 인체는 곧바로 산성화되고 난리가 난다. 우리는 이것을 중금속 중독(heavy metal poisoning:重金屬中毒)이라고 표현한다. 그래서 중금속 중독을 피할 수 있도록, 이들 광물 약재를 불에 굽는다. 광물 약제를 굽는 이유는 당연히 산(酸)의 근본인 전자(電子:electron)를 산화시켜서 알칼리 금속으로 만들기 위함이다. 또, 꿀로 환을 만드는데 꿀이 아주 중요하다. 꿀이 보유하고 있는 당의 알콜기들이 알칼리 광물 약제와 붙어서 즉, 작용해서 광물 약제가 알칼리 상태로 흡수되게 해준다. 인체는 물질을 흡수할 때 반드시 알콜기가 붙어있어야만 통과를 허용한다. 복용할 때도 동쪽을 보고 햇빛의 밝은 기운을 한 입 들이킨다고 했는데, 이 말뜻은 일조량이 좋을 때 약을 복용하라는 뜻이다. 일조량이 좋은 날은 일조량이 호르몬 분비를 자극해서 간질에 산이 많게 만든다. 그래서, 이때 알칼리 광물 약제를 먹어주면, 많은 산을 중화시킬 수가 있는 것이다. 그리고 동쪽을 향해서 복용하라는 말뜻은 동쪽은 목성이 영향력을 행사하는데, 목성은 많은 에너지를 지구로 보내준다. 즉, 목성이 인체에 호르몬 분비를 자극하는 것이다. 다시 말하면, 이는 일조량과 똑같은 효과를 낸다. 그리고 냉수를 이용해서 복용하라는 이유는 냉(冷)은 전자를 활성화하지 않아서 꿀과 결합한 알칼리 광물 약제가 분해되지 않고, 그대로 인체로 흡수되게 하기 위함이다. 이렇게 해서 인체 체액을 알칼리화시켜주면, 당연한 결과로 역병에 대한 저항성이 아주 강해진다. 필자가 황제내경을 번역하고자 했던 이유가 여기에 있다. 동양의학의 핵심은 체액의 알칼리화이기 때문이다. 참고로 박쥐는 바이러스의 숙주는 되어도 바이러스가 발병하는 장소는 못 된다. 이유는 박쥐와 같은 육식 동물들은 먹이 자체가 모두 산성 식품이기 때문에, 당연히 체액이 강알칼리여야 살아남을 수가 있다. 그래서 그렇게 진화된 개체만 살아남아서 지금까지 내려온 것이다. 덧붙이자면, 육식 동물의 체액은 pH8.5로써, 인간의 pH7.45에 비하면 엄청나게 높다. 그래서 박쥐에 감염된 바이러스는 평생을 가도 박쥐 안에서는 깨어나지 못하고 계속 잠만 자야 하는 신세를 면치 못한다. 이 문장은 현대 과학을 제대로 알면 과학이 되고, 모르면 미신이 된다. 여기서 현대 과학은 양자역학을 말한다.

黃帝問曰, 人虛卽神遊失守位, 使鬼神外干, 是致夭亡, 何以全眞, 願聞刺法. 岐伯稽首再拜對曰, 昭乎哉問. 謂神移失守, 雖在其體, 然不致死, 或有邪干, 故令夭壽.

황제가 묻는다(黃帝問曰). 사람이 허하면 신이 유하면서 자리를 점령해버린다(人虛卽神遊失守位). 그래서 귀신이 외부에서 간섭하게 만든다(使鬼神外干). 그렇게 되면 요망에 이른다(是致夭亡). 어떻게 하면 진기의 보전이 가능한가요(何以全眞)? 자침법을 듣고 싶습니다(願聞刺法). 기백이 재배하고 말한다(岐伯稽首再拜對曰). 질문이 아주 밝으십니다(昭乎哉問)! 신이 이전해서 자기 자리를 지키지 못한다는 말은(謂神移失守), 모름지기 그 체에 존재하는 것이다(雖在其體). 죽기에 이르지는 않더라도(然不致死), 사기의 간섭은 있게 된다(或有邪干). 그래서 요수를 결정한다(故令夭壽).

이 문장은 신(神)이 전자(電子:electron)라는 사실을 모르면 풀 수 없다. 인간의 몸이 허(虛)하면, 신(神)이 몸속을 돌아다니면서 자기 자리(位)를 지키지 못하게(失守) 된다(人虛卽神遊失守位). 전자는 혼자 다니는 게 아니라 반드시 담체(carrier:擔體)에 실려서 인체를 유영(遊)한다. 이 담체가 바로 호르몬, 효소, 미네랄, 신경 등등이다. 이때는 주로 전자를 수거한 호르몬의 역할이 크다. 이들은 모두 전자를 수거해서 산성 물질이기 때문에, 반드시 알칼리로 중화되어야만 인체 안에서 문제를 일으키지 않는다. 그래서 인체가 허(虛)하면 즉, 알칼리가 부족(虛)하면, 이들은 인체 안에서 숙명적으로 문제(失守)를 일으킬 수밖에 없다(人虛卽神遊失守位). 이렇게 외부에서 귀신이 간섭하게 되면(使鬼神外干), 요절한다(是致夭亡). 귀(鬼)는 신(神)을 싣고 다니는 담체를 말한다. 즉, 이는 호르몬, 효소, 미네랄, 신경 등등이다. 또, 외부(外)라는 말은 간질(間質) 공간을 말한다. 당연히 여기에는 간질액이 자리하고 있다. 내부(內)는 혈액을 말한다. 그래서 외부(外)에서 귀신(鬼神)이 간섭(干)한다는 말은 간질에서 호르몬 등의 산성 물질(鬼神)이 병을 일으킨다는 뜻이다(使鬼神外干). 당연한 순리로 과잉 산을 담은 담체(鬼神)는 인간 수명을 깎아 먹고, 인간을 요절(夭亡)케 한다(是致夭亡). 그래서 신(神)이 잘못(失守) 이전(移)되면(謂神移失守), 결국(雖)에 인체 체액(體) 안에 남아있게(在) 된다(雖在其體). 그러면(然), 죽음에까지 이르진 않더라도(然不致死), 분명히(或) 사기가 간섭(干)하는 상황에 이르고(或有邪干), 인체에서는 병이 생기면서 문제가 발생한다. 이 시점에서 장수(壽)와 요절(夭)이 결정(令)된다(故令夭壽). 결국에 과잉 산 중화 능력 즉, 체액을 알칼리로 유지하는 능력이 장수와 요절의 핵심이라는 뜻이다. 이 문장은 참으로 대단하다.

只如厥陰失守, 天以虛, 人氣肝虛, 感天重虛, 卽魂遊於上, 邪干厥大氣, 身溫猶可刺之, 刺其足少陽之所過, 次刺肝之兪.

예를 들면(只如), 목성인 궐음(厥陰)이 불급이나 태과를 일으켜서 자기 자리를 지키지 못하면(只如厥陰失守), 하늘의 에너지 흐름에서 문제(虛)가 발생한다(天以虛). 그러면, 이 목성의 기운은 땅으로 그대로 전해지고, 이어서 인간의 경우는 간이 영향을 받는다. 그래서 이때는 간이 과부하에 걸리면서 간에서 알칼리가 소모되고, 이어서 간은 기능이 저하(虛)한다(人氣肝虛). 만일에 하늘에서 목성이 태과나 불급으로 인해서 이중으로 문제(重虛)가 생기게 되면(感天重虛), 이에 따라서 전자 담체(鬼)가 하늘(上)에서 활동(遊)하게 되고(卽魂遊於上), 결국에 이들은 땅에 영향을 미치게 되고, 이 기운들은 사기가 되어서 간(厥)의 큰 기운(大氣)을 간섭(干)하게 된다(邪干厥大氣). 이때 인체가 정상 체온보다 약간 높은 온(溫) 상태에서만(猶) 자침이 가능(可)하다(身溫猶可刺之). 만일에 온몸에 온(溫)이 아닌 열(熱)이 있으면, 면역이나 알칼리가 고갈되었다는 증거이기 때문에, 이때는 당연히 자침은 금기 사항이 된다. 침을 놓을 때는 먼저 간과 음양 관계를 맺고 있는 담경의 원혈(原穴:所過)인 구허혈(丘墟穴)에 놓고(刺其足少陽之所過), 다음에 간의 수혈(兪穴)에 자침한다(次刺肝之兪). 여기서 소과(所過)를 원혈(原穴)로 해석한다. 소과(所過)는 지나가(過)는 장소(所)라는 뜻이다. 즉, 간질의 체액이 간으로 들어가기 위해서 지나가(過)는 핵심 지점(所)이라는 뜻이다. 그래서 먼저 담경의 원혈에 자침하고 그다음에 간경의 산성 체액을 통제하는 수혈에 자침하는 이유이다. 즉, 지금 문제가 된 기운은 인체 내부의 기운이 아니라 목성이 외부에서 보내준 기운이다. 즉, 외부에서 에너지를 공급해서 호르몬 분비를 자극해서 간질을 산성으로 만들어 놓았다. 그래서 외부(外:陽)인 간질액이 병의 근원이 되고 있으므로, 이때는 당연히 간질액을 통제하는 양경(陽經:外)인 담경을 우선으로 치료해주면, 간으로 흘러드(過)는 산성 간질액을 막을 수가 있게 된다. 그다음에 간을 치료해주면 효과가 바로 나타난다. 여기서 말하는 간의 수혈(兪)은 비장(土)을 말하는 수혈이 아니라 오수혈이다. 즉, 간경의 오수혈 중에서 간의 체액을 통제하는 정혈(井穴)에 자침하라는 것이다. 뒤에도 나오지만 수(兪)을 모두 토(土)인 수혈(兪穴)로 해석을 해버리면, 약간은 문제가 생길 수도 있다. 지금 문제가 된 체액은 간질액이기 때문에, 간질액을 림프를 통해서 통제하는 비장을 통제하는 것도 이해는 간다. 그러나 정확히 하자면, 해당 오장의 산성 체액을 통제하는 것이 합당하다. 그래서 여기서는 정혈(井穴)이 된다. 그리고 여기서 원혈(原穴)의 문제가 나온다. 그런데, 원혈의 개념을 모르게 되면, 지금 왜 원혈을 이용하는지를 모르게 된다. 원혈은 스테로이드를 통제하는 곳이다. 그리고 스테로이드는 최첨단 현대의학이 감염을 치료할 때 자주 이용하는 치료제이다. 이때 너무 자주 이용해서 문제를 일으키기도 한다. 그래서 스테로이드의 절제를 요구하는 목소리가 나오기도 한다. 이만큼 스테로이드는 만병통치약이다. 그리고, 지금은 바이러스에 감염된 려(癘)에 걸려서 치료하는 중이다. 그래서 지금 원혈을 이용하고 있다. 이 문제는 미국 대통령이 코로나에 걸렸을 때 스테로이드를 썼는데, 언론에서 우려의 목소리가 나오기도 했다. 그러나 전자생리학으로 이를 바라보면, 이는 정확한 치료가 된다. 이때 언론이 내보낸 우려의 목소리는 결국에 고전물리학을 기반으로 형성된 단백질 생리학을 습득한 의사들의 우려였다. 이들은 인체의 에너지가 자유전자가 아닌 ATP라고 배운 사람들이다. 그래서 이들은 스테로이드를 전염병에 사용하는 것조차도 모르게 된다. 이 덕분인지 몰라도 미국 대통령은 코로나를 극복했다. 아니 스테로이드를 썼으니, 당연히 코로나는 극복되어야만 한다. 그리고 이는 지금 황제내경이 말하고 있기도 하다.

人病心虛, 又遇君相二火司天失守, 感而三虛, 遇火不及. 黑尸鬼犯之. 令人暴亡. 可刺手少陽之所過, 復刺心兪.

인간이 심장의 기운이 허해서 병에 걸려있는 상태에서(人病心虛), 또(又), 상화(火星)와 군화(Sun)의 두 개의 화(火)가 사천(司天)하면서, 더불어 태과나 불급이 생겨서 자기 자리를 지키지 못하게(失守) 되었을 때(又遇君相二火司天失守), 인체가 또 이 두 개의 화가 불급을 하는 상태를 만나서(遇火不及), 허사를 감지(感)하면, 허사(虛)는 모두 3개가 된다(感而三虛). 즉, 원래 심장이 가진 허사 1개, 그리고 화성과 태양이 자기 자리를 이탈하면서 준 허사 각 1개, 그리고 불급하면서 준 허사 1개, 그래서 이들을 모두 합치면, 허사가 총 3개가 된다. 결국에 여기서 삼허(三虛)는 심장에서 알칼리가 최고로 고갈된 상태를 말한다. 즉, 심장이 최악의 상태를 겪고 있다는 뜻이다. 그러면 이번에는 화성을 상극한 수성(黑)의 기운이 사기(尸鬼)가 되어서 인체를 침범(犯)하게 된다(黑尸鬼犯之). 여기서 시(尸)는 사체(死體)이고 귀(鬼)는 병의 원인이 되는 전자를 품고 있는 전자의 담체를 말한다. 그래서 시호(尸鬼)는 당연히 병을 일으키는 사기(邪)가 될 수밖에 없다. 그런데, 이 사기는 당연히 아주 강한 사기가 될 것이다. 그 이유는 이미 허사가 3개나 침입해서 삼허(三虛)가 되어 있는 상태이기 때문이다. 즉, 면역이나 알칼리가 거의 고갈된 상태에서 수성이 추가로 주는 또 다른 사기는 곧바로 치명적인 사기(尸鬼)가 될 수밖에 없을 것이다. 그래서 이때 들어온 사기를 시귀(尸鬼)라고 부르는 것이다. 그러면 인간들은 이 시귀(尸鬼)로 인해서 최악의 상태가 되고, 당연히 갑자기(暴) 죽을(亡) 수도 있게 된다 (令人暴亡). 이때 치료를 위한 자침은 심포경과 음양 관계를 맺고 있는 삼초경의 원혈(所過)에 한다(可刺手少陽之所過). 여기서도 마찬가지로 간질액의 문제이기 때문에, 양경(陽經)에 먼저 자침한다. 이렇게 해서 심포경이 회복(復)되면, 그때 심포경의 수혈(兪穴)에 자침한다(復刺心兪). 심포경을 택하는 이유는 여기서 심장의 문제는 산성 체액을 받는 우(右) 심장을 말하며, 심장 전체를 말하는 것이 아니기 때문이다. 여기서 수혈도 심포경의 수혈 중에서 심장 체액을 통제하는 형혈(滎穴)이 된다. 그리고 여기에서도 원혈을 먼저 선택한다는 사실에 주목할 필요가 있다.

人脾病, 又遇太陰司天失守, 感而三虛, 又遇土不及. 靑尸鬼邪犯之於人. 令人暴亡. 可刺足陽明之所過, 復刺脾之兪.

인간에게 이미 비병이 있는데(人脾病), 또, 하늘에서 토성이 사천하면서 태과나 불급으로 인해서 자기 자리를 지키지 못하게 되면(又遇太陰司天失守), 대기의 에너지 흐름에 혼란이 온다. 그러면 인체는 이미 있던 비장의 사기와 토성인 태음이 사천하면서 만든 사기를 감지하면서, 이제 인체는 2개의 사기를 감지하게 되는데, 이때 3개의 사기를 감지하는 경우가 생기는데(感而三虛), 그때는 또 토성인 태음이 불급한 경우를 만났을 때이다(又遇土不及). 즉, 이때는 비장이 최악의 상태를 겪게 된다. 그러면 비장은 간이 주는 산성 림프액을 전혀 처리하지 못하게 되고, 결국에 간이 만들어낸 사기(尸鬼邪)가 인체를 침범하게 된다(靑尸鬼邪犯之於人). 그러면 비장이 받은 3개의 사기와 간의 사기가 겹치면서, 이로 인해서 갑자기 죽을 수도 있다(令人暴亡). 지금 문제는 간질액의 문제이기 때문에, 침은 먼저 위경의 원혈에 놓고(可刺足陽明之所過), 그렇게 해서 비장경이 회복(復)되면, 그때 비장경의 수혈(兪穴)에 자침한다

(復刺脾之兪). 여기서 수혈은 말 그대로 비장 체액을 통제하는 수혈(兪穴)이 된다. 그리고 여기에서도 원혈을 먼저 선택한다는 사실에 주목할 필요가 있다.

人肺病, 遇陽明司天失守, 感而三虛, 又遇金不及, 有赤尸鬼干人. 令人暴亡. 可刺手陽明之所過, 復刺肺兪.

　인간에게 이미 폐병이 있는데(人肺病), 또, 하늘에서 금성이 사천하면서 자기 자리를 지키지 못하면(遇陽明司天失守), 대기의 에너지 흐름에 혼란이 온다. 그러면 인체는 이미 있던 폐의 사기와 금성인 양명이 사천하면서 만든 사기를 감지하면서 2개의 사기를 감지하게 되는데, 이때 3개의 사기를 감지하는 경우가 생기는데(感而三虛), 그때는 또 금성인 양명이 불급한 경우를 만났을 때이다(又遇金不及). 즉, 이때는 폐가 최악의 상태를 겪게 된다. 그러면 폐로 산성 정맥혈을 보내는 우 심장은 곧바로 과부하에 걸리면서 인체를 간섭(干)하는 사기(赤尸鬼)를 만들어내게 된다(有赤尸鬼干人). 그러면 이때는 폐가 보유한 3개의 사기와 우 심장이 만든 사기인 적시호(赤尸鬼)가 겹치면서 환자는 갑자기 죽음을 당할 수도 있게 된다(令人暴亡). 침은 먼저 대장경의 원혈에 놓고(可刺手陽明之所過), 그렇게 해서 폐경이 회복(復)되면, 그때 폐경의 수혈(兪穴)에 자침한다(復刺肺兪). 이때 수혈은 폐의 체액을 통제하는 경혈(經穴)이 된다. 그리고 여기에서도 원혈을 먼저 선택한다는 사실에 주목할 필요가 있다.

人腎病, 又遇太陽司天失守, 感而三虛, 又遇水運不及之年, 有黃尸鬼干犯人正氣. 吸人神魂致暴亡. 可刺足太陽之所過, 刺足少陽之兪.

　인간에게 이미 신장병이 있는데(人腎病), 또, 하늘에서 수성이 사천하면 자기 자리를 지키지 못하면(又遇太陽司天失守), 대기의 에너지 흐름에 혼란이 온다. 그러면 인체는 이미 있던 신장의 사기와 수성인 태양이 사천하면서 만든 사기를 감지하면서 2개의 사기를 감지하게 되는데, 이때 3개의 사기를 감지하는 경우가 생기는데(感而三虛), 그때는 또 사계절을 담당하는 중운의 수성이 불급한 경우를 만났을 때이다(又遇金不及). 즉, 이때는 신장이 최악의 상태를 겪게 된다. 그러면 함께 산성 림프액을 처리하는 비장(黃)은 갑자기 날 벼락을 맞으면서, 비장이 만들어내는 사기인 황시호(黃尸鬼)가 인체의 정기를 침범(犯)해서 간섭(干)하게 된다(有黃尸鬼干犯人正氣). 이때 인체(人)의 오장이 황시호(黃尸鬼)인 신귀(神魂)를 흡수하게 되면(吸人神魂), 사람들은 갑자기 죽음을 맞이할 수도 있다(致暴亡). 여기서 혼(魂)과 신(神)은 같은 말이다. 둘 다 병의 원인인 전자(電子:electron)를 의미한다. 침은 먼저 방광경의 원혈에 놓고(可刺足太陽之所過), 동시에 담경의 수혈에도 놓는다(刺足少陽之兪). 원칙적으로는 방광경에 침을 놓고 기다렸다가 신장이 회복되면, 신장경에 침을 놓아야 한다. 그런데 왜 갑자기 담경에 동시에 침을 놓을까? 이 근거는 이 문장(吸人神魂)에 있다. 인체가 전자(神魂)를 흡입한 것이다. 전자는 신경을 가지고 논다. 그런데 전자를 흡입했으니까 당연히 신경은 과부하에 시달린다. 담은 담즙을 통해서 타우린을 조절하고 이어서 신경을 조절한다. 또, 간도 담즙을 통해서 신경을 조절한다. 그래서 담(膽)의 수혈에 자침하는 것이다. 담의 수혈은 목(木)으로써 간의 체액을 통제하는 담의 오수혈이다. 그래서 일부는 이 부분을 신수(腎兪)로 바꾸기도 하는데 그럴, 필요가 없다. 하나 또 알아야 할 것은 황제내경에서 실수는 극히 제한적이라는 사실이다. 물론 이 문장에는 안 나왔지만, 신장이 회복된 뒤에는 신장경의 수혈에 자침했을 것이고, 또, 해야 한다.

黃帝問曰, 十二藏之相使, 神失位, 使神彩之不圓, 恐邪干犯, 治之可刺, 願聞其要. 岐伯稽首再拜曰, 悉乎哉問. 至理, 道眞宗, 此非聖帝, 焉究斯源. 是謂氣神合道, 契符上天.

황제가 말한다(黃帝問曰). 12개의 장기는 서로 작용을 하는데(十二藏之相使), 신이 자기 자리를 잃으면(神失位), 신이 빛을 발하게 되고, 원만하지 못하게 한다(使神彩之不圓). 공포스런 사기가 간섭하고 범한다(恐邪干犯). 침으로 치료는 어떻게 하는지(治之可刺) 그 요지를 듣고 싶습니다(願聞其要). 기백이 머리 숙여 재배하고 말한다(岐伯稽首再拜曰). 모두 다 물어보시네요(悉乎哉問)! 진리와 이치를(至理, 道眞宗), 성제가 아니고서야(此非聖帝), 어떻게 그 근원을 추구할까요(焉究斯源)! 기신은 도와 조합을 만들고(是謂氣神合道), 계부를 만들고 상천을 만든다(是謂氣神合道).

　　여기서 신(神)은 전자이고, 기(氣)는 전자를 보유하고 있는 최소 단위(Unit)이다. 그래서 이 기신(氣神)은 세상 원리(道)를 만들고, 음양(契符:두 쪽)을 만들고, 하늘(上天)을 만든다(是謂氣神合道, 契符上天). 태양계 우주에 존재하는 모든 존재는 전자의 놀이터라는 사실을 상기하면, 쉽게 이해가 갈 것이다. 이런 전자는 산과 알칼리 관계를 이용해서 체액과 신경을 조절하고, 이어서 인체의 장기를 상호 작용하게 만든다(十二藏之相使). 이런 전자(神)가 제자리를 잃으면(神失位), 전자는 빛을 발하고(彩之) 인체를 원만하지 못하게(不圓) 만들어버린다(使神彩之不圓). 전자(神)가 제자리를 못 지킨다(神失位)는 말은 전자가 산성 물질로 변한다는 뜻이고, 빛(彩)을 발한다는 말은 과잉 전자가 물로 중화되면서 빛을 낸다는 뜻이며, 그 결과로 인체를 원만(圓滿)하지 못하게(不) 만든다는 뜻이다(使神彩之不圓). 즉, 산(神)이 과잉(失位)이면, 병을 만들고 인체를 괴롭힌다는 뜻이다. 그리고 전자는 신경을 가지고 놀기 때문에, 과잉 산으로 변한 전자는 뇌 신경을 자극해서 뇌척수액을 산성으로 만들고, 이어서 뇌척수액을 통제하는 신장(腎)을 과부하로 몰아붙이고, 이어서 부신의 공포 호르몬인 아드레날린을 과잉 분비하게 만들고, 그러면 이것은 공포(水:腎)의 사기(恐邪)로 변해서 인체를 범(犯)하고 간섭(干)하게 된다(恐邪干犯). 아래 나오는 문장들은 이 전자를 12개의 장기가 어떻게 처리하는지를 설명하고 있다.

心者, 君主之官, 神明出焉, 可刺手少陰之源.

　　심장은(心者), 인체 안에서 과잉 산을 최고로 많이 중화하는 기관으로써, 이 능력에 한해서는 인체 안에서 최고(君)의 기관이다(君主之官). 이렇게 과잉 산을 중화하면 물(水)이 생성되면서 부가적으로 열(熱)이 발생하고 또, 빛(明)이 방출(出)된다(神明出焉). 이때 나오는 빛(明)을 신명(神明)이라고 한다. 이때 심장에 병이 있으면, 심장의 원혈(源:原)에 자침이 가능하다(可刺手少陰之源). 오장의 원혈은 모두 토(土)로써 림프액을 통제하는 비장을 통제한다. 또, 비장은 면역을 통제하는 기관이다. 그런데 오장 기능의 핵심은 과잉 산을 중화시키는 것인데, 이 과잉 산을 면역 세포를 이용해서 중화시킨다. 그래서 오장은 자기가 책임지는 고유의 체액 물질이 정해져 있고, 더불어 이 체액을 전문적으로 처리하는 면역도 오장마다 정해져 있다. 그래서 오장은 면역이 아주 중요하다. 그래서 오장의 원혈인 토(土)를 자극하면, 체액뿐만 아니라 면역도 활성화되면서 오장을 돕게 된다. 그래서 토(土)가 오장의 원혈이 된다. 이에 대한 이해는 23편 선명오기편(宣明五氣篇) 맨 아래 부분을 참고하면 된다. 그리고 원혈은 스테로이드를 통제하므로, 거의 만능이라는 사실도 상기해보자.

肺者, 相傳之官, 治節出焉, 可刺手太陰之源.

폐는(肺者), 산소를 받아서 여러 장기에 전해(相傳)주는 역할을 하는 기관이며(相傳之官), 성대를 조절해서 음절(音節:治節)을 만들어 낸다(治節出焉). 폐에서 배출되는 공기가 이 성대를 지나가면서 성대를 진동시켜 목소리를 만들어낸다. 이때 폐에 병이 있으면 폐의 원혈에 자침이 가능하다(可刺手太陰之源). 여기서 절(節)을 다르게 해석할 수도 있다. 즉, 절을 동방결절로 해석해도 된다는 뜻이다. 동방결절은 폐가 최종 통제하는 산성 정맥혈에서 자유전자를 흡수해서 박동(節)을 만들어낸다.

肝者, 將軍之官, 謀慮出焉, 可刺足厥陰之源.

간은(肝者), 장군의 역할을 하는 장기이다(將軍之官). 옛날에 장군은 정문을 지키는 사람이었다. 이는 불교 사찰의 첫 관문에서 보면, 탱화로 그려진 수문지기를 말한다. 간은 이처럼 인체의 소화관에서 들어오는 모든 영양 성분을 간문맥이라는 포털(Portal)을 통해서 통제하는 기관이다(將軍之官). 간은 담즙을 통해서 신경을 통제하고 이어서 뇌 신경을 통제한다. 즉, 간은 생각(謀慮)이 나오는(出) 것을 조절한다(謀慮出焉). 이때 간에 병이 있으면, 간의 원혈에 자침은 가능하다(可刺足厥陰之源.). 이 편에서는 계속해서 원혈이 등장하고 있다. 이는 원혈이 통제하는 스테로이드의 중요성을 말하고 있기도 하다. 차크라, 탄트라, 단전도 상기해보자.

膽者, 中正之官, 決斷出焉, 可刺足少陽之源.

담은(膽者), 중정을 하는 기관이다(中正之官). 담은 담즙을 10배 이상 농축하면서 산성 담즙을 알칼리로 바꿔 놓는다. 즉, 담(膽)은 산을 중화(中)시켜서 정기(正)를 만들어내는 기관이다(中正之官). 담이 담즙을 제대로 중화시키지 못하면, 신경에 혼란이 오고, 그러면 판단을 내리는데 장애가 오고, 그러면 결단(決斷)을 내릴 때 문제가 발생한다. 그래서 담은 결단(決斷)을 나오게 한다(決斷出焉). 이때 담에서 병이 발생하면, 담의 원혈에 자침이 가능하다(可刺足少陽之源).

膻中者, 臣使之官, 喜樂出焉, 可刺心包絡所流.

단중을 논하기 전에 단중이 무엇인지를 정확히 알아야 한다. 단(膻)은 '노린내가 난다'는 뜻이 있다. 그리고 중(中)은 '가운데' 즉, '가슴 한가운데'라는 뜻이다. 이 두 글자를 합하면, 가슴 한가운데에 있는 노린내가 나는 기관이다. 노린내는 스테로이드 호르몬의 냄새이다. 그럼 가슴 한가운데에서 스테로이드 호르몬을 생산하는 기관은 뭘까? 바로 흉선(thymus:胸腺)이다. 흉선은 상당히 많은 스테로이드 호르몬을 분비한다. 그리고 흉선은 인체의 최대 면역기관 중에서 하나이다. 그리고 '膻'이 노린내의 의미일 때는 '전'으로 발음해야 한다. 그래서 단중이 아니라 전중(膻中)이라고 발음하는 것이 옳다. 이 흉선은 가슴 한가운데 위치하면서 심막에 밀착되어있다. 그래서 흉선암을 심장 막의 이상으로 착각하는 경우가 많다. 이제 본문을 보자. 그래서 전중은(膻中者), 신하(臣)를 파견(使)하는 기관이다(臣使之官). 즉, 전중인 흉선은 면역 세포라는 신하(臣)를 인체의 아픈 곳으로 파견(使)하는 기관이다. 그리고 전중인 흉선은 스테로이드를 만들어서 심장 스테로이드를 공급한다. 그래서 흉선이 스테로이드를 통해서 심장을 잘 돕게 되면, 당연히 기분이 좋아지게 하고(喜) 즐거움(樂)이 나오게 한다(喜樂出焉). 심장은 즐거움을 대표한다는 사실을 상기해보자. 즉, 즐거움은 심장이 대표한다. 그리고 심장에서 심장 스테로이드는 아주아주 중요하다는 사실도 상기해보자. 그리고, 이 스테로이드를 흉선이 공급한다. 그런데, 전중에 병이 생기면, 심포경의 형혈(流)에 자침하면 된다(可刺心包胳所流)고 한다. 왜 그럴까? 아니 왜 이렇게 해야만 할까? 먼저 흉선이 문제가 되면, 심장은 강알칼리인 스테로이드 부족으로 인해서 직격탄을 맞는다. 그러면, 우 심장은 당연히 산성 체액을 많이 보유하게 된다. 즉, 흉선이 심장을 도와준다. 그리고 우 심장의 산성 체액의 중화를 추가로 도와주는 기관이 심포이다. 그리고 심장을 감싸고 있는 심포의 체액은 강알칼리로서 pH7.69이다. 그리고 인체 평균 산도가 pH7.45라는 사실과 미토콘드리아의 산도가 pH7.8이라는 사실도 상기해보자. 그래서 흉선이 문제가 되면, 당연히 심포경에 자침할 수밖에 없게 된다. 그런데, 이런 관계를 정확히 파악하지 못하게 되면, 이 문장의 해석은 이상한 방향으로 흐르고 만다. 그래서 지금까지는 이런 생리 관계를 모르게 되면서, 전중(膻中)을 심포(心包)라고 해석해왔다. 그러나 한의학을 조금만 연구한 사람이라면, 이는 말도 안 되는 사실이라는 사실을 금방 알 수 있게 된다. 이 오류는 진맥 부위에서 나온다. 전중의 진맥 부위는 촌부이고, 심포의 진맥 부위는 척부이다. 그러면, 한 기관의 진맥을 두 군데서 하는 모순이 발생한다. 그러나 이런 사실이 명확히 보임에도 불구하고 지금까지도 전중은 심포라고 통용되고 있다. 이는 지금까지 한의학을 공부하는 사람들의 직무유기이다. 그리고 전중은 심포의 체액이 강알칼리로 유지하는데, 일조도 한다. 그래서, 체액으로 이 부분을 해석하게 되면, 우 심장, 심포 그리고 흉선이 체액을 통해서 서로 얽히고설킨 관계가 드러나게 된다. 이것이 이 구문에 대한 정확한 해석이 된다. 다시 말하지만, 전중은 심포가 아니다.

**脾爲諫議之官, 知周出焉, 可刺脾之源.**

비장은 간질액의 산성 체액을 받아 중화시켜서 체액을 알칼리로 바로잡는(諫議) 기관이다(脾爲諫議之官). 그래서 체액 순환의 핵심은 간질에 쌓인 대분자를 처리하는 림프이기 때문에, 림프를 통제하는 비장은 체액 순환(周)의 핵심이 된다. 그리고 비장이 책임지는 간질액을 보유하고 있는 간질은 신경이 뿌리를 내리고 있는 장소이기도 하다. 그래서 비장이 문제가 되면, 산성 체액은 곧바로 신경을 건드린다. 그리고 이 신경은 지적(知)인 문제를 통제한다. 그래서 스트레스를 받으면, 비장이 문제가 되는 이유이다. 그래서 비장은 지적(知)인 문제와 체액 순환(周)을 지휘(出)하는 기관이다(知周出焉). 이때 비장에서 병이 발생하면, 비장의 원혈에 자침이 가능하다(可刺脾之源). 계속해서 원혈이나. 스테로이드는 만능이다.

胃爲倉廩之官, 五味出焉, 可刺胃之源.

위장은 음식물이 들고 나는 곳간(倉廩)과 같은 기관이다(胃爲倉廩之官). 당연히 여러 가지 영양 성분(五味)들이 들고난다(五味出焉). 이때 위장에 병이 있으면, 위장의 원혈에 자침이 가능하다(可刺胃之源).

大腸者, 傳道之官, 變化出焉, 可刺大腸之源.

대장은(大腸者), 당연히 식사 내용물들이 소화관의 연동 운동을 통해서 전도(傳道)되는 기관이다(傳道之官). 그리고 음식물이 대변으로 변화(變化)가 일어나는(出) 기관이기도 하다(變化出焉). 이때 대장에서 병이 발생하면, 대장의 원혈에 자침이 가능하다(可刺大腸之源).

小腸者, 受盛之官, 化物出焉, 可刺小腸之源.

소장은(小腸者), 인체 최대(盛)의 소화 흡수(受) 기관이다(受盛之官). 즉, 소화 기관에 있는 소화(化)된 영양 성분(物)이 들고나는 곳이다(化物出焉). 이때 소장에서 병이 발생하면, 소장의 원혈에 자침이 가능하다(可刺小腸之源).

腎者, 作强之官, 伎巧出焉, 刺其腎之源.

신장은(腎者), 부신이 분비하는 스테로이드를 통해서 과잉 산을 중화하고 인체를 강(强)하게 만드는(作) 기관이다(作强之官). 즉, 신장에 붙은 부신은 방중술(伎)에 필요한 스테로이드를 분비(出)하는 기관이다(伎巧出焉). 이때 신장에서 병이 발생하면, 신장의 원혈에 자침이 가능하다(刺其腎之源).

三焦者, 決瀆之官, 水道出焉, 刺三焦之源.

삼초는(三焦者), 결독지관이다(決瀆之官). 결(決)은 결정짓는 것이고, 독(瀆)은 물이 흐르는 도랑 즉, 수로이다. 이를 종합하면, 삼초는 수로를 결정하는 기관이다. 즉, 삼초는 체액의 흐름을 결정짓는 기관이다. 이 문장도 삼초의 정체를 정확히 모르면, 풀 수 없다. 삼초에서 초(焦)는 "눌어붙다"는 뜻으로써, 이는 복부의 복막이 인체 전면과 후면에 "눌어붙어"있는 모습을 서술한 것이다. 이 복부 막에는 신경 다발과 혈관과 림프관 등 모든 체액관이 다 지나간다. 그래서 삼초가 문제가 되면, 삼초가 품고 있는 오장 육부의 체액 흐름은 모두 정지된다. 즉, 삼초는 엄청나게 중요한 부(府)이다. 그래서 결독지관이라고 부른다(決瀆之官). 즉, 체액(水)이 흐르는 길(道)을 만들어내는 기관이다(水道出焉). 이때 삼초에서 병이 발생하면, 삼초의 원혈에 자침이 가능하다(刺三焦之源).

膀胱者, 州都之官, 精液藏焉, 氣化則能出矣, 刺膀胱之源.

방광은(膀胱者), 주도(州都)에 사람과 물건이 모이듯이 소변이 모이는 기관이다(州都之官). 방광의 요도는 정액(精液)이 지나가는(藏) 곳이다(精液藏焉). 방광이 소변을 잘 농축(氣化)시키면, 소변 배출이 잘(能) 된다(氣化則能出矣). 방광은 pH가 pH5.5에서 pH8.5까지 다양하게 변화하는 곳이다. 그래서 소변의 산도가 너무 낮으면, 소변은 잘 안 나오게 된다. 이때 방광에서 병이 발생하면, 방광의 원혈에 자침이 가능하다(刺膀胱之源).

凡此十二官者, 不得相失也. 是故刺法有全神養眞之旨, 亦法有修眞之道, 非治疾也, 故要
修養和神也. 道貴常存, 補神固根, 精氣不散, 神守不分, 然卽神守而雖不去, 亦全眞, 人
神不守, 非達至眞, 至眞之要, 在乎天玄, 神守天息, 復入本元, 命曰歸宗.

　　지금까지 기술한 이 12개의 기관은(凡此十二官者), 서로(相) 연계가 끊길(失) 수
가 없다(不得相失也). 그래서 침법은 위치를 잃고 헤매는 전자(神失位)가 온전(全)한
전자(神)가 되어서 진기의 핵심을 보양하도록 만들며(是故刺法有全神養眞之旨) 즉,
과잉 산(神)을 중화해서 알칼리로 만들어주고, 또, 침법은 진기(眞)가 다니는 길(道)
을 닦아(修) 준다(亦法有修眞之道). 즉, 체액을 맑게 해서 체액의 순환을 돕는다. 이
렇듯 침법은 단순하게 병만 치료하지는 않는다(非治疾也). 그래서 침법의 요체는
수양과 화신이다(故要修養和神也). 즉, 침법의 요체는 인체의 진기를 보양(養)하고,
진기가 다니는 길을 닦아(修)주며, 전자(神)의 중화(和)를 책임진다(故要修養和神也).
또, 침법은 진기가 다니는 길을 항상 귀하게 보존시키고(道貴常存) 즉, 체액이 흐
르는 간질의 소통을 돕고, 전자(神)인 산(酸)을 조절(補)해서 진기라는 근본(根)을
공고(固)히 하며(補神固根) 즉, 인체를 알칼리로 유지시키며, 정기를 흩어지지 않게
한다(精氣不散), 즉, 침법은 정기인 알칼리가 소모되지 않게 한다. 그러면 인체에서
병의 근원인 전자(神)도 분란(分)을 일으키지 않고 제자리를 지킨다(神守不分). 즉,
전자가 호르몬이나 효소들의 기능처럼 정상적인 기능만 수행한다. 그러면(然卽) 전
자인 신(神)은 자기 자리를 지키며(守) 결국에 자기 자리를 떠나지(去) 않게 되고
(然卽神守而雖不去), 그러면 역시 진기(眞)인 알칼리도 보존(全)되게 된다(亦全眞).
그러나 인체 안에 있는 신(神)인 산(酸)이 제자리를 지키지 않게 되면(人神不守), 진
기가 제자리에 도달할 수가 없다(非達至眞). 즉, 인체 간질 체액에 과잉 산(酸)이
존재하면, 알칼리가 중간에서 소모되고, 그러면, 진기인 알칼리는 정작 알칼리가
필요한 오장에 도달하지 못한다(非達至眞). 진기가 제자리를 지키는 요체는(至眞之
要), 천현이라고 부르는 곳에 존재한다(在乎天玄). 천현은 하늘에 있는 검은 것이
다. 즉, 태양흑점을 말한다. 즉, 진기라는 알칼리의 존재는 산(神)의 존재 여부에
따라서 결정된다. 그런데 산(酸)인 전자(神)는 태양이 공급한다. 그래서 알칼리 문

제는 태양이 결정권을 쥐고 있다는 말이다. 그래서 신(神:酸)이 제자리를 지켜주고 (神守), 하늘도 태과나 불급이 없다(天息)면(神守天息), 당연히 다시(復) 근본(本元)으로 되돌아(入)오게 된다(復入本元). 이것을 귀종이라고 한다(命曰歸宗). 즉, 모든 것이 정상으로 돌아온다는 뜻이다. 여기서 본원(本元)은 원기(元氣)를 말하는데, 하늘의 원기일 수도 있고, 인간의 원기일 수도 있다. 아무튼, 원기란 정상적이면서 최상의 상태인 기운이다. 이 문장들로 보았을 때, 원기는 인간의 측면에서 봐야 한다. 그래서 체액의 흐름을 잘 유지하고, 산과 알칼리의 균형을 잘 유지하고, 사계절의 원칙을 잘 지킨다면, 인체는 본원으로 돌아갈 수가 있다는 내용이다.

# 제73편. 본병론(本病論)

黃帝問曰, 天元九窒, 余已知之, 願聞氣交, 何名失守. 岐伯曰. 謂其上下升降, 遷正退位, 各有經論. 上下各有不前. 故名失守也. 是故氣交失易位. 氣交迺變, 變易非常, 卽四時失序. 萬化不安. 變民病也.

황제가 묻는다(黃帝問曰). 천원 구질(天元九窒)을 나는 이미 안다(余已知之). 기교를 듣고 싶은데(願聞氣交), 실수를 어떻게 부르나요(何名失守)? 기백이 말한다(岐伯曰). 그것을 이르는 것은 상하승강(謂其上下升降), 천정퇴위(遷正退位), 각각은 경론을 가지고 있다(各有經論). 상하는 각각 부전이 있다(上下各有不前). 그래서 실수라고 이름 붙였다(故名失守也). 그런 연유로 기교는 쉽게 자리를 잃는다(是故氣交失易位). 기교는 변화에 이르고(氣交迺變), 변역은 변하고(變易非常), 그러면 사시는 질서가 무너지고(卽四時失序), 만물은 불안해지고(萬化不安), 민병도 변한다(變民病也).

천원(天元)은 하늘에서 존재하는 6가지 에너지인 육기(六氣)를 말한다. 이 육기가 하늘(天)에 존재하는 에너지의 근원(元)이 된다. 그런데 이 육기는 6개의 천체 사이에서 교환된다. 이렇게 6개의 천체 사이에 에너지가 교류되는 현상을 기교(氣交)라고 말한다. 이 에너지 교류 때문에 육기는 항상 불안정하다. 이것을 실수(失守)라고 말한다. 즉, 육기가 자기 에너지 준위(守)를 잃어(失)버리는 것이다. 그러면 에너지를 과잉으로 받은 천체는 태과하고 반대로 과잉으로 뺏긴 천체는 불급한다. 그런데, 1년 전체를 다스리는 사천의 기운에서 이런 경우가 생기면 어떻게 될까? 사천하는 기운이 태과하면 에너지가 남아돌기 때문에, 당연히 다음 해까지 영향력을 행사한다. 반대로 사천의 기운이 불급하면, 자기가 담당한 해당년(歲)조차도 책임을 못 진다. 이것이 하늘에서 일어나는 6개의 천체가 에너지를 교환하는 습성이다. 그런데 땅에 영향을 미치는 천체는 주로 5개의 천체이다. 즉, 목화토금수로 표현되는 천체이다. 다시 말하면, 땅에 계절을 만들어내는 오성(五星)이다. 그래서 60갑자로 표현되는 에너지 준위는 사천에 대응되는 60갑자와 오성의 중운에 대응되는 60갑자가 따로 존재하게 된다. 즉, 60갑자가 두 종류가 존재하는 것이다. 다시 말하면, 객기(客氣)의 60갑자와 주기(主氣)의 60갑자가 따로 존재하는 것이다. 그런데 에너지의 원천인 전자는 상대적으로 하늘에 더 많이 있거나, 땅에 더 많이 있거나, 둘 중에 하나로 존재한다. 그래서 전자가 땅에 많이 존재하면, 상대적으로 하늘에는 적게 존재하고, 반대면 반대가 된다. 그런데 이 전자가 하늘로 가느냐 땅으로 가느냐는 오성이 주는 계절의 기운이 결정한다. 그리고, 그 도구는 습기이다. 즉, 전자는 수증기에 얹혀서 하늘로 올라가고, 비에 얹혀서 땅으로 내려오고, 또, 바람에 얹혀서 대기를 순환한다. 이게 오운육기가 행동하는 방식이다. 즉, 이것이 에너지의 순환 방식이다. 그래서 오운육기가 통제하는 에너지는 하늘(上)과 땅(下)을 오르락(升) 내리락(降)하며(謂其上下升降), 하늘에서는 6개의 천체 사이에서 정상적(遷正)으로 교환되기도 하고, 비정상적(退位)으로 교환되기도 한다(遷正退位). 물론, 이들 각각은 무작정 움직이는 것이 아니라 일정한 경로(經)가 있고 논리(論)가 있다(各有經論). 그리고 하늘(上)에서 사천하는 기운과 땅(下)을 다스리는 오행의 기운은 태과와 불급을 거듭하면서 에너지의 교환이 비정상적인(不前) 경우가 생긴다(上下各有不前). 이것을 보고 에너지 준위를 잃어버렸다(失守)고 한다(故名失守也). 즉, 하늘에 있는 천체끼리 에너지가 교환(氣交)되면서, 에너지 준위(位)를 쉽게(易) 잃어(失)버린 것이다(是故氣交失易位). 이렇게 기교 과정에서 천체의 에너지 준위가 변하게 되면(氣交迺變), 땅에 영향을 미치는 에너지의 변화(變)도 쉽게(易) 변하면서(變易非常), 즉시(卽), 사계절의 에너지 질서는 깨지고 만다(卽四時失序). 이제 에너지로 다스려지는 만물의 작용(化)은 불안정(不安)해진다(萬化不安). 그러면 인간(民)도 에너지로 다스려지는 만물 중에 하나에 불과하므로, 당연히 에너지의 변화(變)에 따라서 병에 시달린다(變民病也). 이것이 우리가 건강을 공부하면서 오운육기를 공부하는 이유이다. 태양계 안에 존재하는 모든 존재는 에너지의 변화에 따라서 변화하기 때문이다. 병도 결국에 에너지의 문제에 불과하다. 그래서 이 편(篇)의 편명(篇名)이 본병(本病)이다. 즉, 병(病)의 근본(本)을 묻는 것이다. 이 해답은 당연히 에너지이다.

帝曰, 升降不前, 願聞其故, 氣交有變, 何以明知. 岐伯曰, 昭乎哉問, 明乎道矣. 氣交有變, 是謂天地機. 但欲降而不得降者, 地窒刑之. 又有五運太過, 而先天先而至者, 卽交不前. 但欲升而不得其升, 中運抑之. 但欲降而不得其降, 中運抑之. 於是有升之不前, 降之不下者. 有降之不下, 升而至天者. 有升降俱不前, 作如此之分別. 卽氣交之變. 變之有異, 常各各不同. 災有微甚也.

황제가 말한다(帝曰). 승강부전(升降不前), 그 이유를 듣고 싶습니다(願聞其故). 기교유변(氣交有變)을 어떻게 명확히 알 수 있나요(何以明知)? 기백이 말한다(岐伯曰). 질문이 명확하시고(昭乎哉問), 이치도 명확하시네요(明乎道矣)! 기교가 변함이 있는 것(氣交有變)을 천지기라고 한다(是謂天地機). 단지 내려가려고 하는데 내려갈 수 없는 것은(但欲降而不得降者), 땅이 막고 벌하는 것이다(地窒刑之). 또, 오운이 태과하면(又有五運太過), 먼저 하늘이 반응하고 먼저 도달한 것이다(而先天先而至者). 즉, 기교가 전진하지 못하는 것이다(卽交不前). 단지 올라가려고 하는데 올라갈 수 없는 것은(但欲升而不得其升), 중운이 억압한 것이다(中運抑之). 단지 내려가려고 하는데 내려가지 못한 것은(但欲降而不得其降), 중운이 억압한 것이다(中運抑之). 이것에는 승지 부전(於是有升之不前)과 강지 불하라는 것이 있다(降之不下者). 강지 불하가 있는데(有降之不下), 승하면 하늘에 닿을 수 있다(升而至天者). 승강이 모두 부전이면(有升降俱不前), 이처럼 분별이 만들어진다(作如此之分別). 그러면 기교는 변하고(卽氣交之變), 변하면 차이가 있고(變之有異), 항상 각각이 다르다(常各各不同). 그러면 재앙도 미심이 있다(災有微甚也).

에너지의 교류인 기교(氣交)가 변한다(變)는 것(氣交有變)은 에너지의 이동에 변화를 의미한다. 에너지의 교류는 대개 하늘과 땅 사이에서 일어난다. 이것은 하늘에 있는 에너지와 땅에 있는 에너지의 활동 능력(機)을 말한다(是謂天地機). 기(機)는 활동 능력이라는 뜻이 있다. 그래서 하늘에 존재하는 에너지가 땅으로 기교를 통해서 내려가려고 하는데, 내려갈 수 없는 것은(但欲降而不得降者), 땅이 가로막혀서 벌을 받고 있는 것이다(地窒刑之). 즉, 기교(氣交)란 어느 한쪽이 일방적으로 하는 행동이 아니라 상대편의 반응이 있어야 하므로, 아무리 하늘의 에너지가 땅으로 내려가려고 해도 땅이 반응하지 않으면 내려갈 수가 없다. 또, 땅을 계절을 통해서 다스리는 오성이 하늘에서 태과하면(又有五運太過), 이것은 먼저(先) 하늘(天)에서 에너지의 교환이 일어나서 에너지를 과(先)하게 보유한 상태가 되기 때문에, 당연한 결과로 과다 보유한 에너지 때문에 땅에 먼저 계절의 도착(至)을 알리게 된다(而先天先而至者). 즉(卽), 하늘과 땅 사이에 에너지의 기교(交)가 비정상적(不前)이 되고 만다(卽交不前). 그러면 당연히 이상 기후가 찾아온다. 즉, 기교에 이상이 찾아온 것이다. 그래서 계절을 주관하는 오성의 기운이 땅과 하늘의 기교(氣交)에 아주 중요한 역할을 한다. 그래서 땅의 에너지가 수증기를 통해서 하늘로 올라가려고 해도 올라갈 수가 없는 것은(但欲升而不得其升), 땅의 기운을 다스리는 오운인 중운(中運)의 기운이 억제(抑)되기 때문이다(中運抑之). 이번에는 반대로 하늘로 수증기를 타고 올라온 에너지가 비를 통해서 땅으로 내려가려고 해도 그렇게 할 수 없는 것도(但欲降而不得其降), 결국은 오운인 중운(中運)의 기운이 억제(抑)되기 때문이다(中運抑之). 오행을 통해서 땅을 다스리는 오성(五星)이 하늘과 땅의 에너지 교류에서 얼마나 중요한 역할을 하는지 말하고 있다. 오성 중에서 목성과 화성은 땅에 존재하는 에너지를 열을 통해서 수증기 형태로 하늘로 올려보내고, 토성은 이 수증기에 찬 기운을 공급해서 비를 만들게 되고, 이 비는 에너지를 보유한 상태에서 땅으로 내려온다. 그러면 금성과 수성은 차가운 기운을 공급해서 하늘에서 내려온 에너지를 땅에 묶어둔다. 이렇게 해서 상반 년에는 에너지가 하늘에 존재하게 되고, 하반 년에는 에너지가 땅에 존재하게 된다. 이때 오성이 태과나 불급하면, 자연스럽게 이 과정에 이상이 생기게 된다. 즉, 이때는 지구에 이상 기후가 생겨나는 것이다. 즉, 하늘과 땅 사이에 에너지 교류에 문제가 생긴 것이다. 하늘과 땅 사이에 에너지는 항상 교류되어야 문제가 없다. 어느 한 곳에 에너지가 과다 체류하게 되면, 반드시 문제를 일으킨다. 즉, 이 상태는(於是) 올라가는 것도 막히고(於是有升之不前), 내려가는 것도 막힌 것이다(降之不下者). 즉, 하늘과 땅의 기의 교류가 막힌 것이다. 그래서 올라왔던 에너지가 내려갈 수 없는 상태가 되면(有降之不下), 올라갔던 에너지는 하늘에 그냥 머물게(至) 된다(升而至天者). 이

렇게 땅과 하늘의 에너지 승강(升降)을 통한 에너지 교류가 모두(俱) 막히게(不前)
되면(有升降俱不前), 이처럼(如此) 분별을 만들어내게 된다(作如此之分別). 즉, 하늘
과 땅의 에너지를 어느 한쪽에 갈라놓는 것(分別)이다. 다시 말하면, 기의 교류가
일어나지 않으면, 에너지의 승강이 멈추면서 기(氣)가 하늘에 머물던지, 땅에 머물
던지 어느 한쪽에 머물게 된다. 즉(卽), 정상적인 기교에 변화(變)가 찾아온 것이다
(卽氣交之變). 즉, 기의 교류가 멈춘 것이다. 이런 변화의 형태에는 당연히 차이가
있으며(變之有異), 항상(常) 이런 일이 일어날 때마다 각각(各各) 차이가 같지 않게
(不同) 된다(常各各不同). 이 에너지 교류의 변화는 당연히 땅의 에너지 대사에 영
향을 미치게 되고, 이어서 땅에 재해가 생기게 만드는데, 그 정도에는 미심이 있
다(災有微甚也). 즉, 이상 기후가 심하게 오면, 땅이 입는 재해도 클 것이고, 적게
오면 작을 것이다. 하늘에 있는 6개의 천제끼리 에너지가 교류되고, 이어서 땅과
에너지가 교류되는데, 이 에너지 교류가 땅에 재앙을 가져다줄 수 있게 된다. 이
유는 태양계 우주에 존재하는 모든 존재는 에너지에 의존해서 존재하기 때문이다.

帝曰, 願聞氣交遇會勝抑之由, 變成民病, 輕重如何. 岐伯曰, 勝相會, 抑伏使然.

황제가 말한다(帝曰). 기교가 우화 승억하는 이유를 듣고 싶습니다(願聞氣交遇會
勝抑之由). 변해서 대중 병을 만드는데(變成民病), 경중은 어떠한가요(輕重如何)? 기
백이 말한다(岐伯曰). 승 상회(勝相會), 억복사의 이유가 있다(抑伏使然).

기의 교류는 당연히 정상적으로 만나기도(遇會) 하고, 어느 한쪽이 기승(勝)을 부
리기도 하고, 억제(抑)되기도 하는데, 여기에는 당연히 이유(由)가 있다(氣交遇會勝抑
之由). 또, 기교에 변화가 생기면, 당연히 대중병을 만들고(變成民病), 병에 경중(輕
重)이 있게 된다. 그래서 상극(勝)하는 기운과 상극당하는 기운이 서로(相) 만나게 되
면(勝相會), 당연히(然) 상극하는 기운이 상극당하는 기운을 억제(抑)시키고 힘을 잃
게(伏) 만들어버린다(抑伏使然). 아래 문장들은 하늘에서 오성과 오성끼리, 오성과 태
양 간에 기의 교류를 기술하고 있다. 그런데 여기에는 상극이라는 관계가 있으므로,

상극에 걸리면 상극당한 오성은 자기 본래의 기운을 발산시키지 못하고 상극한 오성의 기운에 지배되고 만다. 그러면, 사계절의 기운은 정상적인 날씨를 만들지 못하고 곧바로 인체에 영향을 미친다. 이때 인체는 계절의 혼란 때문에 병을 얻는다. 인체는 정상적인 사계절에 적응되어 있기 때문이다. 이 모든 현상은 태양계 천체들은 모두 전자의 지배를 받기 때문에 일어나는 일들이다. 아래 문장들은 사천을 구성하는 육기가 땅에서 만들어내는 육지기(六之氣)를 이용해서 이 육지기의 기운과 땅을 다스리는 중운의 기운과 상극 관계로 충돌하는 현상을 묘사하고 있다. 여기서 오성을 부르는 다른 이름들이 나온다. 목(木)은 천충(天衝) 또는 지창(地蒼), 화(火)는 천영(天英) 또는 지동(地彤), 토(土)는 천예(天芮) 또는 천내(天內) 또는 지부(地阜), 금(金)은 천주(天柱) 또는 지효(地晶), 수(水)는 천봉(天蓬) 또는 지현(地玄)이다.

是故辰戌之歲, 木氣升之, 主逢天柱, 勝而不前. 又遇庚戌, 金運先天, 中運勝之. 忽然不前, 木運升天, 金迺抑之, 勝而不前. 卽淸生風少. 肅殺於春, 露霜復降, 草木乃萎. 民病溫疫早發, 咽嗌迺乾, 四肢滿, 肢節皆痛. 久而化鬱. 卽大風摧拉. 折隕鳴紊. 民病卒中偏痺, 手足不仁.

진술(辰戌)은 60갑자에서 5번 반복되는데, 이 5번에 오행이 그대로 나타난다. 이때 나타난 오행은 진술(辰戌)과 결합하는 10천간이 모두 양(陽)이기 때문에, 모두 태과한다. 이 내용은 71편 육원정기대론편(六元正紀大論篇) 맨 뒷부분에 정리된 60갑자 표를 참고하면 된다. 그래서 진술년(辰戌歲)에(是故辰戌之歲), 원칙대로라면 봄기운인 궐음의 기운이 돌아오면, 목성이 땅에 열에너지를 공급해서 땅에 있는 에너지를 하늘로 올려(升)보내게 되는데(木氣升之), 이때 봄을 주도(主)하고 있는 궐음의 목성이 땅을 다스리는 중운의 금성(天柱)을 만나게 되면(主逢天柱), 목성의 기운은 금성의 기운에 상극(勝)당해서 억눌려버리고(不前) 만다(勝而不前). 그래서(又), 경술년(庚戌歲)을 만나면(又遇庚戌), 이 해는 땅을 다스리는 중운이 태과(先)한 금성이다(金運先天). 즉, 땅을 다스리는 중운인 금성이 태과(勝)한 것이다(中運勝之). 그러면 갑자기(忽然), 에너지 교류가 막힌다(忽然不前). 즉, 봄이 되어서 목성(木運)이 땅에 열에너지를 공급해서 땅에 있는 에너지를 하늘로 올려(升)보내려고 하는데(木

運升天), 이때 불행히도 땅을 다스리는 중운이 태과를 한 금성이다. 그러면 당연히 봄을 다스리려던 목성은 금성에 상극당하고 만다. 즉, 금성(金)이 목성의 기운을 억누르고 만 것이다(金迺抑之). 이때는 긴 이야기가 필요 없이, 금성이 태과했다는 말은 이미 목성은 상극을 당했다는 뜻이다. 이제 금성의 기운이 기승(勝)을 부리게 되고, 봄에 목성의 봄기운은 막히고(不前) 만다(勝而不前). 즉(即), 봄에 봄기운(風) 은 약해지고(少), 도리어 가을의 기운(淸)이 나타나는(生) 것이다(即淸生風少). 그러 면 당연한 순리로 봄에 가을의 숙살 기운이 돌게 된다(肅殺於春). 그러면 봄에 가 을에나 내리는 서리와 이슬이 내리게 된다(露霜復降). 그러면 당연히 봄에 싹을 틔 우던 초목은 가을 기운으로 인해서 말라비틀어지고 만다(草木乃萎). 이때 당연히 인간도 병에 시달리게 된다. 그러면 당연히 가을에나 발발하는 온역이 조기에 발 발하게 되고(民病溫疫早發), 건조한 가을 기운 때문에, 폐가 영향을 받게 되면서 기 도(咽嗌)는 건조해지게 되고(咽嗌迺乾), 결국에 산성 간질액을 최종 처리하는 폐 기능은 저하된다. 그러면 간질 체액이 정체되면서 사지에 체액이 정체(滿)하고(四 肢滿), 그러면 사지 관절 체액도 정체되면서 사지 관절 모두에서 통증이 발생한다 (肢節皆痛). 결국에 이런 이상 기후 상태가 오래되면, 대기의 에너지는 울결로 발 전한다(久而化鬱). 즉(即), 대기가 불안정해지면서 큰바람이 불고 산천을 휩쓴다(即 大風摧拉). 이어서 초목들은 부러지고 죽어가면서 어지럽게 소리를 낸다(折隕鳴紊). 이런 혼란스런 날씨가 되면, 인간도 영향을 받으면서 간질에 산성 체액의 정체로 인해서 뇌혈관에 혈액 순환 장애가 일어나고 중풍(卒中)과 여러 가지 비병(徧痹)이 일어나고(民病卒中徧痹), 수족을 제대로 쓸 수가 없게 된다(手足不仁). 여기서 알아 야 할 내용은 중운의 상극 관계이다. 그러면, 그해의 중운의 기운에 따라서 그해 의 계절의 기운이 영향을 받는다. 그래서 경술년(庚戌歲)에 중운에서 금성이 태과 하면서, 이 해의 봄을 다스리는 봄의 목성의 기운이 금성에 상극을 당하게 되고, 결국에 이 해의 봄기운은 엉망이 되었다. 여기서 요지는 주기(主氣)의 상극 관계이 다. 즉, 한 해의 계절 에너지에 영향력을 행사하는 오성이 서로 상극하면서, 계절 의 기후 변화를 만들어낸다. 이것을 나타내는 것이 중운(中運)이다. 그래서 중운에 나타나는 오운은 해당년(年)의 사계절에 영향력을 제일 많이 행사하는 오성이 된다. 그래서 이 문장에서는 경술년(庚戌歲)에 중운에서 금성이 태과(太商)하면서, 금성이 이 해의 계절을 간섭한다. 결과는 금성이 상극하는 목성이 희생자가 되면서, 목성이 책임지는 봄을 금성이 망친 것이다. 사천과 재천으로 이루어진 객기(客氣)도 육지기의 상극 관계를 통해서 지구의 계절 에너지에 영향력을 행사한다. 그래서 1년의 계절 기후를 예측하기 위해서는 주기에서 상극 관계와 객기에서 상극 관계를 동시에 파악해야 한다. 객기의 상극 관계는 제71편 육원정기대론(六元正紀大論) 제1장 제2절에 정리된 〈60갑자 기운의 소재〉를 참고하면 되고, 중운의 상극 관계인 태과 불급은 제71편 육원정기대론(六元正紀大論) 끝에 정리된 60갑자 표를 보면 된다. 이 관계만 알면, 오운육기를 통달하게 된다. 이 결과에 따라서 하나만 더 보태자면, 60갑자가 자연스럽게 2가지가 나온다는 사실이다. 즉, 객기의 60갑자와 주기의 60갑자이다. 객기의 60갑자는 지구 밖인 우주에서 에너지의 변화이고, 주기의 60갑자는 지구 안에서 에너지의 변화이다. 당연히 우리는 지구에서 에너지 변화에 더 신경을 써야 한다. 결국에 후세에 황제내경에 에너지 문제인 오운육기를 삽입한 이유는 인체를 다스리는 주인은 에너지이기 때문이다. 이것은 최첨단 과학이다. 그리고 대단한 발견이다. 우리는 이 에너지 즉, 생체를 다스리는 에너지를 약간 구분해서 생기(生氣)라고 표현한다. 최첨단 현대과학을 배운 과학자들은 생기(生氣)라는 표현에 대단히 불쾌해한다. 과연 이 과학자들이 배운 것은 무엇이었을까? 그리고 황제내경의 저자들은 누구였을까? 우리는 지금 최첨단 문명의 시대에 살고 있다고 말할 수 있을까? 판단은 독자 여러분의 몫으로 남긴다. 결국에 에너지가 일으키는 병을 고치는 의사는 당연히 60갑자 표를 정확히 해독할 수 있어야 한다. 아니 이것은 의사의 의무 사항이 된다.

是故巳亥之歲, 君火升天, 主窒天蓬, 勝之不前. 又厥陰木遷正, 則少陰未得升天. 水運以
至其中者. 君火欲升, 而中水運抑之, 升之不前, 卽淸寒復作, 冷生旦暮. 民病伏陽, 而內
生煩熱, 心神驚悸, 寒熱間作. 日久成鬱, 卽暴熱迺至, 赤風腫翳, 化疫, 溫癘暖作, 赤氣
瘴而化火疫, 皆煩而躁渴, 渴甚治之以泄之可止.

사해(巳亥)가 60갑자에서 5번 반복되는데, 이 5번에 오행이 그대로 나타난다.
이때 나타난 오행은 사해(巳亥)와 결합되는 10천간이 모두 음(陰)이기 때문에, 모
두 불급한다. 그래서(是故) 사해년(巳亥之歲)에(是故巳亥之歲), 원칙대로라면, 이지기
(二之氣)인 군화(君火)의 기운이 돌아오면, 태양의 기운이 땅에 열에너지를 공급해
서 땅에 있는 에너지를 하늘로 올려(升)보내게 되는데(君火升天), 이때 이지기를 주
도(主)하고 있는 군화의 기운이 군화를 상극(克)하는 수성(天蓬)의 기운에 의해서
막히면(主窒天蓬), 수성(天蓬)의 기운이 기승(勝)을 부리면서, 당연히 군화의 기운은
막히고(不前) 만다(勝之不前). 그래서(又), 사천하는 궐음(厥陰)의 목성(木) 기운이 정
상적(正)으로 자기 자리를 지키고 있다고 할지라도(又厥陰木遷正), 군화인 소음(少
陰)이 수성에 상극당하면, 군화는 뜨거운 기운을 땅에 퍼뜨리지 못해서 에너지를
하늘로 올려보내지 못하고(未得) 만다(則少陰未得升天). 여기서 사해(巳亥)는 목(木)
이므로, 사천은 궐음이 된다. 즉, 수운이 중간에서 개입하면서(水運以至其中者), 군
화인 소음이 아무리 뜨거운 기운을 퍼뜨려서 하늘로 에너지를 올려보내려고 하지
만(君火欲升), 중운에서 수운이 버티고 앉아서 군화의 기운을 억제해버린다(而中水
運抑之). 이렇게 군화인 소음이 에너지를 올려보내려(升)고 하지만, 결국에 수운에
의해서 막혀버리면(升之不前), 즉시(卽) 수성의 영향으로 인해서 한기(淸寒)가 다시
(復) 작용(作)하게 되고(卽淸寒復作), 냉기가 생겨나서 뜨거운 기운을 막아버린다(冷
生旦暮). 이렇게 대기에서 에너지의 혼란이 일어나면, 에너지로 다스려지는 인간도
당연히 에너지 대사에 혼란이 오고, 이어서 병이 든다. 인체는 겨울에 염으로 쌓
아둔 과잉 전자를 여름의 무더위를 통해서 중화시킨다. 그런데 여름에 아침저녁으
로 추울 정도가 되면, 염으로 저장된 과잉 전자는 그대로 몸속에 머물게 되면서,
결국에는 이들이 사기로 작동한다. 이것이 바로 복양(伏陽)이다(民病伏陽). 즉, 여름

에 자유전자라는 양(陽)이 중화되지 않고 염 안에 숨어(伏)있는 것이다. 그러면, 여름에 땀으로 외부로 배출이 안 된 과잉 전자는 인체 안(內)에서 중화되면서 번열을 만들어내고(而內生煩熱), 당연히 심장은 과잉 전자(神)를 중화하면서, 심장에 있는 과잉 전자(心神)는 심계항진(悸)을 일으킨다(心神驚悸). 그리고 간질에 남아 있는 과잉 전자는 한열(寒熱)을 간간(間)이 만들어 낸다(寒熱間作). 이 상태가 오래되면, 날씨의 기운이 울결된다(日久成鬱). 즉, 여름의 기운이 겨울의 기운을 울(鬱)의 형태로 중화시킨 것이다. 그러면 인체에서도 과잉 산이 울결을 만들어내고, 인체는 이 과잉 산을 중화하면 갑자기 폭열을 만들어낸다(卽暴熱迺至). 또한, 남쪽(赤)에서 부는 뜨거운 바람(風)은 한기와 부딪치면서 이상 기후를 만들게 되고, 이때 인체의 간질액은 정체되고, 이어서 종기(腫)와 눈병(翳)을 만들어내고(赤風腫翳), 결국은 역으로 변하며(化疫), 여름의 무더운 날씨가 아닌 온난한(暖) 날씨는 온려(溫癘)를 만들어(作) 낸다(溫癘暖作). 그래서 뜨거운 남쪽(赤)의 기운(氣)은 장(瘴)을 만들어 내고, 결국은 화역(火疫)으로 발전한다(赤氣瘴而化火疫). 이 병증들은 모두(皆) 심번을 일으키고 갈증이 나게 하며(皆煩而躁渴), 갈증이 심하면, 설사로 다스리면 중지가 가능하다(渴甚治之以泄之可止). 갈증이란 인체 안에서 물을 계속 요구하는 것이다. 물은 삼투압 기질인 산(酸)이 있어야 축적된다. 갈증이 심한데 무슨 설사로 갈증을 다스리냐고 의아해할 수도 있지만, 설사를 시켜서 인체 안에서 삼투압 기질인 산(酸)을 제거하면, 인체는 더는 수분을 요구하지 않는다. 즉, 설사를 시켜서 갈증을 잡는 것이다. 과잉 산으로 인해서 당뇨가 걸리면 물을 많이 요구하는 이유이다. 그래서 당뇨는 그냥 과잉 산의 축적이 그 원인이다. 여기서 요지는 객기(客氣)인 사천 기운(厥陰)이 지구의 에너지를 간섭하기는 하지만, 주기(主氣)를 만들어내는 오운(五運)의 오성(五星)이 지구의 에너지를 주도한다는 사실이다. 다시 말하면, 지구의 에너지 조절에서 주기와 객기의 영향력을 말하고 있다. 결국에 지구 에너지를 조절하는 핵심은 오성이 만들어내는 오행(五行)이라는 사실이다.

是故子午之歲, 太陰升天, 主窒天衝, 勝之不前. 又或遇壬子, 木運先天而至者, 中木遇抑之也. 升天不前, 卽風埃四起, 時擧埃昏. 雨濕不化. 民病風厥涎潮, 偏痺不隨, 脹滿. 久而伏鬱, 卽黃埃化疫也, 民病夭亡, 臉肢府黃疸滿閉, 濕令弗布, 雨化酒微.

    자오(子午)가 60갑자에서 5번 반복되는데, 이 5번에 오행이 그대로 나타난다. 이 때 나타난 오행은 자오(子午)와 결합되는 10천간이 모두 양(陽)이기 때문에, 모두 태과한다. 그래서(是故) 자오년(子午之歲)에(是故子午之歲), 태음(太陰)인 토성이 자기 기운을 땅에 퍼뜨려서 에너지를 하늘로 올려보내려고 하지만(太陰升天), 이때 해당 계절을 주도(主)하고 있는 토성의 기운이 토성을 상극(克)하는 목성(天衝)의 기운에 의해서 막히면(主窒天衝), 결국에 목성의 기운이 기승을 부리면서, 토성의 기운은 막히고 만다(勝之不前). 그래서(又) 경우에 따라서(或) 임자년(壬子歲)을 만나면(又或 遇壬子), 이 해는 중운에서 활동하는 목성(木運)이 하늘에서 태과(先)해서 이 기운이 땅에 도달(至)하게 되는데(木運先天而至者), 이때 결국에 해당 계절의 토성 기운은 중운의 목성을 만나면서 억제되고 만다(中木遇抑之也). 이렇게 토성의 기운이 승천하지 못하고 목성의 기운에 막히면(升天不前), 즉시(卽), 목성의 기운(風埃)이 사방에서 일어나고(卽風埃四起), 때때로 봄에 일어나는 황혼(埃昏)이 일어난다(時擧埃昏). 그러면 당연히 장하에 토성의 영향으로 생기던 비와 습기는 작용(化)하지 못하게 된다(雨濕不化). 결국에 습한 기운은 펼쳐지지 못하게 되고(濕令弗布), 비가 와도 아주 조금밖에 내리지 않는다(雨化酒微). 여기서 해석은 편의상 뒤 문장과 바로 연결했다. 이 이상 기후에 인체도 반응한다. 목성의 이상 현상으로 인해서 간에 이상이 오면서 풍궐(風厥)이 생기고, 이어서 연조(涎潮)가 뒤따른다(民病風厥涎潮). 그러면 당연한 결과로 몸 여기저기(偏)에서 마비(痺)가 오고, 몸을 마음대로 움직일 수가 없게(不隨) 된다(偏痺不隨). 이어서 간질액이 정체되고, 이어서 창만(脹滿)이 온다. 이 상태가 오래되면, 날씨의 기운이 울결한다(久而伏鬱). 즉, 장하의 기운이 봄의 기운을 울(鬱)의 형태로 중화시킨 것이다. 그러면, 비장의 기능 이상(黃埃)은 역(疫)으로 발전한다(卽黃埃化疫也). 즉, 이때는 토역(土疫)이 발생한다. 그러면 비장의 과부하로 인해서 간질액의 흐름이 막히고(滿閉), 얼굴(臉:검)과 사지(肢) 부분(府)에 황달(黃疸)

이 오고(臉肢府黃疸滿閉), 그러면 요절(夭亡)할 수밖에 없게 만든다(民病夭亡).

是故丑未之年, 少陽升天, 主窒天蓬, 勝之不前. 又或遇太陰未遷正者, 卽少陰未升天也, 水運以至者, 升天不前. 卽寒雰反布, 凛冽如冬. 水復涸, 氷再結, 暄暖乍作, 冷復布之, 寒暄不時. 民病伏陽在內, 煩熱生中, 心神驚駭, 寒熱間爭, 以久成鬱, 卽暴熱迺生, 赤風氣瞳翳, 化成鬱癘, 迺化作伏熱內煩, 痺而生厥, 甚則血溢.

축미(丑未)가 60갑자에서 5번 반복되는데, 이 5번에 오행이 그대로 나타난다. 이때 나타난 오행은 축미(丑未)와 결합되는 10천간이 모두 음(陰)이기 때문에, 이 때는 모두 불급한다. 그래서(是故) 축미년(丑未之年)에(是故丑未之年), 해당 계절에서 소양인 화성이 자기 기운을 땅에 퍼뜨려서 에너지를 하늘로 올려보내려고 하지만(少陽升天), 해당 계절을 주도(主)하고 있는 소양인 화성을 상극(克)하는 수성(天蓬)이 막아버리면(主窒天蓬), 수성의 기운이 기승(勝)을 부리게 되면서, 소양의 뜨거운 기운의 활동은 막히고(不前) 만다(勝之不前). 그런데(又), 경우에 따라서 축미(丑未)에 사천(司)하고 있는 태음(太陰)이 원래는 소양을 상극하는 수성을 상극할 수가 있는데, 만일(惑)에 사천하는 태음이 불급(未遷正)해버리면(又或遇太陰未遷正者), 태음인 토성은 더는 수성을 상극할 수가 없게 되고, 결국에 소양이나 소음의 화기(火氣)는 수성에 상극당해서 승천하지 못하게 되고(卽少陰未升天也), 수성이 힘을 발휘한다(水運以至者). 즉, 상화의 뜨거운 기운은 승천하지 못하고 막혀(不前) 버린다(升天不前). 그러면 즉시(卽) 반대(反)로 수성의 한기가 퍼지게 되고(卽寒雰反布), 소양의 뜨거운 기운은 온데간데없고, 그러면 여름은 겨울처럼 아주 추워진다(凛冽如冬). 그러면 물이 거듭해서 얼고(水復涸), 얼음이 거듭해서 결정을 만들고(氷再結), 더운 날씨(暄暖)는 잠시(乍) 동안만 유지되고(暄暖乍作), 냉기가 다시 펼쳐진다(冷復布之). 그러면 한기와 열기가 시도 때도 없이 나타난다(寒暄不時). 즉, 어떤 날은 한기가 기승을 부리고, 어떤 날은 열기가 기승을 부린다. 인체도 여기에 반응한다. 인체는 겨울에 염으로 쌓아둔 과잉 전자를 여름의 무더위를 통해서 중화시킨다. 그런데 여름이 추울 정도가 되면, 염으로 저장된 과잉 전자는 그대로 몸속에 머물게 되면서, 이들은 사기로 작동한다. 이것이 바로 인체 안에서 작동하는 복양(伏陽)이다(民病伏陽在內). 땀을 통해서 외부로 배출이 안 된 과잉 전자는 인체 안에서 중화되면서 번열을 만들어내고(煩熱生中), 당연히 심장은 과잉 전자(神)를 중화하게 되고, 이때 심장에 있는 과잉 전사(心神)는 심계항진을 일으긴다(心神驚駭). 그러면 인체 안에서는 열과 한이 서로 번갈아(間)가면서 싸우는 형국이 벌어진다(寒熱間爭). 이 상태가 오래되면, 날씨의 기운은 울결한다(以久成鬱). 즉, 여름의 기운이 겨울의 기운을 울(鬱)의 형태로 중화시킨 것이다. 그러면, 이어지는 결과는 간질액에 과잉 산이 정체되면서, 이 과잉 산은 피부의 갈색지방이 떠맡게 되고, 그 결과로 인체에서 폭열(暴熱)이 발생한다(卽暴熱迺生). 이 이상한 화성의 기운(赤風氣)은 눈병(瞳翳)을 유발하고(赤風氣瞳翳), 결국에 울려(鬱瘭)로 발전하고(化成鬱瘭), 그 결과로 인체 안에 과잉 산이 쌓이면서 복열(伏熱)과 내번(內煩)이 만들어지고(迺化作伏熱內煩), 결국에 몸 여기저기에 마비(痺)가 오고, 궐(厥)이 생긴다(痺而生厥). 이 상태가 심해지면, 이질(血溢)로 발전한다(甚則血溢). 군화나 상화는 똑같이 열기(熱)를 만들어내기 때문에, 이들이 만들어내는 병증은 사실상 똑같다.

是故寅申之年, 陽明升天, 主窒天英, 勝之不前. 又或遇戊申戊寅, 火運先天而至. 金欲升天, 火運抑之, 升之不前. 卽時雨不降, 西風數擧, 鹹鹵燥生, 民病上熱, 喘嗽血溢. 久而化鬱, 卽白埃翳霧, 淸生殺氣, 民病脇滿悲傷. 寒鼽嚏嗌乾, 手折皮膚燥.

인신(寅申)이 60갑자에서 5번 반복되는데, 이 5번에 오행이 그대로 나타난다. 이때 나타난 오행은 인신(寅申)와 결합되는 10천간이 모두 양(陽)이기 때문에, 모두 태과한다. 그래서(是故) 인신년(寅申之年)에(是故寅申之年), 오지기(五之氣)에서 양명인 금성이 자기 기운을 땅에 퍼뜨려서 에너지를 하늘로 올려보내려고 하지만(陽明升天), 오지기를 주도(主)하고 있는 양명의 기운이 양명을 상극(克)하는 중운의 화성(天英)에 의해서 막히면(主窒天英), 화성의 기운이 기승(勝)을 부리게 되면서, 양명의 기운은 활동이 막히고(不前) 만다(勝之不前). 그런데(又), 경우에 따라서(或) 무신년(戊申), 무인년(戊寅)을 만나면(又或遇戊申戊寅), 중운의 화성이 하늘에서 태과

(先)해서 땅에 도달하면서(火運先天而至), 오지기의 금성의 기운이 아무리 승천을 하려고 애를 써도(金欲升天), 양명의 금성을 상극하는 중운의 화운에 의해서 금성의 기운은 억제당하고 만다(火運抑之). 그러면 당연히 금성의 승천하려는 기운은 막히고 만다(升之不前). 그러면, 그 즉시(卽) 화성의 열기가 퍼지면서 화성의 기운은 수분을 수증기로 만들어서 하늘로 올려보내기만 하므로, 때(時)에 맞춰서 비가 내리지 않게 되고(卽時雨不降), 화성의 뜨거운 기운과 금성의 숙살 기운이 서로 만나면서 대기는 불안정해지고, 그러면 고기압에서 저기압 쪽으로 기류가 이동하면서 서풍이 자주 불게 되고(西風數擧), 화성의 뜨거운 기운 때문에 가을에 소금이 잘 건조되어서 만들어지고(鹹鹵燥生), 이에 따라서 인체도 병을 만들어 낸다. 그러면 때는 가을인데 갑작스레 여름 기운 때문에 호르몬 분비가 자극되고, 이어서 간질액이 산성으로 변하면서, 간질액인 뇌척수액도 정체되고, 이어서 상열감(上熱)이 느껴지고(民病上熱), 이어서 산성 체액을 최종 처리하는 폐에 문제가 발생하면서 천수(喘嗽)를 겪게 되고, 또, 소화관의 체액도 정체되면서 산성으로 변하고, 이어서 이질(血溢)을 앓게 된다(喘嗽血溢). 이 상태가 오래되면, 날씨의 기운이 울결된다(久而化鬱). 즉, 가을의 기운이 여름의 기운을 울(鬱)의 형태로 중화시킨 것이다. 그러면, 그제야 가을의 기운이 되살아나면서 하얀 안개가 산천을 양산처럼 뒤덮고(卽白埃翳霧), 쌀쌀한 기운은 식물들을 죽이는 기운을 만들어낸다(淸生殺氣). 이런 날씨에는 가을을 책임지는 폐에서 문제가 발생하고, 이어서 횡격막이 수축하면서 협만(脇滿)이 오고, 슬픔(金:悲傷)이 밀려온다(民病脇滿悲傷). 이제 가을의 한(寒)으로 인해서, 구체(魷嚏)와 익건(嗌乾)이 온다(寒魷嚏嗌乾). 그리고 가을의 건조함에 손의 피부가 튼다(手折皮膚燥).

是故卯酉之年, 太陽升天, 土窒天內, 勝之不前. 又遇陽明未遷正者, 即太陽未升天也. 土運以至. 水欲升天, 土運抑之. 升之不前. 即濕而熱蒸, 寒生雨間. 民病注不, 食不及化. 久而成鬱, 冷來客熱, 氷雹卒至. 民病厥逆而噦, 熱生於內, 氣痺於外, 足脛痠疼, 反生心悸懊熱, 暴煩而復厥.

묘유(卯酉)가 60갑자에서 5번 반복되는데, 이 5번에 오행이 그대로 나타난다. 이때 나타난 오행은 묘유(卯酉)와 결합되는 10천간이 모두 음(陰)이기 때문에, 이때는 모두 불급한다. 그래서(是故) 묘유년(卯酉之年)에(是故卯酉之年), 종지기(終之氣)에 태양인 수성이 아무리 사천하려고 애를 써도(太陽升天), 수성의 기운을 상극하는 중운의 토성(土)의 기운이 하늘(天)의 궁중(內:宮中)을 가득 채우면(窒), 토성의 기승으로 인해서 수성의 기운은 막히고 만다(勝之不前). 그런데(又), 묘유년(卯酉年)에 사천하고 있는 금성인 양명이 불급하면(又遇陽明未遷正者), 이 의미는 화성이 금성을 상극했다는 뜻이기 때문에, 화성이 태과하고 있다는 뜻이 된다. 그러면 종지기에서 태양인 수성의 기운은 곧바로(即) 사천(司)에서 태과한 화성의 영향을 받으면서 희석되고, 승천하지 못하게 된다(即太陽未升天也). 그리고 중운에서도 토성이 다스리게(以) 되면(土運以至), 종지기의 수성은 아무리 승천하려고 애를 써봤자(水欲升天), 중운에서 버티고 있는 토운에 의해서 억압당하고 만다(土運抑之). 즉, 수성의 승천하려는 기운이 막히고 만 것이다(升之不前). 그러면, 그 즉시(即) 토성의 기운이 퍼지면서 습기가 만들어지고 여름에 열(熱)이 증발시켰던 수증기(蒸)는 토성의 한기가 작용하면서 간간이(間) 비를 만들어낸다(即濕而熱蒸, 寒生雨間). 이때 인체도 반응하는데, 습기로 인해서 간질액의 피부 발산이 멈추면서 체액(注)의 흐름이 막히고(民病注不), 비장이 통제하는 소화관 체액의 정체로 인해서 소화(化)가 안된다(食不及化). 이런 날씨가 오래 가면, 날씨의 기운이 울결한다(久而成鬱). 즉, 겨울의 기운이 장하의 기운을 울(鬱)의 형태로 중화시킨 것이다. 그러면 그제야 겨울의 기운이 되살아나면서 냉기가 주도하고 장하의 열기(熱)는 객(客)으로 전락한다(冷來客熱). 즉, 이때 장하의 기운이 병인(客)으로 작용하는 것이다. 추워진 날씨로 인해서 이제 갑자기 우박(氷雹)이 내린다(氷雹卒至). 겨울은 원래 적은 일조량 때문에 과잉 산을 염으로 저장하는 시기이다. 그런데 갑자기 장하의 기운이 엄습하면서 호르몬 분비가 자극되고, 이어서 간질액이 산성으로 변해버렸다. 이제 적은 일조량을 이용해서, 이 산성 간질액을 처리하면서 인체 내부는 난리가 난다. 당연히 산성 간질액은 혈액 순환을 막아서 궐역(厥逆)을 유발시키고, 얼(噦)까지 만들어낸다(民病厥逆而噦). 그리고 정체된 산성 간질액은 인체 안(內)에서 중화되면서 열(熱)을 발생(生)시키고(熱生於內), 간질(外)에 정체된 과잉 산(氣)은 비증(痺)을 만들어내고(氣痺於外), 간질액의 과잉 산은 혈액 순환을 막아버리고, 이어서 혈액 순환에 제일 취약한 발과 정강이가 과잉 산(酸)으로 인해서 시큰시큰(酸)해진다(足脛痠疼). 반대로 심장에서는 심계(心悸)항진이 일어나고, 이어서 열로 인해서 고통받게 되고(反生心悸懊熱), 가슴이 심하게 불편(暴煩)해지고, 그러면 심장으로 인해서 혈액 순환이 막히면서 반복(復)적으로 궐(厥)이 발생한다(暴煩而復厥).

黃帝曰, 升之不前, 余已盡知其旨, 願聞降之不下, 可得明乎. 岐伯曰, 悉乎哉問. 是之謂天地微旨. 可以盡陳斯道, 所謂升已必降也. 至天三年, 次歲必降. 降而入地. 始爲左間也. 如此升降往來, 命之六紀者矣.

황제가 말한다(黃帝曰). 승지부전(升之不前)에 대해서 이제 모두 다 그 요지를 알았다(余已盡知其旨). 강지불하(降之不下)를 명확히 알고 싶습니다(可得明乎). 기백이 말한다(岐伯曰). 모두 다 물어보시네요(悉乎哉問)! 이것은 천지의 미지라고 한다(是之謂天地微旨). 그 도를 모두 펼칠 수가 있는데(可以盡陳斯道), 소위 승이 완료되면 반드시 강한다(所謂升已必降也). 하늘이 3년에 이르면(至天三年), 다음 해는 필히 내린다(次歲必降). 내리면 땅에 들어가고(降而入地), 시작은 좌간을 만든다(始爲左間也). 이처럼 승강이 왕래한다(如此升降往來). 이를 이르러 6기라고 한다(命之六紀者矣).

앞에 육기로 표현된 6개의 예문에서는 에너지가 땅에서 하늘로 올려보내지는 것을 묘사했다. 이때 하늘에서 중운의 기운이 육기를 상극해서 억압하면, 땅에서는 정상적인 육지기가 형성되지 않게 되고, 결국에 이상 기후가 찾아오면서, 대기의 에너지 대사에 문제가 생기고, 이어서 에너지로 다스려지는 생명체는 혼란을 겪는다. 인간도 하나의 생명체이기 때문에, 당연히 에너지 대사의 혼란으로 인해서 병에 걸린다. 이번 예문에서는 거꾸로 하늘에서 만들어지는 육지기가 땅으로 에너지를 내려보내려는데, 중간에서 중운이 상극해서 문제를 일으키는 경우이다. 에너지는 반드시 땅에 있지 않으면, 하늘에 있게 된다. 이는 기의 교류가 일어나기 때문이다. 이때 중간에서 열에너지를 공급하는 중운의 역할이 굉장히 크다. 보통은 전체 에너지의 70%가 교류되고, 30%는 남아있게 된다. 그러나 상극 현상이 일어나면, 에너지의 50%만 교류되고, 50%는 하늘이나 땅에 남아있게 된다. 즉, 이때는 정상적인 잔류 에너지보다 20%가 더 남아있게 되는 것이다. 그러면, 이 20%가 에너지 과잉 요인으로 작용하면서 문제를 일으킨다. 이것이 상극 현상에서 만들어지는 것이다. 여기서 기백이 미지(微旨)라고 말한다(是之謂天地微旨). 미지(微旨)의 원래 뜻은 '과거의 경력이 현재까지 영향을 끼친다'는 말이다. 즉, 이는 인과 관계를 말하고 있다. 쉽게 말하면, 에너지의 흐름이 서로 연결되어 있다는 뜻이다. 즉, 에너지는 상승했으면, 하강한다는 것이다. 이것이 미지(微旨)이다. 이 에너지는 원래 자기의 흐름(道)을 마음껏(盡) 펼치게(陳) 된다(可以盡陳斯道). 그래서 일단 에너지가 하늘로 올라가는 것이 완료되면, 올라간 에너지는 반드시 땅으로 내려온다(所謂升已必降也). 여기서 말하는 에너지는 전자(電子)이기 때문에, 이는 전자의 흐름인 전기(電氣)가 높은 전압에서 낮은 전압으로 흐르는 원리와 똑같은 원리이다. 그래서 에너지는 올라갔건, 내려갔건 간에 자연스럽게 교류가 일어난다. 이것은 그냥 자연의 원리이다. 물론 내려오면 당연히 땅으로 들어온다(已必降也). 여기서 삼음삼양(三陰三陽)이 나온다. 이 삼음삼양을 인체의 장기로 설명을 해보자. 그러면 이 개념이 쉽게 이해가 간다. 삼음은 간(肝)을 의미하는 궐음(厥陰), 신장(腎)을 의미하는 소음(少陰), 비장(脾)을 의미하는 태음(太陰)이고, 삼양은 담(膽)을 의미하는 소양(少陽), 위장(胃)을 의미하는 양명(陽明), 방광(膀胱)을 의미하는 태양(太陽)이다. 여기서 삼음은 전자를 중화하면서 열(熱)을 만들고, 삼양은 열의 원천인 전자를 염(鹽)으로 배출하기 때문에 한(寒)을 만든다. 삼음에서 간과 비장이 열을 만든다는 사실은 잘 알려진 사실이다. 그런데 신장이 열을 만드는 이유는 신장에 붙은 부신이 열을 만들기 때문이다. 그래서 여기서 말하는 신장은 부신(副腎)이 된다. 그리고 담은 담즙염(鹽)을 배출하고, 위장은 위산염인 염산(鹽)을 배출하고, 방광은 요산염(鹽)을 배출한다. 이것을 1년에 대입하면, 열기(熱)가 있는 상반기는 삼음이 되고, 냉기(寒)가 있는 하반기는 삼양이 된다. 이것을 사천하는 육기에 대입하면, 6년(六紀)을 대표하게 된다. 그러면 당연히 삼음으로 대표되는 3년(三年)은 열을 이용해서 하늘(天)에 에너지가 도달(至)하게 만들고(至天三年), 자연의 원리에 따라서 하늘로 올라갔던 에너지는 4년째 되는 해부터 반드시 땅으로 끌려 내려오게 된다(次歲必降). 끌려 내려오는 에너지는 당연히 땅으로 유입된다(降而入地). 물론 시작은 좌간기에서 만들어진다(始爲左間也). 좌간기(左間期)란 육기의 순서에서 좌측에 놓인 삼양삼음을 말한다. 그 순서가 좌측으로 흘러가기 때문에 하는 말이다. 즉, 봄이 오면 여름이 오고 등등 이런 순서를 말한다. 이처럼 에너지가 하늘과 땅을 승강하면서 왕래하는 것을(如此升降往來), 육기(六紀)라고 말한다(命之六紀者矣). 여기서 기(紀)는 기간(期)을 말한다. 즉, 이는 삼음삼양으로 표시되는 6개의 년(年)을 말한다. 다음에 나오는 6개 예문도 앞의 6개 예문과 똑같다. 다만, 육지기가 땅에서 일어나느냐 하늘에서 일어나느냐 차이일 뿐이다. 즉, 에너지가 땅에 존재하느냐 하늘에 존재하느냐 차이이다.

是故丑未之歲, 厥陰降地, 主窒地皛, 勝而不前. 又或遇少陰未退位, 即厥陰未降下, 金運以至中. 金運承之, 降之未下. 抑之變鬱. 木欲降下, 金承之, 降而不下. 蒼埃遠見, 白氣承之, 風擧埃昏, 淸躁行殺, 霜露復下, 肅殺布令. 久而不降, 抑之化鬱, 即作風躁相伏, 暄而反淸, 草木萌動, 殺霜乃蟄未見, 懼淸傷藏.

그래서(是故), 축미년(丑未之歲)에(是故丑未之歲), 초지기(初之氣)인 궐음의 기운이 땅으로 에너지를 내려보내려고 하는데(厥陰降地), 초지기를 주도(主)하고 있는 목성이 목성을 상극(克)하는 금성(地皛)에 막히면(主窒地皛), 상극(勝)하는 금성의 기운에 목성의 기운이 억눌려버리고 만다(勝而不前). 또(又) 경우에 따라서(或) 축미년(丑未之歲)의 전년도인 자오년(子午歲)의 소음이 태과해서 축미년까지 버티고 영향력을 행사하고 있으면(又或遇少陰未退位), 축미년에 사천한 태음은 에너지를 발산하지 못하고 만다. 그러면 축미년의 상반 년을 다스리는 사천한 태음의 기운은 엉망이 되면서, 그 즉시(卽) 축미년의 초지기 기운인 궐음의 기운은 엉망이 되어버리고 에너지를 땅으로 내려보내지 못하고 만나(卽厥陰未降下). 이때 중운에서 금운이 개입하게 되면(金運以至中), 금운이 궐음인 목성의 에너지를 이어받게 되고(金運承之), 이제 목성은 땅으로 에너지를 내려보내지 못하게 된다(降之未下). 이렇게 금성이 목성을 억압해서 얻은 에너지는 금성에서 적체(鬱)된다(抑之變鬱). 그러면 에너지를 뺏긴 목성은 아무리 땅으로 에너지를 내려보내려고 애를 써도(木欲降下), 금성이 이미 에너지를 뺏어(承)갔기 때문에(金承之), 에너지를 땅으로 내려보내려 하지만 내려보낼 수가 없게 된다(降而不下). 이렇게 되면, 궐음의 기운(蒼埃)은 멀리 가버리고(蒼埃遠見), 금성의 기운(白氣)이 궐음의 기운을 이어(承) 받는다(白氣承之). 그 결과로 궐음의 기운(風)은 노을처럼 희미해지고(風擧埃昏), 건조하고 쌀쌀한 가을 기운이 식물들의 성장을 억제(殺)하고(淸躁行殺), 가을에나 내리는 서리와 이슬이 봄에 다시 내리면서(霜露復下), 숙살의 기운을 퍼뜨린다(肅殺布令). 이런 날씨가 오래 이어지고 목성이 에너지를 내려보내지 못하면(久而不降), 목성의 기운이 억제되면서 에너지의 울결이 일어난다(抑之化鬱). 그러면, 그 즉시(卽) 목성의 기운(風)과 금성의 기운(躁)이 서로(相)를 굴복(伏)시키려고 작용(作)하면서(卽作風躁相伏), 다행히 따뜻한 궐음의 봄기운(暄)이 되살아나면, 반대(反)로 건조하고 쌀쌀한 가을 기운이 굴복하면서(暄而反淸), 이에 초목들은 싹을 틔우기 시작한다(草木萌動). 이때 가을의 살상(殺霜) 기운 때문에, 겨울잠에서 깨어나야 할 칩충들은 자취를 감추었는데(殺霜乃蟄未見), 그 이유는 가을의 무서운 살상(殺霜) 기운이 칩충들의 내장에 상해를 입혔기 때문이다(懼淸傷藏). 즉, 칩충도 생명체이므로. 이들도 호르몬의 작용을 살아가게 되는데, 봄에 가을 기운이 닥치면서, 칩충들의 호르몬에 대혼란을 야기한 것이다.

是故寅申之歲, 少陰降地, 主窒地玄, 勝之不入. 又或遇丙申丙寅, 水運太過. 先天而至, 君火欲降, 水運承之, 降而不下. 卽形雲纔見, 黑氣反生, 喧暖如舒, 寒常布雪, 凜冽復作, 天雲慘悽. 久而不降, 伏之化鬱, 寒勝復熱, 赤風化疫. 民病面赤心煩, 頭痛目眩也, 赤氣彰而溫病欲作也.

그래서(是故), 인신년(寅申之歲)에(是故寅申之歲), 초지기(初之氣)인 소음의 기운이 땅으로 에너지를 내려보내려고 하는데(少陰降地), 초지기를 주도(主)를 하고 있는 군화가 이를 상극(克)하는 수성(地玄)에 막히면(主窒地玄), 상극(勝)하는 수성의 기운에 군화의 기운이 억눌려버리고, 이어서 군화가 땅으로 보내려는 에너지는 땅에 진입하지 못하고 만다(勝之不入). 구체적으로 보자면, 그래서(又), 경우에 따라서(或) 병신년과 병인년에는(又或遇丙申丙寅), 중운에서 수성이 태과한다(水運太過). 이렇게 수성이 하늘(天)에서 태과(先)해서 에너지가 극(至)에 달하면(先天而至), 군화가 아무리 에너지를 땅으로 내려보내려고 애를 써봤자(君火欲降), 이미 중운에서 버티고 있는 수성이 군화의 에너지를 이어받았기 때문에(水運承之), 군화가 내려보내려 한 에너지는 내려가지 못하고 만다(降而不下). 그러면, 그 즉시(卽) 소음이 주는 여름 기운(形雲)은 볼 수가 없게 되고(卽形雲纔見), 반대로 겨울 기운(黑氣)이 살아난다(黑氣反生). 그러면 뜨거운 여름 기운이 펼쳐지듯이(喧暖如舒), 겨울의 차가운 기운(寒)이 항상(常) 눈을 뿌려댄다(寒常布雪). 그러면 차가운 기운(凜冽)이 거듭 작동하고(凜冽復作), 하늘의 기운(天雲)도 차가워진다(天雲慘悽). 이 상태가 계속되어서 군화의 기운이 에너지를 땅으로 내려보내지 못하면(久而不降), 결국은 군화의 기운은 굴복되고 군화의 뜨거운 기운은 울결을 만들어낸다(伏之化鬱). 그러면 결국에 이 울결이 폭발하면서 한이 승(勝)하던 상태가 다시(復) 열이 승한 상태로 돌아온다(寒勝復熱). 이렇게 되면, 이때 여름 바람(赤風)은 역병을 만들어 낸다(赤風化疫). 무더위에 호르몬 분비가 자극되면서 간질액이 산성으로 변하고, 이어서 산성 간질액이 머리에도 정체되면서 얼굴이 붉어지고(面赤), 두통(頭痛)이 오고, 목현(目眩)이 오고, 여름을 담당하는 심장도 문제가 되면서 가슴이 편하지가 않은 심번(心煩)이 온다(民病面赤心煩, 頭痛目眩也). 이렇게 여름의 기운(赤氣)이 펼쳐지면서 온병(溫病)도 발작 조짐을 보인다(赤氣彰而溫病欲作也).

是故卯酉之歲, 太陰降地, 主窒地蒼, 勝之不入. 又或少陽未退位者, 卽太陰未得降也, 或木運以至, 木運承之. 降而不下, 卽黃雲見而靑霞彰, 鬱蒸作而大風, 霧翳埃勝, 折損迺作, 久而不降也. 伏之化鬱, 天埃黃氣, 地布濕蒸, 民病四肢不擧, 昏眩肢節痛, 腹滿塡臆.


그래서(是故) 묘유년(卯酉之歲)에(是故卯酉之歲), 초지기(初之氣)인 태음의 기운이 땅으로 에너지를 내려보내려고 하는데(太陰降地), 초지기를 주도(主)하고 있는 태음이 태음인 토성을 상극(克)하는 목성(地蒼)에 막히면(主窒地蒼), 상극(勝)하는 목성의 기운에 태음의 기운이 억눌려버리고, 태음인 토성이 땅으로 보내려는 에너지는 땅에 진입하지 못하고 만다(勝之不入). 그래서(又), 경우에 따라서(或) 묘유년(卯酉之歲)의 전년도에 사천한 소양이 태과해서 묘유년까지 버티고 있으면(又或少陽未退位者), 묘유년의 상반기를 다스리는 사천의 기운인 양명의 기운이 엉망이 되면서, 그 즉시(卽) 묘유년의 초지기 기운인 태음의 기운은 엉망이 되어버리고, 이어서 에너지를 땅으로 내려보내지 못하고 만다(卽太陰未得降也). 이때 경우에 따라서(或), 중운의 목운이 태과(至)하고 있으면(或木運以至), 당연히 목운이 초지기의 태음 기운을 이어받게 된다(木運承之). 즉, 목성이 토성을 상극해버리는 것이다. 그러면 태음이 땅으로 내려보내려 한 에너지는 내려가지 못하고 만다(降而不下). 그러면, 그 즉시(卽) 장하의 기운(黃雲)이 보이면서 동시에 봄의 맑은 노을(靑霞)도 펼쳐진다(卽黃雲見而靑霞彰). 그러면 장하의 기운과 봄의 기운 사이에 울증(鬱蒸)이 일어나고, 이어서 이상 기류가 발생하면서 큰바람이 분다(鬱蒸作而大風). 그러면 이 울증 때문에, 산천에 양산을 씌운 듯이 안개가 기승을 부린다(霧翳埃勝). 이는 결국에 초목을 모두 죽이는 결과를 가져온다(折損迺作). 이런 날씨가 오래되어서 계속 토성이 불급하게 되면(久而不降也), 결국에는 장하의 기운이 봄기운을 굴복시키고 울결을 만들어낸다(伏之化鬱). 이제 하늘의 기운은 장하의 기운으로 바뀌고(天埃黃氣), 땅에는 습기와 수증기가 퍼진다(地布濕蒸). 그러면 이 습기로 인해서 간질의 과잉 산이 피부로 증발하지 못하게 되고, 결국에 간질액이 산성으로 변하고, 관절의 간질액도 산성으로 변하면서 사지를 쓸 수가 없게 만들어버린다(民病四肢不擧). 당연히 사지 마디마디가 통증에 시달리고(肢節痛), 산성 간질액의 정체로 인해서 복부가 그득(腹滿)

해지고, 눈 앞이 아찔해지고(昏眩), 가슴이 답답(塡臆)해진다(昏眩肢節痛, 腹滿塡臆).

是故辰戌之歲, 少陽降地, 主窒地玄, 勝之不入. 又或遇水運太過, 先天而至也, 水運承之. 降而不下. 卽彤雲纔見, 黑氣反生, 暄暖欲生, 冷氣卒至, 甚卽氷雹也. 久而不降, 伏之化鬱, 冷氣復熱, 赤風化疫, 民病面赤心煩頭痛目眩也, 赤氣彰而熱病欲作也.

　　그래서(是故), 진술년(辰戌之歲)에(是故辰戌之歲), 초지기(初之氣)인 소양의 기운이 땅으로 에너지를 내려보내려고 하는데(少陽降地), 초지기를 주도(主)하고 있는 소양이 소양인 화성을 상극(克)하는 수성(地玄)에 막히면(主窒地玄), 상극(勝)하는 수성의 기운에 화성의 기운이 억눌려버리고, 이어서 소양인 화성이 땅으로 보내려는 에너지는 땅에 진입하지 못하고 만다(勝之不入). 또(又) 경우에 따라서(或) 중운에서 태과하고 있는 수운을 만나면(又或遇水運太過), 하늘에서 태과(先)한 수성의 에너지는 극에 달해있는데(先天而至也), 이 에너지는 화성에서 이어받은 것이다(水運承之). 그러면 소양이 땅으로 내려보내려 한 에너지는 내려가지 못하고 만다(降而不下). 그러면 그 즉시(卽) 여름 기운(彤雲)은 볼 수 없게 되고(卽彤雲纔見), 반대로 겨울의 기운이 살아난다(黑氣反生). 그러면 무더운 여름 기운(暄暖)이 살아나려고 하지만(暄暖欲生), 결국은 냉기가 갑자기 점령해버린다(冷氣卒至). 이것이 심하면, 빙박이 내린다(甚卽氷雹也). 이 상태가 계속되어서 화성이 계속 에너지를 땅으로 내려보내지 못하게 되면(久而不降), 결국은 화성이 수성의 기운을 굴복시키고 울결을 만들어낸다(伏之化鬱). 그러면 냉기가 승(勝)하던 상태가 다시(復) 열이 승한 상태로 되돌아온다(冷氣復熱). 이렇게 되면, 이때 여름의 바람(赤風)은 역병을 만들어 낸다(赤風化疫). 무더위에 호르몬 분비가 자극되면서 간질액이 산성으로 변하고, 산성 간질액이 머리에서도 정체되면서 얼굴이 붉어지고(面赤), 두통(頭痛)이 오고, 목현(目眩)이 오고, 여름을 담당하는 심장도 문제가 되면서 가슴이 편하지가 않다(民病面赤心煩頭痛目眩也). 이렇게 여름의 기운(赤氣)이 펼쳐지면서 열병(熱病)이 발작할 조짐이 보인다(赤氣彰而熱病欲作也). 이 부분의 해석은 군화와 똑같다. 그 이유는 군화나 상화나 모두 열(熱) 문제를 만들어내기 때문이다.

是故巳亥之歲, 陽明降地, 主窒地形, 勝而不入. 又或遇太陰未退位, 卽少陽未得降. 卽火運以至之, 火運承之, 不下, 卽天淸而肅, 赤氣酒彰, 暄熱反作, 民皆昏倦, 夜臥不安, 咽乾引飮, 懊熱內煩, 大淸朝暮, 暄還復作, 久而不降, 伏之化鬱, 天淸薄寒, 遠生白氣, 民病掉眩, 手足直而不仁, 兩脇作痛, 滿目忙忙.

그래서(是故), 사해년(巳亥之歲)에(是故巳亥之歲), 초지기(初之氣)인 양명의 기운이 땅으로 에너지를 내려보내려고 하는데(陽明降地), 초지기를 주도(主)를 하고 있는 양명이 양명인 금성을 상극(克)하는 화성(地形)에 막히면(主窒地形), 상극(勝)하는 화성의 기운에 금성의 기운이 억눌려버리고, 양명인 금성이 땅으로 보내려는 에너지는 땅에 진입하지 못하고 만다(勝而不入). 그래서(又) 경우에 따라서(或) 사해년(巳亥之歲)의 직전 해인 진술년(辰戌歲)에 재천(在泉)하던 태음(太陰)이 물러가지 않고 버티고 있으면(又或遇太陰未退位), 당연히 사해년의 재천하는 기운인 소양(少陽)의 기운은 힘을 잃게 되고 땅으로 에너지를 내려보내지 못하게 된다(卽少陽未得降). 그러면, 그 즉시(卽) 중운에 있는 화성은 에너지가 극에 달하게 되는데(卽火運以至之), 그 이유는 화성이 금성의 에너지를 이어받았기 때문이다(火運承之). 그러면 금성은 에너지를 땅으로 내려보내려 하지만, 결국에 내려보내지 못하게 된다(不下). 그러면, 그 즉시(卽) 가을 기운(天淸)인 숙살(肅) 기운과 여름의 기운(赤氣)이 동시에 펼쳐지게 되나((卽天淸而肅, 赤氣酒彰), 이때 반작용(反)으로 여름 기운(暄熱)이 더 강하게 펼쳐지면(暄熱反作), 겨울은 일조량이 적어서 염으로 과잉 산을 처리하는 계절인데, 갑자기 열기가 나타나면, 이 열기는 호르몬 분비를 과잉 자극해서 체액에 과잉 산이 축적되게 만들고, 이 산성 체액 때문에 사람들은 모두 정신이 희미하고 팔다리가 노작지근해지는 혼권(昏倦)에 걸리게 되고(民皆昏倦), 밤에 잠을 제대로 잘 수가 없으며(夜臥不安), 간질액의 과잉 산이 삼투압 기질로 작용하면서 입안이 마르고(咽乾), 갈증이 나면서 물을 들이키고(引飮), 여름을 담당하는 심장이 과부하에 시달리면서 열이 많아지고 가슴이 불편해진다(懊熱內煩). 일조량이 적은 아침저녁으로 큰 가을 기운(大淸)이 오기는 하나(大淸朝暮), 일중에는 다시 여름 기운으로 되돌아오고 만다(暄還復作). 이 상태가 계속되어서 금성이 계속 자기 기운을 땅으로 내려보내지 못하게 되면(久而不降), 결국은 금성이 화성의 기운을 굴복시키고 울결을 만들어낸다(伏之化鬱). 그러면 가을 기운(淸)이 쌀쌀한 기운(寒)을 밀어내고(天淸薄寒), 멀리 있던 가을 기운(白氣)이 살아난다(遠生白氣). 이제 겨울 기운과 가을 기운이 뒤섞이면서 체액은 산성으로 기울고, 이어서 도현(掉眩)이 발생하고(民病掉眩), 산성 간질액은 신경을 자극해서 근육을 경직시키면서 팔다리에 경직이 오고, 이어서 팔다리를 쓰지 못하게 한다(手足直而不仁). 산성 체액은 복부를 그득하게 하고, 복부에 통증을 유발하며(兩脇作痛), 안구 근육도 경직시키면서 눈으로 보이는 모든 것들이 바삐 급하게 움직이는 것처럼 보이게 한다(滿目忙忙).

是故子午之年, 太陽降地, 主窒地阜勝之, 降而不入. 又或遇土運太過, 先天而至, 土運承之, 降而不入. 卽天彰黑氣, 瞑暗悽慘, 纔施黃埃, 而布濕, 寒化令氣, 蒸濕復令. 久而不降, 伏之化鬱. 民病大厥, 四支重怠, 陰痿少力, 天布沈陰, 蒸濕間作.

그래서(是故), 자오년(子午之年)에(是故子午之年), 초지기(初之氣)인 태양의 기운이 땅으로 에너지를 내려보내려고 하는데(太陽降地), 초지기를 주도(主)를 하고 있는 태양이 태양인 수성을 상극(勝)하는 토성(地阜)에게 막히면(主窒地阜勝之), 상극(勝)하는 토성의 기운에 수성의 기운이 억눌려버리고, 그러면 태양인 수성이 땅으로 내려보내려는 에너지는 땅에 진입하지 못하고 만다(降而不入). 또(又), 경우에 따라서(或) 중운에서 토운이 태과한 때를 보면(又或遇土運太過), 토성은 하늘에서 태과(先)해서 에너지가 극에 달하게 되는데(先天而至), 이것은 토성이 수성의 에너지를 이어받았기 때문이다(土運承之). 그러면, 당연한 순리로 수성의 에너지는 부족하게 되고, 이때 수성이 땅으로 에너지를 내려보내봤자, 이 에너지는 땅에 진입하지 못하고 만다(降而不入). 그러면, 그 즉시(卽) 하늘은 겨울의 기운(黑氣)인 긴 겨울밤(瞑暗)과 혹독한 추위(悽慘)를 펼치려(彰)고 하지만(卽天彰黑氣, 瞑暗悽慘), 지금 바탕(纔)이 되는 기운은 토성이기 때문에, 토성의 기운이 퍼뜨려지고(纔施黃埃), 결국에 습기가 발산된다(而布濕). 이러는 사이에 겨울의 한기(寒)가 힘을 발휘하려고 하면(寒化令氣), 장하의 기운(蒸濕)이 다시(復) 힘을 발휘(令)해버리고 만다(蒸濕復令).

이 상태가 계속되어서 수성이 계속 땅으로 에너지를 내려보내지 못하면(久而不降), 결국은 수성이 토성의 기운을 굴복시키고 울결을 만들어낸다(伏之化鬱). 이런 상태가 되면, 날씨는 구름과 안개가 겹쳐 이내 비가 내릴 듯한 모양새를 보이면서 음침(沈陰)해진다(大布沈陰). 그리고 여전히 장하의 기운(蒸濕)은 조금 남아서 간간이(間) 힘을 발휘(作)한다(蒸濕間作). 겨울은 염으로 과잉 산을 축적하고, 장하는 습기를 배포해서 간질액을 산성으로 만든다. 지금 상황은 이 두 가지가 겹쳤다. 한마디로 건강에 최악의 조건이 펼쳐지고 있다. 이제 체액 순환은 단단히 막히고, 그 결과로 대궐이 일어나고(民病大厥), 사지는 부종으로 인해서 엄청나게 피로하게 되고(四支重怠), 힘이 없어진다(少力). 하복부에서 산성 체액이 정체되면서 정계 정맥총이 과부하에 걸리게 되고, 이어서 발기 부전으로 발전한다. 우리는 이것을 음위(陰痿)라고 표현하는데, 음위는 발기 부전뿐만 아니라 불임까지 유발한다. 불임 남성의 70%가량은 음위인 경우가 많다.

帝曰, 升降不前, 晰知其宗, 願聞遷正, 可得明乎. 岐伯曰, 正司中位, 是謂遷正位. 司天不得其遷正者, 卽前司天以遇交司之日, 卽遇司天太過有餘日也. 卽仍舊治天數, 新司天未得遷正也.

황제가 말한다(帝曰). 승강부전(升降不前), 그 원천을 명확히 알았습니다(晰知其宗). 천정(遷正)을 명확히 알고 싶습니다(願聞遷正, 可得明乎). 기백이 말한다(岐伯曰). 사천이 정확한 위치에 있는 것이다(正司中位). 이것은 천정의 자리를 말하는 것이다(是謂遷正位). 사천이 천정하지 못한다는 것은(司天不得其遷正者), 그 직전의 사천 기운과 해당 사천 일과 기교하는 것인데(卽前司天以遇交司之日), 그러면 즉시 사천은 태과 유여의 날을 만난다(卽遇司天太過有餘日也). 그러면 옛날 것이 천수를 다스리는 것에 이르고(卽仍舊治天數), 새로운 사천은 천정을 얻지 못한다(新司天未得遷正也).

여기서 천정(遷正)이란 6개 천체가 가진 에너지의 정확한(正) 위치 이동(遷)이다. 이 에너지는 일정한 시간 동안은 땅에 영향을 미친다. 그러나 어느 한 천체가 에너지를 과하게 보유하고 있으면, 자기가 맡은 기간을 넘어서도 여전히 에너지를 발산한다. 그러면 이 여파는 다음 기간에 따라오는 다른 천체의 에너지까지 간섭하게 된다. 그래서 천정이란(是謂遷正位), 한 해의 에너지를 책임지는 사천(司)하는 천체의 에너지가 정확히(正) 자기가 책임지는 기간 중(中)에만 자기 위치(位)에서 힘을 발휘하는 것이다(正司中位). 그리고는 때가 되면, 다음 전체가 다음 기간의 에너지 흐름을 책임진다. 이것은 어디까지나 땅을 기준으로 판단한 것이다. 그래서 어떤 해에 사천하는 에너지가 자기의 천정을 벗어났다(不得)는 말은(司天不得其遷正者), 당연히 다음 해에 따라오는 천체의 에너지와 기의 교류(交)를 한다는 뜻이 된다(卽前司天以遇交司之日). 즉, 사천하는 기운이 에너지의 과다(有餘)를 말하는 태과(太過)를 만난 것이다(卽遇司天太過有餘日也). 즉(卽), 여전히 지나간(舊) 사천의 기운이 현재 하늘의 기운을 다스리고 있는 것이다(卽仍舊治天數). 그러면 당연한 순리로 현재의 기운을 담당하는 새로운(新) 사천의 기운은 이 태과한 기운과 충돌하면서, 제대로 자기 자리를 찾지 못하게 된다(新司天未得遷正也). 아래 문장들을 풀기 위해서는 사천의 순서를 알아야 한다.

사천(司天) 순서 : 소음(少陰), 태음(太陰), 소양(少陽), 양명(陽明), 태양(太陽), 궐음(厥陰).

厥陰不遷正, 卽風暄不時, 花卉萎瘁, 民病淋溲, 目系轉, 轉筋喜怒, 小便赤. 風欲令而寒由不去, 溫暄不正, 春正失時.

한 해를 책임지는 궐음의 기운이 직전 해에 태과한 태양의 차가운 기운에 압도당하고, 이어서 궐음의 기운이 자기 자리를 지키지 못하면서(厥陰不遷正), 궐음이 주는 따뜻한 기운은 때를 맞추지 못하게 되고(卽風暄不時), 태과한 수성인 태양의 차가운 기운은 초목(花卉:화훼)이 제대로 크지를 못하게 만들고, 병이 들게 만들고(萎瘁:위췌) 만다(花卉萎瘁). 이때 봄기운(風)이 영향력을 행사하려고 하지만, 수성인 태양의 차가운 기운은 물러갈 이유가 없으므로(而寒由不去), 궐음의 봄기운은 정립이 안 되게(不遷正) 된다(溫暄不正). 그러면 궐음의 봄기운은 때를 잃어버린다(春正失時). 궐음의 기운은 간과 연결되기 때문에, 눈 부위에 이상(目系轉)이 오고, 간은 담즙을 통해서 신경을 통제하면서 신경의 과부하를 유도하고, 이어서 근육의 경련을 유발하며(轉筋), 분노(喜怒)도 자주 유발한다(目系轉, 轉筋喜怒). 또한, 하복부의 산성 체액을 처리하는 간이 과부하에 걸리면서, 방광 정맥총에 산성 정맥혈이 정체되고, 이어서 요도를 수축시키면서 임수(淋溲)가 발생하고(民病淋溲), 방광에 쌓인 산성 체액은 혈관을 자극해서 적혈구를 간질로 빼내고, 이어서 이것이 소변으로 나오게 한다(小便赤).

少陰不遷正, 卽冷氣不退, 春冷後寒, 暄暖不時. 民病寒熱, 四肢煩痛, 腰脊强直, 木氣雖有餘, 位不過於君火也.

　한 해를 책임지는 소음의 기운이 직전 해에 태과한 궐음의 쌀쌀한 기운에 압도당하고 소음의 기운이 자기 자리를 지키지 못하면서(少陰不遷正), 궐음의 기운인 쌀쌀한 냉기가 여전히 물러나가지 않고 있으면(卽冷氣不退), 봄기운의 쌀쌀함이 뒤에는 차가움으로 바뀌고(春冷後寒), 그러면 소음의 기운인 뜨거운 기운은 때를 맞추지 못한다(暄暖不時). 결국(雖)에 궐음의 기운(木氣)이 태과(有餘)하면(木氣雖有餘), 군화(君火)의 기운은 제자리를 채울 수가 없게 된다(位不過於君火也). 인체도 이 한과 열에 감응하면서(民病寒熱), 체액 순환은 막히고, 이어서 혈액 순환에 아주 취약한 사지는 불편해지고, 통증이 오며(四肢煩痛), 간질액인 척수액의 산성화로 인해서 척추에서도 강직이 온다(腰脊强直).

太陰不遷正, 卽雲雨失令. 萬物枯焦, 當生不發. 民病手足支節腫滿, 大腹水腫, 塡臆不食, 飧泄脇滿, 四肢不擧. 雨化欲令, 熱猶治之, 溫煦於氣, 亢而不澤.

　한 해를 책임지는 태음의 기운이 직전 해에 태과한 소음의 뜨거운 기운에 압도당하면서 태음의 기운이 자기 자리를 지키지 못하면(太陰不遷正), 즉시(卽) 태음의 기운인 장하의 기운은 힘을 쓰지 못하게 된다(卽雲雨失令). 그러면 소음의 뜨거운 기운은 기승을 부리고, 태음의 습기는 작용하지 못하면서 결국에 만물은 말라서 죽는다(萬物枯焦). 당연히(當) 생명은 피어(發)보지도 못하고 만다(當生不發). 장하의 기운(雨)이 영향력을 발휘해보려고 하지만(雨化欲令), 여름의 뜨거운 열기만이 활개를 친다(熱猶治之). 그러면 기운은 오직 열기만이 존재하고(溫煦於氣), 이 상태가 심해지면 습기는 아예 없어져 버린다(亢而不澤). 지금 기운은 장하의 기운이기 때문에 비장이 문제가 된다. 비장은 산성 간질액을 통제하기 때문에, 비장이 문제가 되면 산성 간질액이 정체되면서 부종을 일으키고 체액 순환을 막아버린다. 그러면 손발과 관절 마디 마디마다 부종이 생기고(民病手足肢節腫滿), 사지를 쓸 수가 없게 되며(四肢不擧), 복부에 부종이 생기면서(大腹水腫), 복부가 그득해지고(脇滿), 가슴이 답답해지고(塡臆), 밥을 먹을 수가 없으며(不食), 밥만 먹으면 바로 설사(飧泄)로 이어진다.

少陽不遷正, 卽炎灼弗令. 苗莠不榮, 酷暑於秋, 肅殺晚至, 霜露不時. 民病瘖瘧骨熱, 心悸驚駭, 甚時血溢.

한 해를 책임지는 소양의 기운이 직전 해에 태과한 태음의 습한 기운에 압도당하면서 소양의 기운이 자기 자리를 지키지 못하면(少陽不遷正), 즉시(卽) 소양의 뜨거운 상화 기운은 힘을 잃고 만다(卽炎灼弗令). 그러면 태음의 차가운 기운 때문에 곡식(苗莠:묘유)이 제대로 자라지 못한다(苗莠不榮). 그러면, 이 여파로 인해서 상화의 화기가 울결되고 드디어 가을에 울결된 에너지가 폭발하면서 오히려 가을에 혹서(酷暑)가 오며(酷暑於秋), 가을 기운(肅殺)은 늦게 도달한다(肅殺晚至). 이에 따라서 서리와 이슬이 시도 때도 없이 내린다(霜露不時). 이 상태에서는 여름을 책임지는 우 심장이 과부하에 걸리면서 심계 항진이 일어나고(心悸驚駭), 그러면 산성 간질액을 우 심장으로 보내는 신장과 간에서도 문제가 발생하면서, 신장 때문에 골열(骨熱)이 일어나고, 간 때문에 학질(瘖瘧)이 일어나며, 심하면 이질(血溢)이 발생한다(民病瘖瘧骨熱, 心悸驚駭, 甚時血溢).

陽明不遷正, 則暑化於前. 肅於後. 草木反榮. 民病寒熱鼽嚔, 皮毛折, 爪甲枯燋, 甚則喘嗽息高, 悲傷不樂. 熱化乃布, 燥化未令, 卽淸勁未行, 肺金復病.

한 해를 책임시는 양명의 기운이 직전 헤에 태과한 소양의 무더운 기운에 압도 당하면서 양명의 기운이 자기 자리를 지키지 못하면(陽明不遷正), 직전(前) 년도의 상화의 뜨거운(暑) 기운이 작용(化)하게 된다(則暑化於前). 시간이 지나서 상화의 기운이 울결(鬱)로 어느 정도 해소되고 나면, 그때야(後) 양명의 숙살 기운이 되돌아 온다(肅於後). 이때까지는 소양의 뜨거운 기운으로 인해서 초목들이 양명의 쌀쌀한 기운 때와는 다르게 반대로(反) 번창하게 된다(草木反榮). 이렇게 상화의 열기가 기후를 지배하면, 열기의 작용(化)이 배포되기에 이르고(熱化乃布), 가을 기운은 영향력을 행사하지 못하고(燥化未令), 그러면 양명의 가을 기운이 제대로 유행하지 못하고(卽淸勁未行), 폐는 금성(金)의 영향을 받게 되고, 반복해서 병에 시달린다(肺金復病). 이렇게 폐가 문제가 되면, 폐는 간질액을 통제하기 때문에, 산소의 과소비에 따라서 한열병(寒熱病)이 들고, 구체(鼽嚔)가 발병하며(民病寒熱鼽嚔), 심하면 천수(喘嗽)와 식고(息高)에 걸리고(甚則喘嗽息高), 폐는 슬픔을 담당하기 때문에 슬프고 인생 사는 낙이 없어진다(悲傷不樂). 폐는 간질액을 통제하므로서 간질과 접하고 있는 피부를 조절한다. 그래서 폐가 문제가 되면, 피부가 갈리지고 털이 빠지며(皮毛折), 손발톱도 윤기가 없어지고 잘 갈라진다(爪甲枯燋).

太陽不遷正, 卽冬淸反寒, 易令於春, 殺霜在前, 寒氷於後, 陽光復治, 凛冽不作, 霧雲待時. 民病溫癘至, 喉閉溢乾, 煩燥而渴, 喘息而有音也. 寒化待燥, 猶治天氣, 過失序, 與民作災.

한 해를 책임지는 태양의 기운이 직전 해에 태과한 양명의 쌀쌀하고 건조한 기운에 압도당하면서 태양의 기운이 자기 자리를 지키지 못하면(太陽不遷正), 태양의 겨울(冬) 기운이 지배해야 함에도 불구하고, 즉시(卽) 양명의 쌀쌀한 기운(淸)이 태양의 한기(寒)를 몰아내게(反) 된다(卽冬淸反寒). 그러면 겨울 기운은 울체하고 결국에 봄이 되어서야 이 울체한 기운이 폭발하면서 겨울 기운이 봄에 거꾸로(易) 작동(令)한다(易令於春). 그러면 양명의 가을 기운(殺霜)이 겨울 전반에 오고(殺霜在前), 겨울 기운(寒氷)은 양명의 기운이 어느 정도 해소된 뒤인 겨울 후반에 온다(寒氷於後). 그러면 가을의 건조함이 반복해서 겨울을 다스리고(陽光復治), 겨울 기운(凜洌)은 힘을 못 쓴다(凜洌不作). 겨울 기운(霧雲)은 시간을 기다려야 온다(霧雲待時). 그러면 겨울인데도 불구하고 겨울(寒)에 건조함(燥)을 기다리는 형국이 되면서(寒化待燥), 이 기운만이 하늘의 기운을 다스리고(猶治天氣), 이 태과(過)는 사계절의 질서를 무너뜨려 버린다(過失序). 그 결과로 사람들은 더불어 재앙을 맞이한다(與民作災). 그러면 겨울임에도 불구하고 건조함이 지배하면서 온려(溫癘)가 찾아오고(民病溫癘至), 이 건조함은 후폐(喉閉)와 익건(溢乾)을 만들어내고(喉閉溢乾), 번조(煩燥)와 갈증(渴)도 유발하며(煩燥而渴), 가을을 담당하는 폐가 문제가 되면서 천식을 앓게 되고, 숨을 쉴 때 소리가 난다(喘息而有音也).

帝曰, 遷正早晩, 以命其旨, 願聞退位, 可得明哉. 岐伯曰, 所謂不退者, 卽天數未終, 卽天數有餘, 名曰復布政, 故名曰再治天也. 卽天令如故, 而不退位也.

황제가 말한다(帝曰). 천정조만은(遷正早晩), 명확히 알았습니다(以命其旨). 퇴위(退位)를 명확히 들을 수 있나요(願聞退位, 可得明哉)? 기백이 말한다(岐伯曰). 소위 불퇴라는 것은(所謂不退者), 천수가 끝나지 않은 것이며(卽天數未終), 그러면 천수는 남아 있게 되고(卽天數有餘), 이를 이르기를 다시 다스림을 펼친다고 한다(名曰復布政). 그래서 하늘을 다시 다스린다고 말한다(故名曰再治天也). 즉, 하늘의 기운이 예전(故)과 같다(如)는 것이다(卽天令如故). 그래서 불퇴위라고 한다(而不退位也). 긴 설명이 필요 없는 부분이다. 지난번의 기운이 여전히 물러가지를 않고 영향력을 행사하고 있는 경우가 있는데, 이것을 불퇴위(所謂不退者)라고 부른다. 여기서 불천정(不遷正)과 불퇴위(不退位)의 차이는 불천정은 사천의 기운이 태과해서 다음 해까지 영향력을 행사하는 경우이고, 불퇴위는 사천과 관계없이 해당 육기의 기운이 태과해서 다음으로 이어지는 육기의 기운에 영향을 미치는 것이다. 이때는 주로 상극 관계가 나타나게 된다. 그러나 사천의 태과는 육기의 순서에 따라서 힘을 발휘할 뿐 상극 관계는 없다. 그러나 결국에 이 둘의 의미는 같다. 이 둘의 공통 특징은 하늘의 기운에서 일어난다는 것이다. 즉, 객기에서만 일어난다는 것이다.

厥陰不退位, 即大風早擧, 時雨不降, 濕令不化, 民病溫疫疵廢風生, 民病皆肢節痛, 頭目痛, 伏熱內煩, 咽喉乾引飮.

목성(厥陰)의 기운이 물러가지 않고 여전히 버티고 있으면(厥陰不退位), 즉시 이 기운 때문에 큰 봄바람이 조기에 일어난다(即大風早擧). 여기에 더불어 이미 목성이 토성을 상극했기 때문에, 비가 때를 맞추어 내리지 않고(時雨不降), 토성이 주도하는 습기의 기운도 영향력을 행사하지 못한다(濕令不化). 그러면 인체도 이에 반응한다. 그래서 목성의 기운으로 인한 간이 문제가 되면서 온역(溫疫), 자폐(疵廢), 풍(風) 등이 발병하고(民病溫疫疵廢風生), 간이 통제하는 담즙 문제로 인해서 관절 간질액도 산성화되면서 관절에 통증이 오고(民病皆肢節痛), 담즙 문제는 머리에도 영향을 미치면서 두목통(頭目痛)이 오고, 목성의 기운이 토성의 기운을 억제하면서 습기가 부족해지고 대기가 건조해지면서 목과 인후부가 건조해지고, 갈증 때문에 물을 자주 마시며(咽喉乾引飮), 간이 과부하에 걸리면서 복열(伏熱)이 생기고 속이 불편(內煩)해진다(伏熱內煩).

少陰不退位, 即溫生春冬, 蟄蟲早至, 草木發生, 民病膈熱咽乾, 血溢驚駭, 小便赤澀, 丹瘤疹瘡瘍留毒.

육기의 한 구성 요소로써 군화(少陰)인 태양의 기운이 물러가지 않고 버티고 있으면(少陰不退位), 이 영향으로 인해서 봄과 겨울에도 추위는 온데간데없고 온난한 날씨가 만들어진다(即溫生春冬). 그러면 겨울잠을 자던 칩충들이 빨리 깨어나고(蟄蟲早至), 초목들이 왕성하게 자란다(草木發生). 이 무더운 기운은 산성인 호르몬의 분비를 과잉 자극하면서 간질액은 곧바로 산성으로 변한다. 그러면 산성 간질액과 접한 피부 부분에서 단류(丹瘤), 진(疹:疹), 창양(瘡瘍), 류독(留毒) 등의 다양한 피부 질환들이 생긴다(丹瘤疿瘡瘍留毒). 간질액에 쌓인 과잉 산을 중화하면서 격열(膈熱)과 경해(驚駭)가 생기고, 무더위 때문에 인건(咽乾)이 생기고, 소화관에 산성 간질액이 정체되면서 이질(血溢)이 생기며, 방광이나 신장에서 과잉 산이 모세혈관을 강하게 수축시키면서 적혈구를 빼내는 바람에, 소변 색이 붉어지고, 이어서 소변보기가 불편해진다(小便赤澀).

太陰不退位, 而取寒暑不時, 埃昏布作, 溫令不去, 民病四肢少力, 食飲不下, 泄注淋滿, 足脛寒, 陰痿閉塞, 失溺小便數.

토성(太陰)의 기운이 물러가지 않고 버티고 있으면(太陰不退位), 토성의 차가운(寒) 기운과 장하의 더운(暑) 기운이 시도 때도 없이(不時) 찾아오고(而取寒暑不時), 그러면 습기로 인해서 석양 노을(埃昏)이 만들어지고(埃昏布作), 장하의 온기가 사라지지 않는다(溫令不去). 토성이 습기를 퍼뜨리므로 인해서, 피부는 숨을 쉬지 못하고, 이어서 산성 간질액을 피부를 통해서 발산시키지 못하면서, 산성 간질액이 차곡차곡 쌓인다. 그러면 곧바로 부종이 발생하고, 사지는 부종으로 인해서 힘을 쓸 수가 없고(民病四肢少力), 소화관 체액의 정체로 인해서 연동 운동이 막히면서 음식물이 내려가지 않고(食飲不下), 설사(泄注)한다. 산성 간질액이 삼투압 기질로 작용하면서 소변이 정체되고 통증이 있으며(淋滿), 이어서 요실금(失溺:실뇨)이 생기고, 소변을 자주 본다(失溺小便數). 당연히 혈액 순환이 막히면서 하지에 한기가 온다(足脛寒). 산성 체액의 정체로 인해서 하복부의 정맥총이 과부하에 시달리면서 폐색(閉塞)이 오고, 이것은 음위(陰痿)로 발전한다(陰痿閉塞).

少陽不退位, 卽熱生於春, 暑迺後化, 冬溫不凍, 流水不氷, 蟄蟲出見, 民病少氣, 寒熱更作, 便血上熱, 小腹堅滿, 小便赤沃, 甚則血溢.

화성(少陽:相火)의 기운이 물러가지 않고 버티고 있으면(少陽不退位), 봄에도 열기가 만들어진다(卽熱生於春). 이 상화의 열기는 뒤따라오는 계절까지 이어지면서(暑迺後化), 겨울(冬)인데도 불구하고 온난(溫)한 날씨로 인해서 얼음이 얼지 않으며(冬溫不凍), 흐르는 물도 얼지 않는다(流水不氷). 이러다 보니 겨울잠을 자야 할 칩충들이 돌아다닌다(蟄蟲出見). 이 더위는 호르몬 분비를 자극하고 간질액을 산성으로 만들면서 알칼리를 소모하고(民病少氣), 산성 간질액을 중화하면서 산소의 과소비로 인해서 한열이 교대(更)로 발작하고(寒熱更作), 하복부에 산성 간질액이 쌓이면서 하복부는 아주 그득해지고(小腹堅滿), 뇌척수액도 정체되면서 상열(上熱)이 생기고, 신장과 방광에서 과잉 산을 중화하면서 소변 색이 적색이 되며, 소변 농도가 짙어진다(小便赤沃). 소화관의 체액도 산성으로 변하면서 이질이 생기고(甚則血溢), 혈변(便血)까지 발생한다.

陽明不退位, 卽春生淸冷, 草木晚榮, 寒熱間作. 民病嘔吐暴注, 食飮不下, 大便乾燥, 四肢不擧, 目瞑掉眩.

지난해 사천했던 금성(陽明)의 기운이 물러가지 않고 버티고 있으면(陽明不退位), 금성의 가을 기운으로 인해서 봄에도 가을의 냉기가 생겨나며(卽春生淸冷), 봄기운에 싹터야 할 초목들이 뒤늦게 싹을 틔우고(草木晚榮), 가을의 한기와 봄의 따뜻함이 사이사이에 작동한다(寒熱間作). 양명인 금성의 기운을 받는 폐는 산성 간질액을 최종 중화 처리하기 때문에, 폐가 문제가 되면서 간질액의 산성화로 인해서 구토(嘔吐), 설사(暴注), 음식 체증(食飮不下), 변비(大便乾燥) 등이 발생하며(民病嘔吐暴注, 食飮不下, 大便乾燥), 폐 문제는 상극하는 간 문제로 이어진다. 그러면, 간의 과부하로 인해서 담즙 처리가 문제가 되면서 목명(目瞑), 도현(掉眩)이 발생한다(目瞑掉眩). 또, 간은 담즙을 통해서 척수액의 산성도를 조절하기 때문에, 간의 과부하는 관절에 문제를 일으키고 사지를 쓸 수 없게 만든다(四肢不擧).

太陽不退位, 卽春寒復作, 氷雹迺降, 沈陰昏翳, 二之氣寒猶不去, 民病痺厥, 陰痿失溺, 腰膝皆痛, 溫癘晚發. (이 41자는 원래 황제내경에는 없다).

　이 부분은 원래 빠져있는 부분인데, 교석본(校釋本)에 따라 추가해서 해설을 붙였다. 수성(太陽)의 기운이 물러가지 않고 있으면(太陽不退位), 봄에 다시 한기가 작동하고(卽春寒復作), 봄인데도 불구하고 빙박이 내리며(氷雹迺降), 봄기운과 겨울기운이 울결하면서 음산한 분위기(沈陰)가 만들어지고, 저녁녘에 황혼이 양산처럼 만들어진다(沈陰昏翳). 여름(二之氣)에조차도 한기가 물러가지 않는다(二之氣寒猶不去). 한기로 인해서 체액 순환이 막히고, 그 결과 비궐(痺厥)이 발생하고(民病痺厥), 차가운 기운에 뇌척수액을 책임지는 신장이 문제가 되면서, 척추에 문제가 발생해서 통증이 오고(腰膝皆痛), 음위(陰痿)가 발생하고, 요실금(失溺:실뇨)이 생기며(陰痿失溺), 여름의 기운과 차가운 기운이 섞이면서 온려(溫癘)가 만발한다(溫癘晚發).

帝曰, 天歲早晩, 余以知之, 願聞地數, 可得聞乎. 岐伯曰, 地下遷正升及退位, 不前之法, 卽地土産化, 萬物失時之化也.

　황제가 말한다(帝曰). 천세조만은(天歲早晩), 알겠습니다(余以知之). 지수(地數)에 대해서 듣고 싶습니다(願聞地數, 可得聞乎). 기백이 말한다(岐伯曰). 땅(地) 기운이 아래(下)에서 정상적으로 자리 이동을 하거나(遷正), 에너지를 위(升)로 올려보내거나 퇴위에 이르는 데는(地下遷正升及退位), 부전의 법칙이 있다(不前之法). 즉, 육기의 기교(氣交)가 막히는(不前) 법칙이 있다. 이런 혼란이 일어나면, 그 즉시 땅은 이에 따라서 작용(化)하게 되고(卽地土産化), 더불어 만물은 작용(化)할 때(時)를 잃어(失)버리고 만다(萬物失時之化也). 여기서 지수(地數)는 천수(天數)와 대비되는 말로써 땅에 존재하는 에너지이다.

帝曰, 余聞天地二甲子, 十干十二支, 上下經緯天地, 數有迭移, 失守其位, 可得昭乎. 岐伯曰, 失之迭位者, 謂雖得歲正, 未得正位之司, 卽四時不節, 卽生大疫. 注玄珠密語云, 陽年三十年, 除六年天刑, 計有太過二十四年. 除此六年, 皆作太過之用. 令不然之旨. 今言迭支迭位, 皆可作其不及也.

황제가 말한다(帝曰). 내가 듣기로는 천지 2갑자가 있으며(余聞天地二甲子), 10천간과 12지지가 있고(十干十二支), 상하 경위 천지(上下經緯天地)의 경우 교대로 이동이 있으며(數有迭移), 자리를 잃는 경우가 있는데(失守其位), 명확히 듣고 싶습니다(可得昭乎). 기백이 말한다(岐伯曰). 교대로 자리 이동하는 것을 잃어버린다는 것은(失之迭位者), 한 해를 주관하는 세운이 제자리로 옮겨온다고 해도(謂雖得歲正), 이 세운이 태과나 불급해서 다스림(司)이 제자리를 얻지 못하면(未得正位之司), 그 즉시 사계절의 구분이 없어진다(卽四時不節). 즉, 계절을 다스리는 오성에서 태과나 불급이 일어나는 것을 말하고 있다. 그러면, 그 즉시 대역이 발생한다(卽生大疫). 현주밀어에서 다음과 같이 말했다(注玄珠密語云). 양년 30년 중에(陽年三十年), 불급한 6년을 제외하면(除六年天刑), 합계 태과한 24년이 남는다(計有太過二十四年). 이 6년을 제외하면(除此六年), 모두 태과의 용도로 작용한다(皆作太過之用). 이런 요지가 실행되지 않게 되면(令不然之旨), 10천간과 12지지가 제대로 자리를 옮겼다 할지라도(今言迭支迭位), 모두 불급을 만들 수가 있다(皆可作其不及也).

천지에 갑자가 2개가 있다(天地二甲子)는 말은 하늘(天)을 다스리는 객기의 갑자와 땅(地)을 다스리는 주기의 갑자가 있다는 뜻이다. 즉, 객기인 사천과 재천은 육기(六氣)를 기반으로 12지지(十二地支)를 이용해서 표현되며, 주기인 중운(中運)은 오행(五行)을 기반으로 10천간(十天干)을 이용해서 표현된다(十干十二支). 그래서 이 둘은 다른 60갑자를 만들 수밖에 없다. 이렇게 하늘과 땅(天地)의 에너지를 표시하는 60갑자를 정리하다 보면, 상하(上下)로 표시되는데, 계절이라는 시간을 대표하는 10천간은 위아래로 이어지면서 "시간의 경도(經度)"를 구성하고 있고, 육기의 위치를 대표하는 12지지는 좌우로 이어지면서 "위치의 위도(緯度)"를 구성하고 있다(上下經緯天地). 중운은 교대로 이동이 되는데(數有迭移), 태과와 불급이 일어나면, 당연히 자기가 차지한 위치를 잃어버린다(失守其位). 그래서 교대로 이동되는 것을 잃었다는 것은(失之迭位者), 한 해(歲)를 주관하는 세운이 정상(正) 위치로 옮겨왔다 할지라도(謂雖得歲正), 세운이 태과나 불급해서 정상(正)적인 다스림(司)이 이루어지지 않는 경우를 말한다(未得正位之司). 그러면, 당연한 순리로 그 즉시(卽) 계절의 구분(節)이 없어져(不) 버린다(卽四時不節). 그러면, 당연한 순리로 이상 기후가 찾아오고, 앞에서 보았듯이, 이 상태가 3년 연속 계속되면, 그 즉시 대역(大疫)이 발생하기에 이른다(卽生大疫). 현주밀어의 주석에서 말했듯이, 모두 태과의 작용이 일어나는데(皆作太過之用), 이때 태과를 일어나지 못하게 하는 일이 생기면(令不然之旨) 즉, 승복이 일어나면, 이제(今) 12지지(支)로 구성되어서 교대로 이동(迭)하는 사천과 10천간(位)으로 구성되어서 교대로 이동(迭)하는 중운을 말할(言) 때(今言迭支迭位), 모두 불급을 만들어 낼 수가 있다고 할 수 있다(皆可作其不及也). 이 해석이 약간 헷갈릴 것이다. 그러나 다음부터 나오는 구체적인 해석을 보면, 왜 태과가 불급으로 바뀌는지 이해가 갈 것이다.

假令甲子陽年, 土運太窒, 如癸亥天數有餘者, 年雖交得甲子, 厥陰猶尙治天. 地已遷正, 陽明在泉, 去歲少陽以作右間, 卽厥陰之地陽明, 故不相和奉者也. 癸己相會, 土運太過, 虛反受木勝, 故非太過也, 何以言土運太過, 況黃鍾不應太窒, 木旣勝而金還復, 金旣復而少陰如至, 卽木勝如火而金復微. 如此則甲己失守, 後三年, 化成土疫, 晩至丁卯, 早至丙寅, 土疫至也, 大小善惡, 推其天地, 詳乎太一. 又只如甲子年, 如甲至子而合, 應交司而治天, 卽下己卯未遷正, 而戊寅少陽未退位者, 亦甲己下有合也, 卽土運非太過, 而木乃乘虛而勝土也. 金次又行復勝之, 卽反邪化也. 陰陽天地殊異爾, 故其大小善惡, 一如天地之法旨也.

예를 들어서(假令), 10천간(甲)과 12지지(子) 부분이 모두 양(陽)으로 구성된 갑자(甲子) 양년(陽年)을 보면(假令甲子陽年), 갑자년의 중운은 태과한 토성이 정상적인 에너지 이동을 가로막고(窒) 있다(土運太窒). 그런데 갑자년(甲子歲)의 바로 전 해인 계해년(癸亥歲)에 사천(天數)한 목성(厥陰)이 태과(有餘)를 해버리면(如癸亥天數

有餘者), 계해년(年)을 다스린 목성(厥陰)이 갑자년에 조차도(雖) 사천의 자리를 차지(得)하고 있으면서 기(氣)의 교류(交)를 할 수 있으므로(年雖交得甲子), 갑자년에 사천한 군화(少陰) 대신에 여전히(猶尙) 계해년 사천인 태과한 목성(厥陰)이 하늘(大)을 다스리게(治) 된다(厥陰猶尙治天). 그런데 이미 해는 바뀌어서 갑자년이 되었고 재천은 이미(已) 정상적으로 자기 자리를 차지하고 있다(地已遷正). 이때 재천은 금성이 되는데(陽明在泉), 지난 해(去歲)인 계해년(癸亥歲)의 재천인 화성(少陽)은 이미 물러나서 순서상 금성(陽明)의 우간기가 되어있다(去歲少陽以作右間). 그러면, 이 시점에서 갑자년을 정리해 보면, 사천은 태과한 목성(厥陰)이 차지하고 있고, 중운은 토성이 되어있고, 재천은 금성이 되어있다. 그런데 사천은 재천과 정반대의 기운으로 짝해야 하는데, 지금 상황은 태과한 목성이 사천하고 있으므로, 사천하는 목성과 재천하는 금성이 정반대의 기운으로 관계해야 하는 사천과 재천의 논리가 부정되고 있다. 즉, 불법으로 사천한 목성의 재천 짝이 금성이 되면서(卽厥陰之地陽明), 결국에 이 둘은 서로(相) 조화(和)를 이루지 못하는 상황을 만나버린(奉) 것이다(故不相和奉者也). 또, 이때 같은 원리로 계사년(癸巳)과 갑오년(甲午)이 서로(相) 만나게(會) 되면(癸巳相會), 이때도 계사년의 목성이 태과해서 갑오년을 다스리면서, 갑오년의 태과한 토성(土運)은(土運太過), 태과한 목성(木)이 토성을 상극(勝)하므로, 태과한 토성은 태과한 목성의 기운 때문에 반대(反)로 허해(虛)져 버리고(虛反受木勝), 결국에 토성은 태과(太過)할 수가 없게(非) 된다(故非太過也). 그래서 이때 어떻게 토성(土運)이 태과(太過)할 수 있다고 말할 수 있겠습니까(何以言土運太過)? 앞에서 양년(陽年) 30년 중에서 불급한 6년을 빼면, 24년이 태과하는데, 중간에 다른 이유가 생기면, 이들 모두가 불급이 된다(皆可作其不及也)는 사실을 상기시키고 있다. 즉, 60갑자에 나온 대로 태과와 불급이 이루어지지 않는다는 것을 말하고 있다. 결국에 천기를 분석할 때는 일일이 경우에 따라서 분석하라는 뜻이다. 즉, 천기 분석은 이만큼 어렵다는 사실을 말하고 있다. 이는 하늘에서 순환하는 에너지가 어디로 튈지 모르기 때문에, 이런 현상이 일어난다. 종합하면, 천기를 분석할 때는 고정된 분석 틀이 없으므로, 매해의 기운을 잘 관찰해보라는 뜻이다. 다시 본문을 보자. 이렇게 되면, 토성(黃鍾)이 태과(太窒)할 수 없는 상황이 되고

(況黃鍾不應太窒), 목성은 이미 태과를 하고 있고, 금성은 재천의 자리에 돌아와 있고(木旣勝而金還復), 그런데 재천에 금성이 돌아(復)왔으면, 상반 관계로써 짝이 맞으려면, 사천에는 당연히 군화(少陰)도 같이(如) 돌아와야(至) 하는데(金旣復而少陰如至), 사천은 이미 태과(勝)한 목성(木)이 차지하고 있으면서 화성과 같은 역할을 하고 있으므로, 복귀(復)한 금성(金)은 자기 힘을 발휘하지 못하고 약해진다(卽木勝如火而金復微). 종합해 보면, 갑자년과 계사년에서 결국은 사천은 화성 대신에 태과한 목성이 차지하고 있고, 중운에서 토성은 원래는 태과하는 자리이지만, 사천한 목성이 토성을 상극하면서 토성도 힘을 못 쓰고 있고, 사천을 목성이 차지하면서 재천에 있는 금성은 정반대 관계를 유지하지 못하면서 힘을 못 쓰고 있는 상황이 된 것이다. 즉, 같은 상황인 갑자년(甲子歲)과 계사년(癸巳歲)의 사계절 기운이 제자리를 지키지 못하면(如此則甲巳失守), 그로부터 3년 안에 토성(土)의 작용(化)으로 인한 역병이 만들어진다(後三年, 化成土疫). 그래서 토역(土疫)은 갑자년을 기준으로 보면, 빠르면 병인년에 오고, 늦으면 정묘년에 온다(晩至丁卯, 早至丙寅, 土疫至也). 여기서 정정해야 할 글자가 있다. '癸巳相會'과 '如此則甲巳失守'와 '亦甲巳下有合也'에서 나오는 기(己)를 사(巳)로 바꿔줘야 한다. 그래야 해석이 정확히 들어맞는다. 아마도 두 글자가 비슷해서 실수한 것 같다. 토역이 창궐하는 정도는 (大小善惡), 천지의 기운을 보고 미루어 짐작할 수가 있는데(推其天地), 태일(太一)이라고 부르는 것을 잘 살펴보면 된다(詳乎太一). 여기서 태일은 자미궁(紫微宮)과 창합문(閶闔門) 사이에 있는 별로서, 도교(道敎)에서는 전쟁과 전염병을 방지하는 인성(仁星)이라고 한다. 그래서 태일을 잘 살펴보라는 것이다. 전통 별자리 체계는 삼원(三垣)과 28수(宿)로 구성되어 있다. 자미궁(紫微宮)과 창합문(閶闔門)이 중요한 이유는 이곳 부근에서 혜성, 객성(客星), 별똥별을 관찰할 수 있기 때문이다. 이들은 에너지를 보유하고 있으므로, 오성의 태과나 불급에 영향을 준다. 그래서 자미궁과 창합문 사이에 있는 태일을 잘 관찰해보라는 것이다. 즉, 오성의 에너지에 대한 간섭이 얼마나 되는지 관찰해보라는 것이다. 또(又只), 갑자년과 함께(又只如甲子年), 사천이 군화(少陰), 중운이 토성(土運), 재천이 금성(陽明)인 조합과 비슷한 구성을 보유하고 있는 기묘년(己卯)이(如甲至子而合), 사천과 기를 교류하고 대응하

면서 하늘을 다스리면(應交司而治天) 즉, 갑자년 똑같은 상황이 오면, 당연히 기묘년은 제자리를 찾지 못하고(卽下己卯未遷正), 그러면 기묘년의 바로 전해인 무인년(戊寅歲)의 사천인 화성(少陽:相火)의 기운은 물러가지 않고 여전히 기묘년을 다스리게 된다(而戊寅少陽未退位者). 즉, 경해 년의 사천이 갑자년의 사천을 다스리는 것처럼, 기묘년의 사천을 무인년의 사천이 다스리는 것이다. 그래서 갑자년(甲子歲)과 계사년(癸巳歲)처럼 비슷한 조합이 있는 경우는 (亦甲巳下有合也), 토성(土運)이 태과할 수가 없고(卽土運非太過), 그러면 목성이 태과(乘)하면서 토성을 상극(勝)하고, 이어서 토성은 기운을 잃어버리고(虛) 만다(而木乃乘虛而勝土也). 이때는 당연히 토역이 발생한다. 그런데 기묘년에 설사 사천하는 금성이 돌아와서 다시 상극하려고 해도(金次又行復勝之), 이미 자리를 잡고 있는 무인년의 화성이 금성을 상극해버리므로, 금성의 힘이 약해지면서, 반대로 금성이 사기로서 역할을 해버린다(卽反邪化也). 그 결과는 음양과 천지의 염주가 달라져 있을 뿐이다(陰陽天地殊異爾). 즉, 염주처럼 서로 연결된 사천(天:陽)과 재천(地:陰)이 달라져 있다. 그래서 갑자년과 기묘년의 토역(土疫)의 심함 정도가(故其大小善惡), 같게 되는 것(一如)이 천지 법칙의 요지(旨)이다(一如天地之法旨也). 상황이 같으니까 병의 정도도 같은 것은 당연하다. 이곳은 웬만한 내공을 가지고는 해석이 어려운 부분이다.

假令丙寅陽年太過, 如乙丑天數有餘者, 雖交得丙寅, 太陰尙治天也, 地已遷正, 厥陰司地, 去歲太陽, 以作右間, 卽天太陰而地厥, 故地不奉天化也. 乙辛相會, 水運太虛, 反受土勝, 故非太過, 卽太簇之管, 太羽不應. 土勝而雨化, 水(木으로)復卽風, 此者丙辛失守其會, 後三年化成水疫, 晚至己巳, 早至戊辰, 甚卽速, 微卽徐, 水疫至也. 大小善惡, 推其天地數, 乃太乙遊宮. 又只如丙寅年, 丙至寅且合, 應交司而治天, 卽辛巳未得遷正, 而庚辰太陽未退位者, 亦丙辛不合德也, 卽水運亦小虛而小勝, 或有復, 後三年化癘, 名曰水癘, 其狀如水疫, 治法如前.

예를 들어서(假令), 10천간(丙)과 12지지(寅) 부분이 모두 양(陽)으로 구성된 병인(丙寅) 양년(陽年)을 보면, 당연히 중운에서 수성이 태과(太過)한다(假令丙寅陽年太過). 그리고 바로 직전 해인 을축년(乙丑歲)의 사천(天數)이 태과(有餘)하면서(如乙丑

天數有餘者), 결국(雖)에 을축년의 사천인 토성(太陰)이 병인년의 사천인 화성(少陽: 相火)의 자리를 차지(得)하고서 기의 교류(交)를 해버리면(雖交得丙寅), 당연한 결과로써 토성이 병인년의 사천을 다스린다(太陰尙治天也). 그런데 해는 바뀌어서 병인년이 되었고, 재천은 이미 제자리를 차지하고 있고(地已遷正), 이때 재천(司地)은 목성(厥陰)이다(厥陰司地). 지난해의 재천이었던 수성(太陽)은(去歲太陽), 이미 병인년의 재천인 목성의 우간이 되어있다(以作右間). 그러면, 병인년의 지금 상태는 원래와 다르게 사천이 화성 대신에 토성이 되어있고, 재천은 원래대로 목성이 차지하고 있다(卽天太陰而地厥). 결국에 사천(天)과 재천(地)이 상반 관계를 유지하지 못하게 된다. 즉, 재천(地)이 사천(天)을 받들지(奉) 못하는(不) 상황이 온 것이다(故地不奉天化也). 그래서 을신년처럼 사천에서 토성이 태과하는 때, 병인(丙寅) 같은 양년(陽年)과 을신년이 서로(相) 만나게 되면(乙辛相會), 병인(丙寅) 같은 양년(陽年)에 중운에서 수성이 태과한다고 해도, 을신년의 토성(土)이 상극(勝)해버리면서 수성의 기운은 허(虛)해지고 만다(水運太虛). 즉, 반대(反)로 수성이 상극(勝)하는 토성(土)의 기운을 받는(受) 것이다(反受土勝). 결국에 중운에서 수성은 태과할 수가 없다(故非太過). 그러면 수성은(卽太簇之管), 태과할 수 없게 되고(太羽不應), 토성이 태과(勝)하면서 장하의 기운(雨化)을 만들어버린다(土勝而雨化). 병인년에서 재천인 목성(木)이 다시 돌아와서 봄 기운(風)을 만들려고 하지만(木復卽風), 병인년의 사천을 을축년의 토성이 침범하는 것처럼, 병신년(丙辛歲) 중에서 이런 관계가 나타나면, 사천과 재천의 상반 관계가 어긋나버리고, 병신년의 재천은 자기 자리를 지킬 기회를 잃어버린다(此者丙辛失守其會). 여기서 이 문장(水復卽風)은 이 문장(木復卽風)으로 바꿔줘야 한다. 즉, 수(水)를 목(木)으로 바꿔줘야 한다. 이 부분도 글자가 비슷해서 실수한 것 같다. 그러면 3년 후에 수성으로 인한 역병이 창궐하는데(後三年化成水疫), 이 역병은 병인년을 기준으로 빠르면 무진년에 오고(早至戊辰), 늦으면 기사년에 온다(晚至己巳). 물론 수성의 불급 정도가 심하면 수역은 빨리 오고(甚卽速), 미약하면 서서히(微卽徐) 온다(水疫至也). 수역이 창궐하는 정도는(大小善惡), 사천(天)과 재천(地)의 기운(數)을 보고 미루어(推) 짐작할 수가 있는데(推其天地數), 태을(太乙:太一)이 삼원(三垣)과 이십팔수(二十八宿)를 돌아다니는 것을 살펴보면 된다

(乃太乙遊宮). 또(又只), 병인년과 같이(又只如丙寅年), 사천이 화성(少陽:相火), 중운이 수성(水運), 재천이 목성(厥陰)인 조합과 비슷한 구성을 보유하고 있는 신사년이(丙至寅且合), 사천과 기를 교류하고 대응하면서 하늘을 다스리면(應交司而治天), 즉, 병인년과 똑같은 상황이 오면, 당연히 신사년은 제자리를 찾지 못하고(卽辛巳未得遷正), 그러면 신사년의 바로 전해인 경진년(庚辰歲)의 사천인 수성(太陽)의 기운은 물러가지 않고 여전히 신사년을 다스린다(而庚辰太陽未退位者). 즉, 을축년의 사천이 병인년의 사천을 다스리는 것처럼, 신사년의 사천을 경진년의 사천이 다스리는 것이다. 그러면 병신년(丙辛歲)은 사천과 재천이 상반 관계를 유지하지 못하고 합덕은 생기지 않게 된다(亦丙辛不合德也). 그러면 중운에 있는 수성(水運) 역시 사천에 있는 토성이 상극하는 바람에 힘을 잃고 만다(卽水運亦小虛而小勝). 이때 혹은 복기(勝復)가 나타나기도 한다(或有復). 그로부터 3년 안에 겨울(水)로 인한 역병에 시달린다(後三年化癘). 이를 이르러 수려(水癘)라고 한다(名曰水癘). 그 중상은 수역(水疫)과 같으며(其狀如水疫), 치료법은 앞 번과 같다(治法如前).

假令庚辰陽年太過, 如己卯天數有餘者, 雖交得庚辰年也, 陽明猶尙治天, 地以遷正, 太陰司地, 去歲少陰以作右間, 卽天陽明而地太陰也, 故地下奉天也. 乙巳相會, 金運太虛, 反受火勝, 故非太過也, 卽姑洗之菅, 太商不應. 火勝熱化, 水復寒刑, 此乙庚失守, 其後三年, 化成金疫也. 速至壬午, 徐至癸未, 金疫至也, 大小善惡, 推本年天數, 及太一也. 又只如庚辰, 如庚至辰, 且應交司而治天, 卽下乙未未得遷正者, 卽地甲午少陰未退位者, 且乙庚不合德也, 卽下乙未干失剛, 亦金運小虛也, 有小勝, 或無復, 後三年化癘, 名曰金癘, 其狀如金疫也, 治法如前.

예를 들어서(假令), 10천간(庚)과 12지지(辰) 부분이 모두 양(陽)으로 구성된 경진(庚辰) 양년(陽年)을 보면, 당연히 중운에서 금성이 태과(太過)한다(假令庚辰陽年太過). 그런데 바로 직전 해인 기묘년(己卯)의 사천(天數)이 태과(有餘)하면서(如己卯天數有餘者), 결국(雖)에 기묘년의 사천인 금성(陽明)이 경진년의 사천인 수성(太陽)의 자리를 차지(得)하고서 기를 교류(交)해버리면(雖交得庚辰年也), 당연한 결과로써 수성 대신 금성이 경진년의 사천을 다스린다(陽明猶尙治天). 해는 바뀌어서 경진년이 되었고, 재천에서 토성이 자리를 옮기면서(地以遷正), 재천에서는 토성이 땅(地)을 다스리(司)게 된다(太陰司地). 지난해의 재천이었던 화성(少陰)은(去歲少陰), 이미 경진년의 재천인 토성의 우간이 되어있다(去歲少陰以作右間). 그러면 경진년의 지금 상태는 원래와 다르게 사천(天)이 수성 대신에 금성이 되어있고, 재천(地)은 원래대로 토성이 차지하고 있다(卽天陽明而地太陰也). 결국에 사천과 재천이 상반 관계를 유지하지 못하게(下) 된다. 즉, 재천(地)이 사천(天)을 받들지(奉) 못하는(下) 상황이 온 것이다(故地下奉天也). 그래서 을사년처럼 사천에서 화성이 태과할 때, 경진(庚辰)과 같은 양년(陽年)과 을사년이 서로(相) 만나게 되면(乙巳相會), 중운에서 금성이 태과한다고 해도 화성이 상극해버리면서 반대로 화성의 상극 기운을 금성이 받으면(反受火勝), 금성의 기운은 허(虛)해지고 만다(金運太虛). 그래서 중운에서 금성은 태과할 수 없게 된다(故非太過也). 그러면 금성은(卽姑洗之菅), 태과할 수 없게 되고(太商不應), 화성이 태과(勝)하면서 여름의 기운(熱化)을 만들어버린다(火勝熱化). 경진년에서 사천인 수성(水)이 다시 돌아와서 겨울 기운(寒)을 집행(刑)하려고 하지만(水復寒刑), 경진년의 사천을 기묘년의 금성이 침범하는 것처럼, 을경년(乙庚歲) 중에서 이런 관계가 나타나면, 사천과 재천의 상반 관계가 어긋나버리고, 을경년의 사천은 자기 자리를 지킬 기회를 잃어버린다(此乙庚失守). 그러면 3년 후에 금성으로 인한 역병이 창궐하는데(其後三年, 化成金疫也), 이 역병은(金疫至也), 경진년을 기준으로 빠르면 임오년에 오고(速至壬午), 늦으면 계미년에 온다(徐至癸未). 금역이 창궐하는 정도는(大小善惡), 경진년의 사천을 근본으로 해서 태일에 미치는 영향을 보고 추정할 수 있다(推本年天數, 及太一也). 또(又只), 경진년처럼(又只如庚辰), 사천이 수성(太陽), 중운이 금성(陽明), 재천이 토성(太陰)인 조합과 비슷한 구성을 보유하고 있는 을미년이, 사천과 기를 교류하고 대응하면서 하늘을 다스리면(且應交司而治天), 즉, 경진년과 똑같은 상황이 오면, 당연히 아래(下)에 있는 을미년은 제자리를 찾지 못하고(卽下乙未未得遷正者), 그러면 을미년의 바로 전 해인 갑오년(甲午歲)의 사천인 군화(少陰)의 기운은 물러가지 않고 여전히 을미년을 다스린다(卽地甲午少陰未退位者). 즉, 기묘년의 사천이 경진년의 사천을 다스리는 것처럼, 을미년의 사천을 갑오년의 사천이 다스리는 것이다. 그러면 을경년(乙庚歲)은 사천과 재천이 상반 관계를 유지하지 못하고 합덕은 나타나지 않는다(且乙庚不合德也). 그러면 을미년의 사천은 갑오년의 사천이 간섭(干)하면서 태과(剛)할 수 없게 된다(即下乙未干失剛). 그러면 갑오년의 사천인 군화(少陰)가 을미년의 중운으로써 불급(少)한 금성(金運)을 상극해서 너(小) 허(虛)하게 만들어버린다(亦金運小虛也). 즉, 군화가 불급해서 힘이 약해져(小) 있는 금성을 상극(勝)한 것이다(有小勝). 그래서 이때는 금성이 혹시(或)라도 기운을 회복(復)할 가능성은 전무(無)하게 된다(或無復). 그로부터 3년 안에 금성(金)으로 인한 역병에 시달린다(後三年化癘). 이를 이르러 금려(金癘)라고 한다(名曰金癘). 그 증상은 금역(金疫)과 같으며(其狀如金疫也), 치료법은 앞 번과 같다(治法如前).

假令壬午陽年太過, 如辛巳天數有餘者, 雖交後壬午年也, 厥陰猶尙治天, 地已遷正, 陽明在泉, 去歲丙申少陽以作右間, 即天厥陰而地陽明, 故地不奉天者也. 丁辛相合會, 木運太虛, 反受金勝, 故非太過也. 即羽賓之菅, 太角不應. 金行燥勝. 火化熱復, 甚即速, 微即徐, 疫至, 大小善惡, 推疫至之年, 天數及太一. 又只如壬至午, 且應交司而治之, 即下丁酉未得遷正者, 即地下丙申少陽未得退位者, 見丁壬不合德也, 即丁柔干失剛, 亦木運小虛也, 有小勝小復, 後三年化癘, 名曰木癘, 其狀如風疫, 法治(治法으로)如前.

예를 들어서(假令), 10천간(壬)과 12지지(午) 부분이 모두 양(陽)으로 구성된 임오(壬午) 양년(陽年)을 보면, 당연히 중운에서 목성이 태과(太過)한다(假令壬午陽年太過). 그런데 바로 직전 해인 신사년(辛巳)의 사천(天數)이 태과(有餘)하면서(如辛巳天數有餘者), 결국(雖)에 신사년의 사천인 목성(厥陰)이 임오년의 사천인 화성(少陰)의 자리를 뒤이어서(後) 기를 교류(交)해버리면(雖交後壬午年也), 당연한 결과로써 화성 대신 목성이 임오년의 사천을 다스린다(厥陰猶尙治天). 해는 바뀌어서 임오년이 되었고 중운에서 목성이 이미 제자리를 차지하고 있고(地已遷正), 재천(在泉)에서는 금성이 자리하고 있다(陽明在泉). 병신년의 사천이면서 지난해의 재천이었던 화성(少陽:相火)은(去歲丙申少陽), 이미 임오년의 재천인 금성의 우간기가 되어있다(去歲丙申少陽以作右間). 그러면 임오년의 지금 상태는 원래와 다르게 사천이 화성 대신에 목성이 되어있고, 재천은 원래대로 금성이 차지하고 있다(即天厥陰而地陽明). 결국에 사천과 재천이 상반 관계를 유지하지 못하게(不) 된다. 즉, 재천(地)이 사천(天)을 받들지(奉) 못하는(不) 상황이 온 것이다(故地不奉天者也). 정신년(丁辛) 중에서 사천에서 금성이 태과하는 신묘년(辛卯)을 임진년(壬辰)과 똑같은 해가 만나서 조합(合)을 이루면(丁辛相合會), 신묘년의 금성이 태과하면서, 임진년 중운에서 목성이 태과한다고 해도 신묘년의 금성이 상극해버리면서(反受金勝), 임진년 목성의 기운은 허(虛)해지고 만다(木運太虛). 그래서 임진년 중운에서 목성은 태과할 수 없다(故非太過也). 그러면 목성은(卽獘賓之菅), 태과할 수가 없게 되고(太角不應), 금성이 태과(勝)하면서 가을 기운이 기승을 부리게 되어버린다(金行燥勝). 그런데 이때 만일에 태과한 금성을 다시(復) 화성이 상극을 해버리면, 화성(火)의 작용(化)으로 인해서 열기(熱)가 만들어진다(火化熱復). 이렇게 이상 기후가 오면, 목성으로 인한 역병이 오는데(疫至), 가을 기운이 심하게 기승을 부리면, 역병은 빨리 오고(甚卽速), 약하게 기승을 부리면, 역병은 늦게 온다(微卽徐). 역병이 창궐하는 정도는(大小善惡), 역이 발생하는 그해의 사천이 태일에 이르는 것을 보고 추정할 수 있다(推疫至之年, 天數及太一). 즉, 사천의 태과와 불급의 상태를 보고, 역병의 정도를 추정할 수가 있다. 또(又只), 임오년과 같이(又只如壬至午) 사천이 화성(少陰)), 중운이 목성(木運), 재천이 금성(陽明)인 조합과 비슷한 구성을 보유하고 있는 정유년이 사천과 기를 교류하고 대응하면서 하늘을 다스리면(且應交司而治之), 즉, 임오년과 똑같은 상황이 오면, 당연히 정유년은 제자리를 찾지 못하고(卽下丁酉未得遷正者), 그러면 정유년의 바로 전해인 병신년(丙申歲)의 사천인 화성(少陽:相火)의 기운은 물러가지 않고 여전히 아래(下)에 있는 정유년을 다스린다(卽地下丙申少陽未得退位者). 즉, 신사년의 사천이 임오년의 사천을 다스리는 것처럼, 정유년의 사천을 병신년의 사천이 다스리는 것이다. 그러면 정임년(丁壬歲)은 사천과 재천이 상반 관계를 유지하지 못하고, 이어서 사천과 재천은 합덕을 이루지 못한다(見丁壬不合德也). 그러면 정유년(丁)은 병신년의 간섭(干)을 받아서 불급(柔)하게 되고, 태과(剛)할 수 없게(失) 된다(卽丁柔干失剛). 그리고 정임년 중에서 직전 해의 금성(陽明)의 태과를 받는 해는 임진년(壬辰歲)과 임술년(壬戌歲)인데, 이때 금성은 중운인 태과한 목성(木運)을 상극해서 약간(小) 허(虛)하게 만들어버린다(亦木運小虛也). 이때 목성이 약하게(小) 허(虛)해지면 약간의 힘은 발휘하고 약간의 복기(勝復)는 있을 수 있다(有小勝小復). 그로부터 3년 안에 봄(木)으로 인한 역병에 시달린다(後三年化癘). 이를 이르러 목려(木癘)라고 한다(名曰木癘). 그 증상은 풍역(風疫)과 같으며 (其狀如風疫), 치료법은 앞 빈과 같다(法治如前).

假令戊申陽年太過, 如丁未天數太過者, 雖交得戊申年也, 太陰猶尙治天, 地已遷正, 厥陰在泉, 去歲壬戌太陽以退位作右間, 即天丁未, 地癸亥, 故地不奉天化也. 丁癸相會, 化運太虛, 反受火(水로)勝, 故非太過也, 即夷則之菅, 上太徵不應, 此戊癸失守其會, 後三年化疫也. 速至庚戌, 大小善惡, 推疫至之年, 天數及太一. 又只如戊申如戊至申, 且應交司而治天, 即下癸亥未得遷正者, 即地下壬戌太陽未退位者, 見戊癸未合德也, 即下癸柔干失剛, 見火運小虛也, 有小勝, 或無復也, 後三年化癘, 名曰火癘也. 治法如前, 治之法, 可寒之泄之.

예를 들어서(假令), 10천간(戊)과 12지지(申) 부분이 모두 양(陽)으로 구성된 무신(戊申) 양년(陽年)을 보면, 당연히 중운에서 화성이 태과(太過)한다(假令戊申陽年太過). 그런데, 바로 직전 해인 정미년(丁未)의 사천(天數)이 태과(有餘)하면서(如丁未天數太過者), 결국(雖)에 정미년의 사천인 토성(太陰)이 무신년의 사천인 화성(少陽: 相火)의 자리를 뒤이어서(後) 기를 교류(交)해버리면(雖交得戊申年也), 당연한 결과로써 화성 대신 토성이 무신년의 사천을 다스린다(太陰猶尙治天). 해는 바뀌어서 무신년이 되었고, 재천은 이미 제자리를 차지하고 있다(地已遷正). 즉, 재천(在泉)에서 목성이 자리하고 있다(厥陰在泉). 임술년의 사천이면서 지난해의 재천이었던 수성(太陽)은(去歲壬戌太陽), 이미 자리를 물러나서 무신년의 재천인 목성의 우간이 되어있다(去歲壬戌太陽以退位作右間). 그러면 무신년의 지금 상태는 원래와 다르게 사천(天)은 화성 대신에 정미년(丁未)의 토성이 되어있고(即天丁未), 재천(地)은 계해년(癸亥)의 사천이기도 한 목성이 차지하고 있다(地癸亥). 결국에 사천과 재천이 상반관계를 유지하지 못하게(不) 된다. 즉, 재천(地)이 사천(天)을 받들지(奉) 못하는(不) 상황이 온 것이다(故地不奉天化也). 정계년(丁癸) 중에서 태과한 정해(丁亥)와 정사(丁巳)를 무자(戊子)나 무오(戊午)가 서로(相) 만나게(會) 되면(丁癸相會), 이때 태과한 궐음(厥陰)인 목성이 무자(戊子)나 무오(戊午)의 사천인 소음을 밀어내고 자리를 차지하면서, 이 해들의 사천을 다스린다. 그러면 이 태과한 목성은 이미 토성을 상극한 상태이다. 그러면, 토성의 힘이 약해지면서 토성이 상극하는 수성은 힘을 얻게 된다. 그러면 이 수성은 무자(戊子)나 무오(戊午)의 중운에서 태과하고 있는 화성을 자연스럽게 상극해버린다. 그러면 당연히 중운의 태과한 화성은 순식간에 허(太虛)해지고 만다(化運太虛). 즉, 화성이 반대로 수성의 상극한 기운을 받는 것이다(反受水勝). 그래서 무자(戊子)나 무오(戊午)의 중운에서 화성은 태과할 수가 없게 된다(故非太過也). 그리고 여기서 이 문장(反受火勝)을 이 문장(反受水勝)으로 바꿔줘야 한다. 즉, 화(火)를 수(水)로 바꿔줘야 한다. 그래야 앞뒤 문장이 아귀가 맞는다. 그러면 무자(戊子)나 무오(戊午)에서 태과한 화성은(卽夷則之菅), 사천(上)하고 있는 궐음(厥陰)인 목성 때문에 태과할 수 없게 되고(上太徵不應), 이렇게 되면, 무계년(戊癸歲)에 속하는 무자(戊子)나 무오(戊午)는 사천의 자리를 잃으면서 사천과 재천이 상반 관계로써 만날 수가 없게 된다(此戊癸失守其會). 그러면 3년 후에 화성으로 인한 역병이 창궐하는데(後三年化疫也), 빠르면 경술년(庚戌歲)에 발병한다(速至庚戌). 역병이 창궐하는 정도는(大小善惡), .역이 발생하는 그해의 사천이 태일에 이르는 것을 보고 추정할 수 있다(推疫至之年, 天數及太一). 즉, 경술년의 사천을 보고 역병의 정도를 추정할 수가 있다. 또(又只), 무신년처럼(如戊至申) 사천이 화성(少陽:相火)), 중운이 화성(火運), 재천이 목성(厥陰)인 조합과 비슷한 구성을 보유하고 있는 계해년이(又只如戊申如戊至申), 사천과 기를 교류하고 대응하면서 하늘을 다스리면(且應交司而治天), 즉, 무신년과 똑같은 상황이 오면, 당연히 아래(下)에 있는 계해년은 제자리를 찾지 못하고(卽下癸亥未得遷正者), 직전 해인 임술년 수성(太陽)은 물러나지 않고 계해년의 사천에서 영향력을 행사한다(卽地下壬戌太陽未退位者). 즉, 정미년의 사천이 무신년의 사천을 다스리는 것처럼, 계해년의 사천을 임술년의 사천이 다스리는 것이다. 그러면 무계년은 사천과 재천이 상반 관계를 유지하지 못하고 사천과 재천의 합덕을 이루지 못하게 된다(見戊癸未合德也). 그러면 아래(下)에 있는 계해년(癸)은 임술년의 간섭(干)을 받아서 불급(柔)하게 되고, 태과(剛)할 수 없게 된다(卽下癸柔干失剛). 이때 사천을 다스리고 있는 수성은 중운인 불급한 화성(火運)을 상극해서 허(小虛)하게 만들어버린다(見火運小虛也). 이때 화성이 약하게(小) 허(虛)해지면, 약간의(小) 힘은 발휘(勝)할 수는 있으나(有小勝), 혹시(或)라도 승복(勝復)할 가능성은 전무(無)하게 된다(有小勝, 或無復也). 그로부터 3년 안에 화성(火)으로 인한 역병에 시달린다(後三年化癘). 이를 이르러 학려(火癘) 라고 한다(名曰火癘也). 치료법은 앞 번과 같다(治法如前). 치료법은(治之法), 한을 사용(寒之)할 수도 있고 설사를 이용(泄之)할 수도 있다(可寒之泄之). 심장이 문제가 되기 때문에 열이 문제가 되는데, 열의 원천은 전자이다. 이 전자를 염(鹽)이라는 한(寒)으로 만들어서 체외로 배출시키면, 열의 원천인 전자를 체외로 버렸기 때문 에, 열은 잡힌다. 이 한(寒)인 염(鹽)을 소화관을 통해서 체외로 버리는 것이 설사 (泄)이다. 즉, 열 치료를 위해서 전자를 체외로 버리는데, 방광을 통해서 버리느냐 소화관을 통해서 버리느냐로 다를 뿐이다.

이렇게 해서 중운에서 태과한 오성을 모두 살펴보았는데, 결국에 모두 상극을 당하면서 불급으로 변하고 있다. 결국에 지구의 에너지를 주관하고 있는 주기를 정확하게 파악하려면, 일일이 계산해야 하는 번거로움을 암시하고 있다. 즉, 주기 의 에너지 변동을 파악하기가 쉽지 않다는 사실을 말하고 있다. 그리고 여기서 재 미있는 사실을 하나 발견할 수가 있다. 즉, 이런 역법을 알고 있던 고대에는 전염 병의 창궐이 없었다는 사실이다. 그러나 최첨단 문명 속에서 살고 있다고 자부하 는 현재는 전염병 때문에 아주 극심하게 고통받고 있다. 과연 우리는 지금 문명을 발전시켜나가고 있는 것일까? 아니면, 문명을 발전시켜나가도 있다고 착각하고 있 는 것일까? 그리고 이런 역법의 계산 방법을 제대로 전수받았다면, 코로나와 같은 전염병은 막을 수 있지 않았을까? 서구 문명이 힘을 발휘하면서 동양의 이런 문명 은 미신으로 전락하고 말았다. 즉, 지혜의 깊이가 있는 문명은 짓밟히고 말았다. 대신에 돈과 권력만 좇는 천박한 문명이 판을 치고 있다. 그리고 우리는 이 천박 한 문명을 숭배하고 있고, 그 대가로 코로나와 같은 전염병 때문에 고통받고 있 다. 이는 천박한 문명을 숭배한 업보이다. 이 부분은 다시 연구해서 되살릴만한 가치가 있는 부분이다. 우리는 코로나 때문에 천문학적 손실을 감내했다. 이런 사실을 고려해 본다면, 지금 논하고 있는 역법의 회생에 드는 비용은 조족지혈에 불과할 것이다. 쉽게 말하면, 이는 가성비가 대단히 좋은 연구가 될 것이다.

黃帝曰, 人氣不足, 天氣如虛, 人神失守, 神光不聚, 邪鬼干人, 致有夭亡, 可得聞乎.

황제가 말한다(黃帝曰). 사람한테 기가 부족하고(人氣不足), 하늘의 기도 허하면(天氣如虛), 인신은 실수하고(人神失守), 신광은 불취하고(神光不聚), 사귀가 사람을 간섭하고(邪鬼干人), 요절에 이른다(致有夭亡). 이에 대한 설명을 들을 수 있을까요(可得聞乎)?

이 문장을 해석하려면, 전자생리학을 꿰뚫고 있어야 가능하다. 아니면 도대체 무슨 말인지 알 수가 없을 것이다. 인체는 전자의 놀이터라는 사실을 상기해보자. 여기서 기(氣)는 에너지이다. 또, 기(氣)는 원칙적으로 전자(電子)라는 에너지의 근본을 보유하고 있는 최소의 단위(Unit)이다. 그리고 신(神)은 전자(電子)를 말한다. 그런데, 기(氣)는 두 가지로 구분이 된다. 즉, 바로 내어줄 수 있는 전자를 가지고 있는 양기(陽氣)와 바로 내어줄 수 있는 전자를 보유하지 못한 음기(陰氣)로 구분된다. 그리고 양기(陽氣)는 산(酸:Acid)이고, 음기(陰氣)는 알칼리(Alkali)이다. 그래서 산은 전자를 내놓을 수가 있고, 알칼리는 전자를 흡수해서 모을 수가 있게 된다. 그리고, 인체는 에너지인 전자(神)로 움직이기 때문에, 항상 전자인 신이 매분 매초 활동하는 공간이 된다. 이때 에너지인 신(神)은 대부분 호르몬이라는 담체에 실려서 간질로 분비된다. 이렇게 간질로 분비된 호르몬은 당연히 산성 물질이 된다. 이 산성인 호르몬은 간질에서 전자를 내놓게 되는데, 이 전자는 알칼리로 중화가 되거나 신경을 통해서 전신으로 공급된다. 그래서, 인체 체액은 항상 알칼리로 유지되어야 한다. 아무튼, 기(氣)라는 단어는 때에 따라서 의미가 자주 바뀌게 된다. 그래서 여기서 사람(人)에게 기(氣)가 부족하다(人氣不足)는 말은 에너지가 부족하다는 뜻이 아니고, 알칼리인 음기(陰氣)가 부족하다는 뜻이다. 마찬가지로 여기서 하늘(天)에 기(氣)가 허(虛)하다(天氣如虛)는 말은 에너지가 부족하다는 뜻이 아니고 알칼리인 음기(陰氣)가 부족하다는 뜻이다. 결국은 전자인 신(神)이 문제의 핵심이 된다. 그래서 이렇게 사람에게서 알칼리가 부족하게 되면(人氣不足), 인체에서는 전자인 신(神)은 중화되지 않게 되고, 그러면 신(神)은 자기 위치를 지키지 못하고 간질을 통해서 이리저리 돌아다니게 된다(人神失守). 또, 하늘에서도 알칼리가 부족(虛)하게 되면(天氣如虛), 하늘에 있는 전자(神)를 알칼리로 수거하지 못하게 되고, 이어서 빛(光)의 원천인 전자(神)를 축적(聚)하지 못하게(不) 된다(神光不聚). 이렇게 되면, 결국에 알칼리 부족으로 인해서 사귀(邪鬼)가 인체를 간섭(干)하게 되고, 인체는 병에 걸리게 된다(邪鬼干人). 귀(鬼)는 전자인 신(神)을 보유한 물체를 의미한다. 즉, 여기서 사귀(邪鬼)는 전자인 신(神)을 보유한 산성 물질을 의미한다. 산성 물질은 사기(邪)로 작용하기 때문에 사귀(邪鬼)라고 표현했다. 그러면 당연한 결과(致)로 병이 들고 수명은 짧아진다(致有夭亡). 황제는 이 원리를 듣고 싶었던 것이다(可得聞乎).

岐伯曰, 人之五藏, 一藏不足, 又會天虛, 感邪之至也. 人憂愁思慮, 卽傷心. 又或遇少陰司天, 天數不及, 太陰作接間至, 卽謂天虛也, 此卽人氣天氣同虛也. 又遇驚而奪精, 汗出於心, 因而三虛, 神明失守. 心爲君主之官, 神明出焉, 神失守位, 卽神遊上丹田, 在帝太一帝君泥丸君下. 神旣失守, 神光不聚却, 遇火不及之歲, 有黑尸鬼見之, 令人暴亡.

기백이 말한다(岐伯曰). 인체의 오장 중에서(人之五藏), 한 개의 오장이라도 알칼리가 부족(不足)하고(一藏不足), 또, 일조량이 부족(虛)한 경우를 만나면(又會天虛), 사기가 몸에 도달하는 것을 느낄 수가 있다(感邪之至也). 즉, 몸이 이상 신호를 보내는 것이다. 일조량이 부족(虛)하면 CRY 활동이 줄면서 인체의 과잉 산은 중화가 지체된다. 사람은 생각(思慮)이 많고 고민(憂愁)이 많으면(人憂愁思慮), 이어서 호르몬 분비가 자극되고, 이어서 과잉 산이 간질에 쌓이게 된다. 그러면 인체에서 간질로 알칼리 동맥혈을 뿜어내서 산성 간질액을 중화하는 심장은 당연히 문제를 일으킨다(卽傷心). 또, 경우에 따라서는 군화(少陰)가 사천해서 한 해를 다스리면서(又或遇少陰司天), 사천(天數)이 불급하면(天數不及), 장하(太陰)도 간접(接間)적으로 영향권에 든다(太陰作接間至). 즉, 여름 기운을 내는 군화가 불급한다는 말은 일조량이 부족해서 수증기를 하늘로 많이 올려보내지 못했다는 뜻이 된다. 그러면 당연한 순리로 비를 만들 수가 없게 되고, 장마를 주관하는 장하가 영향권에 들게 된다. 그러면 여름 기운은 온전히 사라지고 만다. 문제는 일조량 부족으로 CRY 활동이 줄면서 겨울에 쌓였던 인체의 과잉 산은 중화되지 않고 문제를 일으킨다. 이렇게 하늘이 불급한 것을 천허(天虛)라고 말한다(卽謂天虛也). 지금 경우는 심장이 상한 상태(卽傷心)로서 인체의 알칼리도 부족(人氣虛)하고, 동시(同)에 하늘의 일조량도 부족(天氣虛)한 상황인 것이다(此卽人氣天氣同虛也). 또, 놀라거나 탈진해서(又遇驚而奪精), 인체에 과잉 산이 쌓이면, 심장은 살청(汗:殺青)을 당한다(汗出於心). 살청(殺青)은 차(茶)를 볶는 것을 말한다. 즉, 이는 심장이 과잉 산을 과도하게 중화하면서 뜨거운 열기에 죽어나는 상황을 묘사한 것이다. 물론 평범하게 해석해도 된다. 즉, 심장이 힘들어서 심장에서 땀이 나온다(汗出於心). 그러면 이로 인해서 심장의 알칼리는 극도로 고갈(三虛)되고(因而三虛) 만다. 허(虛)는 알칼리의 고갈을 의미하는데, 삼허(三虛)는 알칼리 고갈의 마지막 단계를 말한다. 전자(神)는 산소와 반응해서 물로 중화되면서 열(熱)과 빛(明)을 부산물로 만들어 낸다. 그래서 신명(神明)은 가끔은 심장을 상징하기도 하고, 대개는 산(酸:電子:神)의 중화(明)를 의미한다. 이렇게 알칼리가 극단적으로 고갈(三虛)되면, 과잉 산의 중화(神明)는 물 건너간다(神明失守). 그리고 심장은 인체에서 신(神)인 산(酸)을 제일 많이 중화하는 군주(君主)와 같은 기관(器官)으로써(心爲君主之官), 전자(電子)인 신(神)이 산소로 중화되면서 부산물로 빛(明)이 배출(出)되는 곳이다(神明出焉). 그런데 신(神)은 심장에서 중화되지 않게 되면, 자기 위치(位)를 떠나서(神失守位), 상단전(上丹田)으로 여행(遊)을 떠난다(卽神遊上丹田). 상단전은 인체 최고의 면역기관이면서 최고로 많은 산을 중화하는 림프 기관인 흉선(thymus:胸腺)을 말한다. 이 흉선은 심막과 붙어있다. 당연히 심장이 중화하지 못한 과잉 산은 림프로 흘러들고, 결국에 이들은 림프 기관이기도 한 흉선에 모이게 된다. 즉, 흉선은 단일 기관으로는 심장 다음으로 많은 산을 중화한다. 이 상단전은 심장(君) 아래(下)에서 이환(泥丸)을 통제(君)하면서 전염병을 막는 태일 황제(太一帝)와 같은 황제(帝)로서 존재(在)한다(在帝太一帝君泥丸君下). 태일 황제(太一帝)는 자미궁(紫微宮)과 창합문(閶闔門) 사이에 있는 별로써, 전쟁과 전염병을 방지하는 인성(仁星)이라고 한다. 즉, 흉선은 최고의 면역기관으로써 태일(太一)과 같은 존재이다. 이환(泥丸)은 직역하면 끈적끈적한 진흙 덩어리이다. 인체에서 끈적끈적한 것은 산성 체액을 의미하며, 이는 바로 산성화된 림프액을 의미한다. 림프는 주로 지용성 물질이 통과하는 기관이기 때문에 당연히 림프액은 끈직끈직(泥丸)하다. 바로 흉선은 이 림프(泥丸)를 통제(君)하는 림프 기관 중에서 최고(帝)의 기관(官)이다. 하늘에서도 신(神)이 이미(旣) 자기 자리를 이탈해서 떠돌게 되면(神旣失守), 하늘에 있는 전자(神)를 알칼리로 수거하지 못하게 되고, 이어서 일조량(光)의 원천인 전자(神)를 알칼리에 축적(聚)하지 못하게 (不) 되면서(神光不聚却), 당연히 일조량이 부족하게 되고, 화성은 일조량이 부족한 불급한 해를 만들어낸다(遇火不及之歲). 그러면 일조량 부족으로 인해서 과잉 산은 CRY를 통해서 중화되지 못하게 되고, 이어서 심장은 화성의 불급으로 인해서 과부하에 시달린다. 그러면, 심장이 중화하지 못한 전자를 신장이 염으로 처리하면서, 신장으로 인한 전염병(黑尸鬼)의 유행이 오고(有黑尸鬼見之), 사람들은 갑자기 죽어 나간다(令人暴亡). 참고로 상단전 이야기를 꺼낸 이유는 바로 면역력 부족으로 인한 전염병을 설명하기 위한 것이다. 여기서 흑시귀(黑尸鬼)는 백시귀(白尸鬼), 흑시귀(黑尸鬼), 청시귀(靑尸鬼), 적시귀(赤尸鬼), 황시귀(黃尸鬼)의 오귀(五鬼) 중에서 하나이다. 즉, 오장 중에서 과잉 산 중화 기능이 안 좋은 장기에 따라서 전염병의 이름을 붙인 것이다. 그런데 왜 신장으로 인한 흑시귀(黑尸鬼)일까? 지금 상태는 일조량이 부족해서 과잉 전자를 중화하지 못하고 염(鹽)으로 격리하기 때문에 염을 전문적으로 담당하는 신장이 당연히 과부하에 걸리고 흑시귀가 나타난다. 귀 (鬼)는 전자를 보유한 물체를 말하기 때문에, 바이러스(Virus)나 전염성 병원균 정도로 해석하면 된다.

人飮食勞倦　即傷脾，又或遇太陰司天，天數不及，即少陽作接間至，即謂之虛也．此即人
氣虛而天氣虛也．又遇飮食飽甚，汗出於胃，醉飽行房，汗出於脾，因而三虛，脾神失守．
脾爲諫議之官，智周出焉．神旣失守，神光失位而不聚也，却遇土不及之年，或己年或甲年
失守，或太陰天虛，靑尸鬼見之，令人卒亡．


　사람이 먹는 음식과 중노동이(人飮食勞倦), 비장을 상하게 만든다(即傷脾). 비장
은 산성 간질액을 받아서 처리하는 기관이다. 그래서 음식을 알칼리 음식이 아닌
산성 음식을 많이 먹게 되면, 당연히 비장은 상한다. 그리고 중노동은 호르몬 분
비를 과하게 해서 호르몬이 분비되는 간질을 산성으로 만들면서 비장을 괴롭힌다.
또, 경우에 따라서 토성이 사천할 때(又或遇太陰司天), 토성이 제대로 에너지를 발
산하지 못하는 불급 상태가 된 것은(天數不及), 소양(少陽)인 화성도 간접적으로 영
향을 미친 결과이다(即少陽作接間至). 소양인 화성은 뜨거운 열기를 이용해서 수증
기를 하늘로 올려보내서 토성이 책임지는 장하를 만들어낸다. 그래서 토성이 불급
해서 장하를 만들지 못한 것은 화성도 간접적(接間)으로 영향을 미친 것이다. 즉,
토성의 불급으로 인해서 하늘의 기운이 허(虛)해진 것이다(即謂之虛也). 그래서, 이
시점에서 보면, 비장도 허해져 있고, 하늘도 허해져 있다(此即人氣虛而天氣虛也).
또, 음식을 심하게 과식하면(又遇飮食飽甚), 위장은 살청(汗:殺靑)을 당한다(汗出於
胃). 즉, 위장이 힘들어서 위장에서 땀이 흘러나온다. 음식을 과식한 상태에서 술
이 잔뜩 취해서 성생활을 즐기면(醉飽行房), 비장은 살청(汗:殺靑)을 당한다(汗出於
脾). 음식의 과식은 인체를 산성으로 만들고, 술은 자체가 산성이고, 방사는 사정
하면서 알칼리를 배출시킨다. 종합하면, 이런 행동을 한다는 것은 몸을 망치려고
작정한 것이다. 그러면 이때는 당연히 간질액은 산성으로 변하고, 이어서 간질액
을 통제하는 비장은 죽어난다(汗出於脾). 그러면, 이로 인해서 비장의 알칼리는 극
도로 고갈(三虛) 되고(因而三虛) 만다. 그러면 비장에 있던 산(神:酸)은 중화되지 못
하고 문제를 일으킨다(脾神失守). 비장은 생각으로 인한 스트레스(諫議)를 주관하는
기관으로써(脾爲諫議之官), 당연히 지적(智)인 행동을 주관한다(智周出焉). 하늘에서
도 신(神)이 이미(旣) 자기 자리를 이탈해서 떠돌게 되면(神旣失守), 하늘에 있는 전

자(神)를 알칼리로 수거하지 못하게 되고, 이어서 일조량(光)의 원천인 전자(神)를 알칼리에 축적(聚)하지 못하게(不) 된다(神光失位而不聚也). 또, 토성이 불급한 해를 만나면(却遇土不及之年) 즉, 중운으로 토운을 가지고 있는 갑기년(甲己歲)에 토성이 제대로 힘을 발휘하지 못하거나(或己年或甲年失守), 토성이 전년도의 태과한 사천 때문에 힘을 발휘하지 못한 경우에는(或太陰天虛), 림프액을 통제하는 비장에서 심각한 문제가 유발된다. 그러면, 림프액을 가장 많이 생산해서 비장으로 보내는 간은 갑자기 날 벼락을 맞는다. 결국에 이때는 간으로 인한 유행병(靑尸鬼)이 온다(靑尸鬼見之). 그러면 사람들은 갑자기 죽어 나간다(令人卒亡).

人久坐濕地, 强力入水, 卽傷腎, 腎爲作强之官, 伎巧出焉, 因而三虛, 腎神失守, 神志失位, 神光不聚, 却遇水不及之年, 或辛不會符, 或丙年失守, 或太陽司天虛, 有黃尸鬼至見之 令人暴亡.

사람이 습지에 오래 앉아 있으면(人久坐濕地), 인체와 습기 사이에 강한 상호 작용(强力)으로 인해서, 인체로 습기가 유입된다(强力入水). 그리고 습기가 있으려면 반드시 삼투압 인자인 전자(神)가 있어야 한다. 그런데 전자가 전자를 만나게 되면 매개체를 통해서 서로 땅긴다. 인체는 에너지(電子) 덩어리이기 때문에 당연히 삼투압 기질인 전자를 흡수한다. 즉, 사람이 전자가 있는 습지에 오래 있게 되면, 몸이 산성화되는 것이다. 그러면 사람이 물에 있으면, 모두 몸이 산성화되는가? 그렇지는 않다. 오래(久) 쪼그리고 앉아(坐) 있다는 조건이 붙어있다. 즉, 혈액 순환이 안 되는 조건이 붙어있다. 그래서 이때 흡수된 전자는 산소 부족으로 인해서 중화되지 않고 염으로 처리되면서 염을 전문적으로 취급하는 신장이 상한다(卽傷腎). 신장은 부신을 통해서 코티졸을 분비하고 과잉 산을 중화시키면서 인체를 강하게 해주는 기관이다(腎爲作强之官). 또, 요도는 성관계에서 기교를 만들어내는 정액이 배출되는 곳이기도 하다(伎巧出焉). 이런 신장에 알칼리가 극단적으로 부족하게 되면(因而三虛), 신장은 신장으로 들어오는 산(神)을 중화하지 못하게 되고(腎神失守), 이제 신장(志)에 있는 산(神)은 다른 기관으로 흘러 들어간다(神志失位). 게다가 사천에서 수성이 불급한 해를 만나거나(却遇水不及之年), 신년(辛)에 중운에서 수운이 사천의 문제로 인해서 상극을 당하고 천부(符)나 세회(會)를 만들지 못하거나(或辛不會符) 즉, 사천하는 기운과 중운이 서로 어긋나거나 중운과 재천의 기운이 서로 어긋나거나, 병년(丙)의 중운에서 수운이 제자리를 지키지 못하거나(或丙年失守), 수성(太陽)이 사천했음에도 불구하고, 직전 해의 태과로 인해서 힘을 쓰지 못할 경우에는(或太陽司天虛), 결국에 하늘에 있는 전자(神)를 알칼리로 수거하지 못하게 되고, 이어서 일조량(光)의 원천인 전자(神)를 알칼리에 축적(聚)하지 못하게(不) 된다(神光不聚). 그러면 일조량 부족으로 인해서 CRY 활동이 줄면서 과잉 산은 신장을 괴롭히게 된다. 그러면 신장과 함께 산성 림프액을 중화하는 비장은 갑자기 날 벼락을 맞게 된다. 이때는 결국에 비장으로 인한 전염병(黃尸鬼)의 유행이 오고(有黃尸鬼至見之), 사람들을 갑자기 죽어나간다(令人暴亡).

人或恚怒, 氣逆上而不下, 卽傷肝也. 又遇厥陰司天, 天數不及, 卽少陰作接間至, 是謂天虛也, 此謂天虛人虛也. 又遇疾走恐懼, 汗出於肝, 肝爲將軍之官, 謀慮出焉, 神位失守, 神光不聚, 又遇木不及年, 或丁年不符, 或壬年失守, 或厥陰司天虛也, 有白尸鬼見之, 令人暴亡也.

사람이 간혹 심하게 분노하면(人或恚怒), 호르몬의 과잉 분비로 인해서 간질에 과잉 산이 축적되면서, 산성 간질액은 간질에서 중화되지 않고 림프를 따라서 흉선이 있는 위로 올라오고, 흉선 아래쪽 부분에서는 중화가 안된다(氣逆上而不下). 이런 상태가 되면, 산성 림프액을 최고로 많이 생산해서 비장으로 보내는 간은 상해를 입는다(卽傷肝也). 또, 목성이 사천을 했음에도 불구하고(又遇厥陰司天) 불급한 해가 되면(天數不及), 소음이 금성을 상극하지 못해서 금성이 목성을 상극해서 목성이 불급했기 때문에, 목성의 불급에 소음도 간접적으로 작용한다(卽少陰作接間至). 그래서 목성의 불급으로 인해서 하늘의 기운이 허해졌다(是謂天虛也). 이 상태는 인체도 간 때문에 약해져 있고, 하늘도 불급으로 인해서 약해져 있는 상태이다(此謂天虛人虛也). 이때 또, 병이 공포를 만들어내는 경우를 만나면(又遇疾走恐懼), 공포는 호르몬의 분비를 자극해서 과잉 산이 쌓이게 만들고, 간은 이 과잉 산을 중화하면서 살청(汗:殺靑) 당한다(汗出於肝). 간은 간문맥을 통해서 영양소의 관문을 지키는 수문장(將軍)의 기관이며(肝爲將軍之官), 또한 담즙을 통해서 신경을 조절함으로써 사고(謀慮)를 통제한다(謀慮出焉). 하늘에서도 신(神)이 자기 자리를 이탈해서 떠돌게 되면(神位失守), 결국에 하늘에 있는 전자(神)를 알칼리로 수거하지 못하게 되고, 이어시 일조량(光)의 원천인 전자(神)를 알칼리에 축적(聚)하지 못하게(不) 된다(神光不聚). 또, 사천에서 목성이 불급한 해를 만나거나(又遇木不及年), 정년(丁) 중운에서 목운이 상극을 당해서 기운을 제대로 펼치지 못하면서 천부를 만들지 못하거나(或丁年不符), 임년(壬)에서 목운이 제대로 자리를 지키지 못하거나(或壬年失守), 목성이 사천을 했음에도 불구하고 직전년의 사천이 태과해서 제대로 힘을 못 쓰면(或厥陰司天虛也), 그러면 폐로 인한 전염병(白尸鬼)의 유행이 오고(有白尸鬼見之), 사람들을 갑자기 죽게 만든다(令人暴亡也). 백시귀(白尸鬼)가 나오는 이유는 폐가 과부하가 걸리면, 이산화탄소의 통제가 안 되면서, 이산화탄소가 적혈구를 파괴하고, 그러면 파괴된 적혈구는 담즙을 통해서 간으로 흘러들고, 간은 이 담즙을 처리하기 때문인데, 간에서 문제가 생기면, 폐는 더는 폐기된 적혈구를 처리하지 못하고 과부하가 걸리기 때문이다.

已上五失守者, 天虛而人虛也, 神遊失守其位, 卽有五尸鬼干人, 令人暴亡也, 謂之曰尸厥. 人犯五神易位, 卽神光不圓也, 非但尸鬼, 卽一切邪犯者, 皆是神失守位故也. 此謂得守者生, 失守者死, 得神者昌, 失神者亡.

　이미 위에서 본 것처럼, 오성에서 문제가 생기면(已上五失守者), 천허(天虛)가 되면서 동시에 인허(人虛)도 된다(天虛而人虛也). 전자(神)가 자기 자리를 지키지 못하고 돌아다니게 되면(神遊失守其位), 오장으로 인한 전염병이 발생하면서(卽有五尸鬼干人), 사람들을 갑자기 죽게 만든다(令人暴亡也). 이것을 시궐(尸厥)이라고 한다(謂之曰尸厥). 사람이 오장의 산(神)과 알칼리의 균형(位) 상태를 바꾸어버리는(易) 실수를 범(犯)하면(人犯五神易位), 과잉 산(神)을 햇빛(光:일조량)의 도움을 받아서 CRY를 통해서 중화시키는 것이 원만(圓)하게 이루어지지 않게(不) 된다(卽神光不圓也). 시귀(尸鬼)뿐만 아니라(非但尸鬼), 사기로써 범해지는 일체(一切)의 것들은(卽一切邪

犯者), 모두 이 전자(神:酸)가 자기 자리를 지키지 못한 이유(故)로 생긴 것이다(皆是神失守位故也). 그래서 이 전자의 위치를 잘 지켜주는 사람은 살고(此謂得守者生), 잘 지켜주지 못하는 사람은 죽는다(失守者死). 즉, 산과 알칼리 균형을 말하고 있다. 전자(神)가 붙은 것은 산(酸)이고, 다시 말하면 전자를 보유하고 있으므로 프로톤(H$^+$)을 내놓을 수 있는 것은 산(酸)이고, 전자가 없는 것은 알칼리인데, 다시 말하면, 알칼리 케톤을 보유하고 있어서 수산기(OH$^-$)를 내놓을 수 있는 것은 알칼리인데, 인체에서 체액을 pH7.45로 지키는 사람은 살고, 못 지키는 사람은 병들거나 죽는다는 것이다. 그래서 산(神)을 조절해서 산과 알칼리의 균형을 지키면(得) 잘 살고(得神者昌), 깨뜨리면(失) 죽는다(失神者亡). 거의 모든 병은 산 문제가 99%이다. 그리고 인체는 전자(神)의 놀이터라는 사실을 알면, 쉽게 이해가 가는 부분이다.

이 마지막 6개의 단원은 전자생리학을 알면, 해석이 아주 쉽지만, 모르면 도대체 무슨 말을 하는지 모를 것이다.

# 제74편. 지진요대론(至眞要大論)

제1장

제1절

黃帝問曰, 五氣交合, 盈虛更作, 余知之矣. 六氣分治. 司天地者, 其至何如. 岐伯再拜對曰, 明乎哉問也. 天地之大紀, 人神之通應也.

황제가 묻는다(黃帝問曰). 오기가 교류하고 조합되는 것(五氣交合), 교대로 채워지고 비워지는 것(盈虛更作)임을 알았습니다(余知之矣). 육기가 분할해서 통치하고(六氣分治), 사천과 재천(司天地者)이 어떻게 도달하나요(其至何如)? 기백이 재배하고 대답한다(岐伯再拜對曰). 명쾌한 질문이시네요(明乎哉問也)! 천지의 대기는(天地之大紀), 사람의 신과 통하고 응한다(人神之通應也).

지구의 계절을 지배하는 오성(五星)은 서로 에너지를 교류(交)하기 때문에, 때로는 에너지가 태과하고 불급하면서 합쳐(合)지기도 하고 흩어지기도 한다(五氣交合). 또, 이 에너지는 계절에 따라서 교대(更)로 채워(盈)지기도 하고, 비워(虛)지기도 한다(盈虛更作). 하늘에서 에너지의 근원인 육기(六氣)는 지구의 에너지를 시기별로 분할(分)해서 통치(治)한다(六氣分治). 육기를 운행하는 구조가 사천(司天)과 재천(地)이다(司天地者). 이 사천(天)과 재천(地)이 에너지 흐름의 큰(大) 틀(紀)이다(天地之大紀). 인체도 에너지로 다스려지기 때문에, 인체(人)의 에너지(神)도 하늘이 주는 기운에 반응(應)하고 소통(通)한다(人神之通應也).

帝曰, 願聞上合昭昭, 下合冥冥, 奈何. 岐伯曰, 此道之所主, 工之所疑也. 帝曰, 願聞其道也. 岐伯曰, 厥陰司天, 其化以風. 少陰司天, 其化以熱. 太陰司天, 其化以濕. 少陽司天, 其化以火. 陽明司天, 其化以燥. 太陽司天, 其化以寒. 以所臨藏位, 命其病者也.

황제가 말한다(帝曰). 하늘에서 육기의 조합은 명백하고(願聞上合昭昭), 땅에서 육지기의 조합은 은밀하고 미묘한데(下合冥冥), 어떻게 알 수 있나요(奈何)? 기백이 말한다(岐伯曰). 이것은 자연의 원리가 주도하기 때문이고(此道之所主), 의사들이 의문을 제기하는 이유이기도 하다(工之所疑也). 황제가 말한다(帝曰). 그 도를 듣고 싶습니다(願聞其道也). 기백이 말한다(岐伯曰). 목성(厥陰)이 하늘을 주도(司天)하면, 그 영향으로 지구에서는 봄바람이 일고(厥陰司天, 其化以風), 군화(少陰)가 하늘을 주도(司天)하면, 그 영향으로 지구에서는 열기가 만들어지고(少陰司天, 其化以熱), 토성이 하늘을 주도하면, 그 영향으로 지구에서는 습기가 운행되고(太陰司天, 其化以濕), 상화(少陽)가 하늘을 주도하면, 그 영향으로 지구에서는 열기가 만들어지고(少陽司天, 其化以火), 금성이 하늘을 주도하면, 그 영향으로 지구에서는 건조한 날씨가 형성되고(陽明司天, 其化以燥), 수성이 하늘을 주도하면, 그 영향으로 지구에서는 한기가 만들어진다(太陽司天, 其化以寒). 땅에서 육지기로 표현되는 하늘의 육기가 인체와 에너지 교류를 통해서 오장(藏)에서 전자(神)의 상태(位)를 다스린다(臨)는 이유(以所)로(以所臨藏位), 이로 인해서 인체에서 병이 생기면, 병명도 이에 따라서 짓는다(命其病者也). 즉, 풍병(風病), 열병(熱病), 한병(寒病) 등등이다. 육기(六氣)의 표시(標)와 본질(本)을 말하고 있다.

帝曰. 地化奈何. 岐伯曰, 司天同候, 間氣皆然. 帝曰, 間氣何謂. 岐伯曰, 司左右者, 是謂間氣也. 帝曰, 何以異之. 岐伯曰, 主歲者紀歲, 間氣者紀步也.

황제가 말한다(帝曰). 재천은 어떻게 작용하나요(地化奈何)? 기백이 말한다(岐伯曰). 사천과 같은 기후이다(司天同候). 모든 간기도 똑같다(間氣皆然). 황제가 묻는다(帝曰). 간기라고 말하는 것은 뭔가요(間氣何謂)? 기백이 말한다(岐伯曰). 사천의 좌우에 있는 육기를(司左右者), 이르러 간기(間氣)라고 말한다(是謂間氣也). 황제가 묻는다(帝曰). 다른 표현도 있나요(何以異之)? 기백이 말한다(岐伯曰). 60갑자에서 사천이 주도하고 있는 해(歲)는 기세(紀歲)이고(主歲者紀歲), 이때 간기(間氣)는 기보(紀步)라고 한다(間氣者紀步也). 특별히 해설할 내용은 없다. 아래 정리된 내용을 가지고 보면 된다.

사천(司天) : 궐음(厥陰), 소음(少陰), 태음(太陰), 소양(少陽), 양명(陽明), 태양(太陽)
재천(在泉) : 소양(少陽), 양명(陽明), 태양(太陽), 궐음(厥陰), 소음(少陰), 태음(太陰)

육기(六氣) 표시(標) : 궐음(厥陰), 소음(少陰), 태음(太陰), 소양(少陽), 양명(陽明), 태양(太陽).
육기(六氣) 근본(本) : 풍기(風氣), 열기(熱氣), 습기(濕氣), 상화(相火), 조기(燥氣), 한기(寒氣).

帝曰, 善. 歲主奈何. 岐伯曰, 厥陰司天爲風化, 在泉爲酸化, 司氣爲蒼化, 間氣爲動化. 少陰司天爲熱化, 在泉爲苦化, 不司氣化, 居氣爲灼化. 太陰司天爲濕化, 在泉爲甘化, 司氣爲黔化, 間氣爲柔化. 少陽司天爲火化, 在泉爲苦化, 司氣爲丹化, 間氣爲明化. 陽明司天爲燥化, 在泉辛化, 司氣爲素化, 間氣爲淸化. 太陽司天爲寒化, 在泉爲鹹化, 司氣爲玄化, 間氣爲藏化. 故治病者, 必明六化分治, 五味五色所生, 五藏所宜, 廼可以言盈虛病生之緒也.

황제가 말한다(帝曰). 좋습니다(善). 세주는 어떻나요(歲主奈何)? 기백이 말한다(岐伯曰). 궐음(厥陰)의 기운이 하늘(天)의 기운을 다스리면(司), 에너지 덩어리인 봄바람(風)을 만들어(爲)내는 작용(化)을 한다(厥陰司天爲風化). 궐음(厥陰)의 기운이 물(泉)이 있는 땅에 존재(在)하면, 땅에 있는 물과 작용(化)해서 신맛(酸)의 물질을 만들어낸다(在泉爲酸化). 궐음의 봄기운은 따뜻함과 차가움이 동시에 존재하기 때문에, 따뜻함은 호르몬의 분비를 자극해서 전자를 간질로 내보내는데, 차가움 때문에 간질이 수축해있게 되고, 그러면 간질로 나온 전자는 알콜기(Hydroxy Group)를 만들어서 신맛으로 변한다. 그래서 봄에는 신맛의 물질이 만들어진다. 봄에 수확하는 신맛의 매실을 생각하면 된다. 그리고 아세트산과 같은 신맛은 에너지인 자유전자를 보유하고 있다는 사실도 상기해보자. 궐음(厥陰)의 하늘을 다스리(司)는 기운(氣)은 하늘에서 파란색(蒼)을 띠고 있는 목성(木星)의 작용(化)이 만들어(爲) 낸 에너지이다(司氣爲蒼化). 궐음(厥陰)의 기운이 육지기(六之氣) 중에서 간기(間氣)로 작용하면, 봄기운인 풍기(風)를 제공해서 만물이 싹이 트고 자라나는 역동성(動)을 만들어낸다(間氣爲動化). 원래는 사천과 재천으로 해석해야 하는데, 어차피 땅에 에너지를 공급하는 것이기 때문에, 다르게 해석해보았다. 다음 문장들도 마찬가지로 해석해보았다. 물론 의미는 서로 똑같다.

태양(Sun)인 소음(少陰)의 기운이 하늘(天)의 기운을 다스리면(司), 무더운 열기(熱)를 만들어(爲)내는 작용(化)을 한다(少陰司天爲熱化). 소음(少陰)의 기운이 물(泉)이 있는 땅에 존재(在)하면, 땅에 있는 물과 작용(化)해서 쓴맛(苦)의 물질을 만들어낸다(在泉爲苦化). 소음(少陰)의 무더운 여름 기운은 생체(生體)를 심하게 자극하게 되고, 그러면 생체는 이에 반응해서 호르몬을 과잉 분비하게 되고, 이어서 간질이 산성으로 변하면서 산성 간질액이 간질을 채워버리게 되고, 여기에 존재하는 전자는 다가(多價:Poly) 알콜기(Hydroxy Group)를 만들어내고, 이것이 쓴맛(苦)을 만든다. 알콜기는 자유전자를 수거한 형태라는 사실을 상기해보자. 그러면 이런 알콜기가 많이 만들어질수록 자유전자가 많다는 사실을 암시한다. 즉, 식물은 간질에 자유전자를 보유한 산성 체액이 많으면, 알콜기를 많이 만들어서 이를 해결한다. 이는 쓴맛의 대표인 사포닌이 대표적인데, 사포닌을 보면, 엄청나게 많은 알콜기가 붙어있다. 소음의 무더운 기운(氣)의 작용(化)을 제대로 다스리지(司) 못하게(不) 되면(不司氣化), 이 무더운 기운은 정체되어서 어떤 한 곳에 머물게(居) 되고, 이어서 찜통더위(灼)를 만들어낸다(居氣爲灼化). 더운 기운이 한곳에 정체되어 있으므로 당연한 일이다.

태음(太陰)의 기운이 하늘(天)의 기운을 다스리면(司), 태음인 토성의 차가운 기운이 여름에 올려보낸 수증기를 응결시켜서 습기(濕)를 만들어(爲)내는 작용(化)을 한다(太陰司天爲濕化). 태음(太陰)의 기운이 물(泉)이 있는 땅에 존재(在)하면, 땅에 있는 물과 작용(化)해서 단맛(甘)의 물질을 만들어낸다(在泉爲甘化). 태음의 장하 기운은 습기를 과도하게 공급하기 때문에, 생체 안에 있는 습기가 피부를 통해서 외부로 증발이 안 되고 생체 안에 머물게 된다. 그러면 생체는 이 수분을 삼투압 물질인 당(甘)을 만들어서 보유하게 된다. 장하에서 가을 사이에 단맛(甘)인 녹말이 만들어지는 이유이다. 즉, 벼가 장하와 가을을 거치면서 녹말인 쌀을 만들어내는 것을 말하고 있다. 당은 생체가 만들어내는 영양소 중에서 알콜기를 5개나 보유하고 있다는 사실을 상기해보자. 알콜기 보유 측면에서, 이를 단백질이나 지방과 비교해보면, 당은 자유전자를 보유한 산을 수거하는 도구가 된다. 태음(太陰)의 하늘을 다스리(司)는 기운(氣)은 하늘에서 노란색(黅)을 띠고 빛나는 토성(土星)의 작용(化)이 만들어(爲)낸 에너지이다(司氣爲黅化). 태음(太陰)의 기운이 육지기(六之氣) 중에서 간기(間氣)로 작용하면, 당연히 만물에게 습기(濕)를 제공해서 만물이 유연(柔)하고 부드럽게 되도록 만든다(間氣爲柔化).

소양(少陽)의 기운이 하늘(天)의 기운을 다스리면(司), 뜨거운 화기(火)를 만들어(爲)내는 작용(化)을 한다(少陽司天爲火化). 소양(少陽)의 기운이 물(泉)이 있는 땅에 존재(在)하면, 땅에 있는 물과 작용(化)해서 쓴맛(苦)의 물질을 만들어낸다(在泉爲苦化). 소양의 여름 기운은 생체(生體)를 심하게 자극하게 되고, 그러면 생체는 이에 반응해서 호르몬을 과잉 분비하게 되고, 이어서 간질이 산성으로 변하면서 산성 간질액이 간질을 채워버리게 되고, 여기에 존재하는 전자는 다가(多價:Poly) 알콜기(Hydroxy Group)를 만들어내고 이것이 쓴맛(苦)을 만든다. 이는 앞에서 이미 설명했다. 소양(少陽)의 하늘을 다스리(司)는 기운(氣)은 하늘에서 빨간색(丹)을 띠고 빛나는 화성(火星)의 작용(化)이 만들어(爲) 낸 것이다(司氣爲丹化). 소양(少陽)의 기운이 육지기(六之氣) 중에서 간기(間氣)로 작용하면, 여름에 일조(明)를 제공한다(間氣爲明化). 즉, 소양인 화성이 여름의 일조량을 제공한다.

양명(陽明)의 기운이 하늘(天)의 기운을 다스리면(司), 건조한 가을 기운(燥)을 만들어(爲)내는 작용(化)을 한다(陽明司天爲燥化). 양명(陽明)의 기운이 물(泉)이 있는 땅에 존재(在)하면, 땅에 있는 물과 작용(化)해서 매운맛(辛)의 물질을 만들어낸다(在泉爲辛化). 양명의 가을 기운은 건조하고 쌀쌀하다. 그래서 쌀쌀함이 생체를 숙살시키면, 건조함이 휘발성 단쇄지방산인 매운맛(辛)의 물질을 만들어낸다. 양명(陽明)의 하늘을 다스리(司)는 기운(氣)은 하늘에서 하얀색(素)을 띠고 빛나는 금성(金星)의 작용(化)이 만들어(爲)낸 에너지이다(司氣爲素化). 양명(陽明)의 기운이 육지기(六之氣) 중에서 간기(間氣)로 작용하면, 가을 기운인 쌀쌀한 청기(清)를 제공한다(間氣爲清化).

태양(太陽)의 기운이 하늘(天)의 기운을 다스리면(司), 차가운 한기(寒)를 만들어(爲)내는 작용(化)을 한다(太陽司天爲寒化). 태양(太陽)의 기운이 물(泉)이 있는 땅에 존재(在)하면, 땅에 있는 물과 작용(化)해서 짠맛(鹹)의 물질을 만들어낸다(在泉爲鹹化). 태양(太陽)이 공급하는 한기(寒)는 성장 인자인 전자(電子)를 짠맛의 종류인 염(鹽)으로 저장한다. 즉, 겨울의 차가운 기운이 자유전자의 활동을 막아버리면, 전자는 활동을 안 하고 숨어버린다. 그래서 겨울은 성장 인자인 전자의 활동이 멈추면서 원칙적으로 성장이 없는 계절이 된다. 태양(太陽)의 하늘을 다스리(司)는 기운(氣)은 하늘에서 검은색(玄)을 띠고 빛나는 수성(水星)의 작용(化)이 만들어(爲)낸 에너지이다(司氣爲玄化). 태양(太陽)의 기운이 육지기(六之氣) 중에서 간기(間氣)로 작용하면, 차가운 기운인 한기를 제공해서 성장 인자인 전자를 저장(藏)하게 만든다(間氣爲藏化).

그래서 에너지 문제인 병을 다스리려면(故治病者), 반드시 육기가 작용해서 하늘의 에너지를 분할(分) 통치(治)하는 원리를 명확히(明) 알아야 하고(必明六化分治), 에너지를 만들어내는 오성의 색깔인 오색과 육기가 만들어내는 에너지의 축적 형태인 오미의 원리도 명확히 알아야 하고(五味五色所生), 과잉 산인 에너지를 조절하는 오장의 마땅한 원리도 알아야 한다(五藏所宜). 이렇게 에너지가 채워지고(盈) 비워지는(虛) 이것들의 원리를 모두 알고 나면, 병의 실마리(緒)를 자신 있게(可以) 말할(言) 수 있는 단계에 이르게 된다(廼可以言盈虛病生之緒也). 이것이 황제내경의 품격이다. 여기서는 주로 인간이 아닌 식물이라는 생명체에 육기가 작용하면 어떤 물질을 만들어내는지를 말하고 있다. 또, 그 육기는 어떤 천체(天體)가 만들어내는 지를 해당 천체의 색깔로 말해주고 있다. 또, 삼음삼양으로 표시되는 육기는 1년을 6개의 구간으로 나누는데, 이 6개의 구간에 사천과 재천이라는 서로 음양으로 상반되는 기운과 사천과 재천을 연결하는 나머지 4개의 구간을 간기라고 해서 육기를 채우고 있다. 이 내용은 제71편 육원정기대론(六元正紀大論) 제1장 제2절에 정리된 〈사천과 재천의 객기에 따른 육지기의 표시〉를 참고하면 무슨 말인지 바로 이해가 갈 것이다. 이 내용을 보면, 황제내경은 에너지 의학이라는 사실이 확연하게 드러나게 된다. 그리고 최첨단 현대의학을 제외하면, 지구상에 존재하는 모든 의학은 에너지 의학이 된다. 이들 대부분 의학은 전통의학 형태로 자리 잡고 있다. 인체를 포함해서 모든 생체는 에너지로 작동하므로, 의학도 에너지를 연구하는 것이 정석일 것이다. 물론 최첨단 현대의학은 돈에 눈이 단단히 멀어서 오직 단백질만 연구하고 있다. 단백질은 질소를 통해서 에너지를 싣고 다니는 에너지 담체에 불과하다. 즉, 트럭에 실린 내용물이 중요한데, 이 내용물을 싣고 있는 트럭만 열심히 연구하고 있는 의학이 최첨단 현대의학이다. 이는 한마디로 코미디 쇼이다. 왜 그럴까? 문제는 돈이다. 인체의 건강을 에너지로 접근하게 되면, 지금 의료비의 1%만 사용해도 건강을 충분히 지킬 수가 있기 때문이다. 더군다나 병을 미리 예방할 수도 있다. 그것도 자연 친화적인 해결이 가능하다. 인체도 지극히 자연의 일부라는 사실을 상기해보자. 그래서 자연의 일부인 인체에 병이 들었다는 말은 인체가 자연의 법칙을 위반했다는 뜻이 된다. 그러면, 이 문제는 자연의 문제이므로, 자연 친화적으로 해결하는 것이 순리가 된다. 그리고 의료 시설이 거의 전무했던 고대에는 자동으로 자연 친화적 의료를 발전시킬 수밖에 없었다. 그래서 전통의학은 모두 에너지 의학이면서 자동으로 자연 의학이 되고, 치료는 자연 치유가 될 수밖에 없다. 즉, 돈이 얼마 안 드는 치료법을 찾을 수밖에 없었고, 그것이 전통의학인 것이다. 그러면, 돈을 쓸어담기 위해서 탄생한 최첨단 현대의학은 자동으로 전통의학을 멀리하게 될 수밖에 없었고, 이를 폄하하고 조롱해야만 했다. 그리고 실제로 이들의 광고 선전에 현혹된 대중은 전통의학을 미신으로 받아들이게 된다. 물론, 그 대가는 고통이었다. 그래서 최첨단 현대의학은 돈이 안 되는 예방 의학은 아예 신경도 안 쓴다. 그러나 황제내경의 기본 철학은 병은 미연에 방지하라는 것이다. 즉, 병이 난 뒤에 치료하게 되면, 나을 수는 있지만, 좋은 방법이 아니라고 말하고 있다. 그리고 전 세계에 존재하는 모든 에너지 의학의 이론을 황제내경만큼 잘 그리고 명확히 체계적으로 정립한 책은 없다. 즉, 황제내경은 한마디로 전 세계 에너지 의학의 교과서이다. 그리고 황제내경에 버금가는 에너지 의학의 체계가 아유르베다이다. 그래서 아유르베다도 원래는 침술이 들어있었다. 물론 지금은 아유르베다에서 침술은 잊혀지고 말았다. 아유르베다와 황제내경이 비슷한 이유를 찾으려면, 불교를 보면 된다. 불교는 아유르베다와 황제내경을 이어주는 가교의 역할을 하고 있다. 이것이 황제내경의 위력이다. 즉, 황제내경은 실체를 정확히 알게 되면. 한마디로 소름 돋는 무서운 책이다. 그러나 최첨단 현대의학이 의학 독점을 꾀하면서, 황제내경을 쓰레기로 만들어 놓았다. 심지어는 황제내경을 기반으로 밥을 먹고 사는 한의사들조차도 최첨단 현대의학의 눈가림에 속아서 황제내경은 읽어보지도 않는 것이 현실이 되고 말았다. 그 대가로 한의학은 최첨단 현대의학을 보조하는 대체의학으로 전락하고 말았다. 물론 양자역학의 시기가 서서히 무르익고 있으므로, 이를 기반으로 한 황제내경의 시대는 머지않아 올 것이다. 세상 모든 일은 사필귀정이다. 단지 시간이 조금 걸릴 뿐이다. 중세 시대에 권력과 돈에 눈이 먼 교회들이 면죄부를 팔았지만, 결국은 사필귀정이었다. 물론 이 시간 동안에 죄 없는 불쌍한 대중은 죽어난다. 물론 세상의 원리는 정의가 아니라 밥줄이 결정한다는 사실을 알면, 이런 고통은 없을 것이다. 그러나 죄 없는 불쌍한 대중은 이런 세상의 원리를 탐구할 시간이 주어지지 않는다. 당장 굶지 않고 사는 일 자체가 삶을 억누르고 있다.

제2절

帝曰, 厥陰在泉而酸化先, 余知之矣. 風化之行也. 何如. 岐伯曰, 風行于地, 所謂本也. 餘氣同法. 本乎天者, 天之氣也. 本乎地者, 地之氣也. 天地合氣, 六節分而萬物化生矣. 故曰, 謹候氣宜, 無失病機, 此之謂也. 帝曰, 其主病何如. 岐伯曰, 司歲備物, 則無遺主矣. 帝曰, 先歲物, 何也. 岐伯曰, 天地之專精也. 帝曰, 司氣者何如. 岐伯曰, 司氣者主歲同, 然有餘不足也. 帝曰, 非司歲物, 何謂也. 岐伯曰, 散也. 故質同而異等也. 氣味有薄厚, 性用有躁靜, 治保有多少, 力化有淺深. 此之謂也. 帝曰, 歲主藏害何謂. 岐伯曰, 以所不勝命之, 則其要也. 帝曰, 治之奈何. 岐伯曰, 上淫于下, 所勝平之. 外淫于內, 所勝治之. 帝曰, 善. 平氣何如. 岐伯曰, 謹察陰陽所在而調之. 以平爲期, 正者正治, 反者反治.


　황제가 말한다(帝曰). 궐음이 물이 있는 땅에 존재해서 작용하면, 먼저 신맛의 물질이 만들어진다(厥陰在泉而酸化先)는 것을 알았다(余知之矣). 그러면 궐음의 작용으로 인해서 풍기가 유행하면(風化之行也), 어떻게 되나요(何如)? 기백이 말한다(岐伯曰). 풍기가 유행해서 땅을 간섭하는 것을(風行于地), 본이라고 부른다(所謂本也). 즉, 궐음이라는 표시(標)에 대해서 궐음의 본질(本)인 풍기(風)가 작용하는 것을 풍행(風行)이라고 부른다는 것이다. 또, 궐음의 기운이 태과(餘氣)할 때도 같은 원리가 적용된다(餘氣同法). 여기서 하늘에 대해서 본(本)이라고 부르는(呼)는 것은(本乎天者), 하늘의 기운을 말하는 것이다(天之氣也). 땅에 대해서 본(本)이라고 부르는 것은(本乎地者), 땅의 기운을 말하는 것이다(地之氣也). 이렇게 하늘의 기운과 땅의 기운이 합쳐져서(天地合氣), 이 기운이 6개의 절기(節)로 구분(分)되고, 이에 따라서 만물은 작용(化)을 만들어(生) 낸다(六節分而萬物化生矣). 황제가 말한다(帝曰). 이것(此)이 말(謂)하는 의미는(此之謂也), 이 절기(候)의 기운(氣)을 마땅히 잘 살펴서(謹候氣宜), 병의 실마리(機)를 놓치지(失) 않게(無) 해야 된다(無失病機)는 것이다. 황제가 말한다(帝曰). 이때 병은 어떻게 치료(主)하나요(其主病何如)? 기백이 말한다(岐伯曰). 해당 시기(歲)를 다스리는(司) 오미(物)를 준비(備)해야 한다(司歲備物). 그러면 치료(主)하고 나서도 후유증(遺)을 남기지 않게(無) 된다(則無遺主矣). 황제가 말한다(帝曰). 먼저 세물(歲物)은 무엇인가요(何也)? 기백이 말한다(岐伯曰). 세물(歲物)이란 해당 시기의 에너지인 하늘과 땅의 온전한(專) 정기(精)를 축적한 것이다(天地之專精也). 황제가 말한다(帝曰). 다스리는 기운이란 무엇인가요(司氣者何如)? 기백이 말한다(岐伯曰). 다스리(司)는 기운(氣)이라는 것(司氣)은 해당 기간(歲)의 에너지를 주관(主)하는 기운과 같은(同) 것이다(司氣者主歲同). 물론(然), 이 기운에는 태과(餘)와 불급(不足)이 있다(然有餘不足也). 황제가 말한다(帝曰). 그러면 세물로 다스리지 않는다는 것(非司歲物)은 무엇을 이르는 말인가요(何謂也)? 기백이 말한다(岐伯曰). 약성이 다르게 나타난다(散也). 그래서 품질(質)은 같을(同)지라도 약물의 효과에는 다른 차등이 있게 된다(故質同而異等也). 즉, 약성의 기미가 약(薄)하기도 하고 강(厚)하기도 하며(氣味有薄厚), 사용(用)했을 때 성질(性)이 인체를 요동(躁)시키기도 하고 조용(靜)하게 만들기도 한다(性用有躁靜). 또, 치료하고 보양해주는 효과에도 다소의 차이가 있게 된다(治保有多少). 작용하는 힘에 있어서도 심천이 있게 된다(力化有淺深). 황제가 말한다(帝曰). 해당 기간(歲)을 주관(主)하는 기운이 장(藏)을 해친다는 것은 무엇을 말하는 것인가요(歲主藏害何謂)? 기백이 말한다(岐伯曰). 이것은 해당 기간의 에너지가 부족(不勝)한 것을 말하는 것이(以所不勝命之), 그 요지이다(則其要也). 즉, 해당 기간에 하늘이 주는 에너지가 부족해서 해당 기간을 담당하는 오장에서 문제가 발생한다는 뜻이다. 황제가 말한다(帝曰). 치료는 어떻게 하나요(治之奈何)? 기백이 말한다(岐伯曰). 하늘(上)의 나쁜(淫) 기운이 땅(下)에 있는 인체를 간섭(干)하면(上淫于下), 인체가 영향을 받으면서 인체 안에서 사기가 기승(勝)을 부리는 곳(所)이 있게 되는데, 그러면 그곳의 사기를 다스려(平)주면 된다(所勝平之). 간질(外)에 사기(淫)가 존재해서 오장(內)을 간섭(干)하면(外淫于內), 사기가 기승(勝)을 부리는 곳(所)이 있게 되는데, 그러면 그곳의 사기를 다스려(治)주면 된다(所勝治之). 황제가 말한다(帝曰). 좋습니다(善). 평기는 어떻나요(平氣何如)? 기백이 말한다(岐伯曰). 평기(平氣) 때는 음양의 소재를 잘 관찰해서 음양을 조절해주면 된다(謹察陰陽所在而調之). 이런 기간(期)을 다스릴 때는(以平爲期), 질병의 본질과 밖으로 나타난 증상이 같은 경우(正)는 정치법을 사용해서 치료하고(正者正治), 다를 경우(反)는 반치법을 사용해서 치료한다(反者反治).

제3절

帝曰, 夫子言, 察陰陽所在而調之. 論言, 人迎與寸口相應, 若引繩, 小大齊等, 命曰平. 陰之所在寸口, 何如. 岐伯曰, 視歲南北, 可知之矣. 帝曰, 願卒聞之. 岐伯曰, 北政之歲, 少陰在泉, 則寸口不應. 厥陰在泉, 則右不應, 太陰在泉, 則左不應. 南政之歲, 少陰司天, 則寸口不應, 厥陰司天, 則右不應. 太陰司天, 則左不應. 諸不應者, 反其診則見矣. 帝曰, 尺候何如. 岐伯曰, 北政之歲, 三陰在下, 則寸不應, 三陰在上, 則尺不應. 南政之歲, 三陰在天, 則寸不應, 三陰在泉, 則尺不應, 左右同. 故曰, 知其要者, 一言而終, 不知其要, 流散無窮, 此之謂也.

　황제가 말한다(帝曰). 선생님이 말씀하시기를(夫子言), 음양의 소재를 잘 파악해서 조절하라(察陰陽所在而調之)고 하셨습니다. 논언에서는(論言), 인영맥과 촌구맥이 서로 반응하는데(人迎與寸口相應), 줄다리기하는 것처럼(若引繩), 대소가 동등해야 한다(小大齊等)고 했다. 이것을 평이라고 불렀다(命曰平). 촌구에서 음의 소재(陰之所在寸口)는 어떤가요(何如)? 기백이 말한다(岐伯曰). 해당 년도의 남북을 본다(視歲南北). 그러면 알 수 있다(可知之矣). 황제가 말한다(帝曰). 빨리 듣고 싶습니다(願卒聞之). 기백이 말한다(岐伯曰). 북정의 해(北政之歲)에 소음재천하면(少陰在泉), 촌구맥은 불응하고(則寸口不應), 궐음이 재천하면(厥陰在泉), 우가 불응하고(則右不應), 태음이 재천하면(太陰在泉), 좌가 불응한다(則左不應). 남정의 해(南政之歲)는 소음이 사천하면(少陰司天), 촌구가 불응하고(則寸口不應), 궐음이 사천하면(厥陰司天), 우가 불응하고(則右不應), 태음이 사천하면(太陰司天), 좌가 불응하고(則左不應), 모두 불응하면(諸不應者), 그 진맥을 반대로 하면 보인다(反其診則見矣). 황제가 말한다(帝曰). 척후는 어떤가요(尺候何如)? 기백이 말한다(岐伯曰). 북정의 해(北政之歲)는 삼음이 아래에 있으면(三陰在下), 촌이 불응하고(則寸不應), 삼음이 위에 존재하면(三陰在上), 척이 불응하고(則尺不應), 남정의 해(南政之歲)는 삼음이 하늘에 존재하면(三陰在天), 촌이 불응하고(則寸不應), 삼음이 재천이면(三陰在泉), 척이 불응하고(則尺不應), 좌우는 같다(左右同). 옛말(故曰)에, 그 요지를 아는 자는(知其要者), 한 마디로 끝내고(一言而終), 그 요지를 모르는 자는(不知其要), 본질을 빗나가서 말이 무한이 길어진다고 했는데(流散無窮), 이를 두고 하는 말이다(此之謂也).

　이 구문들을 풀려면, 앞에서 황제가 묻는 부분을 잘 살펴봐야 한다. 아니면 해석이 산으로 간다. 실제로는 아주 간단한 원리이다. 항상 진리는 간단한 법이다. 답은 음양의 소재를 찾아서 조절하는 것이다(察陰陽所在而調之). 여기서 음양을 찾는 도구가 촌구맥일 뿐이다. 인영(人迎)과 촌구(寸口)는 음양을 말하면서 동시에 왼쪽(人迎:陽)과 오른쪽(寸口:陰)을 말한다. 그리고 오른쪽이 음, 왼쪽은 양이다. 그리고 왼손과 오른손에서 각각 오장은 상극(相克)과 상생(相生) 관계를 만든다. 그리고 왼손 촌맥의 심장 화기는 오른손 척맥의 명문(命門) 화기와 이어진다. 또, 육지기에서 상반기의 삼음(三陰)은 봄과 여름 그리고 장하의 열기(熱)를 지배하고, 하반기의 삼양(三陽)은 냉기(冷)를 지배한다. 이것을 기반으로 이 구문을 해석하면 된다. 오른손 촌구와 왼손 촌구의 순서를 정해야 한다. 시작은 왼손 척부인 신(水)이고 이어서 간(木)이고, 이어서 심장(火)이고, 이 심장의 열기(熱)는 오른손 척부에 있는 부신(副腎)인 명문(命門)의 열기(熱)로 이어지고, 이어서 비장(土)이고, 이어서 폐(金)이고, 이어서 다시 왼손 척부의 신장(水)으로 돌아온다. 결국에 오행(五行)의 순서이다. 이 순서에서 상극(相克)과 상생(相生) 관계를 이용하면, 아래 문장이 풀린다. 여기서 상화와 군화는 똑같다. 그리고 명문은 왼손과 오른손의 열기 전달 도구가 된다. 아래에 순서를 정리해 보았다. 해석의 편의를 위해서 글을 재구성해야 한다. 그리고 북정(北政)은 북쪽(北)이 다스리(政)는 것이니까 한기와 신장과 수성을 의미하고, 남정(南政)은 남쪽(南)이 다스리(政)는 것이니까 열기와 심장과 화성을 의미한다. 이제 글을 재구성해서 해석해보자.

신장(水) → 간(木) → 심장(火) → 명문(熱) → 비장(土) → 폐(金) → 신장(水)

北政之歲, 少陰在泉, 則寸口不應.

수성(北政)과 화성(少陰)의 관계에서, 척부의 신장(水)이 촌부의 심장(火)을 상극(相克)해 버리니까, 심장맥(少陰)이 있는 왼쪽 촌구(寸口)가 반응하지 못한다(則寸口不應).

北政之歲, 厥陰在泉, 則右不應.

수성(北政)과 목성(厥陰)의 관계에서, 왼쪽에서 신장(水)과 간(木)은 상생(相生)하기 때문에, 오른쪽(右) 맥이 반응할 이유가 없다(則右不應).

北政之歲, 太陰在泉, 則左不應.

수성(北政)과 토성(太陰)의 관계에서, 비장(土)이 신장(水)을 상극(相克)해 버리니까, 왼쪽(左)에 있는 신장맥(腎)은 반응하지 못한다(則左不應).

南政之歲, 少陰司天, 則寸口不應.

화성(南政)과 군화(少陰)가 만났다. 좌우로 연결된다. 그러면 심장(火)이 오른쪽 폐(金)를 상극(相克)해버리니까, 폐맥이 있는 오른쪽 촌구(寸口)는 반응하지 못한다(則寸口不應).

南政之歲, 厥陰司天, 則右不應.

화성(南政)과 목성(厥陰)의 관계에서, 왼쪽의 심장(火)과 간(木)은 서로 상생(相生)한다. 그러면 오른쪽(右)이 반응할 이유가 없다(則右不應).

南政之歲, 太陰司天, 則左不應.

    화성(南政)과 토성(太陰)의 관계에서, 둘은 서로 상생(相生) 관계이기 때문에, 심장(火)이 비장(土)을 도와주면서, 오른쪽의 비장이 반응하고, 왼쪽(左)의 심장은 반응(應)이 없어진다. 즉, 여기서 상생 관계란 심장이 비장으로 산성 체액을 보낸다는 뜻이다. 그러면, 산성 체액을 보내버린 심장은 당연히 과부하에서 풀려나게 되고, 그러면 심장은 맥상에서 특별한 반응이 나타나지 않게 된다. 그러나 심장에서 산성 체액을 받은 비장의 맥상은 자동으로 특별한 반응을 보이게 된다.

諸不應者, 反其診則見矣.

좌우 양손 한쪽에서 모두가 반응하지 않으면(諸不應者), 양손은 서로 음양 관계로 연결되어 있으므로, 이때 진맥은 그 반대편(反) 손에서 해보라는 것이다(反其診則見矣).

北政之歲, 三陰在下, 則寸不應.

    수성(北政)의 한기가 있을 때, 화기(三陰)가 오른손 척맥(下)에 존재하면(三陰在下), 상극되면서, 왼손 촌맥(寸)으로 화기를 보내지 못하게 되고, 이어서 왼손 촌맥은 반응이 없게 된다(則寸不應).

北政之歲, 三陰在上, 則尺不應.

    수성(北政)의 한기가 있을 때, 화기(三陰)가 왼손 촌맥(上)에 존재하면(三陰在上), 상극되면서, 오른손 척맥(尺)으로 화기를 보내지 못하게 되고, 이어서 오른손 척맥은 반응이 없게 된다(則尺不應).

南政之歲, 三陰在天, 則寸不應.

    화성(南政)의 열기가 있을 때, 화기(三陰)가 왼손 촌맥(上:天)에 존재하면, 이 화기를 오른손 척맥(下)으로 보내면서, 심장맥이 있는 왼손 촌맥(寸)에서는 자동으로 반응이 없어진다(則寸不應). 맥동의 에너지를 다른 곳으로 보냈으니 당연하다.

南政之歲 , 三陰在泉, 則尺不應.

    화성(南政)의 열기가 있을 때, 화기(三陰)가 오른손 척맥(下:泉)에 존재하면, 이 화기를 왼손 촌맥(上)으로 보내면서, 명문맥이 있는 오른손 척맥(尺)은 반응이 없게 된다(則尺不應). 맥동의 에너지를 다른 곳으로 보냈으니 당연하다.

    좌우 문제는 같은 원리라고 한다(左右同). 바로 앞 문장은 사실은 좌우의 문제이다. 즉, 좌측(左)의 촌맥과 우측(右)의 척맥의 문제이다. 즉, 촌척(寸尺)을 좌우(左右)로 바꾸면 된다. 그래서 해석이 똑같다. 구체적으로 보자.

北政之歲, 三陰在下, 則左不應.

    수성(北政)의 한기가 있을 때, 화기(三陰)가 오른손 척맥(下)에 존재하면(三陰在下), 상극되면서, 왼손 촌맥(寸)으로 화기를 보내지 못하게 되고, 이어서 왼손 촌맥은 반응이 없게 된다(則左不應). 맥동의 에너지를 받지 못했으므로 당연하다.

北政之歲, 三陰在上, 則右不應.

    수성(北政)의 한기가 있을 때, 화기(三陰)가 왼손 촌맥(上)에 존재하면(三陰在上), 상극되면서, 오른손 척맥(尺)으로 화기를 보내지 못하게 되고, 이어서 오른손 척맥은 반응이 없게 된다(則右不應).

南政之歲, 三陰在天, 則左不應.

화성(南政)의 열기가 있을 때, 화기(三陰)가 왼손 촌맥(上:天)에 존재하면, 이 화기를 오른손 척맥(下)으로 보내면서, 심장맥이 있는 왼손 촌맥(寸)은 반응이 없게 된다(則左不應). 맥동의 에너지를 다른 곳으로 보냈으니 당연하다.

南政之歲, 三陰在泉, 則右不應.

화성(南政)의 열기가 있을 때, 화기(三陰)가 오른손 척맥(下:泉)에 존재하면, 이 화기를 왼손 촌맥(上)으로 보내면서, 명문맥이 있는 오른손 척맥(尺)은 반응이 없게 된다(則右不應). 맥동의 에너지를 다른 곳으로 보냈으니 당연하다.

해석을 앞 문장으로 돌려보면, 황제가 음양의 소재를 관찰해서 조절하라(察陰陽所在而調之)고 한 기백의 말을 상기시키면서 논언(論言)을 언급한다. 왼손 맥(人迎)과 오른손 맥(寸口)이 서로(相) 반응(應)하는데(人迎與寸口相應), 서로 밧줄로 연결되어있는 것처럼 연계성이 있어야 한다(若引繩)고 말한다. 그리고 이때 건강한 사람(命曰平)은 양손의 맥은 차이(小大)가 없다(小大齊等)는 것이다. 너무나 당연한 말이다. 황제가 촌구에 음(陰)이 존재하면(陰之所在寸口) 어떻냐고 묻는다. 오른손 맥인 촌구(寸口)는 원래가 음(陰)이다. 그래서 기백이 음양을 비유해서 남북(南北:陽陰)을 보라(視歲南北)고 한다. 그러고는 지금까지 해석한 문장을 제시한다. 그리고 마지막에 재미있는 비유가 나온다. 지금까지 해석한 내용의 요지를 알고 있다면(知其要者), 이 내용을 간단하게 한마디로 정리할 수 있지만(一言而終), 모르고 있다면(不知其要), 말이 본질을 빗나가서 무한이 길어진다(流散無窮)는 것이다. 즉, 이때는 해석이 산으로 간다는 것이다. 이 부분의 해석은 동의보감을 참고하면, 어느 정도 이해는 가지만, 그래도 확실한 이해가 쉽지 않은 곳이다. 이 부분도 해석이 만만하지가 않다.

제2장

제1절

帝曰, 善. 天地之氣, 内淫而病, 何如. 岐伯曰, 歲厥陰在泉, 風淫所勝, 則地氣不明, 平野昧, 草廼早秀. 民病洒洒振寒, 善伸數欠, 心痛支滿, 兩脇裏急, 飲食不下, 鬲咽不通, 食則嘔, 腹脹善噫, 得後與氣, 則快然如衰, 身體皆重.

황제가 말한다(帝曰). 좋습니다(善). 천지의 기(天地之氣)는 안에서 사기로 작용해서 병을 만드는데(内淫而病), 왜죠(何如)? 기백이 말한다(岐伯曰). 목성(歲厥)의 기운이 물(泉)이 있는 땅에 존재(在)하는 해(歲)에(歲厥陰在泉), 만일에 목성의 기운인 풍(風)이 기승(勝)을 부리면, 이 풍기(風)는 사기(淫)로 작용하게 된다(風淫所勝). 그러면, 땅의 기운(地氣)인 계절의 기운은 불명확(不明)해지고(則地氣不明), 들판(平野)은 계절의 구분이 애매모호(昧) 해지게 되고(平野昧), 초목들은 조기에 무성(秀)하게 자라기에 이른다(草廼早秀). 즉, 목성이 태과해서 과잉 에너지를 땅에 공급한 결과를 말하고 있다. 그러면 에너지로 다스려지는 인체도 당연히 이상 반응을 하게 된다. 사람들은 쌀쌀한 목성의 봄기운 때문에 추위에 떨고, 이로 인해서 병이 생기며(民病洒洒振寒), 한편으로는 따뜻한 봄기운에 나른해지면서, 자주 기지개를 켜며(伸), 자주 하품한다(善伸數欠). 이와 같은 목성의 기운은 간을 괴롭히고, 간문맥을 통해서 간질액을 처리하는 간은 더는 간질액을 처리하지 못하게 되고, 간질액은 산성으로 기운다. 그러면 간에서 산성 정맥혈을 받는 우 심장은 과부하에 걸리면서, 심장에서 통증(心痛)이 온다. 이제 간에 들어온 산성 정맥혈은 기정맥이라는 우회로를 찾게 되고, 그러면 기정맥은 횡격막과 인후부 정맥총을 건드리게 되고, 횡격막과 인후부를 불통시키며(鬲咽不通), 그 여파로 인해서 간이 자리하고 있는 부근의 갈비뼈가 땅기고(兩脇裏急), 그득해진다(支滿). 또한, 간은 소화관의 체액을 간문맥을 통해서 통제하기 때문에, 간이 과부하에 걸리면, 소화관은 자동으로 난리가 난다. 그 결과로 소화관은 뒤틀리고, 연동 운동은 막히면서 먹은 음식은 내

려가지 않고(飮食不下), 이어서 당연히 트림을 자주 하게 되고(善噫), 속이 더부룩
해지며(腹脹), 먹자마자 구토한다(食則嘔). 이런 뒤에 인체가 힘(與氣)을 조금 얻으
면(得後與氣), 기뻐질 수는 있으나, 당연하게 곧바로 쇠해져 버리고 만다(則快然如
衰). 간 문제로 인해서 간질액의 소통이 막히고, 이어서 간질액이 정체되면서, 그
결과로 온몸(身體) 여기저기가 모두(皆) 무거워진다(身體皆重). 지금까지 배웠던 내
용을 정리해주고 있다. 특별히 다른 내용은 없다.

歲少陰在泉, 熱淫所勝, 則焰浮川澤, 陰處反明. 民病腹中常鳴, 氣上衝, 胸喘, 不能久立,
寒熱皮膚痛, 目暝齒痛, 頷腫, 惡寒發熱如瘧, 少腹中痛, 腹大, 蟄蟲不藏.

　군화(少陰)의 기운이 물(泉)이 있는 땅에 존재(在)하는 해(歲)에(歲少陰在泉), 만일
에 태양의 기운인 열(熱)이 기승(勝)을 부리면, 이 열기(熱)는 당연히 사기(淫)로 작용
하게 된다(熱淫所勝). 그러면 무더운 열기(焰)는 물이 있는 천택(川澤)에서 물을 모두
증발(浮)시켜버리고(則焰浮川澤), 그러면 찌는 듯한 열기 때문에 반대(反)로 그늘진
곳(陰處)이 명확히 드러난다(陰處反明). 이 무더운 열기는 호르몬 분비를 자극해서 간
질액을 산성으로 만들고, 이어서 산성 간질액은 인체 곳곳에서 정체되면서 문제를
일으킨다. 그러면 소화관의 간질액이 정체되면서 소화 장애가 일어나고, 이어서 뱃
속에서는 항상(常) 꼬르륵꼬르륵 소리(鳴)가 나게 되고(民病腹中常鳴), 간질액을 받아
서 처리하는 간이 과부하에 걸리면서, 산성 정맥혈은 기정맥이라는 우회로를 찾게
되고, 이어서 기가 폐로 올라가면서 상충하고(氣上衝), 이 과정에서 횡격막을 건드리
면서 횡격막으로 인한 기침이 생기고(胸喘), 복부에 간질이 정체되면서 배가 불러오
고(腹大), 아랫배에 통증이 오고(少腹中痛), 간질액인 관절활액이 산성으로 기울면서
관절에 문제가 오면서 오래 서 있을 수가 없게 되고(不能久立), 간질액인 뇌척수액도
정체되면서 산성으로 변하고, 이어서 목명(目暝)과 치통(齒痛) 그리고 졸종(頷腫)이
오고(目暝齒痛頷腫), 간질에 산성 간질액이 산소를 과소비하면서 한열(寒熱)이 일어나
게 되고, 피부를 괴롭히면서 피부에 통증이 오고(寒熱皮膚痛), 산성 간질액은 마치 학
질에 걸린 것처럼 오한 발열을 일으킨다(惡寒發熱如瘧). 이렇게 열기가 기승을 부리

면, 겨울잠을 자야 할 칩충들이 잠을 자러 가지 않는다(蟄蟲不藏). 여기서는 재천(在泉)을 사천과 짝을 맞추지 않고, 다르게 해석해보았다. 어차피 사천이나 재천이나 일어나기는 하늘에서 일어나지만, 결국에 영향은 땅이 받기 때문이다. 물론 어떻게 해석히든 결과는 똑같다. 뒤에 나오는 재천들도 같은 의미로 보면 된다.

歲太陰在泉, 草乃早榮, 濕淫所勝, 則埃昏巖谷, 黃反見黑, 至陰之交. 民病飮積, 心痛, 耳聾, 渾渾焞焞, 嗌腫喉痺, 陰病血見, 少腹痛腫, 不得小便, 病衝頭痛, 目似脱, 項似拔, 腰似折, 髀不可以回, 膕如結, 腨如別.

　　토성(太陰)의 기운이 물(泉)이 있는 땅에 존재(在)하는 해(歲)에(歲太陰在泉), 만일에 토성의 기운인 습(濕)이 기승(勝)을 부리면, 이 습기(濕)는 사기(淫)로 작용하게 된다(濕淫所勝). 그러면 이 습기로 인해서 초목들은 조기에 성숙해지고(草乃早榮), 저녁녘 황혼의 노을이 산천(巖谷)을 뒤덮는다(則埃昏巖谷). 이때 토성(黃)이 수성(黑)을 상극(反)하는 상태를 보이게(見) 되면(黃反見黑), 수성의 한기인 음기와의 교류가 이어진다(至陰之交). 이처럼 습기가 기승을 부리면, 피부는 호흡하지 못하게 되고, 피부를 통해서 배출되던 산성 간질액은 간질에 정체되면서, 인체 곳곳에서 문제를 일으킨다. 그러면 간질액을 처리하는 비장이 문제가 되면서, 비장이 책임지는 소화관의 간질액은 정체되고, 이어서 먹는 대로 체하고(民病飮積), 또, 비장이 산성 간질액을 처리하지 못하면서, 간질로 혈액을 뿜어내는 심장에 통증(心痛)이 오고, 또, 비장이 문제가 되면서, 간은 림프액을 처리하지 못하게 되고, 이어서 간문맥이 문제가 되면서 산성 정맥혈은 기정맥이라는 우회로를 찾으면서, 기정맥의 압력을 받는 인후부에서 문제를 일으키고(嗌腫喉痺), 복부에 산성 체액이 정체되면서 부종이 유발되고 이어서 복부에 통증이 오고(少腹痛腫), 간질에 쌓인 산성 체액은 간질에 있는 콜라겐을 녹이는 음병(陰病)을 유발하면서, 모세혈관을 노출시키고, 이어서 출혈을 유발하며(陰病血見), 산성 간질액은 삼투압 기질로 작용해서 수분을 붙잡고 있는 바람에, 소변이 잘 나오지 않게 된다(不得小便). 그러면 간질액인 뇌척수액도 정체되면서 산성으로 기울게 되고, 이어서 두통을 유발하며(病衝頭痛), 뇌척수액의 영향을 받는 눈에서 문제가 유발되고, 이명(耳聾)이 오면서 귀가 잘 안 들리고(渾渾焞焞), 눈이 빠질 것만 같은 느낌을 받는다(目似脫). 산성 척수액이 정체되면서 목이 빠질 것만 같고(項似拔), 허리가 끊어질 것만 같고(腰似折), 하체에서는 넓적다리를 제대로 돌릴 수가 없고(髀不可以回), 장딴지가 시큰거리면서 떨어져 나갈 것 같고(腨如別), 무릎에 뭔가 맺혀 있는 것(膕如結)과 같은 느낌이 든다.

歲少陽在泉, 火淫所勝, 則焰明郊野, 寒熱更至. 民病注泄赤白, 少腹痛, 溺赤, 甚則血便, 少陰同候.

　화성(少陽)의 기운이 물(泉)이 있는 땅에 존재(在)하는 해(歲)에(歲少陽在泉), 만일에 화성의 기운인 화기(火)가 기승(勝)을 부리면, 이 화기(火)는 당연히 사기(淫)로 작용하게 된다(火淫所勝). 이제 산천은 화성이 공급한 열기로 가득 찬다(則焰明郊野). 이때 태과한 화성을 수성이 상극해버리면, 열(熱)과 한(寒)이 교대로(更)로 나타나게 된다(寒熱更至). 그러면, 간질액에 혼란이 초래되고, 이어서 설사(注泄)하며, 하복부에 정체된 산성 간질액은 하복부에서 통증을 유발하고(少腹痛), 그러면 하복부는 혈액 순환이 막히면서 냉(冷)을 유발하게 되고, 간질액을 배출하는 월경은 정체된 산성 간질액이 점막을 녹이면서 모세혈관을 노출시키고, 이어서 혈흔이 만들어지고, 이어서 냉대하(冷帶下:赤白)를 보이게 된다(民病注泄赤白). 냉대하(冷帶下)라는 말은 허리띠(帶)를 매는 아래(下)쪽 부분이 냉(冷)해서 즉, 하복부가 냉해서 생기는 병이다. 이 영향으로 소변도 당연히 붉은색을 보이며(溺赤:뇨적), 산성 간질액의 정체가 심해지면, 소화관의 콜라겐 점막이 녹으면서 혈변을 보게 된다(甚則血便). 그래서 상화(相火)와 군화(少陰)는 모두 열(熱)과 연관되기 때문에, 군화로 인한 증상(候)과 상화로 인한 증상(候)이 같을 수밖에 없다(少陰同候).

歲陽明在泉, 燥淫所勝, 則霧霧淸暝. 民病喜嘔, 嘔有苦, 善大息, 心脇痛, 不能反側, 甚
則嗌乾, 面塵, 身無膏澤, 足外反熱.

　　금성(陽明)의 기운이 물(泉)이 있는 땅에 존재(在)하는 해(歲)에(歲陽明在泉), 만일
에 금성의 기운인 조기(燥)가 기승(勝)을 부리면, 이 조기(燥)는 당연히 사기(淫)로 작
용하게 된다(燥淫所勝). 그러면 금성의 영향을 받아서 뿌연 안개(霧霧)가 끼고, 차가
운 저녁노을을 볼 수가 있다(則霧霧淸暝). 그러면 건조한 가을 기운은 폐를 괴롭히
고, 이어서 횡격막에 영향을 미치면서 한숨(大息)을 자주 쉬고(善大息), 당연히 횡격
막과 연결된 부분들은 고통에 시달리게 되고, 그 결과로 구토를 자주 하며(民病喜嘔),
구토하면 횡격막을 통해서 심장(苦)까지 영향을 받고(嘔有苦), 이어서 심협통이 오고
(心脇痛), 횡격막 때문에 옆으로 돌아눕기가 불편해지고(不能反側), 이런 날씨 상황이
심해지면, 건조해진 폐 때문에, 목구멍이 건조해지고(甚則嗌乾), 건조한 날씨에 노출
되는 얼굴에 윤기가 사라지고, 이어서 색소가 침착되면서 기미(面塵)가 끼고, 건조한
날씨가 피부에 있는 수분과 지방 성분을 증발시키면서, 인체는 윤기(膏澤:고택)가 없
어진다(身無膏澤). 그리고 간질액을 최종 책임지고 있는 폐가 문제가 되면서 혈액 순
환에 문제가 오고, 이어서 혈액 순환에 제일 취약한 발(足)에 산성 체액이 몰리게 되
고, 그러면 발은 이 산성 체액을 중화하면서 발에서 열이 발생한다(足外反熱).

歲太陽在泉, 寒淫所勝, 則凝肅慘慄. 民病少腹控睾, 引腰脊, 上衝心痛, 血見, 嗌痛, 頷腫.

　　수성(太陽)의 기운이 물(泉)이 있는 땅에 존재(在)하는 해(歲)에(歲太陽在泉), 만일
에 수성의 기운인 한기(寒)가 기승(勝)을 부리면, 이 한기(寒)는 당연히 사기(淫)로
작용하게 된다(寒淫所勝). 그러면, 태과한 수성의 기운은 물이 꽁꽁 얼게(凝) 만들
고, 숙살 기운(肅)을 퍼뜨리게 되고, 냉혹한 추위(慘慄)도 만들어낸다(則凝肅慘慄).
이 한기는 과잉 산을 염으로 격리하면서 신장에 부담을 주게 되고, 이어서 신장이
문제가 되면서 방광까지 영향이 가고, 하복부에서 공고(控睾)를 일으키고(民病少腹
控睾), 소변에 혈흔이 보이며(血見), 허리 척추에 문제를 일으키며(引腰脊), 신장이

산성 정맥혈을 우 심장으로 보내면서(上衝), 심장에서 통증(心痛)이 온다(上衝心痛). 그러면 우 심장의 과부하로 인해서 머리에서 내려오는 산성 뇌척수액이 인후부에서 정체되고, 익통(嗌痛)과 함종(頷腫)이 온다.

帝曰, 善. 治之奈何. 岐伯曰, 諸氣在泉, 風淫于內, 治以辛涼, 佐以苦, 以甘緩之, 以辛散之. 熱淫于內, 治以鹹寒, 佐以甘苦, 以酸收之, 以苦發之. 濕淫于內, 治以苦熱, 佐以酸淡, 以苦燥之, 以淡泄之. 火淫于內, 治以鹹冷, 佐以苦辛, 以酸收之, 以苦發之. 燥淫于內, 治以苦溫, 佐以甘辛, 以苦下之., 寒淫于內, 治以甘熱, 佐以苦辛, 以鹹瀉之, 以辛潤之, 以苦堅之.

황제가 말한다(帝曰). 좋습니다(善). 치료는 어떻게 하나요(治之奈何)? 기백이 말한다(岐伯曰). 이렇게 여러 기운이 땅에서 문제를 일으킬 때(諸氣在泉), 목성의 봄 기운인 풍이 사기로 작용해서 인체 안에서 문제를 일으키면(風淫于內), 간을 직접 치료하는 것도 중요하지만, 간을 둘러싼 다른 오장도 치료해줘야 한다. 여기서 작용하는 논리는 상극 관계이다. 그래서 풍이 인체 안에서 사기로 작용하면(風淫于內), 간은 과부하에 걸린다. 그러면, 폐는 폐기 적혈구를 간으로 보낼 수가 없게 되고, 이어서 폐는 곧바로 과부하에 걸리고 만다. 이제 폐(涼)를 매운맛(辛)으로 치료(治)해줘야 한다(治以辛涼). 그러면 폐로 산성 정맥혈을 보내는 우 심장도 과부하에 걸리기 때문에, 심장도 쓴맛(苦)으로 보조적(佐)으로 치료해줘야 한다(佐以苦). 그리고 간은 자기가 만든 림프액을 비장으로 보내기 때문에, 간이 문제가 되면, 비장은 자동으로 과부하에 시달리기 때문에, 비장을 단맛(甘)으로 완화(緩)해줘야 한다(以甘緩之). 그리고 마지막으로 매운맛을 이용해서 땀으로 과잉 산을 발산시켜 준다(以辛散之). 그러면 간은 완벽하게 치료된다. 여기서 관련된 장기는 간, 폐, 심장, 비장이다. 여기서 폐(金)는 간(木)을 상극하고, 심장(火)은 폐(金)를 상극하고, 간(木)은 비장(土)을 상극한다. 이 상극 논리는 다음에서도 그대로 적용된다. 여기서 풍(風)을 만드는 주체는 목성이다.

  자유전자의 중화 결과인 열이 인체 안에서 사기로 작용하면(熱淫于內), 자유전자
를 전문으로 중화하는 심장은 곧바로 과부하에 걸린다. 그러면 심장은 전자를 처
리할 수가 없게 되고, 이 과잉 전자는 신장이 염으로 처리하면서, 신장은 곧바로
과부하에 걸리고 만다. 이제 신장(寒)을 짠맛(鹹)으로 치료(治)해줘야 한다(治以鹹
寒). 그러면 과잉 림프액을 신장으로 보내는 비장은 곧바로 과부하에 걸리기 때문
에, 비장도 단맛(甘)으로 치료해줘서 심장(苦) 치료를 보좌(佐)해줘야 한다(佐以甘
苦). 그리고 간은 자기가 만든 림프액을 비장으로 보내기 때문에, 비장이 문제가
되면, 간이 과부하에 시달리기 때문에, 간을 신맛(酸)으로 수렴(收)시켜줘야 한다
(以酸收之). 그리고 마지막으로 쓴맛을 이용해서 설사를 유발(發)해서 과잉 산을 체
외로 배설시켜준다(以苦發之). 그러면 심장은 완벽하게 치료된다. 여기서 열(熱)을
만드는 주체는 소음 군화(君火)인 태양(Sun)이다. 그리고 이 문장(以苦發之)은 다르
게 해석할 수도 있다. 쓴맛은 심장을 도와주어서 열을 만들므로, "쓴맛으로 발산시
켜준다(以苦發之)"라고 해석해도 된다.

  습이 인체 안에서 사기로 작용하면(濕淫于內), 비장은 자동으로 과부하에 걸린
다. 그러면 비장이 처리하는 산성 간질액이 정체되고, 이어서 간질로 혈액을 뿜어
내는 심장은 곧바로 과부하에 걸리고 만다. 이제 심장(熱)을 쓴맛(苦)으로 치료(治)
해줘야 한다(治以苦熱). 그리고 비장이 문제가 되면, 과잉 림프액을 비장으로 보내
는 간도 곧바로 과부하에 걸리기 때문에, 간도 신맛(酸)으로 치료해주고 심장도 담
백한 맛(淡)으로 치료해줘서 비장을 도와줘야(佐) 한다(佐以酸淡). 여기서 담(淡)은
담백한 맛(淡)으로써, 결국에 쓴맛(苦)의 다른 표현인데, 이런 표현을 쓰는 이유는
오행에 대응해서 오미를 사용하는데, 육기(六氣)를 사용하다 보면, 육미(六味)기 필
요하다. 그래서 육미(六味)를 감고신함산담(甘苦辛鹹酸淡)으로 표현하는데, 여기서
담(淡)은 소음(少陰)인 군화(君火)를 대표하기 때문에, 자연히 심장의 쓴맛(苦:淡)이
된다. 또, 심장을 쓴맛(苦)으로 자극해서 열을 만들고, 이 열로 비장의 습을 건조
(燥)해줘야 한다(以苦燥之). 즉, 심장이 공급하는 알칼리 동맥혈을 이용해서 산성
간질액을 중화시키고, 이렇게 해서 비장을 돕는다는 것이다. 그리고 마지막으로

쓴맛(苦:淡)을 이용해서 설사를 유발(發)해서, 과잉 산을 체외로 배설시켜준다(以淡泄之). 그러면 비장은 완벽하게 치료된다. 여기서 습(濕)을 만드는 주체는 토성이다. 그리고 이 문장(以淡泄之)도 이 문장(以苦發之)처럼 다르게 해석할 수도 있다.

　화기가 인체 안에서 사기로 작용하면(火淫于內), 심장은 자동으로 과부하에 시달린다. 그러면 심장은 전자를 처리할 수가 없게 되고, 이 과잉 전자는 신장이 염으로 처리하면서 신장은 곧바로 과부하에 걸리고 만다. 이제 신장(冷)을 짠맛(鹹)으로 치료(治)해줘야 한다(治以鹹冷). 또, 과부하에 걸린 우 심장은 폐로 산성 정맥혈을 보내버리기 때문에, 이때는 폐도 곧바로 과부하에 걸리므로, 그래서 폐를 매운맛(辛)으로 치료해주고, 심장도 쓴맛(苦)으로 치료해줘서 심장의 치료를 도와(佐)줘야 한다(佐以苦辛). 그리고 폐는 간으로 과잉 산을 보내버리기 때문에, 폐가 문제가 되면, 간은 자동으로 과부하에 시달리게 되고, 그러면 간을 신맛(酸)으로 수렴(收)시켜줘야 한다(以酸收之). 그리고 마지막으로, 쓴맛을 이용해서 설사를 유발(發)해서 과잉 산을 체외로 배설시켜준다(以苦發之). 그러면 심장은 완벽하게 치료된다. 여기서 화기(火)을 만드는 주체는 소양 상화(相火)이다. 그리고 이 문장(以苦發之)은 다르게 해석할 수도 있다. 쓴맛은 심장을 도와주어서 열을 만들므로, "쓴맛으로 발산시켜준다(以苦發之)"라고 해석해도 된다.

　건조한 기운이 인체 안에서 사기로 작용하면(燥淫于內), 폐는 자동으로 과부하에 시달린다. 그러면, 폐와 상극 관계로 얽혀있는 심장과 간을 치료해줘야 한다. 그래서 심장은 쓴맛(苦)으로 치료해주고, 온기(溫)를 만들어내는 간은 신맛으로 치료해줘야 한다(治以苦溫). 그러면 간이 문제가 되고 있으므로, 간과 상극 관계를 맺고 있는 비장도 곧바로 과부하에 걸리기 때문에, 비장도 단맛(甘)으로 치료해주고, 폐도 매운맛(辛)으로 치료해줘서 폐의 치료를 도와(佐)줘야 한다(佐以甘辛). 그리고 마지막으로, 쓴맛(苦)을 이용해서 설사(下)를 유발해서 과잉 산을 체외로 배설시켜준다(以苦下之). 그러면 폐는 완벽하게 치료된다. 여기서 건조함(燥)을 만드는 주체는 금성이다.

한기가 인체 안에서 사기로 작용하면(寒淫于內), 신장은 당연히 과부하에 시달린다. 그러면 신장(水)과 상극 관계를 맺고 있는 비장(土)과 심장(火)을 치료해줘야 한다. 그래서 비장은 단맛(甘)으로 치료(治)해주고, 심장(熱)은 쓴맛으로 치료(治)해줘야 한다(治以甘熱). 이 문장을 다르게 해석할 수도 있다. 간질액을 처리하는 비장이 문제가 되면, 간질로 혈액을 뿜어내는 심장이 문제가 된다. 그래서 단맛(甘)으로 비장을 치료해줘서 심장(熱)을 치료(治)해줘야 한다(治以甘熱). 지금 심장은 신장에 상극당해서 고생하고 있으므로, 심장과 상극 관계에 있는 폐도 문제가 된다. 그래서 매운맛(辛)으로 폐도 치료해주고, 심장을 쓴맛(苦)으로 치료해줘서 신장 치료를 도와(佐)줘야 한다(佐以苦辛). 그리고 짠맛(鹹)을 이용해서 신장에서 직접 과잉 산을 중화(寫)해준다(以鹹寫之). 그리고 매운맛을 이용해서 땀(潤)으로 과잉 산을 체외로 발산시켜준다(以辛潤之). 그리고 마지막으로 쓴맛을 이용해서 심장을 치료하고, 더불어 신장을 강하게(堅) 해준다(以苦堅之). 그러면 신장은 완벽하게 치료된다. 여기서 한기(寒)를 만드는 주체는 수성이다.

이 문장들은 본초학의 기초 원리를 말하는 아주 중요한 구문들이며, 창방(創方)의 방법을 암시하고 있기도 하다.

제2절

帝曰, 善. 天氣之變何如. 岐伯曰, 厥陰司天, 風淫所勝, 則太虛埃昏, 雲物以擾, 寒生春氣, 流水不冰. 民病胃脘, 當心而痛, 上支兩脇, 鬲咽不通, 飮食不下, 舌本強, 食則嘔, 冷泄腹脹, 溏泄瘕水閉, 蟄蟲不去. 病本于脾, 衝陽絶, 死不治.

황제가 말한다(帝曰). 좋습니다(善). 천기의 변화는 어떠한가요(天氣之變何如)? 기백이 말한다(岐伯曰). 목성이 하늘을 다스릴 때(厥陰司天), 목성의 에너지인 풍(風)이 기승(勝)을 부리면서 문제(淫)로 작용하면(風淫所勝), 태양계 우주 공간(太虛)은 에너지를 보유한 풍(風)으로 인해서 황혼의 노을(埃昏)처럼 변하고(則太虛埃昏), 태양 활동으로 인해서 만들어진 에너지 덩어리들(雲物)은 요동치며(雲物以擾), 겨울(寒)에도 봄기운을 만들어낸다(寒生春氣). 당연히 흐르는 물은 얼지 않는다(流水不冰). 이때 제일 영향을 많이 받는 오장은 간이다. 간은 소화관의 간질액을 책임지고 있으므로, 간이 과부하에 시달리면, 소화관은 난리가 난다. 그래서 위완에서 통증이 발생하고(民病胃脘), 이 위완은 횡격막을 건드리면서 횡격막과 연결된 심장에까지 영향을 미치고, 이어서 당연히(當) 심장에도 통증을 일으키며(當心而痛), 이 여파로 인해서 횡격막 힘줄과 연결된 부분들인 상지와 양쪽 갈비뼈에서도 통증이 오고, 횡격막과 연결된 인후부도 불통한다(上支兩脇, 鬲咽不通). 또, 위완의 연동운동이 막히면서 먹는 것이 내려가지 못하고(飲食不下), 먹으면 토하고(食則嘔), 간질의 흐름이 막히면서 냉설(冷泄)하고, 배가 불러오며(腹脹), 정체된 산성 간질액이 점막에서 중화되면서 콜라겐이 만들어지고, 이것이 배출되면서 당설(溏泄)이 만들어지고, 이것으로 인해서 인체 안에서는 하(瘕)가 만들어지고, 이 하(瘕)는 삼투압 기질로 작용하면서 체액을 붙잡고 있는 바람에 체액의 흐름을 막아(閉) 버린다(溏泄瘕水閉). 그리고 심장과 같은 조건에서 반응하는 혀(舌)는 심장으로 인해서 강직이 일어난다(舌本強). 이때는 당연히 따뜻한 기운 때문에 겨울잠을 자야 할 칩충들이 나와서 돌아다닌다(蟄蟲不去). 목성의 태과로 인한 병의 근본(本)인 간의 과부하가 심해서 간이 만들어 낸 과잉 림프액이 비장(脾)을 간섭(干)하게 되면(病本于脾), 소화관 체액의 흐름을 담당하는 간과 비장이 모두 기능을 잃으면서, 위장의 원혈인 충양혈(衝陽穴)이 끊기게 된다(衝陽絶). 위장의 원혈(原穴)은 위장의 체액과 비장의 체액이 소통하는 통로이다. 당연히 이 통로가 막히면, 인체의 최대 과잉 산 조절 기관인 위가 기능을 잃게 되고, 당연히 목숨을 부지할 수가 없게 된다(死不治). 그리고 위장의 원혈인 충양혈(衝陽穴)이 끊긴다(衝陽絶)는 말은 원혈이 통제하는 인체 최대의 알칼리인 스테로이드의 공급이 끊긴다는 뜻이므로, 이때 인체는 자동으로 위험에 빠지게 된다. 이는 스테로이드를 총통제하는 명문인 부신의 죽음을 암시한다. 그래서 결국은 이때는 명문이 끊겼다는 뜻이 되고, 이때 생명도 자동으로 끊기게 된다. 인체에서 스테로이드는 엄청나게 중요하다.

少陰司天, 熱淫所勝, 怫熱至, 火行其政. 民病胸中煩熱, 嗌乾, 右胠滿, 皮膚痛, 寒熱欬喘. 大雨且至, 唾血血泄, 鼽衄嚔嘔, 溺色變, 甚則瘡瘍胕腫, 肩背臂臑及缺盆中痛, 心痛肺䐜, 腹大滿, 膨膨, 而喘欬. 病本于肺, 尺澤絕, 死不治.

　　태양인 소음이 하늘을 주재할 때(少陰司天), 소음의 에너지인 열(熱)이 기승(勝)을 부리면서 문제(淫)로 작용하면(熱淫所勝), 불쑥불쑥(怫然) 열기가 찾아온다(怫熱至). 소음은 오행 중에서 화행을 다스린다(火行其政). 그래서 이 열기 때문에 심장이 과부하에 걸린다. 당연히 심장이 있는 흉중에서 번열이 생기고(民病胸中煩熱), 심장에서 통증(心痛)이 오며, 심장의 열기에 목이 건조해지고(嗌乾), 우 심장이 중화하지 못한 산성 정맥혈이 폐로 보내지면서 해천(欬喘)이 발생하고, 심하면 폐에 부종(肺䐜)이 오고, 이때 큰비까지 내리면(大雨且至), 폐는 간질액을 통제하기 때문에, 간질액이 정체되면서 산성으로 기울고, 그러면 산성 간질액을 최종 처리하는 폐가 상하면서 가래에 혈흔이 보이고(唾血), 소화관 간질의 산성으로 인해서 이질(血泄)이 나타나며, 구토하고(嘔), 폐의 과부하로 인해서 횡격막이 문제가 되면서, 횡격막과 근육으로 연결된 어깨와 등과 결분에 이르기까지 통증이 오고(肩背臂臑及缺盆中痛), 산성 간질액과 접하는 피부에서 통증이 일어나고(皮膚痛), 심하면 창양과 부종이 생기며(甚則瘡瘍胕腫), 산성화된 간질에서 산소 과소비로 인해서 한열(寒熱)이 오고, 폐와 연관되어서 구뉵(鼽衄)이 나타나고, 재채기(嚔:체)하며, 복부에도 산성 간질액이 정체되면서 복부가 그득해지고 팽창되면서(腹大滿 膨膨), 횡격막을 건드리게 되고, 이어서 천해를 유발하며(而喘欬), 동시에 간을 건드리면서, 간이 위치한 오른쪽 갈비뼈 부근이 그득해지고(右胠滿), 산성 간질액이 신장을 과부하로 만들면서 소변 색까지 변한다(溺色變). 병의 근본(本)인 우 심장이 폐로 산성 간질액을 보내면서 폐(肺)를 간섭(干)하게 되면(病本于肺), 이산화탄소를 최종 중화 처리하는 폐는 과부하에 걸리면서, 이 이산화탄소를 중조(重曹:bicarbonate)로 만들어서 신장을 통해서 배출하고, 이어서 위기를 모면한다. 그런데 폐에서 신장으로 체액 흐름을 연결해주는 폐의 오수혈 중에서 합혈인 척택(尺澤)이 완전히 끊어지면(尺澤絕), 폐는 더는 위기를 모면할 길이 없으므로, 폐 기능은 정지되고, 이어서 생명은 죽을 수밖에 없다(死不治). 즉, 과부하가 걸린 심장이 과잉 전자를 신장으로 보내서 염으로 처리하면서, 이미 신장의 기능이 극도로 저하된 것이다. 그래서 폐가 보낸 중조를 처리하지 못하고, 결국에 척택이 막히게 만든 것이다. 당연히 척택은 소통이 안 된다. 그러면, 폐는 산성 쓰레기를 버릴 곳이 없게 되면서 죽게 된다. 그러면, 이때 폐는 산성 쓰레기를 더는 버릴 곳이 없을까? 없다. 폐는 처음에는 폐와 음양으로 맺어진 대장을 이용해서 중조염을 버린다. 그리고도 안 되면, 이를 담즙으로 만들어서 간으로 버린다. 그런데, 지금은 간도 문제가 되고 있다.

太陰司天, 濕淫所勝, 則沈陰且布, 雨變枯槁. 胕腫骨痛陰痺. 陰痺者, 按之不得, 腰脊頭項痛, 時眩, 大便難, 陰氣不用, 飢不欲食, 欬唾則有血, 心如懸. 病本于腎, 太谿絶, 死不治.

토성이 하늘을 주재할 때(太陰司天), 토성의 에너지로 인한 습이 기승을 부리면서 문제로 작용하면(濕淫所勝), 과다한 습기로 인해서 음산한 분위기(沈陰)가 만들어져서 퍼지게 되고(則沈陰且布), 이때 토성의 기운(雨)이 변덕(變)을 부리면, 비가 오지 않고 산천의 초목은 말라 죽는다(雨變枯槁). 이때 제일 많이 부담을 갖는 오장은 림프액을 처리하는 비장이 된다. 당연히 간질액이 정체되고 부종(胕腫)이 오며, 림프액인 골수액도 정체되면서 뼈에 통증이 오고, 이어서 음비가 온다(胕腫骨痛陰痺). 음비가 생기면(陰痺者), 자동으로 관절에 문제가 생기면서 물건을 잡을 수가 없고(按之不得), 척추와 연결된 부위에 통증이 오고(腰脊頭項痛), 이렇게 뇌척수액이 산성으로 기울면, 때때로 눈이 잘 안 보이면서 현기증이 일어난다(時眩). 이때쯤 되면, 인체 안에 알칼리(陰氣)는 모두 고갈되어서 쓸 수가 없는 상태에 이른다(陰氣不用). 그리고 비장이 문제가 되면서 자동으로 소화관이 문제가 되고, 이어서 변비가 생기며(大便難), 그러면 배는 고픈데 밥 생각이 없어진다(飢不欲食). 비장이 간질을 중화해주지 못하면서 산성 간질액을 최종 통제하는 폐는 과부하에 시달리게 되고, 이어서 기침하고 가래를 뱉는데 심하면 가래에 혈흔이 보이고(欬唾則有血), 그러면 횡격막이 문제가 되면서 심장(心)을 잡아당기는(懸) 것과 같게 된다(心如懸). 그리고 병의 근본(本)인 비장이 산성 림프액을 신장으로 보내면서 신장

(腎)을 간섭(干)하게 되고(病本于腎), 만일에 이 상태가 심해서 신장의 원혈(原穴)로써 면역을 담당하는 태계(太谿)가 끊기면(絶), 신장에서 활동하는 면역은 정지되고 신장의 기능은 멈춰버리고(太谿絶), 죽을 수밖에 없는 지경에 이른다(死不治). 음경(陰經)의 원혈(原穴)은 모두 토(土)로써 비장이 만들어준 면역을 수송하는 통로로서 역할을 한다. 물론 원혈은 부신이 총통제하는 스테로이드도 통제한다. 양경(陽經)의 원혈(原穴)은 음양 관계를 맺고 있는 음경과 체액이 소통하는 통로이다. 즉, 음경에서 생긴 산성 체액을 양경으로 보내서 인체 외부로 버리는 통로가 양경의 원혈이다. 스테로이드는 인체의 산성 쓰레기 청소부라는 사실을 상기해보자. 그래서 음경이나 양경이나 모두 원혈이 굉장히 중요한 역할을 한다.

少陽司天, 火淫所勝, 則溫氣流行, 金政不平. 民病頭痛, 發熱惡寒而瘧, 熱上皮膚痛, 色變黃赤, 傳而爲水, 身面胕腫, 腹滿仰息, 泄注赤白, 瘡瘍, 欬唾血, 煩心, 胸中熱, 甚則䶃衄. 病本于肺, 天府絶, 死不治.

화성이 하늘을 주재할 때(少陽司天), 상화의 에너지로 인한 화기가 기승을 부리면서 문제로 작용하고 있는데(火淫所勝), 이때가 쌀쌀한 가을이면, 화성의 무더운 기운이 더해지면서 가을에 온기가 유행하기에 이른다(則溫氣流行). 그러면 소양의 기운은 하반기의 가을 기운을 간섭하게 되고, 이어서 가을 기운은 정상적으로 펼쳐지지 못한다(金政不平). 그러면 상화의 온난한 기운과 가을의 건조하고 쌀쌀한 기운이 섞이면서, 폐는 극도의 과부하에 시달린다. 폐는 산성 간질액의 최종 중화 장기이다. 그러면 이제 폐가 통제하는 간질액은 곳곳에서 정체되고 만다. 그 결과, 부종이 여기저기에서 일어난다. 더불어 간질에 뿌리를 둔 구심 신경은 두통을 유발하고(民病頭痛), 산성 간질액은 산소 과소비로 인해서 발열과 오한을 주도하면서 학질을 유발하고(發熱惡寒而瘧), 간질의 열이 피부를 침범하면서 피부 통증을 유발하고(熱上皮膚痛), 더불어 창양(瘡瘍)도 만들어진다. 산성 간질액의 정체는 모세혈관에서 적혈구를 빼내서 과잉 산을 중화하면서 빌리루빈과 혈색소로 인해서 안색은 빨강이랑 노랑이 섞이면서 주황색이 되고(色變黃赤), 이 두 물질은 순환(傳)이

되면서 삼투압 기질로 작용해서 체액(水)의 정체를 유도(爲)하고(傳而爲水), 급기야
는 온몸(身面)에 부종을 유발하며(身面胕腫), 이어서 복부가 더부룩해지고, 더불어
부종은 횡격막을 건드리면서 숨쉬기가 불편해지고(腹滿仰息), 소화관 체액의 정체
로 인해서 소화 흡수가 안 되면서 물과 같은 설사(泄注)하고 여성들은 하복부의
혈액 순환 장애로 인해서 냉대하(赤白)를 겪는다(泄注赤白). 폐의 과부하로 인해서
기침하고 가래가 나오며 심하면 혈흔이 보이고(欬唾血), 코에까지 영향을 미쳐서
구눅을 일으키며(甚則鼽衄), 이 여파로 폐로 산성 정맥혈을 보내는 우 심장이 과부
하에 시달리면서 심장은 불편해지고 가슴에서 열이 생긴다(煩心, 胸中熱). 이 병의
근본(本)인 상화가 주는 화기는 원래는 심장에서 문제를 일으키면서 상극하는 폐를
간섭하게 된다(病本于肺). 그런데 만일에 폐로 산성 정맥혈을 보내서 폐를 상극하
는 우 심장이 폐로 산성 정맥혈을 보내지 못하게 되면, 심장은 곧바로 기능이 멈
추게 된다. 그래서 심장과 폐의 체액이 서로 소통하는 폐경의 천부(天府)가 막힌다
면(天府絶), 심장은 곧바로 죽을 수밖에 없다(死不治). 폐경의 천부(天府)는 동맥이
뛰는 곳이다. 즉, 이곳은 폐와 심장이 소통하는 곳이다.

陽明司天, 燥淫所勝, 則木廼晩榮, 草廼晩生. 筋骨內變. 民病左胠脇痛, 寒淸于中感而
瘧, 大涼革候, 欬, 腹中鳴, 注泄, 鶩溏, 名木斂生, 菀于下, 草焦上首, 心脇暴痛, 不可
反側, 嗌乾, 面塵, 腰痛. 丈夫㿗疝, 婦人少腹痛, 目昧眥, 瘍瘡, 痤癰, 蟄蟲來見. 病本
于肝, 太衝絶, 死不治.

금성이 하늘을 주재할 때(陽明司天), 금성의 에너지로 인한 건조함이 기승을 부
리면서 문제로 작용하면(燥淫所勝), 이 건조함이 주는 열기로 인해서 초목은 늦게
(晩)까지 성장하게 된다(則木廼晩榮). 즉, 초목이 늦게(晩)까지 생기를 잃지 않는 것
이다(草廼晩生). 이 건조함은 산성 간질액을 최종 처리하는 폐를 괴롭힌다. 결국에
간질과 접하고 있는 근육과 뼈를 상하게 한다(筋骨內變). 그리고 간질액이 정체되
면서 간질액을 받아서 처리하는 비장이 문제가 되면, 비장이 위치한 좌측 갈비뼈
부근에 통증이 오고(民病左胠脇痛), 가을 기운의 쌀쌀함(寒淸)은 폐와 심장이 위치

한 흉중의 감각을 저하시키면서 과잉 산의 중화가 더뎌지고 학질에 이른다(寒淸于中感而瘧). 날씨가 아주 쌀쌀(淸)해져서 기후(候)를 변화(革)시키면(大凉革候), 폐는 더욱더 힘들어지고, 이어서 기침(欬)하게 되며, 소화관의 체액 정체로 인해서 뱃속에서 꼬르륵꼬르륵 소리가 나며(腹中鳴), 이어서 설사(注泄)하고, 심하면 소화가 전혀 되지 않은 형태로 설사(鶩溏:목당)한다. 봄기운(木)이 싹을 틔워주면(名木斂生), 가을의 건조한 기운은 성장(菀)을 멈추게(下) 하며(菀于下), 습기를 뺏어버리면, 초목은 끝머리(上首)부터 말라간다(焦)고 말하는데, 이를 이르는(名) 말이다(草焦上首). 이렇게 폐가 막히면, 폐로 산성 정맥혈을 보내는 우 심장은 과부하에 시달리고, 그러면 우 심장과 주위에 심한 통증을 일으킨다(心脇暴痛). 그러면 폐와 심장에 모두 문제가 생기면서 횡격막을 건드리게 되고, 이어서 돌아누울 때 불편함을 느낀다(不可反側). 더불어 하복부에도 산성 체액이 정체되면서 남자는 퇴산이 발생하고(丈夫癲疝), 여자는 냉대하(赤白)가 유발되고, 생리통도 유발된다(婦人少腹痛). 산성 간질액의 정체는 척수액의 정체로 이어지고 요통(腰痛)을 유발하며, 얼굴에 색소 침착을 일으켜서 주근깨(面塵)를 만들어내고, 목매(目昧)와 목자(目眥)를 만들어내고(目昧眥), 창양(瘍瘡:양창)을 일으키고, 정체된 산성 간질액은 울체를 일으키면서 좌옹(痤癰)을 만들어내고, 삼투압 기질로 작용하면서 목마름(嗌乾)을 일으킨다. 그러면 건조함이 주는 따뜻함에 겨울잠을 자야 할 칩충은 나와서 돌아다닌다(蟄蟲來見). 병의 근본(本)인 폐로 인해서 폐가 상극하는 간을 간섭하게 되는데(病本于肝), 만일에 이때 간경의 원혈인 태충(太衝)이 끊기면(太衝絶), 치료는 불가능하고, 결국에 죽는다(死不治). 즉, 태충이 끊긴다는 말은 간의 면역 활동이 멈춘다는 의미이기 때문에, 당연히 간 기능은 멈추게 되고, 이어서 인체의 기능도 멈춘다. 음경의 원혈은 스테로이드도 통제하지만, 토(土)로서 비장의 체액도 통제하므로, 동시에 면역도 통제하게 된다. 그래서 간경의 태충(太衝)이 끊겼다(太衝絶)는 말은 면역과 스테로이드가 끊겼다고 해도 과언이 아니다. 물론 간의 경락에서 면역을 통제하는 경(經)이 있지 않냐고 반문할지 모르지만, 원혈이 끊길 정도가 되면, 경(經)의 면역은 이미 고갈된 상태가 된다.

太陽司天, 寒淫所勝, 則寒氣反至, 水且冰. 血變于中, 發爲癰瘍. 民病厥心痛, 嘔血, 血泄, 衄衊, 善悲, 時眩仆, 運火炎烈, 雨暴迺雹, 胸腹滿, 手熱肘攣掖腫, 心澹澹大動, 胸脇胃脘不安, 面赤目黃, 善噫嗌乾. 甚則色炲(炲), 渴而欲飮. 病本于心, 神門絶, 死不治, 所謂動氣, 知其藏也.

수성이 하늘을 주재할 때(太陽司天), 수성의 에너지로 인한 차가움이 기승을 부리면서 문제로 작용하면(寒淫所勝), 이 한기가 반복해서 다다르게 되고(則寒氣反至), 물은 꽁꽁 언다(水且冰). 그러면 이 추위로 인해서 혈액 순환이 변하고, 그러면 이 상태는 인체 내부를 간섭하면서(血變于中), 옹양(癰瘍)을 만들어내고(發爲癰瘍), 궐(厥)이 발생하고, 심장에서 통증(心痛)이 유발되며(民病厥心痛), 이 혈액 순환 장애는 소화관 체액의 순환을 막아버리게 되고, 결국에 구토하면 인후부 정맥총을 건드리면서 출혈이 일어나고(嘔血), 소화관 점막이 녹으면서 이질(血泄)이 생기고, 코 정맥총이 자극을 받으면서 구뉵(衄衊)이 생기며, 결국에 산성 체액을 최종 처리하는 폐가 괴롭힘을 당하면서 행복 호르몬인 도파민의 생성에서 문제를 일으키고, 그러면 이로 인해서 자주 슬픈 감정이 찾아온다(善悲). 뇌 신경에 혈액 순환도 이상이 생기면서 때때로 현부(眩仆)가 일어난다(時眩仆). 여름에 이 이상 기운이 겹쳐지면, 여름의 뜨거운 열기가 만들어 낸 수증기는 수성이 공급한 차가운 기운을 만나면서 폭우와 함께 우박을 만들어내기에 이른다(運火炎烈, 雨暴迺雹). 즉, 이는 여름에 일어나는 이상 기후를 말하고 있다. 이는 실제로 지구촌 곳곳에서 볼 수 있는 현상이다. 이런 이상 기후는 체액 순환을 더욱더 힘들게 하면서, 흉복부는 정체된 체액 덕분에 그득해지고(胸腹滿), 손에 정체된 산성 체액이 손에서 중화되면서 열이 나고, 팔꿈치에서 경련(肘攣:주련)이 일고, 체액 순환의 변곡점이 많은 겨드랑이에 체액이 뭉치며(手熱肘攣掖腫), 이어서 우 심장에 과잉 산은 더 많이 공급되고 그러면 조용하던(澹澹:담담) 우 심장은 갑자기 요동치며(心澹澹大動), 이어서 심장과 횡격막으로 연결된 흉협과 위완 부분들은 불안해지고(胸脇胃脘不安), 그러면 위 때문에 트림(噫)을 자주 하게 되고, 심장의 열로 인해서 목이 마르며(善噫嗌乾), 그러면 갈증이 생기면서 물을 찾게 된다(渴而欲飮). 정체된 산성 간질액은 모세혈관에서 적혈구를 빼내서 과잉 산을 중화하면서, 빌리루빈과 혈색소로 인해서 눈과 안색은 빨강이랑 노랑이 섞이면서 주황색이 되고(面赤目黃), 이 상태가 심해지면, 신장이 과부하에 걸리면서 검은 색소를 보유한 유로빌린(Urobilin)의 처리가 막히고, 결국에는 안색이 검게(炱:炲:태) 변한다(甚則色炱(炲). 그리고 병의 근본(本)인 신장은 상극하는 심장을 간섭하게 된다(病本于心). 그런데 이때 만일에 신장의 원혈인 신문(神門)이 끊기면(神門絶), 심장의 면역 활동은 끊기게 되고, 죽을 수밖에 없다(死不治). 그리고, 신문(神門)은 비장의 체액을 통제하는 곳이므로, 심장이 내보내는 중성 지방을 처리하는 곳이기도 하다. 그리고 심장은 과부하에 걸리게 되면, 엄청나게 많은 양의 중성 지방을 만들어서 비장으로 보내게 된다. 그래서 심장이 문제가 될 때, 비장이 문제가 되면, 심장은 곧바로 위험해지게 된다. 지금까지 본 것처럼 하늘에서 사천해서 활동(動)하는 오성의 기운(氣)을 말(謂)하는 이유(所)는(所謂動氣), 그것(其)을 보고 해당 오장(藏)의 상태를 알 수 있기 때문이다(知其藏也). 여기서 동기(動氣)는 복중(腹中)에서 일어나는 현상이 아니다.

帝曰, 善. 治之奈何. 岐伯曰, 司天之氣, 風淫所勝, 平以辛涼, 佐以苦甘, 以甘緩之, 以酸寫之. 熱淫所勝, 平以鹹寒, 佐以苦甘, 以酸收之. 濕淫所勝, 平以苦熱, 佐以酸辛, 以苦燥之, 以淡泄之. 濕上甚而熱, 治以苦溫, 佐以甘辛, 以汗爲故而止. 火淫所勝, 平以酸冷, 佐以苦甘, 以酸收之, 以苦發之, 以酸復之, 熱淫同. 燥淫所勝, 平以苦濕, 佐以酸辛, 以苦下之. 寒淫所勝, 平以辛熱, 佐以甘苦, 以鹹寫之.

황제가 말한다(帝曰). 좋습니다(善). 치료는 어떻게 합니까(治之奈何)? 기백이 말한다(岐伯曰). 사천하는 기운(司天之氣)이 문제가 되면, 다음과 같이 치료하면 된다. 목성의 에너지인 풍(風)이 기승(勝)을 부리면서 문제(淫)로 작용하면(風淫所勝), 인체에서는 간이 문제가 된다. 그러면 이때는 간을 직접 치료하는 것도 중요하지만, 간을 둘러싼 다른 오장도 치료해줘야 한다. 여기서 작용하는 논리는 상극 관계이다. 그리고 치료법은 육기가 재천(在泉)할 때와 똑같다. 그래서 간이 문제가 되면, 폐는 폐기 적혈구를 간으로 보낼 수가 없게 되고, 그러면 폐는 곧바로 과부하에 걸리고 만다. 이제 폐(涼)를 매운맛(辛)으로 치료(平)해줘야 한다(平以辛涼). 그러면 폐로 산성 정맥혈을 보내는 우 심장도 과부하에 걸리기 때문에, 심장도 쓴맛(苦)으로 치료해주고, 간이 산성 림프액을 보내는 비장도 단맛(甘)으로 치료해줘서 간 치료를 도와(佐)줘야 한다(佐以苦甘). 그리고, 간은 자기가 만든 림프액을 비장으로 보내기 때문에, 간이 문제가 되면, 비장도 과부하에 시달리기 때문에, 비장도 단맛(甘)을 이용해서 완화(緩)해줘야 한다(以甘緩之). 그리고 과부하에 걸린 간은 신맛(酸)을 이용해서 간에서 직접 과잉 산을 중화(寫)시켜줘야 한다(以酸寫之).

소음의 에너지인 열(熱)이 기승(勝)을 부리면서 문제(淫)로 작용하면(熱淫所勝), 심장이 문제가 된다. 그러면 심장은 전자를 처리할 수가 없게 되고, 이 과잉 전자는 신장이 염으로 처리하면서, 신장은 곧바로 과부하에 걸리고 만다. 이제 신장(寒)을 짠맛(鹹)으로 치료(平)해줘야 한다(平以鹹寒). 그러면 과잉 림프액을 신장으로 보내는 비장도 곧바로 과부하에 걸리기 때문에, 비장도 단맛(甘)으로 치료해주고, 심장도 쓴맛(苦)으로 직접 치료해줘서, 심장 치료를 도와(佐)줘야 한다(佐以苦甘). 그리고 간은 자기가 만든 림프액을 비장으로 보내기 때문에, 비장이 문제가 되면, 간이 과부하에 시달리기 때문에, 이때는 간도 신맛(酸)으로 수렴(收)시켜줘야 한다(以酸收之). 그러면 과부하에 걸린 심장은 완벽하게 치료된다.

토성의 에너지로 인한 습이 기승을 부리면서 문제로 작용하면(濕淫所勝), 비장이 문제가 된다. 그러면 비장이 처리하는 산성 간질액이 정체되고, 이어서 간질로 혈액을 뿜어내는 심장은 곧바로 과부하에 걸리고 만다. 이제 심장(熱)을 쓴맛(苦)으로 치료(平)해줘야 한다(平以苦熱). 그리고 비장이 문제가 되면, 과잉 림프액을 비장으로 보내는 간도 곧바로 과부하에 걸리기 때문에, 간도 신맛(酸)으로 치료해주고, 이어서 간을 상극하는 폐도 매운맛(辛)으로 치료해줘서, 비장 치료를 도와줘야(佐) 한다(佐以酸辛). 또, 심장을 쓴맛(苦)으로 자극해서 열을 만들고, 이 열로 비장의 습을 건조(燥)해줘야 한다(以苦燥之). 즉, 심장이 공급하는 알칼리 동맥혈을 이용해서 산성 간질액을 중화시키고, 이렇게 해서 비장을 돕는다는 것이다. 그리고 쓴맛(苦:淡)을 이용해서 설사(泄)를 유발하고 과잉 산을 체외로 배설시켜준다(以淡泄之). 그리고 토성의 작용으로 인한 습기(濕)가 하늘(上)에서 너무 심(甚)하게 작용해서 비장이 문제가 되고, 이어서 산성 간질액이 정체되면, 간질로 혈액을 뿜어내는 심장(熱)이 문제가 되기 때문에(濕上甚而熱), 이때는 심장을 쓴맛(苦)으로 치료해줘서 심장의 열(熱)을 온(溫) 수준으로 낮춰주는 치료(治)를 해야 한다(治以苦溫). 이때 심장을 더 도와주기 위해서 비장을 단맛으로 치료해주고, 심장이 상극하는 폐도 매운맛으로 치료해서 심장 치료를 도와(佐)줘야 한다(佐以甘辛). 그리고 땀(汗)을 내서 간질액의 과잉 산을 중화시키고, 이어서 병의 원천(故)인 비장을 치료(爲)해주면 즉, 옛날(故) 병인 비장의 병을 치료(爲)해주면, 새로 생긴 심장병인 열(熱)이 중지(止)된다(以汗爲故而止).

화성의 에너지로 인한 화기가 기승을 부리면서 문제로 작용하면(火淫所勝), 자동으로 심장이 문제가 된다. 그러면 심장이 중화하지 못한 과잉 전자는 신장이 염으로 처리해야 한다. 즉, 이때는 염을 처리하는 신장이 과부하에 걸린다. 그런데 간은 신장으로 암모니아와 같은 염(鹽)을 보낸다. 그래서 간을 신맛(酸)으로 치료해줘서 신장(冷)을 치료(平)하는 데 도움을 줘야 한다(平以酸冷). 그리고 심장이 문제가 되고 있으므로, 심장을 쓴맛(苦)으로 직접 치료해주고, 심장이 혈액을 뿜어내는 간질을 책임지고 있는 비장도 단맛(甘)으로 치료를 해줘서, 심장 치료를 도와(佐)줘야 한다(佐以苦甘). 그리고 심장이 문제가 되면, 심장은 폐를 상극하기 때문에, 폐는 곧바로 과부하에 걸린다. 그러면 폐는 간으로 과잉 산을 보내버리기 때문에, 폐가 문제가 되면, 간도 과부하에 시달리게 되고, 그러면 간을 신맛(酸)으로 수렴(收)시켜줘야 한다(以酸收之). 그리고 쓴맛을 이용해서 설사를 유발(發)해서 과잉 산을 체외로 배설시켜준다(以苦發之). 그리고 간을 신맛(酸)으로 다시(復) 한번 더 수렴(收)시켜준다(以酸收之). 간은 우 심장으로 산성 정맥혈을 보내기 때문에, 간에 신경을 더 쓰는 이유이다. 이들 치료법은 군화의 열(熱) 문제와 증상이 같으므로, 치료법도 소음(熱) 군화의 치료법과 같다(熱淫同). 그러면 심장은 완벽하게 치료된다.

　금성의 에너지로 인한 건조함이 기승을 부리면서 문제로 작용하면(燥淫所勝), 이 때는 자동으로 폐가 문제가 된다. 폐는 산성 간질액을 최종 중화 처리하기 때문에, 산성 간질액을 처리하는 비장의 상태와 깊게 연관된다. 그래서 비장을 도와주면, 폐를 돕는 것이 된다. 그런데 심장은 간질로 알칼리 동맥혈을 공급해서 비장을 도와준다. 그래서 쓴맛(苦)으로 심장을 자극해주면, 이때는 자동으로 비장(濕)이 혜택을 입고, 이어서 폐도 혜택을 입게 된다. 그래서 쓴맛(苦)을 이용해서 비장(濕)을 다스려(平)주는 것이다(平以苦濕). 그리고 폐가 상극하는 간도 신맛(酸)으로 치료해주고, 폐도 직접 매운맛(辛)으로 치료해줘서, 폐의 치료를 도와(佐)줘야 한다(佐以酸辛). 그리고 마지막으로 쓴맛(苦)을 이용해서 설사(下)를 유발해서, 과잉 산을 체외로 배설시켜준다(以苦下之). 그러면 폐는 완벽하게 치료된다.

　수성의 에너지로 인한 차가움이 기승을 부리면서 문제로 작용하면(寒淫所勝), 신장이 문제가 된다. 그러면 신장이 염으로 처리하지 못한 전자를 심장이 열로 중화시켜야 한다. 즉, 신장의 과부하로 인해서 심장이 더불어 과부하에 걸린 것이다. 이제 심장을 치료해줘야 한다. 이때 심장이 상극하는 폐를 치료해주면, 심장을 돕게 된다. 그래서 폐를 매운맛(辛)으로 치료해줘서 심장(熱)을 다스려(平)주면 된다(平以辛熱). 그리고 신장을 상극하는 비장을 단맛(甘)으로 치료해주고 신장이 상극하는 심장을 쓴맛(苦)으로 치료해준다(佐以甘苦). 그리고 짠맛(鹹)을 이용해서 신장에서 직접 과잉 산을 중화(寫)시켜준다(以鹹寫之).

제3절

帝曰, 善, 邪氣反勝, 治之奈何. 岐伯曰, 風司于地, 淸反勝之, 治以酸溫, 佐以苦甘, 以辛平之. 熱司于地, 寒反勝之, 治以甘熱, 佐以苦辛, 以鹹平之. 濕司于地, 熱反勝之, 治以苦冷, 佐以鹹甘, 以苦平之. 火司于地, 寒反勝之, 治以甘熱, 佐以苦辛, 以鹹平之. 燥司于地, 熱反勝之, 治以平寒, 佐以苦甘, 以酸平之, 以和爲利. 寒司于地, 熱反勝之, 治以鹹冷, 佐以甘辛, 以苦平之. 帝曰, 其司天邪勝何如. 岐伯曰, 風化於天, 淸反勝之, 治以酸溫, 佐以甘苦. 熱化於天, 寒反勝之, 治以甘溫, 佐以苦酸辛. 濕化於天, 熱反勝之, 治以苦寒, 佐以苦酸. 火化於天, 寒反勝之, 治以甘熱, 佐以苦辛. 燥化於天, 熱反勝之, 治以辛寒, 佐以苦甘. 寒化於天, 熱反勝之, 治以鹹冷, 佐以苦辛.

황제가 말한다(帝曰). 좋습니다(善). 사기가 반대로 기승을 부리면(邪氣反勝), 치료는 어떻게 하나요(治之奈何)? 기백이 말한다(岐伯曰). 목성(風)이 사천(司)해서 땅(地)을 간섭(干)하는데(風司于地), 금성(淸)이 기승(勝)을 부리면서 목성의 기운을 상극(反)하면 즉, 금성(淸)이 반대(反)로 기승(勝)을 부리면(淸反勝之), 이때는 폐가 문제가 된다. 그러면 과부하에 걸린 폐는 간을 상극하기 때문에, 간을 치료해주면, 간은 폐가 상극하면서 보낸 과잉 산을 중화시킬 수가 있게 된다. 그래서 신맛(酸)으로 간(溫)을 치료해주면 된다(治以酸溫). 또, 심장은 폐를 상극하기 때문에, 쓴맛(苦)으로 심장도 도와줘야 하며, 산성 간질액을 최종 중화 처리하는 폐를 돕기 위해서 산성 간질액을 처리하는 비장도 단맛(甘)으로 치료해줘서, 폐의 치료를 도와(佐)줘야 한다(佐以苦甘). 그리고 폐는 매운맛(辛)으로 직접 다스려(平)주면 된다(以辛平之).

소음 군화인 태양이 사천(司)해서 땅(地)을 간섭(干)하는데(熱司于地), 이때 수성이 군화를 상극(反)해서 기승(勝)을 부리면(寒反勝之), 이때는 신장이 문제가 된다. 그러면 신장이 심장을 상극하기 때문에, 심장을 도와줘야 한다. 심장은 간질로 혈액을 뿜어내기 때문에, 이때는 산성 간질액을 책임지는 비장도 도와줘야 한다. 물론 비장은 신장을 상극하기도 한다. 그래서 신장이 문제가 되면, 비장은 산성 쓰레기를 신장으로 보내지 못하게 되면서, 비장도 과부하에 걸리게 되므로, 그래서 단맛(甘)으로 비장을 도와주면 심장(熱)을 치료(治)하는 데 도움을 주게 된다(治以甘熱). 아무튼, 비장은 이래저래 엮이게 된다. 또, 과부하에 걸린 심장은 폐를 상극하기 때문에, 매운맛(辛)을 이용해서 폐를 치료해주고, 심장도 쓴맛(苦)으로 직접 치료해줘서 심장 치료를 도와(佐)줘야 한다(佐以苦辛). 마지막으로 짠맛으로 신장에서 직접 과잉 산을 중화(平)해준다(以鹹平之). 그러면 신장은 완벽하게 치료된다.

토성이 사천(司)해서 땅(地)을 간섭(干)하면서(濕司于地), 토성이 수성을 상극해버리면, 수성이 상극하는 화성(熱)이 반대(反)로 기승(勝)을 부리게 된다(熱反勝之). 그러면 심장이 문제가 된다. 이제 심장이 문제가 되면, 심장은 자기가 열로 중화해야 하는 전자를 신장으로 떠넘기게 된다. 그러면 이때는 신장이 과부하에 걸린다. 그래서 쓴맛(苦)으로 심장을 치료해주면, 신장(冷)을 치료(治)할 수가 있게 된다(治以苦冷). 또, 짠맛(鹹)으로 신장을 직접 치료해주고, 신장을 상극하는 비장을 단맛(甘)으로 치료해줌으로써 신장 치료를 도와(佐)주면 된다(佐以鹹甘). 마지막으로 심장을 쓴맛(苦)으로 다스려(平) 준다(以苦平之).

화성이 사천(司)해서 땅(地)을 간섭(干)하는데(火司于地), 이때 수성이 화성을 상극(反)해서 기승(勝)을 부리면(寒反勝之), 이때는 신장이 문제가 된다. 그러면 신장이 심장을 상극하기 때문에, 심장을 도와줘야 한다. 그리고 심장은 간질로 혈액을 뿜어내기 때문에, 심장이 문제가 되면, 산성 간질액을 책임지는 비장도 도와줘야 한다. 그래서 단맛(甘)으로 비장을 도와주면, 심장(熱)을 치료(治)하는 데 도움을 주게 된다(治以甘熱). 또, 과부하에 걸린 심장은 폐를 상극하기 때문에, 매운맛(辛)을 이용해서 폐를 치료해주고, 심장도 쓴맛(苦)으로 직접 치료해서, 심장 치료를 도와(佐)줘야 한다(佐以苦辛). 마지막으로 짠맛으로 신장에서 직접 과잉 산을 중화(平)해준다(以鹹平之). 그러면 신장은 완벽하게 치료된다. 군화가 되었건 상화가 되었건 간에 열(熱)이 문제가 되기 때문에, 치료법이 둘 다 똑같게 된다.

금성이 사천(司)해서 땅(地)을 간섭(干)하는데(燥司于地), 금성을 화성이 상극해서 기승을 부리면(熱反勝之), 이때는 심장이 문제가 된다. 그러면 심장은 자기가 열로 중화해야 하는 전자를 신장으로 떠넘기게 된다. 그러면 신장은 곧바로 과부하에 걸린다. 그러면 신장(寒)을 짠맛으로 다스려서(平) 치료(治)해줘야 한다(治以平寒). 그리고 심장도 문제가 되고 있으므로, 쓴맛(苦)으로 심장을 치료해주고, 심장이 혈액을 뿜어내는 간질을 책임지고 있는 비장도 단맛(甘)으로 치료해줘서, 심장 치료를 도와(佐)줘야 한다(佐以苦甘). 이때 비장을 상극하는 간은 신맛(酸)으로 다스려(平) 준다(以酸平之). 이런 치료들은 오장의 기운을 서로 조화(和)시켜서, 오장이 서로 이익(利)이 되게(爲) 만들어주자는 것이다(以和爲利).

수성이 사천(司)해서 땅(地)을 간섭(干)하는데(寒司于地), 토성이 수성을 상극해버리면, 수성이 상극하는 화성(熱)이 반대(反)로 기승(勝)을 부리게 된다(熱反勝之). 그러면 이때는 심장이 문제가 된다. 그리고 심장이 문제가 되면, 심장은 자기가 열로 중화해야 하는 전자를 신장으로 떠넘기게 된다. 그러면 이때 신장도 과부하에 걸린다. 그래서 이때는 짠맛(鹹)으로 신장(冷)을 치료(治)해주면 된다(治以鹹冷). 또, 신장을 상극하는 비장을 단맛(甘)으로 치료해주고, 심장이 상극하는 폐도 매운맛(辛)으로 치료해줘야 한다(佐以甘辛). 마지막으로 심장을 쓴맛(苦)으로 다스려(平) 준다(以苦平之).

앞에서는 중운에서 상극이 일어나서 문제가 되었는데, 이번에는 사천끼리 상극하는 경우이다. 즉, 사천(司天)에서 사기(邪)가 기승(勝)을 부리는 경우이다(其司天邪勝何如). 중운에서나 사천에서나 에너지는 똑같으므로, 이때 인체에 미치는 영향도 똑같다. 목성이 하늘(天)에서 작용(化)하는데(風化於天), 금성이 목성을 상극해서 기승을 부리면(清反勝之), 이대는 폐가 문제가 된다. 그러면 과부하에 걸린 폐는 간을 상극하기 때문에, 신맛(酸)으로 간(溫)을 치료해줘야 한다(治以酸溫). 그리고 간이 상극하는 비장도 단맛(甘)으로 치료해주고, 폐를 상극하는 심장도 쓴맛(苦)으로 치료해줘야 한다(佐以甘苦).

군화가 하늘(天)에서 작용(化)하는데(熱化於天), 이때 수성이 군화를 상극(反)해서 기승(勝)을 부리면(寒反勝之), 이때는 신장이 문제가 된다. 그러면 신장으로 암모니아와 같은 염을 보내는 간은 곧바로 과부하에 걸린다. 그러면, 간은 산성 림프액을 과잉 생산해서 비장을 상극한다. 그래서 이때는 간이 상극하는 비장을 단맛(甘)으로 치료해줘서 간(溫)을 치료해줘야 한다(治以甘溫). 또, 신장이 문제가 되면, 염으로 처리하는 전자를 심장으로 떠넘기게 되므로, 이때는 심장을 쓴맛(苦)으로 치료해주고, 간도 신맛(酸)으로 치료해주고, 심장이 상극하는 폐도 매운맛(辛)으로 치료해줘서, 신장 치료는 도와(佐)줘야 한다(佐以苦酸辛).

토성이 하늘(天)에서 작용(化)하면서(濕化於天), 토성이 수성을 상극해버리면, 수성이 상극하는 화성(熱)이 반대(反)로 기승(勝)을 부리게 된다(熱反勝之). 즉, 수성이 기운을 잃으면서, 화성을 상극하지 못하는 상황에 이른 것이다. 그러면 이때는 심장이 문제가 된다. 이제 심장이 문제가 되면, 심장은 자기가 열로 중화해야 하는 전자를 신장으로 떠넘기게 된다. 그러면 이때 신장이 과부하에 걸린다. 그래서 이때 쓴맛(苦)으로 심장을 치료해주면, 신장(寒)을 치료(治)할 수가 있게 된다(治以苦寒). 지금 심장이 문제가 되고 있으므로, 심장을 쓴맛(苦)으로 치료해주고, 신장이 과부하에 걸리면서 신장으로 암모니아와 같은 염을 보내는 간도 문제가 되기 때문에, 간을 신맛(酸)으로 치료해서 심장 치료를 도와(佐)줘야 한다(佐以苦酸).

화성이 하늘(天)에서 작용(化)하고 있는데(火化於天), 이때 수성이 화성을 상극(反)해서 기승(勝)을 부리면(寒反勝之), 이때는 신장이 문제가 된다. 그러면 이때는 신장이 심장을 상극하기 때문에, 심장을 도와줘야 한다. 그리고 심장은 간질로 혈액을 뿜어내기 때문에, 산성 간질액을 책임지는 비장도 도와줘야 한다. 그래서 단맛(甘)으로 비장을 도와주면, 심장(熱)을 치료(治)하는 데 도움을 주게 된다(治以甘熱). 또, 과부하에 걸린 심장은 폐를 상극하기 때문에, 매운맛(辛)을 이용해서 폐를 치료해주고, 심장도 쓴맛(苦)으로 직접 치료해서 심장 치료를 도와(佐)줘야 한다(佐以苦辛).

금성이 하늘(天)에서 작용(化)하고 있는데(燥化於天), 금성을 화성이 상극해서 기승을 부리면(熱反勝之), 이때는 심장이 문제가 된다. 이제 심장이 문제가 되면, 심장은 열로 중화해야 하는 전자를 신장으로 떠넘기게 된다. 그러면 이때 신장은 자동으로 과부하에 걸린다. 그런데, 지금 상극당한 폐도 문제가 되고 있다. 그러면 폐는 이산화탄소를 모두 처리하지 못하게 되고, 이를 중조를 만들어서 신장으로 보내게 된다. 그래서 매운맛(辛)으로 폐를 치료해주게 되면, 신장도 치료하게 된다. 즉, 매운맛(辛)으로 신장(寒)을 치료(治)하는 것이다(治以辛寒). 지금 심장이 문제가 되고 있으므로, 심장을 쓴맛(苦)으로 치료해주고, 심장이 혈액을 뿜어내는 간질을 책임지고 있는 비장은 단맛(甘)으로 치료해서, 심장 치료를 도와(佐)줘야 한다(佐以苦甘).

수성이 하늘(天)에서 작용(化)하고 있는데(寒化於天), 토성이 수성을 상극해버리면 수성이 상극하는 화성(熱)이 반대(反)로 기승(勝)을 부리게 된다(熱反勝之). 그러면 이때는 심장이 문제가 된다. 이제 심장이 문제가 되면, 심장은 자기가 열로 중화해야 하는 전자를 신장으로 떠넘기게 된다. 그러면 이때 신장은 곧바로 과부하에 걸린다. 그래서 이때는 짠맛(鹹)으로 신장(冷)을 치료(治)해주면 된다(治以鹹冷). 지금은 심장이 문제가 되고 있으므로, 심장을 쓴맛(苦)으로 다스려주고, 심장이 상극하는 폐도 매운맛(辛)으로 치료해서 심장의 치료를 도와(佐)줘야 한다(佐以苦辛).

제4절

帝曰, 六氣相勝奈何. 岐伯曰, 厥陰之勝, 耳鳴頭眩, 憒憒欲吐, 胃鬲如寒, 大風數擧, 倮蟲不滋, 胠脇氣幷, 化而爲熱, 小便黃赤, 胃脘當心而痛, 上支兩脇, 腸鳴飧泄, 少腹痛, 注下赤白, 甚則嘔吐, 鬲咽不通.

황제가 말한다(帝曰). 육기가 서로 승하면 어떻게 하나요(六氣相勝奈何)? 육기가 기승을 부리는 경우도 앞의 경우와 똑같다. 어차피 하늘에서 땅에 영향을 주면서 에너지를 다스리는 천체는 오성과 태양을 포함해서 6개뿐이기 때문이다. 그래서 육기가 기승을 부리든, 오행이 기승을 부리든 그리고 사천이 기승을 부리든, 중운이 기승을 부리든 간에, 어차피 이들은 모두 에너지 문제이기 때문에, 이는 동의어 반복에 불과하다. 단지, 이해를 돕기 위해서 분류한 것에 불과하다. 기백이 말한다(岐伯曰). 목성이 기승(氣勝)을 부리면(厥陰之勝), 목성이 주는 에너지 때문에, 큰바람이 자주 일어나고(大風數擧), 허물을 벗는 동물들이 번식하지 못한다(倮蟲不滋). 장하에 허물을 벗기 위해서는 뜨거운 여름 날씨가 필요한데, 이때 봄기운이 지배하면, 이들은 성장이나 번식을 하지 못하게 된다. 간은 담즙을 통해서 신경을 지배하기 때문에, 당연히 뇌 신경도 간의 영향을 받는다. 그래서 뇌 신경의 영향권에 있는 귀에 이명(耳鳴) 현상이 나타나고, 어지러움(頭眩, 憒憒:궤궤)이 나타나며, 삼차 신경이 횡격막을 자극하면서 구토(欲吐)를 유발한다(耳鳴頭眩, 憒憒欲吐). 또한, 간이 문제가 되면, 간문맥이 막히면서 산성 정맥혈은 기정맥이라는 우회로를 찾게 되고, 이어서 횡격막을 압박하게 되고, 또한, 기정맥이 인후부를 압박하면서 인후부 정맥총이 과부하에 시달리면서 횡격막과 인후부가 불통하고(鬲咽不通), 이 상태가 심해지면 구토를 유발하고(甚則嘔吐), 이어서 위완부와 심장에서 통증이 오며(胃脘當心而痛), 상체와 양쪽 옆구리(上支兩脇)에서도 통증이 오며, 위장과 횡격막에 체액 순환 장애가 일어나면서 차가워지고(胃鬲如寒), 간이 통제하는 하복부의 체액이 정체되면서 하복부에 통증이 오고(少腹痛), 냉대하(赤白)가 생기며, 간이 비대해지면서 간이 자리한 부분에 기혈이 뭉치고(胠脇氣幷), 이 여파로 열이 만들어지고(化而爲熱), 간이 통제하는 소화관 체액도 정체되면서 소화가 안 되고, 이어서 배 안에서 꼬르륵꼬르륵 소리가 나고(腸鳴), 또한, 손설(飧泄)과 주하(注下)와 같은 설사도 한다. 간문맥이 막히면서 간질액이 산성으로 기울고, 그러면 산성 간질을 중화하는 신장에서 과잉 산을 중화하면서, 적혈구의 유출로 인해서 주황색(黃赤)의 소변이 나온다(小便黃赤). 여기에서 나오는 병증도 오운에서 나온 병증과 거의 대동소이할 수밖에 없다. 그래서 아래 해석도 동의어 반복이 되므로, 간단하게 된다.

少陰之勝, 心下熱, 善飢, 齊下反動, 氣遊三焦, 炎暑至, 木迺津, 草迺萎, 嘔逆躁煩, 腹滿痛, 溏泄, 傳爲赤沃.

　화성이 기승(氣勝)을 부리면(少陰之勝), 폭염이 오고(炎暑至), 이 열기에 나무가 진액을 뿜어내며(木迺津), 초목들은 시든다(草迺萎). 그러면, 우 심장은 과부하에 걸리고, 이 여파로 위완부(心下)에서 열이 발생하고(心下熱), 이어서 복부가 그득해지면서 통증이 오고(腹滿痛), 심장은 소장으로 산성 쓰레기를 버리므로, 설사하며(溏泄), 이 여파로 쉽게 배가 고파지며(善飢), 여기서 좀 더 발전하면, 적옥이 발생하고(傳爲赤沃), 구토(嘔逆)와 심계항진(躁煩)이 일어나고(嘔逆躁煩), 혈액 순환에 이상이 생기면서, 오장에서 기(氣)가 순환하지 못하고, 기는 복벽(腹壁)인 삼초(三焦)에서만 유랑하며(氣遊三焦), 이 덕분에 배꼽 밑(齊下)에서 반동(反動)이 일어난다(齊下反動). 이 부분의 해석은 이미 앞에서 많이 반복했기 때문에, 이 부분은 간단하게 해석했다. 이 뒷부분도 되도록 간략하게 해설할 것이다.

太陰之勝, 火氣內鬱, 瘡瘍於中, 流散於外, 病在胠脇, 甚則心痛熱格, 頭痛喉痺項強, 獨勝則濕氣內鬱, 寒迫下焦, 痛留頂, 互引眉間, 胃滿, 雨數至, 燥化迺見, 少腹滿, 腰脽重強, 內不便, 善注泄. 足下溫, 頭重, 足脛胕腫, 飮發於中, 胕腫於上.

　토성이 기승(氣勝)을 부리면(太陰之勝), 비가 자주 오고(雨數至), 그러면 기온이 내려가면서 가을 기운을 보이게 된다(燥化迺見). 과도한 습기로 인해서 피부 호흡이 막히면서 장하의 화기가 안에서 뭉치고(火氣內鬱), 이런 이상 기온이 계속 독주하면 습기 자체가 인체 안에서 뭉치게 되고(獨勝則濕氣內鬱), 그러면 삼투압 작용으로 인해서 인체 안에서는 수음(水飮)이 발생하고(飮發於中), 이어서 하체에도 부종이 생기고(足脛胕腫), 상체에도 부종이 생기며(胕腫於上), 이 부종 때문에, 발에서는 열이 나고(足下溫), 자동으로 산성 간질액은 정체되고, 이어서 창양이 생기며(瘡瘍於中), 이 창양의 여파는 외부(外)로 퍼져나가면서(流散於外), 간질을 처리하는 비장 그리고 간, 신장을 보호하는 갈비뼈 부근에서 먼저 문제가 발생한다(病在胠脇). 이 상태가 심해지면, 간에서 산성 정맥혈을 받는 우 심장에서 통증이 오고, 이어서 중초에서 열이 발생하고(甚則心痛熱格), 간질액인 뇌척수액도 산성으로 변하면서 머리가 무겁고(頭重), 두통이 오며, 후비가 오고, 목이 강직되며(頭痛喉痺項强), 통증이 정수리에 머물게 되고(痛留頂), 뇌 신경의 통제하에 있는 미간은 근육 수축으로 인해서 서로 당기며(互引眉間), 척추가 산성 척수액의 영향을 받으면서 주위 근육이 수축하게 되고, 이어서 묵직한 느낌을 주면서 강직되고(腰脽重强), 간이 체액을 통제하는 하복부는 자동으로 체액 순환이 막히면서 하초에 냉기가 돌고(寒迫下焦), 하복부가 그득한 느낌을 주며(少腹滿), 소화관의 체액도 정체되면서 자주 설사하게 되며(善注泄), 연동 운동이 멈추면서 위장도 그득해지고(胃滿), 속이 불편해진다(內不便).

少陽之勝, 熱客於胃, 煩心心痛, 目赤欲嘔, 嘔酸, 善飢, 耳痛, 溺赤, 善驚, 譫妄, 暴熱, 消爍, 草萎水涸, 介蟲廼屈, 少腹痛, 下沃赤白.

화성이 기승(氣勝)을 부리면(少陽之勝), 불볕더위가 기승을 부리게 되고(暴熱 消爍), 초목은 말라 시들어버리고, 물은 모두 증발해서 고갈되고(草萎水涸), 아직 갑각이 제대로 발달하지 못한 갑각류 동물들은 폭염에 죽어간다(介蟲廼屈). 이제 여름을 감당해야 하는 심장은 불편해지고, 통증이 오며(煩心心痛), 폭염이 사기로 변하면서, 호르몬 분비를 과다 자극하게 되고, 이어서 소화관 간질액도 정체되고, 이어서 이는 소화관을 괴롭히게 된다. 그 결과로 열은 객기로 변해서 위장을 괴롭히고(熱客於胃), 속이 메슥거리면서 구토가 나오려고 하고(欲嘔), 구토하면 지독하게 하면서 간질에 정체되어 있던 과잉 산이 배출되면서 신물이 넘어오고(嘔酸), 이 덕분에 배가 자주 고파진다(善飢). 산성 간질액은 뇌척수에서도 정체되면서 목적(目赤)이 생기게 하고, 산성 뇌척수액의 영향을 받는 귀에 통증이 오고(耳痛), 자주 놀라며(善驚), 섬망(譫妄)이 온다. 하복부 체액도 정체되면서 통증이 오고(少腹痛), 신장에서는 과잉 산을 중화하면서 적혈구를 이용하는 바람에 붉은 소변이 나오고(溺赤), 여성들은 하복부의 체액 정체로 인해서 혈액 순환이 막히고에, 결국에 짙은 냉대하(赤白)를 쏟아낸다(下沃赤白).

陽明之勝, 淸發於中, 左胠脇痛, 溏泄, 內爲嗌塞, 外發㿗疝, 大涼肅殺, 華英改容, 毛蟲
廼殃, 胸中不便, 嗌塞而欬.

　금성이 기승(氣勝)을 부리면(陽明之勝), 가을의 아주 쌀쌀한 기운이 주도하면서
식물들의 성장을 멈추게 하고(大涼肅殺), 아름다운 꽃들은 숙살 기운에 낯빛을 바
꾸고(華英改容), 아직 털이 다 자라지 못한 털갈이 동물들은 재앙을 맞는다(毛蟲廼
殃). 이 쌀쌀함은 인체 안에서도 문제를 일으키고(淸發於中), 간질 체액의 순환이
막히면서 간질을 처리하는 비장이 자리한 좌측 갈비뼈 부근에서 통증이 오고(左胠
脇痛), 당연히 흉중이 불편해지고(胸中不便), 이 여파로 후두가 막히면서 기침하게
되며(嗌塞而欬), 이렇게 인체 안에서는 후두가 막혔다면(內爲嗌塞), 밖에서는 퇴산
(㿗疝)이 발생하고(外發㿗疝), 소화관의 체액도 정체되면서 설사로 이어진다(溏泄).

太陽之勝, 凝凓且至, 非時水冰, 羽廼後化, 痔瘧發, 寒厥入胃, 則內生心痛, 陰中廼瘍,
隱曲不利, 互引陰股, 筋肉拘苛, 血脈凝泣, 絡滿色變, 或爲血泄, 皮膚否腫, 腹滿食減,
熱反上行, 頭項囟頂腦尸中痛. 目如脫, 寒入下焦, 傳爲濡寫.

　수성이 기승(氣勝)을 부리면(太陽之勝), 한기(凝凓:응률)가 또다시 닥치고(凝凓且
至), 시도 때도 없이 물이 얼고(非時水冰) 즉, 겨울이 아닌데도 물이 얼고, 깃 갈이
동물들은 이 추위로 인해서 뒤늦게 성숙한다(羽廼後化). 이 강추위는 체액들의 점
도를 높이면서 체액 순환에 장애를 가져오고(血脈凝泣), 미세 순환계(絡)에 체액이
정체(滿)되면서, 겉으로 보이는 피부색이 변한다(絡滿色變). 당연히 피부와 접한 간
질액은 불통(否)하면서 부종을 만들어내고(皮膚否腫), 이어서 이 한기(陰)는 인체 안
에서 창양(瘍)을 만들어내며(陰中廼瘍), 소화관의 간질액이 산성으로 변하면, 이질
(血泄)을 만들어내기도 하며(或爲血泄), 이렇게 되면 배가 더부룩해지고, 밥 먹는 양
이 준다(腹滿食減). 만일에 한기가 일으키는 궐이 위장에 침입하게 되면(寒厥入胃),
위장은 연동 운동을 하지 못하게 되고, 이어서 위산 분비가 안 되면서 과잉 산은
인체 안에 쌓이게 되고, 그러면 인체에서 과잉 산을 최고로 많이 중화시키는 심장

에서는 과부하가 일어나게 되고, 당연히 통증에 시달린다(則內生心痛). 겨울 한기를 담당하는 오장은 신장인데, 이런 혹독한 추위가 오면, 신장이 과부하에 걸리면서, 뇌척수액이 산성으로 기운다. 그러면 산성 뇌척수액의 하행(下行)은 막히고, 반대로(反) 열이 위로 치솟으면서(熱反上行), 뇌척수액은 더욱더 정체되고 만다. 그러면 이제 머리 부분에 체액이 정체한다. 이때 체액 정체가 제일 심한 곳들은 어릴 때 숫구멍으로 작용했던 부분들이다. 이 부분들은 정맥총과 림프절이 잘 발달되어 있으므로, 이 부분에서 체액 정체는 숙명이다. 당연히 여기서 통증도 유발된다(頭項囪頂腦戶中痛). 눈도 뇌척수액이 산성으로 기울면 영향을 받는데, 심하면 눈알이 빠질 것과 같은 상태로까지 발전한다(目如脫). 또, 신경이 자극되면서 근육에서 문제를 일으킨다. 그래서 근육이 서로 당기며(筋肉拘苛), 대퇴부 근육이 서로 당긴다(互引陰股). 하복부도 체액이 정체되기는 마찬가지인데, 체액의 정체가 심해서 한기가 하초에 침입하며(寒入下焦), 그러면 하초에 자리한 장기들에서 문제가 발생한다. 그래서 설사가 일어나고(傳爲濡寫), 하복부 정맥총들이 산성으로 변하면서 학질이 발생하고, 직장 정맥총 때문에 치질이 생기며(痔瘧發), 그러면 대변 보기가 어렵게 되며, 방광 정맥총 때문에 소변을 볼 때도 문제가 생긴다(隱曲不利).

帝曰, 治之奈何. 岐伯曰, 厥陰之勝, 治以甘清, 佐以苦辛, 以酸寫之. 少陰之勝, 治以辛寒, 佐以苦鹹, 以甘寫之. 太陰之勝, 治以鹹熱, 佐以辛甘, 以苦寫之. 少陽之勝, 治以辛寒, 佐以甘鹹, 以甘寫之. 陽明之勝, 治以酸溫, 佐以辛甘, 以苦泄之. 太陽之勝, 治以甘熱, 佐以辛酸, 以鹹寫之.

황제가 말한다(帝曰). 치료는 어떻게 합니까(治之奈何)? 이 부분에서는 다른 접근법을 이용해서 해석을 아주 간단하게 해보았다. 자세한 기전은 이미 앞에서 수도 없이 반복했으므로, 어렵지는 않을 것이다. 기백이 말한다(岐伯曰). 목성이 기승을 부리면(厥陰之勝), 간이 문제가 되기 때문에, 간으로 산성 정맥혈을 보내는 비장을 단맛으로 치료해주고, 간의 온(溫)을 폐의 서늘함(淸)을 이용해서 치료하며(治以甘淸), 간은 산성 정맥혈을 우 심장으로 보내기 때문에, 쓴맛으로 우 심장을 치료해주며, 또, 우 심장에서 산성 정맥혈을 공급받는 폐를 매운맛으로 도와주며(佐以苦辛), 신맛을 이용해서 간에서 직접 과잉 산을 중화시켜준다(以酸寫之).

태양이 기승을 부리면(少陰之勝), 우 심장이 문제가 되기 때문에, 우 심장에서 산성 정맥혈을 받는 폐를 치료해주며, 우 심장의 열을 신장의 한을 이용해서 치료하며(治以辛寒), 쓴맛을 이용해서 심장을 직접 치료하며, 신장을 짠맛으로 도와줘서 심장을 돕게 하며(佐以苦鹹), 간으로 산성 정맥혈을 보내는 비장을 도와주기 위해서 단맛을 이용해서 비장에 있는 과잉 산을 직접 중화해준다(以甘寫之).

토성이 기승을 부리면(太陰之勝), 비장이 문제가 되기 때문에, 비장과 함께 산성 간질액을 중화시키는 신장을 짠맛으로 도와주고, 비장의 습을 심장의 열로서 치료하며(治以鹹熱), 간질액을 받아서 처리하는 비장을 도와주기 위해서 간질액을 통제하는 폐를 매운맛으로 도와주며, 비장을 직접 단맛으로 다스리고(佐以辛甘), 비장의 습을 열로 다스려주는 심장에서 쓴맛을 이용해서 과잉 산을 중화시켜 준다(以苦寫之).

화성이 기승을 부리면(少陽之勝), 우 심장이 문제가 되기 때문에, 우 심장에서 산성 정맥혈을 공급받는 폐를 매운맛으로 도와주며, 심장의 열을 신장의 한으로 다스려주며(治以辛寒), 심장의 열을 신장의 한으로 다스리기 때문에, 신장을 짠맛으로 도와주고, 신장과 함께 산성 간질액을 중화하는 비장을 단맛으로 도와주며(佐以甘鹹), 추가로 비장에서 단맛으로 과잉 산을 중화시켜준다(以甘寫之).

금성이 기승을 부리면(陽明之勝), 폐가 문제가 되기 때문에, 폐의 서늘함을 신맛을 이용해서 간에서 온을 만들어서 치료한다(治以酸溫). 간은 중초에서 열을 제일 많이 생산하는 오장이다. 폐를 매운맛을 이용해서 치료해주고, 간질액을 통제하는 폐의 부담을 덜어주기 위해서 산성 간질액을 받아서 중화시켜주는 비장을 단맛으로 도와주며(佐以辛甘), 쓴맛의 삼투압 작용을 이용해서 소화관에서 산성 간질액을 설사로 배출시켜서 간질액을 통제하는 폐를 도와준다(以苦泄之).

수성이 기승을 부리면(太陽之勝), 신장이 문제가 되기 때문에, 신장과 함께 산성 간질액을 중화시키는 비장을 단맛으로 도와주며, 신장의 한을 심장의 열로써 치료하며 (治以甘熱), 산성 간질액을 중화시키는 신장을 돕기 위해서 간질액을 통제하는 폐를 매운맛으로 도와주며, 신장과 간은 우 심장으로 산성 정맥혈을 보내서 우 심장을 괴롭히므로, 간을 신맛으로 도와주고(佐以辛酸), 신장에 있는 과잉 산을 짠맛을 이용해서 중화시켜준다(以鹹寫之). 이 구문들은 다양한 사법을 구사하고 있다. 체액의 흐름도를 정확히 알고 있다면, 여기에 나온 사법 말고도 더 많은 사법을 구사할 수가 있다.

제5절

帝曰, 六氣之復何如. 岐伯曰, 悉乎哉, 問也. 厥陰之復, 少腹堅滿, 裏急暴痛, 偃木飛沙, 倮蟲不榮, 厥心痛, 汗發嘔吐, 飮食不入, 入而復出, 筋骨掉眩, 淸厥, 甚則入脾, 食痺而吐, 衝陽絶, 死不治.

황제가 말한다(帝曰). 육기의 복기는 어떤가요(六氣之復何如)? 복기(復氣:勝復)도 어차피 에너지 과잉 문제이므로, 앞에서 봐왔던 부분의 반복에 불과하다. 기백이 말한다(岐伯曰). 모두 다 물어보시네요(悉乎哉, 問也)! 목성이 복기(復氣:勝復)를 보이면(厥陰之復), 목성이 내뿜는 강한 에너지 때문에, 바람이 세차게 불면서, 나무가 쓰러지고, 모래바람이 일어나며(偃木飛沙), 뜨거운 여름을 지나면서 허물을 벗는 동물들은 번성하지 못한다(倮蟲不榮). 이때 제일 힘들어하는 장기는 간이다. 간은 정맥혈을 통제하기 때문에, 혈액 순환의 한 축을 차지한다. 그래서 간이 과부하에 시달리면, 당연히 궐이 발생하고, 곧바로 심장에 통증이 일어나며(厥心痛), 하복부의 간질액을 통제하는 간이 과부하에 걸리면, 하복부에 산성 체액이 정체되면서 하복부에 체액이 응고되고 이어서 하복부가 단단하고 그득해지며(少腹堅滿), 이 여파로 뱃속이 당기고 갑자기 통증이 발생한다(裏急暴痛). 간은 소화관 체액을 통제하기 때문에, 간이 문제가 되면, 밥을 먹는데 불편해지고(飮食不入), 그래서 먹으면 토하며(入而復出), 밥을 먹을 때 땀을 흘리면서 구토가 나오기도 하며(汗發嘔吐), 만일에 궐이 아주 심해져서 청궐이 생겼는데(淸厥), 이때 소화관을 통제하는 비장으로 청궐이 침입하면(甚則入脾) 즉, 비장에서 혈액 순환이 막히면, 식비가 일어나고 구토한다(食痺而吐). 또, 간은 담즙을 통해서 신경을 통제하기 때문에, 근육과 뼈에서 문제를 일으키며, 또한, 도현(掉眩)을 일으킨다(筋骨掉眩). 이때 위장의 체액 순환이 충양에서 끊기면(衝陽絶), 죽을 수밖에 없다(死不治). 충양(衝陽)의 기능에 대해서는 이미 설명했다. 간이 문제가 된 상황에서 위장은 위산을 분비해서 소화관의 체액을 받는 간을 도와준다. 그래서 위장 체액 순환이 막히면, 간은 영원히 멈춰버리고 생명은 끝난다.

少陰之復, 燠熱內作, 煩躁鼽嚏, 少腹絞痛, 火見燔炳, 嗌燥, 分注時止, 氣動於左, 上行於右, 欬, 皮膚痛, 暴瘖, 心痛, 鬱冒不知人, 洒洒淅淅惡寒, 振慄譫妄, 寒已而熱, 渴而欲飮, 少氣骨痿, 隔腸不便. 外爲浮腫, 噦噫, 赤氣後化, 流水不冰, 熱氣大行, 介蟲不復, 病痱胗瘡瘍, 癰疽痤痔, 甚則入肺, 欬而鼻淵, 天府絶, 死不治.

화성이 복기(復)하면(少陰之復), 열기가 지배를 하는데, 화성의 기운인 적기(赤氣)가 뒤에 작용한다(赤氣後化). 당연히 많은 에너지가 공급되면서 열기가 일어나고(熱氣大行), 겨울에조차도 흐르는 물이 얼지 않으며(流水不冰), 갑각을 보유한 동물들은 가을의 건조함이 있어야만 갑각이 두꺼워져서 겨울을 나는데, 겨울에조차도 열기가 일어난 바람에 원래 갑각으로 복구가 안된다(介蟲不復). 인체도 이 작열하는 열기에 영향을 받으면서, 인체 안에서도 열기가 만들어지고(燠熱內作), 이 열기는 호르몬 분비를 과잉 자극해서 간질액을 산성으로 만든다. 이 산성 간질액은 어혈을 만들어내면서 체액 순환을 막아버린다. 그러면 정체된 산성 체액에 있는 과잉 산은 간질과 접한 피부 콜라겐을 녹여서 중화되고, 이어서 피부 질환을 유발한다. 초기에는 불진(痱胗)으로 시작해서 조그만 부스럼(痤)으로 이어지고, 그다음에 치(痔)가 되고, 이어서 창양(瘡瘍)으로 발전해서 급기야는 옹저(癰疽)가 된다. 이때 당연히 피부 통증도 수반된다(皮膚痛). 정체된 산성 체액은 림프를 통해서 흉관을 거쳐서 오른쪽으로 이동해서 위에 있는 폐로 집중된다. 그리고 머리와 상체에서 내려오는 림프는 그대로 폐로 향한다. 그런데 왼쪽에서 올라오는 흉선 림프가 과부하에 시달리면, 오른쪽 상체에서 내려오는 림프는 역류한다. 이 문장(氣動於左, 上行於右)이 바로 이 현상을 묘사한 것이다. 이쯤 되면, 당연히 폐가 과부하에 걸리고, 이어서 기침(欬)하게 되며, 이어서 횡격막을 자극하면서 심장에서까지 통증(心痛)이 유발되고, 복부의 장까지 불편해지며(隔腸不便), 딸꾹질과 트림을 유발하고(噯噫), 하복부까지 심하게 당기면서 통증이 유발된다(少腹絞痛). 이렇게 심장과 폐가 동시에 문제를 일으키면, 번조(煩躁)가 오고, 구체(衄嚏)가 온다(煩躁衄嚏). 또한, 오른쪽 상체 림프가 역류하면서 인후부 체액 흐름을 막고, 이어서 목소리가 잘 안 나오게 된다(暴瘖). 화성의 복기가 더 심해져서 열기가 작열(燔炳:번설)하면(火見燔炳), 인체 안에서 열기는 더욱더 기승을 부리게 되고, 간질액의 정체는 더욱더 심해지고, 이어서 간질에 뿌리를 둔 구심성 신경이 산성 간질액으로 인해서 자극되면서, 머리로 자유전자를 올려보내면서 울모(鬱冒)가 발생하고, 급기야는 사람을 알아보지 못하며(鬱冒不知人), 심해지면 섬망(譫妄)을 일으킨다. 또한, 신경 간질액인 척수액이 산성으로 변하면서 알칼리를 소모하고(少氣), 이어서 골위(骨痿)를 일으킨다(少氣骨痿). 그리고 간질에 모인 산성 체액은 삼투압 기질로 작용하면서 갈증을 일으키고, 이어서 물을 찾게 되며(渴而欲飲), 목이 자꾸 건조해진다(嗌燥). 결국에 외부 요인으로 발생한 삼투압 기질은 부종을 만들어낸다(外爲浮腫). 그러면 하복부 정맥총에 산성 정맥혈이 정체되고, 직장 정맥총과 방광 정맥총이 자극받으면서 때때(時)로 분주(分注)가 발생(止)한다(分注時止). 그리고 산성 체액이 정체된 간질에서는 산소를 과소비하게 되고, 체온을 만들어내는 근육은 산소 꼴을 보지 못하면서 체온이 내려가고, 이어서 인체는 추워서 떠는 지경에 이르며(洒洒淅, 惡寒, 振慄), 이때 다행히 산소가 추가로 공급되면, 이 한기가 끝나고 곧바로 과잉산이 중화되면서 열이 발생한다(寒已而熱). 폐는 산성 체액을 최종 처리하는 기관이기 때문에, 산성 체액의 산성화가 심해지면, 이들은 폐를 침범하게 되고(甚則入肺), 그러면 폐가 상하면서 기침하며, 비연(鼻淵)에도 걸린다(欬而鼻淵). 이런 상태가 계속되면, 폐의 체액 순환 지점인 천부는 막혀버린다(天府絶). 천부(天府)에 대해서는 이미 설명을 했다. 이때 나타나는 결과는 죽음뿐이다(死不治).

太陰之復, 濕變迺擧, 體重中滿, 食飮不化, 陰氣上厥, 胸中不便, 飮發於中, 欬喘有聲, 大雨時行, 鱗見於陸, 頭頂痛重, 而掉瘈尤甚, 嘔而密黙, 唾吐淸液, 甚則入腎, 竅寫無度. 太谿絶, 死不治.

　토성이 복기(復)하면(太陰之復), 습기가 변덕을 부리게 되고(濕變迺擧), 때때로 큰 비가 내리고(大雨時行), 온 세상천지가 물바다가 되면서, 땅에서도 비늘 달린 물고기들이 발견된다(鱗見於陸). 습기는 피부 호흡을 막게 되고, 이어서 간질액이 정체되면서 몸이 무거워지고, 복부도 그득해진다(體重中滿). 소화관의 간질액도 정체되면서 먹는 것이 내려가지를 않는다(食飮不化). 간질에 뿌리를 둔 구심 신경은 간질에 있는 과잉 산을 뇌 신경으로 옮기면서, 머리에서 통증을 유발하고, 머리를 무겁게 만들며(頭頂痛重), 도계(掉瘈)를 유발하고(而掉瘈), 심해지면(尤甚) 삼차 신경을 자극해서 구토하게 만들고, 말이 없게 만들기도 한다(嘔而密黙). 산성 간질액이 정체되면, 간질에서 이들이 중화되면서 어혈이나 혈전과 같은 응집물을 만들어내게 되는데, 이것을 음기(陰氣)라고 하며, 이들 성분 대부분은 삼투압 기질인 콜라겐들이다. 이들 음기는 체액을 따라서 순환을 하면서, 체액 흐름의 위쪽을 막아버린다(陰氣上厥). 그러면 체액의 최종 정착지인 가슴 부분은 답답해지고 불편함을 느낀다(胸中不便). 이 음기는 당연히 인체 안에서 삼투압 기질이 되어서 수음(飮)을 만들어내고(飮發於中), 이어서 수분을 끌어모은다. 이 음기의 최종 정착지는 폐가 되므로, 폐에 도착한 이 음기는 폐포를 막아버리고, 기침하게 만들며, 기침할 때 소리가 나게 하며(欬喘有聲), 이때 가래를 뱉어내면, 이 음기(淸液)는 가래가 되어서 나온다(唾吐淸液). 이 음기가 폐에서 제대로 처리가 안 되면, 간질로 흘러들어서 신장으로 가게 되고(甚則入腎), 이어서 신장의 사구체 구멍들을 막아버리게 되고(竅寫無度), 그러면 신장의 체액 흐름 지점인 태계는 막히고 만다(太谿絶). 태계(太谿)에 대해서는 이미 설명했다. 결과는 죽음이다(死不治).

少陽之復, 大熱將至, 枯燥燔蓺, 介蟲廼耗, 驚瘈欬衄, 心熱煩躁, 便數憎風, 厥氣上行, 面如浮埃, 目乃瞤瘈, 火氣內發, 上爲口糜嘔逆, 血溢血泄, 發而爲瘧, 惡寒鼓慄, 寒極反熱, 嗌絡焦槁, 渴引水漿. 色變黃赤, 少氣脈萎, 化而爲水, 傳爲胕腫, 甚則入肺, 欬而血泄. 尺澤絶, 死不治.

　화성이 복기(復)하면(少陽之復), 문득문득(將) 폭염이 다가오고(大熱將至), 지독한 열기가 펼쳐지며(枯燥燔蓺), 가을의 건조함이 필요한 감각을 보유한 곤충들은 이 무더위에 희생당한다(介蟲廼耗). 상화의 지독한 열기에 죽어나는 장기는 심장이다. 당연히 심장의 과부하로 인해서 심열(心熱)이 심해지고 당연히 심계항진(煩躁)이 이어지고(心熱煩躁), 문득문득(便) 자주(數) 과잉 산(憎風)이 침범하고(便數憎風), 당연한 결과로 간의 산성 정맥혈(厥氣)은 중화되지 못하고, 우 심장으로 직행하며(厥氣上行), 이어서 우 심장의 산성 정맥혈은 폐를 압박하게 되고, 이어서 기침(欬)하며, 이어서 폐로 내려오는 상체 및 머리의 산성 체액이 정체되면서 경계(驚瘈)가 일어나고, 코피(衄)가 나며(驚瘈欬衄), 이 여파로 얼굴(面)에는 부종(浮)과 죽은 깨(埃)가 생기고(面如浮埃), 눈 근육에서 경련이 일고(目乃瞤瘈), 이 상태에서 화기가 인체 안에서 발작하면(火氣內發), 상체에 정체된 산성 체액은 입안에서 구미(口糜)를 일으키고, 구역질(嘔逆)하게 만든다(上爲口糜嘔逆). 소화관의 체액도 당연히 정체되면서 산성으로 기울고, 이어서 소화관 점막을 녹이면서 이질(血溢血泄)이 생기고, 이것이 더 발전(發)하면 학질로 변하며(發而爲瘧), 그 결과로 오한으로 인해서 북처럼 떨며(惡寒鼓慄), 이 한기가 끝나면 다시 열이 나는(寒極反熱) 상태가 반복되며, 학질의 열 때문에, 목은 아주 건조해지고(嗌絡焦槁), 갈증이 생기면서 수분이 많은 음료(水漿)를 찾게 된다(渴引水漿). 이렇게 과잉 산(憎風)이 인체를 주도하면, 알칼리는 소모되고 부족해지며(少氣), 그러면 알칼리를 보유한 혈관들은 위축되고(脈萎), 이 과정에서 적혈구는 산성 간질로 빠져나오면서 분해되고, 그 결과로 안색은 주황색(黃赤)으로 변하고(色變黃赤), 이 분해 물질들은 삼투압 기질로 작용(化)해서 수분을 끌어모으며(化而爲水), 결국에는 부종으로 발전하고 마는데(傳爲胕腫), 이 상태가 심해지면, 림프액을 최종처리하는 폐로 이 분해 물질들이 들어오게 되며(甚

則入肺), 이어서 기침하면서 혈흔까지 보인다(欬而血泄). 이 상태가 되면, 폐의 체액 흐름 순환 지점인 척택은 막히고 만다(尺澤絶). 척택(尺澤)에 대해서는 이미 설명했다. 이때 생명은 결국에 세상을 등질 수밖에 없다(死不治).

**陽明之復, 清氣大擧, 森木蒼乾, 毛蟲廼厲, 病生胠脇, 氣歸於左, 善太息, 甚則心痛否滿, 腹脹而泄, 嘔苦欬噦, 煩心, 病在鬲中, 頭痛, 甚則入肝, 驚駭筋攣. 太衝絶, 死不治.**

　금성이 복기(復)하면(陽明之復), 쌀쌀하고 건조한 가을 기운이 대거 일어나고(清氣大擧), 초목의 푸른 잎은 말라비틀어지고(森木蒼乾), 아직 털을 제대로 만들지 못한 털갈이 동물들은 괴롭힘을 당한다(毛蟲廼厲). 이때 제일 고생하는 오장은 폐이다. 폐는 림프와 정맥혈을 최종 처리한다. 그래서 폐가 과부하에 걸리면, 옆구리와 갈비뼈 부근에 두 체액이 정체되면서 병을 일으킨다(病生胠脇). 특히 하체에서 올라온 림프액은 유미조에서 만나서 흉관을 통하고 흉선을 거쳐서 좌측(左)으로 이동해서 폐에 도달(歸)한다(氣歸於左). 그래서 두 체액이 정체되면, 당연히 폐는 과부하에 걸리고, 이어서 한숨을 자주 쉴 수밖에 없다(善太息). 이 상태가 심해지면, 횡격막을 건드리면서 심장에도 통증을 유발하고, 중초의 체액 흐름이 막히면서(否) 그득해진다(甚則心痛否滿). 당연히 복부는 팽창되고, 설사하며(腹脹而泄), 위완을 건드리면서 구토가 유발되고, 헛구역질하며, 심해지면 고통스럽게 기침하고(嘔苦欬噦), 폐와 심장이 동시에 고통을 받으면서 가슴이 답답해지고(煩心), 병은 횡격막에서도 생긴다(病在鬲中). 이 횡격막은 뇌 신경의 삼차 신경과 연계되기 때문에, 두통이 오고(頭痛), 이 상태가 심해지면, 신경의 간질액은 산성으로 변하고, 이어서 신경의 간질액을 담즙을 통해서 조절하는 간까지 영향을 받게 된다(甚則入肝). 이 정도가 되면 산성화된 신경 간질액 때문에 신경은 과잉 자극되고, 인체는 경해(驚駭)와 근련(筋攣)에 시달린다(驚駭筋攣). 당연한 결과로 간의 체액 순환 지점인 태충은 막히고 만다(太衝絶). 태충(太衝)에 대해서는 이미 설명했다. 이때 인체는 결국에 죽을 수밖에 없다(死不治).

太陽之復, 厥氣上行, 水凝雨冰, 羽蟲廼死, 心胃生寒, 胸膈不利, 心痛否滿, 頭痛, 善悲, 時眩仆, 食減, 腰脽反痛, 屈伸不便, 地裂冰堅, 陽光不治, 少腹控睾, 引腰脊, 上衝心, 唾出淸水, 及爲嚔噫. 甚則入心, 善忘善悲. 神門絕, 死不治.

　수성이 복기(復)하면(太陽之復), 물이 얼고 비도 얼어서 우박이 되고(水凝雨冰), 땅은 굳게 얼어서 쩍쩍 벌어지고(地裂冰堅), 태양 빛은 힘을 못 쓰며(陽光不治), 깃 갈이를 하는 동물들은 깃 갈이를 제대로 하지 못하고 추워서 얼어 죽는다(羽蟲廼死). 인체도 이 냉기에 혈액 흐름이 정체되면서 산성 정맥혈을 통제하는 간이 문제가 된다. 그러면 간이 과부하에 걸리면서 산성 정맥혈(厥氣)은 횡격막을 지나서 우 심장으로 보내지게 되고(厥氣上行), 이 산성 정맥혈 때문에 위장과 우 심장은 한기가 돈다(心胃生寒). 이제 이 여파로 체액은 더욱더 정체가 일어나고, 이 여파로 밥 먹는 양이 줄고(食減), 횡격막과 가슴이 소통하지 못하면서 답답해지고(胸膈不利), 당연히 심장에 통증이 오고, 상초와 중초가 소통이 막히면서(否) 그득해지며(心痛否滿), 이어서 체액 정체로 인해서 하복부에서는 한기(寒)가 돌고 공고(控睾)가 생긴다(少腹控睾). 우 심장이 폐로 산성 정맥혈을 보내면서 폐도 과부하에 걸리고 이어서 행복 호르몬인 도파민의 생성에 문제가 생기면서 자주 슬픈 감정에 젖는다(善悲). 이 추운 날씨는 뇌척수액을 책임지는 신장을 힘들게 하면서, 척추에 반복적으로 통증을 선물하며(腰脽反痛), 요추가 당기면서(引腰脊), 굴신에 상당한 불편감을 안겨준다(屈伸不便). 그리고 두통이 오고(頭痛), 때때로 어지러워서 넘어지기도 한다(時眩仆). 간이 보낸 산성 정맥혈은 우 심장을 건드리면서(上衝心), 우 심장은 이 산성 정맥혈을 폐로 보내게 되고, 결국에 폐에서 가래가 생기고, 가래를 뱉으면 폐에 정체된 간질액이 넘어온다(唾出淸水). 이 여파로 트림과 딸꾹질한다(及爲嚔噫). 이 상태가 심해서 좌 심장으로 산성 정맥혈이 침입하면(甚則入心), 뇌혈관에 혈액 공급이 줄면서 잘 잊어버리고, 폐의 과부하로 잘 슬퍼한다(善忘善悲). 결국에 심장의 체액 순환 지점인 신문은 멈추고 만다(神門絕). 신문(神門)에 대해서는 이미 설명했다. 결국에 인체는 죽을 수밖에 없다(死不治).

帝曰, 善. 治之奈何. 岐伯曰, 厥陰之復, 治以酸寒, 佐以甘辛, 以酸寫之, 以甘緩之. 少陰之復, 治以鹹寒, 佐以苦辛, 以甘寫之, 以酸收之, 辛苦發之, 以鹹耍之. 太陰之復, 治以苦熱, 佐以酸辛, 以苦寫之, 燥之 泄之. 少陽之復, 治以鹹冷, 佐以苦辛, 以鹹耍之, 以酸收之, 辛苦發之, 發不遠熱, 無犯温涼, 少陰同法. 陽明之復, 治以辛温, 佐以苦甘, 以苦泄之, 以苦下之, 以酸補之. 太陽之復, 治以鹹熱, 佐以甘辛, 以苦堅之. 治諸勝復, 寒者熱之, 熱者寒之, 温者清之, 清者温之, 散者收之, 抑者散之, 燥者潤之, 急者緩之, 堅者耍之, 脆者堅之, 衰者補之, 强者寫之, 各安其氣, 必清必靜, 則病氣衰去, 歸其所宗. 此治之大體也.

황제가 말한다(帝曰). 좋습니다. 치료는 어떻게 합니까(治之奈何)? 여기서도 다른 접근법을 이용해서 해석했다. 여기서 황제가 치료법을 묻는데, 기백이 대답해준다(岐伯曰). 그러나 앞 문장에 예시된 질환들을 논리적으로 해석하지 못하면, 기백이 말해준 치료법들은 단순한 수사로 전락해버린다. 즉, 아무 쓸모가 없는 일이 되고 만다. 그래서 병이 어떻게 생기는지 논리를 알아야 본초학은 유용한 학문이 된다. 즉, 앞에 예시된 해석은 논리를 따라야 정확한 해석이 되는 것이다.

목성이 복기(復)하면(厥陰之復), 간이 문제가 되기 때문에, 신맛으로 간을 직접 치료해주고, 간의 온기(溫)는 신장의 한(寒)으로 치료해주며(治以酸寒), 간으로 산성 정맥혈을 보내는 비장을 단맛으로 도와주며, 간의 온기(溫)를 매운맛을 이용해서 폐의 서늘함으로 치료하고(佐以甘辛), 신맛으로 직접 간에서 과잉 산을 중화(寫)해 준다(以酸寫之). 즉, 이는 사법을 쓰는 것이다. 그리고 간으로 산성 정맥혈을 보내는 비장을 도와준다(以甘緩之). 부연하자면, 논리적으로 따져서 간과 연관된 질환은 이렇게 치료를 하라는 것이다. 자세한 기전은 이미 설명했으므로 생략했다.

화성이 복기(復)하면(少陰之復), 심장이 문제가 되기 때문에, 심장의 열을 짠맛을 이용해서 신장의 한으로써 치료하며(治以鹹寒), 심장을 직접 쓴맛으로 치료하며, 우심장에서 산성 정맥혈을 공급받는 폐를 매운맛으로 도와주며(佐以苦辛), 산성 간질액 때문에 간질액이 막히면, 좌 심장이 과부하에 걸리기 때문에, 산성 간질액을 받아서 중화시키는 비장에서 단맛을 이용해서 과잉 산을 직접 중화(寫)해준다(以甘寫之). 즉, 이는 사법을 쓰는 것이다. 동시에 비장에서 산성 정맥혈을 받는 간에서 과잉 산을 신맛을 이용해서 수렴시켜준다(以酸收之). 그리고 매운맛과 쓴맛을 이용해서 열로 발산시켜주고(辛苦發之), 짠맛을 이용해서 신장을 조절해주고, 이어서 뇌척수액을 조절하고, 이어서 신경을 조절하고, 이어서 근육을 이완시켜줘서 심근(心筋)을 부드럽게(耎)해준다(以鹹耎之). 소금이 근육을 유연하게 해주는 원리는 이미 설명을 했다.

토성이 복기(復)하면(太陰之復), 비장이 문제가 되기 때문에, 비장의 습기를 쓴맛을 이용해서 심장의 열로 치료해주고(治以苦熱), 비장은 간으로 산성 정맥혈을 보내기 때문에, 간을 신맛으로 도와주고, 산성 간질액을 통제하는 폐를 매운맛으로 도와줘서 산성 간질액을 받아서 처리하는 비장을 돕는다(佐以酸辛). 비장이 과부하에 걸리면, 좌 심장이 보내는 동맥혈이 막히면서 좌 심장이 과부하에 걸리기 때문에, 좌 심장에서 쓴맛을 이용해서 과잉 산을 직접 중화(寫)해준다(以苦寫之). 즉, 사법을 쓰는 것이다. 산성 간질액을 통제하는 폐를 이용해서 비장을 도와주며(燥之), 소화관의 산성 간질액을 설사를 이용해서 배출시키고 비장을 도와준다(泄之).

화성이 복기(復)하면(少陽之復), 심장이 문제가 되기 때문에, 짠맛을 이용해서 신장의 냉으로 치료하고(治以鹹冷), 쓴맛으로 심장을 직접 치료하며, 우 심장에서 산성 정맥혈을 공급받는 폐를 매운맛으로 도와주며(佐以苦辛), 과잉 산으로 인해서 수축된 심근(心筋)을 짠맛을 이용해서 유연하게 해준다(以鹹耎之). 우 심장으로 산성 정맥혈을 보내는 간에서 신맛을 이용해서 과잉 산을 수렴시켜준다(以酸收之). 매운맛과 쓴맛을 이용해서 열로 과잉 산을 발산시켜준다(辛苦發之). 이렇게 해서도 열이 제거되지 않으면(發不遠熱), 온(溫)으로 량(凉)을 제거하는 정치법을 사용할 때처럼, 정치법의 규칙을 범하지 않는 범위 내에서(無犯溫凉), 태양이 복기해서 심장을 치료했던 법칙을 사용하면 된다(少陰同法). 소음 군화와 상화는 어차피 열(熱)문제이기 때문에, 증상도 똑같고 치료법도 똑같다.

금성이 복기(復)하면(陽明之復), 폐가 문제가 되기 때문에, 매운맛을 이용해서 폐를 직접 치료해주고, 간의 온(溫)을 이용해서 폐의 량(凉)을 치료하며(治以辛溫), 폐로 산성 정맥혈을 보내는 우 심장을 쓴맛을 이용해서 도와주며, 간질을 통제하는 폐를 도와주기 위해서 단맛으로 비장을 도와주며(佐以苦甘), 쓴맛을 이용해서 삼투압 작용으로 설사를 시켜서, 산성 간질액을 제거해서 폐를 도와주며(以苦泄之), 폐로 산성 정맥혈을 보내는 우 심장을 쓴맛을 이용해서 설사(下)로 과잉 산을 제거해주고(以苦下之), 우 심장으로 산성 정맥혈을 보내는 간을 신맛을 이용해서 도와준다(以酸補之). 여기서는 사법(下)과 보법(補)을 자유자재로 사용하고 있다. 이는 체액의 흐름도를 정확히 알기 때문에 가능한 일이다.

수성이 복기(復)하면(太陽之復), 신장이 문제가 되기 때문에, 짠맛으로 신장을 직접 치료해주고, 심장의 열을 이용해서 신장의 한을 치료하며(治以鹹熱), 신장과 힘께 산성 간질액을 중화시키는 비장을 단맛을 이용해서 도와주고, 간질액을 통제하는 폐를 매운맛을 이용해서 도와주고(佐以甘辛), 쓴맛을 이용해서 심장을 활성화해서 신장을 강하게(堅) 해준다(以苦堅之).

모든 복기(勝復)를 치료할 때는(治諸勝復), 한은 열로 치료하고(寒者熱之), 열은 한으로 치료하고(熱者寒之), 온은 량으로 치료하고(溫者清之), 량은 온으로 치료하고(清者溫之), 퍼져나가는 것은 수렴시켜주고(散者收之), 맺힌 것은 발산시켜주고(抑者散之), 건조한 것은 윤택하게 해주고(燥者潤之), 수축한 것은 이완시켜주고(急者緩之), 굳은 것은 부드럽게 해주고(堅者耎之), 부스러지기 쉬운 것은 단단하게 해주고(脆者堅之), 쇠약한 것은 보충해주고(衰者補之), 과잉인 것은 사해주면서(強者寫之), 이렇게 각각 모두 그 기를 안정시켜주면(各安其氣), 반드시 사기는 청소되고 반드시 안정을 되찾으면서(必清必靜), 병의 기운은 사라진다(則病氣衰去). 그러면 인체는 본래의 건강한 근원(宗)으로 되돌아간다(歸其所宗). 이것이 복기가 왔을 때 치료하는 큰 틀이다(此治之大體也). 앞에서 이미 나왔던 내용을 정리해주고 있다.

제3장

제1절

帝曰, 善. 氣之上下, 何謂也. 岐伯曰, 身半以上, 其氣三矣, 天之分也. 天氣主之. 身半
以下, 其氣三矣, 地之分也, 地氣主之. 以名命氣. 以氣命處, 而言其病. 半, 所謂天樞也.
故上勝而下俱病者, 以地名之. 下勝而上俱病者, 以天名之. 所謂勝至, 報氣屈伏而未發
也. 復至則不以天地異名, 皆如復氣爲法也.

　　황제가 말한다(帝曰). 좋습니다(善). 기의 상하는 어떻게 말하나요(氣之上下, 何謂
也)? 기백이 말한다(岐伯曰). 인체의 상반신에(身半以上), 3개의 기가 있는데(其氣三
矣), 하늘에 배분되고(天之分也), 천기가 주관한다(天氣主之). 인체의 하반신에(身半
以下), 3개의 기가 있는데(其氣三矣), 땅에 배분되고(地之分也), 지기가 주관한다(地
氣主之). 하나의 현상(名)으로서 기(氣)를 말하거나(以名命氣), 기(氣)로써 어떤 상태
(處)를 말한다면(以氣命處), 그것은 병을 말하는 것이다(而言其病). 즉, 병(病)이란
기(氣)가 문제를 일으키는 것이기 때문이다. 여기서 절반(半)이라고 칭하는 것의 기
준은 배꼽 부위의 천추혈이다(半, 所謂天樞也). 즉, 천추혈을 기준으로 상체, 하체
를 구분한다. 그래서 상체에서 기가 기승을 부려서 하체 모두에 병이 생긴다면(故
上勝而下俱病者), 땅을 이용(以)해서 현상을 묘사하고(以地名之), 하체에서 기가 기
승을 부려서 상체 모두에 병이 생긴다면(下勝而上俱病者), 하늘을 이용(以)해서 현
상을 묘사한다(以天名之). 인체에서 기승을 부리는 기가 아래나 위로 도달하는데
있어서(所謂勝至), 보기(報氣:復氣)가 굴복해버리면 복기(勝復)는 일어나지 못하며(報
氣屈伏而未發也) 즉, 기는 기승을 부리지 못하고 병을 일으키지 못한다. 그러나 복
기가 인체에서 굴복하지 않고 위나 아래로 도달하면, 인체에서 나타나는 현상(名)
이 천지에서 나타나는 현상(名)과 다르지 않게 된다(復至則不以天地異名). 즉, 천지
의 기가 기승을 부리면 하늘에서 기의 혼란이 생기듯이, 인체에서도 기가 기승을
부리면 인체에서 병이 생기는데, 그 원리가 천지의 원리와 같다는 것이다. 그래서

복기(復氣)와 똑같은(如) 모든(皆) 현상들은 하나의 모범(爲法)이 된다(皆如復氣爲法
也). 즉, 판단의 표준이 된다. 인체가 소우주라는 말을 하고 있다. 참고로, 천기가
주관(天氣主之)하는 인체의 상반신(身半以上)에 존재하는 3개의 기(其氣三矣) 그리고
지기가 주관(地氣主之)하는 인체의 하반신(身半以下)에 존재하는 3개의 기(其氣三矣)
에 대해서 알아보자. 여기서 절반(半)이라고 칭하는 것의 기준은 배꼽 부위의 천추
혈이다(半, 所謂天樞也). 지금 우리는 천기인 사천, 재천, 중운 등등의 에너지를 논
하고 있다. 그래서 지금 말하고 있는 3개의 의미는 사천과 재천의 의미도 되고,
삼음삼양의 의미도 된다. 그래서 이를 인체에 대비시켜보면 된다. 일단 사천은 하
늘에 존재하고 있는 에너지인 열기를 말하고, 재천은 땅에 존재하고 있는 전자를
말한다. 그래서 이를 삼음삼양에 대비시켜보면, 사천은 열을 만들므로, 인체에서
과잉 산을 전문으로 중화하면서 열을 만들어내는 오장인 삼음을 말한다. 즉, 사천
의 인체 대비는 삼음인 간, 비장, 신장이 된다. 그리고 재천은 전자가 땅에 존재하
면서 열을 만들지 못한 상태이다. 이 상태를 인체에 대비시켜보면, 이는 삼양이
된다. 삼양인 위장, 담, 방광은 열의 원천인 전자를 염을 통해서 체외로 버리므로,
열을 만들지 않게 된다. 그래서 재천은 위장, 담, 방광에 대비된다. 그래서 삼음인
간, 비장, 신장은 열을 만들므로, 천기를 주관(天氣主之)하고, 이들은 배꼽을 기준
으로 보면, 인체의 상반신(身半以上)에 존재하게 된다. 그리고 삼양은 열을 만들지
못하는 지기가 주관(地氣主之)하고, 이들은 배꼽을 기준으로 보면, 인체의 하반신
(身半以下)에 존재한다. 이 삼양의 위치 부분은 약간 조정할 필요가 있다. 삼양인
위장이나 담은 분명히 배꼽 위에 있다. 그런데, 이들을 배꼽 이래로 말한 이유는
이들이 모두 배설하는 기관들이기 때문이다. 즉, 위산도 소화관이라는 배설 통로
를 이용하고, 담도 소화관이라는 배설 통로를 이용한다. 그러면, 위장이나 담도 결
국은 배설을 위해서 대장을 이용하게 된다. 그러면 삼양은 자동으로 방광과 대장
이 되면서, 이들은 자동으로 하복부가 되고, 그러면 이들의 위치는 배꼽의 아래가
된다. 그러면, 천기가 주관(天氣主之)하는 인체의 상반신(身半以上)에 존재하는 3개
의 기(其氣三矣)는 자동으로 삼음 즉, 간, 비장, 신장이 된다. 그리고 지기가 주관
(地氣主之)하는 인체의 하반신(身半以下)에 존재하는 3개의 기(其氣三矣)는 삼양 즉,

위장, 담, 방광이 된다. 결국에 이는 육기를 삼양삼음에 대비시키고, 이를 다시 인체를 상하로 구분해서 명시해주고 있다. 그러면 상체에서 기가 기승을 부리면 즉, 삼음이 과잉 산을 중화하면서 만든 산성 물질을 하체에 자리하고 있는 소화관과 방광으로 버린다면, 이때는 당연히 하체 모두에서 병이 생기는 것(故上勝而下俱病者)은 당연하다. 그리고 하체에서 기가 기승을 부린다면 즉, 삼양인 방광, 담, 위장이 삼음이 만들어준 산성 쓰레기를 처리하지 못한다면, 이때는 산성 쓰레기가 역류하면서, 당연히 상체에서 산성 쓰레기를 만들어준 삼음 모두에 병이 생기는 것(下勝而上俱病者)은 당연한 일이 된다. 그런데 이때 이에 굴복하지 않고 산성 쓰레기를 어떤 식으로든지 간에 처리한다면, 병은 일어나지 않을 것이다. 즉, 인체에서 기승을 부리는 기가 아래나 위로 도달하는데 있어서(所謂勝至), 보기(報氣:復氣)가 굴복해버리면 복기(勝復)는 일어나지 못하며(報氣屈伏而未發也) 즉, 기는 기승을 부리지 못하고 병을 일으키지 못한다. 그러나 복기가 인체에서 굴복하지 않고 위나 아래로 도달하면, 인체에서 나타나는 현상(名)이 천지에서 나타나는 현상(名)과 다르지 않게 된다(復至則不以天地異名). 즉, 천지의 기가 기승을 부리면 하늘에서 기의 혼란이 생기듯이, 인체에서도 기가 기승을 부리면 인체에서 병이 생기는데, 그 원리가 천지의 원리와 똑같다는 것이다. 그래서 복기(復氣)와 똑같은(如) 모든 (皆) 현상들은 하나의 모범(爲法)이 된다(皆如復氣爲法也). 즉, 이는 기가 기승을 부릴 때 판단하는 판단의 표준이 된다. 즉, 기는 하늘에서 기승을 부리든, 땅에서 기승을 부리든, 인체에서 기승을 부리든지 간에 그 원리는 똑같다는 뜻이다. 그도 그럴 것이 기(氣)라는 존재는 전자(神)라는 하나의 존재가 만들어내기 때문이다. 단지, 이 전자가 하늘에 존재하느냐 인체에 존재하느냐가 다를 뿐이다. 그리고 전자의 행동은 하늘에서나 땅에서나 인체에서나 다르게 행동하지 않고 똑같이 행동한다. 그리고 이는 인체가 소우주라는 사실을 말하고 있기도 하다. 이 구문은 어렵지는 않은데, 오운육기의 철학을 요구하고 있다. 이 부분은 에너지가 어떻게 하늘과 인체에서 똑같이 운용되는지를 묻고 있기도 하다. 결국에 이는 에너지의 존재를 묻고 있다.

제2절

帝曰, 勝復之動, 時有常乎, 氣有必乎. 岐伯曰, 時有常位, 而氣無必也.

황제가 말한다(帝曰). 승복이 작동하는데(勝復之動), 때가 항상 정해져있나요(時有常乎)? 기의 변동이 반드시 있나요(氣有必乎)? 기백이 말한다(岐伯曰). 계절(時)의 기운이 정상(常)적인 자리(位)를 채우면(時有常位), 기의 변동이 반드시(必) 일어나 지는 않는다(而氣無必也). 너무나 당연한 이야기를 하고 있다. 즉, 하늘에서 6개의 천체가 서로 에너지 교류를 정상적으로 하고 있는 상태를 말하고 있다.

帝曰, 願聞其道也. 岐伯曰, 初氣終三氣, 天氣主之, 勝之常也. 四氣盡終氣, 地氣主之, 復之常也. 有勝則復, 無勝則否.

황제가 말한다(帝曰). 그 원리를 듣고 싶습니다(願聞其道也). 기백이 말한다(岐伯曰). 육지기 중에서 초기에서 종기까지 고려해서 첫 3기는(初氣終三氣), 천기가 주관하고(天氣主之), 승기(勝)가 항상 있다(勝之常也). 4번째 기에서 시작해서 끝나는 종기까지(四氣盡終氣), 지기가 주관한다(地氣主之). 복기(復)가 항상 있다(復之常也). 승기가 있으면 복기가 있고(有勝則復), 당연히 승기가 없으면 복기도 없다(無勝則否). 즉, 기승을 부리는 때가 있어야 다시 반복해서 기승을 부린다는 것이다. 그리고, 1년을 6기로 나누었을 때, 상반기는 따뜻한 일조량이 지배하므로, 당연히 하늘이 주관하고(天氣主之), 하늘의 기운은 반드시 변동이 있으므로, 기승을 부리는 때가 반드시 있을 수밖에 없다(勝之常也). 그리고 후반기는 일조량이 줄면서 하늘의 역할은 줄고 땅이 전자를 염으로 저장한다. 그래서 하반기는 지기가 지배할 수밖에 없다(地氣主之). 그리고 상반기의 기후 변동(勝)이 있으면, 하반기에도 반드시 기후 변동이 있어야 한다(復之常也). 지구의 대기는 전자가 활동하는 공간이기 때문에 당연한 일이다.

지진요대론(至眞要大論)

帝曰, 善. 復已而勝, 何如. 岐伯曰, 勝至則復, 無常數也. 衰迺止耳. 復已而勝, 不復則
害, 此傷生也.

황제가 말한다(帝曰). 좋습니다(善). 복기가 끝나고 승기가 오면 어떻게 되나요
(復已而勝, 何如)? 기백이 말한다(岐伯曰). 원래는 승기가 와야 복기가 온다(勝至則
復). 너무나 당연한 이야기이다. 승(勝)이란 에너지의 과다 보유를 의미하고, 복(復)
이란 이에 따른 에너지의 과다 전달을 의미하기 때문이다. 그러나 승복 현상은 항
상(常) 그리고 자주(數) 일어나는 경우는 아니다(無常數也). 즉, 기후가 정상인 때도
있다. 보유 에너지가 모두 소화(衰)되면, 그칠 뿐이다(衰迺止耳). 복기가 끝나고 나
서 승기가 오면(復已而勝), 승기에 따르는 복기가 반드시 따라와야 대기권의 에너
지 문제가 해결된다. 그런데 승기가 오고 나서도 복기가 따라오지 않으면(不復),
대기 중의 과잉 에너지는 중화되지 않고 반드시 인체나 식물에 해가 된다(不復則
害). 즉, 중화되지 않은 과잉 에너지(此)가 생명체(生)에 해(害)를 끼치는 것이다(此
傷生也). 인체나 우주는 에너지라는 측면에서 보면, 똑같다는 말을 하고 있다.

帝曰, 復而反病, 何也. 岐伯曰, 居非其位, 不相得也. 大復其勝, 則主勝之. 故反病也.
所謂火燥熱也.

황제가 말한다(帝曰). 복기가 오고 나서 반대로 병이 오면(復而反病), 어떻게 되나요
(何也)? 기백이 말한다(岐伯曰). 그때는 에너지가 자기 위치(位)에 있지(居) 않은(非) 경
우로서(居非其位), 인체와 에너지가 서로 이익을 보는 관계(相得)를 형성하지 못하는
(不) 경우이다(不相得也). 에너지는 인체에서 에너지를 공급하면서 인체와 공생한다.
그러나 에너지가 과잉되면, 인체는 상한다. 즉, 인체에서 에너지인 산(酸)이 과잉되면,
인체는 상한다. 그러면 이때는 서로 이익되는 상득(相得) 관계가 무너진다. 승기가 아
주 강해서 과도하게 복기를 일으키는 경우는(大復其勝), 여전히 복기를 주관하는 기운
이 아주 강하게 기승을 부리기 때문에(則主勝之), 이때는 복기가 왔을 때도 다시 반복
(反)해서 병이 생긴다(故反病也). 승기는 먼저 일어나는 태과를 말하고, 복기는 이 태

과한 승기를 다시 상극해서 태과를 하는 것임을 상기해보자. 이때는 강한 승복의 기운이 주는 에너지 때문에 화조열(火燥熱) 현상이 일어난다(所謂火燥熱也).

帝曰, 治之何如. 岐伯曰, 夫氣之勝也, 微者隨之, 甚者制之. 氣之復也, 和者平之, 暴者奪之. 皆隨勝氣, 安其屈伏, 無問其數, 以平爲期. 此其道也.

황제가 말한다(帝曰). 치료는 어떻게 하나요(治之何如)? 기백이 말한다(岐伯曰). 무릇 기가 승할 때(夫氣之勝也), 승하는 기운이 약하면, 그대로 내버려 두고(微者隨之), 강하면 억제(制)시켜준다(甚者制之). 승기가 있은 그다음에 복기가 왔는데(氣之復也), 이 복기가 인체와 조화(和)를 이루면, 평상시(平)처럼 내버려 두고(和者平之), 문제를 일으키면, 복기의 기운(暴)을 억제(奪)해준다(暴者奪之). 이 모든 것들은 승기에 따라서(皆隨勝氣), 그 승기를 굴복(屈伏)시켜서 기(氣)를 안정(安)시키는 것이다(安其屈伏). 이럴 경우(數)는 상태를 따질(問) 필요 없이(無問其數), 승복이 일어나는 기간(期)을 다스려(以平) 주면 된다(以平爲期). 한마디로 과잉 전자(氣)를 중화해서 치료해주라는 뜻이다. 이것이 기가 기승을 부릴 때 치료하는 원리이다(此其道也).

제3절

帝曰, 善. 客主之勝復, 奈何. 岐伯曰, 客主之氣, 勝而無復也.

황제가 말한다(帝曰). 좋습니다(善). 객기와 주기가 승복을 일으키면(客主之勝復), 어떻게 하나요(奈何)? 기백이 말한다(岐伯曰). 객기와 주기는(客主之氣), 승기가 일어나도 복기는 일어나지 않는다(勝而無復也). 주기와 객기를 정의해보자. 해당 해(歲)의 하늘을 다스리는 기운이 객기(客氣)가 되고, 땅의 기후를 다스리는 기운이 주기(主氣)가 된다. 그리고 객기(客氣)는 변화가 아주 심하다. 그러나 주기(主氣)는 변화가 어느 정도 일정하다. 그리고 객기(客氣)는 지구를 떠난 지구 밖에서 일어나는 에너지의 변화이다. 지구 밖의 우주 공간(太虛)에서는 태양(Sun)과 오성(五星)의

6개 천체가 육기(六氣)를 만든다. 이 육기(六氣)가 바로 객기(客氣)가 된다. 이 우주 공간에서는 태양(Sun)이 에너지의 공급원이 된다. 즉, 태양계 우주 안에 존재하는 모든 에너지의 근원은 태양(Sun)이다. 오성(五星)이 지구에 보내는 에너지도 실제로는 태양이 태양 폭발을 통해서 공급해준 에너지이다. 그런데, 이 6개의 천체는 자기가 보유한 에너지를 자기들끼리 서로 교환한다. 여기서 에너지의 정체는 전자(電子:Electron:神)이다. 그래서 항상 심하게 운동하는 전자의 원리 때문에, 전자가 만들어내는 에너지는 서로 교환이 될 수밖에 없다. 그리고 전자는 반응성이 아주 높다. 그 덕분에 우주 공간에서 에너지의 변화도 아주 심하게 된다. 그래서 객기(客氣)의 변화가 아주 심한 것이다. 아래 정리 내용을 보면 이해가 갈 것이다. 이에 반해서 주기(主氣)는 변동이 어느 정도 한정되어 있다. 이 주기(主氣)는 에너지의 변동이 지구 안에서만 일어나기 때문이다. 즉, 지구 안에 존재하는 에너지인 전자(電子:Electron:神)의 양(量)이 한정되어 있으므로, 에너지의 변화도 적을 수밖에 없다. 그래서 주기(主氣)의 에너지 변동은 어느 정도 일정할 수밖에 없다. 지구 안에서 일어나는 이 에너지 변동의 촉매제는 바로 오성(五星)이 주는 열에너지이다. 이 열에너지가 지구 안에 있는 전자를 자극하면, 열(熱)이 나타나고 거꾸로 오성이 한기를 공급하면, 지구 안에 있는 열의 원천인 전자는 염(鹽)으로 격리되면서 한(寒)이 나타난다. 우리는 이 변화를 오성을 기준으로 계절(季節)이라고도 말하고, 육기를 기준으로 절기(節氣)라고도 말한다. 물론 태양도 영향을 미치지만, 오성이 주도적으로 계절을 주도한다. 이 주기(主氣)와 객기(客氣)의 의미를 정확히 알아야만 오운육기(五運六氣)라는 에너지의 흐름을 알 수가 있다. 이 변화를 추적해서 만든 것이 60갑자이다. 즉, 60갑자는 에너지의 변동표로써 태양흑점 활동의 중기 주기인 60년을 기준으로 한 것이다. 그리고 인체도 에너지로 움직이는 존재에 불과하므로, 우리가 건강을 지키기 위해서는 60갑자를 반드시 알아야 한다. 다시 말하면 인간은 에너지장(場) 아래에서 존재하고 있다. 이는 완벽한 양자역학의 개념이다. 그래서 황제내경을 공부하려면, 최소한 양자역학의 개념 정도는 알고 있어야만 한다. 그래야 태양계 우주 전체는 에너지 덩어리라는 사실도 알게 된다. 그러면, 자동으로 인간과 사물이 어떻게 대화하는지도 알게 된다. 그리고 동물과 동물이 같은 종끼리 어떻게 대화하는지도 알게 된다. 대화란 실제로는 에너지 교환의 방식에 불과하다. 대화는 소리, 몸짓, 눈빛이 된다. 그리고 이 세 가지는 모두 에너지의 변화에 불과하다. 그래서 인간이 동물의 대화를 모르고, 동물이 인간의 대화를 모르는 것은 에너지 교환의 법칙이 서로 다르기 때문이다. 여기서 나타난 현상이 형태적 공명(Morphic Resonance) 이론이다. 즉, 같은 종류의 개체는 자기가 보유한 에너지가 만들어내는 주파수가 같아서 공명(Resonance)하므로, 이 공명을 통해서 서로의 대화를 알아차리는 것이다. 이를 한마디로 표현하자면, 에너지를 통한 대화이다. 그리고 태양계 아래 존재하는 모든 물체는 하나의 예외도 없이 모두 텅텅 비어있는 공간이라는 사실이다. 그리고 이 공간을 에너지가 채우고 있다. 결국에 태양계 아래 존재하는 모든 물체는 하나의 예외도 없이 모두 에너지 덩어리라는 사실이다. 즉, 질량이 곧 에너지이다($E=mc^2$). 그리고 하늘과 인간을 좌지우지하는 이 에너지의 정체가 바로 신(神)이라고 칭하는 전자(電子)이다. 물론 이는 인간이 직접 느낄 수 있는 좁은 의미의 에너지 개념이다. 그리고 인체 안에서 이 전자는 산화 환원(oxidation-reduction:酸化還元)이라는 연속된 과정을 통해서 작동된다. 이때 핵심 역할을 하는 인자가 바로 호르몬(Hormone)이다. 그래서 식물이건 사람이건 간에 호르몬 작용이 끊기면 생명도 끊어지게 된다. 이것을 다루는 학문이 전자생리학이다. 그리고 이것을 다루는 물리학이 양자물리학이다. 놀라운 사실은 황제내경의 저자들은 이 사실들을 몇천 년 전에 이미 알고 있었다는 사실이다. 이것이 황제내경의 품격이다. 최첨단 현대의학에 비교해도 손색이 없는 것이 황제내경이다. 지금까지 60갑자가 미신이라느니 황제내경이 미신이라느니 말이 많았는데, 그 이유는 황제내경을 정확히 접근하기 위해서는 다양한 과학 분야를 섭렵해야 그제야 겨우 접근을 할 수 있었기 때문이다. 즉, 황제내경은 종합 과학 도서이다. 그런데 의학이라는 한 가지 학문만 이용해서, 이 책에 접근했기 때문에, 접근이 불가능했던 것이다. 이 개념을 이용해서 아래 문장들을 해석하면, 해석은 아주 쉬워진다.

## 〈 60갑자 기운의 소재 〉

| 12地支 | 기(氣)의 소재 | 初之氣 | 二之氣 | 三之氣 | 四之氣 | 五之氣 | 終之氣 |
|---|---|---|---|---|---|---|---|
| 子午歲(少陰) | 주기(主氣) | 궐음(厥陰) | 소음(少陰) | 소양(少陽) | 태음(太陰) | 양명(陽明) | 태양(太陽) |
| | 객기(客氣) | 태양(太陽) | 궐음(厥陰) | 소음(少陰) | 태음(太陰) | 소양(少陽) | 양명(陽明) |
| 丑未歲(太陰) | 주기(主氣) | 궐음(厥陰) | 소음(少陰) | 소양(少陽) | 태음(太陰) | 양명(陽明) | 태양(太陽) |
| | 객기(客氣) | 궐음(厥陰) | 소음(少陰) | 태음(太陰) | 소양(少陽) | 양명(陽明) | 태양(太陽) |
| 寅申歲(少陽) | 주기(主氣) | 궐음(厥陰) | 소음(少陰) | 소양(少陽) | 태음(太陰) | 양명(陽明) | 태양(太陽) |
| | 객기(客氣) | 소음(少陰) | 태음(太陰) | 소양(少陽) | 양명(陽明) | 태양(太陽) | 궐음(厥陰) |
| 卯酉歲(陽明) | 주기(主氣) | 궐음(厥陰) | 소음(少陰) | 소양(少陽) | 태음(太陰) | 양명(陽明) | 태양(太陽) |
| | 객기(客氣) | 태음(太陰) | 소양(少陽) | 양명(陽明) | 태양(太陽) | 궐음(厥陰) | 소음(少陰) |
| 辰戌歲(太陽) | 주기(主氣) | 궐음(厥陰) | 소음(少陰) | 소양(少陽) | 태음(太陰) | 양명(陽明) | 태양(太陽) |
| | 객기(客氣) | 소양(少陽) | 양명(陽明) | 태양(太陽) | 궐음(厥陰) | 소음(少陰) | 태음(太陰) |
| 巳亥歲(厥陰) | 주기(主氣) | 궐음(厥陰) | 소음(少陰) | 소양(少陽) | 태음(太陰) | 양명(陽明) | 태양(太陽) |
| | 객기(客氣) | 양명(陽明) | 태양(太陽) | 궐음(厥陰) | 소음(少陰) | 태음(太陰) | 소양(少陽) |

帝曰, 其逆從何如. 岐伯曰, 主勝逆, 客勝從, 天之道也.

황제가 묻는다(帝曰). 그 역종은 어떻나요(其逆從何如)? 기백이 말한다(岐伯曰). 주기(主氣)가 기승(勝)을 부리면, 당연히 지구 안에서 변화가 심(逆)하게 일어날 것이다(主勝逆). 이는 주기가 지구의 날씨를 조절하는 핵심이기 때문이다. 그러나 지구 밖에서 지구의 에너지를 간섭하는 객기(客氣)는 기승(勝)을 부려봤자 주기만큼은 아니므로, 지구 안에서 날씨 변화를 심하게 일으키지(從) 못하게 된다(客勝從). 이것이 하늘의 원리이다(天之道也). 즉, 이것이 하늘이 공급하는 에너지인 전자(神)의 행동 원리이다. 아래부터 나오기 시작하는 해석은 주기(主氣)와 객기(客氣)를 찾는 것이 핵심이다. 잘 알다시피 객기는 하늘의 에너지 문제이고, 주기는 땅의 에너지 문제이다. 그런데 사천과 재천을 하늘과 땅의 문제로 구분할 수가 있으므로 사천을 객기로 하고, 재천을 주기로 할 수도 있다. 그런데 이런 가정을 이용해서 아래 문장에서 주기의 병증을 해석하면, 잘 안 맞는 경우가 생긴다. 그래서 다른 방법을 찾은 것이 〈60갑자 기운의 소재〉에 따라서 해석했다. 즉, 하늘과 땅의 육지기를 가지고 해석한 것이다. 그러면 해석이 정확히 맞아떨어지게 된다. 즉, 객기가 일으킨 병증과 주기가 일으킨 병증이 정확히 맞아떨어지는 것이다. 그래서 사천의 의미를 사천과 재천의 의미가 아닌 주기와 객기라는 측면에서 접근했다. 재천도 마찬가지이다. 실제로도 사천과 재천은 모두 객기가 된다. 이 부분은 에너지의 변동을 파악하는 곳이기 때문에 아주 중요한 부분이다. 이 부분의 주기와 객기 문제는 너무나 많은 지면을 요구한다. 즉, 주기와 객기의 문제는 결국에 모두 육기의 문제인데, 이들이 미묘한 관계를 보유하면서 지구의 에너지를 간섭하므로, 이 관계를 모두 설명하려면, 엄청난 분량이 요구된다.

帝曰, 其生病何如. 岐伯曰, 厥陰司天, 客勝則耳鳴掉眩, 甚則欬. 主勝則胸脇痛, 舌難以言.

황제가 말한다(帝曰). 그것이 어떻게 병을 일으키나요(其生病何如)? 기백이 말한다(岐伯曰). 여기서 사천(司天)이라는 말은 하늘(天)을 다스린다(司)는 뜻이기 때문에 사천은 객기가 된다. 그래서 궐음(厥陰)이 사천(司天)하고 있다(厥陰司天)는 말은 궐음(厥陰)이 객기(客氣)가 된다는 뜻이다. 그래서 궐음은 목성으로써 간에 영향을 미치기 때문에, 객기가 기승을 부리게 되면, 당연히 간에 관련된 질병인 이명과 도현이 나타나게 된다(客勝則耳鳴掉眩). 이때 간이 문제가 심해지면, 폐는 폐기 적혈구를 간으로 보내서 간을 상극할 수가 없으므로, 이때는 당연히 폐의 과부하로 인해서 기침하게 된다(甚則欬). 이제 궐음이라는 객기에 대비해서 주기(主氣)가 기승(勝)을 부리면, 흉협에 통증이 오고(主勝則胸脇痛), 혀 문제 때문에, 말을 하는데, 어려움을 겪는다(舌難以言). 여기서 궐음이라는 객기에 대비해서 주기를 찾아야 하는데, 결국은 병증을 단서로 해서 찾을 수밖에 없다. 여기서 나오는 병증은 100% 심장이 된다. 특히 혀는 심장의 지표이다. 그리고 흉협은 심장이 있는 곳이다. 그래서 60갑자 기운의 소재 표에서 보면, 객기가 궐음이면서 심장과 연결된 경우는 자오년(子午歲)의 이지기(二之氣)에 있는 소음(少陰)이 된다. 이때 주기(主氣)가 기승(勝)을 부리면서 심장에 문제를 일으킨 것이다.

少陰司天, 客勝則鼽嚏, 頸項強, 肩背瞀熱, 頭痛少氣, 發熱, 耳聾目瞑, 甚則胕腫血溢, 瘡瘍, 欬喘, 主勝則心熱煩躁, 甚則脇痛支滿.

　군화(少陰)가 사천(司天)해서 객기(客氣)가 되어서(少陰司天), 이 객기가 기승을 부리게 되면, 심장에 문제를 일으키기 때문에, 심장 문제로 인해서 혈액 순환 부진에 따른 고혈압을 만들어 내고, 코피와 재채기를 유발하고(客勝則鼽嚏), 뇌혈관에서 문제가 생기면서 목이 뻣뻣해지고(頸項強), 이어서 어깨와 등이 아프고, 열이 나며(肩背瞀熱), 당연히 두통이 생기고, 산성 뇌척수액을 중화하면서 알칼리가 고갈되고, 그 여파로 열이 발생하고(頭痛少氣 ,發熱), 귀가 잘 안 들리며, 눈이 잘 안 보이고(耳聾目瞑), 이 상태가 심해지면, 간질에 충분한 알칼리 동맥혈을 공급하지 못하면서, 비장이 문제가 되고, 그러면 전신에 산성 체액이 정체되면서 부종이 오고, 비장이 통제하는 소화관 때문에 이질이 발생하며(甚則胕腫血溢), 정체된 체액은 피부에서 창양을 일으키고(瘡瘍), 이 산성 체액은 간질액을 통제하는 폐에 문제를 일으키고, 이어서 기침하게 만든다(欬喘). 이때 주기(主氣)가 기승(勝)을 부리면, 심열을 만들어내고, 심계항진(煩躁)을 발생시키며(主勝則心熱煩躁), 심해지면 횡격막을 건드리면서 갈비뼈 부근에 통증을 만들어내고, 갈비뼈 부근을 그득하게 만든다(甚則脇痛支滿). 이 경우 병증을 단서로 주기(主氣)를 찾아보면, 심장 문제가 된다. 그래서 60갑자 기운의 소재 표에서 보면, 객기가 소음(少陰)이면서 주기가 심장과 연결된 경우는 자오년(子午歲) 삼지기(三之氣)의 소양(少陽)과 축미년(丑未歲) 이지기(二之氣) 소음(少陰)이 된다. 이때는 군화와 상화가 심장에 문제를 만들기 때문에, 두 경우가 나타나게 된다. 이때 주기(主氣)가 기승(勝)을 부리면서 심장에서 문제를 일으킨 것이다.

太陰司天, 客勝則首面胕腫, 呼吸氣喘. 主勝則胸腹滿, 食已而瞀.

　태음(太陰)이 사천(司天)해서 객기(客氣)가 되어서(太陰司天), 이 객기가 기승을 부리게 되면, 비장에서 문제를 일으키기 때문에, 비장이 통제하는 간질액이 정체되면서 안면과 머리에 부종을 만들어내고(客勝則首面胕腫), 결국에 산성 간질액을 최종 처리하는 폐에서도 문제가 발생한다(呼吸氣喘). 이때 주기(主氣)가 기승(勝)을 부리면, 흉복을 그득하게 만들고(主勝則胸腹滿), 식사하고 나면 복부를 답답하게 만든다(食已而瞀). 이 병증은 소화관의 정맥혈을 받는 간의 문제와 연결된다. 그래서 주기를 찾아보면, 태음이 객기이면서 주기가 궐음인 경우는 묘유년(卯酉歲) 초지기(初之氣)이다. 이때 주기(主氣)가 기승(勝)을 부리면서 간이 문제에 봉착한 것이다.

少陽司天, 客勝則丹胗外發, 及爲丹熛瘡瘍, 嘔逆喉痹, 頭痛嗌腫, 耳聾血溢, 內爲瘛瘲. 主勝則胸滿欬仰息, 甚而有血手熱.

　소양(少陽)이 사천(司天)해서 객기(客氣)가 되어서(少陽司天), 이 객기가 기승을 부리게 되면, 심장에서 문제를 일으키기 때문에, 간질로 알칼리 동맥혈을 충분히 내보내지 못하게 되고, 결국에 산성 간질액의 정체를 유발하면서 피부에 반점을 만들고(客勝則丹胗外發), 급기야는 단표와 창양을 일으키고(及爲丹熛瘡瘍), 구역질과 후비를 일으키며(嘔逆喉痹), 뇌혈관의 혈액 순환 장애로 인해서 두통이 오고, 목이 마르며 부종이 오고(頭痛嗌腫), 귀가 잘 안 들리며, 이질이 생기고(耳聾血溢), 뇌혈관의 문제는 신경 이상으로 이어지고, 이어서 근육을 강직시키면서 계종을 유발한다(內爲瘛瘲). 이때 주기(主氣)가 기승(勝)을 부리면, 가슴이 그득하게 만들고, 기침하게 만들고 숨 쉬는 것이 어렵게 된다(主勝則胸滿欬仰息). 이때 주기(主氣)는 폐가 된다. 이렇게 폐가 문제가 되고 심해지면, 간을 상극하면서 손에서 혈액 순환 장애가 생기고, 이어서 산이 축적되고, 이들이 중화되면서 열이 발생한다(甚而有血手熱). 즉, 주기는 자오년(子午歲) 오지기(五之氣)의 양명(陽明)이 된다. 이때 주기(主氣)가 기승(勝)을 부리면서 폐에 문제를 일으킨 것이다.

陽明司天, 淸復內餘, 則欬衄嗌塞, 心鬲中熱, 欬不止而白血出者死.

   양명(陽明)이 사천(司天)해서 객기(客氣)가 되어서(陽明司天), 이 객기가 기승을 부리게 되면, 폐가 문제가 된다. 이때 만일에 폐(淸) 안(內)에서 반복(復)해서 과잉 산(餘)이 축적되면(淸復內餘), 기침하게 만들고, 코피가 나게 하며, 기도가 있는 목구멍 부분을 막히게 한다(則欬衄嗌塞). 폐의 이런 이상은 횡격막을 건드리게 되고, 이어서 심장과 횡격막에서 열을 만들어 내고(心鬲中熱), 기침하게 하는데, 기침이 멈추지를 않고 가래(白)와 함께 피(血)를 토해내면 죽는다(欬不止而白血出者死). 폐포에서 혈액이 유출된다는 것은 폐포가 과잉 산으로 인해서 녹아내리면서 나오는 현상이기 때문에 당연히 죽는다. 여기서는 주기를 언급하지 않고 있다. 이유는 객기과 주기가 같기 때문이다. 즉, 축미년(丑未歲) 오지기(五之氣)를 보면, 객기와 주기가 모두 양명(陽明)이다.

太陽司天, 客勝則胸中不利, 出淸涕, 感寒則欬, 主勝則喉嗌中鳴.

   태양(太陽)이 사천(司天)해서 객기(客氣)가 되어서(太陽司天), 이 객기가 기승을 부리게 되면, 이때는 신장이 문제가 된다. 그러면 과부하에 걸린 신장은 폐가 이산화탄소로 만들어준 중조를 배출하지 못하게 되고, 이어서 폐를 압박하면 가슴 부분에서 문제가 발생하고(客勝則胸中不利), 그러면 맑은(淸) 비체(涕:鼻涕)가 나오게 한다(出淸涕). 폐가 이런 신장의 기운(寒)을 감지하면, 기침하게 된다(感寒則欬). 이때 주기가 기승을 부리게 되면, 림프액의 산성화로 인해서 편도선에 문제가 생기면서 숨을 쉴 때 목구멍 부분에서 소리가 나게 만든다(主勝則喉嗌中鳴). 이때 주기는 비장이 된다. 그러면 객기가 태양이면서 주기가 태음인 경우를 찾으면 된다. 즉, 묘유년(卯酉歲) 사지기(四之氣)가 된다. 이때 주기(主氣)가 기승(勝)을 부리면서 비장에서 문제를 일으킨 것이다.

厥陰在泉, 客勝則大關節不利, 內爲痙强拘瘛, 外爲不便. 主勝則筋骨繇併, 腰腹時痛.

궐음(厥陰)이 재천(在泉)한다(厥陰在泉)는 말은 궐음(厥陰)이 객기(客氣)라는 뜻이다. 그래서 객기가 기승을 부리면, 간이 문제가 된다. 그러면 간은 담즙을 통해서 뇌척수액을 간섭하기 때문에, 간으로 인해서 뇌척수액이 문제가 되면서 관절활액이 문제가 되고, 이어서 큰 관절을 쓸 수가 없게 되고(客勝則大關節不利), 인체 안에서는 간이 담즙을 통해서 신경을 통제하기 때문에, 근육의 강직을 초래하며(內爲痙强拘瘛), 외부적으로 인체 활동의 불편을 초래한다(外爲不便). 이때 주기가 기승을 부리면, 근육과 뼈가 같이(併) 문제를 일으키는 이유(繇)로(主勝則筋骨繇併), 허리와 복부에 때때로 통증을 일으키게 된다(腰腹時痛). 이 부분의 병증은 신장 문제가 된다. 그래서 객기가 궐음이면서 주기가 신장인 경우를 찾으면 된다. 그러면 인신년(寅申歲) 종지기(終之氣)가 된다. 이때 객기가 궐음(厥陰)이고 주기가 태양(太陽)이 된다.

少陰在泉, 客勝則腰痛, 尻股膝髀腨胻足病, 瞀熱以酸, 胕腫不能久立, 溲便變. 主勝則厥氣上行, 心痛, 發熱 , 鬲中衆痺皆作, 發於胠脇, 魄汗不藏, 四逆而起.

소음(少陰)이 재천(在泉)해서 객기(客氣)가 되고(少陰在泉), 이 객기가 기승을 부리면, 심장이 문제가 된다. 그러면 과부하에 걸린 심장은 과잉 산을 신장으로 떠넘겨버린다. 이제 뇌척수액을 처리하는 신장은 죽어난다. 그러면 당연한 순리로 요통이 오고(客勝則腰痛), 대부분의 큰 뼈에서 문제가 생기고(尻股膝髀腨胻足病), 산성 뇌척수액으로 인해서(以酸) 눈이 잘 안 보이고 열이 나며(瞀熱以酸), 당연히 부종이 생기고, 그래서 오래 서 있을 수가 없다(胕腫不能久立). 신장은 산성 뇌척수액을 책임지고 있으므로, 소변도 변한다(溲便變). 이때 주기가 기승을 부리면, 간 기운(厥氣)이 위로 올라오면서(主勝則厥氣上行), 심장에 통증을 유발하고(心痛), 심장에서 열을 만들어내며(發熱), 횡격막을 건드리면서, 다양한(衆) 비증(痺)이 모두(皆) 발작(作)하게 만들며(鬲中衆痺皆作), 이 발작은 갈비뼈 부근에서도 일어난다(發於胠脇). 횡격막으로 인한 이런 발작들은 폐를 건드리면서 폐의 기능 이상을 초래하게 되고, 폐로 인해서 백한이 나오고(魄汗不藏), 당연히 간질액을 통제하는 폐는 과부하에 시달리면서, 사지(四)에 체액이 정체되면서 과잉 산(逆)이 쌓이고 여기서도 발작이 일어난다(四逆而起). 이것은 그냥 간이 일으키는 문제들이다. 그러면 주기는 간을 통제하는 궐음이 된다. 이제 주기가 궐음이면서 객기가 소음인 경우를 찾으면 된다. 그러면 인신년(寅申歲)의 초지기(初之氣)가 된다.

太陰在泉, 客勝則足痿下重, 便溲不時, 濕客下焦, 發而濡寫, 及爲腫, 隱曲之疾. 主勝則寒氣逆滿, 食飮不下, 甚則爲疝.

태음(太陰)이 재천(在泉)해서 객기(客氣)가 되고(太陰在泉), 이 객기가 기승을 부리면, 비장이 문제가 된다. 비장은 혈액 순환의 핵심인 대분자(大分子)를 처리하는 림프액을 책임지고 있으므로, 비장이 문제가 되면, 혈액 순환이 막히면서 하체의 혈액 순환 장애로 인해서 족위를 만들어 내고, 이어서 하반신을 무겁게 만든다(客勝則足痿下重). 그러면 비장은 과잉 산을 상극하는 신장으로 내보내면서 요실금을 만들어낸다(便溲不時). 비장 때문에 정체된 산성 간질액이 삼투압 기질로 작용하면서 습(濕)을 만들어 내고, 이 습이 하초에 쌓인다(濕客下焦). 비장은 소화관을 통제하기 때문에 설사를 유발하고(發而濡寫), 급기야는 부종을 일으키며(及爲腫), 결국에 신장과 소화관에 문제를 일으키면서 대소변이 나오는 부위에 질병을 유발시킨다(隱曲之疾). 이제 주기가 기승을 부리면, 한기로 인해서 역만을 만들어내고(主勝則寒氣逆滿), 소화관도 연동 운동이 멈추면서 먹은 것이 내려가지 않고(食飮不下), 이것이 심해지면 하복부에 퇴산이 유발된다(甚則爲疝). 이것은 간 문제이다. 그러면 객기가 태음이면서 주기가 간인 경우를 보면 묘유년(卯酉歲) 초지기(初之氣)가 된다.

少陽在泉, 客勝則腰腹痛, 而反惡寒, 甚則下白溺白. 主勝則熱反上行而客於心, 心痛發熱, 格中而嘔. 少陰同候.

　소양(少陽)이 재천(在泉)해서 객기(客氣)가 되고(少陽在泉), 이 객기가 기승을 부리면, 심장이 문제가 된다. 그러면 심장이 처리하지 못한 전자는 염으로 처리가 되면서 신장에서 문제를 일으킨다. 그래서 객기(客氣)가 기승을 부리게 되면, 허리와 복부에 통증이 만들어지고(客勝則腰腹痛), 복부 문제는 당연히 반복해서 오한을 만들어내고(而反惡寒), 이것이 심해지면 냉대하(下白:白赤:冷帶下)를 만들어내며, 신장에서 과잉 산을 단백질로 중화하면서 단백뇨(溺白)를 만들어낸다(甚則下白溺白). 소양이나 소음은 똑같이 심장에서 문제를 만들기 때문에, 당연히 소음이 주기로 작용할 때와 똑같은 증상(候)들이 나타난다(少陰同候). 이때 주기가 기승을 부리면, 열이 반복해서 위로 올라오고 병인은 심장으로 들어오고(主勝則熱反上行而客於心). 당연한 수순으로 심장에서는 통증이 일어나고, 열이 발생하며(心痛發熱), 횡격막(中)이 문제(格)가 되면서 구토가 유발된다(格中而嘔). 여기서 주기를 찾으면, 심장으로 병인인 객(客)이 들어오면서 동시에 열이 반복적으로 올라온다고 했다. 그러면, 우 심장으로 열을 공급하는 오장은 간밖에는 없다. 즉, 간이 산성 정맥혈을 우 심장으로 보내는 것이다. 그리고 간은 횡격막을 심하게 건드린다. 그러면 주기는 간이 된다. 그래서 주기가 간이면서 객기가 심장인 경우를 보면, 인신년(寅申歲) 초지기(初之氣)가 된다.

陽明在泉, 客勝則淸氣動下, 少腹堅滿, 而數便寫. 主勝則腰重腹痛, 少腹生寒, 下爲鶩溏, 則寒厥於腸, 上衝胸中, 甚則喘不能久立.

　양명(陽明)이 재천(在泉)해서 객기(客氣)가 되고(陽明在泉), 이 객기가 기승을 부리면, 폐가 문제가 된다. 폐는 간질액을 최종 통제하기 때문에, 폐가 문제가 되면, 산성 체액이 정체된다. 그래서 객기(客氣)가 기승을 부리게 되면, 폐의 기운인 청기(淸氣)가 아래 하복부에서도 활동하게 되고(客勝則淸氣動下), 이로 인해서 하복부를 아주 강(堅)하게 그득하게 만들고(少腹堅滿), 이어서 묽은 변을 자주 보게 만든다(而數便寫). 이 상태는 폐가 간을 상극해서 나타나는 병증들이다. 이때 주기가 기승을 부리면, 뇌척수 간질액의 정체로 인해서 요통을 만들어내고, 허리와 신경으로 연결된 복부에서 통증을 유발하며(主勝則腰重腹痛), 하복부에서 체액의 정체는 혈액 순환의 장애를 일으키면서 한기를 만들어내며(少腹生寒), 이어서 하복부(下)의 한기는 설사를 유발하며(下爲鶩溏), 그러면 모든 장(腸)에서 한궐이 일어나며(則寒厥於腸), 이 한궐은 체액 순환을 따라서 위로 올라와서 가슴까지 영향을 미치게 된다(上衝胸中). 이 상태가 심해지면, 폐를 건드리면서 기침을 유발하고 체액 정체로 인해서 오래 서 있지를 못한다(甚則喘不能久立). 이것은 간 문제이다. 그러면 주기는 간이 된다. 그러면 객기는 양명이 되고, 주기는 간이 된다. 그래서 이때는 사해년(巳亥歲) 초지기(初之氣)가 된다.

太陽在泉, 寒復內餘, 則腰尻痛, 屈伸不利, 股脛足膝中痛.

태양(太陽)이 재천(在泉)해서 객기(客氣)가 되고(太陽在泉), 이 객기가 기승을 부리면, 신장이 문제가 된다. 그러면 신장의 한기(寒)가 반복(復)해서 인체 안(內)에서 과잉 산(餘)을 생성시키면(寒復內餘), 이때 뇌척수액은 곧바로 산성으로 기운다. 그러면 허리와 꼬리뼈뿐만 아니라 척추에서도 통증이 오며(則腰尻痛), 당연한 결과로 굴신이 어렵게 되고(屈伸不利), 하체의 다른 뼈 부분에도 통증이 온다(股脛足膝中痛). 이 경우도 양명 사천(陽明司天)의 경우처럼 주기와 객기가 같은 경우이다. 그래서 축미년(丑未歲) 종지기(終之氣)가 된다. 이런 부분 때문에 재천(在泉)을 객기(客氣)로 해석할 수밖에 없게 된다. 이렇게 해서 사천과 재천이 객기가 되어서 문제를 일으키는 경우들을 모두 보았는데, 이 부분에 관한 연구는 좀 더 필요한 것 같다. 이 편(篇)은 오운육기를 총정리하는 편이기 때문에, 고려해야 할 요인들이 아주 많은 편이다.

帝曰, 善. 治之奈何. 岐伯曰, 高者抑之, 下者擧之, 有餘折之, 不足補之, 佐以所利, 和以所宜, 必安其主客, 適其寒溫. 同者逆之, 異者從之.

황제가 말한다(帝曰). 좋습니다(善). 치료는 어떻게 하나요(治之奈何)? 기백이 말한다(岐伯曰). 에너지가 과하면(高) 억제(抑)해주고(高者抑之), 적(下)으면 고양(擧)시켜주며(下者擧之), 과잉(餘)이면 제거(折)해주고(有餘折之), 부족(不足)하면 보충해 준다(不足補之). 건강은 균형이라는 사실을 말해주고 있다. 도와(利)줘야 할 이유(所)가 있으면 도와(佐) 주고(佐以所利), 조화(宜)시켜줘야 할 이유(所)가 있으면 조화(和)시켜줘서(和以所宜), 반드시 주기(主)와 객기(客)를 안정(安)시켜줘야 한다(必安其主客). 서로 대응되는 한기와 온기를 적절하게 유지해야지(適其寒溫), 만일에 두 기운 중에서 한 기운이 기승을 부려서 한 가지 기운으로 합쳐지면(同), 균형이 깨지면서 기(氣)는 역(逆)하게 되고(同者逆之), 합쳐지지 않고 두 기운이 다르게 대응되면서 존재하면, 기(氣)는 정상(從)으로 유지된다(異者從之).

帝曰, 治寒以熱, 治熱以寒. 氣相得者逆之, 不相得者從之. 余以知之矣. 其於正味何如. 岐伯曰, 木位之主, 其寫以酸, 其補以辛. 火位之主, 其寫以甘, 其補以鹹. 土位之主, 其寫以苦, 其補以甘. 金位之主, 其寫以辛, 其補以酸. 水位之主, 其寫以鹹, 其補以苦. 厥陰之客, 以辛補之, 以酸寫之, 以甘緩之. 少陰之客, 以鹹補之, 以甘寫之, 以鹹收之. 太陰之客, 以甘補之, 以苦寫之, 以甘緩之. 少陽之客, 以鹹補之, 以甘寫之, 以鹹㪍之. 陽明之客, 以酸補之, 以辛寫之, 以苦泄之. 太陽之客, 以苦補之, 以鹹寫之, 以苦堅之, 以辛潤之. 開發腠理, 致津液, 通氣也.

황제가 말한다(帝曰). 열로 한을 치료하고(治寒以熱), 한으로 열을 치료하는데(治熱以寒), 한과 열이 서로 만나서 중화되어 없어지지 않고, 서로 힘을 얻으면(相得) 당연히 기(氣)는 역(逆)하게 되고(氣相得者逆之), 그렇지 않은 경우는 기가 순행한다(不相得者從之). 여기까지는 알겠는데(余以知之矣), 약제(正味)로 치료를 할 때는 어떻게 하나요(其於正味何如)? 기백이 말한다(岐伯曰). 열로 한을 치료한다(治寒以熱)

는 말은 신장(寒)이 과부하에 걸려서 전자를 염(鹽)으로 처리하지 못할 경우에 심장(熱)을 쓴맛의 약제로 자극해서 신장이 염으로 처리하지 못한 전자를 심장을 통해서 열(熱)로 중화시킨다는 뜻이다. 한으로 열을 치료한다(治熱以寒)는 말도 상극 관계에 있는 신장(寒)을 짠맛의 약제로 자극해서 심장이 처리하지 못한 전자를 염(鹽)으로 처리한다는 뜻이다. 이렇게 심장과 신장이 서로 협조가 잘 안 되어서 과잉 산을 중화시키지 못하면, 당연히 기는 역(逆)한다(氣相得者逆之). 다행히 심장과 신장이 서로 협조가 잘 되어서, 과잉 산을 중화시킬 수 있으면, 기는 정상(從)으로 돌아온다(不相得者從之). 나머지 문장의 해석은 오성과 육기로 인해서 문제가 되었을 경우에 오미로 치료하는 방법을 묻고 있는데, 앞에서 많이 봐왔던 것들의 반복이다. 목성이 주기가 되어서 문제를 일으키면(木位之主), 간이 문제가 되기 때문에 신맛(酸)을 이용해서 간에서 직접 사기를 중화(寫)해주고(其寫以酸), 간으로 폐기 적혈구를 보내서 간을 상극하는 폐를 매운맛으로 치료해서 간의 치료를 보조(補)해준다. 우리는 이것을 보고 간의 온(溫)을 매운맛을 이용해서 폐의 서늘함(凉)으로 중화시켜서 간을 도와준다(其補以辛)고 말한다. 화성이 주기가 되어서 문제를 일으키면(火位之主), 심장이 문제가 되기 때문에 심장을 치료해줘야 하는데, 쓴맛을 이용해서 심장에서 직접 사기를 중화시킬 수도 있지만, 좌 심장이 공급하는 동맥혈은 간질에서 문제를 발생시키기 때문에, 간질액을 받는 비장에서 단맛을 이용해서 사기를 중화(寫)시켜주면, 심장은 정상적인 상태로 돌아온다(其寫以甘). 또, 심장의 열을 짠맛을 이용해서 신장의 한으로 도와준다(其補以鹹). 즉, 심장은 과잉 전자(酸)를 산소를 이용해서 직접 물로 중화시키지만, 신장은 과잉 전자를 염(鹽)으로 격리하고 소변을 통해서 체외로 배출해서 심장을 도와준다. 토성이 주기가 되어서 문제를 일으키면(土位之主), 비장이 문제가 되기 때문에, 비장을 치료해줘야 하는데, 비장은 좌 심장이 보내는 동맥혈을 받아서 중화(寫)하는 기관이므로, 쓴맛을 이용해서 심장의 활성화를 통해서 과잉 산을 중화(寫)해주면(其寫以苦) 즉, 간질에 알칼리 동맥혈의 공급을 늘려주면, 간질의 과잉 산은 중화되고, 이어서 간질을 통제하는 비장은 정상적인 상태로 되돌아온다. 그러려면 단맛을 이용해서 비장을 도와준다(其補以甘). 이 구문은 체액 흐름도를 정확히 모르면 해석이 어렵게 된다. 금성이 주기가 되어서 문제를 일으키면(金位之主), 폐에 문제가 되기 때문에 폐를 치료해줘야 한다. 그래서 매운맛을 이용해서 폐에서 직접 과잉 산을 중화(寫)해주며(其寫以辛), 신맛을 이용해서 간의 온(溫)으로 폐의 량(凉)을 치료해서 폐를 도와준다(其補以酸). 수성이 주기가 되어서 문제를 일으키면(水位之主), 신장이 문제가 되기 때문에 신장을 치료해줘야 한다. 그래서 짠맛을 이용해서 신장에서 직접 과잉 산을 중화(寫)해주며(其寫以鹹), 신장의 한을 쓴맛을 이용해서 심장의 열로 도와준다(其補以苦). 즉, 신장이 염(寒)으로 내보내야 할 과잉 전자를 심장이 직접 열(熱)로 중화해서 신장의 부담을 덜어준다는 것이다. 이번에는 육기가 문제를 일으켰을 경우 즉, 태양과 오성이 에너지 문제를 일으켰을 경우 치료법을 말하고 있다. 그래서 궐음이 객기가 되어서 문제를 일으키면(厥陰之客), 간을 치료해줘야 한다. 즉, 간의 온(溫)을 매운맛을 이용해서 폐의 량(凉)으로 중화시켜서 간을 도와주고(以辛補之), 신맛을 이용해서 간에서 과잉 산을 직접 중화(寫)해주며(以酸寫之), 간이 산성 림프액을 보내주는 비장을 단맛으로 치료해줘서 비장의 과부하를 완화(緩)해준다(以甘緩之). 소음이 객기가 되어서 문제를 일으키면(少陰之客), 심장을 치료해줘야 한다. 즉, 심장의 열을 짠맛을 이용해서 신장의 한으로 중화시켜서 심장을 도와주며(以鹹補之), 간질액을 받는 비장에서 단맛을 이용해서 과잉 산을 중화(寫)해주어서(以甘寫之), 심장을 도와주며, 심장의 열을 신장에서 짠맛을 이용해서 한으로 수렴시켜준다(以鹹收之). 수렴(收)은 보통 신맛(酸)에서만 쓰는 것으로 오해를 하는데, 수렴(收)이라는 말은 거두어들인다는 뜻이다. 즉, 짠맛으로 인한 수렴은 열을 만들어 내는 전자를 염(鹽)으로 거두어들이는(收) 것이다. 태음이 객기가 되어서 문제를 일으키면(太陰之客), 비장을 치료해줘야 한다. 즉, 단맛을 이용해서 비장에서 직접 과잉 산을 중화해서 도와주고(以甘補之), 앞에서 보았듯이, 비장은 좌 심장이 보내는 동맥혈을 받아서 중화(寫)하는 기관이므로, 쓴맛을 이용해서 심장의 활성화를 통해서 과잉 산을 중화(寫)해주면(以苦寫之) 즉, 간질에 알칼리 동맥혈의 공급을 늘려주면, 간질의 과잉 산은 중화되고, 이어서 비장은 정상적인 상태로 되돌아온다. 그리고 단맛으로 비장의 과부하를 완화(緩)해준다(以甘緩之). 소양이 객기가 되어서 문제를 일으키면(少陽之客), 심장을 치료해줘야 한다. 즉, 짠맛을 이용해서 신장의 한으로 심장의 열을 중화시켜서 심장을 도와주며(以鹹補之), 앞에서 보았듯이, 쓴맛을 이용해서 심장에서 직접 사기를 중화시킬 수도 있지만, 좌 심장이 공급하는 동맥혈은 간질에서 문제를 발생시키기 때문에, 간질액을 받는 비장에서 단맛을 이용해서 사기를 중화(瀉)시켜주면, 심장은 정상적인 상태로 되돌아온다(以甘瀉之), 또, 짠맛을 이용해서 신장을 조절해주고 이어서 뇌척수액을 조절하고 이어서 신경을 조절하고 이어서 근육을 이완시켜줘서 심근(心筋)을 부드럽게(耎) 해준다(以鹹耎之). 즉, 짠맛으로 근육을 이완시켜서 부드럽게 해주는 것이다. 양명이 객기가 되어서 문제를 일으키면(陽明之客), 폐를 치료해줘야 한다. 즉, 폐의 서늘함(凉)을 신맛을 이용해서 간의 온(溫)으로 도와주고(以酸補之), 매운맛을 이용해서 폐에서 직접 과잉 산을 중화(瀉)해주고(以辛瀉之), 폐는 산성 간질액을 통제하기 때문에, 쓴맛의 삼투압 작용을 이용해서 설사로 소화관에서 산성 간질액을 배출시켜서 폐를 도와준다(以苦泄之). 태양이 객기가 되어서 문제를 일으키면(太陽之客), 신장을 치료해줘야 한다. 즉, 쓴맛을 이용해서 심장의 열로 신장의 한을 중화시켜서 도와주고 (以苦補之), 짠맛으로 신장에서 직접 과잉 산을 중화시켜주며(以鹹瀉之), 쓴맛을 이용해서 심장의 열로 신장의 한을 중화시켜주고 신장을 강하게(堅) 해주며(以苦堅之), 중조를 처리하는 신장을 위해서 매운맛을 이용해서 폐를 활성화해주고, 폐가 이산화탄소 대사를 잘하게 만들어서 신장을 윤택(潤)하게 해준다(以辛潤之). 여기서 신장을 윤택(潤)하게 해준다는 말이 나온 이유는 신장이 과부하에 걸리면, 부신이 열을 발생시키면서 신장을 건조하기 만들기 때문이다. 다르게 해석할 수도 있다. 신장이 과부하에 걸려서 폐가 보낸 중조를 제대로 처리하지 못하면 폐가 과부하가 걸리면서 폐가 건조해진다. 이때 매운맛으로 땀을 내서 치료해주면 건조하던 폐가 윤택(潤)해진다(以辛潤之). 이렇게 사기인 과잉 산을 객기와 주기에 따라서 중화시켜주면, 정체되었던 산성 간질액이 중화되면서 체액 순환의 핵심 통로인 간질(腠理)은 정상적으로 소통(開)되고(開發腠理), 이어서 간질을 통해서 전해지는 진액(津液)은 인체의 필요한 기관에 정상적으로 도달(致)하게 되며(致津液), 결국에 인체의 모든 기(氣)는 소통(通)이 잘 된다(通氣也).

제4장

제1절

帝曰, 善. 願聞陰陽之三也. 何謂, 岐伯曰, 氣有多少異用也. 帝曰, 陽明何謂也. 岐伯曰, 兩陽合明也. 帝曰, 厥陰何也. 岐伯曰, 兩陰交盡也.


　황제가 말한다(帝曰). 좋습니다(善). 음양에는 3개가 있는데(願聞陰陽之三也), 어떻게 부르는지 듣고 싶습니다(何謂). 여기서 음양이 3개가 있다는 말은 삼음, 삼양으로 표시되는 6기(六氣)를 뜻한다. 기백이 말한다(岐伯曰). 이 육기가 보유한 각각의 기운은 당연히 많고(太過) 적음(不及)이 있고, 작용(用)도 당연히 다르다(氣有多少異用也). 황제가 말한다(帝曰). 양명은 왜 양명이라고 부르는가요(陽明何謂也)? 기백이 말한다(岐伯曰). 양쪽(兩) 양(陽)을 합쳐서(合) 깨끗(明)하게 하기 때문이다(兩陽合明也). 이 부분을 해석하기 위해서는 육기를 약간 수정해야 한다. 육기에서 삼양을 고쳐보면, 소양의 상화는 우 심장, 양명은 폐, 태양은 신장이다. 이제 다시 문장을 해석하면, 폐는 양쪽의 양이 합쳐져서(合) 오는 것을 깨끗(明)하게 해준다. 즉, 체액의 흐름도에서 신장(太陽)은 우 심장(少陽)으로 산성 정맥혈을 보내면, 우 심장은 이것을 받아서 폐(陽明)로 보내고, 폐는 이 탁한 산성 정맥혈을 받아서 깨끗한(明) 알칼리 동맥혈로 만들어준다(兩陽合明也). 황제가 이번에는 삼음을 묻는다. 궐음은 어떤가요(厥陰何也)? 기백이 대답해준다. 양쪽 음의 교류(交) 임무를 다하고(盡) 있다(兩陰交盡也). 육기에서 재정리한 삼음은 궐음으로써 간, 소음으로써 우 심장, 태음으로써 비장인데, 체액 흐름도에서 보면 비장(太陰)은 산성 정맥혈을 간(厥陰)으로 보내고, 간은 산성 정맥혈을 우 심장(少陰)으로 보낸다. 즉, 간은 가운데에서 양쪽 음의 교류(交) 임무를 다하고(盡) 있는 것이다(兩陰交盡也).

帝曰, 氣有多少, 病有盛衰, 治有緩急, 方有大小, 願聞其約, 奈何. 岐伯曰, 氣有高下, 病有遠近, 證有中外, 治有輕重, 適其至所爲故也. 大要曰, 君一臣二, 奇之制也. 君二臣四, 偶之制也. 君二臣三, 奇之制也. 君二臣六, 偶之制也. 故曰, 近者奇之, 遠者偶之. 汗者不以奇. 下者不以偶. 補上治上, 制以緩, 補下治下, 制以急, 急則氣味厚, 緩則氣味薄. 適其至所. 此之謂也. 病所遠, 而中道氣味之者, 食而過之, 無越其制度也. 是故平氣之道, 近而奇偶, 制小其服也. 遠而奇偶, 制大其服也. 大則數少, 小則數多, 多則九之, 少則二之. 奇之不去, 則偶之. 是謂重方. 偶之不去, 則反佐以取之. 所謂寒熱温涼, 反從其病也.

황제가 말한다(帝曰). 기에는 다소가 있고(氣有多少), 병은 성쇠가 있고(病有盛衰), 치료에는 완급이 있고(治有緩急), 처방에는 대소가 있는데(方有大小), 그 규칙은 어떤지 듣고 싶습니다(願聞其約, 奈何). 기백이 말한다(岐伯曰). 기는 고하가 있고(氣有高下), 병은 원근이 있고(病有遠近), 증상은 중외가 있고(證有中外), 치료는 경중이 있는데(治有輕重), 법칙(約)은 그것이 적당한 곳에 도달(至所)해서 목적을 달성(爲故)하는 것이다(適其至所爲故也). 대요는 다음과 같이 언급하고 있다(大要曰). 군약이 하나, 신약이 둘이면 홀수(奇)이므로 기방제(奇方制)이고(君一臣二, 奇之制也), 군약이 둘, 신약이 넷이면 짝수(偶)이므로 우방제(偶方制)이며(君二臣四. 偶之制也), 군약이 둘, 신약이 셋이면 홀수(奇)이므로 기방제(奇方制)이고(君二臣三, 奇之制也), 군약이 둘, 신약이 여섯이면 짝수(偶)이므로 우방제(偶方制)이다(君二臣六, 偶之制也). 옛말에 또 다음과 같이 언급하고 있다(故曰). 이 부분은 황제내경의 진수를 볼 수 있는 부분이며, 현대 생리학으로 말하자면, 세포 생리학의 정수를 볼 수 있는 부분이다. 동양의학은 세 부분으로 구성된다. 즉, 전자생리학과 체액 이론 그리고 경락 면역 이론이다. 이 세 분야는 아주 생소한 분야이다. 그러나 이 세 부분을 알아야 동양의학을 이해할 수가 있다. 여기서 기방(奇方)과 우방(偶方)이 나오는데, 잘 알다시피, 기(奇)는 홀수라는 뜻이고, 우(偶)는 짝수라는 뜻이다. 그런데 우연히도 약의 가짓수가 홀수와 짝수로 맞춰진다. 그래서 우방과 기방을 약의 가짓수를 이용해서 결정한다. 그러나 틀렸다. 전자생리학으로 보면 금방 답이 나온다. 기(奇)는 홀전자(unpaired electron:奇電子)이고, 우(偶)는 쌍전자(paired electron:偶電

子)이다. 원래 전자는 짝을 맞춰서 쌍(Pair)으로 움직인다. 또, 홀전자는 병의 근원이면서 면역을 활성화하는 양날의 칼처럼 행동한다. 즉, 이는 홀전자를 공급하는 침(鍼)의 원리이다. 그래서 침은 독이면서 약이다. 즉, 침을 잘 쓰면 약이 되고 잘못 쓰면 독이 된다. 그래서 이 홀전자를 최첨단 현대의학의 입장으로 살펴보게 되면, 이는 ROS(Reactive oxygen species)를 만드는 근본 인자가 된다. 그러면 동양의학은 왜 이 양날의 칼을 사용해서 치료할까? 바로 면역의 활성화가 동양의학의 핵심이기 때문이다. 본문과 같이 풀어보자. 가까이에 있는 병은 기방을 사용하고(近者奇之), 멀리 있는 병은 우방을 사용한다(遠者偶之). 여기서 가깝고 먼 기준은 오장이다. 일단 약은 오장을 거쳐야 효과를 발휘하기 때문이다. 그럼 왜 가까우면 기방을 쓸까? 즉, 홀전자를 이용할까? 이 홀전자는 라디칼(Radical)이라고 하는데, 생성되자마자 곧바로 반응하고 곧바로 없어져 버린다. 즉, 이 홀전자는 멀리까지 갈 수가 없다. 그래서 병이 오장에서 가까운 곳에 있을 때는 기방을 쓴다. 그리고 병이 오장에서 멀리 떨어져 있을 때는 전자쌍을 담체(carrier:擔體)에 담을 수가 있어야 한다. 홀전자는 담체에 담을 수가 없으나 쌍전자는 담을 수가 있다. 이 담체가 병소에 도달해서 병을 치료하는 것이다. 즉, 이 담체는 병의 원인인 과잉 전자를 쓸어 담을 수가 있다. 이제 설사와 땀으로 가보자. 땀을 내는 원리는 전자쌍을 산소에 반응시켜서 물로 만드는 것이다. 즉, 이때는 쌍전자 필요하다. 그래서 땀을 낼 때는 기방을 써서는 안되고(汗者不以奇), 우방을 써야 한다. 즉, 땀을 낼 때는 쌍전자가 요구된다. 설사의 원리는 체액을 인체 밖으로 빼내는 것이다. 즉, 설사는 땀이 만들어지는 것을 방해해야 한다. 땀이 만들어지는 것을 방해하려면 쌍전자가 산소와 반응하는 전자전달계의 기능을 멈추게 해야 한다. 전자전달계를 멈추게 하는 간단한 방법이 바로 홀전자인 라디칼을 이용하는 것이다. 그러면 이 상태에서 세포는 전자를 중화시키지 못하고 세포질에 전자를 보유하게 된다. 전자는 전해질의 재료이기 때문에 삼투압 물질로 작용해서 세포에 수분을 잔뜩 저류시킨다. 이때 세포가 아무런 조치도 취하지 않으면, 세포는 삼투압으로 인해서 팽창되고 파열되면서 세포는 죽어버린다. 그래서 이때 세포는 세포 안에 체류하고 있는 전자를 세포 밖으로 버려버린다. 이때 당연히 체액도 함께 빠져나온다. 이것이 소화관 점막에서 일어나면 설사가 되고, 인체 안에서 일어나면 부종이 된다. 그래서 설사를 시킬 때는 우방을 써서는 안되고(下者不以偶), 기방을 써야 한다. 설사를 시킬 때는 보통 쓴맛을 잘 쓴다. 왜 그럴까? 쓴맛을 내는 종류의 약제는 알칼로이드(Alkaloid)라고 해서 비단백질성 질소(N)를 보유하고 있는데, 이 질소가 홑전자를 잘 만들어내기 때문이다. 이제 상초(上)와 하초(下)로 가보자. 상초(上)를 도와(補)주거나 치료(治)를 할 때 방제를 쓰는데 이완(緩:弛緩)시키는 방제를 써야 한다(補上治上, 制以緩). 왜 그럴까? 여기서는 독(毒)의 개념을 먼저 알아야 한다. 상초의 핵심 장기는 폐와 심장이다. 그런데 이완시키는 약은 약성이 약해야 된다 (緩則氣味薄). 실제는 이것이 핵심이다. 독은 산도 독이 될 수가 있고, 알칼리도 독이 될 수가 있다. 문제는 독이 되려면 양이 과잉이라는 단서가 붙는다. 여기서 말하는 독은 신경독이 핵심이다. 신경은 전자를 통해서 움직인다. 그래서 전자의 수급에 민감하게 반응하는 것이 신경이다. 그래서 신경에 알칼리를 과도하게 공급해버리면, 알칼리는 전자를 모조리 수거해서 신경의 기능을 막아버린다. 그 결과는 근육이 이완되면서 장기는 기능을 멈춰버린다. 이 대표적인 독이 뱀독이다. 이번에는 반대로 산을 과잉 공급해버리면 즉, 전자를 과잉으로 공급해버리면, 신경은 과잉 자극되면서 경련이 일어나고 근육이 강직되면서 장기는 기능이 멈춰버린다. 그래서 알칼리도 독이 되고, 산도 독이 된다. 즉, 심장과 폐는 신경을 통해서 근육의 힘으로 움직이는 기관이다. 그래서 상초에 자리하고 있는 심장과 폐에는 어떤 약제도 과하게 쓸 수가 없다. 그래서 상초에 약을 쓸 때는(補上治上), 반드시 절대적으로 근육을 이완(緩)시키는 약을 쓰되(制以緩), 약성이 강한 약을 쓰면 안 된다는 것이다(緩則氣味薄). 이제 하초(下)를 보자. 하초는 대개가 배설하는 기관들이다. 그래서 하초(下)를 도와(補)주거나 치료(治)를 할 때는(補下治下), 약제의 수축(急) 기능을 이용한다(制以急). 당연히 약제의 약성도 강하다(急則氣味厚). 이렇게 하면 약제의 효능이 치료에 적당한(適) 병소(所) 지점에 도달하게 된다(適其至所). 병이 멀리에 있을 때(病所遠), 약성이 병소까지 가려면 중도(中道) 어디엔가(者) 머무르게 되는데(而中道氣味之者), 이때 밥을 과식해버리면(食而過之), 과식이 산(酸) 공급을 과도하게 하면서, 방제(制)한 약의 효과(度)는 식사가 공급한 산(酸)의 벽을 넘지

(越) 못하고(無) 무용지물이 되고 만다(無越其制度也). 과식은 에너지를 공급하는 과정 즉, 산(酸)을 공급하는 과정이 될 수 있기 때문이다. 이 산이 약성을 중도에서 중화해버리는 것이다. 그래서 기(氣)를 다스리(平)는 원리는(是故平氣之道), 병이 오장에서 가까운 곳에 있으면, 기방이든 우방이든(近而奇偶), 소방(小方)을 처방해서 복용시키고(制小其服也), 멀리 있으면 기방이든 우방이든(遠而奇偶), 대방(大方)을 처방해서 복용시키고(制大其服也), 대방을 복용시킬 때는 약성이 강하기 때문에 횟수(數)를 적게하고(大則數少), 소방을 복용시킬 때는 약성이 약하기 때문에 횟수를 많이 한다(小則數多). 여기에서 횟수가 많다는 것은 9회를 말하고(多則九之), 적다는 것은 2회를 말한다(少則二之). 기방으로도 병이 제거가 안 되면(奇之不去), 우방도 같이 처방한다(則偶之). 즉, 이중(重)으로 처방(方)하는 것이다(是謂重方). 우방으로도 병이 제거가 안 되면(偶之不去), 반대의 처방을 해서 치료를 도와준다(則反佐以取之). 즉, 기방을 추가해서 치료하는 것이다. 소위 한열온량이라는 것은(所謂寒熱溫涼) 그 병증과 반대(反)되는 것을 따르는(從) 처방이다(反從其病也). 즉, 한은 열로, 열은 한으로 등등이다. 이것이 이 부분의 정확한 해석이다.

帝曰, 善. 病生於本, 余知之矣. 生於標者, 治之奈何. 岐伯曰, 病反其本, 得標之病, 治反其本, 得標之方.

황제가 말한다(帝曰). 좋습니다(善). 병은 발원지(本)에서 생기는 것(病生於本)을 나는 안다(余知之矣). 그런데 병이 발원지를 떠나서 증상이 나타나는 곳(生於標者)에서 생기면 치료는 어떻게 하나요(治之奈何)? 기백이 말한다(岐伯曰). 병이 발원지를 떠나서(病反其本), 다른 곳(標)에서 생기기도 한다(得標之病). 이때 치료는 그 발원지를 떠나서(治反其本), 증상이 나타나는 곳(標)에 처방하면 된다(得標之方).

제2절

帝曰, 善. 六氣之勝, 何以候之. 岐伯曰, 乘其至也. 淸氣大來, 燥之勝也. 風木受邪, 肝病生焉. 熱氣大來, 火之勝也. 金燥受邪, 肺病生焉. 寒氣大來, 水之勝也. 火熱受邪, 心病生焉. 濕氣大來, 土之勝也. 寒水受邪, 腎病生焉. 風氣大來, 木之勝也. 土濕受邪, 脾病生焉. 所謂感邪而生病也. 乘年之虛, 則邪甚也. 失時之和, 亦邪甚也. 遇月之空, 亦邪甚也. 重感於邪, 則病危矣. 有勝之氣, 其必來復也.

황제가 말한다(帝曰). 좋습니다(善). 육기가 승하면(六氣之勝), 후는 어떻게 되나요(何以候之)? 기백이 말한다(岐伯曰). 승기(乘:勝)가 도달한다(乘其至也). 금성의 기운(淸氣)이 크게 닥치면(淸氣大來), 당연히 건조함이 기승을 부린다(燥之勝也). 그러면 금성이 목성을 상극하면서 목성은 사기를 받게 되고(風木受邪), 목성의 영향을 받는 간에 병이 생긴다(肝病生焉). 화성의 기운(熱氣)이 크게 닥치면(熱氣大來), 당연히 무더위가 기승을 부린다(火之勝也). 그러면 화성이 금성을 상극하면서 금성은 사기를 받게 되고(金燥受邪), 금성의 영향을 받는 폐에서 병이 생긴다(肺病生焉). 수성의 기운(寒氣)이 크게 닥치면(寒氣大來), 당연히 차가움이 기승을 부린다(水之勝也). 그러면 수성은 화성을 상극하면서 화성은 사기를 받게 되고(火熱受邪), 화성의 영향을 받는 심장에 병이 생긴다(心病生焉). 토성의 기운(濕氣)이 크게 닥치면(濕氣大來), 당연히 습기가 기승을 부린다(土之勝也). 그러면 토성은 수성을 상극하면서 수성은 사기를 받게 되고(寒水受邪), 수성의 영향을 받는 신장에 병이 생긴다(腎病生焉). 목성의 기운(風氣)이 크게 닥치면(風氣大來), 당연히 봄바람이 기승을 부린다(木之勝也). 그러면 목성은 토성을 상극하면서 토성은 사기를 받게 되고(土濕受邪), 토성의 영향을 받는 비장에 병이 생긴다(脾病生焉). 즉, 사기에 감응(感)하면 병이 생기는 것이다(所謂感邪而生病也). 이렇게 육기가 기승을 부리는 해(乘年)에 상극당하는 기운이 약(虛)하면(乘年之虛), 당연히 사기는 더욱더 심해진다(則邪甚也). 계절(時) 사이에 조화(和)를 잃어버리는 경우에도(失時之和), 역시 사기가 심해진다(亦邪甚也). 달이 이지러진(空) 경우를 만나도(遇月之空), 역시 사기가 심해진다(亦邪甚也). 달이 이지러지면 달이 지구의 중력을 간섭하면서 CRY 활동이 줄게 되고, 이어서 과잉 산은 쌓이게 되기 때문에, 기존에 병이 있다면, 당연히 병은 심해진다. 사기에 이중(重)으로 감응하면(重感於邪), 병자는 위태(危)로워진다(則病危矣). 너무나 당연한 이야기이다. 기기 승한 경우가 있으면(有勝之氣), 반드시 복기가 온다(其必來復也). 그래서 승복(勝復)이라고 부른다. 너무나도 많이 반복했던 내용들이라서 자세한 해설은 생략했다.

帝曰, 其脈至何如. 岐伯曰, 厥陰之至, 其脈弦. 少陰之至, 其脈鉤. 太陰之至, 其脈沈. 少陽之至, 大而浮. 陽明之至, 短而濇. 太陽之至, 大而長. 至而和則平, 至而甚則病, 至而反者病, 至而不至者病. 未至而至者病, 陰陽易者危.

황제가 말한다(帝曰). (육기가 승할 때) 맥은 어떤 상태나요(其脈至何如)? 기백이 말한다(岐伯曰). 여기서 육기가 기승을 부릴 때, 이에 대응되는 오장은 어떤 맥상을 보이는지를 묻고 있다. 이때의 오장은 당연히 병이 든 상태이다. 대개는 오장에 체액이 정체되면서 부종이 유발된다. 그래서 기승을 부리는 기운이 간에 도달하면(厥陰之至), 맥상은 간맥인 현맥이 된다(其脈弦). 현(弦)은 활시위를 말하는데, 그 이유는 간 가운데로 힘줄이 지나가는데, 간에 부종이 생기면, 간이 비대해지면서 이 힘줄이 활시위처럼 팽팽해진다. 그래서 현맥(弦脈)이라고 한다. 또 다른 의미는 간이 통제하는 근육이 간의 과부하로 인해서 수축하면서 굳게 되면, 간의 맥상을 측정하는 관부를 가로지르는 근육이 활시위(弦)처럼 굳어지게 되는데, 이 상태를 묘사한 맥상이 현맥(弦)이다. 그래서 여기서 현(弦)이라는 글자는 간과 관련해서 인체 안팎의 상태를 그대로 표현한 아주 절묘한 글자이다. 그리고 여기서 알 수 있는 사실은 오장의 맥상을 표현하는 글자들은 그냥 대충 나온 글자가 아니라는 사실이다. 즉, 여기서 나오는 오장의 맥상을 표현하고 있는 글자들은, 이를 이름 지을 당시의 많은 고민이 담겨있다는 뜻이다. 그리고 이런 논리들은 한의학에 나오는 모든 용어에 그대로 스며들어있다. 이 대표적인 경우가 흉선인 고황(膏肓)이다. 그리고 이런 논리는 아래에서 기술되는 오장의 맥상에도 그대로 적용된다. 다시 본문을 보자. 기승을 부리는 기운이 심장에 도달하면(少陰之至), 구맥이 된다

(其脈鉤). 구(鉤)는 밭고랑을 의미하는데, 이는 심장의 판막 모양을 표현한 것이다. 심장에 부종이 생기면, 판막이 제일 먼저 문제가 생긴다. 그래서 구맥(鉤脈)이라고 한다. 또 다른 의미는 심장의 맥상을 측정하는 촌부를 보면, 심장에 문제가 있을 때, 이 부분의 혈관이 강하게 굳으면서 밭고랑(鉤)처럼 변한다. 그래서 여기서 구(鉤)라는 글자도 심장과 관련해서 인체 안팎의 상태를 그대로 표현한 아주 절묘한 글자이다. 그리고 기승을 부리는 기운이 비장에 도달하면(太陰之至), 침맥이 된다 (其脈沈). 침(沈)은 무겁다는 뜻이다. 비장이 부종에 걸리면 몇 배로 커지면서 무거워지고 축 늘어진다. 그래서 축 늘어지는 모습을 본떠서 완맥(緩脈)이라고도 하고, 무거워진 모습을 본떠서 침맥(沈脈)이라고도 한다. 그리고 또 다른 의미는 비장의 맥상을 측정하는 관부의 근육이 굳어져서 침체(沈)한 상태를 표현한 것이다. 비장은 간질의 산성 체액을 통제하므로, 비장이 문제가 되면, 산성 물질에 붙은 자유 전자가 신경을 통해서 근육을 수축시키면서 관부의 근육도 굳어지게 되고, 이때 관부에서 맥상을 측정하면, 굳어진 근육 때문에 맥상은 침체한 상태로 나오게 된다. 그래서 여기서 침(沈)이라는 글자도 비장과 관련해서 인체 안팎의 상태를 그대로 표현한 아주 절묘한 글자이다. 그리고 기승을 부리는 기운이 심장에 도달하면 (少陽之至), 맥상은 커지고 부종 상태가 된다(大而浮). 즉, 대맥과 부맥을 말하고 있는데, 대맥(大脈)은 심장이 과부하가 걸려서 힘이 없는 모습을 말하며, 부맥(浮脈)은 말 그대로 부종맥이다. 이것의 실제 모습은 구맥(鉤脈)이다. 기승을 부리는 기운이 폐에 도달하면(陽明之至), 단맥과 색맥이다(短而澁). 폐는 간질액을 통제하는 기관이므로, 폐에서 문제가 생기면, 간질액이 산성으로 기울면서 간질액의 점성이 높아진다. 결국에 맥이 한 번 뛸 때 움직이는 체액의 흐름이 짧아지고 당연히 막힌다. 그래서 이때는 맥상이 단맥(短脈)과 색맥(澁脈)이 된다. 이 두 맥은 당연히 체액이 결정하는 음맥(陰脈)이다. 원래 폐맥은 폐의 섬모를 표현하는 모맥(毛)이다. 그리고 폐는 이산화탄소나 산소라는 가스를 통제하므로, 폐가 문제가 되면, 이들이 정체하면서, 혈액이 부풀면서(浮) 부종이 발생하게 되고, 자동으로 부맥(浮)이 나온다. 그래서 폐맥 중에서 제일 많이 표현하는 맥상이 부맥이다. 그리고 이 부맥은 폐가 통제하는 피부에서 아주 잘 표현된다. 다시 본문을 보자. 기승을 부리

는 기운이 신장에 도달하면(太陽之至), 대맥과 장맥이 나타난다(大而長). 신장이 부종에 걸려서 나타나는 맥을 원래는 석맥(石脈)이라고 한다. 신장의 사구체를 직경으로 잘라서 보면 석류(石榴)를 잘라 놓은 모습과 똑같다. 그래서 석맥(石脈)이라고 한다. 실제의 맥은 힘이 없는 대맥(大脈)이면서 장맥(長脈)이다. 신장은 염(鹽)을 책임지고 있으므로, 신장이 문제가 되면, 염이 체액에 정체되면서 체액의 점성이 올라간다. 이때 체액의 흐름을 보면 장대처럼 뻣뻣하다. 이 맥을 장맥(長脈)이라고 한다. 육기가 다스리는 하늘의 기운이 도달했는데, 맥이 조화로우면 잘 다스려지는 맥이고(至而和則平), 심하게 뛰면 병이 있는 맥이고(至而甚則病), 하늘이 주는 기운과 반대로 뛰는 맥은 병이 있는 맥이고(至而反者病), 하늘의 기운에 미치지 못하는 맥도 병이 있는 맥이고(至而不至者病), 하늘의 기운은 오지도 않았는데, 해당 맥이 뛰면, 이 맥도 병이 있는 맥이다(未至而至者病). 이들도 너무나 당연한 이야기들이다. 육기는 3개의 음과 3개의 양으로 나뉘는데, 양의 기운일 때 거꾸로(易) 음의 기운에 해당하는 맥이 뛴다거나, 음의 기운일 때 거꾸로(易) 양의 맥이 뛰면 생명이 위태(危)로워진다(陰陽易者危). 즉, 음양맥이 서로 바뀌면(易) 위험(危)하다는 뜻이다. 맥이란 음양 에너지의 표현이다. 그런데 에너지가 서로 바뀌게 되면, 맥도 이에 따라야 하는데, 맥상이 이를 따르지 않고 반대로 된다면, 이때는 인체의 에너지 대사에 심각한 혼란을 암시하기 때문에 당연히 생명이 위태로워진다.

帝曰, 六氣標本, 所從不同, 奈何. 岐伯曰, 氣有從本者, 有從標本者, 有不從標本者也. 帝曰, 願卒聞之. 岐伯曰, 少陽太陰從本, 少陰太陽從本從標, 陽明厥陰不從標本, 從乎中也. 故從本者, 化生於本. 從標本者, 有標本之化. 從中者, 以中氣爲化也.

황제가 말한다(帝曰). 육기의 표본이 따르는 장소가 같지 않은데(所從不同), 왜 그런가요(奈何)? 기백이 말한다(岐伯曰). 기(氣)라는 것은 발원지(本)를 따르기도 하고(氣有從本者), 발원지와 증상이 나타나는 곳을 따르기도 하고(有從標本者), 따르지 않기도 한다(有不從標本者也). 육기가 인체에서 병을 일으킬 때 나타나는 현상을 묘사하고 있다. 기라는 에너지는 정체된 것이 아니라 순환하면서 계속 움직이기 때문에 다양한 현상을 만들어낸다. 그래서 기는 원래(本) 병을 만든 곳에 정체해있기도 하고, 다른 곳으로 흘러가서 다른 증상(標)을 만들기도 한다. 황제가 상세 내용을 빨리 듣고 싶다고 재촉한다(帝曰, 願卒聞之). 기백이 말한다(岐伯曰). 이 문장들을 해석하기 위해서는 오장에서 과잉 산인 전자가 어떻게 중화되는지를 알아야 풀 수 있다. 인체 안에서 전자는 세 가지로 처리된다. 즉, 전자를 산소를 이용해서 열(熱)로 처리하든지, 유기물이나 무기물을 이용해서 염(鹽)으로 처리하든지, 아니면 반반씩 처리하든지 해서, 세 가지 선택을 할 수 있다. 전자를 열(熱)로 처리하는 경우에는 과잉 산이 발생한 근원지(本)에서 산소와 반응하면서 곧바로 중화 처리된다. 이 경우는 심장(少陰:少陽:相火)과 비장(太陰)이 여기에 속한다. 염(鹽)으로 처리하는 경우에는 과잉 산이 발생한 본원지에서 염으로 만들어지기는 하나, 과잉 전자 자체를 중화 처리하지 못하고 배설이라는 과정을 거치거나, 체액 순환을 통해서 인체 안에서 돌아다니면서 표증(標)을 일으킨다. 이 경우는 신장(太陽)에 해당한다. 나머지 하나는 절반씩 수행하는 것이다. 과잉 전자가 발생한 본원지에서 절반(中)은 열(熱)로 해결하고, 절반(中)은 염(鹽)으로 처리하는 경우이다. 이 경우는 폐와 간인데, 폐는 절반(中)은 산소를 이용해서 열로 처리하고, 절반(中)은 철염(鐵鹽)으로 처리하며, 간도 절반(中)은 산소를 이용해서 열로 처리하고, 절반(中)은 담즙염(膽汁鹽)으로 처리한다. 이 내용을 이용해서 다음 문장들을 정리하면 된다. 심장과 비장은 과잉 산을 중화하는 데 있어서, 과잉 산이 발생한 근원지(本)인 자기 자신의 장기에서 과잉 산을 열(熱)로 중화시킨다(少陽太陰從本). 즉, 본(本)을 따른다(從)는 말은(故從本者), 과잉 산이 발생했을 때, 과잉 산이 발생한 그 자리(本)에서 과잉 산을 중화(化)시킨다는 뜻이다(化生於本). 심장은 본을 따르고(從本), 신장은 표를 따른다(從標)(少陰太陽從本從標). 즉, 표본을 따른다는 말은(從標本者), 과잉 산의 중화(化)가 그 자리(本)에서 이루어지기도 하고, 외부 배출(標)을 통해서 이루어지기도 한다는 뜻이다(有標本之化). 폐와 간은 과잉 산을 중화할 때, 완전히 본을 따르는 것도 아니고, 완전히 표를 따르는 것도 아닌(陽明厥陰不從標本), 다만 절반씩(中) 따른다(從乎中也). 즉, 절반(中)을 따른다(從)는 말은(從中者), 과잉 산(氣)을 절반씩(中) 중화(化)하는 뜻이다(以中氣爲化也). 여기서 중기(中氣)는 한 단어가 아니다. 이 문장을 해석하다 보면, 재미있는 문구가 생각난다. 즉, 故曰, 知其要者, 一言而終, 不知其要, 流散無窮, 此之謂也.

帝曰, 脈從而病反者, 其診何如. 岐伯曰, 脈至而從, 按之不鼓, 諸陽皆然. 帝曰, 諸陰之反, 其脈何如. 岐伯曰, 脈至而從, 按之鼓甚而盛也. 是故百病之起, 有生於本者, 有生於標者, 有生於中氣者, 有取本而得者, 有取標而得者, 有取中氣而得者, 有取標本而得者, 有逆取而得者, 有從取而得者, 逆 正順也, 若順 逆也. 故曰, 知標與本, 用之不殆, 明知逆順, 正行無問. 此之謂也. 不知是者, 不足以言診, 足以亂經. 故大要曰, 粗工嘻嘻, 以爲可知, 言, 熱未已, 寒病復始, 同氣異形, 迷診亂經. 此之謂也. 夫標本之道, 要而博, 小而大, 可以言一而知百病之害, 言標與本, 易而勿損, 察本與標, 氣可令調, 明知勝復, 爲萬民式, 天之道畢矣.

황제가 말한다(帝曰). 맥이 따르는 데 병과 반대로 나타나면(脈從而病反者), 어떻게 진단하나요(其診何如)? 기백이 말한다(岐伯曰). 맥이 도달해서 따를 때(脈至而從) 즉, 맥이 오장의 기운을 받아서(至) 따를(從) 때(脈至而從), 진맥(按)해서 맥이 오장에 맞춰서 뛰지 않을 때는(按之不鼓), 모든 양(陽)의 기운에 모든 이유(然)가 있게 된다(諸陽皆然). 여기서 양은 전자로써 맥을 뛰게 하는 에너지이다. 그래서 맥이 제대로 뛰지 않는 것은 오장의 에너지가 약하기 때문이다. 황제가 말한다(帝曰). 모든 음은 반대로써 작용하는데(諸陰之反), 그 맥은 어떻나요(其脈何如)? 기백이 말한다(岐伯曰). 맥이 오장의 기운을 받아서(至) 따를(從) 때(脈至而從), 진맥(按)해서 맥이 너무 심(甚)하게 뛰면 성한 것이다(按之鼓甚而盛也). 음은 양의 에너지를 조절해서 맥이 과하게 뛰는 것을 제어해주는 기능을 하는데, 이때조차도 맥이 심하게 뛰면 양의 에너지가 아주 왕성(盛)한 경우이다. 그래서 모든 병(百病)이 일어났을 때(是故百病之起), 병이 사기의 근원지(本)에서 일어나기도 하고(有生於本者), 근원지를 떠나서 병증이 나타나는 곳(標)에서 일어나기도 하며(有生於標者), 이것도 저것도 아닌, 기(氣)가 오는(至) 도중(中)에 머무는 중간에서 일어나기도 하며(有生於中氣者), 그래서 치료할 때는 과잉 산의 근원지(本)인 오장을 치료(取)해서 효과를 얻기(得)도 하고(有取本而得者), 표증이 나타날 때는 오장이 아닌 병증이 있는 곳(標)

을 치료(取)해서 효과를 얻기(得)도 하며(有取標而得者), 본과 표의 사이(中)에서 병이 나면, 이곳(中)을 치료(取)해서 효과를 얻기(得)도 하고(有取中氣而得者), 표와 본 양쪽을 치료(取)해서 효과를 얻기(得)도 하며(有取標本而得者), 역치법(逆)을 사용해서 치료 효과를 얻기(得)도 하고(有逆取而得者), 종치법(從)을 사용해서 치료 효과를 얻기(得)도 한다(有從取而得者). 즉, 역치법(逆治法)은 정치법(正治法)을 따르(順)는 것이다(逆, 正順也). 즉, 병증의 구별이 확실히 가능하면(若順), 역치법 즉, 정치법(正治法)을 쓴다(若順, 逆也). 옛말에 다음과 같은 말이 있다(故曰, 此之謂也). 표와 본을 알면(知標與本), 치료(用)한 뒤에 환자를 위험한 상황에 빠뜨리지 않으며(用之不殆), 역치법과 종치법을 명확히 알면(明知逆順), 정확(正)한 행동(行)을 하므로, 문제(問)를 만들지 않는다(正行無問). 이 사실들을 모르면(不知是者), 말로 일일이 물어보고서도 진단이 부족해지므로(不足以言診), 경맥(經)을 혼란(亂)시키기에 충분하다(足以亂經). 여기서 난경(亂經)은 한 단어가 아니다. 그래서 대요에서는 다음과 같이 말하고 있다(故大要曰). 돌팔이 의사(粗工)는 히죽히죽 웃으면서(粗工嘻嘻), 자기는 잘 알고 있고, 치료도 잘할 수 있다고 말은 하지만(以爲可知, 言), 열은 아직도 사라지지 않고(熱未已), 이 열로 인해서 한병은 다시 시작되며(寒病復始), 똑같은 기운(同氣) 즉, 과잉 산이 병증을 한과 열이라는 다른 형태로 표출시키면서(同氣異形), 진단(診)은 미궁(迷) 속으로 빠지고, 이어서 멀쩡한 경맥에 혼란을 야기한다(迷診亂經). 열이 난다는 것은 간질에 과잉 산이 있기 때문인데, 그러면 간질에서 산소는 모두 고갈되고, 그러면 체온을 만드는 근육은 산소와 격리되면서 인체는 한증을 경험하게 된다. 그래서 열증이 한증으로 발전한다. 무릇 표본의 원리란(夫標本之道), 중요하면서도 범위가 넓고(要而博), 작은 원리이지만 효과는 아주 크며(小而大), 한마디로 말하자면(言一) 모든 병의 해악을 알게 해주는 원리이다(可以言一而知百病之害). 이는 엄청나게 어려운 말이다. 즉, 병이 어디에서 시작되었는지 근원을 안다는 사실은 엄청나게 어려운 일이다. 이는 인체 생리를 완벽하게 알고 있어야 한다는 암시를 주고 있다. 대부분 의사는 표(標)에서 나타나는 대증을 치료하기에도 벅차다. 이 대증 치료의 대표가 최첨단 현대의학이다. 즉, 병의 근원은 그대로 방치하고 증상만 계속 치료하는 것이다. 그래야 돈을 많이 벌 수가 있으니까! 이는 갈취와 다를 바가 없다. 그러나 황제내경의 철학은 병의 근원을 치료해서 병을 쉽게 뿌리 뽑자는 것이다. 이것이 황제내경의 품격이다. 표본이라는 것에 관해서 말하자면(言標與本), 아주 쉽지만, 환자에게나 인체에 전혀 손해를 끼치지 않는 원리이다(易而勿損). 표본을 잘 관찰할 줄 알면(察本與標), 기의 조절(調)을 가능하게 할 수 있으며(氣可令調), 복기(勝復)를 명확히 알면(明知勝復), 모든 백성(萬民)이, 이 의사를 향해서 머리 숙여 경의를 표하게(式) 만든다(爲萬民式). 의사가 이 정도가 되면, 이 의사는 하늘의 원리를 마스터(畢)한 것이다(天之道畢矣).

## 제3절

帝曰, 勝復之變, 早晏何如. 岐伯曰, 夫所勝者, 勝至已病, 病已慍 , 慍而復已萌也. 夫所復者, 勝盡而起, 得位而甚, 勝有微甚, 復有少多, 勝和而和, 勝虛而虛, 天之常也.

황제가 말한다(帝曰). 승복이 변하는데(勝復之變), 빠르고 느림이 있는데 어떤가요(早晏何如)? 기백이 말한다(岐伯曰). 무릇 승이 오면(夫所勝者), 승이 도달했을 때는 이미 병이 들어 있다(勝至已病). 승이 도달해야 병이 들기 때문에, 미리 예방하지 않는 이상, 이는 당연한 일이다. 병이 이미 온병이 되어 있으면(病已慍), 이 온병은 다시 또 이미 복기의 싹(萌)을 키우고 있게 된다(慍而復已萌也). 승이 오면 반드시 복기가 따라오기 때문이다. 무릇 복기가 온다는 것은(夫所復者), 승이 끝나고(盡) 복기가 일어난다(起)는 것으로서(勝盡而起), 복기가 그 위치를 얻게 되면, 승에서 얻었던 병이 복기로 인해서 더 심해진다(得位而甚). 승의 강도는 차이(微甚)가 있으며(勝有微甚), 복기의 강도도 차이(少多)가 있으며(復有少多), 승이 보유한 에너지가 중화(和)되면 계절의 기운은 조화(和)를 이루며(勝和而和), 승이 계절의 기운을 약(虛)하게 하면 계절의 기운은 약(虛)해질 수밖에 없다(勝虛而虛). 이것이 하늘의 기운에 대한 상식이다(天之常也).

帝曰, 勝復之作, 動不當位, 或後時而至, 其故何也. 岐伯曰, 夫氣之生, 與其化, 衰盛異
也, 寒暑溫涼, 盛衰之用, 其在四維. 故陽之動, 始於溫, 盛於暑, 陰之動, 始於淸, 盛於
寒. 春夏秋冬, 各差其分. 故大要曰, 彼春之暖, 爲夏之暑, 彼秋之忿, 爲冬之怒. 謹按四
維, 斥候皆歸, 其終可見, 其始可知. 此之謂也.

황제가 말한다(帝曰). 승복이 만들어질 때(勝復之作), 자기 위치가 아닌(不) 위치
로 이동하거나(動不當位), 때로는 뒤늦게 도달하는데(或後時而至), 그 이유가 뭔가요
(其故何也)? 기백이 말한다(岐伯曰). 무릇 기가 생겨나면(夫氣之生), 그와 더불어(與)
기가 작용(化)하게 되고(與其化), 이때 성쇠가 다르게 나타난다(衰盛異也). 당연하다.
한서온량(寒暑溫涼)이 기로서 작용(用)하면서 성쇠가 있게 되는데(盛衰之用) 즉, 한
서온량(寒暑溫涼)이라는 사계절이 나타나면서 계절의 성쇠가 일어나는데, 이때 사
유(四維)가 존재해서 사계절 기운이 서로 연계(維)가 되어서 나타난다(其在四維). 사
유(四維)는 3월 6월 9월 12월의 끝 달을 말한다. 즉, 이 4개의 달에 계절 변화가
나타나는 것이다. 그래서 양기(陽)가 작용해서 움직이면(故陽之動), 시작은 봄이라
는 온으로 해서(始於溫), 여름이라는 무더움으로 극에 달하고(盛於暑), 장하라는 음
기가 작용해서 움직이면(陰之動), 시작은 가을이라는 서늘함으로 시작해서(始於淸),
겨울이라는 혹한으로 극에 달한다(盛於寒). 이렇게 춘하추동 사계절은(春夏秋冬),
각각이 그 계절(分)에 따라서 기의 차이를 보이게 된다(各差其分). 그래서 대요에서
는 다음과 같이 말하고 있다(故大要曰, 此之謂也). 봄의 따뜻함이 물러(彼) 가면서
(彼春之暖), 여름의 무더움을 만들어내고(爲夏之暑), 가을의 쌀쌀함이 물러(彼) 가면
서(彼秋之忿), 겨울의 극심한 추위를 만들어낸다(爲冬之怒). 그래서 사계절의 연계
(維)를 잘 관찰해보면 즉, 사유를 잘 관찰해보면(謹按四維), 이때가 계절의 분기점
이기 때문에, 모든 사계절의 기운이 돌아(歸)오는 것을 살필(斥候) 수가 있고(斥候
皆歸), 또, 사계절의 기운이 끝나(終)는 것도 알 수 있으며(其終可見), 시작(始)되는
것도 알 수 있다(其始可知).

帝曰, 差有數乎. 岐伯曰, 又凡三十度也. 帝曰, 其脈應皆何如. 岐伯曰, 差同正法, 待時而去也. 脈要曰, 春不沈, 夏不弦, 冬不濇, 秋不數. 是謂四塞. 沈甚曰病, 弦甚曰病, 濇甚曰病, 數甚曰病. 參見曰病, 復見曰病. 未去而去曰病, 去而不去曰病. 反者死. 故曰. 氣之相守司也, 如權衡之不得相失也. 夫陰陽之氣, 淸靜則生化治, 動則苛疾起. 此之謂也.

　황제가 말한다(帝曰). 그 경우에 차이가 있나요(差有數乎)? 기백이 말한다(岐伯曰). 대개는(又凡) 30일이다(又凡三十度也). 즉, 사유(四維)를 말하고 있다. 황제가 말한다(帝曰). 이때 맥은 모두 어떻게 대응을 하나요(其脈應皆何如)? 기백이 말한다(岐伯曰). 계절의 차이와 같은 법칙이다(差同正法). 즉, 계절(時)이 오고 가는 것과 같다(待時而去也). 즉, 기다리던 계절이 오면, 전에 있던 맥은 없어진다. 맥요에서는 다음과 같이 말하고 있다(脈要曰). 봄 맥은 간맥으로서 현맥(弦脈)이기 때문에, 당연히 장하의 침맥이 아니고(春不沈), 여름 맥은 심장맥으로써 구맥(鉤脈)이기 때문에, 봄 맥인 현맥이 아니며(夏不弦), 겨울 맥은 신장맥으로써 석맥(石脈)이기 때문에, 가을 맥인 색맥이 아니며(冬不濇), 가을 맥은 색맥(濇脈)이기 때문에, 여름 맥인 삭맥이 아니다(秋不數). 이것을 이르러 사색(四塞)이라고 부른다(是謂四塞). 즉, 맥상(脈象)이 사계절과 맞지 않는 것이 사색(四塞)이다. 원래 사계절에 대응되어서 오장에 나타나는 맥은 이미 앞에서 보았던 5가지 맥상을 말한다. 즉, 봄의 현맥(弦脈), 여름의 구맥(鉤脈), 장하의 침맥(沈脈), 가을의 색맥(濇脈), 겨울의 석맥(石脈) 등이다. 이런 맥이 해당 계절에 나타나지 않으면, 사색(四塞)이 된다. 즉, 맥상이 막히는(塞) 것이다. 그러나 해당하는 계절에 나타나는 맥일지라도 심하게 나타나면 병이 된다(沈甚曰病, 弦甚曰病, 濇甚曰病, 數甚曰病). 그리고 승기(勝)가 참견(參見)하면, 맥에 비정상적인 변화가 일어나면서 당연히 병이 생기며(參見曰病), 이어서 복기가 참견(參見)해도 당연히 병이 생긴다(復見曰病). 또, 사계절이 갈 때가 안 되었는데 가버리면, 이때도 병이 생기고(未去而去曰病), 갈 때가 되었는데도 불구하고 안 가도 병이 생기고(去而不去曰病), 이 원리를 모르고 위반(反)하면 죽는다(反者死). 그래서 옛말에 다음과 같은 말이 있다(故曰, 此之謂也). 기가 서로 남의 자리를 다스리게(司) 되면(氣之相守司也) 즉, 육기가 서로 자기 위치를 지키지 못하면, 저울(衡)과 저울추

(權)가 서로의 위치를 잃어버리는 것과 같다(如權衡之不得相失也). 즉, 육기가 제자리를 지키지 못하면, 인체의 에너지 대사에 혼란이 초래된다. 무릇 음양의 기운은 (夫陰陽之氣), 깨끗하고 조용하면 기(氣)가 생성(生)되어서 작용(化)하는 것이 잘 다스려지나(淸靜則生化治), 변덕(動)을 부리면 중병(苛疾)을 일으킨다(動則苛疾起).

帝曰, 幽明何如. 岐伯曰, 兩陰交盡. 故曰幽, 兩陽合明. 故曰明, 幽明之配, 寒暑之異也.

황제가 말한다(帝曰). 유명은 무엇입니까(幽明何如)? 기백이 말한다(岐伯曰). 양쪽 음이 교류(交)의 임무를 다하고(盡) 있다(兩陰交盡). 옛말에 이를 유(故曰幽)라고 했다. 양쪽 양을 합쳐서(合) 깨끗(明)하게 한다(兩陽合明). 옛말에 이를 명(故曰明)이라고 했다. 유명이 서로 짝을 이루면(幽明之配), 한서가 다르게 나타난다(寒暑之異也). 이미 앞에서 본 것처럼, 원래 유(幽)는 간을 의미하고, 명(明)은 폐를 의미한다. 그러나 여기에서는 육기에 적용시켰기 때문에, 궐음(幽)과 양명(明)이다. 그래서 열기를 주기 시작하는 봄인 궐음(幽)과 추위를 주기 시작하는 가을인 양명(明)이 조합되면(幽明之配), 당연히 겨울의 기운과 여름의 기운이 다르게 나타난다(寒暑之異也). 즉, 여름의 무더운 기운(暑)과 겨울의 추운 기운(寒)이 원래와 다르게 나타난다. 이 부분에 대한 해석을 인체에 적용해서 해석해도 된다. 이미 앞에서 양명과 궐음에 대한 설명이 있었기 때문에, 이렇게 해석을 하는 것이 옳을 수도 있다. 유(幽)는 간을 의미하고, 명(明)은 폐를 의미한다. 그리고 한(寒)은 신장의 기능을 의미하고, 서(暑)는 심장의 기능을 의미한다. 즉, 폐와 간의 중요성을 역설하고 있다. 폐는 인체의 모든 산성 체액의 최종 종착지이다. 즉, 폐가 산성 체액을 최종적으로 중화해서 깨끗한(明) 알칼리 동맥혈로 만들어서 좌 심장(暑)으로 보낸다. 즉, 폐가 혼탁한 혈액을 깨끗하게(明) 만들어준다. 유(幽)의 뜻은 마음이 평온하게 안정되어있는 상태를 말한다. 그러면, 간은 어떻게 한(寒)과 연결되어서 마음을 평온하고 안정되게 해줄까? 한(寒)을 담당하는 신장(寒)은 뇌척수액을 담당하기 때문에, 정신적인 문제에 직접 개입한다. 그런데, 간은 담즙을 통해서 신경 간질액의 산성화 문제에 개입한다. 즉, 간이 나쁘면 간성혼수(hepatic coma:肝性昏睡)에 빠지는 이유이다. 당연히 간이 정신적인 문제에 개입한다. 또, 신장의 문제에도 개입한다. 그래서 간(幽)과 폐(明)가 조합이 되면(幽明之配), 한서가 다르게 나타난다(寒暑之異也). 즉, 심장(暑)과 신장(寒)이 영향을 받는다.

帝曰, 分至何如. 岐伯曰, 氣至之謂至, 氣分之謂分, 至則氣同, 分則氣異. 所謂天地之正紀也.

황제가 말한다(帝曰). 분지는 어떤가요(分至何如)? 기백이 말한다(岐伯曰). 기(氣)가 처음 도달(至)하는 것을 지(至)라고 부르고(氣至之謂至), 이때 도달(至)한 기는 한(同) 종류이다(至則氣同). 그리고 기(氣)가 구분(分)되는 때를 분기점(分岐點)이라고 부르고(氣分之謂分), 이때는 두 종류의 기운이 교차하면서 기(氣)가 달라진다(分則氣異). 즉, 밤과 낮의 길이가 같은 춘분(分)과 추분(分)을 말하고 있다. 이때는 일조량의 분기점이 되면서, 당연히 기운이 달라진다. 이것이 하늘과 땅의 정상(正)적인 규칙(紀)이다(所謂天地之正紀也).

帝曰, 夫子言春秋氣始于前, 冬夏氣始于後, 余已知之矣. 然六氣往復, 主歲不常也, 其補寫奈何. 岐伯曰, 上下所主, 隨其攸利, 正其味, 則其要也. 左右同法. 大要曰, 少陽之主, 先甘後鹹. 陽明之主, 先辛後酸, 太陽之主, 先鹹後苦. 厥陰之主, 先酸後辛. 少陰之主, 先甘後鹹. 太陰之主, 先苦後甘. 佐以所利, 資以所生, 是謂得氣.

황제가 말한다(帝曰). 봄(春)과 가을(秋)의 기운은 입춘(立春)과 입추(立秋) 전(前)에 시작(始)되고(夫子言春秋氣始于前), 겨울과 여름의 기운은 입동(立冬)과 입하(立夏) 후(後)에 시작(始)된다(冬夏氣始于後)는 사실을 선생님께 들어서 안다(余已知之矣). 우리가 일상생활에서 실제로 느끼는 계절은 이처럼 다가온다. 이때 육기가 왕복하는데 즉, 육기가 하늘과 땅 사이에서 순환되며(然六氣往復), 또, 해당 년(主歲)의 기운이 일정하지 않고 변동이 있는데(主歲不常也), 이때는 보사법을 어떻게 사용해야 하나요(其補寫奈何)? 기백이 말한다(岐伯曰). 사천(上)과 재천(下)이 주도(主)하는 기운을 보고(上下所主), 도움(利)이 되는 이유(攸)에 따라서 처방을 하는데(隨其攸利), 해당하는 기미(味)를 선택해서 해당한 기운을 교정(正)해 준다(正其味). 이것이 이때 보사법의 요지이다(則其要也). 좌간기와 우간기 문제도 같은 원리이다(左右同法). 육기라는 입장으로 보면, 간기 문제도 사천(上)과 재천(下)처럼 똑같은 문제이기 때문이다. 그래서 치료하는 방식도 똑같다(左右同法). 대요에서는 다음과 같이 말하고 있다(大要曰). 상화가 기를 주도하는 해는(少陽之主), 심장이 문제가 되므로, 먼저 단맛으로 치료하고 다음에 짠맛으로 치료해준다(先甘後鹹). 심장과 단맛과 짠맛의 관계는 앞에서 자세히 다루었으므로 여기서는 상세한 설명을 피한다. 다음에 나오는 다른 치료법에서도 상세한 설명은 피한다. 금성이 기를 주도하는 해는(陽明之主), 폐가 문제가 되기 때문에, 먼저 매운맛으로 치료하고 다음에 신맛으로 치료한다(先辛後酸). 수성이 기를 주도하는 해는(太陽之主), 신장이 문제가 되기 때문에, 먼저 짠맛으로 치료해주고 다음에 쓴맛으로 치료해준다(先鹹後苦). 목성이 기를 주도하는 해는(厥陰之主), 간이 문제가 되기 때문에, 먼저 신맛으로 치료해주고 다음에 매운맛으로 치료해준다(先酸後辛). 화성이 기를 주도하는 해는(少陰之主), 심장이 문제가 되기 때문에, 먼저 단맛으로 치료해주고 다음에 짠맛으로 치료해준다(先甘後鹹). 토성이 기를 주도하는 해는(太陰之主), 비장이 문제가 되므로, 먼저 쓴맛으로 치료해주고 다음에 단맛으로 치료해준다(先苦後甘). 기가 소통(利)할 수 있는 이유를 이용해서 도와주며(佐以所利), 인체가 생기(生)를 되찾을 이유를 이용해서 도와(資)준다(資以所生). 이것이 기(氣)가 제자리에 도달(得)하게 해서, 육기의 혼란이 일으킨 인체의 기운을 바로잡는 방법이다. 즉, 이것을 득기(得氣)라고 부른다(是謂得氣).

제5장

제1절

帝曰, 善. 夫百病之生也, 皆生於風寒暑濕燥火, 以之化之變也. 經言, 盛者寫之, 虛者補之. 余錫以方士, 而方士用之, 尙未能十全. 余欲令要道必行, 桴鼓相應, 猶拔刺雪汗, 工巧神聖, 可得聞乎. 岐伯曰, 審察病機, 無失氣宜. 此之謂也.

황제가 말한다(帝曰). 좋습니다(善). 무릇 모든 병이 생겨나는데(夫百病之生也), 모두 다 육기에서 생겨난다(皆生於風寒暑濕燥火). 당연한 말이다. 에너지를 다스리는 육기는 에너지로 다스려지는 인체를 간섭하기 때문이다. 이것들은 육기가 변화하면서(之變) 생겨난(之化) 것들이다(以之化之變也). 경언에서는 다음과 같이 말하고 있다(經言). 산(酸)이 너무 왕성하면 중화(寫)시켜 주고(盛者寫之), 거꾸로 알칼리가 너무 부족(虛)하면 보충해 준다(虛者補之). 이 원리를 내가 방사들에게 베풀(錫)어서(余錫以方士), 방사들이 사용했으나(而方士用之), 항상 완벽(十全)하게 작동하지는 않았다(尙未能十全). 북과 북채가 서로 상응하는 것처럼(桴鼓相應), 핵심 원리(要道)가 반드시 작동하게 해서(余欲令要道必行), 침을 사용해서 깨끗하고 하얀 눈 위에 있는 오물을 제거(拔)할 수 있을 만큼(猶拔刺雪汗), 의술이 아주 특출한(工巧) 제왕(神聖)이 되고 싶은데(工巧神聖), 가능할까요(可得聞乎). 기백이 말한다(岐伯曰). 병기(病機)를 자세히 살펴서(審察病機), 마땅한(宜) 기운을 놓치지 않게 하면 된다(無失氣宜). 즉, 병세를 자세히 살펴서 인체의 정기를 잃지 않게 하라는 뜻이다.

帝曰, 願聞病機何如. 岐伯曰, 諸風掉眩, 皆屬於肝. 諸寒收引, 皆屬於腎. 諸氣膹鬱, 皆屬於肺. 諸濕腫滿, 皆屬於脾. 諸熱瞀瘛, 皆屬於火. 諸痛痒瘡, 皆屬於心. 諸厥固泄, 皆屬於下. 諸痿喘嘔, 皆屬於上. 諸禁鼓慄, 如喪神守, 皆屬於火. 諸痙項強, 皆屬於濕. 諸逆衝上, 皆屬於火, 諸脹腹大, 皆屬於熱. 諸躁狂越, 皆屬於火. 諸暴強直, 皆屬於風. 諸病有聲, 鼓之如鼓, 皆屬於熱. 諸病胕腫, 疼酸驚駭, 皆屬於火. 諸轉反戾, 水液渾濁, 皆屬於熱. 諸病水液, 澄澈清冷, 皆屬於寒. 諸嘔吐酸, 暴注下迫, 皆屬於熱.


황제가 말한다(帝曰). 병기(病機)가 무엇인지 듣고 싶습니다(願聞病機何如)? 기백이 말한다(岐伯曰). 여러 풍병과 도현은(諸風掉眩), 모두 간 문제 때문에 일어난다(皆屬於肝). 즉, 풍병과 도현(掉眩)은 간이 담즙의 조절을 통해서 뇌 신경을 조절하기 때문에 일어난다. 모든 한(寒) 문제와 근육이 땅기는 증상은(諸寒收引), 모두 신장 문제 때문에 일어난다(皆屬於腎). 여기서 신장 때문에 수인(收引)이 일어나는 이유는 신장은 뇌척수액을 책임지고 있으므로, 당연히 신경 문제에 개입한다. 그리고 신경은 당연히 근육 수축에 개입하게 된다. 그래서 신장이 문제가 되면, 수인이 발생한다. 호흡할 때 생기는 모든 기(氣) 문제와 분울은(諸氣膹鬱), 모두 폐 때문에 일어난다(皆屬於肺). 폐는 산성 간질액을 최종 중화 처리하기 때문에, 기(氣) 문제에 개입하며, 분울(膹鬱)은 숨이 차고 가슴이 답답해지는 증상들이다. 모든 습기 문제와 부종과 그득함은(諸濕腫滿), 모두 비장 때문에 일어난다(皆屬於脾). 여기서 습(濕)은 인체 안에서 생기는 수음(水飮)을 말한다. 그런데 왜 비장이 문제가 되는데, 수음이 일어나고 부종이 일어나고, 그득함이 일어날까? 비장은 림프액를 취급하는 기관이다. 또, 림프는 크기가 큰 고분자 물질을 흡수해서 제거하는 임무를 수행한다. 그래서 만일에 림프가 막혀서, 이 덩치가 큰 고분자 물질들을 제거하지 못하면, 이 고분자 물질들은 간질에 정체되면서 문제를 일으킨다. 이 물질들은 대개가 삼투압 인자들이기 때문에, 당연히 수분을 끌어모아서 수음(水飮)을 만들어내고, 이어서 부종(腫)을 유발하며, 더불어 뭉치면서 그득(滿)하고 답답하게 만든다. 이 모든 것들이 비장의 문제에서 기인한다. 모든 열병과 이로 인한 무계는(諸熱瞀瘛), 모두 심장(火) 문제 때문에 일어난다(皆屬於火). 모든 통증과 가려운 피부병은(諸痛痒瘡), 모두 심장 문제 때문에 일어난다(皆屬於心). 심장이 좋지 않아서 피부가 접한 간질에 알칼리 동맥혈을 충분히 공급하지 못하게 되면, 간질에는 산(酸)이 쌓이게 되고, 이어서 피부병이 발생하며, 또, 간질에 접한 구심 신경은 통증을 유발한다. 모든 궐증과 변비와 설사 문제는(諸厥固泄), 모두 하초의 이상 때문에 생긴다(皆屬於下). 모든 위축증과 기침과 구토 문제는(諸痿喘嘔), 상초의 문제 때문에 생긴다(皆屬於上). 상초는 심장과 허파와 횡격막이 지배하기 때문에, 혈액 순환과 산성 간질액과 횡격막 문제로 모아진다. 기능을 잃어버린(喪) 신경(神)이 자리를 지키는(守) 것처럼(如喪神守), 신경이 일으키는 모든 근육의 강직(禁)과 빈맥(鼓慄:tachycardia:頻脈)은(諸禁鼓慄), 모두 심장의 문제 때문에 발생한다(皆屬於火). 심장 문제로 인해서 간질에 알칼리 동맥혈의 공급이 저하되면, 간질에 뿌리를 둔 신경에 의해서 근육의 강직(禁)이 온다. 그리고 빈맥도 신경이 깊이 관여한다. 목에 강직이 오는 모든 병증은(諸痙項强), 척수 간질액이라는 림프액의 정체로 인해서 생기기 때문에, 비장(濕)의 문제에 해당한다(皆屬於濕). 산 과잉(逆)이 생겨서 산성 정맥혈이 상초(上)로 치고(衝) 올라오는 모든 현상은(諸逆衝上), 모두 심장 문제에 속한다(皆屬於火). 심장이 알칼리 동맥혈을 제대로 공급하지 못하면 당연히 간질액의 산은 중화되지 못하고 정맥혈을 산성으로 기울게 한다. 그리고 이 산성 정맥혈은 최종 도착지인 상초에 있는 폐로 모여든다. 복부가 창만해지고 배가 불러오는 모든 것은(諸脹腹大), 간질에 산성 체액이 정체되어있으므로 일어나는 현상이다. 간질에 산이 적체되는 이유는 간질에 알칼리 동맥혈의 공급이 막히기 때문이므로, 이 과잉 산 문제는 심장(熱)에 속한다(皆屬於熱). 오장의 기능 이상으로 인해서, 인체 안에 산이 과잉으로 적체가 일어나면, 인체는 이 과잉 산을 중화시키면서, 과도한 열(熱)을 발생시킨다. 그런데 산(酸)은 다른 말로 하면, 에너지(Energy)이다. 이 과잉 에너지를 모두 중화시키지 못하면, 인체는 열로 인해서 힘들어한다. 그래서 이때 환자가 하는 행동은 뛰고 달리고(躁), 미친 듯이 담을 넘고(狂越), 옥상으로 올라간다(諸躁狂越). 즉, 환자는 인체 안에 쌓인 과잉 에너지(酸)를 소비하려는 행동을 하게 되는 것이다. 이것은 결국에 과잉 산을 최고로 많이 중화시키는 심장(火)의 문제이다(皆屬於火). 간은 담즙을 통해서 신경을 지배하기 때문에, 간이 문제가 되면, 신경의 과부하로 인해서 근육이 강하게 수축하게 되고, 갑자기 강직이 일어나는데(諸暴强直), 이 모든 것은 간(風) 문제로 귀결된다(皆屬於風). 북을 두드릴 때 북이 소리를 내는 것처럼(鼓之如鼓), 인체가 작동할 때 소리가 나는 모든 병은(諸病有聲), 열(熱) 문제로 귀결된다(皆屬於熱). 폐에서 소리가 나는 것도 과잉 산으로 인한 열 문제이며, 뱃속에서 소리가 나는 것도 과잉 산으로 인한 열 문제이다. 모든 부종, 산으로 인한 통증, 깜짝깜짝 놀라는 경해(諸病胕腫, 疼酸驚駭)의 원인은 간질에 쌓인 과잉 산으로써, 심장(火)이 간질에 알칼리 동맥혈의 공급을 제대로 하지 못했기 때문에 일어나는 현상이다(皆屬於火). 다른 장소에서 흘러왔건(轉), 산과 알칼리의 균형이 깨져서(反戾) 일어났건(諸轉反戾), 체액(水液)의 혼탁(渾濁)은(水液渾濁), 모두 열(熱) 문제에 속한다(皆屬於熱). 체액이 혼탁하다는 말은 체액에 뭔가 뭉쳐 있다는 뜻인데, 이는 과잉 산이 만들어낸 결과이다. 이 과잉 산이 중화되면서 당연히 열이 난다(皆屬於熱). 체액이 침전(澄澈)되거나 차가워진 것은(諸病水液, 澄澈淸冷), 모두 한기(寒) 때문에 일어난다(皆屬於寒). 추위는 전자의 활성을 억제하기 때문에 체액은 당연히 침전된다. 모든 구토와 산 문제, 심한 설사, 이질 때 나타나는 하박은(諸嘔吐酸, 暴注下迫), 모두 소화관에 적체된 과잉 산이 일으키는 현상으로서 당연히 열(熱) 문제에 속한다(皆屬於熱).

故大要曰, 謹守病機, 各司其屬, 有者求之, 無者求之, 盛者責之, 虛者責之, 必先五勝, 疏其血氣, 令其調達, 而致和平. 此之謂也.

그래서 대요에서는 다음과 같이 말하고 있다(故大要曰, 此之謂也). 병기를 잘 지켜보고서(謹守病機), 각각 경우마다 해당(屬)하는 장기를 잘 다스려(司)주면 된다(各司其屬). 이것을 잘 지키는(有) 사람은 건강하게 살 수 있고(有者求之), 지키지 않는(無) 사람은 의술의 도움을 받아야 한다(無者求之), 산이 과잉이면 과잉 산을 중화(責)해주고(盛者責之), 알칼리가 부족하면 알칼리를 보충(責)해준다(虛者責之). 이 과정에서 반드시 지켜야 할 것은 먼저 오성(五星)의 기운을 받아서 문제가 되는 오장(五)의 기승(勝)을 막고(必先五勝), 기혈을 소통시켜서(疏其血氣), 이 기혈이 잘 조절(調)되고, 소통이 원활(達)하게 해주면(令其調達), 인체는 아주 건강한 상태(和平)에 도달(致)하게 된다(而致和平). 여기서는 체액의 흐름에 따라서 해석을 했기 때문에, 이곳은 지금 해석 말고도 여러 가지 다양한 해석이 나올 수가 있다.

제2절

帝曰, 善. 五味陰陽之用何如. 岐伯曰, 辛甘發散爲陽, 酸苦涌泄爲陰, 鹹味涌泄爲陰, 淡味滲泄爲陽, 六者或收或散, 或緩或急, 或燥或潤, 或耎或堅, 以所利而行之. 調其氣, 使其平也.

　황제가 말한다(帝曰). 좋습니다(善). 오미와 음양의 사용은 어떻게 하나요(五味陰陽之用何如)? 기백이 말한다(岐伯曰). 매운맛과 단맛으로 열을 만들어 발산시켜서 양(陽)인 (酸)을 중화시킨다(辛甘發散爲陽). 매운맛은 당연히 열을 만든다. 단맛은 미토콘드리아 전자전달계를 이용해서 전자를 중화시키면서 열을 만든다. 신맛과 쓴맛은 설사로 과잉 산을 체외로 배출(涌泄)시켜서 인체를 알칼리(陰)로 만들어주고(酸苦涌泄爲陰), 짠 소금물을 이용해서 구토와 설사로 과잉 산을 체외로 배출시켜서 인체를 알칼리(陰)로 만들어준다(鹹味涌泄爲陰). 염(鹽)을 만드는 물질(淡)로 삼투압 작용을 이용해서 양(陽)인 산(酸)을 체외로 배출(滲泄)시켜서 중화한다(淡味滲泄爲陽). 여기서 담미(淡味)는 맛이 특이하지 않은 담담(淡)한 맛이 아니다. 담미(淡味)는 육미(六味)의 하나로써 군화(君火))의 맛을 대변한다. 육미(六味)는 육기(六氣)와 대응되는 맛이다. 이는 대개는 사포닌 같은 쓴맛으로써 염(鹽)을 잘 만드는 물질이다. 이 여섯 가지 맛을 이용해서 혹은 신맛으로 수렴시키거나 혹은 매운맛으로 발산시키거나(六者或收或散), 단맛으로 완화해주거나 쓴맛으로 수축시켜주거나(或緩或急), 매운맛으로 건조하게 해주거나 윤택하게 해주거나(或燥或潤), 짠맛으로 유연하게 해주거나 심장을 강하게 해주거나(或耎或堅), 이렇게 각 증세에 유리(利)하도록 오미와 음양을 이용하면 된다(以所利而行之). 그래서 기를 조절해주고(調其氣), 인체가 잘 다스려지도록 해주면 된다(使其平也).

帝曰, 非調氣而得者, 治之奈何. 有毒無毒, 何先何後, 願聞其道. 岐伯曰, 有毒無毒, 所治爲主, 適大小爲制也. 帝曰, 請言其制. 岐伯曰, 君一臣二, 制之小也. 君一臣三佐五, 制之中也. 君一臣三佐九, 制之大也. 寒者熱之, 熱者寒之, 微者逆之, 甚者從之, 堅者削之, 客者除之, 勞者溫之, 結者散之, 留者攻之, 燥者濡之, 急者緩之, 散者收之, 損者溫之, 逸者行之, 驚者平之, 上之下之, 摩之浴之, 薄之劫之, 開之發之, 適事爲故.

황제가 묻는다(帝曰). 기를 조절해서 치료가 안 되면(非調氣而得者), 치료는 어떻게 하나요(治之奈何)? 유독과 무독 중에서(有毒無毒) 어떤 것이 먼저고 어떤 것이 나중인지(何先何後), 그 원리를 듣고 싶습니다(願聞其道). 기백이 말한다(岐伯曰). 유독과 무독은(有毒無毒), 병을 다스리는 데 있어서 핵심(主)을 이룬다(所治爲主). 그래서 적절한 분량(適大小)의 방제(制)가 요구된다(適大小爲制也). 황제가 말한다(帝曰). 방제를 어떻게 하는지 듣고 싶습니다(請言其制). 기백이 말한다(岐伯曰). 군약 하나 신약 둘이면 소방(小方)이고(君一臣二, 制之小也), 군약이 하나 신약이 셋 좌약이 5가지이면 중방(中方)이고(君一臣三佐五, 制之中也), 군약이 하나 신약이 셋 좌약이 9가지이면 대방(大方)이다(君一臣三佐九, 制之大也). 한병이면 열약으로 치료하고(寒者熱之), 열병이면 한약으로 치료하고(熱者寒之), 생리 작용이 미진하면 기를 보충(逆)해서 치료한다(微者逆之). 생리 작용은 산(酸:energy)이 주도를 하므로, 산(氣:酸)이 부족하면, 생리 작용이 미진(微)해진다. 건강은 균형이라는 사실을 말하고 있다. 이제는 거꾸로 산이 과잉이어서 생리 작용이 과(甚)하면, 이때는 과잉 산을 정상(從)으로 만들어준다(甚者從之). 다르게 해석할 수도 있다. 병의 양상이 단순(微)하면 역치법(逆)을 쓰고(微者逆之), 병이 심해서 가상(假象)과 같이 여러 증상이 함께 나타나면 종치법(從)을 쓴다(甚者從之). 너무 굳어 있으면 약하게 해주고(堅者削之), 사기가 병인(客)으로 작용하면 제거해주고(客者除之), 피로해서 몸이 뻣뻣해지면 풀어주고(勞者溫之), 맺힌 데가 있으면 발산시켜주고(結者散之), 정체해있으면 소통시켜주고(留者攻之), 너무 건조하면 윤택하게 해주고(燥者濡之), 너무 수축해있으면 이완시켜주고(急者緩之), 너무 발산하면 수렴시켜주고(散者收之) 즉, 과잉 산으로 인해서 너무 많은 열이 발산되고 있을 때는 염(鹽)을 이용해서 열의 원천인 전자를 수거

(收)해준다. 그러면 열의 발산이 당연히 줄어든다. 너무 부족하면 보태준다(損者溫之). 이는 대개는 알칼리를 보충해주는 것을 말한다. 생리 반응이 너무 약하면 자극해주고(逸者行之), 놀란 것은 안정시켜주고(驚者平之), 토하게 하거나 설사를 시키거나(上之下之), 안마를 해주거나 목욕을 시키거나(摩之浴之), 과잉이면 적게 해주거나 아예 제거해버리거나(薄之劫之), 열어서 소통시켜주거나 발산을 시켜서 소통시켜주거나(開之發之), 적당(適)한 처방으로 목적(事)을 달성(爲故)하면 된다(適事爲故).

## 제3절

帝曰, 何謂逆從. 岐伯曰, 逆者正治, 從者反治. 從少從多, 觀其事也. 帝曰, 反治何謂. 岐伯曰, 熱因寒用, 寒因熱用, 塞因塞用, 通因通用. 必伏其所主, 而先其所因, 其始則同, 其終則異. 可使破積, 可使潰堅, 可使氣和, 可使必已. 帝曰, 善. 氣調而得者何如. 岐伯曰, 逆之從之, 逆而從之, 從而逆之. 疏氣令調, 則其道也.

황제가 말한다(帝曰). 역종을 어떻게 부르나요(何謂逆從)? 기백이 말한다(岐伯曰). 역치법은 정치법이고(逆者正治), 종치법은 반치법이다(從者反治). 종치법을 쓸 때 약제의 분량(少多)은(從少從多), 병의 상태를 보고서 결정한다(觀其事也). 황제가 말한다(帝曰). 반치는 무슨 말인가요(反治何謂)? 기백이 말한다(岐伯曰). 열이 병인이 되면 치료할 때는 열과 반대되는 한을 사용하고(熱因寒用), 한이 병인이 되면 치료할 때는 한과 반대되는 열을 사용하고(寒因熱用), 막혀서 문제가 되면 막히는 것을 풀어주는 약을 쓰고(塞因塞用), 소통하는데 문제가 발생하면 소통을 시키는 약으로 치료한다(通因通用). 반드시 병의 핵심(主) 요인(所)을 굴복시키려면(必伏其所主), 발병 원인을 먼저 살핀 다음에 치료해야 되는데(而先其所因), 치료할 때 반치법을 쓰는 이유는 병이 시작되었을 때는 증상이 하나로 나타나지만(其始則同), 치료가 되어가면서(終) 다른(異) 증상이 나타나기 때문이다(其終則異). 이 이유가 종치법(反治法)을 쓰는 핵심이 된다. 그러면 적체된 것을 파괴시킬 수가 있고(可使破積), 훼손된 것을 다시 견고하게 할 수 있고(可使潰堅), 균형이 깨진 기를 조화롭게 할 수 있고(可使氣和), 결국에는 반드시 병을 낫게 할 수 있다(可使必已). 즉, 이것이 반치법의 장점이다. 황제가 말한다(帝曰). 좋습니다(善). 기를 조절해서 치료하려면 어떻게 해야 하나요(氣調而得者何如)? 기백이 말한다(岐伯曰). 기를 조절하는 데 있어서, 역치법을 쓰기도 하고 종치법을 쓰기도 하는데(逆之從之), 치료하다가 기가 역(逆)하는 경우가 생기면 종치법을 쓰고(逆而從之), 기가 역하는 경우가 없이 순리(從)대로 진행되면 역치법만 사용해서 치료한다(從而逆之). 그러면 소통되는 기를 조절시킬(令) 수 있으며(疏氣令調), 이것이 기를 조절하는 원리이다(則其道也).

帝曰, 善. 病之中外何如. 岐伯曰, 從內之外者, 調其內. 從外之內者, 治其外. 從內之外, 而盛於外者, 先調其內, 而後治其外, 從外之內, 而盛於內者, 先治其外, 而後調其內, 中外不相及, 則治主病.

황제가 말한다(帝曰). 좋습니다(善). 병의 중외는 무엇인가요(病之中外何如)? 기백이 말한다(岐伯曰). 병이 안(內)에서 일어나서 밖(外)으로 표출(從)이 되면(從內之外者), 병의 원인을 치료해야 하므로, 안(內)에서 기(氣)를 조절해주고(調其內), 병이 밖(外)에서 일어나서 안(內)으로 표출(從)이 되면(從外之內者), 병의 원인을 치료해야 하므로, 밖(外)에서 기(氣)를 조절(治)해준다(治其外). 병이 안(內)에서 일어나서 밖(外)으로 표출(從)될 때는(從內之外), 과잉 산은 밖에서 표출이 될지라도(而盛於外者), 병의 원인을 먼저 치료해야 하므로, 먼저(先) 안에서 기를 조절해주고(先調其內), 그다음(後)에 밖을 치료한다(而後治其外). 병이 밖(外)에서 일어나서 안(內)으로 표출(從)될 때는(從外之內), 과잉 산은 안에서 표출될지라도(而盛於內者), 병의 원인을 치료해야 하므로, 먼저(先) 밖에서 기를 조절해주고(先治其外), 그다음(後)에 안에서 기를 조절해준다(而後調其內). 기가 소통을 하면서 거쳐오는 중간(中) 단계와 외부(外)가 서로 소통(及)이 안 되면(中外不相及), 이때는 주병(主病)을 치료하면 된다(則治主病). 여기서 외(外)는 간질을 말하고, 내(內)는 오장을 말한다. 특별히 설명할 내용은 없다.

제4절

帝曰, 善. 火熱復, 惡寒發熱, 有如瘧狀, 或一日發, 或間數日發, 其故何也. 岐伯曰, 勝
復之氣, 會遇之時, 有多少也. 陰氣多而陽氣少, 則其發日遠. 陽氣多而陰氣少, 則其發日
近. 此勝復相薄, 盛衰之節, 瘧亦同法.


　황제가 말한다(帝曰). 좋습니다(善). 화열이 복기를 보이면서(火熱復), 학질이 있
는 것처럼(有如瘧狀), 오한 발열이 일어나는데(惡寒發熱), 혹은 하루에 한 번 일어
나기도 하고(或一日發), 혹은 몇일에 한 번씩 일어나기도 하는데(或間數日發) 이유
가 뭔가요(其故何也)? 기백이 말한다(岐伯曰). 복기의 기가(勝復之氣), 마주칠 때는
(會遇之時), 복기의 기운에 차이(多少)가 있다(有多少也). 예를 들면, 복기가 있을 때
음기가 많으면 양기가 적게 된다(陰氣多而陽氣少). 복기란 음기와 양기가 순차적으
로 기승을 부리기 때문에, 이는 필연적으로 일어나는 현상이다. 그러면 이때는 발
작을 일으키는 요인은 양기이기 때문에, 양기가 적은 관계로 인해서 발작은 매일
일어나지는 않는다(則其發日遠). 거꾸로 복기가 있을 때 양기가 많고 음기가 적으
면(陽氣多而陰氣少), 양기라는 발작 요인이 많아졌기 때문에, 발작은 거의 매일 일
어난다(則其發日近). 이것이 복기가 일어났을 경우에 음기와 양기가 서로 길항
(antagonism:拮抗) 관계를 만들면서(此勝復相薄), 계절(節)의 성쇠를 만든다(盛衰之
節). 그런데 학질도 에너지 문제이기 때문에, 역시(亦) 똑같은 방법으로 작동한다
(瘧亦同法). 즉, 양기와 음기의 차이에 따라서, 양기가 많으면 학질도 기승을 부리
고, 음기가 많으면 학질도 기승을 덜 부린다.

帝曰, 論言治寒以熱, 治熱以寒, 而方士不能廢繩墨而更其道也. 有病熱者, 寒之而熱, 有病寒者, 熱之而寒. 二者皆在, 新病復起, 奈何治. 岐伯曰, 諸寒之而熱者, 取之陰. 熱之而寒者, 取之陽. 所謂求其屬也. 帝曰, 善. 服寒而反熱, 服熱而反寒, 其故何也. 岐伯曰, 治其王氣, 是以反也. 帝曰, 不治王而然者, 何也. 岐伯曰, 悉乎哉, 問也. 不治五味屬也. 夫五味入胃, 各歸所喜攻, 酸先入肝, 苦先入心, 甘先入脾, 辛先入肺, 鹹先入腎, 久而增氣, 物化之常也. 氣增而久, 夭之由也.


　황제가 말한다(帝曰). 논언에서 한은 열로 치료를 하고(論言治寒以熱), 열은 한으로 치료를 하라고 했는데(治熱以寒), 방사들은 이 원칙이 잘 통용되지 않으면, 이 원칙(繩墨:승묵)을 버릴(廢) 수는 없기(不能) 때문에, 이 법칙을 변형(更)시켜서 사용한다(而方士不能廢繩墨而更其道也). 열병이 있어서(有病熱者), 한으로 치료했는데도 불구하고 여전히 열이 남아있고(寒之而熱), 한병이 있어서(有病寒者), 열로 치료했는데도 불구하고 여전히 한이 남아있다(熱之而寒). 즉, 두 가지가 모두 존재하면서 즉, 한과 열이 모두 존재하면서(二者皆在), 도리어 새로운 병을 하나 더(復) 일으키고 만다(新病復起). 즉, 환자의 입장으로 보면 병을 고치러 갔다가 병을 하나 더 얻어서 온다. 이때는 어떻게 치료를 하나요(奈何治)? 기백이 말한다(岐伯曰). 모든 열병을 한으로 치료했는데도 불구하고 열이 남아있다면(諸寒之而熱者), 이는 결국에 음의 성질을 보유하고 있는 한이 부족해서 나타나는 현상이므로, 이때는 음을 보충해준다(取之陰). 이번에는 한병을 열로 치료했는데도 불구하고 한이 남아있다면(熱之而寒者), 이는 결국에 양의 성질을 보유한 열이 부족해서 나타나는 현상이므로, 이때는 양을 보충해주면 된다(取之陽). 이는 소위 그 속성을 도와주는 것이다(所謂求其屬也). 즉, 근본을 강하게 해주는 것이다. 황제가 말한다(帝曰). 좋습니다(善). 한성의 약을 복용했는데 도리어 열이 나고(服寒而反熱), 열성의 약을 복용했는데 도리어 한이 생긴 경우는(服熱而反寒), 이유가 뭔가요(其故何也)? 기백이 말한다(岐伯曰). 제일 왕성한 기운을 치료해야 하는데(治其王氣), 이것을 반대로 했기 때문이다(是以反也). 즉, 진단을 잘못해서 치료를 반대로 했다는 뜻이다. 여기서 왕기(王氣)가 나오는데, 이것을 꼭 계절의 강한 기운으로 해석할 필요는 없다. 황제가 말한다(帝曰). 왕성한 기운이 치료되지 않은 연유가 무엇인가요(不治王而然者)? 기백이 말한다(岐伯曰). 아주 자세히도 물어보시네요(悉乎哉, 問也)! 오미의 속성을 모르고 치료했기 때문이다(不治五味屬也). 무릇 오미가 위장으로 들어가면(夫五味入胃), 오미 각각은 치료(攻)되기 아주 좋은(喜) 장소로 귀경(歸)한다(各歸所喜攻). 예를 들면, 신맛은 간으로 먼저 들어가고(酸先入肝), 쓴맛은 심장으로 먼저 들어가고(苦先入心), 단맛은 비장으로 먼저 들어가고(甘先入脾), 매운맛은 폐로 먼저 들어가고(辛先入肺), 짠맛은 신장으로 먼저 들어간다(鹹先入腎). 이런 귀경(歸) 상태가 너무 오래 계속되다 보면, 기의 적체(增)가 일어난다(久而增氣). 이것은 물질(物)이 작용(化)하는 법칙이다(物化之常也). 기의 적체(氣增)가 오래되면(氣增而久), 요절하는 이유(由)가 된다(夭之由也). 즉, 건강은 기의 균형이기 때문이다. 양기가 되었건 음기가 되었건 간에 부족해도 문제가 되고 넘쳐나도 문제가 되며, 균형이 아주 중요하다. 기의 적체(增氣)는 반드시 체액의 흐름을 막아버린다. 그러면 이때는 당연히 요절(夭)한다. 여기서 귀경(歸)이 나오는데, 왜 특정 오미가 특정 오장에 먼저 들어갈까? 그 이유는 오장의 생리 특성 때문이다. 예를 들면 신장은 염(鹽)을 다루는 기관이기 때문에 염(鹽)인 짠맛(鹹)은 체액을 순환하다가 신장을 거치면(歸) 당연히 신장에서 이용된다. 하나만 더 보면 매운맛은 휘발성이기 때문에 체액을 순환하다가 휘발성 물질을 다루는 폐를 지나면 폐에서 자동으로 이용된다. 이 부분은 소문 상권에서 나왔던 문제인데, 이는 완벽한 과학적 증거가 있다. 이 문제는 나중에 전자생리학을 집필하면서 자세히 논의될 것이다. 이 부분을 보면, 황제내경은 대단한 책이다. 오장 각각에는 맛을 감지하는 미뢰가 자리하고 있다. 즉, 오장마다 미뢰가 있다. 특히, 심장에는 쓴맛을 감지하는 미뢰가 자리하고 있는데, 이들은 심장에서 아주 중요한 역할을 한다. 우리는 현대 생리학에서 미뢰가 혀에만 있다고 배웠다. 그러나 미뢰는 인체 곳곳에 자리하고 있다. 특히 소화관에는 미뢰가 아주 많다.

제5절

帝曰, 善. 方制君臣, 何謂也. 岐伯曰, 主病之謂君, 佐君之謂臣, 應臣之謂使. 非上下三品之謂也. 帝曰, 三品何謂. 岐伯曰, 所以明善惡之殊貫也. 帝曰, 善. 病之中外何如. 岐伯曰, 調氣之方. 必別陰陽. 定其中外, 各守其鄕. 內者內治, 外者外治. 微者調之, 其次平之. 盛者奪之, 汗者下之. 寒熱溫涼, 衰之以屬. 隨其攸利. 謹道如法, 萬擧萬全, 氣血正平. 長有天命, 帝曰, 善.

황제가 말한다(帝曰). 좋습니다(善). 방제 때 군신이라고 하는데(方制君臣), 왜 그렇게 말하나요(何謂也)? 기백이 말한다(岐伯曰). 주병을 말할 때 군이라고 하고(主病之謂君), 군을 보좌하는 것을 신이라고 말하고(佐君之謂臣), 신에 응답하는 것을 사라고 말한다(應臣之謂使). 이 분류는 상품의 품질을 3단계로 나누는 것이 아니다(非上下三品之謂也). 치료할 약제를 분류하는데, 주병에 쓰는 약제를 군(君)이라고 칭하고, 이 주된 약제의 성분을 도와주는 약제를 신(臣)이라 칭하고, 이 신(臣)의 약제에 반응하는 약제를 사(使)라고 한다. 이 부분은 생리학의 정수를 볼 수 있는 부분이다. 즉, 화학 반응의 정수를 볼 수 있는 부분이다. 약제는 흡수되는 과정에서 소화관이라는 장벽을 만나고, 이어서 흡수되는 과정을 만나고, 이어서 체액을 순환하는 과정을 만나고, 이어서 병소에 반응하는 과정이 있다. 이 모든 반응은 현대 신약 개발에서 고려되는 요인들이다. 그런데 황제내경의 군신사의 개념은 신약 개발의 효시이다. 이것이 황제내경의 품격이다. 황제가 말한다(帝曰). 삼품은 왜 그렇게 말하는가요(三品何謂)? 기백이 말한다(岐伯曰). 약성의 차이(殊貫)에 따른 선악을 명확히 하려는 이유(所以)에서이다(所以明善惡之殊貫也). 황제가 말한다(帝曰). 좋습니다(善). 병의 중외는 무엇인가요(病之中外何如)? 기백이 말한다(岐伯曰). 기를 조절하는 방법이다(調氣之方). 반드시 음양을 구별하고(必別陰陽), 그 중외를 정해야 되는데(定其中外), 각각은 그 고향(鄕)을 지켜내야 한다(各守其鄕). 여기서 중외는 인체의 안과 밖의 구분이다. 인체에서 안은 오장이고 밖은 간질이다. 또, 고향이란 각각의 오미가 해당 오장에 도달하는 것을 말한다. 즉, 특정 오미는 특정 오장이라는 고향이 정해져 있다. 안에서 일어난 기(病)는 안에서 치료하고(內者內治), 밖에서 일어난 기(病)는 밖에서 치료한다(外者外治). 증세가 미미하면 조절해준다(微者調之). 조금 심하면 다스려주고(其次平之), 너무 왕성하면 덜어 내준다(盛者奪之). 산 과잉으로 인해서 땀이 나면 설사를 시켜서 과잉 산을 제거해준다(汗者下之). 그러면 한열온량(寒熱溫涼)은 그 속성에 따라서(以屬) 제거(衰)가 된다(衰之以屬). 이렇게 이득이 되는 원리를 따르고(隨其攸利), 그 원리를 법을 지키듯이 하면(謹道如法), 어떤 병이 일어나도 이겨낼 수가 있으며(萬擧萬全), 기혈이 정상적으로 다스려지고(氣血正平), 이 상태를 오래 지키면, 천명을 받드는 것이기 때문에, 장수할 수가 있다(長有天命). 황제가 말한다(帝曰). 좋습니다(善).

# 제75편. 저지교론(著至教論)

## 제1장

黃帝坐明堂, 召雷公而問之曰, 子知醫之道乎. 雷公對曰. 誦而頗能解, 解而未能別, 別而未能明, 明而未能彰, 足以治群僚, 不足至侯王, 願得受樹天之度, 四時陰陽合之, 別星辰與日月光, 以彰經術, 後世益明, 上通神農, 著至教, 疑於二皇. 帝曰, 善. 無失之, 此皆陰陽表裏, 上下雌雄, 相輸應也, 而道上知天文, 下知地理, 中知人事, 可以長久, 以敎衆庶, 亦不疑殆, 醫道論篇, 可傳後世, 可以爲寶. 雷公曰, 請受道, 諷誦用解.

　황제가 집무실에 앉아서(黃帝坐明堂), 뇌공을 초대해서 묻는다(召雷公而問之曰). 그대는 의학의 원리를 아는가(子知醫之道乎)? 뇌공이 대답한다(雷公對曰). 의서를 암송하고 꽤 많이 이해했으나(誦而頗能解), 정확히 구별하지 못했고(解而未能別), 구별한다 해도 명확하지 않았으며(別而未能明), 명확히 구별했어도 더는 발전은 없었으며(明而未能彰), 치료하는 의사로써 대중을 치료할 수 있는 평범한 의사(群僚)에 불과하며(足以治群僚), 제왕들을 치료할 수 있는 능력을 보유한 유명한 의사(侯王)가 되기에는 아직 많이 부족합니다(不足至侯王). 하늘(天)과 땅(樹)의 원리를 전수해 주시기를 바랍니다(願得受樹天之度). 그래서 사계절과 음양이 조합이 되는 것을 알고(四時陰陽合之), 태양계의 항성과 행성들의 원리를 구별해서 살피는 법을 알아서(別星辰與日月光), 의술을 더욱더 발전시켜(以彰經術), 신농의 의술을 이어받고 후세에 이익이 될 수 있도록(後世益明), 신농(神農)과 복의(伏義) 황제에 견주어도 의심이 안 될 만큼 훌륭하신 제왕께서 저에게 지극한 원리를 말씀해 주십시오(上通神農, 著至教, 疑於二皇). 황제가 말한다(帝曰). 좋습니다(善). 잊지 마세요(無失之). 이 원리들은 모두 음양과 표리, 상하와 자웅이 서로 주고받으면서 대응하는 것이다(此皆陰陽表裏, 上下雌雄, 相輸應也). 그래서 이 원리는 위로는 천문을 아는 것이고(而道上知天文), 아래로는 땅의 지리를 아는 것이고(下知地理), 가운데로는 인간의 사정을 아는 것이다(中知人事). 이렇게 하면 오래 살 수 있고(可以長久), 일반 대중들을 가르칠 수 있고(以教衆庶), 또, 의심해서 위태로워지지 않는다(亦不疑殆). 의술에 대한 원리를 책으로 쓸 수 있을 만큼이 되어야(醫道論篇), 후세에 전할 수가 있고 (可傳後世), 가히 보물이 될 수 있다(可以爲寶). 뇌공이 말한다(雷公曰). 그 원리를 받들어서 열심히 공부해서 이해하도록 하겠습니다(請受道, 諷誦用解).

제2장

帝曰, 子不聞陰陽傳乎. 曰, 不知, 曰, 夫三陽, 天爲業, 上下無常, 合而病至, 偏害陰陽. 雷公曰, 三陽莫當, 請聞其解. 帝曰, 三陽, 獨至者, 是三陽幷至, 幷至如風雨, 上爲巓疾, 下爲漏病, 外無期, 内無正. 不中經紀, 診無上下, 以書別. 雷公曰, 臣治疏愈, 説意而已.

황제가 말한다(帝曰). 그대는 음양이 전달되는 것을 들어 본 적이 없는가(子不聞陰陽傳乎)? 뇌공이 말한다(曰). 없습니다(不知). 뇌공이 말한다(曰). 무릇 삼양(三陽)이란(夫三陽), 하늘(天)이 하는 일(業)이다(天爲業). 여기서 삼양은 삼음삼양에서 양기를 담당하고 삼양을 말하고 있다. 삼양 때 나타나는 에너지는 당연히 하늘이 하는 작용(業)이다. 에너지로 다스려지는 하늘과 땅이 변덕(無常)을 부리고(上下無常), 이 기운들이 합쳐지면 인간에게 병이 온다(合而病至). 그리고 하늘과 땅에서 음과 양이 균형을 유지하지 못하고 에너지 대사가 한쪽으로 치우치면(偏), 이 에너지는 음양(陰陽)의 균형을 깨뜨려(害) 버린다(偏害陰陽). 뇌공이 말한다(雷公曰). 삼양이 인체의 정상적인(當) 활동을 막아버리면(莫) 어떤 일이 생기는지(三陽莫當), 그 해답을 듣고 싶습니다(請聞其解). 황제가 말한다(帝曰). 삼양이 독주하게 되면(三陽, 獨至者), 하늘에서 따뜻한 기운과 장하의 기운이 합쳐지면서 대기가 불안정해지고 결국에 비바람이 함께 합쳐져서 땅으로 내린다(幷至如風雨). 이것은 삼양의 기운이 서로 병합되어서 땅에 도달한 것이다(是三陽幷至). 그러면 하늘이 준 과다한 에너지 때문에 인간의 상체에서는 전질이 생기고(上爲巓疾), 하체에서는 루병이 생긴다(下爲漏病). 즉, 인체는 하늘이 준 과다한 에너지로 인해서 과잉 자극되고, 이어서 산성 호르몬으로 인해서 간질에 과잉 산이 축적된다. 그러면 간질에 과잉 산은 구심 신경을 따라서 뇌로 전달되고, 이어서 전질을 유발하고, 소화관에 정체된 과잉 산은 당연히 루병을 일으킨다. 이렇게 삼양이 한꺼번에 도달하면, 외부적으로 병세를 결정할 수가 없고(外無期), 인체 내부에서 교정도 불가능하며(内無正), 내부와 외부를 연결하는 경락의 원칙도 깨져버리고(不中經紀), 그러면 이때는 의서에서 구별해 놓은 것을 이용해서는(以書別), 인체 상하의 진단도 어려워진다(診無上下). 뇌공이 말한다(雷公曰). 제가 치료해 본 바로는 치유(愈)가 잘 안 되는(疏) 경우입니다(臣治疏愈). 황제께서 깊은 진리를 설명해주시어 배움을 완성(已)하게 해주십시오(説意而已).

帝曰, 三陽者至陽也. 積并則爲驚, 病起疾風, 至如礔礰. 九竅皆塞, 陽氣滂溢, 乾嗌喉塞. 并於陰, 則上下無常, 薄爲腸澼. 此謂三陽直心, 坐不得起, 臥者便身全. 三陽之病, 且以知天下, 何以別陰陽. 應四時, 合之五行. 雷公曰, 陽言不別, 陰言不理, 請起受解, 以爲至道. 帝曰, 子若受傳, 不知合至道, 以惑師教. 語子至道之要, 病傷五藏, 筋骨以消. 子言不明不別. 是世主學盡矣. 腎且絶, 惋惋日暮, 從容不出, 人事不殷.

황제가 말한다(帝曰). 삼양이란 과(至)한 양기(陽)이다(三陽者至陽也). 이렇게 삼양의 무더위가 기승을 부리면, 인체의 호르몬 분비가 과다해지고, 이어서 간질액은 순식간에 산성으로 변해버린다. 그러면 간질에 뿌리를 둔 구심 신경은 적체(積并)된 과잉 산을 뇌로 올려보내고, 이어서 경기(驚)를 일으키고(積并則爲驚), 병은 질풍(疾風)처럼 빠르고 강하게 일어나고(病起疾風), 벼락(礔礰:벽력)처럼 빨리 다가온다(至如礔礰). 그러면 산성 간질액이 만들어 낸 어혈과 같은 물질들은 구규를 모두 막아버린다(九竅皆塞). 여기서 구규는 산(酸)이 외부로 배출되는 통로인 분비선과 배출구를 말한다. 이제 인체 안에는 산성 물질(陽氣)들이 넘쳐나게 되고(陽氣滂溢), 이 과잉 산을 중화시키면서 열이 나고, 이어서 목이 마르고, 이어서 막히고(乾嗌喉塞), 이 과잉 산들은 알칼리(陰)와 반응(并)하면서(并於陰), 인체(上下)를 대혼란(無常)에 빠뜨린다(則上下無常). 이때 알칼리 부족(薄)이 일어나면, 인체는 과잉 산을 콜라겐을 녹여서 중화시키게 되고, 결국에 콜라겐의 끈적끈적한 물질을 배설하는 이질(腸澼:장벽)을 만들어 낸다(薄爲腸澼). 이것이 삼양의 본 모습(直心)이다(此謂三

陽直心). 그리고 체액의 정체로 인해 부종이 발생하면서 한번 앉으면 일어나기가 불편하고(坐不得起), 누워야 겨우 편하게 느껴진다(臥者便身全). 또, 삼양이 일으키는 병은(三陽之病), 천지(天下)의 원리를 알게 해주고(且以知天下), 음양을 어떻게(何) 구별하는지를 알게 해주고(何以別陰陽), 사계절에 어떻게 대응해야 하며(應四時), 오행의 배합은 어떻게 되는지를 알게 해준다(合之五行). 뇌공이 말한다(雷公曰). 양을 구별할 줄 모른다는 말은(陽言不別), 음의 원리를 모른다는 말인데(陰言不理), 청컨대 일어나는 원리의 해법을 알려주시면(請起受解), 제가 진리를 깨달을 수 있을 것 같습니다(以爲至道). 황제가 말한다(帝曰). 그대가 내가 말한 비법을 전수 받고도(子若受傳), 선생님을 의심할 만큼(以惑師教), 진리(至道)의 합당함(合)을 모른다면(不知合至道), 내가 자네에게 진리의 요점을 말해주겠네(語子至道之要). 병이 오장을 상하게 하면(病傷五藏), 과잉 산을 정상적으로 중화하지 못하기 때문에 당연히 대신 근골이 소모된다(筋骨以消). 자네가 이 원리를 명확히 알지도 못하고 구별할 줄도 모른다고 말하면(子言不明不別), 이것은 후세에 학문을 전해줄 수 없다는 뜻이다(是世主學盡矣). 만약에 신기가 끊어지려고 해서(腎且絶), 아침저녁으로 힘들어하면(惋惋日暮), 불안이 표출되고(從容不出), 평상시 일을 제대로 잘하지 못하는 지경에 이른다(人事不殷). 즉, 이럴 때 의학의 원리를 모른다면. 어떻게 하겠냐고 황제가 뇌공에게 반문하고 있다.

# 제76편. 시종용론(示從容論)

재1장

黃帝燕坐, 召雷公而問之曰, 汝受術誦書者, 若能覽觀雜學, 及於比類, 通合道理, 爲余言子所長. 五藏六府, 膽胃大小腸脾胞膀胱, 腦髓涕唾, 哭泣悲哀, 水所從行. 此皆人之所生, 治之過失, 子務明之. 可以十全, 即不能知, 爲世所怨. 雷公曰, 臣請誦脈經上下篇, 甚衆多矣, 別異比類, 猶未能以十全, 又安足以明之. 帝曰, 子別試通五藏之過, 六府之所不和, 鍼石之敗, 毒藥所宜, 湯液滋味, 具言其狀, 悉言以對, 請問不知. 雷公曰, 肝虛腎虛脾虛, 皆令人體重煩冤, 當投毒藥, 刺灸砭石湯液, 或已或不已, 願聞其解.

황제가 조용히 앉아서(黃帝燕坐), 뇌공을 불러서 물어본다(召雷公而問之曰). 그대는 여러 의서뿐만 아니라 여러 가지 책들을 통독했는데(汝受術誦書者, 若能覽觀雜學, 及於比類, 通合道理), 거기서 얻은 원리 중에서 아주 중요한 것들을 골라서 나에게 좀 알려주시오(爲余言子所長)! 사람이 살아가기 위해서는(此皆人之所生), 오장육부는 물론 여러 가지 것들이 있으며(五藏六府, 膽胃大小腸脾胞膀胱, 腦髓涕唾, 哭泣悲哀, 水所從行), 이들은 치료하면서 과실을 범할 수 있는 부분들인데(治之過失), 의사로써 임무를 수행하면서(子務明之), 이들을 완벽(十全)하게 알아야 되는데(可以十全), 그렇지 못하면(即不能知), 세상 사람들이 자네를 원망하게 된다네(爲世所怨). 뇌공이 말한다(雷公曰). 제가 맥경을 통독하기는 했지만(臣請誦脈經上下篇), 분량이 너무 많아서(甚衆多矣), 비슷한 것들을 잘 구별하지 못하게 되고(別異比類), 완전하게 이해하지 못해서(猶未能以十全), 맥경을 명확하게 이해했다고 말씀드릴 수는 없습니다(又安足以明之). 황제가 말한다(帝曰). 오장이 과부하에 걸리고(子別試通五藏之過), 육부에 불화가 일어나고(六府之所不和), 침석을 사용했을 때 부작용이 일어나고(鍼石之敗), 약물의 적정성(毒藥所宜), 탕액의 부작용(湯液滋味) 등등 이들 병증을 모두 말해보고(具言其狀), 대처 방법도 모두 말해보시오(悉言以對). 그리고 모르는 것이 있으면 물어보시오(請問不知). 뇌공이 말한다(雷公曰). 간신비가 모두 알칼리 부족(虛)이면(肝虛腎虛脾虛),

이들 모두는 인체를 무겁게 하고 불편하게 만든다(皆令人體重煩冤). 이때는 당연히 약, 침구, 침석, 탕액을 처방하는데(當投毒藥, 刺灸砭石湯液), 혹자는 완치되기도 하고 혹자는 미완치되기도 합니다(或已或不已). 그 해법을 듣고 싶습니다(願聞其解).

帝曰, 公何年之長而問之少, 余眞問以自謬也, 吾問子窈冥, 子言上下篇以對, 何也. 夫脾虛浮似肺, 腎小浮似脾, 肝急沈散似腎. 此皆工之所時亂也. 然從容得之, 若夫三藏, 土木水參居. 此童子之所知. 問之何也.

황제가 말한다(帝曰). 자네는 어찌 이 많은 나이에 어린애 같은 질문을 하십니까(公何年之長而問之少)? 내 질문이 잘못되었나 보군요(余眞問以自謬也)! 나는 그대에게 심오한 진리를 묻고 있는데(吾問子窈冥), 그대의 대답은 맥경을 이야기하고 있으니(子言上下篇以對), 어찌 된 것이오(何也)? 무릇 비장에 알칼리가 부족하면 부종이 생기는데 이것은 폐부종으로 이어(似) 진다(夫脾虛浮似肺). 비장은 림프액을 처리하는 기관인데, 비장이 알칼리가 부족해서 림프액 처리가 미진하면 당연히 간질액은 막히고 부종이 유발된다. 그런데 폐는 산성 체액을 최종적으로 처리하는 기관이다. 그래서 비장이 문제가 되어서 산성 림프액 처리가 미진하고, 이어서 부종을 유발하면, 폐에도 당연히, 부종이 따라(似) 일어난다. 신장은 삼투압 기질인 염을 처리하기 때문에 신장이 문제가 되면 당연히 부종이 나타나는데, 비장도 신장과 똑같이 산성 림프액을 처리하기 때문에, 신장의 부종은 당연히 비장의 부종으로 이어(似) 진다(腎小浮似脾). 간에 부종이 일어나서(急) 간 기능이 침체(沈)하고 이어서 간이 만든 담즙의 처리가 제대로 안 되고, 이어서 이들이 인체 안으로 확산(散)하면, 이 영향을 신장이 이어(似) 받는다(肝急沈散似腎). 간은 단백질 대사를 하므로 필연적으로 암모니아 염(鹽)을 신장으로 보낸다. 간이 단백질 대사를 하는 이유는 과잉 산을 중화하기 위해서이다. 그래서 간이 과잉 산으로 인해서 과부하에 걸려서 부종이 발생하면, 암모니아 염은 과잉 생성되고 결국에 간이 만든 부종은 신장의 부종으로 이어질 수밖에 없다. 이 부분들을 해석하면서, 맥(脈)과 연관을 짓는데, 필자가 해석하는 방법이 옳은 것 같다. 특히 이 문장(肝急沈散似腎)을

맥(脈)을 이용해서 설명하기에는 무리가 따른다. 동양의학은 체액 이론이 핵심이다. 이 모든 것들은 의사들이 때때로 혼란을 일으키는 부분들이다(此皆工之所時亂也). 이유(然)를 알면 허둥대지 않고 조용히 처리(從容)할 수 있는 것들이다(然從容得之). 앞에서 예를 든 비장, 간, 신장은 체액을 통해서 서로 참견(參)하는 관계(居)를 맺고 있다(若夫三藏, 土木水參居). 이런 사실은 세 살 먹은 애도 알 수 있는 사실인데(此童子之所知), 어찌 이것을 질문이라고 물어보시오(問之何也)? 체액 이론으로 보면, 비장(土), 간(木), 신장(水)이 어떻게 참견하게 되는지 알 수가 있다. 해답은 염(鹽)이다. 비장은 위산염(鹽)을 통제하고, 간은 담즙산염(鹽)을 통제하고, 신장은 요산염(鹽)을 통제한다. 그래서 이 세 기관은 염으로 소통하기 때문에, 때로는 위장으로 암모니아가 나오는 이유이기도 하다. 아무튼, 몇천 년 전에 이런 사실을 알았다는 사실이 놀랍기만 하다. 이것이 황제내경의 품격이다.

제2장

雷公曰, 於此有人, 頭痛筋攣骨重, 怯然少氣, 噦噫腹滿, 時驚不嗜臥. 此何藏之發也. 脈浮而弦, 切之石堅, 不知其解, 復問所以三藏者, 以知其比類也.

뇌공이 말한다(雷公曰). 또 이때(於此) 다음과 같은 사람이 있다(於此有人). 두통, 근연, 골중(頭痛筋攣骨重), 두려움 때문에 일어나는 알칼리 고갈(怯然少氣), 홰희, 복만(噦噫腹滿), 때때로 일어난 경기 때문에 잠을 제대로 못 자는데(時驚不嗜臥), 이것이 어떻게 장에서 발병이 되나요(此何藏之發也)? 맥이 부맥이고 현맥일 때(脈浮而弦), 절진해보면 석이 굳는데(切之石堅), 그 해답을 모르겠습니다(不知其解). 세 개의 장기에 대해서 다시 묻는 이유는(復問所以三藏者), 이와 유사한 경우(比類)를 알기 위해서입니다(以知其比類也). 추가 해설이 필요한 부분이다. 앞에서 말한 모든 병증의 근원은 하나로써 바로 과잉 산이다. 그런데 오장은 과잉 산을 조절하는 기관이다. 그래서 이 모든 병증이 오장(藏) 때문에 발생(發)하는 것이다(此何藏之發也). 부맥(浮)은 폐의 과부하를 의미하고, 현맥(弦)은 간의 과부하를 의미한다. 그리고 석(石)은 신장을 의미한다. 또, 견(堅)은 견맥(堅)으로서 과부하가 걸린 신장맥을 의미한다. 그리고 폐간신(肺肝腎)은 폐가 처리하는 이산화탄소($CO_2$)로 연결되어있다. 즉, 폐가 과부하에 걸리면 이산화탄소를 처리하지 못하게 된다. 그러면, 이 이산화탄소는 삼투압 작용을 일으켜서 적혈구를 파괴해버린다. 이 파괴된 적혈구는 간으로 보내져서 간의 과부하를 유도한다. 또, 폐가 처리하지 못한 이산화탄소는 중조를 만들어서 신장으로 보내진다. 이어서 신장은 당연히 과부하에 걸린다. 이렇게 세 오장은 이산화탄소로 연결된다. 그래서 진맥을 해보니까 부맥이면서 현맥이면(脈浮而弦), 간과 폐가 과부하가 걸렸다는 것을 의미하므로, 그 여피는 당연히 신장으로 향하게 되고, 이때 절진(切)해보면, 당연히 신장맥(石)이 견맥(堅)으로 나오는 것이다(切之石堅). 이런 체액 흐름을 정확히 모르게 되면, 해석이 산으로 가버리고 만다. 그리고 대부분 주석자의 해석이 산으로 가고 있다.

帝曰, 夫從容之謂也. 夫年長則求之於府, 年少則求之於經, 年壯則求之於藏, 今子所言, 皆失. 八風菀熟, 五藏消爍, 傳邪相受. 夫浮而弦者, 是腎不足也, 沈而石者, 是腎氣内著也, 怯然少氣者, 是水道不行, 形氣消索也. 欬嗽煩寃者, 是腎氣之逆也. 一人之氣, 病在一藏也, 若言三藏俱行, 不在法也.

황제가 말한다(帝曰). 이것은 종용을 말하는 것이다(夫從容之謂也). 무릇 나이가 아주 많은 사람(年長)은 소화력이 떨어진 상태이기 때문에, 소화관(府)에서 병인을 찾아서 치료하고(夫年長則求之於府), 한참 젊은 사람(年少)들은 호르몬 분비가 활발하므로, 이를 처리하는 간질액이 문제가 되고, 이어서 비장이 문제가 되고, 그래서 비장이 통제하는 림프(經)에서 병인을 찾아서 치료하고(年少則求之於經), 중년(年壯)층 정도 되는 사람들은 체액 순환이 문제가 되기 때문에, 소화관과 비장 사이에서 과잉 산을 중화하는 오장(藏)에서 병인을 찾아서 치료한다(年壯則求之於藏). 자네가 말하는 바는 이 모든 사실을 놓치고 있다(今子所言, 皆失). 팔풍이 만들어낸 여러 가지 사기가 물밀 듯이 밀어닥치면(八風菀熟), 오장은 한마디로 과잉 산에 의해서 알칼리는 완전히 고갈되고 이어서 쪼그라든다(五藏消爍). 이것을 소삭(消爍)이라고 한다. 이렇게 어느 한 오장이 망가지면, 이 장기에 있던 과잉 산은 다른 오장들로 전달되고, 오장은 서로 과잉 산을 넘겨받게 된다(傳邪相受). 무릇 폐의 과부하로 인해서 아니면 비장의 과부하로 인해서 부맥(浮脈)이 형성되고, 간의 과부하로 인해서 현맥(弦脈)이 만들어지면(夫浮而弦者), 당연한 결과로 오장은 체액으로 서로 연계되어 있으므로, 신장이 이 부담을 떠안으면서 신장의 알칼리는 고갈(不足)되고 만다(是腎不足也). 이렇게 해서, 신장의 과부하 맥인 침맥(沈脈)이나 석맥(石脈)이 나타나면(沈而石者), 신장의 기운은 신장 안에서 완전히 고갈(著)되고 만다(是腎氣內著也). 이런 상태에서 놀랄 일이 생기면, 신장이 분비하는 공포 호르몬인 아드레날린에 의해서 알칼리는 더욱더 고갈(少氣) 되고(怯然少氣者), 그러면 신장의 기능(水道)은 제대로 수행이 안 되고(是水道不行), 그러면 체액 순환의 장애로 이어지고, 그러면 인체의 기운(形氣)은 자꾸 고갈되어간다(形氣消索也). 신장이 산성 간질액을 제대로 처리하지 못하면, 산성 간질액을 최종 처리하는 폐는 고통당하게 되고, 이어서 기침하면서 가슴이 답답해지고 고통에 시달린다(欬嗽煩寃者). 이것은 신장에서 중화되지 못한 과잉 산이 폐로 역류(逆)했기 때문에 일어난 것이다(是腎氣之逆也). 즉, 폐가 보낸 중조를 신장이 처리하지 못하고, 폐로 역류(逆)가 된 것이다. 사람의 기운 하나는 하나의 오장에 병을 만드는데(一人之氣, 病在一藏也), 만일에 3개의 오장에 모두 이런 상태가 나타나면 즉, 과부하가 일어나면(若言三藏俱行), 그때는 다스릴 방법이 없다(不在法也). 왜 그럴까? 오장은 과잉 산을 조절하고 중화해주는데, 오장 중에서 3개가 기능하지 못하면, 나머지 두 개의 오장만을 이용해서 과잉 산을 중화하기란 불가능하기 때문이다. 즉, 인체는 죽는다는 뜻이다.

雷公曰, 於此有人, 四支解墮, 喘欬血泄, 而愚診之, 以爲傷肺, 切脈浮大而緊, 愚不敢治, 粗工下砭石, 病愈, 多出血, 血止身輕, 此何物也.

뇌공이 말한다(雷公曰). 또, 이때(於此) 다음과 같은 사람이 있다(於此有人). 사지가 힘이 없어서 해타하고(四支解墮), 기침과 이질이 있었는데(喘欬血泄), 제가(愚) 진단해보니(而愚診之), 폐가 상해있었고(以爲傷肺), 진맥해보니 부대하고 긴했는데(切脈浮大而

緊), 제가 감히 치료하지 못했습니다(愚不敢治). 그런데 미숙한 의사가 폄석을 사용(下)해서(粗工下砭石), 병을 완치시켰는데(病愈), 출혈이 많았으며(多出血), 출혈이 멈추자 몸이 가벼워졌습니다(血止身輕). 이것은 무슨 내용(物)입니까(此何物也)?

帝曰, 子所能治, 知亦衆多, 與此病失矣. 譬以鴻飛, 亦沖於天. 夫聖人之治病, 循法守度, 援物比類, 化之冥冥, 循上及下, 何必守經.

황제가 말한다(帝曰). 그대는 치료도 잘하고 아는 것도 많지만(子所能治, 知亦衆多), 그와 더불어 이 병에 대한 진단에 잘못도 있다(與此病失矣). 기러기가 날아가는 것에 비유하자면(譬以鴻飛), 평소에는 낮게 날던 기러기가 어쩌다가 높이 난 것이다(亦沖於天). 이는 평소의 자기 실력이 아니라는 것을 말하고 있다. 무릇 성인이 병을 다스릴 때는(夫聖人之治病), 정확한 원리(循法)를 이용해서 치료 법칙을 지킨다(循法守度). 치료할 때 비슷한 원리들의 도움도 받고(援物比類), 적용하면 조용하고 은은하게 효과가 나타나며(化之冥冥), 인체의 위에서 아래에 이르기까지 체액을 순환시켜준다(循上及下). 어찌 반드시 경락만 치료를 하겠는가(何必守經)?

今夫脈浮大虛者, 是脾氣之外絕, 去胃外歸陽明也. 夫二火不勝三水, 是以脈亂而無常也. 四支解墮, 此脾精之不行也. 喘欬者, 是水氣幷陽明也. 血泄者, 脈急, 血無所行也. 若夫以爲傷肺者, 由失以狂也. 不引比類, 是知不明也. 夫傷肺者, 脾氣不守. 胃氣不淸, 經氣不爲使, 眞藏壞決, 經脈傍絕, 五藏漏泄, 不衄則嘔. 此二者, 不相類也. 譬如天之無形, 地之無理, 白與黑, 相去遠矣. 是失吾過矣. 以子知之. 故不告子, 明引比類, 從容. 是以名曰診輕, 是謂至道也.

대맥(大)은 심장맥이고, 부맥(浮)은 폐맥이다. 심장은 비장이 통제하는 산성 간질액을 알칼리 동맥혈로 중화시켜준다. 그래서 심장이 허(虛)해지면, 비장은 곧바로 문제에 봉착한다. 또, 폐는 비장이 통제하는 산성 간질액을 최종 중화 처리해서 비장을 도운다. 그래서 폐가 문제가 되면, 비장이 문제가 된다. 결론적으로 폐(浮)와 심장(大)이 허(虛)해서 문제가 되면(今夫脈浮大虛者), 비장의 기운은 산성 간질액

(外) 때문에 끊기고(絶) 만다(是脾氣之外絶). 그러면 위장이 비장으로 보내는 간질액은 비장으로 들어가지 못하고, 위장(胃)을 떠나서(去) 간질(外)을 통해서 폐(陽明)로 복귀(歸)한다(去胃外歸陽明也). 무릇 2화가 3수를 이기지 못하면(夫二火不勝三水), 맥이 혼란을 겪고 안정화되지 못한다(是以脈亂而無常也). 그러면 사지에 해태가 발생한다(四支解墮). 이것은 비장의 정기가 순행이 막힌 것이다(此脾精之不行也). 결론은 2화가 3수를 이기지 못해서 비장의 정기가 막힌 것이다. 먼저 2화와 3수부터 정의해보자. 논리를 따라가 보자. 비장이 문제가 되는 경우를 보자. 비장은 산성 간질액을 처리한다. 심장은 간질로 알칼리 동맥혈을 보내서 산성 간질액을 중화시킨다. 즉, 비장도 심장도 산성 간질액을 처리한다. 또, 간은 산성 림프액을 비장으로 보내서 비장을 상극한다. 폐는 산성 간질액을 최종 중화 처리해서 비장을 돕는다. 신장은 산성 림프액을 처리해서 림프액을 통제하는 비장을 돕는다. 이렇게 5개의 장기가 서로 연결되고 있다. 여기서 비장과 심장은 열(火)을 만드는 기관이다. 그리고 이미 앞에서 보았듯이, 간과 폐와 신장은 이산화탄소라는 삼투압 기질을 다루면서 수분(水)을 조절한다. 종합하면, 비장과 심장은 2화(二火)가 되고, 간과 폐와 신장은 3수(三水)가 된다. 결국에 간과 폐와 신장이 제 기능을 수행했다면, 비장과 심장이 산성 간질액을 처리하느라 고생하지 않았을 것이다(夫二火不勝三水). 즉, 비장이 문제가 된 것(此脾精之不行也)은 비장과 심장(二火)이 간과 폐와 신장(三水)이 처리하지 못한 산성 체액을 감당(勝)하지 못한(不) 결과이다(夫二火不勝三水). 비장이 문제가 되면, 간질액의 정체 때문에 당연히 사지는 해태에 걸린다(四支解墮). 즉, 비장이 문제가 되면, 체액 순환이 막히면서 부종이 생기고, 이때는 사지뿐만 아니라 인체 전체가 나른해진다. 폐에 문제가 발생해서 기침한다는 것은(喘欬者), 수기와 양명의 기운이 합쳐진 것이다(是水氣并陽明也). 즉, 폐(陽明)가 과부하에 걸려서 이산화탄소를 중조로 만들어서 신장(水氣)으로 보냈는데, 신장도 문제가 있어서 중조를 받지 못한 것이다. 결국에 폐는 과부하를 풀지 못하고, 기침하게 된 것이다. 소화관이나 방광에 문제가 생겨서 혈변을 보거나 혈뇨를 보는 혈설을 앓는다는 것은(血泄者), 간이 문제가 되고 이어서 간맥(急)이 문제가 되고(脈急), 정맥혈(血)의 순환도 제대로 안 된 것이다(血無所行也). 즉, 간은 하복부의 정

맥총을 통제한다. 그래서 간이 문제가 되면, 하복부의 정맥총에 산성 정맥혈이 정체되면서, 직장 정맥총으로 인해서 혈변이 나오게 되고, 방광 정맥총으로 인해서 혈뇨가 나오게 된다. 이 모든 증세는 결국에 산성 체액을 최종 처리하는 폐를 상하게 하고 있는데(若夫以爲傷肺者), (앞에서 뇌공이 폐가 상했는데, 감히 치료하지 못했다고 하는 부분을 상기하자. 지금 폐가 어떻게 상했는지를 너줄하게 설명하고 있다), 자네는 어리석게도(以狂), 그 이유(由)를 모르고(失) 있네(由失以狂也)! 또, 치료에 도움이 되는 유사한 치료법(比類)을 동원(引)하지 못하는(不) 것은(不引比類), 치료에 대한 이론을 명확히 모르기 때문이다(是知不明也). 결국에 산성 간질액을 최종 처리하는 폐가 상했다는 말은(夫傷肺者), 산성 간질액을 받아서 처리하는 비장의 기운이 제자리를 지키지 못했다는 뜻이고(脾氣不守), 위장은 비장이 주는 산성 체액인 위산을 깨끗이 처리하지 못했다는 뜻이고(胃氣不淸), 경맥(經)의 기운(氣)이 제대로 작동(使)하지 않았다는 뜻이고(經氣不爲使), 건강한 오장의 기운은 무너져내렸다는 뜻이고(眞藏壞決), 경과 맥이 산성 체액의 정체 때문에 서로 연결이 끊어졌다는 뜻이다(經脈傍絶). 이렇게 오장의 기운이 누설되면(五藏漏泄), 체액 순환이 꽉 막히면서 산성 체액의 압력 때문에 코피를 흘리지 않으면 구토하게 된다(不衄則嘔). 코피를 흘리거나 구토를 하는 이 두 가지는(此二者), 서로 같은 성질의 것이 아니다(不相類也). 즉, 코피는 산성 정맥혈의 정체 때문에 코에 있는 정맥총이 터진 것이고, 구토는 산성 간질액의 과다 정체로 인해서 위장을 자극해서 생긴 것이기 때문에, 이 둘은 같은 성질의 것이 아니다. 지금까지 말했던 것을 비유적(譬)으로 표현하자면, 자네는 하늘의 이치(形)도 모르고(譬如天之無形), 땅의 이치도 모르는 것이(地之無理), 마치 흑과 백의 차이만큼이나(白與黑), 모르는 정도가 아주 크다(相去遠矣). 이 실수(失)는 내가 자네를 잘못 가르쳐서 생겼기 때문에, 나(吾)의 과오(過)이다(是失吾過矣). 나는 자네가 알고 있으리라고 생각해서(以子知之), 자네에게 자세히 가르쳐주지(告) 않았다(故不告子). 치료할 때 유사한 법칙을 끌어다가(引) 쓸 수 있다는 사실을 명확히 알고(明引比類), 종용(從容)을 명확히 아는 것을 이르러 진경(診輕)이라고 한다(是以名曰診輕). 또, 이를 이르러서 지도(至道)라고 한다(是謂至道也). 종용(從容)은 이 편의 제목인데, 침착(沈着)하고 덤비지 않는다는

뜻이다. 즉, 치료 원리를 잘 알기 때문에, 당황하지도 않고, 침착하며 덤비지 않게
된다는 뜻이다.

# 제77편. 소오과론(疏五過論)

제1장

黃帝曰, 嗚呼, 遠哉 . 閔閔乎, 若視深淵, 若迎浮雲, 視深淵尙可測, 迎浮雲莫知其際, 聖人之術, 爲萬民式, 論裁志意. 必有法則, 循經守數, 按循醫事, 爲萬民副. 故事有五過四德, 汝知之乎. 雷公, 避席再拜曰, 臣年幼小, 蒙愚以惑, 不聞五過與四德, 比類形名, 虛引其經, 心無所對.

　황제가 말한다(黃帝曰). 아아! 심오하다(嗚呼, 遠哉). 걱정되는구나(閔閔乎)! 의술의 진리 탐구는 깊은 연못을 탐색하는 것과 같고(若視深淵), 뜬구름을 잡는 것과 같다(若迎浮雲). 깊은 연못은 항상 측정이 가능하나(視深淵尙可測), 뜬구름을 보고서는 관찰하지 못하겠다(迎浮雲莫知其際). 성인의 의술은(聖人之術), 백성들의 찬사(式)를 받는다(爲萬民式). 이 성인의 뜻을 논하고 재단하는 데는(論裁志意), 반드시 법칙이 있다(必有法則). 경락이 순환하는 법칙을 지키고(循經守數), 이 순환을 생각하면서 의사의 임무를 수행하면(按循醫事), 만민들을 도울 수 있게 된다(爲萬民副). 그래서 의술을 실행하는 데는 오과와 사덕이 있는데(故事有五過四德), 그대는 아는가(汝知之乎)? 뇌공이 자리를 옮겨서 재배하고 말하기를(雷公, 避席再拜曰), 저는 나이가 어려서(臣年幼小), 아직 무지몽매하므로(蒙愚以惑), 오과와 사덕을 들어보지 못했습니다(不聞五過與四德). 비류의 형태와 이름만 알뿐(比類形名), 그 경전을 끌어다 쓰지 못하며(虛引其經), 진심으로 대답해 드릴 내용이 없습니다(心無所對).

제2장

帝曰, 凡未診病者, 必問嘗貴後賤, 雖不中邪, 病從內生, 名曰脫營, 嘗富後貧, 名曰失精. 五氣留連, 病有所幷. 醫工診之, 不在藏府, 不變軀形, 診之而疑, 不知病名. 身體日減, 氣虛無精, 病深無氣, 洒洒然時驚. 病深者, 以其外耗於衞, 內奪於榮. 良工所失, 不知病情, 此亦治之一過也.

황제가 말한다(帝曰). 무릇 병을 진단하기 전(未)에(凡未診病者), 반드시 환자의 생활 환경을 물어봐야 하는데, 이전에(嘗) 부귀했다가 뒤(後)에 가난해졌다면(必問嘗貴後賤), 모름지기 잘 살아왔기 때문에 육체적인 문제로 인해서 병이 발생했다기보다는(雖不中邪), 정신적인 문제로 인해서 인체 안(內)에서 병이 일어났을 것이고(病從內生), 이 병은 영위(營衛)의 기운을 빼앗아(脫) 갔을 것이다(名曰脫營). 즉, 전에 부유하게 살았고 지금은 가난하다면(嘗富後貧), 정신적인 스트레스로 인해서 영위의 정기(精)를 잃어(失)버렸을 것이다(名曰失精). 그러면 오장의 기운(五氣)이 정체(留)되었을 것이고, 이들이 서로 연결(連)되면서(五氣留連), 병은 합병증이 된다(病有所并). 이때 의사(醫工)가 진단해보면(醫工診之), 장부에도 병이 없고(不在藏府), 신체(軀形)에도 이상이 없으므로(不變軀形), 진단하면 아무 이상이 없다는 의심(疑)을 하게 되고(診之而疑), 당연히 병명(病名)도 모르게 된다(不知病名). 그러나 정신적 스트레스에 의해서 신체는 매일 수척(減)해져 가고(身體日減), 결국에 알칼리 정기(氣)는 소모(虛)되고, 이어서 정기(精)는 고갈(無)되고(氣虛無精), 병은 더욱더 깊어지면서, 기력은 점점 더 쇠약해지고(病深無氣), 정신이 점점 혼미(洒洒)해지는 이유(然)로 때때로(時) 깜짝깜짝 놀란다(洒洒然時驚). 병이 더 깊어지면(病深者), 이 때문에(以其), 면역(衛)은 간질(外)에서 소모(耗) 되고(以其外耗於衛), 영양 성분(榮)은 혈액(內)에서 소모(奪)되고 만다(內奪於榮). 이때 유능한 의사가 실수(失)하는 이유는(良工所失), 병의 상태(情)를 모르고(不知病情), 치료했기 때문이며, 이것 역시 하나의 과실이다(此亦治之一過也). 지금은 환자가 육체적으로 보면 멀쩡한데, 정신적인 스트레스로 인해서 병이 생긴 것이다. 즉, 이는 신경정신과 문제를 말하고 있다. 현대의학으로 보면 우울증이나 공황장애 등등일 것이다. 이것이 황제내경의 깊이이다. 아무튼, 황제내경의 깊이는 참으로 대단하다.

凡欲診病者, 必問飲食居處, 暴樂暴苦, 始樂後苦, 皆傷精氣, 精氣竭絶, 形體毀沮, 暴怒傷陰, 暴喜傷陽, 厥氣上行, 滿脈去形, 愚醫治之, 不知補寫, 不知病情, 精華日脫, 邪氣乃并. 此治之二過也.


　　무릇 병을 진단하려면(凡欲診病者), 반드시 식습관(飲食)과 거처(居處)를 물어봐야 한다(必問飲食居處). 즉, 병을 진단할 때 식습관과 생활 환경을 살피라는 것이다. 참으로 대단하다. 식습관(飲食)은 약식동원(藥食同原)의 문제이고, 생활 환경(居處)은 스트레스 문제이기 때문이다. 병의 절반 이상이 스트레스에서 생기기 때문이다. 옛말에 굶어도 속이 편해야 살 수 있다고 했다. 스트레스는 엄청난 병의 원인이 된다. 지나치게(暴) 유희를 좇거나, 지나치게(暴) 괴로워하거나(暴樂暴苦), 즐길 때는 좋았는데 끝나고(後) 나서 괴롭다면(始樂後苦), 이들 모두는 몸의 정기를 손상한다(皆傷精氣). 건강은 항상 과유불급(過猶不及)이다. 건강은 균형이 핵심이다. 이렇게 정기가 고갈되면(精氣竭絶), 신체(形體)는 자동으로 훼손된다(形體毀沮). 불같이 성질을 내면 알칼리는 고갈되고(暴怒傷陰), 과하게 즐거워하면, 양기를 상하게 한다(暴喜傷陽). 앞에서 예시한 일들이 건강을 해치는 이유는 모두 호르몬 과다 분비 때문이다. 과하다는 것은 모두 호르몬 분비를 과하게 만든다. 분비된 호르몬은 모두 산성(酸)이다. 이 산성인 호르몬이 과다 분비되면, 알칼리는 당연히 고갈된다. 결국에 이들로 인해서 병을 얻을 수밖에 없다. 이 문장(暴喜傷陽)은 추가 해설이 필요하다. 희(喜)를 담당하는 오장은 심장이다. 즐거우면(喜) 엔돌핀(endorphin)이 분비되는데, 이 엔돌핀은 지방조직을 분해해서 자유 지방산을 만들어낸다. 이 자유 지방산은 쓴맛을 내는 물질로써 심장에 속하는데, 그 이유는 이 자유 지방산이 몸 안에 있는 산(酸)을 수거해서 심장으로 가져와서, 이들을 심장에서 중화시키기 때문이다. 이 산(酸)은 에너지이며, 그래서 양(陽)이다. 즉, 산인 양은 인체를 움직이게 하는 에너지를 뜻한다. 이 에너지가 남아서 적체되면 병이 되고, 너무 중화시켜서 모자라면 거꾸로 몸을 제대로 작동시킬 수가 없게 된다. 우리는 이 상태를 보고 기력(氣力:酸)이 떨어졌다고 표현한다. 즉, 즐거움으로 너무 많은 산(Energy: 酸)을 수거해서 중화시켜버리면, 당연히 양을 손상하게 된다(暴喜傷陽). 즉, 그만큼 많은 에너지를 소모하게 된다. 아무튼, 황제내경의 깊이는 참으로 대단하다. 그러면 산성으로 기울어진 체액(厥氣)들은 최종 정착지인 폐로 향하게(上) 되고(厥氣上行), 이 산성 체액의 정체로 인해서 맥은 산성 체액으로 가득 차게 되고, 이어서 맥은 이로 인해서 기능(形)을 잃게(去) 된다(滿脈去形). 이때 보사법도 모르고(不知補寫), 병의 상태도 모르는(不知病情), 우둔한 의사(愚醫)가 치료하게 되면(愚醫治之), 환자의 정기는 매일매일(日) 뺏기게 되고(精華日脫), 결국에 여러 가지 사기가 인체 안에서 뒤섞이게(幷) 된다(邪氣乃幷). 이것이 치료할 때 범하는 두 번째 과실이다(此治之二過也). 특히, 이때는 에너지를 채워주기도(補) 하고, 중화(寫)시켜주기도 하는 보사법은 아주 중요하다. 최첨단 현대의학의 일방적 치료와 대비된다.

善爲脈者, 必以比類奇恒, 從容知之, 爲工而不知道. 此診之不足貴. 此治之三過也.

진맥(脈)을 잘하는 의사는(善爲脈者), 반드시 비슷한(比類) 경우와 특이(奇恒)한 경우를 참고해서(必以比類奇恒), 병을 진단하는 종용(從容)을 안다(從容知之). 그런데 진맥하는 의사가 이런 종용의 원리를 모른다면(爲工而不知道), 이 진맥은 좋은(貴) 진맥(診)이라고 하기에는 부족하다(此診之不足貴). 이것이 세 번째 과실이다(此治之三過也). 즉, 의사가 진맥할 때 응용할 줄 모르고, 교본에 나와 있는 진맥법만 이용해서는 부족하므로, 유사 사례도 살펴보고, 특이한 경우도 살펴보면서 여러 가지 상황을 종합해서 진맥하라는 것이다.

診有三常, 必問貴賤, 封君敗傷, 及欲侯王. 故貴脫勢, 雖不中邪, 精神內傷, 身必敗亡, 始富後貧, 雖不傷邪, 皮焦筋屈, 痿躄爲攣, 醫不能嚴, 不能動神, 外爲柔弱, 亂至失常, 病不能移, 則醫事不行. 此治之四過也.

병을 진단할 때는 3가지 법칙이 있다(診有三常). 반드시 귀천을 물어보고(必問貴賤), 벼슬길(封君)에 있다가 쫓겨났는지도 물어보고(封君敗傷), 더 높은 벼슬(侯王)로 가기 위한 욕심이 있었는지도 물어봐야 한다(及欲侯王). 그래서 높은 관직(貴)에 있다가 권세를 뺏기게 되면(故貴脫勢), 모름지기 육체 안(中)에 사기는 없으므로 육체는 멀쩡한데(雖不中邪), 정신(精神)적인 스트레스가 내상(內傷)을 입힌다(精神內傷). 이때는 결국에 육체(身)도 훼손되고 만다(身必敗亡). 이렇게 처음에는 부귀 속에서 살다가 나중(後)에 가난해지면(始富後貧), 모름지기 외부에서 들어온 사기가 몸을 상하게 하지는 않지만(雖不傷邪), 정신적인 스트레스로 인해서 인체 안에서는 호르몬의 과다 분비가 일어나고, 이것이 사기로 작용해서, 결국에 산성 호르몬이 분비되는 간질에 접한 피부(皮) 콜라겐은 녹아내리고(焦), 근육(筋)에 있는 콜라겐도 과잉 산을 중화하면서 소모(屈)되고(皮焦筋屈), 결국에 몸 전체가 삐쩍 말라가고(痿躄:위벽), 당연히 근맥(筋脈)도 소모되면서 문제(攣)를 일으킨다(痿躄爲攣). 이때 의사가 진단을 정확(嚴)하게 내리지 못하면(醫不能嚴), 인체 안에서 작동하는 전자(神;電子) 담체인 호르몬의 분비(動)를 통제할 수가 없게 되고(不能動神), 신체(外)는 시간이 갈수록 유약해지고(外爲柔弱), 인체의 신진대사는 혼란(亂)이 오면서 항상성(常)을 잃어버리며(亂至失常), 병은 치료(移)되지 않고(病不能移), 의사(醫)가 내린 처방(事)은 효험(行)이 없게 된다(則醫事不行). 이렇게 치료하는 것이 네 번째 과실이다(此治之四過也). 이 경우를 현대의학은 신경성 질환이라고 표현한다. 맞는 말이다. 호르몬 분비는 모두 신경이 담당하니까!

凡診者, 必知終始, 有知餘緒, 切脈問名, 當合男女, 離絶菀結, 憂恐喜怒, 五藏空虛, 血氣離守. 工不能知, 何術之語, 嘗富大傷, 斬筋絶脈, 身體復行令澤, 不息. 故傷敗結, 留, 薄歸陽, 膿積寒炅, 粗工治之. 亟刺陰陽, 身體解散, 四支轉筋. 死日有期, 醫不能明, 不問所發, 唯言死日, 亦爲粗工. 此治之五過也.

무릇 진단할 때는(凡診者), 반드시 병의 시작과 끝을 알아야(必知終始), 남아(餘) 있는 병의 단서(緖)들을 알 수가 있다(有知餘緒). 진맥(切)할 때 병의 현상(名)들을 물어보고(切脈問名), 당연히 남녀의 차이도 고려해야 하며(當合男女), 이별(離絶)과 이로 인한 응어리(菀結)도 고려해야 하며(離絶菀結), 감정 상태도 고려해야 한다(憂恐喜怒). 이런 상태에서는 오장은 당연히 허약(空虛))해져 있으며(五藏空虛), 혈기는 제자리를 지키지 못하고 있다(血氣離守). 치료하는 의사가 이런 사실을 모르고서(工不能知), 어찌(何) 의술(術)을 입(語)에 담을 수 있겠는가(何術之語)? 이전에 향유했던 부귀(富)가 사라지면서(嘗富大傷), 마음고생으로 인해서 몸은 망쳐지고(斬筋絶脈), 몸을 다시(復) 이전처럼 윤택하게 하려고 하지만, 이때는 쉽게 되지 않는다(身體復行令澤, 不息). 그러면 인체 안에서 산성 체액과 알칼리가 반응하면서 생긴 어혈과 같은 각종 응집물(傷敗結)들은(故傷敗結), 간질에 정체되고(留), 알칼리가 고갈되면서(薄) 산(陽)이 모여들고(薄歸陽), 이 산(陽:酸)들은 간질에 접한 콜라겐을 녹이면서 농(膿)을 만들어내고, 이 농이 적체되면서 간질액의 흐름을 막아버리는 바람에 한열병(寒炅:한경)을 만들어낸다(膿積寒炅). 이때 무능한 의사(粗工)가 치료하게 되면(粗工治之), 침으로 음양을 잘못 건드리면서(亟刺陰陽), 신체는 치료 부작용으로 인해서 흐느적거리게 되고(身體解散), 사지는 뒤틀리게 된다(四支轉筋). 즉, 이쯤 되면 죽을 날(死日)을 받아 준 것이다(死日有期). 의사가 병을 명확히 모르고(醫不能明), 병의 발생(發) 원인(所)에 대해서도 묻지 않는다면(不問所發), 이런 행동은 죽을 날을 말하는 것일 뿐(唯)이다(唯言死日). 이것 역시 무능한 의사(粗工)가 만들어낸다(亦爲粗工). 이것이 치료하면서 범하는 다섯 번째 과실이다(此治之五過也).

제3장

凡此五者, 皆受術, 不通, 人事不明也. 故曰, 聖人之治病也. 必知天地陰陽, 四時經紀, 五藏六府, 雌雄表裏. 刺灸砭石毒藥所主, 從容人事, 以明經道, 貴賤貧富, 各異品理, 問年少長, 勇怯之理. 審於分部, 知病本始, 八正九候 . 診必副矣.

무릇, 이 다섯 가지 과실은(凡此五者), 모두 의술을 전수받았으나 제대로 전수받지 못했기 때문에 일어난 것이며(皆受術, 不通), 환자의 식습관과 일상생활(人事)에 대해서 명확히 몰랐기 때문에 일어난 것이다(人事不明也). 그래서 다음과 같은 옛말이 있다(故曰). 성인이 병을 치료할 때는(聖人之治病也), 반드시 천지음양(必知天地陰陽), 사계절 경맥의 규칙(四時經紀), 오장육부(五藏六府), 남녀(雌雄) 차이와 표리(雌

雄表裏)를 알아본 다음에 치료한다. 여기서 병은 에너지 문제라는 암시를 주고 있다. 침구와 폄석 그리고 약을 쓸 때도(刺灸砭石毒藥), 병의 주요 원인을 따져서(所主), 환자의 식습관과 일상생활(人事)을 종용(從容)하고 이어서 치료를 행한다(從容人事). 그리고 경락의 원리를 명확히 알고(以明經道), 환자의 귀천 빈부를 알고(貴賤貧富), 각각 약의 삼품(品) 원리가 다르다(異)는 것도 알고(各異品理), 나이(年)도 물어보고(問年少長), 용기와 겁이 인체에 어떤 원리로 작용하는지도 알고(勇怯之理), 인체의 여러 부위를 세심히 살펴서(審於分部), 병의 근본(本)과 시작점(始)을 알아보고(知病本始), 사계절의 원리(八正)와 인체의 3부9후(九候)도 알아보고서(八正九候) 진맥하므로, 성인의 진단(診)은 반드시 환자들에게 도움(副)을 준다(診必副矣).

治病之道, 氣內爲寶, 循求其理, 求之不得, 過在表裏, 守數據治, 無失兪理, 能行此術, 終身不殆, 不知兪理, 五藏菀熟, 癰發六府, 診病不審. 是謂失常. 謹守此治, 與經相明, 上經下經, 揆度陰陽, 奇恒五中, 決以明堂, 審於終始, 可以橫行.

　병을 치료하는 원리는(治病之道), 음기건 양기건 기(氣)가 인체 안(內)에서 귀중한 보물(寶)이 되게 해주는 것이다(氣內爲寶). 이때 체액 순환(循)이 그 원리를 구현(求)해 준다(循求其理). 이 순환의 원리가 구현(求)되지 않으면(求之不得), 그 과실(過)은 인체 안팎(表裏)에서 나타난다(過在表裏). 원칙을 지키고 원칙에 근거(據)해서 치료하면(守數據治), 실수(失)나 과실은 없으며, 그 결과는 원리에 응답(兪)하게 되며(無失兪理), 이어서 의술을 훌륭하게 수행할 수 있고(能行此術), 그러면 의술을 수행하는 평생(終身) 동안 환자를 위태(殆)롭게 하는 일이 없게 된다(終身不殆). 그러나 원리에 부합(兪)하는 방법을 모르면(不知兪理), 치료할 때 환자의 오장을 극도로(菀) 혼란(熟)시키며(五藏菀熟), 육부에 옹저를 만들어낸다(癰發六府). 그리고 병을 진찰할 때 불찰이 생기는 것을 보고(診病不審), 원칙(常)을 잃어버렸다고 말한다(是謂失常). 이런 치료법을 성실하게 지키(守)면서(謹守此治), 상하 경락의(上經下經) 상호 관계를 명확히 알고(與經相明), 음양의 규탁(揆度)을 정확히 알고(揆度陰陽), 기항지부(奇恒)와 오장(五中)의 생리를 정확히 알고(奇恒五中), 그리고 나서 침구(針灸)

때 사용하는 혈자리(明堂)를 결정하고(決以明堂), 병의 시작과 끝을 잘 살필 줄 알면(審於終始), 가이(可以) 의술을 자기 마음대로 가지고 놀(橫行) 수가 있게 된다(可以橫行).

# 제78편. 징사실론(徵四失論)

黃帝在明堂, 雷公侍坐. 黃帝曰, 夫子所通書, 受事衆多矣. 試言得失之意, 所以得之, 所以失之. 雷公對曰, 循經受業, 皆言十全. 其時有過失者, 請聞其事解也. 帝曰, 子年少, 智未及邪, 將言以雜合耶. 夫經脈十二, 絡脈三百六十五. 此皆人之所明知. 工之所循用也. 所以不十全者, 精神不專, 志意不理, 外內相失. 故時疑殆. 診不知陰陽逆從之理. 此治之一失矣.

황제가 집무실에 앉아서(黃帝在明堂), 옆에서 시중을 들면서 앉아 있는(雷公侍坐), 뇌공에서 질문을 던진다(黃帝曰). 선생께서는 의서에 통달했고(夫子所通書), 수업(受業)도 많이 받았다(受事衆多矣). 그런데 이론을 실제로 현실에서 적용(試)해봤을 때, 맞는 부분과 맞지 않는 부분이 있었을 텐데(試言得失之意), 어떤 부분이 맞고(所以得之), 어떤 부분이 틀리던가요(所以失之)? 뇌공이 대답한다(雷公對曰). 경락(經)의 순환(循)에 대해서 수업(受業)을 들었을 때는(循經受業), 모두 다 완벽한 이론(十全)이라고 했습니다(皆言十全). 그런데 실제로 임상에서 적용해보니까 때때(時)로 과실(過失)이 나타났습니다(其時有過失者). 이 문제(事)에 대한 해법(解)을 듣고 싶습니다(請聞其事解也). 황제가 말한다(帝曰). 자네가 어려서(子年少), 지혜가 미치지 못하는 건가(智未及邪), 아니면 여러 가지 학문만 그냥 배운건가(將言以雜合耶)! 무릇 경맥은 12정경이 있고(夫經脈十二), 낙맥은 365개가 있다(絡脈三百六十五). 이 모두는 인간의 몸을 명확히 알 수 있는 장소(所)이다(此皆人之所明知). 이들은 의사들이 체액을 순환(循)시킬 때 사용(用)하는 장소(所)이다(工之所循用也). 이 경락 이론이 불완전(不十全)하다고 하는 까닭은(所以不十全者), 진찰할 때 정신을 집중하지 않았기 때문에(精神不專), 이론(志)과 실제 내 의지(意)가 서로 맞지 않아서(志意不理), 실제로 적용되는 것(外)과 자신이 생각한 것(內)이 서로(相) 어긋났기(失) 때문이다(外內相失). 그래서 때때로(時) 수업에서 배운 이론을 의심(疑)하게 되고, 실제로 적용하는데 두려워(殆)한 것이다(故時疑殆). 그래서 의사가 음양 역종의 원리를 모르고 진단하고(診不知陰陽逆從之理), 이 진단을 기반으로 치료하는 것이 첫 번째 실수이다(此治之一失矣).

受師不卒, 妄作雜術, 謬言爲道, 更名自功, 妄用砭石, 後遺身咎. 此治之二失也.

　스승으로부터 의술을 끝까지 다 배우지도 않고(受師不卒), 잡술(雜術)로 재앙(妄)을 만들어내고(妄作雜術), 원리를 왜곡(謬)시켜서 말하고(謬言爲道), 변화된 현상(名)을 자신(自)의 공로(功)로 돌리고(更名自功), 폄석을 잘못 사용해서 재앙(妄)을 만들고(妄用砭石), 후유증(後遺)을 만들어서 신체(身)를 위험에 빠뜨리는데(後遺身咎), 이것이 의사가 치료하는 데 있어서 두 번째 실수이다(此治之二失也).

不適貧富貴賤之居, 坐之薄厚, 形之寒溫, 不適飮食之宜, 不別人之勇怯, 不知比類, 足以自亂, 不足以自明. 此治之三失也.

　빈부와 귀천에 따라서 거주가 다른데, 이때 어떤 처방이 적합한지도 모르고(不適貧富貴賤之居), 운동하지 않고 의자에 앉아 있는 시간이 많은지(厚) 적은지(薄)에 따라서, 어떤 처방이 적합한지도 모르고(坐之薄厚), 체온(形)의 높고(溫) 낮음(寒)에 따라서 어떤 처방이 적합한지도 모르고(形之寒溫), 어떤 식사를 해야 마땅(宜)해서 적합한지도 모르고(不適飮食之宜), 용기와 겁이 어떻게 환자에게 영향을 주는지도 구별할 줄 모르고(不別人之勇怯), 증상의 유사성(比類)도 모른다면(不知比類), 스스로(自) 혼란(亂)을 일으키기에 족하며(足以自亂), 병에 대해서도 스스로(自) 명확(明)히 판단하는 것이 부족할 수밖에 없다(不足以自明). 이것이 의사가 치료할 때 저지르는 세 번째 실수이다(此治之三失也). 의사의 종합적인 사고를 요구하고 있다.

診病不問其始, 憂患, 飮食之失節, 起居之過度, 或傷於毒, 不先言此, 卒持寸口, 何病能中, 妄言作名, 爲粗所窮. 此治之四失也.

　병을 진단할 때 병이 어떻게 시작되었는지 물어보지도 않고(診病不問其始), 걱정 근심은 있는지 없는지(憂患), 식사에서 무절제가 있었는지(飮食之失節), 일상생활이 과도한지(起居之過度), 혹은 독에 중독된 적은 있었는지(或傷於毒) 이런 사실들(此)

을 먼저 물어(言)보지도 않고(不先言此), 다짜고짜(卒) 진맥부터 한다면(卒持寸口), 어찌(何) 능히 병을 다스릴(中) 수 있겠는가(何病能中)! 재앙(妄)에 가까운 말로 병리 현상(名)을 진단(作)하면(妄言作名), 이것은 무능한 의사(粗)가 치료를 망치(窮)는 이유(所)가 된다(爲粗所窮). 이것이 의사가 치료하는 데 있어서 네 번째 실수이다 (此治之四失也). 의사하기가 보통 어려운 것이 아니다.

是以世人之語者, 馳千里之外, 不明尺寸之論, 診, 無人事, 治數之道, 從容之葆, 坐持寸口, 診不中五脈, 百病所起, 始以自怨, 遺師其咎. 是故治不能循理, 棄術於市, 妄治時愈, 愚心自得. 嗚呼, 窈窈冥冥, 熟知其道. 道之大者, 擬於天地, 配於四海, 汝不知道之諭, 受以明爲晦.

이렇게 하면(是以), 발 없는 말이 천리(千里) 간다고(馳千里之外), 결국에 세인(世人)들의 입방아(語)에 오르내리게 된다(是以世人之語者). 진맥(尺寸)에 대한 이론(論)도 명확히 모르고 있는 상태에서(不明尺寸之論), 진맥하고(診), 환자의 일상생활과 식습관(人事)에 대해서 잘 알지도 못하고(無人事), 종용을 유지(葆)할 줄도 모르고 (從容之葆), 다짜고짜 앉아서 진맥(尺寸)만 한다면(坐持寸口), 진단해서 오장(五)의 맥 상태를 정확히 알 수가 없게 되고(診不中五脈), 백병이 생기(起)는 원인(所)만 제공하게 되며(百病所起), 이 상태가 되면, 당연히 의사 자신(自)을 원망(怨)하기 시작해서(始以自怨), 결국은 자신의 잘못(咎)을 스승(師)에게 떠넘긴다(遺師其咎). 소가 뒷발질해서 어쩌다 쥐를 잡듯이(棄術於市), 어쩌다 행운이 따라서 망치(妄)는 치료(治)가 때때로 치유가 일어나면(妄治時愈), 자기 스스로(自) 대단(得)하다고 여긴다 (愚心自得). 이 사실을 두고 황제가 한탄한다(嗚呼). 이 무궁무진(窈窈冥冥)한 의학의 원리를 누가(熟) 감히 다 알리요(熟知其道). 의학의 원리는 너무나 방대(大)해서 (道之大者), 천지에 비유되고(擬於天地), 넓고 넓은 바다에 견줘진다(配於四海). 그대여(汝)! 이렇게 비유(諭)되는 의학의 원리(道)를 모른다면(汝不知道之諭), 의학의 원리를 명확(明)하게 전수(受)받고도, 그믐밤(晦)이 어두운 것처럼 의학에 어둡게 된다(受以明爲晦).

# 제79편. 음양류론(陰陽類論)

제1장

孟春始至, 黃帝燕坐, 臨觀八極, 正八風之氣, 而問雷公曰, 陰陽之類, 經脈之道, 五中所主, 何藏最貴. 雷公對曰, 春甲乙青, 中主肝, 治七十二日. 是脈之主時, 臣以其藏最貴.

　황제가 춘분일(孟春)에(孟春始至) 집무실에 앉아서(黃帝燕坐), 팔극과 정팔풍의 기운을 보면서(臨觀八極, 正八風之氣), 뇌공에게 묻는다(而問雷公曰). 음양의 종류와(陰陽之類), 경맥의 원리(經脈之道) 그리고 오장이 주도하는 이유를 따져봤을 때(中所主), 어느 오장이 최고로 귀하다고 보나요(何藏最貴)? 뇌공이 대답한다(雷公對曰). 지금 와 있는 봄(春)은 목성이 주관하는 갑을(甲乙)이며, 목성의 색깔은 청색(青)이며(春甲乙青), 오장 중(中)에서는 간이 주관하는 계절이며(中主肝), 봄 3달 중에서 72일을 다스린다(治七十二日). 토성이 한 달에 6일씩 다스리는 것을 빼면, 사계절의 3달 90일이 각각 72일로 줄어든다. 그래서 간맥(是脈)이 봄이라는 계절(時)을 주도하기 때문에(是脈之主時), 제가 생각하기에는 간(其藏)이 최고(最)로 중요하다(貴)고 생각됩니다(臣以其藏最貴).

帝曰, 却念上下經, 陰陽從容, 子所言貴, 最其下也, 雷公致齋七日, 旦復侍坐. 帝曰, 三陽爲經. 二陽爲維, 一陽爲游部. 此知五藏終始. 三陽爲表, 二陰爲裏, 一陰至絶, 作朔晦, 却具合以正其理. 雷公曰, 受業未能明.

　황제가 말한다(帝曰). 상하경과 음양 종용을 고려해 보면(却念上下經, 陰陽從容), 그대가 중요하다고 말한 이유들은(子所言貴) 최하급이다(最其下也). 뇌공이 7일 동안 목욕재계한 다음(雷公致齋七日), 아침 일찍부터 다시 황제를 시중들며 앉아 있다(旦復侍坐). 이 79편은 음과 양의 개념 그리고 산과 알칼리의 개념 게다가 체액의 흐름까지 복합적인 사고를 요구하고 있다. 이 편은 앞에서 배운 것들을 모두 동원해야 풀린다. 이 정도의 문장은 풀 수 있어야, 진정으로 황제내경을 공부했다고 할 수 있을 것이다. 여기서 일양(一陽), 이양(二陽), 삼양(三陽), 일음(一), 이음(二陰), 삼음(三陰)은 삼음삼양(三陰三陽)을 말한다. 그래서 삼음은 궐음, 소음, 태음이 되고, 삼양은 소양, 양명, 태양이 된다. 그런데 이것들은 인체에서 말하는 삼음삼양이다. 그래서 다시 정의해야 한다. 삼음은 열(熱)을 만들어내는 기관이고, 삼양은 한(寒)을 만들어내는 기관이다. 삼음에서 궐음은 간으로써 열을 만들어내고, 소음은 신장으로써 부신에서 열을 만들어내고, 태음은 비장으로서 열을 만들어낸다. 그런데 한(寒)을 만들어내는 삼양은 삼음과 연결된다. 즉, 궐음의 음양 관계로써 소양(膽)은 담즙산염을 체외로 배출함으로써 열의 원천인 전자를 염으로 체외로 배출하는 기관이고, 소음의 음양 관계로써 태양(膀胱)은 요산염을 체외로 배출함으로써 열의 원천인 전자를 염으로 체외로 배출하는 기관이고, 비장의 음양 관계로써 양명(胃)은 위산염을 체외로 배출함으로써 열의 원천인 전자를 염으로 체외로 배출하는 기관이다. 그래서 삼양은 전자인 양(陽)을 체외로 배출시키기 때문에 삼양(陽)이며 한(寒)이다. 삼음은 전자인 양을 열로 중화시키기 때문에 삼음(陰)이다. 또, 일양인 담은 담즙을 통해서 인체 전체를 유영(游部)하고 있는 신경을 통제하는 기관이고, 이양인 위장은 위산을 통해서 인체를 얽어매고(維) 있는 간질액을 통제하고 있는 기관이고, 삼양인 방광은 뇌척수액을 통해서 뇌 신경을 다스리(經)는 기관이다. 또, 이 편의 문장들을 풀기 위해서는 체액 흐름도를 정확히 알아야 한다. 그렇지 않으면, 해석이 산으로 가거나 무의미하게 풀린다. 즉, 이 편은 상당한 지식을 종합적으로 요구하고 있다. 황제가 말한다(帝曰). 삼양(三陽)은 경(經)을 만들고(三陽爲經), 이양(二陽)은 연결(維)을 만들고(二陽爲維), 일양(一陽)은 유부(游部)를 만든다(一陽爲游部). 이것은 오장의 시작과 끝을 아는 것이다(此知五藏終始). 그래서 삼양인 방광은 경(經)을 만들고(三陽爲經), 이양인 위장은 간질액의 연결(維)을 만들고(二陽爲維), 일양인 담은 유부(游部)를 만드는 것이다(一陽爲游部). 삼양이 다루는 간질 체액은 삼양에서 시작(始)해서 오장으로 흘러 들어가기 때문에, 최종적으로 오장에서 끝(終)난다. 그래서 삼양(此)을 알면, 오장(五藏)으로 들어오는 체액의 시작(始)과 끝(終)을 알(知) 수가 있게 된다(此知五藏終始). 삼양인 방광은 표를 이루고(三陽爲表), 이양인 신장은

리를 이루기 때문에(二陰爲裏), 이 둘은 음양으로써 관계를 맺는다. 그런데 일음인 궐음의 기능이 멈추면(一陰至絶), 궐음인 간은 암모니아와 같은 염(鹽)을 제대로 처리하지 못하게 되고, 그러면 염(鹽)을 전문적으로 처리하는 신장은 이 암모니아 염(鹽)을 받으면서 이중고를 겪게 된다. 이 원리는 삭(朔)이 어둠(晦)을 만드는(作) 것과 같은 원리이다(作朔晦). 즉, 모두(具) 정확히(以正) 합쳐지(合)는 그(其) 원리(理)이다(却具合以正其理). 즉, 어두운 초하룻날은 달, 지구, 태양의 위치가 모두(具) 일직선 위에서 정확히(以正) 합쳐지기 때문에, 지구가 태양 빛을 막아버리고, 달이 안 보이는 어두운 초하룻날 밤이 된다. 간이 만들어내는 암모니아라는 산(酸)도 이렇게 신장으로 흘러가서 겹쳐(合)지면서 신장의 기능을 저하(晦)시키게 된다. 즉, 이 원리는 자연에서 일어나는 자연 현상과 그 원리가 똑같다. 뇌공은 이런 사실을 수업에서는 명확히 알 수 없었다고 말한다(雷公曰, 受業未能明).

帝曰, 所謂三陽者, 太陽爲經, 三陽脈至手太陰. 弦浮而不沈, 決以度, 察以心, 合之陰陽之論. 所謂二陽者, 陽明也. 至手太陰, 弦而沈, 急不鼓, 炅至以病, 皆死. 一陽者, 少陽也. 至手太陰. 上連人迎, 弦急懸不絶, 此少陽之病也. 專陰則死. 三陰者, 六經之所主也. 交於太陰, 伏鼓不浮, 上空志心. 二陰至肺, 其氣歸膀胱, 外連脾胃. 一陰獨至, 經絶, 氣浮不鼓, 鉤而滑. 此六脈者, 乍陰乍陽, 交屬相并, 繆通五藏, 合於陰陽, 先至爲主, 後至爲客.

황제가 말한다(帝曰). 소위 삼양이라는 것은(所謂三陽者), 태양으로써 태양은 경을 만들고(太陽爲經), 삼양맥은 수태음에 도달한다(三陽脈至手太陰). 즉, 삼양인 태양이 통제하는 간질 체액은 경맥(脈)을 따라서 간질 체액의 최종 정착지인 폐(肺)에 도달(至)한다(三陽脈至手太陰). 이때 간맥(弦)과 폐맥(浮)을 측정했을 때, 이 두 기관의 기능이 정상이라서 이 두 맥상이 침체되어있지 않다면(弦浮而不沈), 신장(度)도 건강(決)하고(決以度), 심장도 건강(察)하다고 할 수 있다(察以心). 도(度)는 신장(腎)을 말하는데, 원래 신장을 석(石)으로 표현한다. 그런데 석(石)은 저울이라는 뜻이 있다. 그리고 도(度)도 저울이라는 뜻이 있다. 그래서 신장(腎)을 도(度)라고 표현하고 있다. 이 내용을 자세히 알기 위해서는 체액의 흐름을 알아야 한다.

폐(浮)는 모든 산성 체액의 최종 종착지이다. 그런데 간과 신장은 우 심장으로 산성 정맥혈을 보낸다. 그러면 우 심장은 동방결절을 통해서 어느 정도 산을 중화시키고 나머지 산성 정맥혈을 폐로 보낸다. 그래서 간과 폐가 정상이다면(弦浮而不沈), 체액의 산 중화 기능이 정상이라는 암시를 주기 때문에, 가운데 끼어 있는 신장도 당연히 건강하고(決以度), 우 심장도 당연히 건강하다(察以心)는 암시를 준다. 이것이 음양이 합쳐(合)지는 논리(論)이다(合之陰陽之論). 즉, 양인 태양이 보낸 체액이 음인 폐에서 합쳐진 것이다. 이 문장을 다르게 해석할 수도 있다. 태양에서 폐에 도달한 산성 체액은 폐가 최종 중화 처리해야 하는데, 이때 산성 정맥혈을 폐로 보내는 간(弦)과 이것을 받는 폐(浮)가 정상적으로 기능(不沈)하고 있다면(弦浮而不沈), 폐로 모여든 산성 체액은 정상(度)적으로 해결(決)되며(決以度), 그러면 좌 심장은 깨끗한(察) 알칼리 동맥혈을 공급받는다(察以心). 이것이 음양의 이론(陰陽之論)의 전부(合之)이다(合之陰陽之論). 필자는 후자 해석이 더 나은 것 같다. 이양이라는 것은 양명이다(所謂二陽者, 陽明也). 즉, 위장이 통제하는 체액도 결국은 체액의 최종 정착지인 폐에 도달하게 된다(至手太陰). 그런데 이때 산성 체액을 중화하는 한 축인 간(弦)이 비정상(沈)이라서(弦而沈), 간이 수축(急)하고, 맥이 뛰지 않는다면(急不鼓), 간에서 중화되어야 할 산성 정맥혈은 체액 흐름도 때문에 우 심장으로 그대로 직행하고, 우 심장은 이 과잉 산을 중화시키면서 과잉 열(炅)을 발생시키고, 당연히 우 심장은 병이 들고 만다(炅至以病). 심장에 병이 들면 누구나 가릴 것 없이 결국에 죽을 수밖에 없다(皆死). 일양은 소양이다(一陽者, 少陽也). 담(膽)인 소양의 체액도 결국은 체액의 최종 정착지인 폐에 도달하게 된다(至手太陰). 여기서 소양(少陽)은 산성 담즙을 중화해서 알칼리 담즙으로 만들어주면서 신경을 조절하는 담(膽)을 말한다. 담은 담즙을 통해서 신경을 조절하기 때문에, 신경의 중앙 본부인 뇌 신경을 통제한다. 그래서 담(膽)은 목 부분에 있으면서 뇌의 체액 흐름 상태를 나타내는 인영맥(人迎)과 연결될 수밖에 없다(上連人迎). 그런데 간맥(弦)을 보니까 수축(急)해있으며 힘이 없는(懸) 심각한 상태이고(弦急懸), 이 문제가 멈추지 않는다면(不絶) 즉, 간이 제 기능을 찾지 못한다면(弦急懸不絶), 결국은 담이 모든 문제를 떠안으면서 담에서 병이 발생한다(此少陽之病也). 그런데 이때 전음이면 죽는다(專陰則死). 전음(專陰)이란 오로지(專) 음(陰)만 존재하는 것이다. 즉, 인체를 돌리는 에너지(Energy)인 양(陽)이 전혀 없다는 뜻이다. 이 말이 도대체 여기서 왜 나왔을까? 간은 인체에서 해독하는 제1기관이다. 해독이란 산(酸)을 중화시키는 것을 말한다. 그런데 간은 산이 적당히 있으면 산소로 중화시키면서 열을 만들어 낸다. 그런데 불행히도 산소가 해결할 수 없는 정도의 과잉 산이 간으로 들이닥치면 즉, 극단적 과잉 산이 간으로 몰려들면, 간은 콜라겐으로 과잉 산을 중화시키면서, 이때 만들어진 콜라겐은 간에서 들고나는 체액관을 모두 막아버린다. 그러면 간은 간 경화(liver cirrhosis) 즉, 간의 섬유화(콜라겐화)로 인해서 굳어버린다. 그러면 담즙의 통제가 불가능해지고 간성혼수(hepatic coma:肝性昏睡)로 치닫는다. 이때는 결국에 죽을 수밖에 없다(專陰則死). 여기서 바로 알칼리 콜라겐이 음(陰)이다. 이 부분의 해석은 동서양 의학을 자유자재로 넘나들 수 있어야 가능하다. 이 부분은 또 다른 기전으로 해석할 수도 있다. 간은 담즙이 실어다 준 단백질을 분해한다. 이때 단백질의 아민기에서 암모니아를 만들어낸다. 즉, 단백질에서 질소를 떼 내는 것이다. 그리고, 이 결과물이 암모니아이다. 이때 나오는 지표가 간 수치라고 부르는 각종 지표이다. 그런데, 어떤 물체에서 한 물체를 떼어 낸다는 말은 물체의 연결고리를 푼다는 뜻이다. 태양계 아래 존재하는 모든 물체는 예외 없이 공유결합을 통해서 조립되어있다. 이 원리는 절대적이며 예외는 없다. 그리고 이 공유결합을 풀려면, 반드시 이 공유결합에 자유전자를 환원시켜줘야만 한다. 그리고 이 자유전자는 에너지로서 양(陽)이다. 그래서 자유전자인 양이 없는 전음(專陰)이 되면, 간은 담즙을 분해하지 못하게 되고, 결국에 죽는다(專陰則死). 그러면 평소에 간은 어디에서 이 자유전자를 얻을까? 첫 번째는 소화관이다. 즉, 간은 소화관이 보내주는 자유전자를 보유한 산성 정맥혈에서 자유전자를 얻는다. 그래서 극도의 기아 상태가 되면, 이 산성 정맥혈을 얻지 못하게 되고, 이어서 간에 지용성 단백질이 쌓이게 되면서, 지방간이 만들어지고, 이어서 간이 자리하고 있는 복부만 임신한 것처럼 불룩하게 튀어나오게 된다. 이 현상은 기아 난민 어린이들의 사진에서 확연히 나타난다. 그리고 두 번째는 대장의 발효에서 만들어지는 단쇄지방산(SCFA)이다. 이 단쇄지방산은 대장에서 발효를 일으키는 대장균총이 만들어낸다. 이때 대장 균총이 이 단쇄지방산에 자기들이 버린 자유전자를 환원시켜 놓게 된다. 그리고 이 단쇄지방산은 장간 순환을 통해서 간문맥으로 들어온다. 그러면 간은 여기서 자유전자를 떼어내서 담즙이 싣고 온 단백질을 분해할 때 사용한다. 그래서 대장 건강은 간 건강에서 아주아주 중요하다. 이 기전은 단백질이 기반인 최첨단 현대의학으로는 절대로 안 풀린다. 오직 전자생리학으로 풀 때만 풀린다. 그리고 지금 황제내경이 기술하고 있는 내용의 기전도 오직 전자생리학으로 풀어야만 풀린다. 그 이유는 물론 황제내경의 생리학이 양자역학을 기반으로 한 전자생리학이기 때문이다. 다시 본문을 보자. 이제는 음(陰)으로 가보자. 여기서 삼음(三陰)은 태음으로써 비장을 말한다. 이 비장은 간질에 있는 대분자 물질을 림프로 흡수해서 제거하는 기능을 보유하고 있다. 그래서 비장이 문제가 되면 즉, 림프 기능이 문제가 되면, 간질의 흐름은 막히고 만다. 간질은 체액 소통의 핵심이기 때문에, 간질이 막히면, 오장육부로 흐르는 모든 체액의 흐름이 막히고 만다. 그래서 삼음인 비장은(三陰者) 오장육부(六經)의 체액 흐름을 주도(主)하는 곳(所)이다(六經之所主也). 이 비장의 체액도 당연히 최종적으로 폐(太陰)에서 만나게(交) 된다(交於太陰). 그런데 이때 폐맥이 제대로 뛰지를 못하고(伏鼓), 허약한 상태(不浮)가 되면(伏鼓不浮), 체액 흐름도에서 위(上)에 있는 폐는 아래 우 심장이 보내는 산성 정맥혈을 받을 수가 없게 되고, 결국에 심장은 힘들어(空)지고, 간질액을 책임지고 있는 폐가 과부하에 걸려서 허약해지면, 산성 간질액을 받아서 처리하는 비장(志)도 힘들어(空)진다. 즉, 체액 흐름도에서 위(上)에 있는 폐가 심장(心)과 비장(志)을 공허(空)하게 만든다(上空志心). 삼음뿐만 아니라 이음(二陰)인 신장의 체액도 결국은 최종적으로 폐에 도달하게 된다(二陰至肺). 그런데 이때 이음인 신장의 기능이 나빠지면, 신장에서 중화되지 못한 산성 체액은 그대로 방광으로 들어가게 되는데(其氣歸膀胱), 이때 방광이 처리하지 못한 산성 체액은 간질로 연결된 림프를 통해서 비장과 위장으로 연결되어 진다(外連脾胃). 만일에 궐음으로써 일음인 간(肝)의 체액이 폐에 도달해서 독주하게 되고(一陰獨至) 즉, 간의 산성 체액이 폐에 도달하게 되고, 또, 경(經)을 만드는 삼양인 방광의 기능까지 저하(絶)되어서(經絶), 신장까지 폐로 산성 정맥혈을 보내버린다면, 폐의 기운(氣浮)은 과부하에 걸리고, 결국에 폐맥은 제대로 뛰지 못하게(不鼓) 되고(氣浮不鼓), 그러면 폐로 산성 정맥혈을 보내는 우 심장과 신장은 결국에 과부하에 시달리면서 각각 구맥(鉤)과 활맥(滑)을 보인다(鉤而滑). 이렇게 육경맥을 흐르는 체액은(此六脈者), 음을 작동(乍)시키기도 하고, 양을 작동(乍)시키기도 하는데(乍陰乍陽), 같은 종류(屬)끼리 만나기(交)도 하고, 서로(相) 병합(幷)되기도 하며(交屬相幷), 이 연결망(繆)은 오장으로 이어지며(繆通五藏), 음과 양에서 합쳐(合)지기도 한다(合於陰陽). 그리고 먼저(先) 도착(至)한 산성 체액은 자연스럽게 중화(主)되지만(先至爲主), 나중에(後) 추가로 도착(至)한 과잉 산성 체액은 과부하를 일으키는 요인으로 작용하기 때문에, 병인(客)으로서 역할을 하게 된다(後至爲客). 해석이 만만하지가 않은 부분이다.

제2장

雷公曰, 臣悉盡意, 受傳經脈, 頌得從容之道, 以合從容, 不知陰陽, 不知雌雄.

뇌공이 말한다(雷公曰). 저는 경맥에 대한 원리를 전수받은 만큼 성심성의껏 종용의 원리를 외워서 터득하도록 하겠습니다(臣悉盡意, 受傳經脈, 頌得從容之道). 그런데 종용의 배합으로써(以合從容), 음양도 모르겠고(不知陰陽), 자웅도 모르겠습니다(不知雌雄).

帝曰, 三陽爲父, 二陽爲衛, 一陽爲紀. 三陰爲母, 二陰爲雌, 一陰爲獨使. 二陽一陰, 陽明主病, 不勝一陰, 耎而動, 九竅皆沈. 三陽一陰, 太陽脈勝, 一陰不能止, 內亂五藏, 外爲驚駭. 二陰二陽, 病在肺, 少陰脈沈, 勝肺傷脾, 外傷四支. 二陰二陽, 皆交至, 病在腎, 罵詈妄行, 巔疾爲狂. 二陰一陽, 病出於腎, 陰氣客遊於心, 脘下空竅, 堤閉塞不通, 四支別離. 一陰一陽, 代絶, 此陰氣至心, 上下無常, 出入不知, 喉咽乾燥, 病在土脾. 二陽三陰, 至陰皆在, 陰不過陽, 陽氣不能止陰, 陰陽並絶, 浮爲血瘕, 沈爲膿胕, 陰陽皆壯, 下至陰陽, 上合昭昭, 下合冥冥. 診決死生之期, 遂合歲首.

황제가 말한다(帝曰). 삼양은 아버지이다(三陽爲父). 삼양은 방광이다. 이 방광은 신장과 함께 뇌척수액을 통제하기 때문에, 뇌 신경을 다스리게 된다. 뇌 신경은 인체 전체를 통제하는 가부장적 시대의 아버지와 똑같기 때문이다. 이양은 호위병이다(二陽爲衛). 이양은 위장이다. 위장은 비장과 함께 인체를 호위(衛)하는 면역을 담당하는 림프를 통제한다. 일양은 기이다(一陽爲紀). 일양은 간이 준 산성 담즙을 처리하는 담이기 때문에, 여기서 기(紀)는 정리한다는 뜻이다. 즉, 담은 간이 준 산성 담즙을 정리(紀)해서 알칼리 담즙으로 만드는 기관이다. 이 과정에서 담즙은 10%로 농축된다. 삼음은 어머니이다(三陰爲母). 삼음은 태음으로써 비장이다. 비장은 림프를 통제해서 24시간 인체를 돌보는 면역을 통제하기 때문에, 자식을 돌보는 어머니 역할을 한다. 이음은 암컷이다(二陰爲雌). 이음은 신장을 의미하지만, 실제로는 부신을 말한다. 부신은 심장이라는 남성보다는 약한 열(熱)을 만드는 여성(雌)이다. 즉, 열을 만들기는 하나 심장보다는 약(雌)한 열을 만든다. 이를 다르게 해석할 수도 있다. 부신은 강알칼리인 스테로이드를 총통제한다. 그리고 이 스테로이드는 오장 모두에서 반드시 필요한 존재이다. 그래서 부신은 이를 통제하므로 어머니처럼 인체를 돌보게 된다. 다시 본문을 보자. 일음은 궐음으로써 간을 말한다. 간은 혼자서(獨) 해독을 수행(使)하는 기관이다(一陰爲獨使). 이양과 일음에서(二陽一陰) 즉, 양명인 위장과 궐음인 간에서 위장이 병을 주도하면(陽明主病), 위장은 일음인 간을 이길 수가 없다(不勝一陰). 간은 위장이 속한 소화관에서 오는 산성 정맥혈을 통제한다. 그래서 당연히 간이 위장을 이길 수는 있어도, 위장이 간을 통제할 수는 없다. 그래서 간이 약(奭)해져서 요동(動)치게 되면(奭而動), 소화관의 분비선(九竅)들은 모두 침체하고 만다(九竅皆沈). 즉, 간이 문제가 되어서 산성 정맥혈이 소화관에 정체되면, 소화관의 분비선에 있는 콜라겐이 녹으면 분비선은 막히고(沈) 만다. 삼양과 일음에서(三陽一陰) 즉, 방광과 간에서, 방광의 맥이 이기면(太陽脈勝) 즉, 방광의 기운이 기승을 부리면, 일음인 간은 멈추기가 불가능하다(一陰不能止). 즉, 방광이 과부하에 걸려서 기승을 부리면, 이어서 신장이 문제가 되고, 그러면 간은 신장으로 암모니아 염을 내보낼 수가 없게 되므로, 소화관에서 밀려드는 산성 정맥혈의 통제를 할 수가 없게(止) 되고(一陰不能止), 그러면 이 산성 정맥혈은 인체 오장으로 그대로 유통되면서, 인체 깊숙이(內) 있는 오장을 혼란에 빠뜨리게 된다(内亂五藏). 이렇게 간이 문제가 되면, 소화관 간질액(外)의 소통이 막히면서 정체되고, 그러면 소화관의 신경은 이 과잉 산을 뇌 신경으로 보내버리게 되고, 결국에 경해를 일으키게 된다(外爲驚駭). 이음과 이양에서 문제가 있을 때(二陰二陽) 즉, 신장과 위장에서 문제가 있을 때, 병이 폐에 존재하면(病在肺), 신장맥은 침체한다(少陰脈沈). 신장과 위장에 문제가 있게 되면, 위장은 비장과 연결이 되기 때문에, 결국에 비장과 신장이 동시에 문제가 된다. 그런데 폐는 산성 간질액을 최종 통제하기 때문에, 당연히 신장과 비장 문제를 간섭하게 된다. 그래서 폐가 과부하로 인해서 기승(勝)을 부리게 되면, 당연히 비장이 피해를 본다(勝肺傷脾). 그러면 비장이 통제하는 간질액(外)이 정체되면서 부종을 유발하게 되고, 그러면 혈액 순환의 최대 취약 지역인 사지는 상하게 된다(外傷四支). 이음과 이양에서 문제가 있을 때(二陰二陽) 즉, 신장과 위장과 연결되는 비장에서 모두 산성 체액과 만나서(交) 문제가 되게(至) 되면(皆交至), 비장이 신장을 상극하면서 즉, 비장이 산성 림프액을 신장으로 떠넘기게 되면서, 결국에 신장에서 병이 생기게 된다(病在腎). 그러면 뇌척수액을 통제하는 신장이 문제가 되고, 이어서 신장은 신경과 뇌에 직격탄을 쏜다. 그러면 뇌 신경에 과부하가 걸리면서 헛소리(讝)하고, 지나가는 사람들에게 괜히 욕(罵)을 하기도 하는 이상 행동(妄行)을 보이며(罵讝妄行), 뇌 신경 이상으로 전질이 발생하고, 결국은 미쳐버린다(巔疾爲狂). 이음과 일양에서 문제가 발생하면(二陰一陽) 즉, 신장과 담에서 문제가 발생하면, 병은 신장에서 분출된다(病出於腎). 즉, 담이 문제가 되면, 자동으로 간이 문제가 되고, 그러면 간은 많은 양의 암모니아 염을 신장으로 떠넘기면서 자동으로 병은 신장에서 분출된다(病出於腎). 그러면 과부하에 걸린 신장은 산성 정맥혈을 우 심장으로 퍼부어버린다. 즉, 신장의 기운인 음기(陰氣)가 심장에 객으로 유입된 것이다(陰氣客遊於心). 그런데 신장에서 우 심장으로 체액이 올라가기 위해서는 심장 아래(脘下)에 있는 빈 구멍(空竅)인 횡격막 구멍(堤:실굽)을 반드시 통과해야 한다(脘下空竅). 그런데 이 구멍 사이를 오가는 체액관에 산성 체액이 적체되면, 횡격막 구멍(堤:실굽)은 막히고, 이어서 심장과 심장 아래쪽 부분은 불통하고 만다(堤閉塞不通). 즉, 혈액 공급이 막히고 만다. 그러면 혈액 순환에서 제일 문제가 되는 사지는 과잉 산이 적체되면서 떨어져(別) 나갈(離) 것과 같은 통증에 시달린다(四支別離). 일음과 일양이 문제가 되면(一陰一陽) 즉, 간과 담이 문제가 되면, 간은 엄청난 양의 산성 림프액을 생성하게 되고, 이 림프액은 비장으로 떠넘겨진다. 그러면 비장맥인 대맥(代)은 끊기다시피 한다(代絶). 그런데 만일에 이(此) 비장의 음기(陰氣)가 체액 순환을 따라서 우 심장에까지 도달하게 되면(此陰氣至心), 신장과 담에서 문제가 발생할 때처럼 횡격막을 두고 상하(上下)로 체액의 흐름이 비정상(無常)이 되고(上下無常), 체액의 출입이 막혀버리면(出入不知), 비장의 체액은 오갈 데가 없어지게 되고, 그러면 비장이 통제하는 림프선인 목(喉咽)의 편도선은 건조해진다(喉咽乾燥). 이때 병은 당연히 비장에 존재하게 된다(病在土脾). 이번에는 이양과 삼음이 문제가 되면(二陽三陰) 즉, 위장과 비장이 문제가 되면, 병은 비장인 지음이 통제하는 모든 림프절에 존재하게 된다(至陰皆在). 그러면 림프절에서는 과잉 산을 음기인 콜라겐으로 중화하면서 음기(陰)가 양기(陽)를 압도(不過)해버린다(陰不過陽). 그러면 양기가 음기를 저지(止)할 수가 없게 된다(陽氣不能止陰). 그러면 음양의 결합으로 만들어진 콜라겐 덩어리는 서로 병합(並)되면서, 결국에 체액 순환을 막아(絶) 버린다(陰陽並絶). 그러면 산성 간질액을 최종 중화 처리하는 폐(浮)는 엉망이 되고 만다. 그러면, 이 덕분에 폐(浮)는 혈가(血瘕)를 만들어 내게 된다(浮爲血瘕). 폐가 이렇게 망가지면, 폐는 이산화탄소를 처리하지 못하게 되고, 이어서 이산화탄소는 중조를 만들어 내게 되고, 이어서 중조는 염을 처리하는 신장(沈)을 과부하로 몰고 가게 되고, 결국에 신장이 처리하는 삼투압 기질인 염이 정체되면서 부종(胕)을 만들어 내게 되고, 이 부종은 체액 순환을 막으면서 농(膿)을 만들어낸다(沈爲膿胕). 즉, 현재는 음양 모두가 강하게 반응하고 있는 상태이다(陰陽皆壯). 결과는 산성 체액의 최종 처리자인 폐가 기능 부전에 시달리면서, 인체 하부에 음양이 모두 정체되어 몰린다(下至陰陽). 즉, 체액 순환이 어려운 하지에 체액의 정체가 심하게 된다. 그리고 천문에서 보면, 상합(上合)과 하합(下合)이 있는데, 여기서 합(合)이라는 말은 합쳐진다(合)는 뜻이다. 즉, 이는 행성과 지구와 태양이 일직선 위에서 궤도가 합쳐(合)지는 상태를 말한다. 이 현상은 건강에 아주 중요한 변수이다. 행성과 태양이 지구를 향해서 일직선 위로 궤도를 맞추면, 이들의 중력이 지구의 중력을 간섭하게 되고, 이어서 인체의 CRY 활동에 변동이 생기면서 인체의 과잉 산 중화 능력에 변동이 온다. 그리고 상합(上合)은 행성의 궤도가 지구와 태양의 궤도와 일 직선 위에 있기는 하지만, 행성이 태양 뒤편에 자리하고 있으므로, 지구는 태양의 빛을 그대로 받게 되면서, 지구는 밝게 되고(上合昭昭), 행성이 태양의 중력을 간 섭하면서, 지구의 중력은 태양의 간섭에서 벗어나게 되고, 이어서 CRY 활동이 늘 면서, 이어서 CRY가 더 많은 과잉 산을 중화할 수 있으므로, 이때는 인체의 면역 력이 좋아진다. 반대로 하합(下合)은 행성이 태양과 지구의 가운데에 위치하면서 태양 빛을 막아버리면서, 지구가 어두워지는 때이다(下合冥冥). 그런데 이때는 태양 의 중력과 행성의 중력이 힘을 합쳐서 지구의 중력을 빼앗아 버리기 때문에, 지구 의 중력은 힘을 잃게 되고, 이어서 CRY 활동이 줄면서 인체의 면역력이 떨어진 다. 그래서 진단(診)하면서, 건강의 면역이라는 측면에서 보면, 병이 든 환자 특히 중병이 든 환자의 입장에서 상합(上合)과 하합(下合)은 말 그대로 생사의 시기(期) 를 결정짓는 중요한 인자가 된다( 診決死生之期). 즉, 상합(上合)과 하합(下合)은 인 체의 에너지 대사를 교란시킬 수가 있다. 그래서 의사는 환자를 진단(診)해서 환자 의 생사 날짜(期)를 예측(決)할 때는(診決死生之期), 그 해(歲) 초기(首)에 상합과 하 합(合)에 따라서(遂) 생사를 예측해야만 한다(遂合歲首). 상합과 하합을 제일 잘 볼 수 있는 때가 달(月)이 만드는 삭(朔)과 망(望)이다.

제3장

雷公曰, 請問短期. 黃帝不應, 雷公復問. 黃帝曰, 在經論中. 雷公曰. 請聞短期. 黃帝曰, 冬三月之病, 病合於陽者, 至春正月, 脈有死徵, 皆歸出春. 冬三月之病, 在理, 已盡, 草與柳葉, 皆殺. 春陰陽皆絶, 期在孟春. 春三月之病, 曰陽殺, 陰陽皆絶, 期在草乾. 夏三月之病, 至陰不過十日. 陰陽交, 期在溓水. 秋三月之病, 三陽俱起, 不治自已, 陰陽交合者, 立不能坐, 坐不能起. 三陽獨至, 期在石水, 二陰獨至, 期在盛水.

　　뇌공이 말한다(雷公曰). 단기에 대해서 여쭤보고 싶습니다(請問短期). 황제가 무대응한다(黃帝不應). 뇌공이 재차 묻는다(雷公復問). 황제가 말한다(黃帝曰). 경론에 있는 내용이다(在經論中). 뇌공이 말한다(雷公曰). 단기에 대해서 듣고 싶습니다(請聞短期). 황제가 말한다(黃帝曰). 겨울 3개월 동안의 병은(冬三月之病), 양(陽) 문제로 귀결된다(病合於陽者). 즉, 겨울은 일조량이 부족해서 CRY 활동이 줄면서 과잉 산(陽)의 중화가 잘 안 되고, 과잉 산(陽)은 염(鹽)으로 저장된다. 이렇게 겨울 3개월 동안의 병은 저장된 염에서 발생하는데, 겨울에는 가만히 있다가 봄이 되면 일조량이 늘면서 시작된다. 그래서 봄인 일 월이 돌아오면(至春正月), 맥은 죽은 사람처럼 아주 약해진다(脈有死徵). 즉, 겨울에 과도하게 쌓인 염이 한꺼번(皆)에 간질로 쏟아지면서(歸出) 체액 순환을 막아버리기 때문이다(皆歸出春). 그래서 겨울에 만들어진 병의 원인 인자들은(冬三月之病), 간질(理:腠理)에서 존재하다가 문제를 일으킨다(在理). 이때 간질에 있는 알칼리가 이미(已) 고갈(盡)되었다면(已盡), 초목이 피어나는 시기에(草與柳葉), 모두 죽는다(皆殺). 즉, 초목이 피어나는 시기는 일조량이 늘면서 과잉 산이 간질로 쏟아지기 시작하는 시점이다. 이때 이미 알칼리는 고갈된 상태이기 때문에 당연히 죽는다. 즉, 이때 음양의 기운이 모두 끊긴 상태가 된다(春陰陽皆絶). 정확한 시기는 바로 맹춘 즉, 입춘이다(期在孟春). 봄 3개월의 병은(春三月之病), 양살이라고 부른다(曰陽殺). 즉, 이는 과잉 산(陽)이 죽인다(殺)는 뜻이다. 봄기운이 아주 강해지면서 날씨는 점점 더 더워진다. 이때 간질로 아주 많은 양의 과잉 산이 쏟아지면서 음양의 기운은 끊기고 만다(陰陽皆絶). 즉,

음양이 주도하는 체액 순환이 막힌다. 이런 상태의 봄(期)은 봄 날씨가 더워져서 풀을 말릴 정도의 더위가 왔을 때이다(期在草乾). 즉, 이때 환자가 죽는다는 것이다. 여름 3개월의 병은(夏三月之病), 장하(至陰)가 오면 겨우 10일을 못 넘기고 죽는다(至陰不過十日). 이때는 음양이 교차하는 시기이며(陰陽交), 이때는 습기(溓水)가 아주 많은 시점이다(期在溓水). 즉, 여름은 과도한 일조량 때문에 호르몬 분비가 과도해지면서 간질에 과잉 산이 넘쳐난다. 그런데 이때 장하가 와서 습기가 많아지면, 습기로 인해서 피부 호흡을 하지 못하게 되면서, 피부로 간질의 과잉 산이 빠져나가지 못하게 되고, 이어서 환자의 증세는 더욱더 악화된다. 즉, 음(濕:장하)과 양(熱:여름)이 교차(交)하는 시점이 환자에게는 제일 위험한 시기이다. 가을 3개월 동안에 병이 났을 때(秋三月之病), 모두(俱), 삼양(三陽)인 양명의 기운이 일으킨 병이다면(三陽俱起), 가을만 지나면 당연히 치료하지 않아도(不治), 자연스럽게 치유(自已)되게 된다(不治自已). 그런데 음과 양이 서로 불균형이 일어나서 서로 중화 반응(交合)을 일으키면(陰陽交合者), 이어서 응집물이 생기게 되고, 이어서 부종이 발생한다. 이 결과로 일어선 상태에서 앉으려면 아주 힘이 들고(立不能坐), 앉은 상태에서 일어나려면 아주 힘이 든다(坐不能起). 그런데 음기가 부족하고 가을 기운인 삼양(三陽)만 독주(獨至)를 하게 되면(三陽獨至), 가을의 쌀쌀한 기운 때문에 과잉 산은 염으로 저장되면서, 결국에 염을 전문적으로 처리하는 신장에서 문제가 발생한다. 그래서 이 기간(期)에는 당연히 신장(石水)에 문제가 존재한다(期在石水). 석(石)은 신장을 의미한다. 이번에는 이음인 겨울에 과잉 산이 독주하게 되면(二陰獨至), 이 시기(期)는 신장(盛水)에 문제가 존재하게 된다(期在盛水). 겨울은 염으로 과잉 에너지를 저장하기 때문에, 염이 과잉되면, 염을 전문적으로 처리하는 신장이 문제가 되는 것은 당연하다.

## 제80편. 방성쇠론(方盛衰論)

제1장

雷公請問, 氣之多少, 何者爲逆, 何者爲從. 黃帝荅曰, 陽從左, 陰從右. 老從上, 少從下. 是以春夏歸陽爲生, 歸秋冬爲死. 反之則歸秋冬爲生, 是以氣, 多少逆, 皆爲厥.

　뇌공이 묻는다(雷公請問). 기의 다소는(氣之多少), 어떻게 역을 만들고(何者爲逆), 종을 만드나요(何者爲從)? 황제가 대답한다(黃帝荅曰). 양은 좌를 따르고(陽從左), 음은 우를 따르고(陰從右), 노는 위를 따르고(老從上), 소는 아래를 따른다(少從下). 뇌공이 물어본 것이 기의 다소(氣之多少)이기 때문에, 기(氣)를 중심으로 생각하면 되는데, 여기서 기(氣)란 건강에 관련된 기운으로서 사계절의 기운을 말한다. 그래서 봄, 여름, 장하, 가을, 겨울을 보면(육기로 봐도 된다), 따뜻한 기운인 양(陽)을 만들어내는 봄과 여름은 장하를 기준으로 좌측에 자리하고 있고(陽從左), 쌀쌀한 기운인 음(陰)을 만들어내는 가을과 겨울은 우측에 자리하고 있다(陰從右). 이 기운들은 결국에 하늘(上)이 만들어내기 때문에, 하늘(上)에서 만들어진 기운이 노쇠(老衰)해지면(老從上), 당연히 땅(下)이 받는 기운도 적어질(少) 수밖에 없다(少從下). 이런 관계 때문에(是以), 봄과 여름에 양기(陽)인 열기가 돌아오면(歸) 간질에 과잉 산이 쌓이면서 역(逆)한 기운이 생겨(生)나게 되고(是以春夏歸陽爲生) 즉, 기(氣)가 역(逆)하게 되고, 가을과 겨울이 되면, 일조량이 감소하면서 호르몬 분비 자극이 줄고, 간질에 과잉 산은 없어지고, 이어서 기(氣)가 역(逆)하는 현상은 없어질(死) 수밖에 없다(歸秋冬爲死). 즉, 반대로(反之) 가을과 겨울이 돌아오면(歸) 기(氣)가 종(從)하는 현상이 만들어지는(生) 것이다(反之則歸秋冬爲生). 이러한 연유 때문에(是以), 기의 다소 문제로 인해서 기(氣)의 역(逆)이 만들어지면(是以氣多少逆), 어떤 경우가 되든지 간에 체액의 순환에 장애가 오는 궐(厥)이 만들어진다(皆爲厥).

問曰, 有餘者厥耶. 荅曰, 一上不下, 寒厥到膝. 少者秋冬死. 老者秋冬生, 氣上不下, 頭
痛巔疾. 求陽不得, 求陰不審, 五部隔無徵, 若居曠野, 若伏空室, 綿綿乎屬不滿日. 是以
少氣之厥. 令人妄夢, 其極至迷, 三陽絶, 三陰微, 是爲少氣, 是以肺氣虛, 則使人夢, 見
白物, 見人斬血藉藉. 得其時, 則夢見兵戰. 腎氣虛, 則使人夢, 見舟舩溺人, 得其時, 則
夢伏水中, 若有畏恐. 肝氣虛, 則夢見菌香生草, 得其時, 則夢伏樹下不敢起. 心氣虛, 則
夢救火陽物, 得其時, 則夢燔灼. 脾氣虛, 則夢飮食不足, 得其時, 則夢築垣蓋屋. 此皆五
藏氣虛, 陽氣有餘, 陰氣不足, 合之五診, 調之陰陽, 以在經脈.


뇌공이 묻는다(問曰). 과잉 산이 유여한 경우에 궐은 어떤가요(有餘者厥耶)? 황제
가 대답한다(荅曰). 오르락(一上) 내리락(一下) 하는 인체의 기운이 산 과잉(有餘)으
로 인해서 올라오기만 하고 내려가지 못하면(一上不下) 즉, 하지에서 체액 순환이
안 되면, 당연히 하지에서 한궐(寒厥)이 발생하고, 하지 체액 순환의 분기점 중에
서 하나인 무릎에서도 한궐이 생긴다(寒厥到膝). 이때 일조량이 줄어들어서 면역력
이 약해지는 가을과 겨울에 인체 안에 알칼리가 부족(少)하게 되면 죽고(少者秋冬
死), 과잉 산(有餘)이 줄어들어서 없어진다면(老) 가을과 겨울에도 살아남는다(老者
秋冬生). 이렇게 기가 올라오기만 하고 내려가지 못한다면(氣上不下:一上不下), 어떻
게 될까? 여기서 기가 올라온다는 말((氣上:一上)은 산성 체액이 최종 종착지인 폐
로 모여든다는 뜻이다. 여기서 폐를 기준으로 인체의 비중을 보면, 폐 아래쪽 부
분과 폐 위쪽 부분은 비교가 안 될 만큼 폐 아래쪽 부분의 비중이 훨씬 더 크다.
그 결과로 이런 상태에서는 폐 위쪽 부분인 머리에서 폐로 내려오는 산성 체액은
정체되고 만다. 그러면 이 상태는 뇌에 직격탄을 날리게 된다. 그 결과로 두통과
전질 등이 생기는 것은 당연하다(頭痛巔疾). 이때 정체된 과잉 산(陽)을 치료(求)해
서 제거하지 못하거나(求陽不得), 알칼리(陰)의 보충(求)을 게을리(不審)한다면(求陰
不審), 오장육부(五部)는 막히게 되고(隔), 이어서 제 기능(徵)을 하지 못하기(無) 때
문에(五部隔無徵), 마치(若) 인간이 황야에 거주하는 것 같고(若居曠野), 아무것도
없는 빈집에 사는 것과 같이 된다(若伏空室). 이런 상태가 계속 이어진다면(綿綿
乎), 하루도 살아남을 수가 없다(綿綿乎屬不滿日). 이렇게 해서 생기는 것이(是以),

알칼리 부족(少氣)으로 인한 궐(厥)이다(是以少氣之厥). 이렇게 혈액 순환이 잘 안 되는 궐에 걸리면, 환자는 인체의 기능 저하(夢)로 인해서 망령된 행동을 하게(令) 되며(令人妄夢), 이 상태가 극(極)에 달(至)하면, 정신이 혼미(迷)해진다(其極至迷). 여기서는 하늘이 주는 기운인 육기의 문제를 다루고 있으므로, 삼양과 삼음을 거론하고 있다. 그래서 인체에서 과잉 산을 체외로 버려서 인체를 알칼리로 만들어 주는 삼양의 기운이 끊기고(三陽絶), 과잉 산을 열로 중화시키는 삼음의 기운이 아주 약해지면(三陰微), 당연히 알칼리 부족(少氣)에 시달리게 된다(是爲少氣). 이런 상태가 되면(是以), 산성 체액을 최종적으로 처리해서 알칼리로 만들어주는 폐의 기운(肺氣)은 허약(虛)해지고 만다(是以肺氣虛). 그러면, 이 허약해진 폐의 기운이 인체(人)를 허약(夢)하게 만들면서(使), 결국은 폐가 처리하지 못한 이산화탄소는 중조로 변하고, 결국에 신장이 중조를 처리하게 되고, 이때 알부민과 같은 단백질이 신장의 과잉 산 중화제로 사용되면서 소변이 뿌옇게(白物) 나오게 된다(則使人夢見白物). 즉, 이때는 단백뇨(蛋白尿:proteinuria)를 보게 된다. 폐는 산성 체액을 알칼리로 만들어서 좌 심장에 공급하는데, 폐가 이렇게 허약해지면, 좌 심장에 공급되는 혈액은 참혈(斬血) 즉, 산성 혈액이 되고, 이 산성 혈액은 좌 심장을 공격(藉藉)하게 된다(見人斬血藉藉). 이런 상태로 가을을 맞이하면(得其時), 허약해진(夢) 폐의 기운 때문에, 인체는 상하게 되면서(兵) 혼란(戰)이 일어난다(則夢見兵戰). 이제 폐 문제는 당연히 신장 문제로 이어지고, 그러면 신장은 허해지고 만다(腎氣虛). 그러면 인체(人)는 허약(夢)해지게 되는데(使), 이는 수분을 실어 나르는 신장(舟舡)이 인체(人)를 약(溺)하게 만든 것이다(則使人夢, 見舟舡溺人). 이런 상태로 겨울을 맞이하면(得其時), 허약(夢)해진 신장의 기운 때문에, 수분(水)이 인체(人) 안에(中) 저류(伏)되게 된다(則夢伏水中). 즉, 신장이 약해져서 삼투압 기질인 염(鹽)을 제대로 처리하지 못하면, 인체에 수분이 저류되면서 인체는 부종에 시달리게 된다. 또(若), 신장은 부신을 통해서 아드레날린을 과다 분비하면서 깜짝깜짝 놀라게 만든다(若有畏恐). 그런데 신장은 뇌척수액을 통제하고 있으므로, 신장 기능이 나빠지면, 담즙을 통해서 신경의 간질액인 뇌척수액의 산도를 결정하는 간이 문제에 봉착한다. 즉, 이때는 간이 더 많은 담즙을 처리해야만 하는 상황에 몰리는 것이다. 그래서 신장 문제는 자연스럽게 간을 허약하게 만들고 만다(肝氣虛). 그러면 간 기능이 허약(夢)해지면서, 간에 바이러스(菌)가 생길 수 있는 환경(香)이 만들어지고, 간을 짚(草)으로 만들어 버린다. 즉, 간염 바이러스가 간에 섬유화(草)를 일으킨다. 이런 상태에서 봄을 맞이하면(得其時), 간 기능 저하(夢)로 인해서, 나무가 아래(下) 뿌리에서 영양분을 끌어올리지(起) 못하듯이(則夢伏樹下不敢起), 간은 소화관에서 들어온 영양분을 제대로 처리하지 못하게 된다. 간은 산성 체액을 우 심장으로 보내기 때문에, 이제 우 심장이 갑자기 날벼락을 맞는다(心氣虛). 그러면 허약(夢)해진 심장의 기운 때문에, 심장(火)은 양물(陽物)의 기능(物)을 막아(救) 버린다(則夢救火陽物). 양물은 남자의 성기를 의미하는데, 심장이 좋지 않아서 하복부에 혈액 순환이 잘 안 되면, 정계 정맥총이 과부하에 걸리면서 발기가 안 되고, 불임에도 시달린다. 이런 상태에서 여름을 맞이하면(得其時), 기능이 저하(夢)된 심장으로 인해서 인체는 고열(燔灼)에 시달린다(則夢燔灼). 심장은 간질에 알칼리 동맥혈을 공급해서 산성 간질액을 중화 처리하는데, 심장이 문제가 되면, 산성 간질액을 처리하는 비장은 난리가 난다(脾氣虛). 그 결과로 비장이 허약(夢)해지면, 비장은 소화관을 책임지고 있으므로, 음식의 소화가 부족하게 되고, 이어서 영양 부족(不足)에 시달린다(則夢飮食不足). 이런 상태에서 장하를 맞이하면(得其時), 비장의 기능 저하(夢)로 인해서, 장하의 장마에 축대와 담장이 무너져서 집을 덮쳐서 망쳐 놓듯이(則夢築垣蓋屋), 인체에 영양 부족을 일으켜서 인체를 망쳐 놓는다. 앞에 예시한 이 모든 것들은 오장의 기운이 허약해져서 생기는 현상들이며(此皆五藏氣虛), 산(陽氣)이 과잉(有餘)이고(陽氣有餘), 알칼리(陰氣)가 부족(不足)해서 일어난 것이다(陰氣不足). 이 모든 요인을 종합해서(合之), 오장을 진찰하고(合之五診), 이어서 음양을 조절하게 되는데(調之陰陽), 결국에 이유(以)는 항상 경맥에 존재한다(以在經脈). 즉, 이는 면역과 체액 순환이 핵심이라는 뜻이다. 사족을 붙이자면, 여기서 몽(夢)을 꿈으로 해석하면, 해석이 엉망진창이 되어버린다. 마지막 문장에 경맥을 강조했듯이 핵심은 체액의 흐름이다. 그래서 해석도 체액의 순환을 고려해야 한다. 이 문장들도 체액 흐름도를 알면 해석이 쉬우나, 아니면 해석이 산으로 가고 만다.

제2장

診有十度, 度人, 脈度, 藏度, 肉度, 筋度, 兪度. 陰陽氣盡, 人病自具, 脈動無常, 散陰
頗陽, 脈脫不具, 診無常行, 診必上下, 度民君卿. 受師不卒, 使術不明, 不察逆從, 是爲
妄行. 持雌失雄, 棄陰附陽, 不知并合, 診故不明, 傳之後世, 反論自章.


　　진찰에는 10가지 법도가 있으니(診有十度), 이 법도는 사람을 헤아리(度:탁)는 것
인데(度人), 맥도(脈度), 장도(藏度), 육도(肉度), 근도(筋度), 유도(兪度)가 있다. 이들
의 허실(虛實)을 따지면, 10도(十度)가 된다. 여기서 도(度)는 헤아린다는 뜻의 탁
(度)이다. 이 다섯 가지를 이용해서 인체 상태를 헤아릴 수 있다는 것이다. 어떻게
이 다섯 가지를 이용해서 인체의 건강 상태를 추측할 수 있을까? 이 다섯 가지는
인체를 구성하는 전부라고 해도 과언이 아니다. 동양의학은 인체의 네트워크
(Network:網)를 모두 다 이용한다. 이 네트워크의 숫자가 5개이다. 그래서 이 5
개의 네트워크 상태의 허실(虛實)을 측정(度)하는 것이 10도(十度)이다. 이 10도(十
度)는 결국에 오장의 상태를 측정하는 것과 똑같은 결과를 가져온다. 그 이유는
이 10도(十度)가 오장이 주도하는 네트워크를 측정하는 것이기 때문이다. 먼저 심
장이 운용하는 혈관이 있는데, 이 혈관 네트워크의 상태를 측정하는 것을 맥도(脈
度)라고 부른다. 그리고 이 맥도 옆에는 면역을 책임지고 있는 비장이 운용하는
림프계(lymphatic system)가 있는데, 이 네트워크 상태를 측정하는 것을 육도(肉
度)라고 부른다. 육도에게 간질액을 전해주는 콜라겐 연결조직으로 이루어진 결합
조직계(또는 間質系:connective tissue system:結締組織系)가 있는데, 이 네트워크
상태를 측정하는 것을 유도(兪度)라고 부른다. 여기서 유(兪)는 '물을 대다'라는 뜻
의 주(注)의 개념이다. 즉, 간질은 체액의 흐름을 주도하기 때문이다. 이 유도(兪
度)를 수도(兪度)로 해석해도 된다. 즉, 오수혈이 책임지는 오장의 고유 체액을 유
통하는 수도(兪度)로 해석해도 똑같다. 수도(兪度)도 체액을 유통하기는 마찬가지이
기 때문이다. 이 네트워크는 산성 간질액을 최종 처리하는 폐가 책임을 지고 있
다. 이제 근도와 장도가 남아있다. 여기서 근(筋)의 뜻은 이중적인 의미를 보유하

고 있다. 즉, 근은 근육(筋肉)이라는 뜻과 정맥(筋)이라는 뜻을 동시에 보유하고 있다. 여기서 근육은 근막(fascia:筋膜)이라는 개념도 포함하고 있다. 이렇게 정맥과 근육이 연결되는 이유는 정맥의 근육에 수축성이 강한 근육이 붙어있기 때문이다. 그래서 정맥혈을 통제하는 간이 근육 문제에 개입한다. 이 근막(fascia:筋膜) 네트워크 상태를 측정하는 것을 근도(筋度)라고 부른다. 인체를 지배하는 네트워크 중에서 나머지 하나는 신경계(nervous system:神經系)이다. 이 신경계는 척수를 통해서 오장(藏)을 통제한다. 그래서 장도(藏度)라고 부른다. 물론 척수는 뇌척수액이 담당하기 때문에 신장과 연계된다. 그래서 이 네트워크 상태를 측정하는 것을 장도(藏度)라고 부른다. 이 다섯 가지 네트워크를 점검해보면, 인체의 모든 것을 하나도 빠짐없이 알 수가 있게 된다. 음과 양의 기운이 고갈되면(陰陽氣盡), 인간의 병은 자연스럽게 스스로 생긴다(人病自具). 너무나 당연한 이야기이다. 맥동이 정상적이지 못하면서(脈動無常), 알칼리(陰)가 고갈(散)되고, 산(陽)이 우위(頗)를 점한다면(散陰頗陽), 맥은 정상에서 벗어나서(脫) 불구(不具)가 돼버린다(脈脫不具). 너무나 당연한 이야기이다. 이럴 때 인체를 진단하면. 체액 순환(行)이 비정상으로 나타난다(診無常行). 진단할 때는 반드시 인체 전체(上下)를 진단해야 하며(診必上下), 평민인지 공경대부인지 헤아려야 한다(度民君卿). 의술을 제대로 전수받지 못하면(受師不卒), 의술을 명확하게 사용할 줄 모르며(使術不明), 역종도 구별할 줄 몰라서(不察逆從), 망령된 행동을 할 수밖에 없다(是爲妄行). 그러면 인체를 약하게 하는 것(雌)은 붙잡고, 거꾸로 강하게 하는 것(雄)은 버리며(持雌失雄) 즉, 병을 낫게 하는 알칼리(陰)는 버리고, 거꾸로 병을 만드는 산(陽)은 추가하며(棄陰附陽), 음과 양의 상호(并) 배합(合) 원리도 모른다(不知并合). 이렇게 진단의 원리(故)가 불명확하게(診故不明) 후세에 전달되면(傳之後世), 병은 치료되지 않고, 오히려 다른 병이 나타나기 때문에, 당연히 스스로 반론(反論)만 무성(章)하게 만든다(反論自章). 즉, 원리를 무시하고, 원리가 틀렸다고 반론을 제기하는 것이다. 이 부분의 해석은 기존의 10도 정의에 얽매이게 되면, 상당히 불편하게 다가올 것이다. 필자가 보기에는 10도에 대한 기존의 정의가 틀린 것이 명확했기 때문에, 이 해석을 제시하는 것이다. 해석은 논리가 맞아야만 한다. 물론 판단은 독자 여러분의 몫이다.

至陰虛, 天氣絶, 至陽盛, 地氣不足. 陰陽並交, 至人之所行. 陰陽並交者, 陽氣先至, 陰氣後至. 是以聖人持診之道, 先後陰陽而持之, 奇恒之勢, 乃六十首, 診合微之事, 追陰陽之變, 章五中之情, 其中之論, 取虛實之要, 定五度之事, 知此乃足以診.

땅이 만드는 지음(至陰)이 약해지면(至陰虛), 땅에 있는 에너지를 하늘로 올려보내지 못하기 때문에, 자연스럽게 하늘의 기운은 끊어지게 된다(天氣絶). 이번에는 하늘이 만드는 지양(至陽)이 하늘에서만 왕성(盛)하게 되면(至陽盛), 땅으로 내려보내는 에너지가 부족해지면서 지기는 부족하게 된다(地氣不足). 이런 극단적인 경우를 떠나서, 하늘과 땅이 만들어내는 음기와 양기가 서로 어우러져서 교류하면(陰陽並交) 즉, 정상적인 에너지 환경이 조성되면, 현명한 지인(至人)이 행동(行)하는 이유(行)가 된다(至人之所行). 음기와 양기가 서로 어우러져서 교류한다는 것은(陰陽並交者) 즉, 정상적인 음양의 교류는 양기인 하늘의 기운이 먼저(先) 땅에 도달하고(陽氣先至), 그다음(後)에 땅의 기운인 음기가 반응(至)하는 것이다(陰氣後至). 이런 경우들을 고려해서, 성인은 진단의 원리를 지킨다(是以聖人持診之道). 즉, 음양의 선후 관계를 따져서 지키며(先後陰陽而持之), 기항지부의 성쇠(奇恒之勢)까지 따지며, 양손 촌관척의 60수까지 고려하기에 이른다(乃六十首). 진단할 때 조그만(微) 실마리(事)까지 포함하고(診合微之事), 음양의 변동(變) 이유를 추적하며(追陰陽之變), 오장(五中)의 상태를 구별(章)해서(章五中之情), 그 상태를 따져보고(其中之論), 허실의 핵심(要)을 취하고(取虛實之要), 진단에 오도(五度)의 문제(事)를 어떻게 이용할 건지 결정한다(定五度之事). 이런 사실들을 알면(知此) 만족할만한 진단에 이르게 된다(知此乃足以診). 이 정도면 신의일 것이다.

是以切陰不得陽, 診消亡. 得陽不得陰, 守學不湛. 知左不知右, 知右不知左, 知上不知下, 知先不知後. 故治不久. 知醜知善, 知病知不病, 知高知下, 知坐知起, 知行知止. 用之有紀, 診道乃具, 萬世不殆.

그래서 진단을 할 때 음은 모두(切) 얻고 양은 얻지 못하면(是以切陰不得陽) 즉, 음의 상태는 알았으나, 양의 상태를 모르면, 진단이라는 것은 음과 양이라는 양쪽을 보면서, 병의 원인이 되는 양(陽)을 보는 것이기 때문에, 이 상태에서는 결국에 진단을 망치고 만다(診消亡). 거꾸로 양의 상태는 알았으나 음의 상태를 모른다면(得陽不得陰), 병의 원인은 알았으나 치료법을 모르는 것이기 때문에, 공부를 깊이 있게 하지 못한 것이다(守學不湛). 좌는 알고 우는 모른다거나(知左不知右), 우는 알고 좌는 모른다거나(知右不知左), (여기서 좌는 계절의 양기를 우는 계절의 음기를 말한다. 즉, 삼양삼음을 말하고 있다), 위는 알고 아래를 모른다거나(知上不知下), (위는 하늘, 아래는 땅이다), 선은 아나 후를 모른다면(知先不知後), (양기가 먼저 도달하고 음기가 나중에 반응하는 것을 말한다), 이런 치료법은 오래 가지 못한다(故治不久). 치료에 이익이 되는 것(善)과 이익이 안 되는 것(醜)을 알고(知醜知善), 병과 병이 아닌 것을 구별할 줄 알고(知病知不病), 병이 심함 정도를 알고(知高知下), 부양(起)시켜줘야 할 것을 알고 없애줘야(坐) 하는 것을 알고(知坐知起), 치료해야 할 때를 알고 중지할 때를 알고(知行知止), 적용(用)할 수 있는 원칙(紀)을 가지고 있으면(用之有紀), 진단의 원리를 모두 구비하기에 이르면서(診道乃具), 이런 진단법은 영원히(萬世) 없어질 염려가 없을 것이다(萬世不殆). 이는 한마디로 완벽한 의사를 요구하고 있다. 아마 편작 정도가 아닐까?

起所有餘, 知所不足. 度事上下, 脈事因格. 是以形弱氣虛, 死. 形氣有餘, 脈氣不足, 死. 脈氣有餘, 形氣不足, 生.

과잉 산이 생기는 이유를 알고(起所有餘), 알칼리가 부족한 이유를 알고(知所不足), 인체(上下)에서 일어나는 일(事)을 헤아려보았을 때(度事上下), 맥의 상태(事)가 이로 인해서(因) 장애(格)를 받으면(脈事因格), 이것은 신체가 허약하고 기운도 허약해졌다는 것이기 때문에(是以形弱氣虛), 당연히 죽는다(死). 육체(形氣)에 과잉 산(有餘)이 존재하고 있고(形氣有餘), 맥상(脈氣)은 알칼리 부족(不足)으로 나타나면(脈氣不足), 죽는다(死). 육체에 과잉 산이 존재하면, 맥으로 과잉 산을 계속 공급될 텐데, 이때 맥에 알칼리가 부족한 상태라면, 당연히 조만간에 알칼리 고갈로 인해서 죽을 것이다. 맥상에 과잉 산이 존재하고 있는 것이 나타나고(脈氣有餘), 육체는 알칼리가 부족하면(形氣不足), 살아남는다(生). 맥에 과잉 산이 존재한다고 하더라도 육체가 산 과잉이 아닌 알칼리가 부족하다면, 인체 외부에서 인체 내부로 알칼리를 공급해주게 되면, 육체에 알칼리가 채워지게 되고, 그러면 육체는 맥으로 알칼리를 공급해서 맥에 존재하는 과잉 산을 중화하면 되기 때문에, 이때 환자는 당연히 살아남는다. 너무나 당연한 이야기이다. 그러나 조건이 붙게 된다. 즉, 체액의 흐름을 정확히 파악할 수 있어야만 가능한 일이다.

제3장

是以診有大方, 坐起有常, 出入有行, 以轉神明, 必淸必淨, 上觀下觀, 司八正邪, 別五中部, 按脈動靜, 循尺滑濇, 寒溫之意, 視其大小, 合之病能, 逆從以得, 復知病名. 診可十全, 不失人情. 故診之. 或視息視意. 故不失條理, 道甚明察. 故能長久, 不知此道, 失經絶理, 亡言妄期. 此謂失道.

그래서 진단해서 처방할 때는 대방(大方)이 있고(是以診有大方), 기운을 가라앉히고(坐) 부양(起)시키는 데는 법칙(常)이 있고(坐起有常), 체액의 유출입(出入)은 순행(行)하는 방향이 정해져 있고(出入有行), 이 체액들은 흘러 흘러(以轉) 우(右) 심장(神明)으로 들어가는데(以轉神明), 다시 우 심장에서 폐로 들어간다. 이 산성 체액이 좌 심장으로 공급되기 위해서는, 반드시(必) 폐(淸)을 거쳐야 하며, 반드시(必) 폐에서 산성 체액이 알칼리로 정화(淨)되어야 한다(必淸必淨). 하늘(上)과 땅(下)을 관찰해서 즉, 천기와 지기를 관찰해서(上觀下觀), 8정(八正)과 8사(八邪)를 다스리고

(司八正邪), 오장(五中)과 육부(部)를 구별하고(別五中部), 맥동(脈動)을 안정 시켜주며(按脈動靜), 막힌 맥들(滑濇)을 측정(尺)해서 순환(循)시켜주며(循尺滑濇), 체온(寒溫)을 알아보고(寒溫之意), 이 요인들의 정도(大小)를 보고(視其大小), 이들을 종합해서(合之) 능히 병을 진단하고 치료한다(合之病能). 역종을 이해하고(逆從以得), 게다가(復) 병의 상태(名)까지 알면(復知病名), 완벽(十全)한 진단이 가능하다(診可十全). 인간의 인체 상태(情)를 놓치지 않는 것이(不失人情), 바로 진단이다(故診之). 때로는 환자의 호흡(息)을 보고, 때로는 환자의 마음(意)을 읽어서(或視息視意), 진단과 치료의 원칙(條理)을 잃지 않는 것이다(故不失條理). 의술의 원리를 깊이 연구하고 명확하고 세심한 관찰을 할 줄 알면(道甚明察), 이 의술은 오래오래 보존된다(故能長久). 이런 원리를 모르고(不知此道), 경맥(經)이 끊어지는 원리(絕理)도 모른다면(失經絕理), 병에 대해서 자기 멋대로 말하고(亡言), 자기 멋대로 예측(妄期)한다(亡言妄期). 이것을 보고 원칙을 잃었다고 말한다(此謂失道).

# 제81편. 해정미론(解精微論)

제1장

黃帝在明堂, 雷公請曰, 臣授業傳之, 行教以經論, 從容形法, 陰陽刺灸, 湯藥所滋, 行治有賢不肖, 未必能十全, 若先言悲哀喜怒, 燥濕寒暑, 陰陽婦女. 請問其所以然者, 卑賤富貴, 人之形體所從. 群下通使, 臨事以適道術, 謹聞命矣. 請問有毚愚仆漏之問, 不在經者, 欲聞其狀. 帝曰, 大矣. 公請問. 哭泣而淚不出者, 若出而少涕, 其故何也. 帝曰, 在經有也. 復問, 不知水所從生, 涕所從出也. 帝曰, 若問此者, 無益於治也. 工之所知, 道之所生也.

　황제가 집무실에 있는데(黃帝在明堂), 뇌공이 청해서 묻는다(雷公請曰). 제가 수업을 전수 받아서(臣授業傳之) 경론, 종용, 형법, 음양, 침구, 탕약의 효과를 가르치고 있습니다(行教以經論, 從容形法, 陰陽刺灸, 湯藥所滋). 또, 치료도 하고 있는데, 제가 능력이 부족해서(行治有賢不肖), 완벽하게 실행하지 못하고 있습니다(未必能十全). 선생님께서 먼저 말씀하시길, 먼저 비애희노(若先言悲哀喜怒), 조습한서(燥濕寒暑), 음양부녀를 말씀하셨는데(陰陽婦女), 그렇게 말씀하신 이유를 듣고 싶습니다(請問其所以然者). 비천부귀(卑賤富貴) 그리고 사람의 신체에 따라서(人之形體所從), 모든 사람(群下)에게 통용되도록 하고(群下通使), 치료에 임할 때는 적절한 원리와 의술을 사용했으며(臨事以適道術), 선생님의 말씀을 성실히 따랐습니다(謹聞命矣). 약삭빠른 토끼가 어리석게 엎드려서 눈물을 흘리면서 하는 질문 같기는 합니다만(請問有毚愚仆漏之問), 경론에는 없는(不在經者), 병증에 대해서 듣고 싶습니다(欲聞其狀). 황제가 말한다(帝曰). 질문의 폭이 크구나(大矣)! 뇌공이 다시 청해서 묻는다(公請問). 울기는 하는데 눈물이 나오지 않는 경우나(哭泣而淚不出者), 눈물은 나오는 것 같은데 콧물이 적게 나온다면(若出而少涕), 그 이유는 무엇인가요(其故何也)? 황제가 말한다(帝曰). 경전에 있는 내용이다(在經有也). 뇌공이 거듭 묻는다(復問). 눈물(水)이 만들어지는(生) 이유를 모르겠고(不知水所從生), 콧물(涕)이 나오는 이유도 모르겠습니다(涕所從出也). 황제가 말한다(帝曰). 이런 종류의 질문은(若問此者),

환자를 치료하는 데는 무익하나(無益於治也), 의사로서는 알아야 한다(工之所知). 이 안에서 의학의 원리가 생겨나기 때문이다(道之所生也).

제2장

夫心者, 五藏之專精也. 目者其竅也. 華色者其榮也. 是以人有德也, 則氣和於目. 有亡, 憂知於色. 是以悲哀則泣下. 泣下. 水所由生. 水宗者積水也. 積水者至陰也. 至陰者腎之 精也. 宗精之水, 所以不出者. 是精持之也. 輔之裹之. 故水不行也. 夫水之精爲志, 火之 精爲神, 水火相感, 神志俱悲, 是以目之水生也. 故諺言曰, 心悲名曰志悲, 志與心精, 共 湊於目也. 是以俱悲, 則神氣傳於心精, 上不傳於志, 而志獨悲, 故泣出也.

　　무릇 심장이라는 것은(夫心者), 오장에 온전한(專) 정기(精氣)를 공급한다(五藏之 專精也). 심장이 알칼리 동맥혈을 전신에 공급하는 것을 말하고 있다. 눈은 그 구 멍이다(目者其竅也). 만약에 그 색깔이 좋으면, 그것은 심장의 기능이 아주 정상이 라는 뜻이다(華色者其榮也). 눈에는 아주 가느다란 실핏줄이 분포되어 있으므로, 이 실핏줄을 혈액 순환의 지표로 삼는다. 그래서 눈이 선명하게 빛나면, 심장이 제대 로 작동하고 있다는 사실을 암시한다. 이런 식으로 사람이 심장의 혜택(德)을 잘 받으면(是以人有德也), 인체 안에서 돌아다니는 기운이 눈에서 조화를 이룬다(則氣 和於目). 그런데 왜 눈을 예로 들었을까? 이는 혈액 순환을 확인하기가 제일 좋은 곳이 눈이기 때문이다. 만일에 눈이 이런 상태를 유지하지 못한다면(有亡), 눈의 색에서 걱정을 읽을 수가 있다(憂知於色). 이것이 비애가 있으면, 눈물이 흐르(下) 는 이유이며(是以悲哀則泣下), 울면 눈물(水)이 생기는 이유이다(泣下, 水所由生). 눈 물은 땀과 똑같다. 땀이 과잉 산을 중화한 결과물이듯이 눈물도 눈에서 과잉 산을 중화한 결과물이다. 그래서 고민(憂)이나 슬픔(悲哀)이 생기면, 호르몬 분비가 많아 지고, 눈물이 되어 나온다. 실컷 울고 나면, 기분이 풀리는 이유이다. 간이나 심장 이 과부하에 걸리면, 그냥 눈에서 눈물이 나오는 경우가 많다. 이 눈물(水)의 원천 (宗)은 적체(積)되어 있었던 물(水)이다(水宗者積水也). 이 물을 적체시키는 것은 지음(至陰)이다(積水者至陰也). 이 지음은 신장의 정기이다(至陰者腎之精也). 설명이 조금 요구된다. 먼저 지음(至陰)이란 인체 체액 중에서 상대적으로 강한(至) 알칼리(陰)를 의미한다. 그런데 눈물이 되어서 나오는 체액의 원천은 뇌척수액이다. 바로 이 뇌척수액이 지음(至陰)이다. 이 뇌척수액이 지음이 되게 하는 원천은 어디에 있을까? 뇌와 척수의 간질액인 뇌척수액과 다른 간질액과 차이는 뭘까? 먼저 일반 간질액의 산도 조절은 NaCl이 한다. 즉, $Na^+$(나트륨)은 알칼리를 조절하고, $Cl^-$(염소)는 산을 조절한다. 그런데 뇌척수액의 산도 조절은 $MgCl_2$가 한다. $Mg^{2+}$(마그네슘)와 두 개의 $Cl^-$(염소)가 뇌척수액의 산도를 조절한다. 여기서 $Na^+$와 $Mg^{2+}$는 모두 알칼리이기는 하지만, $Mg^{2+}$가 $Na^+$보다 두 배는 더 강한 알칼리이다. 그래서 뇌척수액을 지음(至陰)이라고 한다. 그런데, 이 $MgCl_2$을 신장(腎)이 조절한다. 그래서 지음을 신장(腎)의 정기(精)라고 말한 것이다(至陰者腎之精也). 결국에 지음은 NaCl과 $MgCl_2$로서 염(鹽)이다. 우리가 평소에 눈꺼풀에 경련이 일어나면 마그네슘($Mg^{2+}$) 부족이라고 말한다. 이는 정확히 맞는 말이다. 경련은 알칼리가 부족해서 산(酸)이 일으키는 현상이다. 즉, 이는 뇌척수액에서 산도를 조절하는 마그네슘($Mg^{2+}$)이 부족해서 일어나는 현상인 것이다. 본론으로 들어가서, 적체된 물이 지음이라는 말은(積水者至陰也), 뇌척수액이 눈물의 원천이라는 사실을 말하고 있다. 그리고 눈물은 땀처럼 산소가 과잉 산을 받아서 중화시킨 결과물이기 때문에, 고민이나 슬픔이 있을 때 뇌척수액이 산성으로 변하면, 산성 뇌척수액을 산소로 중화시킨 결과물이 눈물이 된다. 이 말을 이 구문은 몇 문장으로 간단히 기술하고 있다. 아마도 뇌공도 이해하기가 쉽지는 않았을 것이다. 그보다 더 놀라운 사실은 몇천 년 전에 어떻게 이 사실을 알았을까? 하는 것이다. 뇌척수액(宗精之水)은 나올 이유가 없으면(所以不出者) 즉, 고민(憂)이나 슬픔(悲哀)이 없으면, 이 정기는 유지(持)가 된다(是精持之也). 즉, 이때 뇌척수액은 알칼리로 유지된다. 이 뇌척수액이 알칼리로 유지되면, 이 알칼리 뇌척수액이 과잉 산을 중화(輔)시키고 빨아(裏)들이면서(輔之裏之), 눈물은 안 나온다(故水不行也). 무릇 신장의 알칼리 체액(水之精)은 의지(志)를 조절한다(夫水之精爲志). 신장이 조절하는 뇌척수액은 뇌와 연결되어있으면서, 뇌 신경을 조절하기 때문에, 당연히 인간의 의지(志)를 조절한다. 심장의 알칼리 체액(火之精)은 산(神:酸)을 조절한다(火之精爲神). 심장은 인체 최고의 산 중화 기관이다. 그래서 신장(水)과 심장(火)이 서로(相) 감응(感)하게 되면(水火相感) 즉, 뇌척수액이 산성으로 기울었을 때, 심장이 이에 감응(感)해서 알칼리 동맥혈을 공급해주면, 산(神)과 산성 뇌척수액(志)은 모두(俱) 슬퍼(悲)진다(神志俱悲). 즉, 산과 산성 뇌척수액은 알칼리 동맥혈로 중화되면서, 자기 존재가 눈물이 되어 없어지기 때문에, 당연히 슬퍼진다. 은유법을 써서 과잉 산이 중화되어서 눈물이 되는 것을 표현하고 있다. 이렇게 눈에서 과잉 산을 처리하면서 눈물이 만들어진다(是以目之水生也). 그래서 속담에 다음과 같은 말이 있다(故諺言曰). 심장의 슬픔(心悲)은 신장(志)이 통제하는 뇌척수액의 슬픔(悲)이라고도 부른다(心悲名曰志悲). 즉, 뇌척수액이 산성으로 기울어서 슬퍼하고 있으면, 심장의 알칼리 동맥혈이 달려가서 중화시켜주느라 힘들어서 슬퍼진다는 것이다. 다른 말로 하자면, 뇌척수액이 산성으로 기울면 뇌도 힘들어지고, 심장도 더 많은 알칼리 동맥혈을 뇌로 보내야 하므로, 심장도 힘들어진다는 뜻이다. 이때 산성 뇌척수액이 눈으로 공급되어서, 산성화된 눈에서 산성을 중화하기 위해서 신장(志)의 정기와 심장(心)의 정기(志與心精)가 눈에서 공동(共)으로 만나게(湊) 된다(共湊於目也). 그러면, 신장과 심장 모두(俱) 슬퍼진다(是以俱悲). 즉, 이때는 눈에서 신장의 정기와 심장의 정기가 모두 소모되기 때문에 슬퍼지는 것이다. 그런데 이때 정기(精氣:元氣:神氣)가 심장에만 전(傳)해져서 심장의 정기만 도와주고(則神氣傳於心精), 위(上)에 있는 산성 뇌척수액이 중화되도록 뇌척수액(志)에는 전(傳)해지지 않는다면(上不傳於志), 산성화된 뇌척수액(志)은 혼자(獨) 산성 때문에 슬퍼하게 된다(而志獨悲). 이 산성화된 뇌척수액은 눈으로 공급되고, 정기를 받은 심장의 알칼리 동맥혈도 눈으로 공급되면서, 눈에 있는 과잉 산이 중화되고, 그 결과로 눈물(泣)이 되어서 흐른다(故泣出也). 쉽게 말하자면, 눈으로 공급된 산성화된 뇌척수액이 알칼리로 동맥혈로 중화되면서 눈물이 되어 흐른다는 것이다. 이 부분도 해석이 쉽지만은 않다.

제3장

泣涕者腦也, 腦者陰也. 髓者骨之充也. 故腦滲爲涕, 志者骨之主也. 是以水流而涕從之者, 其行類也. 夫涕之與泣者, 譬如人之兄弟. 急則俱死, 生則俱生. 其志以旱悲. 是以涕泣俱出而橫行也. 夫人涕泣俱出而相從者, 所屬之類也.


눈물과 콧물은 뇌척수액(腦)에서 나온다(泣涕者腦也). 즉, 비루관(nasolacrimal duct:鼻淚管)을 통해서 눈물과 콧물이 섞여서 흐르는 현상을 말하고 있다. 뇌척수액(腦)은 원래는 알칼리(陰)이다(腦者陰也). 그리고 뇌척수액(髓)은 뼈(骨) 안을 채우고(充) 있다(髓者骨之充也). 그래서 뇌척수액(腦)이 흘러나와서(滲) 콧물이 된다(故腦滲爲涕). 뇌척수액(志)은 당연히 뼈를 주관(主)한다(志者骨之主也). 뇌척수액은 뼈 안에 채워져 있으므로 당연히 뼈를 주관한다. 그래서 눈물(水)이 흐르게(流) 되면 자연스럽게 콧물도 비루관을 따라서(從) 흐르게 된다(是以水流而涕從之者). 눈물이나 콧물이나 모두 뼈 안에 들어있는 체액의 외부 유출에 불과하기 때문이다. 그래서 이 둘의 행동(行)은 비슷(類)할 수밖에 없다(其行類也). 무릇 눈물과 더불어 콧물이 흐른다는 것은(夫涕之與泣者), 서로 같이 어울리는 사람들의 형제와 비유(譬)된다(譬如人之兄弟). 형제간에 서로 싸우면(急) 모두 파멸하고(急則俱死), 서로 상생(生)하면 모두 산다(生則俱生). 뇌척수액(志)이 너무 빨리(以旱) 산성화(悲)되게 되면(其志以旱悲), 이 이유로 인해서(是以) 눈물과 콧물이 모두 나오게 되고, 걷잡을 수 없게(橫行) 많이 나온다(是以涕泣俱出而橫行也). 무릇 사람의 눈물과 콧물이 모두 나오면서 이 둘이 서로(相) 행동을 같이하게 되는 이유는(夫人涕泣俱出而相從者), 이 둘은 같은 부류(類)에 속(屬)하기 때문(所)이다(所屬之類也).

제4장

雷公曰, 大矣. 請問, 人哭泣而淚不出者, 若出而少, 涕不從之, 何也. 帝曰, 夫泣不出者, 哭不
悲也. 不泣者, 神不慈也. 神不慈則志不悲. 陰陽相持, 泣安能獨來. 夫志悲者惋, 惋則沖陰,
沖陰則志去目, 志去則神不守精, 精神去目, 涕泣出也. 且子獨不誦不念夫經言乎, 厥則目無
所見. 夫人厥, 則陽氣并於上, 陰氣并於下, 陽并於上, 則火獨光也. 陰并於下, 則足寒. 足寒
則脹也. 夫一水不勝五火. 故目眥盲. 是以氣衝風. 泣下而不止. 夫風之中目也. 陽氣內守於
精, 是火氣燔目. 故見風則泣下也, 有以比之. 夫火疾風生, 乃能雨. 此之類也.


　뇌공이 말한다(雷公曰). 범위가 아주 큽니다(大矣). 또, 청해서 묻는다(請問). 사람
이 곡을 하면서 울 때 눈물을 흘리지 않는 사람도 있고(人哭泣而淚不出者), 눈물을
흘리기는 하나 적게 흘리는 사람도 있고(若出而少), 콧물이 따라서 흐르지 않는 사
람도 있는데(涕不從之), 무슨 이유인가요(何也)? 황제가 말한다(帝曰). 무릇 곡을 하
면서 눈물을 흘리지 않는다는 것은(夫泣不出者), 비록 곡(哭)은 하고 있으나 슬프지
않은 것이다(哭不悲也). 곡을 하면서 눈물을 흘리지 않는다는 것은(不泣者), 마음
(神)속에 자비가 없는 것이다(神不慈也). 마음속에 자비가 없으면 슬픔으로 인한 고
통도 없으므로 뇌척수액(志)도 산성(悲)으로 기울지 않는다(神不慈則志不悲). 슬픔으
로 인한 고통이 없다면, 산성인 호르몬 분비도 없으므로, 간질에 과잉 산이 존재
할 수가 없게 되고, 이어서 중화시켜서 물로 만들 과잉 산도 없게 되므로, 결국에
눈물을 흘리지 않게 된다. 너무 슬퍼서 눈물만 줄줄 흘리게 되면(泣安能獨來), 뇌
척수액(志)의 산성화(悲)는 더 커지게(惋) 되고(夫志悲者惋), 이 산성화된 뇌척수액
(惋)은 알칼리(陰)를 고갈(沖) 시킨다(惋則沖陰). 그래서 알칼리가 고갈되면, 뇌척수
액은 산성으로 변하게 되고, 그러면 뇌척수액에서 체액을 받는 눈(目)은 상하게(去)
된다(沖陰則志去目). 뇌척수액(志)이 산성(去)으로 변하면, 산성인 신기(神氣:元氣)는
정기(精氣)를 지켜주지 못하게 되고(志去則神不守精), 비정상이 된 정기(精)와 신기
(神)는 눈을 상하게 만든다(精神去目). 그리고 눈을 상하게 만든 산성 뇌척수액은
중화되면서, 눈물 콧물을 쏟아내게 만든다(涕泣出也). 어째서, 자네만은 경언을 배

우지도 않고 염두에 두지도 않는가(且子獨不誦不念夫經言乎)? 궐에 걸리면, 눈이 잘 안 보인다(厥則目無所見). 무릇 사람이 궐에 걸리면(夫人厥), 양기는 위에서 병합되고(則陽氣并於上), 음기는 아래에서 병합된다(陰氣并於下). 위에서 양기가 병합되면(陽并於上), 오직 화만이 빛난다(則火獨光也). 음기가 아래에서 병합되면(陰并於下), 발이 차가워진다(則足寒). 발이 차가워지면 창만이 일어난다(足寒則脹也). 무릇 일수가 오화를 이기지 못한 것이다(夫一水不勝五火). 그래서 목자에 문제가 생긴다(故目眥盲). 추가 설명이 요구된다. 일단 궐(厥)이란 체액 순환 장애이다. 특히 혈액 순환 장애이다. 궐에 의해서 혈액 순환 장애가 일어나면, 제일 먼저 문제가 발생하는 곳은 아주 가느다란 실핏줄 즉, 모세혈관이다. 그런데, 이 모세혈관이 잘 발달해 있고, 증상을 확인하기가 아주 쉬운 곳이 눈이다. 그래서 궐이 생기면, 당연히 눈이 잘 안 보이게 된다. 이를 인체 전체를 두고 관찰해보면, 산성 체액의 최종 종착지는 폐이기 때문에, 폐를 중심으로 위에서 내려오는 체액과 아래에서 올라오는 체액으로 나뉜다. 특히 위에서 폐로 내려오는 림프액은 흉선을 거치지 않고, 곧바로 폐로 들어간다. 그러나 아래에서 올라오는 림프액은 유미조를 거치고 흉관을 거쳐서 흉선에서 1차 중화되고, 최종적으로 폐로 진입한다. 그리고 위에서 내려오는 체액 대부분은 림프액인 뇌척수액이고, 아래에서 올라오는 체액의 핵심도 림프액이다. 즉, 림프액이 체액 순환의 핵심이 된다. 그런데 뇌는 집적된 신경 때문에 인체 에너지의 30% 이상을 소비한다. 그래서 머리에서는 과잉 산이 많이 발생한다. 그 결과로 인체의 위쪽 부분(上)에 있는 머리에서 과잉 산인 양기(陽氣)가 적체되면, 산소에 의해서 중화되면서 열이 많이 발생한다. 즉, 과잉 산인 양기가 머리에서 정체(并)되게 되면(陽并於上), 이어서 과잉 산이 머리에서 산소로 중화되고, 그 결과로 열이 만들어지고, 당연히 열(火)이 머리에서 독주하게 된다(則火獨光也). 즉, 이때는 머리에 열이 발생한다. 아프면 손으로 머리부터 짚어보는 이유이다. 아래(下)쪽 부분에서는 림프액(陰)들이 정체(并)가 되면(陰并於下), 이어서 체액 순환 장애가 일어나고, 그러면 체액 순환에 아주 취약한 발에 한기(寒)가 발생하는 것은 당연하다(則足寒). 그러면, 체액 순환 장애로 인해서 당연히 부종(脹)이 따라온다(足寒則脹也). 이 현상들은 모두 과잉 산을 중화 처리하는 오장에 문제가 생겼기 때문에 일어난 현상들이다. 즉, 알칼리 체액(水) 하나(一)가, 오장이 중화 처리하지 못한 양기인 오화(五火) 즉, 과잉 산을 이기지 못해서 즉, 중화 처리하지 못해서 일어난 현상들이다(夫一水不勝五火). 여기서 과잉 산은 열을 만들어내므로, 화(火)로 표현했고, 이 과잉 산을 중화하는 알칼리를 불(火)을 끄는 물(水)로 표현했다. 그래서 여기서 오화(五火)는 오장이 처리하지 못한 과잉 산을 말한다. 다시 본문을 보자. 그러면 당연히 체액 순환은 막히고, 체액 순환에 극도로 민감한 목자(目眥)에 혈액 공급이 잘 안 되고, 이어서 목자는 제 기능을 하지 못한다(故目眥盲). 이렇게 인체의 정기(氣)가 과잉 산(風)과 충동(衝)하게 되면(是以氣衝風), 눈물은 하염없이 나온다(泣下而不止). 즉, 이때는 과잉 산이 거의 다 중화되어야 눈물이 멈춘다는 뜻이다. 무릇 눈(目) 안(中)에 과잉 산(風)이 존재한다는 말은(夫風之中目也), 과잉 산(陽氣)이 눈 안(內)에서 정기(精)를 다스린다(守)는 뜻이다(陽氣內守於精). 그러면, 당연한 결과로 과잉 산(陽氣)을 정기(精)로 중화시키면서 열(火氣)이 발생하게 되고, 이 열은 눈에 고통(燔)을 안겨준다(是火氣燔目). 그래서 눈은 과잉 산(風)을 만나면(見), 과잉 산을 열로 중화시키면서 수분을 만들게 되고, 그 수분은 눈물이 되어서 흐른다(故見風則泣下也). 인체가 아닌 자연계에서도 이와 비슷(比)한 경우가 있는데(有以比之), 무릇 과잉 양기(陽氣)가 만들어 낸 뜨거운 열기(火)는 대기류의 변동을 일으켜서 질풍(疾風)을 만들어내게 되고(夫火疾風生), 결국은 갑작스럽게 소나기(能雨)를 내리게 한다(乃能雨). 이것이 인체에서 흐르는 눈물과 비슷(類)한 경우이다(此之類也). 즉, 두 경우 모두 양기 즉, 과잉 산의 문제이다. 눈물(泣)이나 비(雨)나 모두 물(水) 문제인데, 물(水)이란 산소로 전자를 중화한 결과물이다. 즉, 물은 전자인 산(酸)을 중화시킨 결과물이다.

(끝)

해정미론(解精微論)　　　　645

# 황제내경 소문 개정 증보판 번역을 마치면서....

　초판은 책도 처음 써보고, 또한, 5,000페이지가 넘는 원고를 약 2,000페이지로 줄이면서, 이 많은 분량을 몇 번 검토하다 보니, 책에 질려버려서 더는 교정할 엄두가 나지 않았고, 또한, 한자도 많고 의학 서적이다 보니, 마땅히 교정을 부탁할 곳도 없었다. 그래서 그대로 출판하다 보니, 책이 엉망이 된 곳이 많았다. 그래서 이 책은 내용이 신선하지 않았다면, 아마도 곧바로 쓰레기통으로 처박혔을 것이다. 그래도 다행히 이 책의 내용이 신선해서 겨우 그 신세는 면한 것같다. 아무튼, 이런 상태에서도 제 책을 구독해주신 독자 여러분께 감사드리는 바이다. 원래는 소문만 집필할 예정이었다. 그 이유는 코로나가 소문에서 말하는 병증이기 때문이었다. 그리고 코로나가 창궐하지 않았다면, 아마도 소문조차도 집필하지 않았을 것이다. 즉, 처음에는 책을 쓸 생각이 전혀 없었다. 즉, 코로나가 책을 집필하게 강요한 셈이다. 그리고 소문을 발간하고 나서 조금 지나서 보니까, 이제는 독자분들이 영추도 집필해 줄 수 없냐고 메일이 오는 상황이 되었다. 어차피 영추의 내용도 그리 어려운 내용이 아니라서 영추도 발간해주었다. 그랬더니 이제 점점 요구가 불어나기 시작했다. 그래서 어차피 아는 내용이니까 난경도 발행했고, 이어서 갑을경도 발행했고, 상한론과 금궤요략도 발행했더니, 이제는 상한론과 금궤요략의 원전인 상한잡병론도 집필해달라고 메일이 오기 시작했다. 그래서 이도 어차피 아는 내용이고 어려운 일도 아니니까 상한잡병론도 발간하기에 이르렀다. 그랬더니 이번에는 맥경을 발간해달라는 것이었다. 그래서 맥경도 어려운 내용이 아니니까 발행했다. 그랬더니, 이제는 이 상황까지 왔으니 내가 아는 지식을 모두 펼쳐달라는 요구가 왔다. 이 요구가 언제 끝날지는 본인도 모를 일이지만, 본인이 아는 지식이 사회에 도움이 된다면, 이도 나쁘지는 않을 거라는 생각이 들었다. 사실 지금 책으로 표현되고 있는 한의학이나 현대의학의 지식 그리고 여러 과학 분야의 지식은 하루아침에 습득한 지식이 아니다. 소문의 개정판을 끝내고 소장한 책들을 보니 어언 70,000권이 넘고 있다. 이 책의 권 수는 작은 도서관을 하나 차려도 될 만큼의 분량이다. 더 재미있는 사실은 이 책 중에서 권당 1,000,000원이 넘는 책들이 1,000권을 훌쩍 넘고 있다는 사실이다. 물론 의학 관련 논문도 수만 편이 넘고 있었다. 그리고 의학에 빠져서 생계를 팽개치고 연구한 지도 어언 20년이 훌쩍 넘고 있다. 물론, 이 과정에서 많은 냉소와 비아냥도 당연히 따라왔다. 이도 이해가 되는 것이 그 많은 시간과 그 많은 돈을 처발라가면서, 이러고 있으니 누가 한심하게 보지 않겠는가? 그러면, 필자는 왜 이럴 생고생을 마다하지 않았을까? 그냥 살았으면 편했을 텐데 말이다. 사실 이 많은 책을 살 돈이면, 그냥 먹고 살아도 된다. 여기에는 충분한 이유가 있었다. 어머니와 아버지가 40년을 넘게 병으로 고통받다가 결국에 병원에서 생을 마감했다. 게다가 아버지는 병원 치료 도중에 식물인간이 되어서 병원에서 생을 마감했다. 이 과정에서 필자는 최첨단 현대의학에 대해서 엄청난 실망과 분노를 느꼈다. 돈은 돈대로 쓰면서, 병은 항상 제자리 걸음이었다. 그리고 필자 본인도 이런저런 일 때문에 몸이 많이 아픈데, 부모님 두 분이 모두 지병으로 계시다 보니 아무런 말도 하지 못하고 끙끙 안지가 한두 해가 아니었다. 그래서 결국에 한의학 쪽으로 방향을 돌려서 공부해봤지만, 한의학은 최첨단 현대의학의 보조 의학이 되어있었다. 그래서 여러 방향으로 의학을 공부하면서, 지구상에 존재하는 의학이라고 이름 붙은 의학은 모조리 섭렵해봤다. 그러나 역시 최첨단 현대의학의 위력은 어마어마한 수준이었다. 이들은 모조리 최첨단 현대의학의 보조 의학이 되어있었다. 그래서 이번에는 왜 최첨단 현대의학이 이런 위력을 발휘할까? 라는 의문에서 이 분야에 관한 책을 모조리 섭렵해보았다. 이제 서서히 눈이 틔기 시작했다. 여기서 발견한 사실은 하나는 인간은 최첨단 현대의학의 수익 모델에 불과하다는 사실과 하나는 최첨단 현대의학은 수술과 같은 응급의학을 제외하면, 소리만 요란하고 안에 든 내용물은 전혀 없는 빈 깡통과 다름이 없다는 사실이었다. 이제 생각은 그럼 누구를 믿고 배워서 내 건강을 지킬 것인가라는 의문이었다. 한마디로 참으로 막막했다. 그런데, 분명히 길이 있을 것이라는 생각을 가지고 돌파구를 찾던 도중에 최첨단 현대의학이 탄압하는 사람들의 특징을 살펴보게 되었다. 여기에 답이 있었다. 즉, 이들이 최첨단 현대의학의 탄압 대상이 된 이유를 살펴본 것이다. 답은 돈이었다. 이들이 탄압받는 이유는 이들은 돈이 거의 안 드는 의학 기술이나 방법을 실행하고 있었던

마치면서 ....

것이다. 즉, 최첨단 현대의학의 독점과 수익 구조를 파괴하는 행위자들이 바로 이들이었다. 게다가 추가로 이들의 행위는 최첨단 현대의학의 추악한 민낯을 그대로 드러내 주고 있었다. 필자는 40년이라는 긴 시간 동안에 최첨단 현대의학의 파렴치함을 두 눈으로 똑똑히 확인했으므로, 이는 놀라운 일도 아니었다. 그래서 이때부터는 최첨단 현대의학이 탄압하는 이론들을 탐구하기 시작했다. 그러다 보니 어느덧 전 세계의 의학은 모조리 섭렵하고 있었다. 그래서 이때부터는 최첨단 현대의학의 방법을 모조리 무시하고, 새로운 방법을 모색하기 시작했다. 그래서 접한 과학이 양자역학이었다. 그래서 수십 가지 과학을 섭렵하고 양자역학까지 섭렵하고 나니까 드디어 의학이 보이기 시작했다. 이제 최첨단 현대의학의 실체가 너무나 빤히 보였다. 결과는 분노밖에는 안 남았다. 결국에 의학의 진실은 따로 있을 것이라는 확신하에 의학을 탐구하기 시작했다. 그래서 최종적으로 내린 결론은 양자역학이었고, 이를 기반으로 한 전자생리학이었다. 이들은 완벽하게 인체의 에너지와 병을 통제하고 있었다. 다행히 이 분야의 연구가 아주 잘 되어있었다. 그럼에 불구하고 이 분야가 생소한 분야처럼 느껴지는 이유는 이도 역시 최첨단 현대의학의 방해 때문이었다. 그래서 필자는 이를 기반으로 내 몸을 완벽하게 통제하지는 못하지만, 95% 정도는 통제할 수 있는 단계까지 이르렀다. 특히. 이때 잠은 엄청나게 중요한 인자이다. 책을 보거나 논문을 보거나 책을 집필할 때는 반드시 머리가 가벼워야 하고, 몸도 가벼워야 하는 조건이 필수이다. 이때 잠이 최고의 도구이다. 하루에 최소한 8시간은 자야만 한다. 그러면, 하루 내내 몸도 가볍고 머리도 개운하게 된다. 그리고 이 통제는 100% 음식으로 한다. 그래서 필자는 이 정도면 됐지 하고는 책은 집필할 생각도 없었다. 그런데, 세상일은 모르는 법이다. 즉, 세상사는 변수가 너무 많다. 즉, 코로나가 터진 것이다. 이런 전염병의 창궐을 보고 있노라니 손이 근질근질했다. 결국에 책을 쓰기로 맘을 먹고 대충 정리해 둔 메모들을 긁어모았더니, 5,000페이지가 넘었다. 이 글을 쓰면서 장중경이 생각났다. 장중경은 전염병 때문에 많은 가족을 잃었다. 그러면서 장중경은 한탄한다. 요즘의 의사라는 작자들은 돈과 명예에만 몰두하지 환자는 관심에도 없다고 말이다. 게다가 실력도 지독하게 없다고 혹평한다. 그래서 장중경은 자기가 직접 책을 편

집하기에 이른다. 그리고 전 세계 의학을 섭렵하다 보니까 황제내경이라는 책은 엄청난 잠재력을 보유한 책이라는 사실을 새삼 느끼게 되었다. 그리고 전 세계에 존재하는 의학은 최첨단 현대의학을 제외하면 모두 다 에너지 의학이다. 그노 그럴 것이 인체는 에너지로 작동하는 물체이기 때문이다. 그리고 황제내경은 이 에너지 의학들의 교과서이다. 그래서 황제내경의 깊이를 좀 더 알아보기 위해서 전자생리학인 황제내경 생리학도 조만간에 집필할 예정이다. 그리고 이어서 황제내경 해독 다이어트도 집필할 예정이고, 마지막으로 황제내경 암 치료법도 집필해볼까 한다. 물론 모두 다 최첨단 현대의학의 기반인 단백질 생리학이 아닌 양자역학이 기반인 전자생리학을 이용해서 이들 책을 집필할 예정이다. 즉, 의학의 새로운 패러다임을 제시해볼까 한다. 물론 중간에 어떤 변수와 독자들의 어떤 요구 사항이 나올지는 모르겠다. 아무튼, 지금 예정은 이렇게 잡아 놓고 있다. 그리고 황제내경 개정 증보판에서 논문과 필독서나 참고도서를 추가하려다가 어차피 전자생리학을 기술할 거니까 그때 추가하기로 하고 여기서는 생략했다.

From D.J.O 20221129

**소통공간**

energymedicine@naver.com
네이버카페 : D.J.O 동양의철학 연구소

# 황제내경 소문 논문 색인

**1-1.** 성호르몬과 면역반응 - Sex Hormones Determine Immune Response. Veena Taneja. Published: 27 August 2018

**2-1.** 캡사이신과 철 결합 - Antioxidant and iron-binding properties of curcumin, capsaicin, and S-allylcysteine reduce oxidative stress in rat brain homogenate. Amichand Dairam 1 , Ronen Fogel, Santy Daya, Janice L Limson    2008 Apr 19.

**2-2.** 대장에서 환원철 과다는 직장암 발생시켜 -  Intestinal Iron Homeostasis and Colon Tumorigenesis. Xiang Xue1 and Yatrik M. Shah1. 2013 Jun 28

**2-3.** 대장에서 환원철 과다는 직장암 발생시켜 -  Iron - An emerging factor in colorectal carcinogenesis. Anita CG Chua, Borut Klopcic, Ian C Lawrance, John K Olynyk, and Debbie Trinder. 2010 Feb 14

**4-1.** 심근 미토콘드리아에서 지방산의 UCP 효과 - Uncoupling effect of fatty acids on heart muscle mitochondria and submitochondrial particles. V.I. Dedukhova, E.N. Mokhova, V.P. Skulachev, A.A. Starkov, E. Arrigoni-Martel and V.A. Bobyleva3. 10 October 1991

**4-2.** 심근 미토콘드리아에서 지방산의 UCP 효과 - The ATP-ADP-antiporter is involved in the uncoupling effect of fatty acids on mitochondria. Alexander Yu. ANDREYEV , Tatjana 0. BONDAREVA, Vera I. DEDUKHOVA, Elena N. MOKHOVA, Vladimir P. SKULACHEV , Lilya M. TSOFINA I , Nickolaj I. VOLKOV and Tatjana V. VYGODINA. December 15, 1988.

**4-3.** 심근 미토콘드리아에서 지방산의 UCP 효과 - Oxidative stress as regulatory factor for fatty-acid-induced uncoupling involving liver mitochondrial ADP-ATP and aspartate-glutamate antiporters of old rats. Victor Samartsev. August 2008

**4-4.** 혀와 심장 - Tongue Muscle-Derived Stem Cells Express Connexin 43 and Improve Cardiac Remodeling and Survival After Myocardial Infarction in Mice. Masaki Shibuya, MD; Toshiro Miura, MD; Yasuhiro Fukagawa, MD; Shintaro Akashi, MD; Takamasa Oda, MD; Shuji Kawamura, MD; Yasuhiro Ikeda, MD; Masunori Matsuzaki, MD. June 2010.

**5-1.** 골수와 간의 관계 - Bone marrow stem cells and liver disease. Y N Kallis, M R Alison, and S J Forbes. 2007 May.

**8-1.** 대장암과 담즙산 - Faecal unconjugated bile acids in patients with colorectal cancer or polyp. 13 January 1992. C H E Imray, S Radley, A Davis, G Barker, C W Hendrickse, I A Donovan, A M Lawson, P R Baker, J P Neoptolemos

**8-2.** 대장암과 담즙산 - Bile acid- a potential inducer of colon cancer stem cells. published: 01 Dcember 2016. Lulu Farhana1,3, Pratima Nangia-Makker1,2,3, Evan Arbit1, Kathren Shango1, Sarah Sarkar1, Hamidah Mahmud, Timothy Hadden, Yingjie Yu and Adhip P. N. Majumdar.

**12-3.** ROS가 연결조직 콜라겐을 분해해버린다 - Oxidative Stress and Human Skin Connective Tissue Aging. Yidong Tu 1 and Taihao Quan. Published: 5 August 2016

**12-2** ROS가 연결조직 콜라겐을 분해해버린다 - The role of reactive oxygen species in homeostasis and degradation of cartilage. Y. E. Henrotin Ph.D. Professor†*, P. Bruckner Ph.D. Professor‡ and J.-P. L. Pujol Ph.D. Professor.

**12-1.** ROS가 연결조직 콜라겐을 분해해버린다 - Reactive oxygen species induce MMP12-dependent degradation of collagen 5 and fibronectin to promote the motility of human umbilical cord-derived mesenchymal stem cells. Seung Pil Yun, Sei-Jung Lee, Sang Yub Oh, Young Hyun Jung1,Jung Min Ryu, Han Na Suh, Mi Ok Kim, Keon Bong Oh and Ho Jae Han. Accepted 5 March 2014.

**14-1.** 골수비만 - Clinical implications of bone marrow adiposity. A. G. Veldhuis-Vlug & C. J. Rosen.

**16-1.** 기온과 고혈압 - Adjustment of Blood Pressure Data by Season. SIMO NAYHA. Scand J Prim Health Care 1985; 3:99-105.

**16-2.** 백신과 자가 면역 질환 Vaccination and autoimmune diseases: is prevention of adverse health effects on the horizon? Maria Vadalà & Dimitri Poddighe & Carmen Laurino & Beniamino Palmieri. Published online: 20 July 2017.

**17-1.** 신경세포와 리포푸신 - An Overview of the Role of Lipofuscin in Age-Related Neurodegeneration. Alexandra Moreno-García, Alejandra Kun, Olga Calero, Miguel Medina and Miguel Calero. Published: 05 July 2018.

**17-2.** 청색광이 리포푸신 색소를 자극해서 유도 전력을 만들어낸다 - The Lipofuscin Fluorophore A2E Mediates Blue Light-Induced Damage to Retinal Pigmented Epithelial Cells. Janet R. Sparrow, Koji Nakanishi, and Craig A. Parish. publication September 27, 1999.

**17-3.** 청색광이 리포푸신 색소를 자극해서 유도 전력을 만들어낸다 - Low-Luminance Blue Light-Enhanced Phototoxicity in A2E-Laden RPE Cell Cultures and Rats. Cheng-Hui Lin ,y, Man-Ru Wu ,y, Wei-Jan Huang, Diana Shu-Lian Chow, George Hsiao,and Yu-Wen Cheng. Published: 11 April 2019.

**17-4.** 흉선에서 스테로이드를 만든다 - 당연히 누린내가 난다 - Steroid Production in the Thymus : Implications for Thymocyte Selection. By Melanie S. Vacchio, Vassilios Papadopoulos, and Jonathan D. Ashwell.

Received.for publication 3 December 1993 and revised form 8 February 1994.

**21-1.** 심장이 중성 지방을 만들어낸다 - Cardiomyocyte Triglyceride Accumulation and Reduced Ventricular Function in Mice with Obesity Reflect Increased Long Chain Fatty Acid Uptake and De Novo Fatty Acid Synthesis. Fengxia Ge, Chunguang Hu, Eiichi Hyodo, Kotaro Arai, Shengli Zhou,Harrison Lobdell IV, Jos´e L. Walewski1 Shunichi Homma, and Paul D. Berk. Received 13 May 2011; Revised 8 August 2011; Accepted 8 August 2011.

**21-2.** 심장이 중성 지방을 만들어낸다 - Heart triglyceride synthesis in diabetes- Selective increase in activity of enzymes of phosphatidate synthesis. Veeraraghavan K. Murthya, Joseph C. Shipp. Received 22 March 1979, Accepted 8 October 1979.

**21-3.** 심장이 중성 지방을 만들어낸다 - Synthesis, storage and degradation of myocardial triglycerides. Hans Stam, K. Schoonderwoerd, W. C. Hülsmann.

**21-4.** 심혈관 질환과 중성 지방의 관계 - Triglyceride and cardiovascular risk: A critical appraisal. Awadhesh Kumar Singh, Ritu Singh.

**21-5.** 심혈관 질환과 중성 지방의 관계 - Triglycerides and Cardiovascular Risk. K.E.L. Harchaoui, M.E. Visser, J.J.P. Kastelein, E.S. Stroes1 and G.M. Dallinga-Thie. Received: November 18, 2008 Revised: February 19, 2009 Accepted: February 20, 2009.

**22-1.** 환원철 과잉은 담즙 유통에 장애를 일으킨다 - Iron overload reduces synthesis and elimination of bile acids in rat liver. Published: 05 July 2019. Alena Prasnicka, Hana Lastuvkova, Fatemeh Alaei Faradonbeh, Jolana Cermanova, Milos Hroch, Jaroslav Mokry, Eva Dolezelova, Petr Pavek, Katerina Zizalova, Libor Vitek, Petr Nachtigal & Stanislav

Micuda.

**22-2.** 신장 림프가 폐 림프와 연결되어 있다 - Intrapulmonary lymph node metastasis and renal cell carcinoma. Jalal Assouad, Marc Riquet, Pascal Berna. Published: 01 January 2007.

**22-3.** 신장 림프가 폐 림프와 연결되어 있다 - Pulmonary manifestations of renal cell carcinoma. Abhinav Agrawal, Sonu Sahni, Asma Iftikhar, Arunabh Talwar. Accepted 5 October 2015.

**23-1.** 웃음이 엔돌핀 만든다 - Laughter and smiling. The gesture between social philosophy and psychobiology. Torta, Varetto, Ravizza.

**23-2.** 엔돌핀이 지방을 분해해서 FFA를 만든다 - Lipolytic effect of beta-endorphin in human fat cells. Vettor, Pagano, Fabris, Lombardi AM, Macor, Federspil.

**23-3.** 산화철(Fe3+) 부족은 카테콜아민, 세로토닌, 도파민 등 신경전달 물질을 못 만들게 한다 - Iron deficiency and neurotransmitter synthesis and function. By M. B. H. YOUDIM. and A. R. GREENM. Proceedings of The Nutrition Society · October 1978.

**23-4.** 간 기능과 갑상선 호르몬과 우울증의 관계 - Depression and Insomnia Are Closely Associated with Thyroid Hormone Levels in Chronic Hepatitis B. Xinyu Huang, Huaying Zhang, Chao Qu, Yu Liu, Cheng Bian, Yonghong Xu. Published: 2019.04.11.

**23-5.** 코티졸은 두려움의 호르몬이다 - Cortisol increases the return of fear by strengthening amygdala signaling in men. Valerie L. Kinner, Oliver T. Wolf, Christian J. Merz. Accepted 19 February 2018.

**23-6.** 스트레스와 부신과 코티졸의 관계 - Chronic Stress Induces Structural Alterations in Splenic Lymphoid Tissue That Are Associated with Changes in Corticosterone Levels in Wistar-Kyoto Rats. Received 25 November 2012; Accepted 2 January 2013. María Eugenia Hernandez,

Lucia Martinez-Mota, Citlaltepetl Salinas, Ricardo Marquez-Velasco, Nancy G. Hernandez-Chan, Jorge Morales-Montor, Mayra Pérez-Tapia, María L. Streber, Ivonne Granados-Camacho, Enrique Becerril, Baquera-Heredia Javier and Lenin Pavón.

**23-7.** 아드레날린(에피네프린)과 소변 - Effect of Epinephrine on the Rate of Urine Formation. Jimmy B. Langston and Arthur C. Guyton.

**23-8.** 간과 암모니아와 근육 - Involvement of ammonia metabolism in the improvement of endurance performance by tea catechins in mice. Published: 08, April, 2020. Shu Chen, Yoshihiko Minegishi, Takahiro Hasumura, Akira Shimotoyodome & Noriyasu Ota.

**23-9.** 간 쿠퍼세포는 단백질의 합성을 막고 분해를 한다는 특징이 있다 - Derangement of Kupffer cell functioning and hepatotoxicity in hyperthyroid rats subjected to acute iron overload. Published online: 19 Jul 2013. X. Boisier, M. Schön, A. Sepúlveda, A. Basualdo, P. Cornejo, C. Bosco, Y. Carrión, M. Galleano, G. Tapia, S. Puntarulo, V. Fernández & L.A. Videla.

**23-10.** 신경절과 성상 세포 - Astrocytes Regulate the Development and Maturation of Retinal Ganglion Cells Derived from Human Pluripotent Stem Cells. Published: January 10, 2019. Kirstin B. VanderWall, Ridhima Vij, Sarah K. Ohlemacher, Akshayalakshmi Sridhar, Clarisse M. Fligor, Elyse M. Feder, Michael C. Edler, Anthony J. Baucum II, Theodore R. Cummins.

**23-11.** T-Cell이 심혈관 보호 - Getting to the Heart of the Matter- The Role of Regulatory T-Cells (Tregs) in Cardiovascular Disease (CVD) and Atherosclerosis. published: 28 November 2019. Caraugh J. Albany, Silvia C. Trevelin, Giulio Giganti, Giovanna Lombardi and Cristiano Scottà.

**23-12.** T-Cell 대사에 지방산의 역할이 아주 중요하다 - The Role of Lipid

Metabolism in T Lymphocyte Differentiation and Survival. published: 12 January 2018. Duncan Howie, Annemieke Ten Bokum, Andra Stefania Necula, Stephen Paul Cobbold and Herman Waldmann.

**23-13.** ROS가 T-Cell을 활성화시킨다 - T cells and reactive oxygen species. Aleksey V. Belikov, Burkhart Schraven and Luca Simeoni. Published online : 15 October 2015.

**23-14.** ROS가 T-Cell을 활성화시킨다 - The Role of Reactive Oxygen Species in Regulating T Cell-mediated Immunity and Disease. Emily L. Yarosz, Cheong-Hee Chang. Received: Nov 12, 2017. Revised: Feb 15, 2018. Accepted: Feb 19, 2018.

**23-15.** 비장과 대식세포 - Identification and isolation of splenic tissue-resident macrophage sub-populations by flow cytometry. Advance Access publication 25 September 2018. Satoshi Fujiyama, Chigusa Nakahashi-Oda, Fumie Abe, Yaqiu Wang, Kazuki Sato and Akira Shibuya.

**23-16.** 대식세포의 핵심은 포도당 분해와 지방대사이다 - New Insights on the Role of Lipid Metabolism in the Metabolic Reprogramming of Macrophages. published: 10 January 2020. Ana Batista-Gonzalez, Roberto Vidal, Alfredo Criollo and Leandro J. Carreño.

**23-17.** 림프절과 대식 세포 - Lymph Node Subcapsular Sinus Macrophages as the Frontline of Lymphatic Immune Defense. published: 28 February 2019. Dante Alexander Patrick Louie and Shan Liao.

**23-18.** 폐와 피부가 연결되는 이유 - $CO_2$로 피부 신경을 마비시켜서 피부에 혈액 공급과 체액 순환을 막아서 열이 온몸으로 퍼지는 것도 막는다 - Cutaneous Vascular Responses to Hypercapnia During Whole-Body Heating. Jonathan E. Wingo, David A. Low, David M. Keller, and Craig G. Crandall. available in PMC 2010 February 12.

23-19. 폐와 피부가 연결되는 이유 - CO2로 피부 신경을 마비시켜서 피부에 혈액 공급과 체액 순환을 막아버린다 - Systemic hypoxia causes cutaneous vasodilation in healthy humans. Grant H. Simmons, Christopher T. Minson, Jean-Luc Cracowski, and John R. Halliwill. First published May 17, 2007.

23-20. 폐는 산성인 환원철을 다룰 수밖에 없다 - Iron homeostasis in the lung. ANDREW J GHIO, JENNIFER L TURI, FUNMEI YANG, LAURA M GARRICK and MICHAEL D GARRICK.

23-21. 폐는 산성인 환원철을 다룰 수밖에 없다 - The Role of Iron Metabolism in Lung Inflammation and Injury. available in PMC 2017 December 06. Jonghan Kim and Marianne Wessling-Resnick.

23-22. 피부와 철 대사 - 상처 치유와 각질로 많이 소모한다 - A Short Review of Iron Metabolism and Pathophysiology of Iron Disorders. Andronicos Yiannikourides and Gladys O. Latunde-Dada. Published: 5 August 2019.

23-23. 피부와 철 대사 - 상처 치유와 각질로 많이 소모한다 - Is iron deficiency involved in the pathogenesis of chronic inflammatory skin disorders. Małgorzata Ponikowska, Jacek C. Szepietowski. Received: 23.10.2018. Accepted: 25.03.2019. Published: 13.08.2019.

23-24. 수지상 세포가 철 항상성 조절 - Dendritic Cells Modulate Iron Homeostasis and Inflammatory Abilities Following Quercetin Exposure. Vanessa Galleggiante , Stefania De Santis , Elisabetta Cavalcanti , Aurelia Scarano, Maria De Benedictis, Grazia Serino, Maria Lucia Caruso, Mauro Mastronardi , Aldo Pinto, Pietro Campiglia, Dale Kunde, Angelo Santino, Marcello Chieppa.

23-25. 폐 면역과 수지상 세포 - Lung dendritic cells at the innate-adaptive immune interface. Tracy Voss Condon, Richard T. Sawyer, Matthew J. Fenton and David W. H. Riches. ACCEPTED JULY

8, 2011.

**23-26.** 수지상 세포와 진피 - Understanding Dendritic Cells and Their Role in Cutaneous Carcinoma and Cancer Immunotherapy. Published: 28 Mar 2013. Valerie R. Yanofsky, Hiroshi Mitsui, Diane Felsen and John A. Carucci.

**23-27.** 수지상 세포와 진피 - Dendritic cells: biology of the skin. MASCHA J. TOEBAK, SUSAN GIBBS, DERK P. BRUYNZEEL, RIK J. SCHEPER AND THOMAS RUSTEMEYER. Accepted for publication 29 June 2008.

**23-28.** 부신 분비선에서 혈구전구세포 생성 - 부신에도 골수가 있다 - Extramedullary haematopoiesis in the adrenal glands. Mathews Edatharayil Kurian, Felix K Jebasingh, Elanthenral Sigamani,Nihal Thomas. Accepted 25 August 2020.

**23-29.** 신장에서 혈구전구세포 생성 - 신장에도 골수가 있다 - Extramedullary haematopoiesis in the kidney. Davide Ricci, Marcora Mandreoli, Massimo Valentino, Elena Sabattini and Antonio Santoro. The Author 2012. Published by Oxford University Press.

**23-30.** 골수와 에스트로겐의 관계 - Short-Term Effect of Estrogen on Human Bone Marrow Fat. Eelkje J Limonard, Annegreet G Veldhuis-Vlug 외 9명. revised form April 30, 2015.

**23-31.** 비장 절제와 혈당관리, 췌장 세포의 전구체 - Long-term effect of trauma splenectomy on blood glucose. Ley EJ1, Singer MB, Clond MA, Johnson T, Bukur M, Chung R, Margulies DR, Salim A. Published:April 18, 2012.

**24-1.** 소장 질환과 심장 질환의 연결 - Inflammatory bowel disease and the risk for cardiovascular disease- Does all inflammation lead to heart disease. Allison Bigeh, Alexandra Sanchez, Camila Maestas, Martha Gulati.

**24-2.** 소장 질환과 심장 질환의 연결 - Small Intestinal Bacterial Overgrowth and Coronary Artery Disease- What Is in the CArDs. Christopher Adkins · Ali Rezaie. Published online: 6 January 2018.

**24-3.** 소상 질환과 심장 질환의 연결 - Cardiovascular Complications of Gastrointestinal Diseases. Juliana de Castro Solano Martins, Liliana Sampaio Costa Mendes and Andre Rodrigues Duraes. Pub date: Oct 24, 2015.

**24-4.** 대장 질환과 폐 질환의 연결 - Gut-lung crosstalk in pulmonary involvement with inflammatory bowel diseases. Published online: October 28, 2013. Hui Wang, Jing-Shi Liu, Shao-Hua Peng, Xi-Yun Deng, De-Mao Zhu, Sara Javidiparsijani, Gui-Rong Wang, Dai-Qiang Li, Long-Xuan Li, Yi-Chun Wang, Jun-Ming Luo.

**24-5.** 대장질환과 폐질환의 연결 - Pulmonary manifestations of inflammatory bowel disease. Xiao-Qing Ji, Li-Xia Wang, De-Gan Lu. Published online: October 7, 2014.

**24-6.** 심장이 세로토닌을 만든다 - Role of Endothelial AADC in Cardiac Synthesis of Serotonin and Nitrates Accumulation. Published July 19, 2012. Charlotte Rouzaud-Laborde 외 10명.

**24-7.** 심장은 과부하가 걸리면 세로토닌을 만들어서 벗어난다 - Serotonin- a platelet hormone modulating cardiovascular disease. Published online : 05 November 2020. Marina Rieder, Nadine Gauchel, Christoph Bode, Daniel Duerschmied.

**24-8.** 멜라토닌이 소장의 크롬 친화성 세포에서 분비된다 - Enterochromaffin cells as the source of melatonin- key findings and functional relevance in mammals. Received: September 20, 2019; Accepted: December 23, 2019. Palash Kumar Pala, Swaimanti Sarkara, Aindrila Chattopadhyay, Dun-Xian Tan, Debasish Bandyopadhyaya.

**24-9.** 멜라토닌이 소장의 크롬 친화성 세포에서 분비된다 - Evaluation of enterochromaffin cells and melatonin secretion exponents in ulcerative colitis. Published : 2013 June 21. Cezary Chojnacki, Maria Wiśniewska-Jarosińska, Grażyna Kulig, Ireneusz Majsterek, Russel J Reiter, Jan Chojnacki.

**24-10.** 멜라토닌에 대한 기존의 인식을 바꾼다 - Distribution, function and physiological role of melatonin in the lower gut. Published online: September 14, 2011. Chun-Qiu Chen, Jakub Fichna, Mohammad Bashashati, Yong-Yu Li, Martin Storr.

**24-11.** 심장이 다루는 지방산이 세로토닌을 통해서 중성 지방으로 된다 - Emerging Roles for Serotonin in Regulating Metabolism: New Implications for an Ancient Molecule. First Published Online: 22 March 2019. Julian M. Yabut, Justin D. Crane, Alexander E. Green, Damien J. Keating, Waliul I. Khan and Gregory R. Steinberg.

**24-12.** 멜라토닌이 장내 세균을 통제한다 - Melatonin controls microbiota in colitis by goblet cell differentiation and antimicrobial peptide production through Toll-like receptor 4 signalling. Published: 10 February 2020. Seung Won Kim, Soochan Kim, Mijeong Son, Jae Hee Cheon & Young Sook Park.

**24-13.** 멜라토닌과 면역 - Melatonin and its influence on immune system. Published : 01 Dec 2007. Szczepanik M.

**24-14.** 세로토닌이 심장을 돕는 T-세포를 활성화시킨다 - The Effects of Serotonin in Immune Cells. Published: 20 July 2017. Nadine Herr, Christoph Bode and Daniel Duerschmied.

**24-15.** 세로토닌이 혈관을 수축시킨다 - Serotonin and vascular reactivity. J M Van Nueten, W J Janssens, P M Vanhoutte. Volume 17, Issue 7, July 1985, Pages 585-608.

24-16. 세로토닌이 혈관을 수축시킨다 - Serotonin induces vasoconstriction of smooth muscle cell-rich neointima through 5-hydroxytryptamine2Areceptor in rabbitfemoral arteries. Accepted 1 April 2008. K. NISHIHIRA, A. YAMASHITA, N. TANAKA, S. MORIGUCHI-GOTO, T. IMAMURA, T. ISHIDA, S . KAWASHIMA,- R. YAMAMOTO, K. KITAMURA and Y. ASADA.

26-1. 인간 내비게이션 실험 - Human navigation and magnetoreception-the Manchester experiments do replicate. Robin Baker. Animal Behaviour · June 1987.

26-2. 인간 내비게이션 실험 - Blue light-dependent human magnetoreception in geomagnetic food orientation. Kwon-Seok Chae, In-Taek Oh, Sang-Hyup Lee, Soo-Chan Kim. Published: February 14, 2019.

26-3. 철새의 자기감지 망막 - The magnetic retina- light-dependent and trigeminal magnetoreception in migratory birds. Available online 30 March 2012. Henrik Mouritsen, PJ Hore.

26-4. 전자파가 CRY에 영향을 미친다 - Low-intensity electromagnetic fields induce human cryptochrome to modulate intracellular reactive oxygen species. Rachel M. Sherrard, Natalie Morellini, Nathalie Jourdan, Mohamed El-Esawi, 외 11명. Published: October 2, 2018.

26-5. 전자파가 CRY에 영향을 미친다 - Effect of magnetic fields on cryptochrome-dependent responses in Arabidopsis thaliana. Sue-Re Harris, Kevin B. Henbest, Kiminori Maeda, John R. Pannell, Christiane R. Timmel, P. J. Hore,  and Haruko Okamoto. Published online 25 Feburary 2009.

26-6. 인간의 CRY가 빛 의존성으로 자기장을 인식한다 - Human cryptochrome exhibits light-dependent magnetosensitivity. Lauren E.

Foley, Robert J. Gegear, Steven M. Reppert. Published 21 Jun 2011.

**26-7**. 크립토크롬과 전자전달계 - Cryptochrome- The magnetosensor with a sinister side. Lukas Landler, David A. Keays. Published: October 2, 2018.

**26-8**. 크립토크롬과 전자전달계 - Magnetoreception of Photoactivated Cryptochrome 1 in Electrochemistry and Electron Transfer. Zheng Zeng, Jianjun Wei, Yiyang Liu, Wendi Zhang, and Taylor Mabe. Published: May 1, 2018.

**26-9**. 크립토크롬과 전자전달계 - Cellular Metabolites Enhance the Light Sensitivity of Arabidopsis Cryptochrome through Alternate Electron Transfer Pathways. Christopher Engelhard, XuecongWang, David Robles, Julia Moldt, Lars-Oliver Essen,d Alfred Batschauer, Robert Bittl and Margaret Ahmad.

**26-10**. 비타민 B2와 청색광 - Blue light induced free radicals from riboflavin on E. coli DNA damage. Ji-Yuan Liang, Jeu-Ming P Yuann, Chien-Wei Cheng, Hong-Lin Jian, Chin-Chang Lin, Liang-Yu Chen. Epub 2012 Dec 29.

**26-11**. 비타민A와 청색광 - Retinal phototoxicity and the evaluation of the blue light hazard of a new solid-state lighting technology. Imene Jaadane, Gloria Villalpando Rodriguez, Pierre Boulenguez, Samuel Carré, Irene Dassieni, Cecile Lebon, Sabine Chahory, Francine Behar-Cohen, Christophe Martinsons & Alicia Torriglia. 28 March 2020.

**26-12**. CRY가 일주기를 조절한다 - Cryptochromes- Enabling Plants and Animals to Determine Circadian Time. By Anthony R. Cashmore.

**26-13**. CRY가 일주기를 조절한다 - Cryptochrome- The Second Photoactive Pigment in the Eye and Its Role in Circadian Photoreception. By Aziz Sancar.

**26-14.** 크립토크롬과 자외선 - How do cryptochromes and UVR8 interact in natural and simulated sunlight. Neha Rai, Susanne Neugart, Yan Yan, Fang Wang, Sari M. Siipola, Anders V. Lindfors, Jana Barbro Winkler, Andreas Albert, Mikael Brosché, Tarja Lehto, Luis O. Morales and Pedro J. Aphalo. Accepted 10 May 2019.

**26-15.** 플라빈 단백질의 전자 중화 - Magnetic sensitivity mediated by the Arabidopsis blue-light receptor cryptochrome occurs during flavin reoxidation in the dark. Marootpong Pooam, Louis-David Arthaut, Derek Burdick, Justin Link,  Carlos F. Martino, Margaret Ahmad. Published online: 7 September 2018.

**26-16.** 플라빈 단백질의 전자 중화 - Cryptochrome Blue Light Photoreceptors Are Activated through Interconversion of Flavin Redox States. Jean-Pierre Bouly, Erik Schleicher, Maribel Dionisio-Sese, Filip Vandenbussche, Dominique Van Der Straeten, Nadia Bakrim, Stefan Meier, Alfred Batschauer, Paul Galland, Robert Bittl and Margaret Ahmad. Published, JBC Papers in Press, January 19, 2007.

**29-1.** 위 절제 증후군 - Postgastrectomy Syndromes and Nutritional Considerations Following Gastric Surgery. Jeremy L Davis, R Taylor Ripley. Available online 17 March 2017.

**31-1.** 보렐리아(Borrelia)와 벌 독의 50%를 차지하는 멜리틴 - Antimicrobial Activity of Bee Venom and Melittin against Borrelia burgdorferi. Kayla M. Socarras ID , Priyanka A. S. Theophilus, Jason P. Torres, Khusali Gupta and Eva Sapi. Published: 29 November 2017.

**32-1.** 산성 환경이 산 중화 위해서 엔돌핀 분비를 늘린다 - The Effects of pH on Beta-Endorphin and Morphine Inhibition of Calcium Transients in Dorsal Root Ganglion Neurons. Revised December 23, 2005. Irina Vetter, Daniel Kapitzke, Siobhan Hermanussen, Gregory Raymond

Monteith, Peter John Cabot.

**32-2.** 기정맥 분지가 좌측 경정맥과 이어진다 - The azygos system as a rare alternative for chronic indwelling catheters placement. Mireille A. Moise, MD,a Neal Hadro, MD,b Hazem El-Arousy, MD,a and Javier A. Alvarez-Tostado, MD. accepted Apr 22, 2009.

**32-3.** 삼차신경과 경추는 연관된다 - Convergence of cervical and trigeminal sensory afferents. Elcio J. Piovesan, MD, Pedro A. Kowacs, MD, and Michael L. Oshinsky, PhD. uploaded by Michael L. Oshinsky on 31 July 2018.

**33-1.** 신장병과 구강 쓴맛과 암모니아 - Urea and ammonia in the saliva of patients with kidney diseases. V A Khramov, L M Gavrikova, A A Koval. Sep-Oct 1994.

**33-2.** 임신과 분만 후에 관상동맥의 자연스런 구멍 뚫림 - Spontaneous Coronary Artery Dissection-Current State of the Science. Sharonne N. Hayes, MD 외 14명. May 8, 2018.

**34-1.** 신장에서도 적혈구를 만든다 - 신장에도 골수가 있다 - Renal extramedullary hematopoiesis- interstitial and glomerular pathology. published online 9 October 2015. Mariam P Alexander, Samih H Nasr, Paul J Kurtin, Edward T Casey, Loren P Herrera Hernandez, Mary E Fidler, Sanjeev Sethi and Lynn D Cornell.

**39-1.** 혈전 색전증과 소장질환 - Cerebral venous thrombosis in inflammatory bowel disease. Sunil Mathew, Reddy Ravikanth. January 12, 2018.

**39-2.** 혈전 색전증과 소장 질환 - Inflammatory Bowel Disease and Cerebral Venous Sinus Thrombosis. Sonia S. Kupfer, MD. David T. Rubin, MD. Issue 12 December 2006.

**39-3.** 척수 손상 후에 글리아 세포 흉터 제거 - Resection of glial scar

following spinal cord injury. available in PMC 2010 July 1. Alexandre Rasouli, MD, Nitin Bhatia, MD, Paul Dinh, MD, Kim Cahill, BS, Sourabh Suryadevara, BS and Ranjan Gupta, MD.

**39-4.** 아드레날린이 횡격막을 수축시킨다 - A Depressant Effect of Adrenaline on the Rat Diaphragm. K. A. MONTAGU. Department of Physiology, King's College, London, W.C.2. Feb. 26.

**40-1.** 콜라겐의 구성 요소인 프롤린이 스트레스 상태에서는 에너지원이 된다 - The Metabolism of Proline as Microenvironmental Stress Substrate. James M. Phang, Jui Pandhare and Yongmin Liu. 2008. 10. 1.

**43-1.** 에스트로겐과 코 점막 - The Influence of Female Sex Hormones on Nasal Reactivity in Seasonal Allergic Rhinitis. First published: 24 December 2001. Up Stübner, Ue Berger, J Toth, B Marks, F Horak, D Gruber, J Huber.

**44-1.** 이산화탄소가 피부를 좋게 한다 - Effect of Carbon Dioxide Facial Therapy on Skin Oxygenation(요약 페이지만 존재). Seidel R, Moy R. 2015 Sep 14.

**47-1.** 에스트로겐은 위산 분비를 줄인다 - 위산 분비 세포와 자궁의 산 분비 세포는 닮았다 - Sex hormones and acid gastric secretion induced with carbachol, histamine, and gastrin. B. 0. AMURE AND A. A. OMOLE. Gut, 1970, 11, 641-645.

**47-2.** 명상과 미주신경 - Vagus Nerve as Modulator of the Brain-Gut Axis in Psychiatric and Inflammatory Disorders. Sigrid Breit, Aleksandra Kupferberg, Gerhard Rogler and Gregor Hasler. published: 13 March 2018.

**47-3.** 미주신경과 항산화 작용 - Non-invasive vagus nerve stimulation attenuates proinflammatory cytokines and augments antioxidant levels in the brainstem and forebrain regions of Dahl salt sensitive rats.

Published: 16 October 2020. Madhan Subramanian 외 12명.

**47-4.** 호흡과 미주신경 - Breath of Life- The Respiratory Vagal Stimulation Model of Contemplative Activity. Roderik J. S. Gerritsen and Guido P. H. Band. Published: 09 October 2018.

**47-5.** 마사지와 면역 - A Preliminary Study of the Effects of Repeated Massage on Hypothalamic-Pituitary-Adrenal and Immune Function in Healthy Individuals: A Study of Mechanisms of Action and Dosage. Number 8, 2012. Mark H. Rapaport, MD, Pamela Schettler, PhD and Catherine Bresee, MS.

**47-6.** 혈전 색전증과 소장 질환 - Overview of Venous Thrombosis in Inflammatory Bowel Disease. Tugrul Purnak, MD and Osman Yuksel, MD. Number 5, May 2015.

**48-1.** 대장에서 환원철 과다는 직장암 발생시켜 - Intestinal Iron Homeostasis and Colon Tumorigenesis. Published: 28 June 2013. Xiang Xue and Yatrik M. Shah.

**48-2.** 대장에서 환원철 과다는 직장암 발생시켜 - Iron - An emerging factor in colorectal carcinogenesis. Published online: February 14, 2010. Anita CG Chua, Borut Klopcic, Ian C Lawrance, John K Olynyk, Debbie Trinder.

**48-3.** 철이 과잉이면 혈전을 만들어낸다 - Iron and thrombosis. Massimo Franchini & Giovanni Targher & Martina Montagnana & Giuseppe Lippi. Published online: 8 December 2007.

**48-4.** 헵시딘 증가가 혈전 증가로 이어진다 - Plasma hepcidin is associated with future risk of venous thromboembolism. 12 JUNE 2018. Trygve S. Ellingsen, Jostein Lappeg° ard, Thor Ueland, al Aukrust, Sigrid K. Brækkan and John-Bjarne Hansen.

**55-1.** ROS가 MMP를 작동시킨다 - A mitochondrial ROS pathway controls matrix metalloproteinase 9 levels and invasive properties in RAS - activated cancer cells. Accepted 28 September 2018. Kazunori Mori, Tetsu Uchida, Toshihiko Yoshie, Yuko Mizote, Fumihiro Ishikawa, Masato Katsuyama and Motoko Shibanuma.

**55-2.** 대식세포와 ROS와 면역 억제 - 면역은 ROS 담당이다 - ROS가 없으면 면역은 없다 - Reactive oxygen species modulate macrophage immunosuppressive phenotype through the up-regulation of PD-L1. Published online February 15, 2019. Cecilia Roux, Soode Moghadas Jafaria 외 15명.

**55-3.** 철분 부족은 적혈구의 수명을 단축시킨다 - 100일까지 줄인다 - The measurement and importance of red cell survival. Robert S. Franco. Published online 30 September 2008.

**58-1.** 팔근육과 횡격막의 신경을 통한 협동운동 - Arm-diaphragm synkinesis electrodiagnostic studies of aberrant regeneration of phrenic motor neurons. T R Swift, R T Leshner, J A Gross.

**65-1.** 비장과 일주기 리듬 - 활동이 떨어지는 시간 7-11시까지 - A circadian clock in macrophages controls inflammatory immune responses. Published : December 15, 2009. Maren Keller, Jeannine Mazuch, Ute Abraham, Gina D. Eom, Erik D. Herzog, Hans-Dieter Volk, Achim Kramer and Bert Maier.

**65-2.** 비장은 CRY의 도움을 그대로 받는다 - Inflammation in the avian spleen- timing is everything. Published: 31 December 2010. Kallur S Naidu, Louis W Morgan, Michael J Bailey.

**65-3.** 위산 분비는 아침보다 저녁에 더 분비된다 - Circadian Rhythm of Gastric Acid Secretion in Man. J G Moore, F Halberg.

**65-4.** 위산분비는 아침보다 저녁에 더 분비된다 - Circadian rhythm of gastric acid secretion in men with active duodenal ulcer. J G Moore, F

Halberg.

**67-1.** 간이 재생되는데 전구 세포는 골수가 제공한다 - Bone marrow-derived stem cells in liver repair: 10 years down the line. Eleanor S. Gilchrist and John N. Plevris. Accepted September 29, 2009.

**67-2.** 간이 재생하는데 전구세포는 골수가 제공한다 - Bone marrow stem cells and liver regeneration. Grac, aAlmeida-Porada, EsmailD. Zanjani, andChristopherD. Porada. Accepted 13 April 2010.

**67-3.** 골수 단핵구가 쿠퍼세포를 만든다 - Bone marrow-derived monocytes give rise to self-renewing and fully differentiated Kupffer cells. Published 27 Jan 2016. Charlotte L. Scott, Fang Zheng 외 12명.

**67-4.** 쿠퍼세포는 골수에서 온다 - Repopulating Kupffer Cells Originate Directly from Hematopoietic Stem Cells. Xu Fan, Pei Lu Lu, Xianghua Cui Cui 외 11명. This version posted July 31, 2020.

**소통공간**

energymedicine@naver.com

네이버카페 : D.J.O 동양의철학 연구소

# 황제내경 소문(黃帝內經 素問) (하) (자연의학·자연치유·에너지의학 교과서)

초  판 | 2021년 05월 04일 **개정 증보판** | 2022년 12월 05일
저  자 | D.J.O 동양의철학 연구소
**펴낸이** | 한건희
**펴낸곳** | 주식회사 부크크
**출판사등록** | 2014.07.15.(제2014-16호)
주  소 | 서울특별시 금천구 가산디지털1로 119 SK트윈타워 A동 305호
전  화 | 1670-8316
이메일 | info@bookk.co.kr

**ISBN** | 979-11-410-0490-3

**www.bookk.co.kr**
ⓒ D.J.O 동양의철학 연구소 **2022**